中华医学会医师培训工程（高级系列）

国家级继续医学教育项目教材

神经内科学
高级教程

主　编 / 王拥军

中华医学会组织编著

中华医学电子音像出版社

CHINESE MEDICAL MULTIMEDIA PRESS

北　京

图书在版编目（CIP）数据

神经内科学高级教程 / 王拥军主编. —北京：中华医学电子音像出版社，2021.5
ISBN 978-7-83005-219-5

Ⅰ．①神…　Ⅱ．①王…　Ⅲ．①神经病学－资格考试－教材　Ⅳ．① R741
中国版本图书馆 CIP 数据核字（2019）第 273358 号

神经内科学高级教程
SHENJING NEIKEXUE GAOJI JIAOCHENG

主　　编：王拥军
策划编辑：裴　燕　史仲静
责任编辑：赵文羽
文字编辑：周寇扣
校　　对：朱士军
责任印刷：李振坤
出版发行：中华医学电子音像出版社
通信地址：北京市西城区东河沿街 69 号中华医学会 610 室
邮　　编：100052
E － mail：cma-cmc@cma.org.cn
购书热线：010-51322677
经　　销：新华书店
印　　刷：北京虎彩文化传播有限公司
开　　本：889 mm×1194 mm　1/16
印　　张：32.25
字　　数：1026 千字
版　　次：2021 年 5 月第 1 版　2023 年 5 月第 2 次印刷
定价（含习题卡）：265.00 元

内 容 提 要

　　本书根据对高级卫生专业技术资格人员的要求，结合目前的学科发展状况，系统地介绍了神经内科学专业相关疾病的病因、发病机制、临床表现、辅助检查、诊断治疗等内容，同时阐述了神经系统疾病的诊断技术、神经系统疾病的治疗新技术和新方法，全面反映了神经内科学的基本理论、相关疾病的发展变化、诊治预防的经典方法及临床最新进展。本书具有权威性、实用性和指导性，可作为神经内科学医师专业知识的培训教程，也可作为相关专业医师提高临床诊疗水平的工具书和参考书。

《神经内科学高级教程》

编委会

主　　编　王拥军
副 主 编　张星虎　李焰生　赵　钢
编　　委　（以姓氏笔画为序）

王拥军	首都医科大学附属北京天坛医院
王国相	中日友好医院
王佳伟	首都医科大学附属北京友谊医院
卢德宏	首都医科大学北京宣武医院
冯　涛	首都医科大学附属北京天坛医院
毕　齐	首都医科大学附属北京安贞医院
曲　辉	首都医科大学附属北京天坛医院
李存江	首都医科大学北京宣武医院
李继梅	首都医科大学附属北京友谊医院
李焰生	上海交通大学医学院附属仁济医院
吴立文	中国医学科学院北京协和医院
吴志英	复旦大学附属华山医院
沈　扬	北京大学第三医院
张在强	首都医科大学附属北京天坛医院
张志珺	东南大学附属中大医院
张拥波	首都医科大学附属北京友谊医院
张星虎	首都医科大学附属北京天坛医院
张微微	陆军总医院
陈　彪	首都医科大学北京宣武医院
周盛年	山东大学齐鲁医院
赵　钢	中国人民解放军第四军医大学西京医院
赵伟秦	首都医科大学附属北京友谊医院
赵性泉	首都医科大学附属北京天坛医院
秦海强	首都医科大学附属北京天坛医院
袁　云	北京大学第一医院
高　山	中国医学科学院北京协和医院
高培毅	首都医科大学附属北京天坛医院
郭　力	河北医科大学第二医院
崔丽英	中国医学科学院北京协和医院
樊东升	北京大学第三医院
魏东宁	中国人民解放军第309医院

序

我国现有的医师培养过程分为医学院校教育、毕业后医学教育和继续医学教育三个阶段。专科医师规范化培训是毕业后医学教育的重要组成部分，是在住院医师规范化培训的基础上，继续培养能够独立、规范地从事疾病专科诊疗工作临床医师的必经途径。2017年7月，国务院办公厅印发《关于深化医教协同进一步推进医学教育改革与发展的意见》（国办发〔2017〕63号），文件中提出把医学教育和人才培养摆在卫生与健康事业优先发展的战略地位，为建设健康中国提供坚实的人才保障……支持行业学（协）会参与学科专业设置、人才培养规划、标准制（修）订和考核评估等工作，相关公共服务逐步交由社会组织承担。2015年发布的《关于开展专科医师规范化培训制度试点的指导意见》（国卫科教发〔2015〕97号）中明确提出：探索建立有关行业协（学）会协助政府部门做好专科医师规范化培训制度试点的业务指导、组织实施与日常管理监督的工作机制。根据需要，可组建由有关专家和医疗卫生机构、高等医学院校、相关事业单位、行业组织和政府相关部门等多方面代表组成的专科医师规范化培训专家委员会，协助开展有关工作。

中华医学会成立于1915年，经过百年的励精图治，已经成为党和政府联系医学科技工作者的桥梁和纽带、中国科协学会的翘楚、全国医学科技工作者的家园，其宗旨是团结医务工作者，传播医学科学知识，弘扬医学道德，崇尚社会正义。由中华医学会第二十五届理事会第四次会议审议通过的《中华医学会章程》中明确将"参与开展毕业后医学教育及专科医师培训、考核等工作"作为学会的业务范围之一。鉴于我国适用于专科医师规范化培训的教材存在系统性较差、内容质量参差不齐、学科覆盖不全面等诸多不足，中华医学会所属中华医学电子音像出版社依托学会91个专科分会的千余名专家力量，配合出版社三十余年传统出版和数字出版相结合的出版经验，策划了《中华医学会医师培训工程（高级系列）丛书》，旨在通过本丛书引导医学教育健康发展和卫生行业人才的规范化培养。本套丛书的内容不仅包括专科医师应该掌握的知识，更力求与时俱进，反映目前本学科发展的国际规范指南和前沿动态，巩固和提高专科医师的临床诊治、临床会诊、综合分析疑难病例及开展医疗先进技术的能力，同时还增加了测试题，作为考查专科医师对专业知识掌握情况的依据。除此之外，本丛书还充分利用新兴媒体技术，就部分内容配备了相应的多媒体视频，以加强医务人员对理论知识和实际操作技术的理解。

在 2016 年举办的"全国卫生与健康大会"上，习近平总书记发表重要讲话，强调"没有全民健康，就没有全面小康"；在第十八届中共中央政治局常委会同中外记者首次见面会上，习近平总书记表达出对人民健康福祉的密切关注：我们的人民热爱生活，期盼有更可靠的社会保障、更高水平的医疗卫生服务、更优美的环境……实现全民健康离不开高水平医疗卫生服务的保障，开展高水平的医疗卫生服务离不开一支高素质、高水平的医疗队伍，这也是中华医学会组织国内各学科学术带头人、知名专家编写本丛书的目的所在。

本丛书在编写过程中多次召开组稿会和定稿会，各位参编的专家、教授群策群力，在繁忙的临床和教学工作之余高效率、高质量地完成了编写工作，在此，我表示衷心的感谢和敬佩！

中华医学会副会长兼秘书长

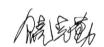

出 版 说 明

为引导我国医学教育的健康发展，加强卫生人才培养工作，助力健康中国战略的实施，在中华医学会及所属91个专科分会的支持下，我们精心策划出版了《中华医学会医师培训工程（高级系列）丛书》暨《国家级继续医学教育项目教材》。

本套丛书的内容不仅包括医学各专业高年资从业者应该掌握的基本知识，更力求与时俱进，反映本学科发展的前沿动态，侧重医务人员临床诊治技能、疑难病例处理以及开展医疗先进技术能力的培养，具有专业性、权威性和实用性，因此既可作为正在试点推动的专科医师规范化培训的工具用书，又可作为医务人员或医疗行政管理部门开展继续医学教育的必备教材。同时，本套丛书在系统梳理专业知识的基础上均配备练习题库和模拟考试情境，有助于检验专业知识的掌握情况，亦可作为拟晋升高级职称应试者的考前复习参考用书。

限于编写时间紧迫、经验不足，本套教材会有很多不足之处，真诚希望广大读者谅解并提出宝贵意见，我们将于再版时加以改正。

目　录

第 1 章

神经系统疾病的诊断技术

第一节 超 声 诊 断

一、颈部动脉超声

颈部动脉超声和经颅多普勒超声（TCD）是密不可分的一对检查手段，具有血管影像和血流动力学分析的功能，可以分别获得颅内、外血管病变的诊断信息。由于其具有操作简便、经济适用、可重复性强等优点，目前已经和 TCD 一起成为临床医生首选的检查手段。

（一）简单原理和操作方法

1. 简单原理　分别应用线阵和凸阵探头，探测颈部的动脉及其主要分支，常规检测分三步：首先看二维结构，然后看彩色血流充盈情况，最后对比频谱提供的血流速度及频谱形态等指标，可以明确颈部动脉斑块情况、狭窄或闭塞的位置及严重程度、导致病变的原因（如动脉硬化性或大动脉炎等）。

2. 常规检查的动脉和部位　颈总动脉（近、中、远段）、颈动脉分叉处、颈内动脉（近、中、远段）、颈外动脉及其分支、椎动脉（颈段、椎间段、枕段）、锁骨下动脉和无名动脉。

3. 可以检测的动脉名称和英文简写　颈总动脉（common carotid artery，CCA），颈内动脉（internal carotid artery，ICA），颈外动脉（external carotid artery，ECA），椎动脉（vertebral artery，VA），锁骨下动脉（subclavian artery，SubA），无名动脉（innominate artery，INA）。

4. 常规检测内容　管径、血流速度和频谱形态、内中膜厚度、斑块（位置、大小、形态、内部回声特征）、狭窄（位置、狭窄程度、长度）或闭塞。

5. 颈内动脉和颈外动脉的鉴别　如表 1-1 所示。

表 1-1　颈内动脉和颈外动脉的鉴别

鉴别点	颈内动脉	颈外动脉
内径	较粗	较细
解剖特征	无分支	多个分支
检测部位	后外侧	前内侧
频谱形态	低阻力型	高阻力型
颞浅动脉叩击试验	无变化或轻微变化	震颤传导波形

（二）颈部动脉超声的临床应用

1. 颈部动脉粥样硬化

（1）内中膜厚度（IMT）：IMT 是评价动脉粥样硬化内中膜损害的重要标志，通常 IMT<1.0mm。1.0mm≤IMT<1.5mm 称为内中膜增厚，IMT≥1.5mm 则称为斑块形成。

（2）斑块形态学和声学特征的评价：颈动脉内膜面粗糙，管壁增厚，斑块形成。斑块多发生在颈动脉分叉部，其次为颈内动脉起始段及颈总动脉，分为以下类型。

根据斑块声学评价（图 1-1）

①均质回声斑块：分低回声、等回声及强回声斑块。

②不均质斑块：斑块内部包含强、中、低回声。

根据斑块形态学特征评价（图 1-2）

①规则型：如扁平斑，基底较宽，表面纤维帽光滑，回声均匀，形态规则。

②不规则型：如溃疡斑块，表面不光滑，局部组织缺损，形成火山口样缺损。

（3）颈部动脉狭窄和程度判断：颈部动脉狭窄的测量方法在国际上并不统一，包括北美症状性颈动脉内膜剥脱术实验法（NASCET）、欧洲颈动脉外

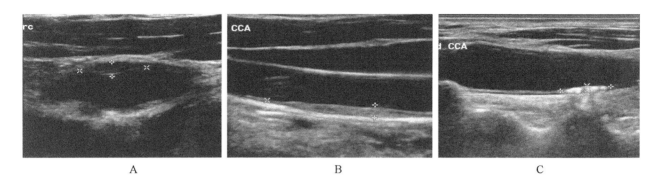

图 1-1　颈动脉超声上各种回声斑块影像

A. 颈动脉分叉处前壁稍低回声的斑块；B. 颈总动脉后壁等回声的斑块；C. 颈总动脉后壁高回声的斑块

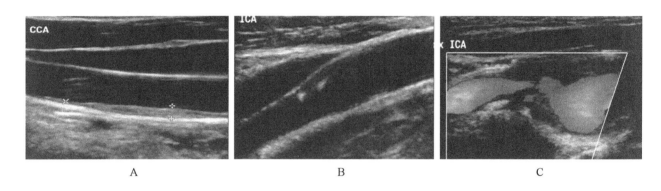

图 1-2　颈动脉超声上斑块形态学特征影像

A. 颈总动脉后壁的扁平斑块，表面纤维帽完整；B. 颈内动脉前壁不均匀回声不规则斑块；C. 颈内动脉后壁的溃疡斑，可见火山口样改变，有血流充盈

科实验法（ECST）、颈总动脉法（CC）和颈动脉指数测量法（CSI）。单纯血管内径测量法，不仅不同方法之间有差距，而且不同操作者之间也有差距，所以不能单纯靠血管内径测量法评估狭窄率。目前我们根据直径测量所得的狭窄率、面积测量所得的狭窄率、狭窄部位的血流速度、狭窄远段血流的频谱形态等综合判断颈部动脉的狭窄率。2003 年美国放射年会超声会议公布的颈动脉狭窄超声评价标准见表 1-2。

超声检查对颅外段颈动脉有无形态学改变（斑块形成、狭窄、阻塞）和血流状态异常、判断狭窄程度、确定治疗方案、预防卒中及估计预后均有重要意义。近年，应用颈动脉超声检查评价抗动脉粥样硬化药物的疗效，也取得一定效果，并对预测心脑血管意外的发生也有实用价值。

（4）颈动脉闭塞：颈部的大动脉都可能出现闭塞性改变，包括颈总动脉、颈内动脉、颈外动脉、椎动脉、锁骨下动脉。其中最常见的是颈内动脉闭塞，我们以一侧颈内动脉闭塞为例：①颈内动脉管腔内斑块填充；②彩色多普勒影像显示无血流信号；③多普勒频谱异常：颈总动脉远段或球部血流阻力明显增加，呈高阻力型改变；④颈外动脉扩张，

表 1-2　2003 年美国放射年会超声会议公布的颈动脉狭窄超声评价标准

病变程度（%）	PSV(cm/s)	EDV(cm/s)	PSV_{ICA1}/PSV_{ICA2}
轻度（0～49）	<125	<40	<2.0
中度（50～69）	>125，<230	>40，<100	>2.0，<4.0
重度（70～99）	>230	>100	>4.0
闭塞	血流信号消失	——	——

血流速度升高,颈外动脉血流颅内化,血管阻力下降;⑤双侧椎动脉流速代偿性升高;⑥患侧颈总动脉管径小于健侧。

2. 大动脉炎　大动脉炎是一种病因不明的主要累及主动脉弓及其分支的动脉炎,本病常累及动脉全层,主要为弥漫性纤维组织增生,广泛而不规则的增厚或变硬,致使动脉管腔因不同程度的狭窄或血栓形成而闭塞。

(1)大动脉炎临床分类①Ⅰ型:头臂动脉型(上肢无脉型)——累及主动脉及分支,出现脑和上肢缺血症状;②Ⅱ型:胸腹主动脉型——上下肢血压明显异常,出现高血压、头痛;③Ⅲ型:肾动脉型——病变位于肾动脉主干开口处或波及肾内小动脉,出现高血压;④Ⅳ型:混合型。

(2)大动脉炎超声表现:①动脉内膜均匀增厚,呈被褥样改变,血管壁明显增厚,动脉内中膜融合,外膜回声明显增强,管壁僵硬,动脉内径缩小。②改变主要出现于颈总动脉,而颈内动脉通常不受累。③可见到新生的供血小血管,说明动脉炎处于活动期。

(3)多发性大动脉炎与累及颈总动脉所致狭窄者鉴别的要点①发病情况:多发性大动脉炎以青年女性多见,动脉粥样硬化则多见于 40 岁以上中老年人;②发病部位:大动脉炎多见于颈总动脉近段、中段,而动脉粥样硬化则多在分叉部和(或)颈内动脉起始段;③超声表现:大动脉炎为普遍性或局限性管壁全层增厚,而且不累及颈内动脉,而动脉粥样硬化为管腔内斑块形成,管腔局限性狭窄(图1-3)。

3. 动脉瘤　颈动脉瘤是动脉管壁局部薄弱和结构破坏后所形成的永久性异常扩张或膨出,分为①真性动脉瘤:主要由于动脉壁本身病变,如动脉硬化的内膜增厚和中膜弹性纤维退行性变,管壁肌组织变薄,同时,由于血流的不断冲击,动脉壁薄弱部分逐渐扩大而局限性梭形或囊状扩张,瘤壁结构完整。②假性动脉瘤:多由外伤或手术引起,动脉壁受伤破裂在软组织内形成局限性血肿,该血肿借动脉壁上破裂口与动脉腔相通,瘤壁由纤维组织或周围软组织包绕构成。瘤壁由动脉血管外膜或周围结缔组织构成。③夹层动脉瘤(又称动脉夹层):各种原因引起动脉壁内膜或中膜撕裂后,血液冲击,使中膜层分离,出现假腔,血肿形成,以致血管真腔狭窄、闭塞。

真性动脉瘤血管壁局限性扩张,彩色多普勒血流显示瘤体内红、蓝相间涡流,多普勒流速显示低速涡流。假性动脉瘤显示在颈动脉旁的低回声肿块,有破口与颈动脉相通,彩色多普勒显示动脉壁与瘤体之间有相通狭小通道,多普勒显示破口处收缩期高流速,舒张期转为反向的中等流速异常“往返血流”曲线。夹层动脉瘤可见动脉壁内膜分离,分离的内膜呈曲线状回声,将血管分隔成真、假两个腔。分离的内膜回声随心动周期来回摆动,导致真假腔内血流方向随心动周期中撕裂内膜的运动改变(图1-4)。

4. 锁骨下动脉盗血综合征　锁骨下动脉盗血综合征临床诊断较困难,以往常要依靠升主动脉造影才能明确诊断。超声检查可提供锁骨下动脉及无名动脉的狭窄部位、程度和病因,是一项新的无创检查手段,现已成为首选检查方法。①锁骨下动脉或无名动脉狭窄或闭塞:局部管腔狭窄或闭塞,远段血管扩张,多普勒频谱呈高流速改变,或者起始处无血流信号;②椎间隙段椎动脉可呈现切迹、振荡型频谱或逆转改变;③患侧上肢动脉低流速低阻力血流改变(图1-5)。

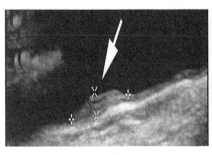 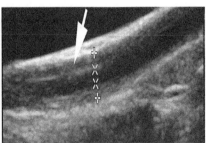 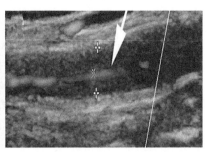

| A | B | C |

图 1-3　动脉硬化斑块与大动脉炎的超声表现

A. 局限性增厚的动脉硬化斑块;B. 被褥样增厚的血管内中膜;C. 可见纤细血流通过

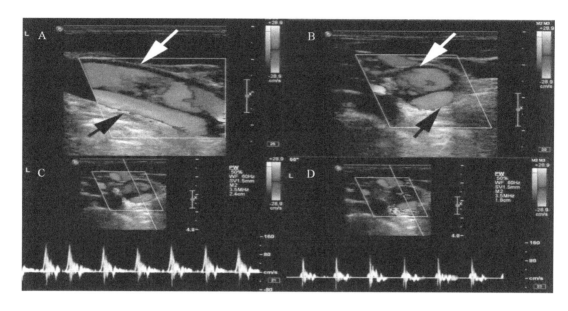

图1-4 夹层动脉瘤的超声表现

A. 可见颈总动脉为双腔结构,白箭头所指血流颜色暗,为假腔,黑箭头所指明亮的血流信号,为真腔;
B. 夹层的横断面;C. 真腔的血流频谱,血流速度相对快;D. 假腔的血流频谱,血流速度相对慢

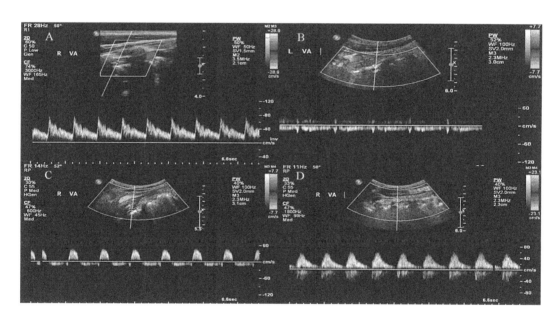

图1-5 锁骨下动脉盗血综合征不同程度盗血的超声表现

A. 正常椎动脉的血流频谱;B. 椎动脉可见收缩期切迹,为Ⅰ期盗血频谱;C. 椎动脉呈振荡型血流,收缩期反向,舒张期正向,为Ⅱ期盗血频谱;D. 椎动脉血流反向,为Ⅲ期盗血频谱

5. 肌纤维发育不良 是一种特发性的全身血管病,以中小动脉非动脉粥样硬化性平滑肌弹性组织异常为特征。可引起多发的血管狭窄、血管壁扩张,超声上可见颈内动脉局限性狭窄和扩张交替,形成典型的"串珠样"改变。

6. 放疗导致血管狭窄 放射治疗是治疗头颈部恶性肿瘤主要手段之一,如淋巴瘤、鼻咽癌、喉癌等。然而,放疗会造成颈部动脉血管的损伤,出现颈部动脉狭窄,增加卒中的风险。其原理是放射治疗可导致血管内膜纤维性增厚和内皮增生,内膜出现泡沫细胞及广泛的肌内膜细胞增殖。超声上通常可见放疗附近累及的动脉出现狭窄和闭塞,以颈内动脉和颈总动脉最为常见,其次为颈外动脉和椎动脉。

二、经颅多普勒超声

1. 简单原理和操作方法　应用 2MHz 脉冲多普勒超声探头,通过不同的检测窗口[常用的检测窗口包括颞窗、枕窗或枕旁窗、眼窗(眶窗)],经颅多普勒超声(TCD)可以探测到颅底 Willis 环的各条动脉及某些分支。应用 4MHz 探头可探测到颈部的主要动脉。TCD 主要检测窗口示意图,见图 1-6。

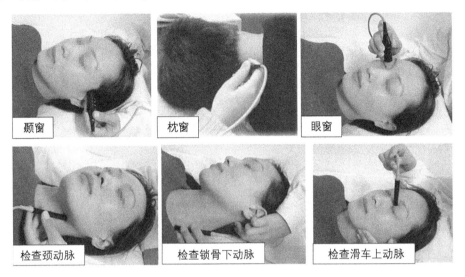

颞窗　　枕窗　　眼窗

检查颈动脉　　检查锁骨下动脉　　检查滑车上动脉

图 1-6　TCD 主要检测窗口

TCD 能探测到的颅内外主要动脉见图 1-7,包括 4MHz 探测的颈总动脉(1)、颈内动脉起始(2)、颈外动脉起始(3)、锁骨下动脉起始(4)、椎动脉枕段(6)、枕动脉(8)、滑车上动脉(7)和 2MHz 探头探测的大脑中动脉-M1 全长及 M2 起始(11)、大脑前动脉-A1(12)、大脑后动脉 P1 和 P2 起始(14)、颈内动脉末端(13)、颈内动脉虹吸段(16)、眼动脉(15)、椎动脉颅内段(17)和基底动脉全长(18)。

TCD 在每一个探测点所探测到的是一幅幅独立的频谱图,见图 1-8。TCD 频谱图中有以下重要参数:血流速度(收缩期血流速度-舒张期血流速度、平均血流速度)、搏动指数(收缩期血流速度-舒张期血流速度/平均血流速度)、血流方向(血流是背离还是朝向探头)和频谱的形态[是否有涡流和(或)湍流]。

2. TCD 临床应用

(1)脑动脉狭窄或闭塞的诊断:通过血流速度增快以及频谱形态改变,TCD 可以诊断被检动脉是否有狭窄或闭塞。如图 1-9 所示为典型的狭窄频谱(血流速度增快,有涡流)。TCD 诊断前循环颅内动脉狭窄的敏感性和特异性高于后循环。对于熟练的操作者,TCD 还可以较准确地诊断颈内动脉起始部及锁骨下动脉超过 70% 的狭窄或闭塞。

(2)脑动脉侧支代偿的判断:TCD 可以准确判断颈内动脉重度狭窄或闭塞后 Willis 环侧支代偿的情况。颈内动脉重度狭窄或闭塞后前交通动脉、后交通动脉和眼动脉侧支开放示意图见图 1-10,这三条侧支 TCD 都可以根据相应动脉的血流方向、血流速度和压迫颈动脉试验得以判断。TCD 还可

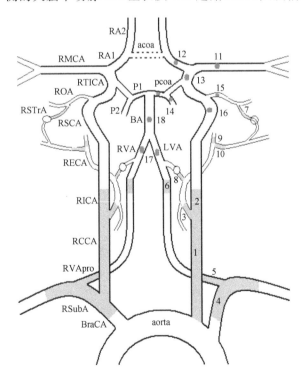

图 1-7　TCD 能检测到颅内外动脉

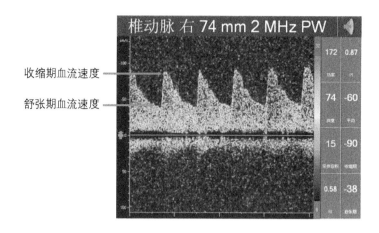

收缩期血流速度

舒张期血流速度

图 1-8　正常 TCD 频谱

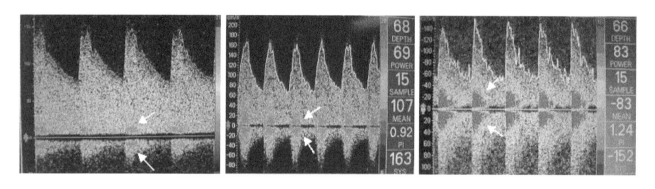

图 1-9　动脉狭窄处的 TCD 频谱

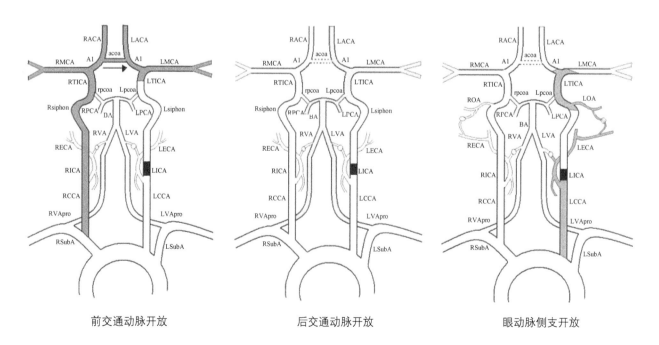

前交通动脉开放　　　　　　后交通动脉开放　　　　　　眼动脉侧支开放

图 1-10　颈动脉闭塞后 Willis 环侧支开放

以准确判断锁骨下动脉盗血是否存在、盗血程度以及盗血通路。左侧锁骨下动脉重度狭窄或闭塞后，左侧椎动脉盗血Ⅱ期和Ⅲ期的TCD频谱示意图见图1-11，盗血通路为右侧椎动脉（RVA）到左侧椎动脉（LVA），盗血通路为基底动脉（BA）到LVA。TCD能检测锁骨下动脉狭窄同侧椎动脉从部分到完全的盗血以及侧支代偿通路（VA→VA、BA→VA和枕动脉→VA）。

（3）脑血流微栓子监测：当血流中的颗粒流经TCD所检测的动脉时可被检测到，表现为在低强度血流背景信号中出现的一个短暂的高强度信号，称之为微栓子信号（MES），见图1-12。对于TCD在大脑中动脉检测到的微栓子信号，该颗粒可以来源于心脏、主动脉弓、同侧颈内动脉以及被检测的大脑中动脉。

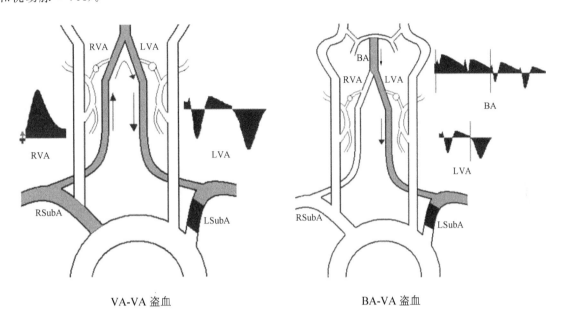

VA-VA 盗血 　　　　　　　BA-VA 盗血

图 1-11　锁骨下动脉盗血及 TCD 频谱

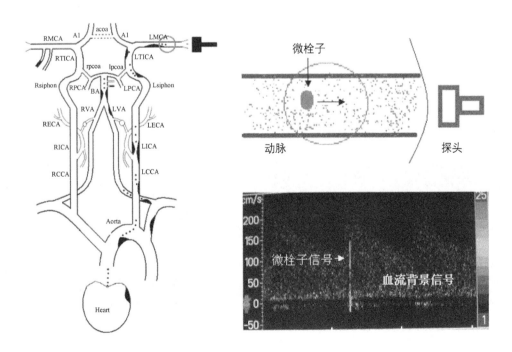

图 1-12　脑血流微栓子检测及微栓子信号

（4）卵圆孔未闭的筛查（TCD发泡试验）：从肘静脉注射微小气栓，利用TCD进行颅内栓子检测，如果不存在肺循环到体循环的直接通路，那么TCD在规定时间内（10～40s）探测不到栓子；如果存在卵圆孔未闭（PFO）或其他右向左分流，TCD可以检测到栓子信号。PFO被TCD探测到需要以下充分条件：①PFO存在；②右心房压力比左心房高，从而开放PFO。

（5）脑动脉自动调节功能检测：TCD仪器可以进行长时间的脑血流频谱及血流速度趋势的监测，此外，TCD仪器有接口允许连接外置设备，譬如连续血压监测仪器接口以及CO_2浓度检测仪器接口。TCD仪器可以在一个平台上处理TCD参数及所检测到的连续血压数据或CO_2浓度数据。该装置和设备使得TCD可以被用来检测各种不同病理生理状态下脑动脉自动调节功能和脑血管反应性。

3. TCD检查的适应证

（1）无卒中事件的血管病高危人群脑动脉狭窄的筛查。适应证为有以下数个血管病危险因素：高血压、高脂血症、糖尿病、吸烟、代谢综合征、高龄等，但尚未发生过卒中的患者。

（2）缺血性卒中/短暂性脑缺血发作（TIA）患者，可作为脑动脉狭窄和闭塞的一线筛查方法。不仅能判断是否存在脑动脉狭窄及侧支开放情况，还能进行微栓子监测，以及动脉观察脑血流变化。譬如一个缺血性卒中患者左侧内分水岭区及顶叶皮质新发梗死灶，TCD检查到左侧大脑中动脉狭窄，同时在该部位还监测到了微栓子信号，往往能说明这个病人的病因是大动脉粥样硬化性的，责任动脉是左侧大脑中动脉，而且该斑块不稳定，有动脉栓塞的危险。

（3）蛛网膜下腔出血（SAH）患者脑动脉痉挛的诊断。在SAH患者，TCD血流速度增高的数值与SPECT所显示脑灌注降低的严重程度成正比。TCD对SAH患者的临床价值：TCD可在临床症状发生前协助判断血管痉挛的发生，协助临床作出以下决定：是否有必要采取进一步的评估措施以及介入治疗；但独立的一项TCD检查，是否能改善临床预后还未知。

（4）颈动脉内膜剥脱术（CEA）或介入治疗中的应用。TCD可对颈动脉狭窄者进行术前Willis环侧支代偿评估，也可以在术前通过微栓子监测判断斑块的稳定性。术中可实时监测颅内血流动力学变化，及时发现由于夹闭所致的低灌注，指导分流管的放置，也能及时发现重新开放后的过度灌注。同时，与其他监测技术相比，TCD还能发现微栓子信号的出现，有效地预测由微栓子脱落所致的卒中。从TCD监测中获得的信息可以使外科医生改进手术技术或加强术后防治，以减少围术期卒中事件的发生。一例患者CEA过程中夹闭颈总动脉（CCA）、放置转流管和术中牵拉时TCD观察到的同步改变，见图1-13。介入治疗中的TCD监测也有助于发现血流变化及记录微栓子信号。

（5）颅内压增高和脑死亡的判断。颅内压增高的TCD改变是血流速度降低搏动指数增高，目前主要是定性，动态观察更有意义，难以做到定量。脑死亡的特征性频谱是：振荡波、小尖波或无血流信号。1998年世界神经科联盟脑死亡神经超声组就已经制定了国际脑死亡TCD诊断标准专家共识，其标准是：①必须颅内和颅外都进行，需两个人操作，超过30min间隔；②小尖波（200ms，50cm/s）或振荡波；③还必须得到颅外动脉（CCA、ICA和VA的证实）；④完全无血流不可靠，但如果同时有典型的颅外频谱改变则可；⑤排除脑室引流或去骨

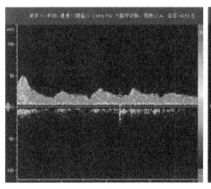
夹闭CCA

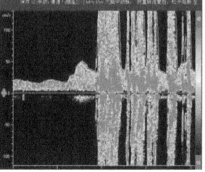
放置转流管

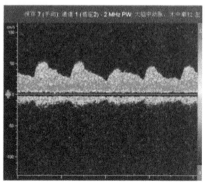
术中牵拉

图1-13　CEA术中TCD同步监测结果

瓣减压手术。一例脑死亡患者 TCD 检测到的大脑中动脉(MCA)和颈内动脉颅外段(ICAex)振荡波见图 1-14。

(6)其他方面的研究或应用:用 TCD 可进行偏头痛发病机制研究,也可进行高血压、帕金森病、晕厥、焦虑等患者自动调节功能的研究。另外,在执行某种任务时,譬如感觉、运动和认知任务时,应用功能经颅多普勒超声(function transcranial doppler,fTCD),通过颅内大动脉血流速度的变化还可以反应脑的活动。

TCD 的缺点:依赖操作者技术,颞窗不好的患者受限制。优点:无创,可床旁操作,可动态观察血流变化。

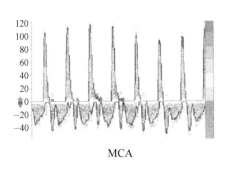
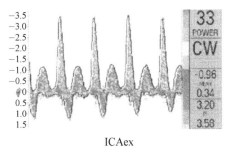

图 1-14 脑死亡患者的大脑中动脉(MCA)和颈内动脉颅外段(ICAex)TCD 频谱(振荡波)

(高 山 邢英琦)

第二节 影像学诊断

一、概 述

(一)CT 诊断价值

对颅内疾病 CT 的诊断价值是肯定的,其对脑肿瘤、颅脑外伤、颅内出血、缺血性脑血管疾病、脑积水、感染与寄生虫病和先天性畸形有很好的诊断价值。虽然有时 CT 对小的脑动脉瘤、先天性血管畸形诊断仍有一定困难,但对于显示它们的并发症如出血,则价值较大。

(二)CT 血管造影术(CTA)诊断价值

CTA 是一种微创的血管显示技术,在扫描过程中,首先是确定兴趣区(即成像范围),在兴趣区内进行低电压和低毫安的轴位扫描,以便确定起点和终点。扫描层厚一般为 1mm。螺旋扫描完成后进行 CTA 的后处理,目前已有 3 种 CTA 的显示方法:①遮蔽表面显示;②最强信号投影;③斜(曲)面合成。近年来,随着影像学的发展,磁共振血管摄影术(MRA)和 CTA 因相对无创伤性而成为临床评价血管疾病的方法之一,与 MRA 相比,CTA 可以从不同角度显示血管结构,成像速度快,不受或少受呼吸、心搏、吞咽、蠕动等因素的影响,并可以识别钙化斑块。

(三)CT 灌注(CTP)临床应用

对颅内疾病特别是脑血管疾病的诊断有重要价值。其可快速评价脑梗死和脑出血病人的病灶周围和全脑血流情况,从而指导脑卒中患者的治疗;对脑血管畸形、脑动脉瘤术前与术后的脑组织血流灌注情况进行评价,可用于观察手术效果。此外,在脑肿瘤、炎症性疾病等方面也具有一定价值。

(四)磁共振成像(MRI)诊断价值

MRI 对脑肿瘤、颅内炎性病变、脑白质病变、脑血管病、先天畸形等的诊断比 CT 更为敏感,可发现早期的病变;此外,MRI 具有密度分辨率高的特点和任意角度扫描的优势,因此对病变的定位也更加准确。与 CT 相比较,由于没有颅底骨伪影的干扰,对颅底以及脑干的病变显示得更清晰(图 1-15)。

(五)MRA 临床应用

1. 血管狭窄或闭塞 MRA 最重要的临床应用是评价颈动脉分叉处的动脉粥样硬化性疾病,常规 MRI 对脑血管病变只了解缺血损伤的分布和范围,而 MRA 与 MRI 结合应用可进一步评价颈动脉分叉处闭塞性病变的严重程度。另外,MRA 在颅内血管性病变,如动脉闭塞性疾病、血管畸形及动脉瘤方面也有其优越之处,如在显示动静脉畸形(AVM)血管团与其主要的引入、引出血管的三维空间位置关系方面很有价值,另外可用作溶栓治疗急性大脑中动脉栓塞的非损伤性检查方法。但总

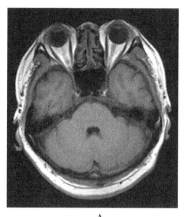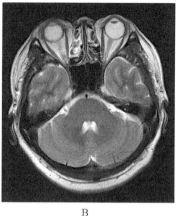

图 1-15 颅后窝 MRI 平片

A. T_1WI；B. T_2WI

体来说,其空间分辨率仍低于血管造影,目前只作为一种血管病变的筛选手段和方法,并不能完全替代血管造影。

2. 动脉瘤和血管畸形　MRA 可以显示较大的颅内动脉瘤和血管畸形。

(六)功能 MRI

功能性磁共振成像(fMRI)广义上指与脑功能检查有关的所有 MR 序列,包括弥散加权成像(diffusion weighted imaging,DWI)、灌注成像(perfusion weighted imaging,PWI)、血氧水平依赖成像(blood oxygenation level dependent,BOLD)和磁共振波谱(magnetic resonance spectroscopy,MRS);狭义上仅指 BOLD 方法。

1. 弥散加权成像(diffusion weighted imaging,DWI)

(1)超早期脑梗死的诊断以及缺血半暗带的检出。

(2)颅内肿瘤的辅助诊断。

(3)脑白质病的研究。

2. MR 脑血流灌注加权成像(perfusion weighted imaging,PWI)　脑血管病发病率高、致残率高和病死率高,严重危害人类健康。在急性脑血管病中,约 80% 为急性脑缺血性疾病。多年来,对急性脑缺血性疾病的早期诊断和早期治疗一直是医学界的攻关课题。随着溶栓技术的改进以及溶栓药物的发展,脑缺血早期实施动脉内溶栓已成为重要的治疗方法。显然,常规的 CT 和 MRI 检查已不能满足临床的要求。磁共振脑血流灌注成像除了能早期发现脑缺血区外,还对脑梗死发生后再灌注和侧支循环的建立和开放非常敏感,可显示缺乏灌注(梗死区)和低灌注(半暗带)的脑实质,在急性脑缺血的诊断以及治疗监测上具有重要作用。

脑缺血区由中央的梗死区和周围的半暗带构成。半暗带由侧支循环供血,神经元电活动停止。由于侧支供血仅能维持膜稳定,长时间的低灌注终将导致脑梗死。中央梗死区在脑缺血后 5min 即可出现。因此,目前的内科治疗目的主要是恢复半暗带的血供。有研究表明,当局部脑血流灌注<40ml/(100ml·min)时人体将出现症状,<15ml/(100ml·min)时脑组织会发生不可逆损伤。脑梗死一旦发生,不会因血流灌注恢复而逆转。早期诊断和早期治疗对缺血脑组织及时、有效的再灌注尤为重要。

目前,磁共振脑血流灌注成像已经应用于临床脑缺血疾病的诊断,尤其是早期脑梗死的诊断。磁共振脑血流灌注成像可以比常规 MRI 更早地发现脑缺血病灶。在脑缺血的不同时期,磁共振脑血流灌注成像表现各异。当 MTT 明显延长、rCBF 明显减少而 rCBV 减少时,提示脑组织血流灌注不足;当 MTT 延长而 rCBV 正常或增加时,提示侧支循环的建立;当 MTT 缩短或正常,rCBF 正常或轻微增加,而 rCBV 增加时提示脑组织血流的再灌注;当 rCBF 与 rCBV 均显著增加时则提示脑组织血流过度灌注不足。Kim 等报道了一组病例,脑梗死区患侧 rCBV 明显低于健侧,差异具有统计学意义。Scorensen 等报道了 9 例超急性脑梗死的病例,磁共振脑血流灌注成像显示患侧平均 rCBV 仅为健侧相应部位的 14%。此外,磁共振脑血流灌注成像还可用于监测脑梗死治疗后的恢复状况,并指导临床治疗方案的修正。

磁共振脑血流灌注成像除了对急性脑缺血疾病的早期诊断有明显应用价值以外,在脑血管异常性疾病、脑肿瘤及某些继发性脑变性病的影像学研究上亦有重要应用价值和研究价值。根据脑肿瘤组织、正常组织以及水肿组织微循环上的差异,可提供肿瘤实际范围的参数,为临床治疗提供重要参考依据。此外,在脑胶质瘤术后区分术区脑组织正常反应及肿瘤残存/复发上亦有明显应用价值。国外有学者对脑膜瘤栓塞前、后进行了磁共振脑血流灌注成像研究,认为 rCBV 像为临床提供了脑膜瘤的血流动力学信息,是监测栓塞治疗的有前途的方法。由于磁共振脑血流灌注成像提供了微循环的信息,因此对某些继发性脑变性病,如继发性帕金森病等的早期影像学诊断提供一种可行的方法。国外有学者利用吸入二氧化碳或静脉注射乙酰唑胺的方法观察脑血流动力学的应激变化情况,这对慢性脑血管病脑组织血流储备的研究有重要意义。

总之,磁共振脑血流灌注成像可提供直观定性信息,也可提供脑组织微循环血流动力学定量信息,提高了对一些疾病的诊断水平,是一种比较理想的同时反映形态和功能的检查方法。灌注 MRI 至少提供与放射性核素显像相同的敏感度和特异度,但是其固有分辨率更高,易于与常规 MRI 图像融合,检查省时、性能价格比更佳等,均优于放射性核素技术。我们相信,随着方法学的进一步完善,其应用前景必将更加广泛。

3. 血氧水平依赖法脑功能成像　迄今为止,fMRI 的临床研究及应用已经取得很大的进展,主要包括以下内容:

(1)fMRI 与 PET 对比应用,研究视觉、听觉、运动和认知活动时脑皮质功能区,结果表明 fMRI 图像的空间分辨率比 PET 高两个数量级,两者的研究结果具有相关性。

(2)探索 fMRI 成像参数对图像质量的影响,包括:图像的体素大小、回波时间、磁场强度等因素与 fMRI 信号强度变化的关系。

(3)利用 fMRI 进行脑肿瘤、脑卒中、癫痫、阿尔茨海默病等疾病的早期诊断研究。

(4)应用选择性化学位移快速梯度回波成像或者 EPI 与 MRS 相结合,研究在视觉、听觉、运动和感觉刺激与病变治疗前后脑皮质功能区代谢产物变化的关系,以揭示脑皮质功能区的代谢机制。

(5)术前确定大脑皮质功能区的位置及其与病灶的关系,以评价手术可切除范围、避免手术的副损伤,帮助神经外科医生制订手术计划和确定安全手术路径,尤其对微创手术(如质子刀治疗)具有重要作用。

4. 质子自旋标记灌注成像(arterial spin labeling,ASL)　ASL 的临床应用范围与 CT 灌注成像和 MR 灌注成像类似。ASL 图像的信噪比较差,仅有单一的 CBF 参数,因此仅适合于大面积脑缺血(包括脑梗死前期脑局部低灌注和超急性期脑梗死)患者的检查(图 1-16)。

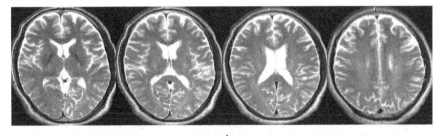

A

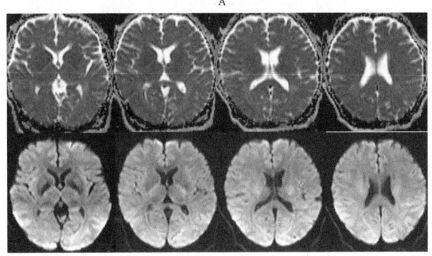

B

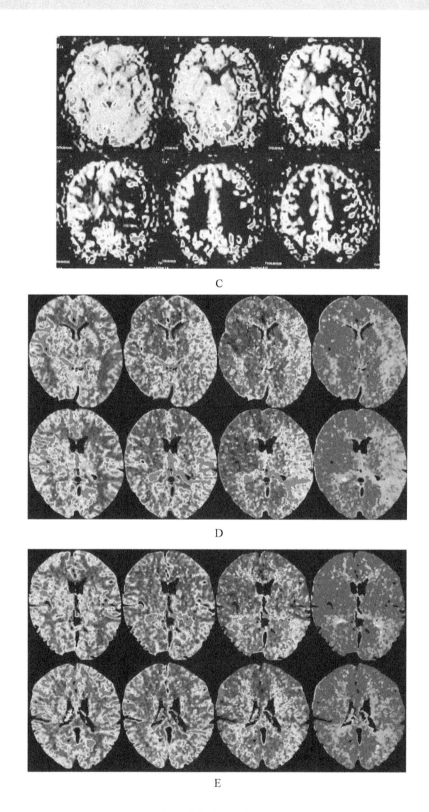

C

D

E

图 1-16　脑梗死前期脑局部低灌注 I_2 期改变

A、B. 常规 MRI 检查、DWI 检查未见异常；C. ASL 见左侧额颞顶 MCA 分布区血流量下降；D、E. CTP 显示 CBF 轻度下降，CBV 升高，MTT 和 TTP 延长，提示有脑局部缺血改变。治疗后复查 CTP 见原低灌注区完全恢复正常；此图是针对整个概述的图（例子）

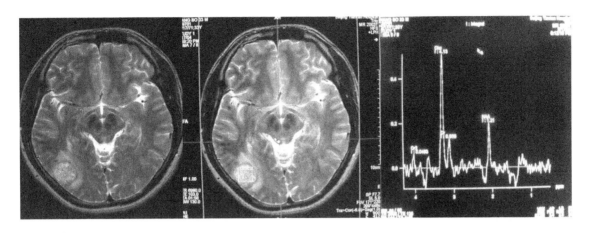

图 1-17　右颞枕交界处转移瘤的 MRS

5. 磁共振波谱分析（magnetic resonance spectroscopy,MRS）　临床应用 MRS 临床应用最多的领域是脑肿瘤的诊断和鉴别诊断（图 1-17）。

6. DSA 诊断价值　DSA 是一种有创性血管检查技术,近年来,精细的非创伤性影响技术迅速增多,DSA 已经很少作为中枢神经系统的首选检查方法。但对于很多疾病的确诊以及更好的指导治疗,DSA 仍然是检查脑血管疾病的重要方法之一。

7. 核素诊断颅脑核素诊断包括单光子发射断层显像（single photon emission computerized temography,SPECT）和正电子发射断层显像（positron emission computerized temography,PET）　其目前在神经系统中的应用主要为脑血流灌注显像、脑肿瘤洋相显像、脑脊液显像及脑代谢和受体显像方面。其在中枢神经系统中的应用价值有限,且其价格昂贵,故目前普及性远不如 CT 和 MR,并不作为脑内疾病的常规检查项目,因此此书不做详细介绍。

二、正常颅脑 CT、MR 断层解剖

（一）CT 断层解剖

1. 颅底层面　颅前窝中线处可见一骨性高密度影,为鸡冠。由此向后可见含有低密度空气影的蝶窦和一骨性结构——斜坡。鸡冠两侧为额叶底面的脑回。眼眶内可见部分眼球、眼上肌及球后脂肪,眼眶后方为眶上裂。蝶骨大翼向后,颞骨鳞部向内,颞骨岩锥向前组成颅中窝,内含颞下回。斜坡后方为枕大孔。枕大孔内的前正中部为延髓,其后方两侧分别为小脑扁桃体（图 1-18）。

2. 蝶鞍层面　前部为前颅窝底,容纳额叶底部。额叶底部向后可见鞍结节、前床突和鞍背,蝶鞍两旁为海绵窦。颅中窝内为颞叶,鞍背后方为桥前池,池

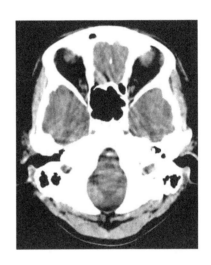

图 1-18　颅底层面

内可见基底动脉。颞骨岩锥后面和枕骨围成颅后窝。脑桥位于斜坡后方,借其后方的第四脑室下部与小脑相隔,第四脑室的两侧及侧后方为小脑半球。蝶骨大翼与岩锥交叉成"X"形。第四脑室两旁为小脑中脚,后方是小脑蚓部。窦汇附着于枕内粗隆,在增强 CT 图像上明显强化（图 1-19）。

3. 鞍上池层面

（1）经过下丘脑的层面:此层以呈"五角星"或"六角星"的鞍上池为标记。鞍上池内可见视交叉、视束、垂体柄、颈内动脉和基底动脉。其前方为额叶,两侧与颞叶钩回内缘为界,后方是中脑大脑脚,脚间池和环池环绕着中脑。中脑后方,小脑上池的外侧部分形成一自环池后外侧缘向颞枕部颅骨内板延伸之锐利的较低密度影,可区分两侧颞叶和小脑半球上部,邻近斜行条状高密度影代表小脑天幕附着处（图 1-20）。

（2）经过上丘脑的层面:此层面以"六角星"的鞍

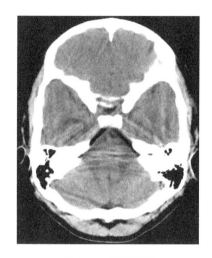

图 1-19　蝶鞍层面

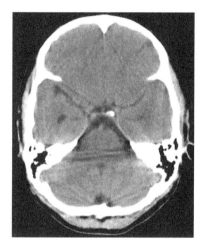

图 1-20　鞍上池层面"五角星"

上池为标志,鞍上池内有一对乳头体,脚间池比下丘脑层面宽大。中脑背侧,中线两旁各有一隆起为上丘脑、中脑和小脑上蚓的两侧为颞叶,上蚓的后方及后外方是枕极下部和颞枕交界(图 1-21)。

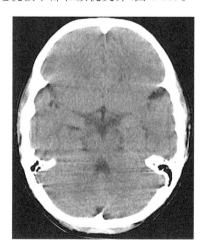

图 1-21　鞍上池层面"六角星"

4. 第三脑室下层面　此层面开始出现侧脑室前角下部和第三脑室前下部,三者顶立呈"Y"形。前角前方为额叶,外侧为尾状核的头部。大脑前动脉位于半球间裂的后方、胼胝体膝部的前方。岛叶位于外侧裂的深面,表面为脑盖,岛叶深面可见呈楔形的豆状核。在中线,顶盖之后顺次为四叠体池、上蚓和小脑上池的顶部。侧裂池的外后方为颞叶(图 1-22)。

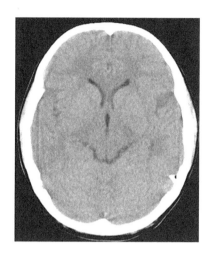

图 1-22　第三脑室下层面

5. 第三脑室上部层面　两侧侧脑室前角宽大,呈三角形,中线由透明隔相隔。第三脑室起自前角的后端,位于中线,前联合位于第三脑室的前方。四叠体池位于三脑室之后,呈菱形,其内常见松果体钙化影。侧脑室前角的前方是额叶,此层中部,由外向内依次为颞叶、侧裂池、岛叶、最外囊、屏状核、外囊、豆状核和内囊。内囊前肢之内侧为尾状核的头部,后肢内侧是丘脑,丘脑内侧是三脑室,内囊前后肢之间是膝部。此层面的后部为枕叶(图 1-23)。

6. 侧脑室体和后角层面　此层面以出现侧脑室体为标志,中间有透明隔相隔。侧脑室体部向后延续为三角区。自三角区向后伸入枕叶形成后角,三角区内可见脉络丛球钙化。中央沟位于大脑半球凸面、两侧侧脑室体前端连线水平。此层是唯一出现额、颞、顶、枕 4 个叶的层面(图 1-24)。

7. 侧脑室顶部层面　两侧侧脑室呈")("形,其间部分为胼胝体体部和扣带回。此层面可见额叶、顶叶和枕叶(图 1-25)。

8. 大脑皮质下部层面　大脑镰从前向后贯穿中线,脑沟回区分明显。此层的大脑半球白质称为半卵圆中心,两侧对称(图 1-26)。

9. 大脑皮质上部层面　此层面已接近颅顶,大

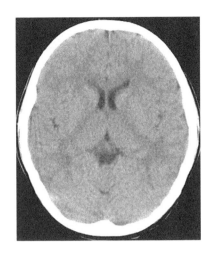

图 1-23　第三脑室上部层面

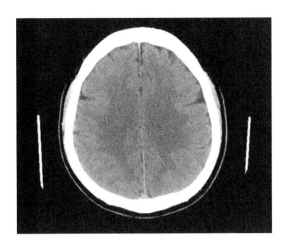

图 1-26　大脑皮质下部层面

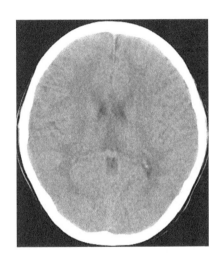

图 1-24　侧脑室体和后角层面

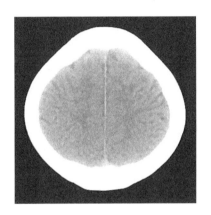

图 1-27　大脑皮质上部层面

（二）MRI 横断面解剖

1. **颅底层面**　颅前窝中线处可见鸡冠，由此向后可见蝶窦和斜坡，鸡冠两侧为筛窦。正常情况下，鼻窦内含气，见不到黏膜影。眼眶内可见眼球、视神经、眼外肌及球后脂肪，眼眶后方为眶上裂。蝶骨大翼向后，颞骨鳞部向内，颞骨岩锥向前组成颅中窝，内含颞下回。颞骨岩锥后面和枕骨围成颅后窝。脑桥位于斜坡后方，借其后方的第四脑室下部与小脑相隔，第四脑室的两侧及侧后方为小脑半球。

图像中线自前、向后依次可见鸡冠、筛窦、蝶窦和斜坡。筛窦两侧可见眼球、视神经、眼眶顶部及眶上裂。眶上裂之后，由蝶骨大翼与颞骨岩锥的断面画出其外侧的颅中窝及后方的颅后窝。颅中窝底可见破裂孔和卵圆孔。颅中窝内含颞下回。脑桥借其后方的第四脑室下部与小脑相隔。脑桥前方是脑桥前池。在 T_1 加权图像上，脑桥前池内有时可见细条状等信号的展神经自桥延沟出脑，经颞骨外展神经管进入海绵窦。脑桥前池向外延续为桥小脑角池。

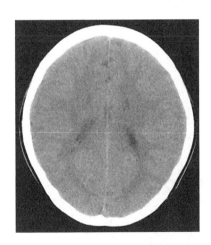

图 1-25　侧脑室顶部层面

脑镰清楚可见，脑沟显示清楚。此层主要为顶叶，额叶次之，已无枕叶（图 1-27）。

面神经和听神经出脑后常伴,行通过桥小脑角池进入内听道。在内听道中,面神经在其上方行走,而听神经占据其余的 3/4 部分(耳蜗神经位于前下,前庭上、下神经分别位于后上和后下)。部分病例在 T_1 加权像上可分出居前的面神经和靠后的听神经,它们的信号与脑白质相仿,其边缘信号相对较高为神经鞘所致,Gd-DTPA 增强后 T_1 加权成像,两侧正常时均不强化,两侧听神经的粗细基本对称。在 T_2 加权图像上,由于面神经和听神经被内听道中的脑脊液所包裹而呈一条状高信号影,听神经远端的前内方是耳蜗,后外方是前庭。第四脑室下部居于颅后窝中央,呈裂隙状,它的后壁内凹为蚓小结的投影。此层面有时可见第四脑室正中孔和侧孔。第四脑室的两侧及侧后方是小脑半球。在 T_2 加权图像上能区分出较高信号强度的小脑灰质和较低信号强度的小脑白质。MRI 图像清晰且无骨伪影干扰,是颅后窝神经系统疾病最理想的检查方法,但它对骨结构的评价能力远不及 CT。此层面的下方,经过延髓平面的 T_1 加权成像,有时可显示舌咽神经、迷走神经、副神经和舌下神经。延髓腹侧前正中裂两侧的隆起为锥体,锥体外侧的隆起是橄榄体,两侧以前外侧沟相隔,橄榄体外侧是橄榄后沟。椎动脉的扩张或不对称可致延髓变形。舌咽神经、迷走神经和副神经自橄榄后沟出脑后,向外、向前伴行进入颈静脉孔,在 T_1 加权图像上呈一束条状等信号影。而舌下神经自前外侧沟出脑后,向外、向前行走,通过延髓也进入舌下神经管。在 T_2 加权图像上,下橄榄体核呈高信号,勾出橄榄体的轮廓,第四脑室底的腹侧,延髓的中线旁舌下神经核和迷走神经背核示高信号区(图1-28)。

2. 蝶鞍层面　前部可见额窦,其后方为颅前窝底,容纳额叶底部,向外依次为后组筛窦和眼眶。额叶底部向后可见鞍结节、蝶窦、前床突和鞍背,蝶鞍两旁为海绵窦。颅中窝内为颞叶,鞍背后方为桥前池,池内可见基底动脉,蝶骨大翼与岩锥交叉成"X"形。第四脑室两旁为小脑中脚,后方是小脑蚓部。窦汇附着于枕内粗隆,在增强 CT 图像上明显强化。

图像中线前部依次可见额窦、额叶底部、后组筛窦、前床突及鞍背。鞍旁为海绵窦。颅中窝内含颞叶,有时还可见侧脑室下角的末端部分。鞍背后方是脑桥前池,池内可见基底动脉。蝶骨大翼与岩锥交叉呈"X"形。第四脑室位于两侧岩锥后端边线的中点处,可呈横置的卵圆形,分隔其前方的脑桥和后方的小脑。在 T_2 加权像上,脑桥基底部的上部信号强度均匀,不能分辨出皮质脊髓束,这与皮质脊髓束的纤维在该平面分散有关,在脑桥基底部的下部,皮质脊髓束的纤维重新聚合,而呈一对较低信号区。第四脑室的腹侧、两侧各有一向后轻微的隆起,代表展神经核,在 T_2 加权图像上有时信号略高。第四脑室两旁为小脑中脚,后方是小脑蚓部。T_2 加权成像除能分辨小脑的灰质、白质以及小脑诸叶外,还可显示位于第四脑室背外侧的齿状核,它在低场呈较高信号区,在高场可呈低信号区。此层面的稍下方,在 T_1 加权图像上,可见相对较粗等信号的三叉神经于脑桥中部腹外侧出脑,向前行走,进入三叉腔(图1-29)。

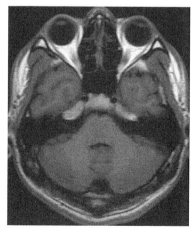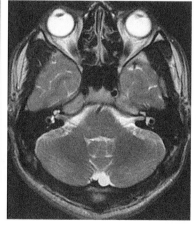

图 1-28　颅底层面

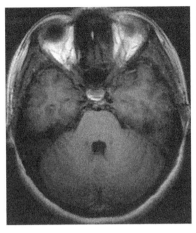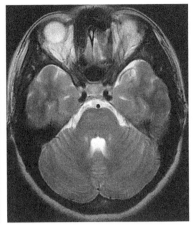

图 1-29　蝶鞍层面

3. 鞍上池层面

(1)经过下丘脑的层面:此层以呈"五角星"或"六角星"的鞍上池为标记。鞍上池内可见视交叉、视束、垂体柄、颈内动脉和基底动脉。其前方为额叶,两侧与颞叶钩回内缘为界,后方是中脑大脑脚,脚间池和环池环绕着中脑。中脑后方,小脑上池的外侧部分形成一自环池后外侧缘向颞枕部颅骨内板延伸之锐利的较低密度影,可区分两侧颞叶和小脑半球上部,邻近条状高密度影代表小脑天幕附着处。

此层面恰好在岩锥平面之上,以"五角星"或"六角星"的鞍上池为标志。"五角星"鞍上池的后方为脑桥上缘,"五角星"前角为前纵裂池,两前外侧角通外侧裂,两后外侧角为桥小脑角池。"六角星"鞍上池的正后角为脚间池,两后外侧角为环池。鞍上池内可显示的结构有视交叉、视束、垂体柄、两侧颈内动脉和基底动脉。在 T_1 加权图像上,可见视束自视交叉后方向后、向外环绕在脑脚行走。视束止于后脑后部的外侧膝状体。鞍上池的前方是额叶。额叶被半球间裂分隔为二,其后界的内侧部分是鞍上池,外侧部分是大脑外侧裂池。鞍上池的两侧壁是颞叶钩回的内缘。颞叶并借环池与中脑相隔。鞍上池的后方是大脑脚。脚间池和环池环绕着中脑。在中脑后缘沿中线可见裂隙状的大脑导水管,其背侧、两侧各有一隆起为下丘脑。在 T_2 加权像上,中脑中央的结合臂(小脑上脚)交叉呈较低信号区;其前方两侧的黑质连成"八"字形,在低场呈较高信号,在高场黑质的信号强度减低可呈低信号区,这与铁蛋白沉积有关。黑质腹侧、两侧大脑脚中的皮质脊髓束呈一对新月形的较低信号区。内侧丘系位于结合臂交叉的背外侧亦呈较低信号区。大脑导水管腹侧的点状

高信号为滑车神经核和导水管周围的灰质所致。滑车神经在中脑背侧交叉后出脑,沿环池前行,由于滑车神经太细,故 MRI 不能显示(图 1-30)。

(2)经过上丘脑的层面:此层面以"六角星"的鞍上池为标志,鞍上池内有一对乳头体,脚间池比下丘层面宽大。中脑背侧,中线两旁各有一隆起为上丘、中脑和小脑上蚓的两侧为颞叶,上蚓的后方及后外方是枕极下部和颞枕交界。

鞍上池的前方是额叶,两侧是颞叶钩回。鞍上池内有一对乳头体。脚间池比下丘层面宽大。在 T_1 加权图像上,可见纤细的动眼神经自脚间窝出脑,向前向外行走,进入海绵窦。在 T_2 加权图像上两侧大脑脚中的皮质脊髓束呈一对新月形的较低信号区;其背侧的黑质,在低场呈较高信号区,在高场可呈低信号区;红核位于黑质的后方、中线旁,呈一对圆形的较低信号区。红核的信号强度低于一般脑灰质,而与脑白质相近,这是铁质沉积所致。红核背外侧的内侧丘系呈短条状的较低信号影。内侧丘系外侧的类圆形较高信号区是丘脑后部的内侧膝状体。内侧膝状体的前外侧可见外侧膝状体。大脑导水管呈裂隙状,其腹侧的点状高信号区代表动眼神经核和导水管周围的灰质。中脑背侧,中线的两旁各有一隆起为上丘脑,中脑和上蚓的两侧是颞叶,上蚓的后方及后外方是枕极下部和颞枕交界。在 T_2 加权图像上,颞叶白质中可见信号相对更低的视放射纤维向枕叶皮质投射(图 1-31)。

4. 第三脑室下层面　此层面开始出现侧脑室前角下部和第三脑室前下部,三者顶立呈"Y"形。前角前方为额叶,外侧为尾状核的头部。大脑前动脉位于半球间裂的后方、胼胝体膝部的前方。岛叶位于

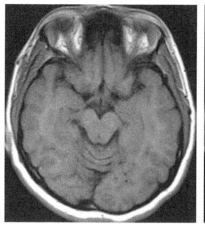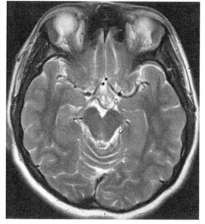

图 1-30　鞍上池层面

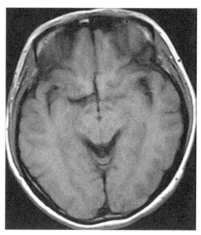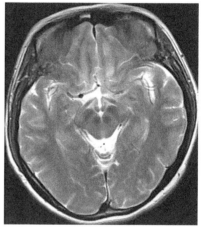

图 1-31　鞍上池层面

外侧裂的深面,表面为脑盖,岛叶深面可见呈楔形的豆状核。在中线,顶盖之后顺次为四叠体池、上蚓和小脑上池的顶部。侧裂池的外后方为颞叶。

此层面开始出现侧脑室前角下部和第三脑室前下部,三者顶立呈"Y"形。为便于叙述,可把此层面分为三部分,即前部、中部、后部。前部以翼点为后限,其内主要包含两侧额叶。额叶后部可见两侧的侧脑室前角下部,其外侧的尾状核头部在 MRI T_2 加权图像上分别呈现为略高密度影和较高信号影。大脑前动脉位于半球间裂的后份、胼胝体膝部的前方。在中部,示岛叶位于外侧裂的深面,其表面有环沟,覆盖岛叶的这部分脑实质称之为岛盖。在岛叶的深面,豆状核和尾状核与周围的白质相比密度较高,豆状核呈楔形。丘脑后下部也可见于此层面,恰好在顶盖的前方。此层面的后部包含颞叶和颞极下部。在中线,顶盖之后顺次为四叠体池,上蚓和小脑上池

的顶部。在 MRI 图像上小脑组织与颞极和枕极容易区分(图 1-32)。

5. 第三脑室上部层面　两侧侧脑室前角宽大,呈三角形,中线由透明隔相隔。第三脑室起自前角的后端,位于中线,前联合位于第三脑室的前方。四叠体池位于三脑室之后,呈菱形,其内常见松果体钙化影。侧脑室前角的前方是额叶,此层中部,由外向内依次为颞叶、侧裂池、岛叶、最外囊、屏状核、外囊、豆状核和内囊。内囊前肢之内侧为尾状核的头部,后肢内侧是丘脑,丘脑内侧是三脑室,内囊前后肢之间是膝部。此层面的后部为枕叶。

此层面两侧的侧脑室前角宽大,呈三角形,其外侧缘稍内凹,而内侧缘较平直,在中线由透明隔相隔。正常时,前角的角顶比较尖,由于该处室管膜较松弛局部脑脊液的外渗,在 T_2 加权像上角顶前外侧可示斑片状高信号影。两侧前角之间的距离是通常

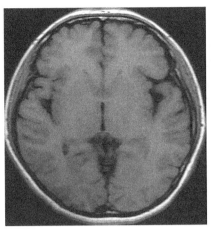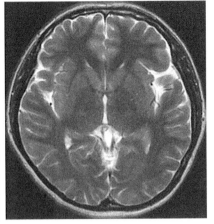

图 1-32　第三脑室下层面

被用作评价脑室大小的指标之一。正常成年人两侧前角之间的最大距离不超过 45mm,前角间最大距离与头颅最大横径之比应<35%,在 2 岁以下的婴幼儿其比值应<29%。两侧层状核内缘之间的距离为 15mm 左右,最大不超过 25mm。偶见透明隔间腔扩大即所谓的第五脑室。第三脑室起自前角后端,位于中线,其宽径不超过 6mm。前连合位于第三脑室的前方,在 T_2 加权图像上,呈条状较低信号影。当头向一侧稍倾斜时,可显示一侧(抬高侧)前连合的全程,自中线向外、向后经苍白球和壳核的连接至屏状核的后下方与外囊、最外囊和颞叶白质相续。有时可见孟氏孔,其前、后缘分别为穹窿柱和丘脑的前端。四叠体池居于第三脑室之后,呈菱形。其前角向前伸入第三脑室顶部的中间帆,后角向后延伸形成或连接小脑上池,而两个侧角向外延伸形成丘脑后池。许多正常人,无论其优势半球在何侧,右侧大脑半球的中央部常宽于左侧,松果体向左偏移 1~2mm 是正常现象,但

松果体向右偏移却具有病理意义。该层面的前部由两侧额叶占据。新生儿两侧前角周围的额叶,在 T_1 加权图像上呈较低信号区,这属正常现象,此与新生儿脑含水量比较高有关。在中部包含两侧基底节和丘脑,由外、向内依次为最外囊、屏状核、外囊、豆状核和内囊。在高场 T_2 加权图像上,成年人豆状核的内侧部分(苍白球)可呈低信号区,而儿童从出生到青春期随着苍白球内铁质含量的逐步增强,其信号强度逐渐下降。内囊呈"<"形,分为前肢和后肢,在 MRI T_2 加权图像上,它的密度和信号强度低于邻近的基底节和丘脑,前肢内侧是尾状核头部,后肢内侧是丘脑。岛叶见于屏状核的外侧,表面有环沟。两侧的侧裂池弯曲狭长,从大脑半球表面延伸至岛叶后端。新生儿左侧的侧裂常较宽大,并且左侧的颞平面(颞横回尾侧的三角区域)亦大于右侧。该层面的后部由两侧颞极和枕极所占据。两侧枕极在增强后 CT 图像上被强化的直窦所分隔(图 1-33)。

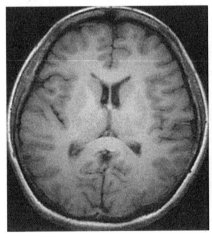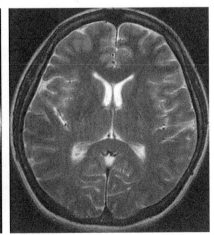

图 1-33　第三脑室上部层面

6. 侧脑室体和后角层面 此层面以出现侧脑室体为标志,中间有透明隔相隔。侧脑室体部向后延续为三角区。自三角区向后伸入枕叶形成后角,三角区内可见脉络丛球钙化。中央沟位于大脑半球凸面、两侧侧脑室体前端连线水平。此层是唯一出现额、颞、顶、枕 4 个叶的层面。

此层面以出现侧脑室体为标志。两侧的侧脑室体并置于中线两旁,中间由透明隔相隔。侧脑室体向后延续为三角区,续之向后外伸入枕叶形成后角。两侧侧脑室大小的正常变异并不罕见,在 CT 和 MRI 图像上可示一侧侧脑室较宽大,一侧较窄小。这种正常变异须与一侧大脑萎缩所引起的单侧脑室扩大相鉴别。在正常变异时,透明隔向较窄小的侧脑室偏移,无脑沟增宽。而脑萎缩时,透明隔向扩大的侧脑室偏移,脑沟增宽。后角大小的正常变异相对更多些。在侧脑室三角区内可见脉络丛强化和钙化影。此层面除有时可见尾状核上缘外,一般不显示基底节的其他结构,脑实质由半卵圆区的白质和覆盖在上面的大脑皮质组成。在侧脑室体的外侧,尾状核上缘呈一狭窄的较高密度带。中央沟位于大脑半球凸面,两侧侧脑室体前端连线水平。侧裂位于凸面中点,向后、向内延伸至侧脑室三角区平面。顶枕沟始于中线区 1/3 处,划分顶叶和枕叶,在 MRI 图像上,可见大脑前动脉向前上行走到胼胝体的上方。此层面是唯一同时出现额、顶、颞、枕四个叶的层面。MRI 图像上,偶见皮质下或皮质深部白质内带状和片状影以及侧脑室室管膜下单发或多发结节状影,其密度和信号强度与脑灰质完全相同,这是异位灰质团,它与癫痫有关(图 1-34)。

7. 侧脑室顶部层面 两侧侧脑室呈")("形,其间部分为胼胝体体部和扣带回。此层面可见额叶、顶叶和枕叶。

此层面两侧脑室呈")("形,中间部分为胼胝体和扣带回。胼胝体的后方是从下矢状窦到上矢状窦的一段大脑镰。在中线后 1/3 处可见顶枕沟。在大脑半球凸面相当于侧脑室体前 1/3 水平有时可见中央沟。此层面可见到额叶,顶叶和枕叶。在健康老年人 T_2 加权图像上,侧脑室周围白质内有时可见单发或多发点状和斑片状高信号影。这可能是属于老年脑的表现,也可能为脱髓鞘变化或脑腔隙,其意义需结合临床慎重解释(图 1-35)。

8. 大脑皮质下部层面 大脑镰从前向后贯穿中线,脑沟回区分明显。此层的大脑半球白质称为半卵圆中心,两侧对称。

此层面已超过胼胝体和侧脑室,大脑镰自前向后贯穿中线。脑灰质和脑白质比上述诸层面显示更清楚,脑沟和脑回明显。中央沟的位置约在大脑半球凸面的前 1/4 和后 3/4 交界处,与其他脑沟甚难区别。此层面额叶范围缩小,顶叶所占比例扩大,枕叶已甚小。60 岁以上患者常见大脑镰钙化(图 1-36)。

9. 大脑皮质上部层面 此层面已接近颅顶,大脑镰清楚可见,脑沟显示清楚。此层主要为顶叶,额叶次之,已无枕叶(图 1-37)。

此层面已近颅顶,颅骨断面较厚。镰旁脑灰质和脑沟显示十分清楚。该层面顶叶范围最大,额叶次之,枕叶已消失。大脑镰清晰可辨。

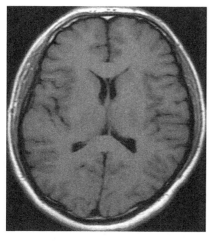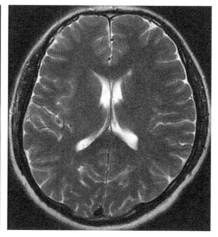

图 1-34 侧脑室体和后角层面

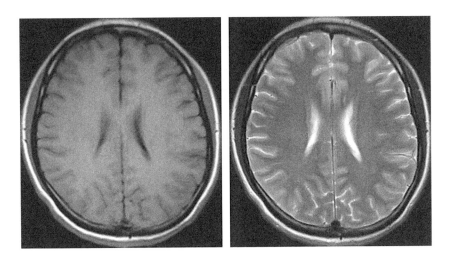

图 1-35　侧脑室顶部层面

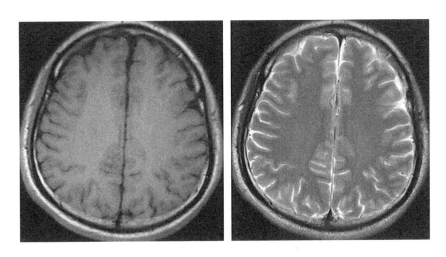

图 1-36　大脑皮质下部层面

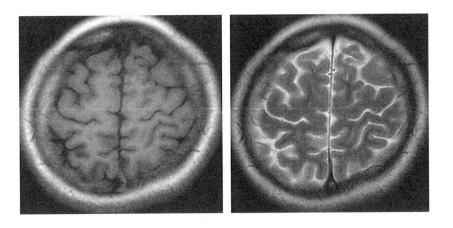

图 1-37　大脑皮质上部层面

三、颅内肿瘤的影像学诊断

颅内肿瘤包括原发性和继发性肿瘤两大类。前者来自颅内各种组织结构；后者则为身体其他部位的肿瘤转移而来，或直接侵入。颅内肿瘤约占全身肿瘤的2%，可发生于任何年龄，按我国年龄调整病死率为1.74/10万。肿瘤的好发部位及病理性质与发病年龄有一定的关系，部分肿瘤的发生也似与性别有关。颅内肿瘤的发病原因尚不十分清楚，尽管有各种各样的学说，但每一种学说仅能解释某些肿瘤。

中枢神经系统肿瘤分类很多，目前国际上普遍采用的是2000年或2007年世界卫生组织(WHO)的分类方法。这一分类方法的前提是每种类型的肿瘤都来自一种特定细胞的异常生长。肿瘤的生物学行为与相应的细胞类型相对应，新的分类方法可以指导治疗和预测预后。同时，WHO的分类法对每一种肿瘤提供了分级系统，每一种命名的肿瘤都有单一的明确的级别。主要的分类包括神经上皮性肿瘤、脑神经和脊神经肿瘤、脑膜肿瘤、造血细胞肿瘤、生殖细胞肿瘤、囊肿和类肿瘤病变、腺垂体肿瘤、肿瘤的局部扩散、转移瘤。

(一)神经上皮性肿瘤

1. 星形细胞瘤

(1)CT表现：浸润性生长的星形细胞瘤CT平扫表现为低密度区，其CT值多为20Hu左右，肿瘤与周围水肿不易区分。病变的边缘多不规整，占位效应和病变范围大小有关。肿瘤体积越大，其占位效应越明显。此类肿瘤分化较好，内部的血管结构亦较完整，故增强扫描一般无强化。约15%星形细胞瘤内可见斑点状钙化灶(图1-38)。

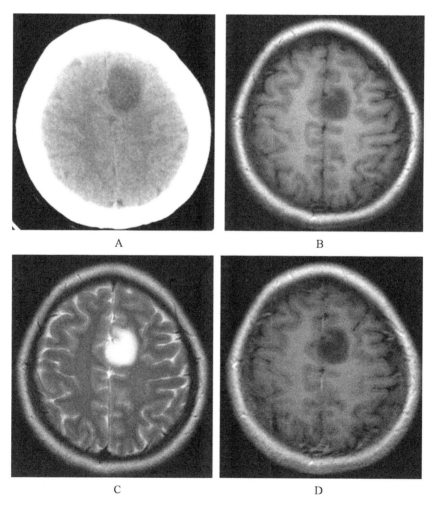

图 1-38 星形细胞瘤

A. 平扫CT示左额不规则低密度影，边界尚可；B、C、D. MRI示左额不规则形 T_1WI 低信号、T_2WI 高信号影，边界较清，无强化

囊性星形细胞瘤平扫时为境界清楚的囊性低密度影,肿瘤的实性部分或壁结节为类似于脑实质的等密度影。常见瘤旁水肿,占位征象较明显。增强扫描可见肿瘤实性部分中度强化。小脑半球囊性星形细胞瘤须与血管网状细胞瘤相鉴别。前者发病年龄较小,瘤结节呈中度强化;后者则发病年龄高于前者,瘤结节强化十分明显。

(2)MRI 表现:MRI 检查见肿瘤呈长 T_1 和长 T_2 信号表现,即在 T_1 加权像上为低信号强度,在 T_2 加权像上为高信号强度。肿瘤信号的均匀程度视其内部结构而定,可均匀或不均匀。增强扫描,浸润性生长的星形细胞瘤一般无强化或仅有轻微的斑点样强化;囊性星形细胞瘤则可见肿瘤实性部分明显强化(图 1-38)。

(3)鉴别诊断①脑梗死:星形细胞瘤常可同时累及一个或两个脑叶;其 CT、MRI 表现有时与脑梗死表现相似。鉴别要点为脑梗死的低密度影均位于脑动脉分布区内,一般不会跨越颈内动脉系统和椎-基底动脉系统分布区;其次,脑梗死多为楔形改变,而星形细胞瘤则形态不规整。临床病史和 CT、MRI 复查亦有助于鉴别。②急性脑病:小儿急性脑病(acute encephalopathy)可表现为双侧丘脑肿大,其形态和信号强度类似低级星形细胞瘤,增强扫描无变化。急性脑病经抗病毒治疗后双侧丘脑肿大可逐渐恢复正常。两者鉴别点在于急性脑病引起双侧丘脑肿大的边缘模糊,脑积水较轻;而胶质瘤边缘相对清楚,脑积水明显。

2. 间变性星形细胞瘤

(1)CT 表现:平扫见肿瘤多表现为不规则形低密度区,密度尚均匀,邻近的脑室、脑池或脑沟可见受压变形,病变的边缘多欠清晰。增强扫描可见环形或非完整的环形强化影,环壁厚度均匀。偶见高密度钙化影。

(2)MRI 表现:MRI 检查见肿瘤呈长 T_1 和长 T_2 信号,肿瘤内部信号多不均匀,偶有小灶性囊变或坏死。肿瘤周围可见中度的水肿,邻近的脑室常常受压变形。增强扫描可见肿瘤呈完整或不完整的环形强化。间变性星形细胞瘤强化的壁一般较薄,厚度也较均匀(图 1-39)。

(3)鉴别诊断:脑脓肿有时可有上述 CT 或 MRI 表现,但与间变性星形细胞瘤相比,其壁更薄和均匀,灶旁水肿亦更明显。

3. 胶质母细胞瘤

(1)CT 表现:平扫多表现为混杂密度影,肿瘤内部常见囊变、坏死的低密度区,亦可见斑块状高密度出血灶。肿瘤边缘模糊不清,瘤旁水肿明显,占位征象多比较严重。增强扫描一般呈不规则花环样强化,环壁厚薄不均。

(2)MRI 表现:平扫时,胶质母细胞瘤表现为信号不均匀、形态不规整、边缘欠清楚的长 T_1 和长 T_2 异常信号影。瘤旁水肿一般比较重,邻近脑室可见明显的受压变形以及移位。肿瘤内灶性坏死和出血比较常见。增强扫描肿瘤多呈不规则花环样强化(图 1-40)。

(3)鉴别诊断:转移瘤——胶质母细胞瘤的 CT、MRI 表现与单发巨大的转移瘤表现相似,两者在 CT 和 MRI 影像上不易区分。前者病程较长,因此可引起蝶鞍扩大,鞍背变薄等颅内压增高的征象;后者由于发病急,故无长期高颅压所致的骨改变。

4. 少枝胶质瘤

(1)CT 表现:CT 平扫多表现为混合密度影,边缘常不甚清楚。钙化灶多为弯曲条带状、管状或斑块状。肿瘤内部低密度影为囊变区。当瘤内有出血时则在 CT 图像上为稍高密度影。肿瘤的实性部分多为等密度影。增强扫描,肿瘤实性部分呈轻到中度不规则强化,边缘尚清楚(图 1-41)。

(2)MRI 表现:平扫时,少枝胶质瘤多表现为信号不均匀、形态不规整的长 T_1 和长 T_2 异常信号。由于钙化灶的存在,因此,少枝胶质瘤与星形细胞瘤相比,其内部更不均匀。肿瘤边缘一般尚清楚,常常伴有轻到中度的瘤旁水肿。增强扫描可见肿瘤实质部分有轻到中度不规则条块状或不完整花环样强化影(图 1-42)。

(3)鉴别诊断:星形细胞瘤——个别少枝胶质瘤可表现低密度影,CT 影像上不易与星形细胞瘤区别。当发现位于脑表面皮质的低密度区,而病变范围又较小(一般为 2cm 左右),要考虑到少枝胶质瘤的可能性。

少枝胶质瘤的钙化发生率远较其他胶质瘤高,但对其诊断价值不能过分强调。星形细胞瘤尽管钙化发生率较低,但由于肿瘤发生率高于少枝胶质瘤,故在日常 CT 检查中,发现钙化不能作为两者鉴别诊断的主要依据,但管状或条带状钙化常见于少枝胶质瘤。MR 影像上很难显示钙化灶。多数情况下星形细胞瘤主要位于皮质下,少枝胶质瘤则多靠近脑表面。有时在 T_1 加权像上可见肿瘤内部

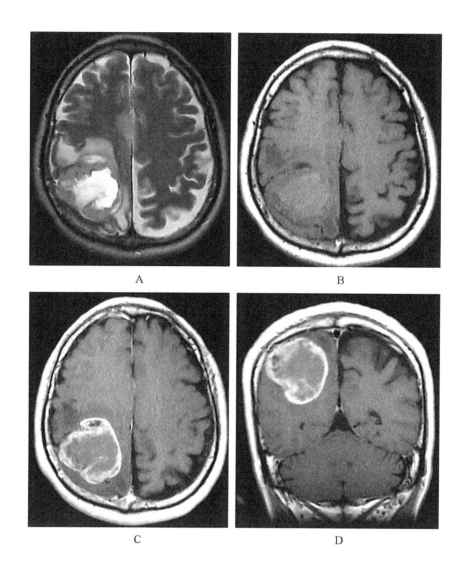

A   B

C   D

图 1-39　间变性星形细胞瘤

A、B. 平扫 MRI 示右顶不规则混杂等短 T_1 等长 T_2 信号占位,边界尚可,
灶周可见斑片状水肿影,邻近皮质受压;C、D. 增强 MRI 示右顶占位呈欠规则
环形强化

有管状或条带状更低信号影时,多可提示为少枝胶质瘤所特有的管状或条带状钙化灶。此点有助于 MR 的鉴别诊断。

5. 室管膜瘤

(1)CT 表现:平扫描见肿瘤多呈菜花状的混杂密度区,偶见高密度钙化影。脑室形态依肿瘤的位置而有所不同。当肿瘤位于四脑室时,一般在瘤周可见残存的脑室(低密度脑脊液影)。侧脑室肿瘤则可引起脑室局部扩大。增强扫描多呈非均匀性中度强化。

部分室管膜瘤可发生脑实质内,以顶枕叶为多见。其 CT 特征为较大的实性肿瘤伴一较大的囊变区。增强扫描示实性部分中度强化。

(2)MRI 表现:MRI 检查见室管膜瘤多呈圆形等 T_1 或稍长 T_1 以及长 T_2 信号影。肿瘤内小囊变坏死较常见。增强扫描肿瘤多为非均匀性中度强化。偶见室管膜瘤位于脑实质内,且常常位于顶枕叶。肿瘤一般为实性,常常伴有囊变。囊变区即可位于瘤内,也可位于瘤外。增强扫描,肿瘤的实性部分呈中度强化(图 1-43)。

(3)鉴别诊断①脉络丛乳头状瘤:脑室内室管膜瘤的主要鉴别诊断为脉络丛乳头状瘤。幕上室管膜瘤患者年龄偏大,四脑室室管膜瘤患者年龄偏小,与脉络丛乳状状瘤的发病年龄、部位的关系正

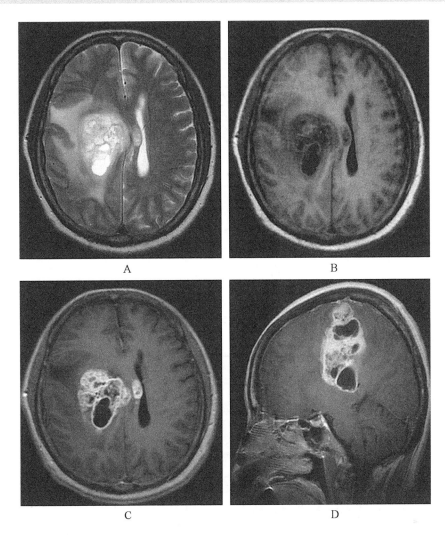

图 1-40　胶质母细胞瘤

A、B. 平扫 MRI 示右侧侧脑室体旁深部白质不规则团块状混杂长 T_1、长 T_2 信号占位，边界欠清，内可见多处囊变信号影，灶周可见斑片状水肿影，右侧侧脑室体部明显受压；C、D. 增强 MRI 示右侧侧脑室体旁深部白质占位呈不规则花环形强化

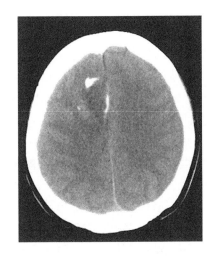

图 1-41　少枝胶质瘤

平扫 CT 示右额不规则斑片状稍低密度影，边界欠清，病灶边缘可见线状、斑块状高密度影

好相反。脉络丛乳头状瘤囊变坏死区少见，钙化灶亦较大。②髓母细胞瘤：第四脑室室管膜瘤主要与小脑蚓部的髓母细胞瘤相鉴别。有时两者的形态、大小、内部结构以及强化的幅度都无明显差异。根据笔者的经验，第四脑室内的室管膜瘤受重力作用的影响常常向下方生长，而髓母细胞瘤则多向后上方生长。

6. 髓母细胞瘤

（1）CT 表现：平扫于颅后窝中线可见圆形或卵圆形高密度影，边缘一般较清楚，部分病例可见斑点样高密度钙化灶和较小的低密度囊变、坏死区。增强扫描肿瘤呈均一性中度强化，边缘清楚。瘤旁水肿一般较轻，四室多受压呈"一"字形前移，幕上脑室可见明显扩大。

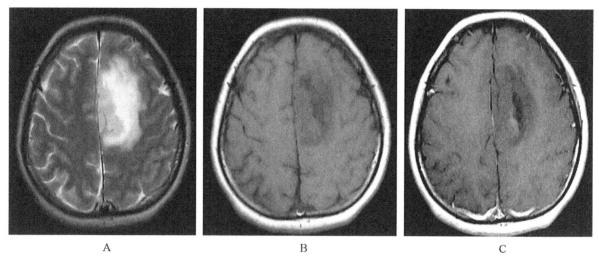

A   B   C

图 1-42 少枝胶质瘤

A. MRI 示左额镰旁可见不规则团块;B. 长 T_1T_2 信号影,病灶周边可见;C. 规则水肿信号影,病灶边界欠清,病灶内部可见轻度小斑片状强化影

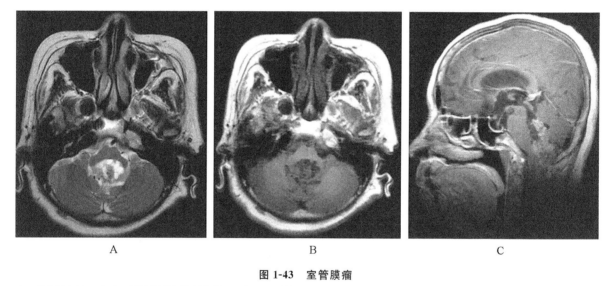

A   B   C

图 1-43 室管膜瘤

A～C. MRI 示四室内不规则团块状混杂长 T_1 长 T_2 肿块,边界欠清,病灶内可见多处长 T_1 长 T_2 囊变;矢状位增强示肿块后部呈明显不均匀强化,并向下方生长

(2)MRI 表现:中线部位(第四脑室和小脑蚓部)髓母细胞瘤的 MRI 影像表现多为圆形实性肿块,边缘清楚。肿瘤内小囊变、坏死区较常见。MR T_1 加权像上肿瘤多为稍低信号,边缘清楚,肿瘤内可见低信号囊变、坏死灶;T_2 加权像肿瘤为稍高信号或高信号。肿瘤位于第四脑室时,肿瘤侧边多可见残存脑脊液信号。当髓母细胞瘤发生在小脑半球时,肿瘤常常位于皮质。MRI 检查 T_1 加权像见肿瘤靠近小脑表面部分为实性等 T_1 或稍低 T_1 信号,肿瘤内侧小脑深部则多可见低信号囊变坏死区和瘤旁水肿。第四脑室常常受压变形移位。T_2 加权像见肿瘤实性部分为等信号,肿瘤内侧囊变坏死

区和水肿带显示为高信号。增强扫描,肿瘤实性部分为脑回样、均匀性中度强化(图 1-44)。

(3)鉴别诊断

①室管膜瘤:成年人四脑室室管膜瘤少见,其影像学表现与髓母细胞瘤相似,鉴别诊断较困难。当室管膜瘤较大时,肿瘤常常沿侧孔或中孔生长,此点在鉴别诊断时应引起注意。室管膜瘤的钙化、囊变和坏死灶比髓母细胞瘤常见,边缘多呈分叶状且边缘不规整。髓母细胞瘤的位置常较室管瘤高,多延伸至上蚓部和幕切迹处,而室管膜瘤多经四脑室向枕大孔区生长。

②脑膜瘤:小脑半球髓母细胞瘤多靠近小脑

表面,MRI 信号强度与脑膜瘤相似,再结合成年人发病的临床特点,常常被误诊为脑膜瘤。脑膜瘤是颅内常见肿瘤之一,好发于中年女性。脑膜瘤是一脑外肿瘤,肿瘤边缘一般较清楚。MRI T_2 加权像上常可见肿瘤边缘有一低信号"假包膜"存在。增强扫描偶可见邻近脑膜强化,即"鼠尾"征。髓母细胞瘤是一脑内肿瘤,尽管肿瘤靠近小脑表面,但仔细观察 MRI 影像表现,肿瘤边缘无"假包膜"存在。此外,脑膜瘤的强化幅度一般较明显,而小脑半球髓母细胞瘤多表现为中度或轻度强化。

③星形细胞瘤:小脑半球的星形细胞瘤见于皮质下,多为囊性或浸润性。囊性星形细胞瘤以"大囊小结节"为特点,壁结节可见较明显的强化;浸润性星形细胞瘤边缘欠清楚,增强扫描一般不强化。

④转移瘤:小脑半球单发转移瘤以皮质下多见,瘤旁水肿明显,增强扫描强化较明显。

7. 脉络丛乳头状瘤

(1)CT 表现:平扫时表现为四脑室或侧脑室内球形的等密度或轻微高密度结节影,其密度多均匀,边缘清楚,偶见病变内有中心或偏心性小低密度坏死区。病灶内可有点状或较大团块状高密度钙化影。当病变位于第四脑室时,第四脑室可部分或完全不显示,并可在瘤体周围见到残存的脑室,表现为瘤周的环形低密度影。整个脑室系统或梗阻以上脑室明显扩大。增强扫描示病变呈中度到明显的均匀一致性强化。诊断要点为:①肿瘤悬浮在脑脊液中;②脑室扩大明显;③强化较明显;④如有钙化时,钙化结节一般较大。

(2)MRI 表现:MRI T_1 加权像见肿瘤多呈等信号或稍低信号。由于钙化和囊变较常见,因此肿瘤内部信号多不均匀。T_2 加权像上,脉络丛乳头状瘤常常为非均匀性高信号。增强扫描示肿瘤呈非均匀性显著强化。脑积水征象明显(图 1-45)。

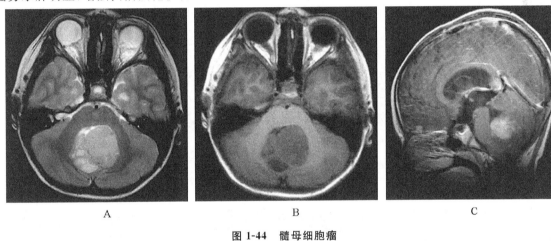

| A | B | C |

图 1-44　髓母细胞瘤

A～C.MRI 颅后窝中线处球形稍长 T_1 稍长 T_2 肿块,内见囊变坏死影,边界清楚,呈明显不均匀强化

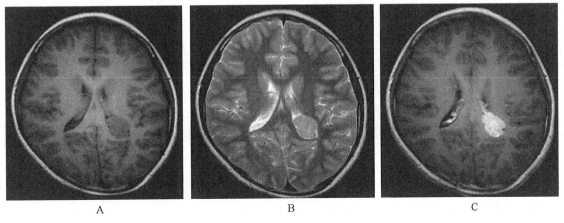

| A | B | C |

图 1-45　脉络丛乳头状瘤

A～C.MRI 示左侧侧脑室内占位呈不规则欠均匀稍长 T_1 不均匀长 T_2 信号影,边界清楚,占位表面欠光滑,呈显著不均匀强化

（3）鉴别诊断：室管膜瘤——第四脑室脉络丛乳头状瘤发病年龄一般较大，室管膜瘤多见于儿童。此点有助于鉴别。此外，脉络丛乳头状瘤钙化发生率明显高于室管膜瘤，肿瘤强化的幅度也明显高于室管膜瘤。

8．神经节细胞瘤和神经节胶质瘤

（1）CT 表现：典型的 CT 表现为圆形或椭圆形的低密度囊性肿物，大小在 $1\sim2$cm，壁上可见瘤结节突入囊内，瘤结节多合并钙化。增强扫描示瘤结节强化。

（2）MRI 表现：MRI T_1 加权像上见肿瘤常常为一混杂信号，主要为囊变区和一壁结节。壁结节多为等 T_1 或稍长 T_1 信号，囊腔则为类似脑脊液信号。T_2 加权像上，肿瘤表现为非均匀性高信号。

肿瘤旁一般无水肿带，或有轻微水肿（图 1-46）。

（3）鉴别诊断：星形细胞瘤——一般较大，囊壁上的结节无钙化，有助于鉴别诊断。

9．松果体细胞肿瘤

（1）CT 表现：CT 平扫常表现为边界清楚的卵圆形或圆形等密度或稍高密度影，注射造影剂后见均匀强化。肿瘤可造成第三脑室后部受压，并呈杯口状局限性扩大、前移。松果体本身生理钙化亦可见后移。松果体母细胞瘤为高度恶性肿瘤，呈浸润性生长，钙化少见，可见出血或低密度囊变、坏死区。肿瘤形态多为卵圆形或不规则形。此肿瘤可侵及小脑上蚓部而导致误诊为髓母细胞瘤。

（2）MRI 表现：MRI 检查见肿瘤多呈圆形等 T_1 或稍长 T_1 以及等 T_2 或稍长 T_2 信号，边缘清

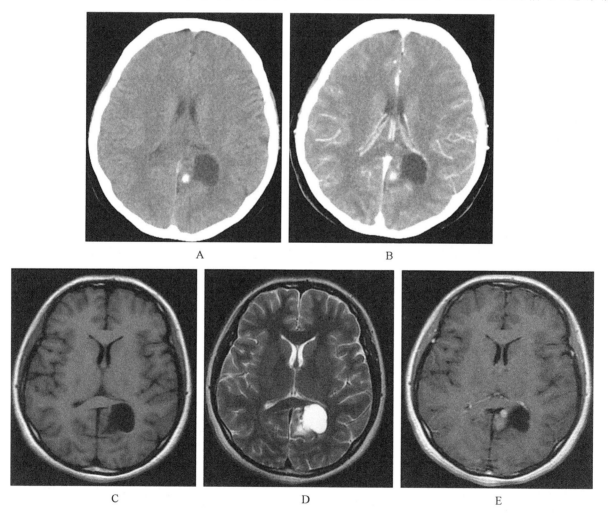

A   B

C   D   E

图 1-46　神经节细胞瘤

A、B. CT 示左顶枕叶不规则囊实性占位，囊性部分呈低密度影，病灶内侧缘可见类圆形高密度钙化影，病灶无强化；C～E. MR 示左顶枕叶不规则囊实性占位，囊性部分呈长 T_1 T_2 信号影，病灶内侧缘可见结节状等 T_1 混杂 T_2 信号影，该结节在静脉注射对比剂后呈不规则中等程度强化

楚,瘤旁无水肿。松果体细胞瘤出血、囊变和坏死较少见,因此信号强度较均匀。肿瘤向前压迫第三脑室其后部呈杯口状扩大。增强扫描肿瘤呈中度均匀性强化(图1-47)。

(3)鉴别诊断:生殖细胞瘤——发病年龄较小,男性占绝大多数,松果体钙化常被推挤到肿瘤周边;松果体细胞瘤发病年龄略大,松果体钙化常被肿瘤所包埋。

10.脑膜肿瘤

(1)脑膜瘤

①CT表现:CT平扫见脑膜瘤多为椭圆形稍高密度影,肿瘤以广基与骨板或脑膜密切相连,瘤旁水肿或多或少有明显占位表现。脑室内脑膜瘤一般较大。骨窗像多见骨板受压变薄或局限性骨质增生,偶见骨破坏。个别脑膜瘤可呈扁平状沿脑膜生长。增强扫描见肿瘤均匀一致性中度强化。浸润性生长的脑膜瘤CT表现与胶质细胞瘤相似,但宽基底与脑膜相连常提示脑外病变。有3%～5%脑膜瘤呈囊性表现,增强扫描无或仅有边缘强化。上矢状窦旁脑膜瘤可因压迫或浸润而造成静脉窦闭塞。大脑凸面和颅底脑膜瘤加做冠状面扫描常有助于诊断。

②MRI表现:典型的脑膜瘤多数呈质地均匀、边缘清楚的等 T_1 和等 T_2 信号,少数表现为稍长 T_1 以及稍长 T_2 信号。当肿瘤质地坚硬时可表现稍长 T_1 和短 T_2 信号强度。T_2 加权像常见肿瘤边缘有一低信号边缘带,多为肿瘤纤维包膜或肿瘤血管所致。增强扫描见脑膜瘤多呈中度或明显强化。

邻近脑膜也多有强化,即"鼠尾征"。脑膜瘤周围的水肿区大小不一,多数情况下为轻到中度的水肿。多发脑膜瘤并非罕见,有时可同时合并神经鞘瘤(图1-48)。

③鉴别诊断

a.海绵状血管瘤:尽管海绵状血管瘤和脑膜瘤在发病年龄和发病性别上极为相似,但笔者认为,在硬脑膜海绵状血管瘤和脑膜瘤的MRI影像鉴别诊断中,以 T_2 加权像上肿瘤表现为高信号最有鉴别意义。强烈提示硬脑膜海绵状血管瘤的可能性。虽然少数脑膜瘤也可以有长 T_2 信号表现。海绵状血管瘤的强化幅度非常明显,与脑膜瘤常常表现为中度强化有所不同。此外,前者多引起骨破坏,邻近蛛网膜下腔变窄,后者则以骨质增生为主,邻近蛛网膜下腔增宽。

b.淋巴瘤:位于脑表面的淋巴瘤与脑膜关系密切,须与脑膜瘤鉴别。淋巴瘤的密度或信号强度均与脑膜瘤相似,增强扫描的强化幅度也与脑膜瘤相同。从不同的平面去观察肿瘤的确切位置对于鉴别诊断更为重要。脑膜瘤为脑外肿瘤,常常伴有皮质内移、邻近蛛网膜下腔增宽和邻近脑膜强化等征象。脑表面淋巴瘤位于脑实质内,不具有上述脑外肿瘤的间接征象。

c.髓母细胞瘤:由于小脑半球髓母细胞瘤多靠近小脑表面,MRI信号强度与脑膜瘤相似,再结合成年人发病的临床特点,因此常常误诊为脑膜瘤。鉴别诊断的关键点在于肿瘤的定位。

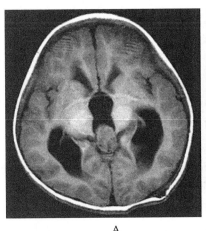
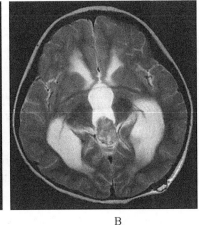
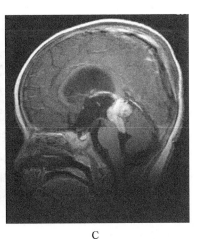

| A | B | C |

图1-47 松果体细胞肿瘤

MRI示第三脑室后部可见团块样混杂信号实性占位,病灶边界尚清;幕上脑室系统明显扩大;第三脑室后部异常信号实性部分呈明显较均匀强化

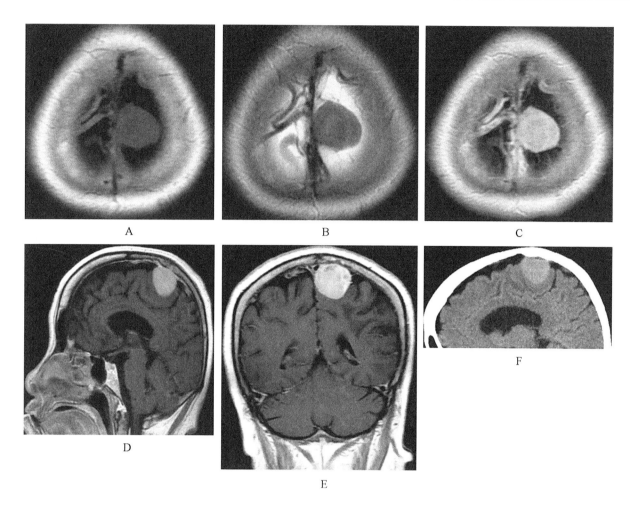

图 1-48　脑膜瘤

MR 示左额矢状窦旁类圆形等 T_1、等 T_2 信号团块影，其内信号均匀，边界清晰，周围未见明显水肿影，周围脑组织明显受压，侧脑室扩张。增强扫描示左额病灶明显均匀强化，可见硬膜尾征。CT 示左额病灶呈稍高密度影

d. 血管外皮细胞瘤：两者在影像学上表现相似，鉴别十分困难。

（2）血管外皮细胞瘤

① CT 表现：血管外皮细胞瘤的 CT 表现与脑膜瘤相似，平扫时肿瘤呈略高密度影，境界清楚，肿瘤形态呈类球形或不规整形，边缘光滑或为分叶状。增强扫描肿瘤强化较明显。肿瘤邻近骨板可发生局限性溶骨性破坏。肿瘤内无钙化灶。瘤旁水肿一般比较明显。

② MRI 表现：血管外皮细胞瘤的 MRI 表现与脑膜瘤相似，T_1 加权像时肿瘤呈等或稍低信号，境界清楚，肿瘤形态呈类球形或不规整形，边缘光滑或为分叶状。T_2 加权像肿瘤为稍高或高信号影。增强扫描肿瘤强化较明显。与脑膜瘤相比，肿瘤内部信号多不均匀，囊变坏死多见。肿瘤边缘常常呈分叶状，境界有时模糊不清，有时易误诊为脑内病变（图 1-49）。

③鉴别诊断

脑膜瘤：血管外皮细胞瘤常常造成邻近骨板局限性溶骨性破坏，脑膜瘤则易造成邻近骨板增生性改变。血管外皮细胞瘤瘤旁水肿比较明显，肿瘤内囊变坏死多见，肿瘤边缘多呈分叶状，有时甚至境界不清而误诊为脑实质内的肿瘤。脑膜瘤的瘤旁水肿一般较轻或为中度水肿，肿瘤内部比较均匀，边缘光滑。但是两者鉴别仍十分困难。

（3）血管网状细胞瘤

①CT 表现：平扫见囊性肿瘤表现为小脑或脑干实质内一球形低密度影，CT 值 10Hu 左右，密度均匀，边缘光滑。有时可见等密度的壁结节影。四脑室多有受压移位。实性肿瘤多表现为等密度或稍高密度影，边缘清楚，密度均匀，瘤旁可有或无水肿。增强扫描壁结节或实体性肿瘤明显均匀性强

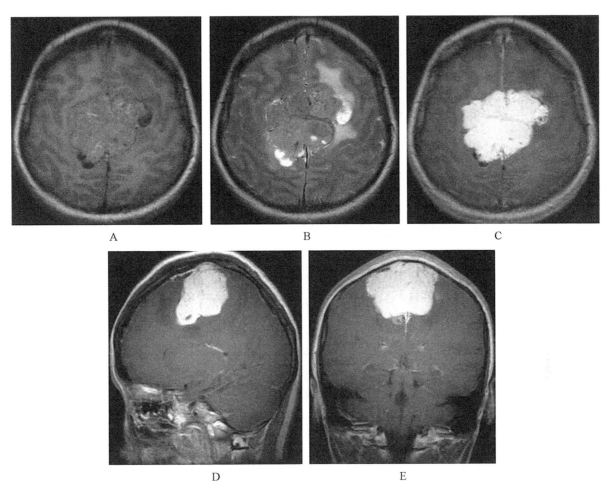

A   B   C

D   E

图 1-49 血管外皮细胞瘤

MR 示大脑镰旁双侧额叶可见不规则分叶状等 T₁、稍长 T₂ 信号团块影,边界清晰,其内信号不均,可见部分长 T₁、长 T₂ 信号改变,病灶内外均可见血管流空影,周围可见大片水肿信号影。增强扫描示病灶明显不均匀强化,邻近大脑镰及硬膜增厚

化。

②MRI 表现:血管网状细胞瘤在影像上可有囊性伴有壁结节、囊性不伴有壁结节和完全实性 3 种类型。当肿瘤为囊性时,囊腔信号强度与脑脊液相似,表现为长 T₁ 和长 T₂ 信号;如果伴有壁结节,多为等 T₁ 和等 T₂ 信号。多数情况下在 T₂ 加权像上可观察到壁结节内有血管流空影。需要强调的是,部分壁结节可无血管流空表现。实性肿瘤,病灶多表现为等或稍低 T₁ 以及稍高 T₂ 信号。肿瘤旁可伴有水肿。第四脑室受压明显时可造成梗阻性脑积水。增强扫描肿瘤的实性部分明显强化。血管网状细胞瘤可多发。有时多发的肿瘤仅仅表现为点状的强化结节(图 1-50)。

③鉴别诊断。囊性星形细胞瘤:囊性血管网状细胞瘤和囊性星形细胞瘤在 CT 图像上均可表现为一大囊伴有壁结节。鉴别要点为前者发病年龄高于后者,壁结节的强化明显。有时,两者在 CT 图像上均看不到壁结节,很难做出鉴别。血管造影或 MR 检查则有助于诊断。MR T₂ 加权像上常常可以观察到血管网状细胞瘤壁结节上有流空信号影。

(4)黑色素瘤

①CT 表现:CT 检查对脑实质型阳性率很高,平扫多为稍高密度,球形、呈分叶状,瘤旁水肿明显,可单发或多发;增强扫描强化明显。脑膜型病变 CT 极易漏诊,由于瘤细胞沿着脑脊液在蛛网膜下腔播散,可在脑室系统种植引起炎性反应,出现梗阻性脑积水;瘤细胞也可在颅底部聚集引起交通性脑积水。此外,肿瘤表面有丰富的病理血管,极易出血。

②MRI 表现:多数黑色素瘤含有丰富的黑色素,因此在 MR 影像上表现为短 T₁ 和短 T₂ 信号强度。增强扫描肿瘤的实性部分可见较明显的强化。

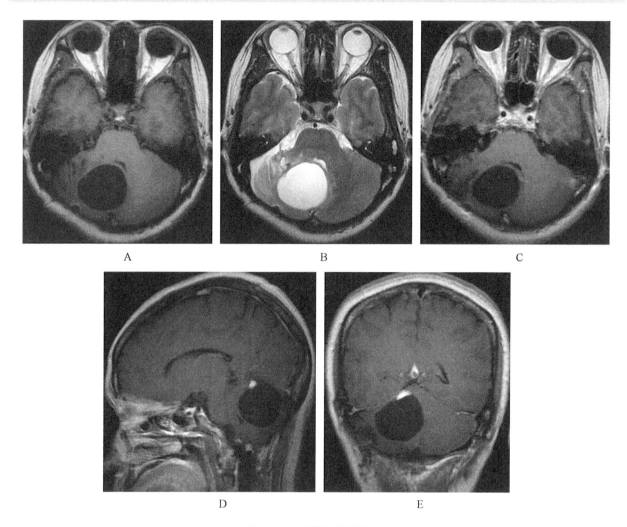

A   B   C

D   E

图 1-50 血管网状细胞瘤

MR 示右侧小脑半球可见一类圆形长 T_1、长 T_2 信号占位,边界清晰,周围脑组织可见片状水肿信号影,第四脑室受压变形。增强扫描示囊壁可见明显强化结节影,囊壁未见强化

肿瘤内坏死及出血较常见。脑实质型黑色素瘤的灶旁水肿较明显。当黑色素瘤的黑色素不丰富时,其表现与胶质母细胞瘤相似,呈长 T_1 和长 T_2 表现(图 1-51)。

③鉴别诊断。胶质母细胞瘤:脑实质型黑色素瘤由于其黑色素含量不丰富,故表现与胶质母细胞瘤十分相似,肿瘤的信号不均匀,影像上无法鉴别。当黑色素瘤或含黑色素丰富时,在 MR 影像上出现典型的短 T_1 和短 T_2 信号,此时可作出较明确的诊断。

(二)神经鞘瘤

1. CT 表现 平扫见肿瘤多为实性等密度影,边缘清楚。肿瘤体积越大,其内部低密度囊变、坏死区越多见。增强扫描见病灶呈均匀性或非均匀性中度强化。听神经鞘瘤为桥小脑角区最常见的肿瘤,常引起内听道扩大或骨破坏。有时,CT 图像上可见一"蒂"伸入内听道。少数听神经鞘瘤可完

全位于内听道以外,内听道大小完全正常。听神经鞘瘤多位于内听道开口处,瘤体与骨板夹角呈锐角关系,有助于和脑膜瘤的鉴别。约有 20% 的肿瘤在平扫示呈不规则低密度区或囊变区,增强扫描无强化。微小听神经瘤(<1cm)的 CT 常规检查可无阳性发现,经腰穿内听道气脑造影 CT 扫描可发现病灶。

三叉神经鞘瘤的 CT 表现与听神经鞘瘤表现相似。所需鉴别的是该部位的脑膜瘤。脑膜瘤强化幅度高于神经鞘瘤,骨改变以增生为多见。

2. MRI 表现 神经鞘瘤多为长 T_1 和长 T_2 信号影,肿瘤边缘清楚,肿瘤旁一般无水肿。由于囊变坏死和出血较常见,因此肿瘤信号常常不均匀。增强扫描见肿瘤实性部分呈中度强化。肿瘤较大时,脑干、小脑和第四脑室可受压变形,并可出现梗阻性脑积水(图 1-52)。

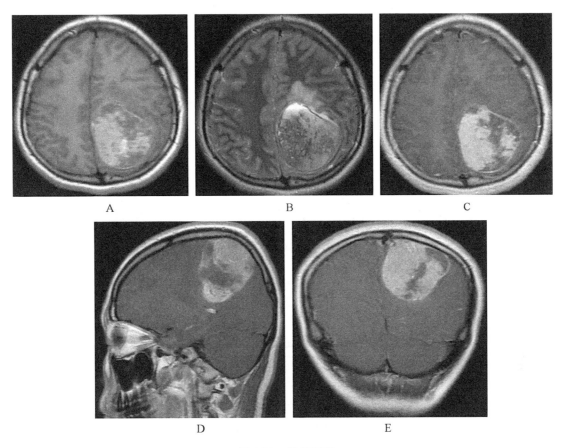

图1-51 黑色素瘤

左顶叶可见一球形混杂信号团块,以短 T_1、短 T_2 信号为主,还可见长 T_1、长 T_2 信号影,病灶边界清晰,周围可见大片水肿影,邻近脑组织受压。增强扫描示病灶呈不均匀强化,其内坏死区无强化

3. 鉴别诊断 脑膜瘤:听神经鞘瘤和三叉神经鞘瘤囊变、坏死出血较多见,钙化极为罕见;脑膜瘤出血、坏死少见,可有钙化发生。脑膜瘤强化幅度高于神经鞘瘤,可有低密度坏死区。神经鞘瘤常常造成邻近骨结构破坏,脑膜瘤则常常引起邻近骨结构发生增生性改变。当CT检查疑为神经鞘瘤时,观察骨窗像十分必要。

(三)鞍区肿瘤

1. 垂体腺瘤

(1)CT表现:平扫见蝶鞍扩大,鞍内及鞍上池内有圆形等密度或稍高密度影,边缘清楚,肿瘤内部可见低密度囊变、坏死区。鞍上池部分或全部闭塞。当肿瘤侵犯海绵窦时,可见海绵窦内充满等密度影,外缘膨隆。部分肿瘤可向下生长,突入蝶窦内。增强扫描肿瘤呈均匀性或环形中度强化。冠状面增强扫描可较好地显示肿瘤与鞍底、视交叉的关系。当肿瘤<1cm时,横断面扫描多无阳性发现,冠状面检查可见垂体高度>9mm、垂体柄移位、垂体上缘局限性凸出或垂体内异常密度影等微腺瘤征象。

(2)MRI表现:垂体瘤多位于鞍内,可向上、向两侧、向下生长从而产生各种影像学表现。肿瘤很小,蝶鞍外形可正常;肿瘤继续生长,可出现蝶鞍扩大,表现为鞍内圆形、椭圆形或分叶形实性肿块影,边缘光滑锐利。有时由于突破鞍隔向上生长而呈"哑铃"形。很大的肿瘤,中心可发生出血、坏死、囊变,肿瘤越大,发生出血坏死的概率越高。肿瘤的实性部分在MR平扫呈脑灰质呈等信号或稍高信号,较均匀。囊性部分依囊液成分不同,而有不同的表现,一般为长 T_1 和长 T_2 信号,当囊液蛋白含量较高时,T_1 加权像可呈等或高信号;如果有出血存在,信号改变依出血的演变过程而异。出血的急性期,T_1 加权像为等信号,T_2 加权像为低信号;亚急性期,T_1 及 T_2 加权像均为高信号;慢性期,由于含铁血黄素的形成而在 T_1 及 T_2 加权像上出现低信号。有时在囊腔内可有液平。当垂体瘤分泌激素总量增多时,由于此时肿瘤细胞内分泌颗粒及相应细胞器增多,使细胞内结合水增多而缩短 T_1 值,

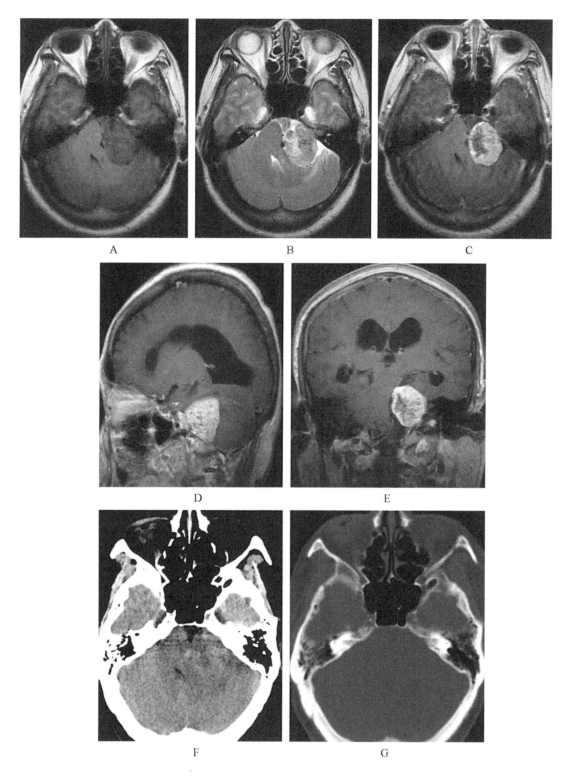

图 1-52　神经鞘瘤

　　MR 示左桥小脑角可见一椭圆形稍长 T_1、稍长 T_2 信号团块影,其内信号不均,可见长 T_1、长 T_2 信号影,病灶边界清晰,周围可见片状水肿影,左侧蛛网膜下腔增宽,邻近脑组织受压移位,第四脑室受压变形。增强扫描示病灶呈明显不均匀强化。CT 示左桥小脑角团块呈等低混杂密度,骨窗示左侧内听道扩大

T_1 加权像信号强度会升高。近来的研究将垂体瘤的各种信号特点归为 3 型：在各扫描序列中均类似于灰质者为"实质型"；在各扫描序列中均有高于灰质的信号者为"出血型"；在 T_1 加权像为低信号，T_2 加权像为高信号者为"含水增多型"。

当肿瘤向上生长时，可压迫视交叉及垂体柄使之移位，在 MRI 矢状位上可见三脑室的视交叉隐窝及漏斗隐窝受压变形或消失；肿瘤向两侧生长可包绕颈内动脉，表现为肿瘤信号内有流空血管影。当有斜坡及岩骨尖受累时，表现为高信号的骨质被肿瘤组织取代；肿瘤向下生长破坏鞍底时，蝶窦内可见软组织影。

正常垂体与垂体瘤无血-脑屏障，增强扫描见肿瘤实质轻度强化，囊性部分无强化而呈低信号。增强扫描可将肿瘤与周围组织区分开，使海绵窦浸润得以清楚显示，表现为在明显强化的海绵窦内有低信号影，对于斜坡及岩骨尖的肿瘤浸润，与骨髓的脂肪信号对比，平扫显示较为清楚，增强扫描后反而显示不清。这是由于实性部分的强化程度与其 T_2 值密切相关，组织的细胞外间隙增大，肿瘤组织的含水量增多时，T_2 值增大，而增强扫描时造影剂进入细胞外间隙，使其内造影剂的含量亦增多，强化程度也增大，因此与 T_2 加权像时信号增高的肿瘤不易鉴别。在动态增强扫描中，开始注射造影剂 1～3min 海绵窦、颈内动脉、正常腺体与肿瘤之间的信号对比最明显（图 1-53）。

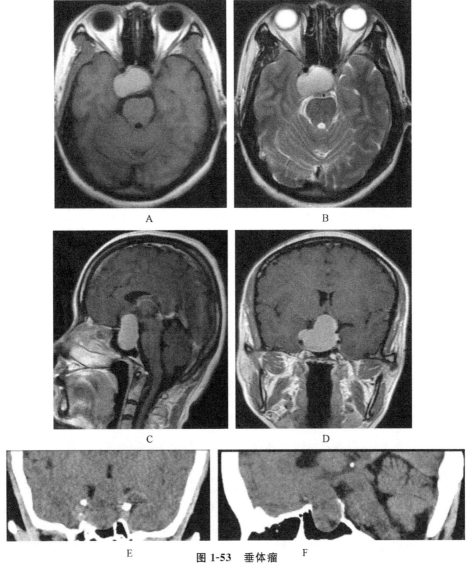

图 1-53　垂体瘤

MRI 示蝶鞍扩大，鞍底下陷，鞍内及鞍上可见一椭圆形短 T_1、长 T_2 信号团块影，冠状位呈"8"字形，信号均匀，边界清晰，右侧海绵窦受累，双侧颈内动脉部分包绕，视交叉受压上抬。增强扫描示病灶无明显强化

（3）鉴别诊断

①鞍结节脑膜瘤:鞍结节脑膜瘤可有类似于垂体瘤的表现。但横断面图像上其部位较垂体瘤靠前,冠状面检查亦见肿瘤与垂体之间有间隙。

②颅咽管瘤:在影像学上,颅咽管瘤位于鞍上或同时累及鞍内。78.7%肿瘤可向后生长,但是胶质瘤、恶性畸胎瘤、生殖细胞瘤也可向后生长,发生率与颅咽管瘤类似,因此这一特点只能用来初步排除垂体瘤。颅咽管瘤可沿斜坡向下生长,甚至达到小脑桥脑角区或枕大孔区。肿瘤可包绕大脑前动脉、大脑中动脉、基底动脉,其中,包绕基底动脉的诊断特异性达99.4%。肿瘤在大体表现上多为囊性或囊在实性部分的上方,此征象很少见于其他肿瘤。成年人颅咽管瘤的囊性部分内可有结节,对鉴别诊断也有重要意义。

2. 颅咽管瘤

（1）CT表现:平扫检查见鞍上为圆形或椭圆形低密度影,边缘光滑。囊内密度均匀,CT值10～20Hu,略高于脑脊液。如囊内含三酰甘油及胆固醇结晶,CT值可低达52Hu,如囊内蛋白质含量较高或有新鲜出血则CT表现为高密度影。因为囊液的吸收系数与蛋白质含量呈线性相关,如有上述多种成分,可表现为等密度。囊壁可见斑块样或蛋壳样高密度钙化影。实性肿瘤平扫呈均匀或不均匀的等密度或稍高密度影,边缘光滑清楚。增强扫描可见囊壁或实性部分强化。肿瘤较大突入第三脑室可压迫室间孔造成脑积水。

（2）MRI表现:颅咽管瘤位于鞍上或鞍内,可向各方向生长。在影像学上,肿瘤呈分叶状,少数为类圆形,边界较清。依肿瘤内部结构,可分为囊性、实性、混合性,混合性者常为囊性部分在上方,实性部分在下方。囊性肿瘤可为单囊或多囊,一般体积较大,囊液在影像上的表现依其所含成分而不同,绝大多数在T_2加权像为高信号,T_1加权像的信号依囊液成分不同而变化不一,过去认为三酰甘油及胆固醇是T_1加权像的高信号的原因之一,Ahmade对囊液的定量分析发现,只有当囊内蛋白质含量>90mg/dl或含有细胞外正铁血红蛋白时,T_1加权像的信号才会升高,蛋白质含量>280mg/dl时由于液体的黏稠度增加信号强度又会降低。囊腔内如含有角蛋白或钙盐结晶,可使T_1和T_2加权像均为低信号。囊腔较大有时可有液平。实性颅咽管瘤较少见,体积不大,MRI的T_1加权像上信号强度与脑灰质类似,T_2加权像多为不均匀的高信号,

这是由于实性部分有钙化、小囊变及小出血点所致。MRI对钙化的显示不如CT,在各扫描序列上均为低信号。值得注意的是,钙化在T_1加权像上也可为高信号。增强扫描肿瘤的实性部分及囊壁可有明显、不均匀强化。颅咽管瘤向上生长压迫视交叉、三脑室、莫氏孔,可引起脑积水。此时肿瘤多为分叶状,轴位有时可显示为脑室内肿物。肿瘤亦可包绕蛛网膜下腔中的血管,MRI显示优于CT,表现为肿瘤内有流空血管影,向上生长可包绕大脑中动脉,向后方生长可包绕基底动脉。向鞍内生长压迫蝶鞍时,可有骨质吸收破坏,蝶鞍扩大,鞍底一般正常,可于冠状位清楚显示;肿瘤向颅后窝生长时,矢状位见病变沿斜坡向后下延伸,推压、包绕脑干,可累及桥小脑角,压迫第七、八对脑神经(图1-54)。

（3）鉴别诊断

①脑膜瘤:鞍上脑膜瘤占全部脑膜瘤的10%,它可起源于鞍结节、前床突、后床突、鞍膈处的脑膜。脑膜瘤以中年女性多见,影像学上表现为实性占位,T_1和T_2加权像上以等信号或稍低信号为主,有时由于瘤内钙化可表现为等低混杂信号。增强扫描可见均匀、明显强化。部分病例有"硬膜尾征"出现。鞍上脑膜瘤一个重要的影像学表现为肿瘤以鞍结节或床突尖为附着点,向四周匍行生长,形成特征性的"菌伞样"形态,其他肿瘤无此种表现。脑膜瘤的长轴极少向后倾斜,颅咽管瘤、胶质瘤的长轴常向后倾斜。发生于鞍膈的鞍内脑膜瘤,主瘤体位于鞍内,呈类圆形,肿瘤向上生长也可形成哑铃形外观。与垂体瘤不易鉴别。

②胶质瘤:起源于视神经、视交叉、视觉传导路或下丘脑的鞍上胶质瘤,当肿瘤长得很大时,常不能明确其真正来源。以男性多见,男:女=6.3:1。发病年龄亦有双峰性。文献报道鞍上胶质瘤95%发生于25岁以下,成年人发病的平均年龄在63.45岁。鞍上胶质瘤常向上、向后生长,压迫第三脑室引起脑积水,亦可向下生长部分长入鞍内。95%的胶质瘤可见垂体信号。肿瘤多为实性或实性内有部分囊变。在信号特点方面,儿童胶质瘤在T_1加权像上以稍低或低信号为主,T_2加权像上以高信号为主,增强扫描呈均匀明显强化;成年人胶质瘤与颅咽管瘤在信号特点方面不易鉴别。但是在临床表现方面,胶质瘤视盘水肿的发生率(9%)比颅咽管瘤(33%)少见。另外,胶质瘤属于脑组织发生的肿瘤,平扫时41%肿瘤与脑组织的边界不清,并可见有视神经、视交叉增粗,视觉传导路在T_2加

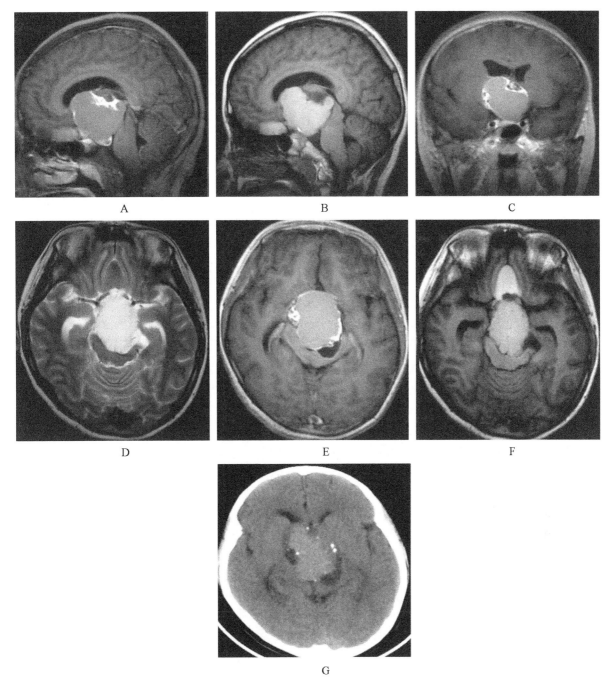

A   B   C

D   E   F

G

图 1-54 颅咽管瘤

MR 示颅前窝底、鞍上、第三脑室内可见不规则短 T_1、短长 T_2 信号团块影,边界清晰,视交叉、垂体柄受压显示不清,脑干受压后移,双侧脑室扩张。增强扫描示占位呈边缘强化,垂体正常。CT 示病灶内部和边缘可见斑点状钙化

权像上呈现高信号,增强扫描上述组织可见异常对比强化。颅咽管瘤也可引起视觉传导路呈长 T_2 信号,其产生原因是肿瘤压迫造成局部组织水肿,增强扫描时无异常对比强化,而且此征象的发生率较低(1.1%)。

③生殖细胞肿瘤:起源于原始生殖细胞的肿瘤在鞍区常见为生殖细胞瘤、畸胎瘤。成熟的畸胎瘤

含有 3 个胚层的结构,它所含有的脂肪信号在脂肪抑制扫描序列中呈现为低信号,较易诊断。未成熟畸胎瘤(恶性畸胎瘤)不一定有典型的脂肪组织信号,常被误诊为其他疾病。

典型的生殖细胞瘤多发生于松果体区,男性多见,T_1 和 T_2 加权像呈稍高于脑灰质的实性、致密信号。增强扫描病变可见明显强化。鞍上生殖细

胞瘤多为异位病变,缺乏典型的影像学特点,女性多见,男女发病比例为男：女＝1∶3,发病高峰在12～16岁。影像学上肿瘤呈实性、囊实性或蜂房状,实性部分的信号特点与典型的生殖细胞瘤一致。生殖细胞瘤主要与儿童颅咽管瘤鉴别。儿童颅咽管瘤多囊性或有一明显的大囊位于实性部分上方,实性部分在 T_2 加权像上常为等高混杂信号,以男性稍多。

恶性畸胎瘤位于鞍上,75％可见有垂体柄,脑积水常见,多为实性或实性部分内有囊变区。生殖细胞瘤与恶性畸胎瘤的一个特征性表现为肿瘤有时呈蜂窝状,其他肿瘤很少有此征象。

④动脉瘤：鞍上动脉瘤并非真正的肿瘤。起源于 Willis 环或颈内动脉虹吸部。男女发病比例为1∶2,发病年龄高峰在48～56岁。临床表现以头痛为主,动脉瘤破裂可表现脑出血的症状。在影像学上,肿瘤多为类圆形或浆果样。如果瘤内血流速度较快,MRI 表现为信号流空,动脉瘤的搏动可沿相位编码方向上出现搏动伪影。如果有附壁血栓形成,则在 T_1 和 T_2 加权像上均显示为高信号,有涡流形成者瘤内信号不均匀。血流缓慢者有时可呈等 T_1、等 T_2 信号,有时与垂体瘤不易区分,此时应结合临床症状及体征进行鉴别。

⑤垂体瘤：颅咽管瘤与垂体瘤均可引起蝶鞍增大,视交叉受压、上抬,均可有实性、囊性、混合性成分,囊腔的密度、信号多变,因此在影像学上有时不易区分。因颅咽管瘤与垂体瘤的起源不同,与正常腺体之间的位置关系亦不同。MRI 增强扫描时,正常腺体的强化程度明显高于肿瘤组织的强化程度,在中等大小的肿瘤,常可见正常腺体被肿瘤压扁,为一薄层高信号带。对于垂体瘤,正常腺体可完全包绕肿瘤、位于肿瘤的上方或后上方;而颅咽管瘤一般将正常腺体压在下方或其未受累。Joseph 对991 例鞍区肿瘤常见影像学表现进行统计分析,认为如肿瘤位于蝶鞍中心,且有蝶鞍骨壁侵蚀,极有可能是垂体瘤。

具有鉴别诊断意义的影像学表现：垂体瘤蝶鞍增大,骨性鞍壁及斜坡受侵蚀,蝶窦内可见肿块影,海绵窦受浸,包绕颈内动脉,钙化及囊变少见,增强扫描时,如果正常垂体显示,可见其位于肿瘤的周围或上方、上后方。颅咽管瘤多位于鞍上,蝶鞍增大少见,鞍底正常,常有脑积水,肿瘤为囊性或具有明显囊的混合性肿块,一般不包绕颈内动脉,囊壁和实性部分可有蛋壳样或结节样钙化,正常垂体位

于肿瘤的下方或消失。

(四)恶性淋巴瘤

1.CT 表现 平扫时见肿瘤为稍高或等密度的球形实性肿块形,边缘光滑。肿瘤较大时(通常＞4cm),边缘多为分叶状。瘤周可见水肿。增强扫描时肿瘤呈均匀性强化。恶性淋巴瘤有生长周期性、局限性,在不采取任何治疗的情况下,肿瘤可出现自发的短暂的体积变小或消失。与脑内其他类型肿瘤相比,淋巴瘤占位征象较轻。

2.MRI 表现 MRI 征象如下：①增强扫描多为握拳样强化或团块样强化;②肿瘤的占位程度与肿瘤大小不成比例,与胶质母细胞瘤和转移瘤比占位征象相对较轻;③淋巴瘤常常位于脑表面或近中线部位(血管入脑的部位);④非免疫功能低下患者,肿瘤内囊变坏死少见(图 1-55)。

3. 鉴别诊断 淋巴瘤的 MR 影像表现复杂多样,根据高培毅组 42 例淋巴瘤和 80 例非淋巴瘤MR 影像学征象 Logistic 回归结果表明,肿瘤的强化形态和占位程度在两组间的差异有极显著性意义($P<0.01$)。握拳样强化均发生在淋巴瘤组,团块样强化以淋巴瘤多见,花环样强化则非淋巴瘤组最为常见。淋巴瘤的占位程度与肿瘤大小相比相对较轻,而非淋巴瘤则相对明显。当握拳样强化和(或)团块样强化与肿瘤占位程度相对较轻,两种征象同时存在时,高度提示为淋巴瘤。此外,淋巴瘤发生部位多靠近中线或脑表面,非淋巴瘤囊变坏死多见。虽然这两个因素在 Logistic 回归中被剔除,但根据我们的经验,在鉴别诊断时应给予考虑。淋巴瘤靠近中线时多贴近室管膜或位于胼胝体,当位于脑表面时则与脑膜关系密切,需与脑膜瘤鉴别。囊变和坏死在恶性胶质瘤和转移瘤中十分常见,但淋巴瘤也可以发生囊变坏死。本研究中,根据单因素分析和 Logistic 回归结果进行第 2 次阅片以及验证组的错诊病例均见肿瘤内有大于肿瘤直径 1/2 以上的囊变坏死灶,增强扫描表现为环形强化。值得注意的是,淋巴瘤发生囊变坏死与肿瘤发生部位似有一定关系。此组 42 例中发生囊变坏死 10 例,8 例位于皮质下。淋巴瘤发生囊变坏死明显低于非淋巴瘤组($\chi^2=47.05,P<0.01$),作者推测这与淋巴瘤多位于动脉近端分布区有关。当淋巴瘤位于皮质下,又同时伴有囊变坏死灶时,与恶性胶质瘤鉴别十分困难。此外,有学者报道,淋巴瘤内发生囊变坏死多见于 HIV 阳性患者,增强扫描则多显示为环形强化。多发淋巴瘤多发病灶须与转移瘤

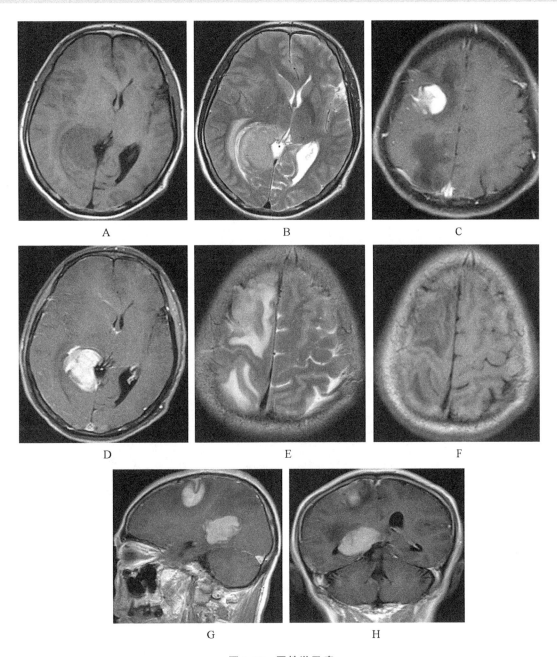

图 1-55　恶性淋巴瘤

MR 示右侧额叶、右侧颞顶叶内侧及胼胝体压部可见两个不规则稍长 T_1、稍长 T_2 信号团块影,边界较清,周围水肿明显,右侧侧脑室后角受压,中线结构左移。增强扫描示两病灶呈均匀明显强化,右额病灶内可见强化血管影,呈握拳征

鉴别,除了上述的肿瘤强化形式和占位程度以外,肿瘤的部位有明显不同。转移瘤多为血行转移,肿瘤的部位常常发生在皮质下(大脑前、中和后动脉皮质支的远端),而淋巴瘤则以深部和皮质的大脑前、中和后动脉皮质支入脑后的近端最为常见。

(五)生殖细胞的肿瘤

1. 生殖细胞瘤

(1)CT 表现:平扫见肿瘤多为球形等密度或稍高密度影,偶见钙化或低密度坏死灶。第三脑室后

部受压部分闭塞或呈局限性杯口状扩大。幕上脑室多因梗阻而扩大,如有室管膜受累则可见室管膜明显增厚,且厚薄欠均匀。增强扫描肿瘤及种植、转移灶呈中度强化。

(2)MRI 表现:MRI 检查可以清楚显示肿瘤与邻近解剖结构的关系以及清楚显示沿脑脊液扩散到脊髓和脑表面的肿瘤结节(图 1-56)。

松果体区生殖细胞瘤大多数为实性,质地均匀,呈圆形或类圆形或不规则形,有时可呈分叶状,

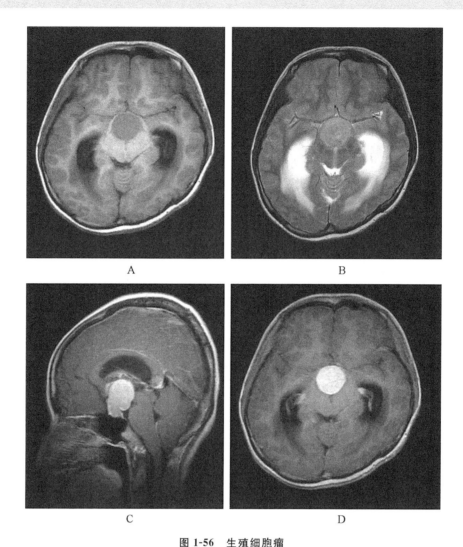

A   B

C   D

图 1-56　生殖细胞瘤
鞍内及鞍上可见一类圆形肿块,呈等 T_1 以及等或稍长 T_2 信号,信号均匀,明显强化

边界清楚。大多数肿瘤的信号强度表现为等 T_1 以及等或稍长 T_2 信号。少数瘤体内有单个或多个囊变区,呈长 T_1、长 T_2 信号。增强扫描肿瘤的实性部分均匀强化。松果体区生殖细胞瘤肿瘤一般向前沿第三脑室壁浸润性生长,在 MR 横断面图像上,第三脑室后部呈笔尖样变窄;其次是向下生长,压迫脑干和导水管,形成梗阻性脑积水。此外,肿瘤还可向左右生长突入侧脑室,向后生长压迫小脑。

基底节及丘脑生殖细胞瘤位于基底节多见,仅少数向丘脑生长或位于丘脑。影像表现与松果体区生殖细胞瘤有明显不同,前者形态不整,信号不均匀,囊变、坏死和出血较常见;后者多为球形,信号均匀,囊变、坏死和出血少见。在肿瘤早期的 T_1 和 T_2 加权像上,肿瘤表现为小的不规则形混杂信号,增强扫描见病灶为斑块样强化。瘤旁水肿相对明显。由于肿瘤较小,不易诊断。短期内肿瘤迅速

生长,瘤内多有囊变、坏死或出血灶。边缘多显模糊,瘤旁水肿相对较少。增强扫描见肿瘤多表现为不规则斑块或斑片样强化。肿瘤可沿纤维束向对侧基底节扩散。此外可伴有同侧大脑皮质萎缩。早期多数学者认为同侧大脑皮质萎缩性改变是基底节及丘脑生殖细胞瘤的特征性表现,后又有学者认为基底节任何肿瘤均可有此改变。Higano 和 Kim 发现当基底节生殖细胞瘤形态不规整,向内、后侵及内囊时多伴有同侧大脑皮质萎缩,因此提示半球萎缩为内囊受累所致。

生殖细胞瘤易沿脑脊液和室管膜扩散侧脑室、下视丘、透明隔或第三脑室顶部。在强化 MRI 扫描时,可清楚显示多发的扩散灶。

(3)鉴别诊断

①基底节及丘脑胶质瘤:胶质瘤是基底节及丘脑最常见的肿瘤,好发于丘脑。肿瘤一般较大,多在 5cm 左右,呈球形或类圆形,边缘相对清楚。第

三脑室后半部可见明显受压闭塞,阻塞性脑积水征象明显,幕上脑室扩大。MR T_1 加权像见肿瘤呈较均匀性低信号(Ⅰ级星形细胞瘤)或非均匀性低信号(间变性星形细胞瘤或胶质母细胞瘤)。T_2 加权像见肿瘤为均匀或不均匀性稍高信号,瘤旁无水肿带。增强扫描肿瘤多为环形强化,少数病例可无强化。呈环形强化的星形细胞瘤与胶质母细胞瘤不易鉴别。成年人丘脑胶质瘤常可向中脑浸润扩散,偶见通过中间块扩散至对侧丘脑。小儿丘脑胶质瘤在 MR 影像上表现为肿瘤的膨胀性生长,无一例向中脑或对侧扩散。

②基底节及丘脑恶性畸胎瘤:恶性畸胎瘤少见。由于很少含有脂肪及钙化成分,因此在影像上多误诊为胶质母细胞瘤。T_1 加权像上肿瘤呈不规则低信号,信号强度不均匀,有囊变、坏死区,肿瘤边缘模糊。T_2 加权像为非均匀性高信号。瘤旁水肿明显。增强扫描见肿瘤表现为花环样强化。恶性畸胎瘤和生殖细胞瘤均以男性患儿多见,又都可发生在基底节及丘脑,两者在影像上鉴别较困难。前者瘤旁水肿较明显,并表现为不规则环形强化;后者瘤旁水肿相对较轻,多为斑块或斑片样强化。

③丘脑神经节细胞瘤:丘脑神经节细胞瘤罕见,但其影像表现特殊,一般不难鉴别。T_1 加权像上病灶与周围脑组织分界不清,其内可见小灶性低信号影;T_2 加权像病灶显示为与皮质等信号,内部小灶性病变为高信号。增强扫描肿瘤不强化,但内部的小灶性病变明显强化。肿瘤旁无水肿。患儿多伴有同侧大脑半球的畸形及脑室扩大等。

2.畸胎瘤

(1)CT 表现:平扫表现为不规则形混杂密度影,内有脂肪密度影、软组织密度影和钙化影。肿瘤边界清楚。当囊腔破裂,囊液破入脑室和蛛网膜下腔时,可见蛛网膜下腔散在油滴样影像,脑室内亦见油-液平面。增强扫描见软组织部分可有强化。

(2)MRI 表现:畸胎瘤形态多不规整,内含有脂肪、钙化和软组织影,因此在 MRI 影像上很不均匀。钙化灶在 MR 影像上可表现为低信号、等信号或高信号。脂肪在 T_1 加权像上为高信号,软组织则为等信号。肿瘤的边缘一般较清楚。T_2 加权像肿瘤信号不均匀。脂肪为低信号或稍低信号。在快速自旋回波 T_2 加权像上,脂肪组织为高信号。肿瘤内的骨质、牙齿和钙化灶多为低信号。增强扫描肿瘤的实性部分多为中度或明显强化(图 1-57)。

(3)鉴别诊断:典型畸胎瘤在 CT 影像上比较容易辨认,包括脂肪组织、骨质、牙齿、钙化灶和软组织影。在 MR 影像上,由于钙化、牙齿、骨质信号变化较大,因此很难明确这些畸胎瘤特有的结构。脂肪组织在 T_1 加权像上为高信号影,应注意与出血鉴别。特别值得强调的是,畸胎瘤内的脂肪组织影表现与脂肪瘤略有不同,前者边缘较模糊,与肿瘤内出血相类似;后者则边缘锐利。脂肪抑制脉冲序列有助于鉴别诊断(图 1-58)。

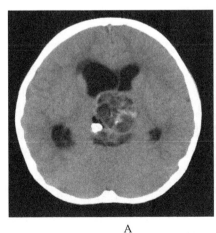
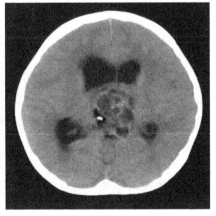

A   B

图 1-57　畸胎瘤

第三脑室可见一不规则形肿块,密度不均,其内可见极高密度钙化及极低密度脂肪,幕上脑室增大,右侧为著,中线结构左移

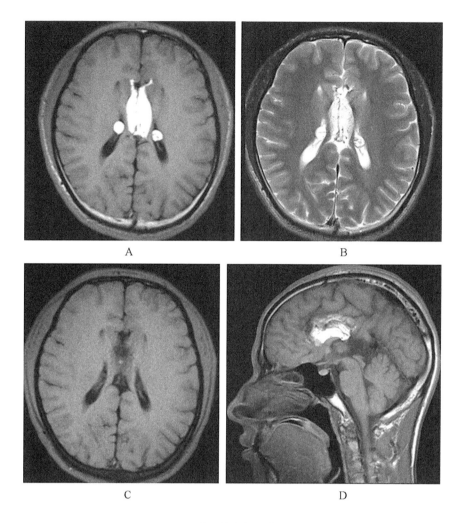

A   B

C   D

图 1-58　胼胝体缺如合并脂肪瘤

胼胝体区及双侧侧脑室可见 T_1 高信号、T_2 略高信号灶,压脂像高信号消失,矢
状位显示胼胝体缺如,取而代之的是高信号灶

(六)囊肿和类肿瘤病变

1. 表皮样囊肿

(1)CT 表现:平扫时,扁平型肿瘤位于蛛网膜下腔或脑室内,表现为形态不规整的低密度影,密度较均匀,边缘尚清楚,偶见钙化。团块型肿瘤位于硬膜外,形态多为球形,密度不均匀,为高、等、低混杂密度,边缘清晰。增强扫描见绝大多数表皮样囊肿在增强扫描无强化,但偶可见肿瘤边缘呈轻微弧形强化。

表皮样囊肿的诊断要点为:扁平型表皮样囊肿有"见缝就钻"的特点,肿瘤沿蛛网膜下腔蔓延;团块型表皮样囊肿则多为位于硬膜外的球形混杂密度影。环池、四叠体池表皮样囊肿长期压迫脑干,可使其变形,故有时尽管肿瘤已被全切,但变形的脑干尚未复原,所以在术后复查时,扩大的脑池有

时仍类似肿瘤存在。

(2)MRI 表现:表皮样囊肿内容物含有大量的胆固醇结晶,这与脂肪瘤具有液态脂肪有所不同,T_1 弛豫时间并不缩短。因此,在 T_1 加权像上,表皮样囊肿的信号强度稍高于脑脊液信号,与脑实质相比为低信号影。偶见表皮样囊肿在 T_1 加权像上表现为高信号,这是由于囊肿内容物含有可溶性脂质和泡沫状脂质或点状出血所致。当表皮样囊肿位于硬膜外时多表现为混杂信号。T_2 加权像上,表皮样囊肿为较均匀性或非均匀性高信号。当囊肿位于蛛网膜下腔时,T_2 加权像上可见囊肿边缘有一菲薄的更高信号带,这是囊肿旁残存的脑脊液所致。增强扫描,表皮样囊肿一般无强化表现。偶见囊肿边缘轻度强化或囊肿内有分隔样轻微强化(图 1-59)。

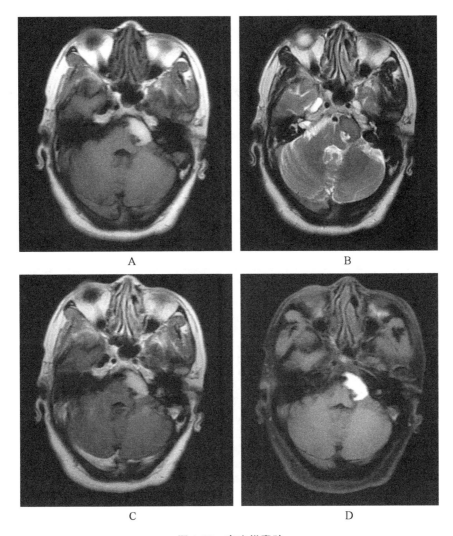

图1-59 表皮样囊肿

左侧桥小脑角区可见一不规则形短 T_1 等 T_2 异常信号肿块,压脂像依旧为高信
号,该病灶信号较均匀,未见明显强化,包绕基底动脉

(3)鉴别诊断:蛛网膜下腔的表皮样囊肿影像学表现较典型,诊断一般无问题。当囊肿位于硬膜外时须与神经鞘瘤鉴别。神经鞘瘤在增强扫描表现为中到明显强化,表皮样囊肿多无强化,此点有助于鉴别诊断。

2. 皮样囊肿

(1)CT表现:平扫见肿瘤呈球形低密度影,边缘锐利,有"穿凿"感。CT值低于脑脊液,但高于脂肪密度,看不到囊壁。无强化。若囊肿破裂,则囊内物可进入蛛网膜下腔,并引起脑膜炎。

(2)MRI表现:皮样囊肿在 T_1 加权像上为均匀性高信号,肿瘤边缘锐利,瘤旁无水肿。肿瘤的信号与瘤内含有液态脂类物质、钙盐沉着、出血和毛发较多有关。T_2 加权像肿瘤多为低信号,快速自旋回波 T_2 加权像为高信号。增强扫描无强化表现。皮

样囊肿自发破裂后可在蛛网膜下腔观察到高信号脂滴影以及脑室内脂肪-脑脊液平面(图1-60)。

(3)鉴别诊断:皮样囊肿在 MR 影像上须与畸胎瘤鉴别。前者为囊性球形,信号一般较均匀;后者形态多不规整,信号强度不均匀。增强扫描皮样囊肿一般无强化表现,畸胎瘤的实性部分可有强化。CT 显示钙化比较清楚,有助于两者的鉴别。

3. 第三脑室胶样囊肿

(1)CT表现:平扫见囊肿为均匀性圆形高密度影,边缘光滑。多位于第三脑室前部靠近室间孔处。侧脑室可由室间孔受压而扩大。增强扫描一般无强化。

(2)MRI表现:可见第三脑室前部有一圆形稍短 T_1 和稍短 T_2 异常信号。病灶信号均匀,边缘光滑。病变大小为 $1\sim2cm$。增强扫描一般无强化表现。

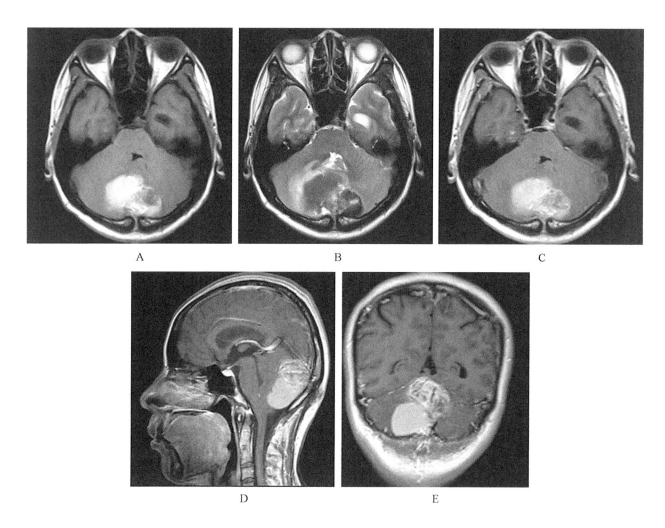

A   B   C

D   E

图 1-60　皮样囊肿

右侧小脑半球可见信号不均匀肿块,呈 T_1 高信号 T_2 低信号,周围可见水肿信号,病灶轻度强化,第四脑室受压变形。矢状位及冠状位可明显见整体肿块

（3）鉴别诊断：室管膜下巨细胞星形细胞瘤和中枢神经细胞瘤：室管膜下巨细胞瘤常伴有结节性硬化,CT 图像上可见脑室外侧壁上散在钙化结节；中枢神经细胞瘤多伴有瘤内散在钙化灶。此两种肿瘤一般较胶样囊肿大,呈结节状或菜花状,增强扫描均可见肿瘤实性部分强化。

4. 松果体囊肿

（1）CT 表现：平扫为圆形或椭圆形水样均匀性低密度影,边缘光滑；可有或无囊壁强化。

（2）MRI 表现：T_1 加权像上,松果体囊肿为均匀性的信号,一般观察不到囊壁。T_2 加权像上为均匀性高信号。囊肿的边缘光滑清楚。增强扫描无强化表现（图 1-61）。

（3）鉴别诊断：蛛网膜囊肿和脑囊虫——MRI 检查对鉴别诊断有重要价值。松果体囊肿一般较小,看不到囊壁,且无占位征象,蛛网膜囊肿一般较大,多有占位征象。脑囊虫内多可看到头节。

5. 神经上皮性囊肿

（1）CT 表现：平扫示单侧侧脑室增大,并见脑室有局限性扩张,囊肿的密度与脑脊液一致,囊壁菲薄,增强扫描无强化。

（2）MRI 表现：主要表现为脑室内的囊性占位,信号强度与脑脊液相似,囊壁菲薄。增强扫描无强化表现（图 1-62）。

（3）鉴别诊断：畸胎瘤和皮样囊肿——畸胎瘤为多种密度、信号混合,范围较大；皮样囊肿多呈球形,边缘光滑、锐利。

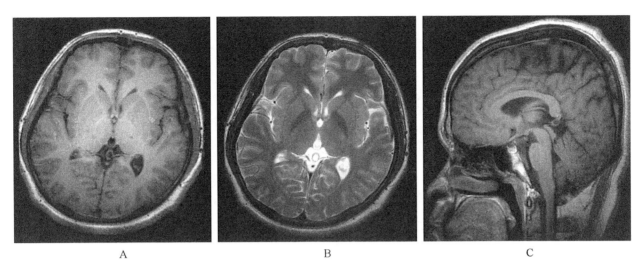

A　　　　　　　　B　　　　　　　　C

图 1-61　松果体囊肿

第三脑室松果体区可见一类圆形囊肿,呈脑脊液信号,可见其囊壁信号,幕上脑室未见明显扩张,矢状位尤可见

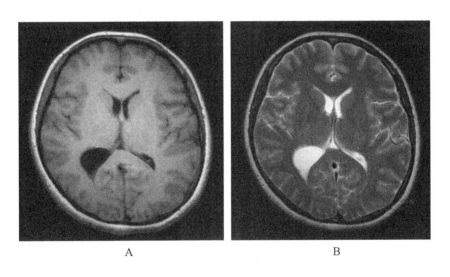

A　　　　　　　　B

图 1-62　神经上皮囊肿

右侧侧脑室三角区扩大,可见一卵圆形长 T_1 长 T_2 信号灶,病灶边缘光滑,T_2
像可见薄薄囊的壁征象

6. 下丘脑神经元错构瘤

(1)CT 表现:CT 横断面检查见鞍上池内有一圆形实性等密度影,病灶密度均匀,边缘光滑。增强扫描肿瘤无强化表现。

(2)MRI 表现:典型的下丘脑神经元错构瘤在 MR 影像上表现为位于中线灰结节、乳头体处的圆形或椭圆形肿块,病灶边缘清楚,内部信号均匀。T_1 加权像上其信号类似于脑皮质信号,T_2 加权像上表现为等信号或稍高信号。在 T_2 加权像上肿瘤信号强度变化的原因尚不十分清楚。有学者认为与肿瘤内轴索髓鞘形成及胶质增生有关。根据高培毅报道 3 例手术、病理证实的资料显示,临床上表现为单纯痴笑样癫痫的肿瘤呈等 T_2 信号,而表现为性早熟的病例 T_2 加权像则为高信号。作者推测这可能与肿瘤内有分泌颗粒有关。此外,T_2 加权像上肿瘤可表现为不均匀性高信号,这是由肿瘤内的坏死、脂肪或钙化所致。矢状面检查可显示肿块的全貌,视交叉无增粗和移位;横断面见病变位于鞍上池视交叉的后方及双侧视束之间。由于下丘脑神经元错构瘤是一异位的神经组织团块,故增强扫描肿块无强化(图 1-63)。

(3)鉴别诊断:根据本病上述的临床表现和 MRI 征象在术前作出定性诊断并不困难。当肿块内部信号不均匀时,应与颅咽管瘤、丘脑下胶质瘤、

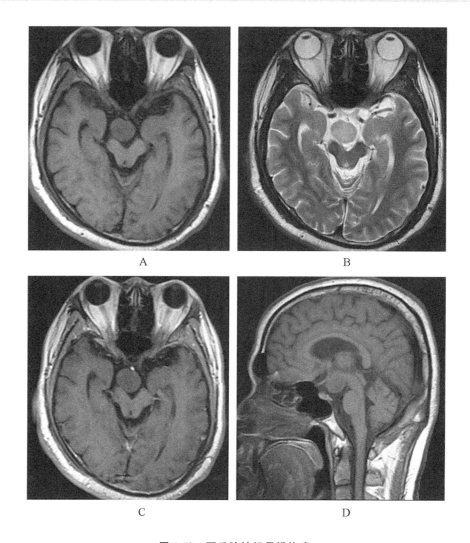

图 1-63 下丘脑神经元错构瘤
鞍上池视交叉后可见一椭圆形肿块,呈等 T_1 稍高 T_2 信号灶,病灶信号均匀,未见强化

鞍上池生殖细胞瘤、鞍上池结节病和组织细胞 X 病等鉴别。下丘脑神经元错构瘤是一异位的神经组织肿块,增强扫描无病理性强化;鞍上池其他实性肿瘤或肉芽肿样病变增强扫描则均可见异常强化。

(七)脑转移瘤

1. CT 表现　平扫见脑内多发散在小环形或结节样等密度影,瘤旁水肿可十分明显,病灶多位于皮质或皮质下。没有瘤旁水肿者平扫可漏诊。增强扫描可见轻到中度环形或结节样强化。脑单发巨大转移瘤 CT 表现与胶质母细胞瘤相似,但一般位置较表浅。

2. MRI 表现　T_1 加权像见脑内多发散在小环形或结节样等或稍低信号影,瘤旁水肿可十分明显,病灶多位于皮质或皮质下。T_2 加权像病灶表现为不规则形高信号。增强扫描可见轻到中度环形或结节样强化。脑单发巨大转移瘤 MR 表现与胶质母细胞瘤相似,但一般位置较表浅。55 岁以上成年人小脑半球单发占位性病灶,在除外高血压脑出血后应首先考虑脑转移瘤。手术后、脑室腹腔分流术后、感染可以造成脑膜和室管膜的强化,不能误认为脑膜转移瘤,脑膜的结节样强化强烈提示肿瘤脑膜转移(图 1-64)。

3. 鉴别诊断

(1)海绵状血管瘤:脑内多发海绵状血管瘤可有类似转移瘤的表现,鉴别要点为前者一般无灶旁水肿。

(2)小脓肿:脑内小脓肿可有与转移瘤完全相同的 CT 表现,故鉴别诊断较困难,前者以青少年为多见,必要时可做 CT 复查。

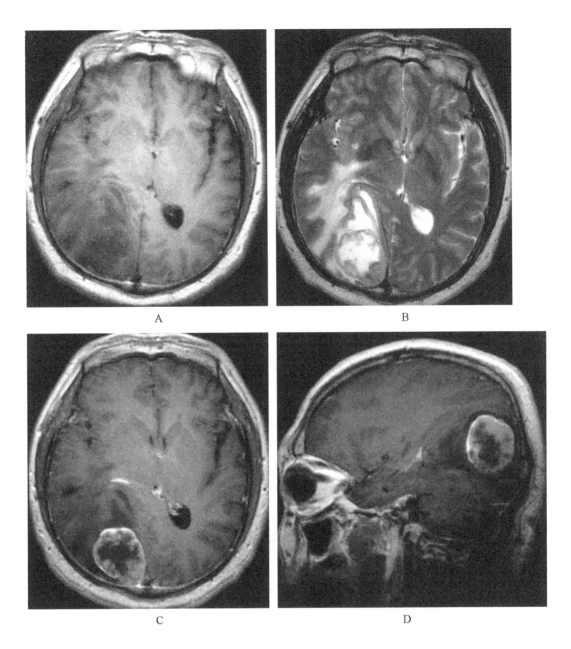

A

B

C

D

图 1-64　脑转移瘤

右侧枕叶可见一类圆形肿块,呈等低 T_1 等高 T_2 异常信号,信号不均,边界不清,周围可见大片水肿
信号,右侧侧脑室受压变形,强化呈明显花环状强化

（3）胶质母细胞瘤:单发转移瘤影像学表现与
胶质母细胞瘤相似,两者在影像上很难鉴别。仔细
询问病史常常有助于鉴别。

（八）其他肿瘤

1. 颈静脉球瘤

（1）CT 表现:平扫可见颈静脉孔扩大及骨质破
坏,颈静脉嵴、颈动脉管和颈静脉孔间骨嵴侵蚀性
破坏,肿瘤为等密度或稍高密度影,虽然呈浸润性
生长,但肿瘤境界清楚。肿瘤内可见小低密度囊
变、坏死区,偶见高密度钙化灶。增强扫描肿瘤明

显强化。

（2）MRI 表现:颈静脉球瘤在 T_1 加权像上多
表现为等信号,肿瘤内可见异常血管流空影。肿瘤
内的高信号多提示为出血灶。T_2 加权像上肿瘤表
现为混杂信号。血管流空影在 T_2 加权像上更为明
显。增强扫描肿瘤明显强化(图 1-65)。

（3）鉴别诊断:后组脑神经鞘瘤——神经鞘瘤
增强扫描的强化程度明显低于颈静脉球瘤。当 T_2
加权像上见到血管流空表现多提示为颈静脉球瘤。
值得注意的是神经鞘瘤也可引起邻近骨结构破坏。

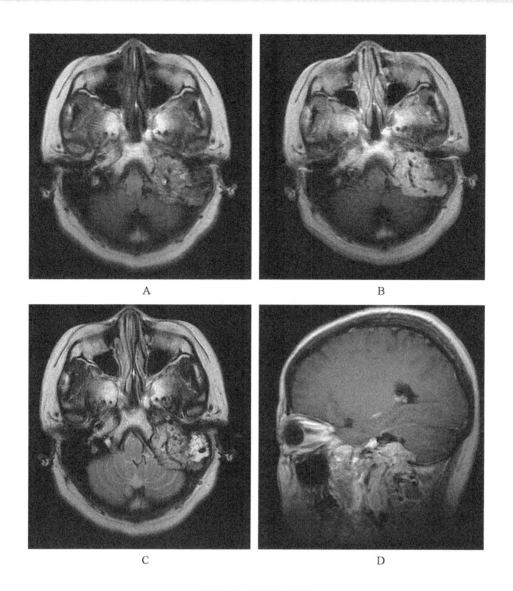

A   B

C   D

图 1-65　颈静脉球瘤

左侧岩骨可见一不规则形肿块,呈等 T_1、稍高 T_2 异常信号灶,其内可见血管流空影,病
灶呈明显强化,矢状位可见整体病灶,颈静脉孔扩大,岩谷及颅底骨质破坏

2. 脊索瘤

(1)CT 表现:脊索瘤多表现为蝶鞍部、斜坡及颅中窝处较大的不规则状混杂密度影,病变内有散在斑块钙化影,病变边缘呈分叶状或模糊不清。平扫时,钙化以外的瘤体呈稍低密度或等密度,增强扫描呈轻到中度不均匀性强化,或无强化。邻近骨质破坏明显。无瘤旁水肿。

(2)MRI 表现:脊索瘤主要表现为形态不规则的软组织肿块,肿瘤信号不均匀,内部可见散在斑点样高信号和低信号,这也与瘤内的钙化、出血和囊变有关。钙化在 MR 图像上的信号强度变化多样,可表现为低信号、高信号或等信号。因此,单凭 MR 图像很难确定肿瘤内是否存在钙化。颅底脊索瘤呈浸润性生长,可造成邻近骨结构破坏。虽然 MR 显示骨结构不如 CT,但斜坡是软骨化骨,在 MR T_1 加权像上为高信号。因此,当颅底脊索瘤浸润斜坡并造成骨结构破坏时,MR 可清楚地显示斜坡高信号区缺损改变。由于 MR 可以进行矢状面、横断面和冠状面扫描,因此在显示肿瘤全貌以及肿瘤与邻近结构的解剖关系上明显优于 CT(图 1-66)。

(3)鉴别诊断

①软骨瘤:软骨瘤一般以"骨尖"为中心生长,多<3cm。软骨瘤内的钙化或骨化表现类似毛线团样,呈"向心"性分布。脊索瘤的钙化以及邻近骨结构破坏后的残骨多散在,呈"离心"性分布。脊索瘤一般较大,直径多>3cm。

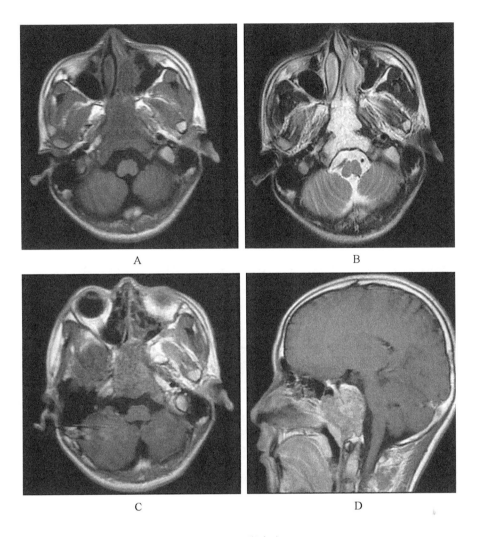

图 1-66 脊索瘤

斜坡可见被一不规则等 T_1、长 T_2 异常信号灶代替,向前侵及鞍区骨质,病灶呈明显颗粒样粗糙强化

②鼻咽癌:鼻咽癌多见于咽旁,由于肿瘤压迫咽鼓管开口,常常导致同侧乳突炎。此外,鼻咽癌发生钙化者较少见。

3.软骨瘤

(1)CT 表现:常表现为以前床突、后床突或岩骨尖为中心的斑块钙化或骨化,多为毛线团状。与脊索瘤的散在钙化不同,其多发钙化灶有聚合的倾向。钙化灶之间的组织表现为低、等密度。增强扫描不强化或轻度不均匀性强化。

(2)MRI 表现:当软骨瘤内富含软骨基质而钙化较少时,T_1 加权像上其信号强度与肌肉信号强度类似,表现为稍低信号。T_2 加权像见肿瘤为高信号。增强扫描见肿瘤的非钙化部分中度强化。当肿瘤内有大量钙化和骨化时,肿瘤呈非均匀性长 T_1 和短 T_2 信号。增强扫描几乎无强化表现(图 1-67)。

(3)鉴别诊断:在 CT 影像上,软骨瘤表现与脊索瘤类似。前者的钙化呈毛线团状,钙化灶多有聚合的倾向,呈"向心"性表现。后者钙化灶较分散,呈"离心"表现。脊索瘤一般较大,软骨瘤直径则多在 3cm 以内。软骨瘤位置以"骨尖"为中心,脊索瘤无此特征。

4.巨细胞瘤

(1)CT 表现:平扫时表现为边缘光滑稍高圆形肿块,其中有斑点状高密度影,周围为薄层不完整骨壳包绕。瘤内可有数个透亮囊变区。注入造影剂后为中度强化。

(2)MRI 表现:T_1 加权像上肿瘤为低信号,T_2 加权像上为低信号或稍高信号。肿瘤内部不均匀,边缘尚清楚。当肿瘤常常合并囊变或出血时,增强扫描肿瘤为中度强化(图 1-68)。

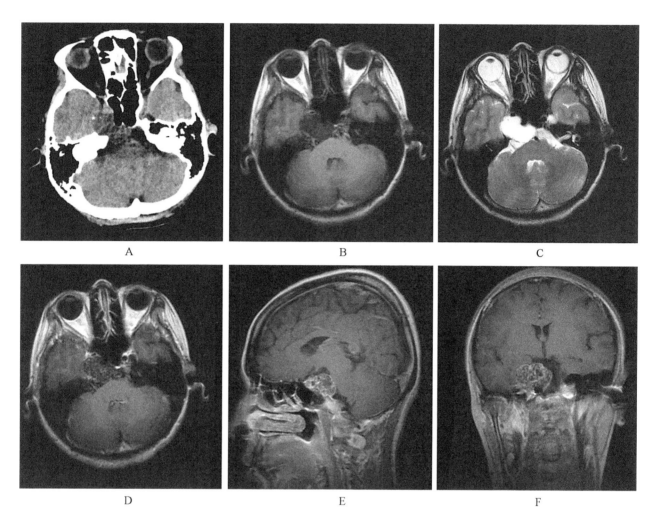

图 1-67　软骨瘤

A. 平扫CT可见右侧岩骨尖可见一哑铃形略低密度肿块,蝶鞍骨质破坏;B、F. 右侧岩骨尖、右侧鞍旁可见一长 T_1、长 T_2 异常信号灶,信号较均匀,病灶呈中度强化,综合可见右侧岩骨尖、右侧鞍旁骨质及斜坡上部骨质破坏

(3)鉴别诊断:颅底巨细胞瘤需与软骨瘤、脊索瘤鉴别。

(九)脑肿瘤手术后与放疗后改变

脑肿瘤术后可发生出血、脑水肿、梗死、感染和脑积水等变化,晚期可发生脑软化或肿瘤复发。术后影像学检查是评价治疗效果和确定进一步治疗方案的有效手段。其中鉴别肿瘤术后残存和复发是神经放射科医师的重要任务。术后正常脑组织的反应性增强最早可发生在术后24h之内,持续时间一般为3～6个月,MR影像特点:①多为环形;②边界清楚,厚度均匀。肿瘤残存或复发的特点是环多不完整,追踪观察可长期存在并有增大趋势。

肿瘤放疗后可导致血管内皮细胞肿胀、变平、细胞间隙变窄、局部血流减少,最终导致血管通透性的增高、细胞的坏死,造成正常脑组织的放射性损伤,它与肿瘤复发在 CT 或 MR 像上常不能鉴别,因为两者均可表现为逐渐增大的增强区、水肿、占位效应,以及局部坏死囊变,并且复发与放射性脑损伤的平均发生时间无明显差异,两者也均无特异性表现,PET、SPECT、MRS、磁共振灌注成像等方法的诊断价值也有待进一步研究。

四、脑血管疾病的影像学诊断

(一)脑缺血性血管病的影像学表现

1.CT 表现

(1)急性期:24～48h,通常 12h 内 CT 表现正常,首先,除外脑出血征象。CT 扫描对急性脑缺血的检出时间较晚,缺血发作后并不能立即显示相应的缺血改变,一般在 12h 以后才可显示脑缺血引起的密度改变。灰质内神经细胞对脑缺血最敏感,缺

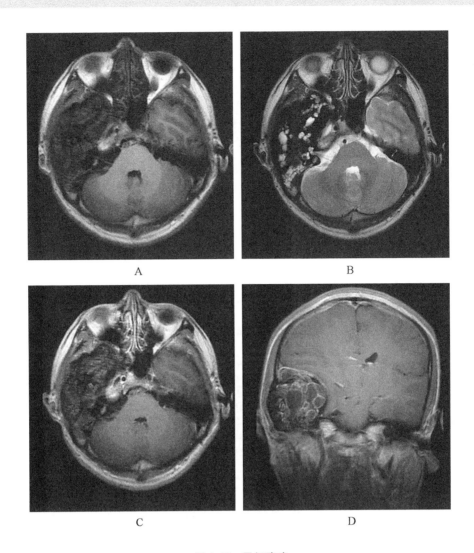

图 1-68 巨细胞瘤

右侧颞骨去可见长 T_1、短长 T_2 异常信号灶,病灶信号极度不均,内可见多个囊
变区,病灶呈明显不均匀强化,囊变区无强化,周围间隔有中度强化,颞骨骨质受破坏

血病变时 CT 扫描发现脑灰质密度改变也最早。急性脑缺血的 CT 征象包括:①内囊结构模糊不清。基底节灰质结构密度降低,与内囊密度相似,使内囊结构显示不清。②岛叶皮质结构不清,也称岛带消失,为正常岛叶皮质、灰质密度下降。③大脑皮质与邻近白质的密度混淆在一起,从密度上不能区分两者。急性脑缺血引起形态学改变主要表现为皮质灰质肿胀,脑沟变窄消失。上述急性脑缺血的 CT 征象随着缺血时间延长而越来越明显。

"高密度大脑中动脉征"是大脑中动脉内血栓的直接征象,主要表现为大脑中动脉水平段密度增高,该征象可在缺血发作后立即出现,多见于累及皮质的大面积大脑中动脉分布区梗死,常常提示患者预后较差。由于扫描层面和大脑中动脉内血栓位置及大小的差异,并不是所有的急性脑缺血都能

够可靠地出现高密度大脑中动脉征。高密度大脑中动脉征的诊断标准包括:①大脑中动脉密度增高,高于对侧大脑中动脉和基底动脉。②没有使用造影剂。高密度大脑中动脉说明动脉闭塞,如果仍在脑缺血的治疗窗内则提示需要介入治疗(图 1-69)。

CT 窄窗技术(窗宽 50Hu,窗心 40Hu)可帮助观察梗死范围,12~24h,发病区域内可见边缘不清楚的局限性密度减低区,可见比较轻微的占位征象,大血管密度增高依然可见。早期脑梗死增强扫描可致病灶呈等密度影,血-脑屏障受破坏造影剂渗出所致(图 1-70)。

(2)亚急性期:48~96h,脑缺血梗死范围呈低密度影,占位征象明显,与脑血管分布区相一致呈楔形(图 1-71)。可见由于局部血管支架脑组织梗

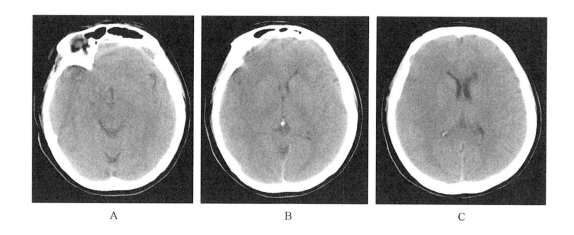

A   B   C

图 1-69 急性脑梗死 8h CT 平扫

A～C. 右侧大脑中动脉密度增高,右侧额颞密度略减低,对应脑沟池变窄,脑灰白质界限模糊

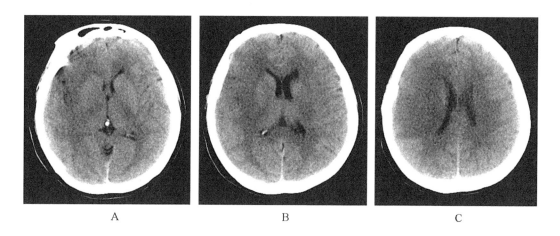

A   B   C

图 1-70 急性脑梗死 8h CT 平扫窄窗技术

A～C. 显示右侧大脑中动脉供血区,额颞叶密度减低,脑沟变浅,脑灰白质界限模糊

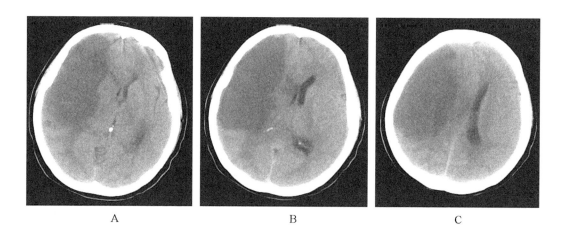

A   B   C

图 1-71 脑梗死 72h 后 CT 平扫

与图 1-69、1-70 相同病例,右侧大脑中动脉分布区脑梗死,病灶区脑组织肿胀,脑室受压,中线结构向对侧移位

死后,血管再通造成局部血管渗血,典型部位位于皮髓质交界区,其发生机制可能为:①栓子或血栓溶解破碎后,闭塞血管再通,血流通过已受损的血管而发生出血;②梗死后因侧支循环形成,在梗死灶的边缘血管已受损或新生血管通透性高,也可发生出血;③大面积梗死后水肿明显,周围小血管受压,血流淤滞引起血管壁受损,当水肿消退后,梗死边缘也可发生出血。病理发现出血性脑梗死的发生率为18%~42%脑梗死病例,临床上可见11%~25%病例临床症状加重。CT上见低密度区内或边缘出现散在高密度影,结合脑梗死临床病史,诊断为出血性脑梗死,并可根据临床情况动态观察出血变化(图1-72,图1-73)。

(3)慢性期:4d后,脑组织仍可见水肿,增强扫描可见脑回状强化,此增强可持续直到发病后8周。至2~3周,梗死灶内可出现小斑片状稍高密度影,病灶范围可见显示模糊,出现"模糊效应"的原因主要是梗死灶内大量吞噬细胞的聚集,及毛细血管增生。随时间推移,脑组织密度进一步减低,占位征象减弱。

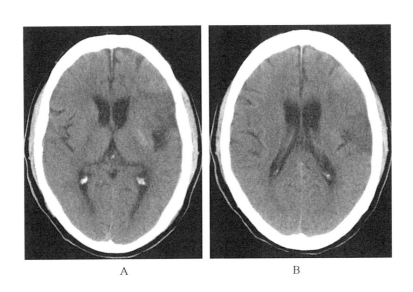

图 1-72　右侧额颞梗死灶

A~B. CT 平扫,示左侧额颞低密度梗死灶

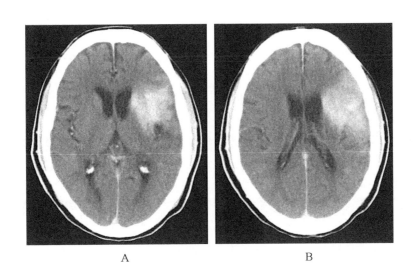

图 1-73　出血性脑梗死

A~B. CT 平扫。发病 1 周后,示病灶区域内高密度散在出血灶

(4)陈旧脑梗死:病变范围显示边缘清楚的低密度区,受累血管范围区域脑软化,邻近脑组织脑沟增宽,脑室显示扩大,呈负压性改变。陈旧性脑梗死病灶中钙化罕见,但出血性脑梗死于陈旧性病灶中可见钙化灶。

(5)分水岭脑梗死:是两支主要脑动脉分布区边缘带发生的脑梗死。严重低血压、心脏骤停等原因引起分水岭脑梗死多为双侧性,若有一侧脑血管动脉硬化性狭窄或闭塞,当全身血压过低时其远端小动脉发生低灌注状态,从而引起单侧分水岭脑梗死。CT表现与其他部位脑梗死无明显不同,形态上主要表现为条带状。

(6)腔隙性脑梗死:临床多见,是指发生于脑深部穿支动脉供血分支的脑梗死。与发生于脑动脉大分支的脑梗死不同。脑穿支动脉是脑动脉分支的终动脉,常见于豆纹动脉、丘脑穿支动脉、中脑旁中央动脉及基底动脉旁中央支。梗死范围直径为0.5～20mm,其大小与穿支动脉管径有关。常可多支穿支动脉阻塞导致多发腔隙性梗死灶。CT表现主要见于基底节区、内囊、丘脑、发射冠及侧脑室周围白质随时间变化而变化的低密度梗死灶。由于穿支动脉阻塞,缺血脑组织水肿、细胞坏死、组织液化、巨噬细胞浸润,最后形成类圆形小囊腔,外周胶质增生纤维包绕,境界清楚。后期胶质纤维收缩囊腔稍皱缩。腔隙性脑梗死由于病灶小,在急性期病灶密度变化不明显,CT检查发现病灶困难,发生明显改变一般出现在发病3d后。MR检查较CT更容易发现病灶,FLAIR像更优越。脑实质内腔隙性脑梗死应与血管周围间隙相鉴别。脑血管周围间隙是脑血管中央支供血动脉在伸入脑实质内过程中伴随软脑膜,其间隙内脑脊液伴随其周围,因此,在CT检查时可表现为低密度影,随年龄增长,脑组织萎缩,血管周围间隙可增宽,表现低密度影增多。CT检查表现边界清楚的低密度影,与脑脊液密度相等。

(7)小脑半球脑梗死:发病早期CT检查显示小脑半球斑片状稍低密度影,或小脑半球病灶区域的肿胀,边界不清楚,此时临床症状较重,起病急,增强扫描无强化,需定期动态观察,病灶随时间变化,密度进一步减低,病灶范围渐缩小,临床症状渐减轻。MR检查无颅后窝伪影产生,矢状位及冠状位检查病灶呈血管分部区范围表现,诊断较CT更加清楚。小脑半球脑梗死须与小脑半球星形细胞瘤相鉴别,1周左右的时间复查,观察病灶变化,前者变化明显,而后者变化不大,鉴别不难。

2.CT检查对脑梗死诊断的进展情况

(1)近年来,多排探测器CT的不断进步及临床应用使CT对于脑缺血性疾病的检查、诊断有了非常大的进展。CTA检查观察大血管成为现实,且真实、可靠。CT灌注为临床观察脑缺血并指导临床治疗提供了客观依据。

(2)CTA(CT Angioraphy)的临床应用,CTA检查较MRA真实,更接近DSA检查,不仅可以观察血管内情况,且可同时观察血管外情况。CTA对于诊断颅内大血管闭塞及狭窄的准确率及敏感性均较高,据文献报道与DSA的符合率达到99%,随着血管分支渐细观察效果显示不理想。CTA观察血管情况为进一步临床治疗提供非常有意义的帮助,可根据血管狭窄部位指导血管内检查及治疗。同时,若CTA显示为阴性,则可避免进一步创伤性常规血管造影检查。CTA检查与CT灌注(CT perfusion)结合可更准确估计脑组织潜在缺血情况,从而为脑梗死前治疗提供帮助(图1-74)。

(3)CT灌注在脑缺血的临床应用,CT灌注技术研究于1980年首先被Axel应用,自此,随着扫描速度的加快,数据后处理的蓬勃发展,临床应用越来越广泛。随着脑灌注压CPP(cerebral perfusion pressure)的波动依靠自动调节来维持脑血流CBF(cerebral blood flow)平衡,CPP正常为50～130mmHg,CBF正常为45～110ml/(100g·min)脑组织,当脑灌注压增加,脑血管收缩,脑血流明显增加,相反,脑灌注压降低,脑血管舒张,脑血流降低,依次来调节脑血流动力平衡。当脑血流动力平衡调节失败,脑血流减少,血氧供应减少,脑细胞有氧代谢功能丧失,细胞死亡。

经PET测量正常脑组织CBF为45～110ml/(100g·min),当CBF低于10ml/(100g·min)时,预示脑组织梗死,当CBF10～22ml/(100g·min),脑组织缺血,但未出现脑梗死,预示缺血半暗带(ischemic penumbra),脑缺血半暗带是随时间动态变化的、大小范围不恒定的围绕梗死灶周围脑组织缺血区域。CBF为23～44ml/(100g·min)时出现脑血流减少,脑血流自动调节机制可使CBF正常,但CPP下降,脑组织代谢降低,CBF即使降低,CPP也可正常。CBF评估脑组织灌注以外,仍然需要其他动态参数进行评估,如脑血容量CBV(cerebral blood volume),平均通过时间MTT(mean transit time),MTT=CBV/CBF。

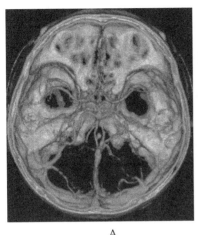
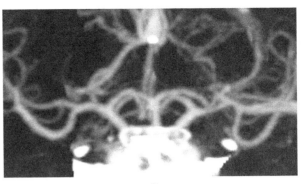

A
B

图 1-74　CTA、VRT 图与 MIP 图
A. CTA VRT 图显示颅底大血管;B. CTA MIP 图正位显示颅底大血管

（4）关于不同检查的灌注技术概况:五种不同的检查及灌注技术提供了定量估测脑血流量的基础,包括扩散性示踪模型及示踪动力学模型,前者包括 PET、SPECT、xenon CT,后者包括 CT 灌注、MR 灌注。定量测定对于单侧病灶是有意义的,但是对于双侧病灶及大范围大脑半球病灶却不充分。血流动力学参数测量的金标准是 PET,但是由于费用过大,药物的严格使用期限,导致其他灌注技术受到倚赖。经研究者证实,xenon CT 是测量脑灌注的可靠方法,其本身是一种惰性气体,可从血管内自由地穿过血-脑屏障,气体的分布决定于脑血流量,并有可靠的 CT 值变化全过程,经运算后显示为彩图,根据感兴趣区内不同分布区位置估测脑血流量。但是,其主要缺点为扫描时间长,约需6min,由于敏感性高导致移动伪影出现。另外,此惰性气体可使人头晕、恶心、呕吐,造成患者不能耐受。SPECT 提供的是半定量估测脑血流灌注情况,且需要使用放射性核素,所能提供的测量脑血流动力学数据有限,技术因素、不方便性、费用因素导致了其估测的受限制性。MR 灌注,其依赖于静脉注射造影剂,为示踪器动力模型,其既没有吸收,也未参与代谢,取决因素有注射造影剂的量、团注速度及系统血液动力平衡参数。常使用的示踪剂为 Gd-DTPA,由于 MR 灌注是定量再现图,因此称其为相对脑血流量 rCBF。CT 灌注应用的是示踪动力模型,提供了定量数据应用去卷积函数进入脑

灌注半定量参数。与 MR 灌注不同的是动脉输入功能显著可靠,能得出可靠的定量数据,与 xoneon CT 比较结果被认同。

（5）梗死前期脑局部低灌注的 CT 灌注表现及分期

①脑梗死前期的概念:从脑血流量变化过程看,其下降到急性脑梗死经历了 3 个过程。首先是由于脑灌注压下降引起脑局部脑血流动力学改变;其次是脑循环储备力失代偿性所造成的神经元功能改变;最后是脑血流量下降超过脑代谢储备力发生不可逆的神经元形态学改变,即脑梗死。因此,可称前两个过程为梗死前期。

②脑梗死前期的 CT 灌注表现:根据北京市神经外科研究所神经影像室高培毅研究,将脑梗死前期可分为 2 期 4 个亚型。1 期,脑血流发生异常变化,脑血流灌注压在一定范围内波动时,机体可以通过小动脉和毛细血管平滑肌的代偿性扩张或收缩来维持脑血流相对稳定。1a 期,脑血流速度发生变化,脑局部微血管尚无代偿行扩张。灌注成像见 TTP 延长,MTT、rCBV 和 rCBF 正常。1b 期,脑局部微循环代偿行扩张。灌注成像见 TTP 和 MTT 延长,rCBF 正常或轻度下降,rCBV 正常或升高（图 1-75）。2 期,脑循环储备力失代偿,CBF 达到电衰竭阈值以下,神经元功能出现异常,机体通过脑代谢储备力来维持神经元代谢的稳定。2a 期,CBF下降,由于缺血造成局部星形细胞足板肿

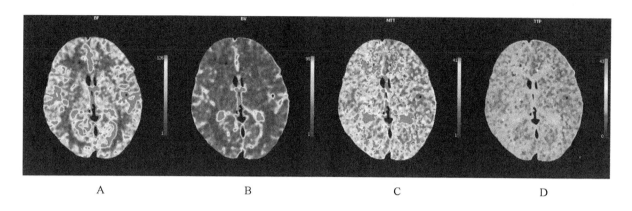

图 1-75 CT 灌注图

A. CBF 图显示正常；B. CBV 图双侧对称，显示正常；C. MTT 图显示左侧额颞平均通过时间略较右侧延长；

D. TTP 图显示左侧额颞达峰值时间较右侧延长，考虑为脑缺血梗死前 1b 期

胀，并开始压迫微循环血管。灌注成像见 TTP、MTT 延长，rCBF 下降，rCBV 基本正常或轻度下降。2b 期，星形细胞足板明显肿胀并造成脑局部微血管受压变窄或闭塞，局部微循环障碍。灌注成像见 TTP、MTT 延长，rCBV 和 rCBF 下降。此分期有利于临床医师了解患者的脑缺血情况，从而采取针对性治疗。

3. MRI 表现　用于脑梗死检查的不同 MR 脉冲序列及表现：

①快速自旋回波 FSE（fast spin echo）T_2 加权像，是检查急性脑梗死的最常见应用脉冲序列，但对超急性期 6h 内检出率低，对亚急性期和稳定期脑梗死显示范围准确，呈长 T_1、长 T_2 异常信号表现，大范围梗死可见沿血管分部区呈楔形改变。对于亚急性期及稳定期病灶增强扫描可出现脑回状强化。由于急性脑出血和急性脑缺血的临床表现很相似，而两者的治疗方法则是完全不同，因此，除外脑内出血在急性脑缺血的影像学检查中至关重要。常规的 SE 脉冲序列对超急性脑内血肿缺乏敏感性。由于对急性脑出血可能造成假阴性结果，在评价急性卒中时，常规 MRI 并不是首选的影像检查。

②梯度回波脉冲序列（gradient-recalled echo，GRE）对出血时产生的顺磁性代谢物质非常敏感，可对超早期出血取得与 CT 相同的诊断效果。MRI 诊断超早期出血的标准是：与正常白质信号比较，T_1 像出现高信号，T_2 像和 GRE 像出现信号降低。在超急性期，出血信号的中心部分在一定程度上与脑脊液信号相似，但在 GRE 图像中出血的周围通常存在一个轻微的信号晕环。

小脑半球脑梗死在 MR 检查时，由于没有颅后窝伪影，且矢状位、冠状位可清楚观察病灶的形态，小脑后下动脉供血区，小脑前下动脉供血区，小脑上动脉供血区病灶观察清楚。对于形态表现不典型病例，定期复查观察病灶变化，依此与脑内其他疾病相鉴别。

③液体衰减反转恢复成像（fluid attenuated inversion recovery，FLAIR），此脉冲序列可抑制自由水信号，对脑梗死的早期诊断观察较 T_2WI 显示清楚。由于脑脊液信号在 FLAIR 像上可被完全抑制呈低信号影，因此，皮质及脑室旁缺血灶对比显示清楚，同时可观察到早期脑梗死脑动脉异常信号影表现。对于脑实质内新出现病灶观察清楚，对于陈旧性病灶在 FLAIR 像上表现为低信号影。对于血管周围间隙同样表现为低信号影，对病变的诊断显示明确。对于常规 T_2WI 因脑脊液干扰诊断困难的病灶，须行 FLAIR 检查，避免漏诊。另外，对于蛛网膜下腔出血，在 FLAIR 像上可清楚地观察到脑沟内出血灶（图 1-76，图 1-77，图 1-78）。

④弥散加权像（diffusion weighted image，DWI）1990 年，Moseley 等通过急性脑缺血动物实验证实，在脑缺血发作 30min 后，缺血脑组织的显著扩散系数（apparent diffusion coefficient，ADC）下降至正常水平的 30%～50%，此时 T_2 和 FLAIR 像都不能显示脑缺血。虽然缺血时水分子弥散改变的机制尚不明了，一般认为，缺血区的 ADC 下降与缺血组织内细胞膜钠钾泵功能失调，造成细胞内和组织间水分子的再分配有关，水分子由可自由弥

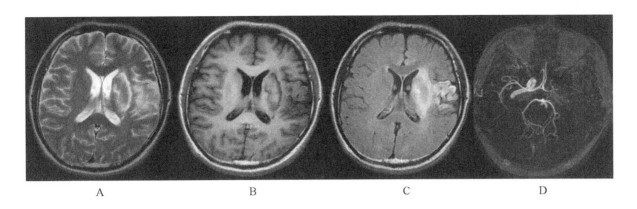

图 1-76 MR 平扫和 FLAIR 像

A~B. T₂WI、T₁WI，左侧额颞、基底节区不规则形斑片状长 T₂、长 T₁ 信号影，边界不清楚，内部信号不均匀；C. FLAIR 像，显示病灶更清楚；D. MRA 图，显示左侧颈内动脉闭塞

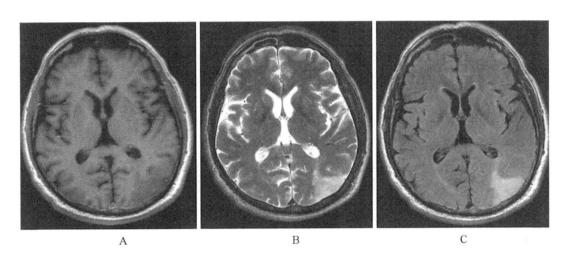

图 1-77 MR 平扫＋FLAIR 像

A~C. 分别为平扫 T₁WI、T₂WI、FLAIR 像，显示左侧顶枕交界楔形长 T₁、长 T₂ 信号影，为分水岭区脑梗死

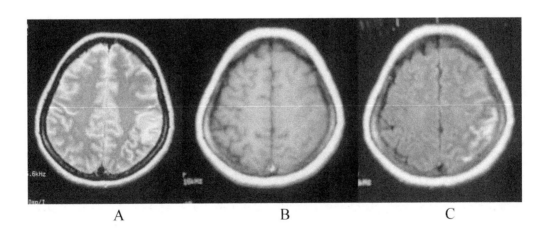

图 1-78 MR 平扫显示蛛网膜下腔出血

A. TWI 显示左侧顶叶脑沟内高信号影，与 C 为 FLAIR 相比，后者显示更清楚；B. T₁WI 仅显示脑沟变窄，无异常信号显示

散的细胞间隙内转移至弥散受限细胞内。

DWI是进行水分子弥散测量的唯一方法,可反映细胞内外水分子转移与跨膜运动,并可通过施加b值计算出弥散系数ADC图显示弥散差异。可发现脑梗死6h内病灶,明显早于常规FSE序列。DWI通常应用平面回波成像(echo planar image,EPI)序列,成像速度快,适合急症不配合的患者。此扫描序列对急性脑梗死病灶检查敏感,显示清楚,但同样会存在更多假阳性病灶的检出,因此不可单独应用此序列作出急性脑梗死诊断,避免误诊。DWI发现病灶体积随时间变化,与病灶周围水肿增加及梗死灶范围本身增加都有关系(图1-79)。

⑤脑血流灌注加权成像(perfusion weighted image,PWI),又称为动态磁敏感增强扫描,通过静脉内团注磁共振造影剂GD-DTPA,使用MRI技术对造影剂首次通过脑组织进行实时成像,可以显示出脑灌注的情况。在正常脑组织中,顺磁性的钆造影剂只局限在血管内,不会通过BBB渗到或漏到血管外。血管内的造影剂可以使血液的弛豫时间缩短T_1,还可通过顺磁性产生局部微小梯度场,造成局部磁场不均匀,T_2^*时间缩短,T_2^*信号下降。在一定范围内,上述变化的程度与像素内的造影剂浓度成正比。使用动态T_2^*加权扫描可以观察到造影剂首次通过脑组织时信号下降的程度和造影剂流出后脑组织信号的恢复情况,得出时间—信号强度曲线,并计算出局部相对脑血流容量(rCBV)。如果能够估算动脉输入函数,则可以计算出平均通过时间(MTT),根据公式rCBF=rCBV/MTT,计算出相对脑血流量(rCBF)。

使用脑灌注MR计算脑血流动力学改变十分复杂,迄今为止,脑灌注MR计算的都是相对的局部血流动力学改变,如rCBV、MTT和rCBF,没有真正的脑血流动力学改变定量结果。时间—密度曲线下的面积与脑血流量成正比,峰值信号强度峰值时间和半高宽度等参数也脑血流动力学状态有一定的比例关系,可通过时间密度曲线获得。在缺血性脑血管病中,脑血容量可没有变化,或因代偿性血管扩张而升高,或因血管塌陷或动脉栓塞而下降。平均通过时间图在显示脑缺血性病变中非常敏感。血管栓塞后缺血侧平均通过时间较血管开放的健侧延长(图1-80)。

PWI利用EPI技术得到T_2^*加权图像,进一步根据信号强度—时间曲线得到对比剂浓度—时间曲线。具体图像分析和数据处理是将注射对比剂前10次的PWI图像平均,再与增强后50次的PWI图像相减,得到脑血流灌注图。患侧与健侧对比,计算出相对脑血容量rCBV,脑血流平均通过时间MTT,相对脑血流量rCBF,达峰时间TTP等参数,推断早期脑梗死,同时,与DWI结合推断脑梗死预后情况。当急性脑梗死时,CBV下降,CBF下降,MTT延长,解释为侧支循环建立造成局部血流路径延长,或血管狭窄血液流速减慢,自然会造成TTP延长。当PWI病灶体积>DWI病灶体积时,脑梗死范围最终会明显增大。PWI病灶体积>DWI时,脑组织为血液灌注不足,尚未导致钠钾泵衰竭,提示"脑缺血半暗带"。PWI病灶体积<DWI病灶体积时,梗死范围相对较小。

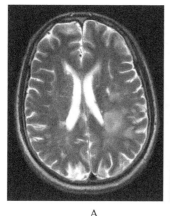 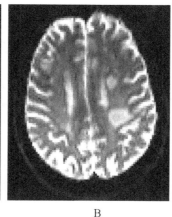 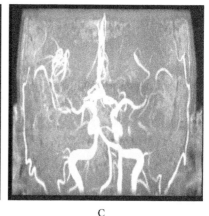

A B C

图1-79 T_2WI、DWI和MRA

A、B. 分别为T_2WI、DWI图显示左侧顶叶斑片状高信号梗死灶,伴双侧放射冠区多发腔隙性梗死灶,DWI像显示更清楚;C. MRA图显示左侧大脑中动脉分支明显减少

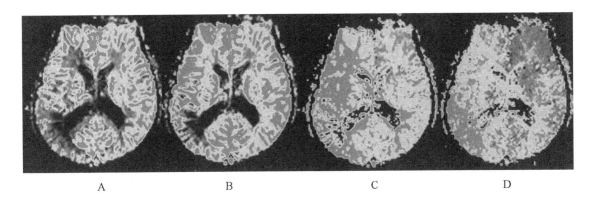

图1-80　MR增强扫描PWI图像,显示右侧颞顶叶梗死灶

A. rCBF图病灶区域相对血流量下降;B. rCBV图病灶区域内相对脑血容量下降;C. MTT图病灶区域内平均通过时间延长;D. TTP图病灶区域内达峰时间延长

⑥磁共振波谱(magnetic resonance spectrum, MRS)与MRI结合进行感兴趣区脑组织的代谢和功能研究。脑质子波谱也可用于评价急性脑缺血,主要的评价指标是位于1.33ppm的乳酸Lac(lactate)和2.02ppm的N-乙酰天门冬氨酸NAA(nitrogen acetyl-aspartate acid)。在正常脑组织中MRS不能检出乳酸峰,而NAA是神经元和轴索内特有的物质,可见于正常的MRS波谱中。

许多动物实验表明,MRS可用于显示急性脑缺血,主要表现为缺血部位的乳酸含量增高。在脑血流降至$20ml/(100mg \cdot min)$脑组织时,MRS就会发现乳酸水平增高,这个阈值与脑电活动消失的阈值相同。在全脑缺血的动物模型发现,缺血发作后即可检出乳酸含量增高,乳酸增高的速度很快,大约10min即可达到最高峰。短时间缺血后的及时再灌注可使代谢恢复正常,乳酸水平降低,而长时间缺血则可导致持续的酸中毒。缺血区内的乳酸水平下降缓慢,可持续数天或数周。

脑缺血时会出现NAA降低。在动物模型研究中,全脑缺血后立即出现NAA下降10%,此后数小时内NAA下降速度趋缓,大约6h后,NAA下降50%,这个结果与常规的生化分析结果完全相同。脑缺血发作后数小时内NAA水平持续下降是在评价急性脑缺血中有重要意义。它是急性脑缺血发作后数小时内,随缺血时间延长,缺血脑组织逐步发生改变的MR评价指标之一,可能用来评价脑缺血的进展状况,可用于预测缺血区神经元存活的情况。

在脑缺血发作后数小时之内,NAA水平缓慢下降,当脑组织发生完全梗死时,NAA可显著下降或完全消失。在急性脑缺血发作数小时内,缺血组织如果出现乳酸含量增高,常规MR扫描没有明显的信号改变,NAA正常或轻微下降,那么这些缺血组织可能是有梗死风险的组织,即脑缺血半暗带。在将来,明确这样的缺血范围可能会成为启动溶栓治疗的标准之一。NAA下降和乳酸增加的程度与脑血流相关,以代谢为基础评价脑卒中的进展,较单纯依靠发病时间和脑血流,更能准确判断缺血状态(图1-81)。

对于T_2WI高信号区的MRS检查,Lac可升高,但NAA可无明显下降。因此,说明MRS对急性脑梗死早期,T_2WI无变化时检查更敏感。

⑦磁共振血管成像(magnetic resonance angiography,MRA)通过无创性成像显示脑血管,增强MRA可显示小血管,有助于观察脑血管情况,帮助指导临床进一步检查和治疗并估计预后。

⑧血氧水平依赖成像(blood oxygen image level dependent,BOLD)技术是利用人体生理状态下血红蛋白氧合程度不同产生局部血管内磁感应性变化。脑中枢兴奋时,由于细胞需要能量,局部血液循环量增加,引起血管内血液的氧合血红蛋白增加,脱氧血红蛋白减少,后者具有顺磁性,使血液信号降低。氧合血红蛋白增加与周围使血液横向磁化的衰减变慢,被激发脑功能区的T_2WI及T_2^*信号强度增加,与周围脑组织产生信号对比。这种方法可直接检查特定功能区,评定脑缺血。

4. **脑血管造影**　脑血管造影检查通过观察血管管腔内造影剂充盈情况变化来推断病变的部位及程度,不但可以发现脑梗死动脉变细、僵直,同时还可发现闭塞动脉走行中断及远端分支不显影等

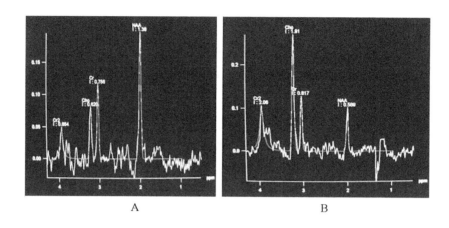

图 1-81 MRS 图缺血灶
A. 显示对应正常侧 MRS；B. 显示病灶侧，NAA 下降，Lac 出现且倒置显示

直接征象，同时还可进行动脉溶栓治疗，狭窄大血管动脉支架治疗，并及时观察血管再通情况及狭窄动脉支架治疗后疗效观察。脑血管造影可以显示血管异常，观察动脉期、毛细血管期、静脉期、窦期变化分析血液循环情况，还可显示侧支循环代偿情况，静脉引流代偿情况，观察循环时间变化，动态显示脑血流情况。

5. 缺血性脑血管病的比较检查学　对于急性脑血管病患者，影像检查首选 CT，观察有无出血，同时观察脑血管密度变化，使用窄窗技术帮助观察有无缺血病灶出现，脑沟、池有无变窄情况出现，可根据判断情况，无出血病灶，可进一步 CTA 及 CT 灌注检查，根据不同情况提供临床治疗影像依据。同时也可行 MRI 检查，除常规 FSE 序列外，需FLAIR 像区分新旧病灶，做 DWI 及 PWI 检查，比较两者是否一致，推断"脑缺血半暗带"进而估计预后并指导临床治疗，MRA 检查可观察脑大血管情况，增强 MRA 可进一步观察较细分支情况。MRS对脑缺血显示敏感，同时可根据 MRS 变化推断脑组织缺氧及神经元损伤情况。而 BOLD 可用来针对性观察特定功能区的影像变化，帮助观察功能区的临床恢复情况，估计临床预后。总之，CT、MR 检查技术的不断进步为缺血性脑血管病的检查和治疗提供了更加准确的影像依据。

（二）脑静脉窦闭塞

1. CT 表现　平扫显示，广泛脑水肿显示脑实质密度减低，脑沟、脑池受压变窄，脑室变小，闭塞静脉窦引流受影响区域脑实质可出现脑出血或脑缺血梗死样表现。脑静脉窦血栓显示相对密度增高影，具有相对特征，但出现比率不高。增强扫描

可见闭塞静脉窦局部充盈缺损，且脑表面静脉增强血管由于吻合静脉的开放明显增多，可见脑梗死样脑增强表现（图 1-82）。

2. MR 表现　脑静脉窦闭塞初期表现为硬膜窦或静脉流空影消失，T_1WI 表现脑肿胀或异常信号，T_2WI 信号无异常表现。此表现是由于脑静脉窦血栓形成后，脑内血容量增加，脑静脉系统扩张，静脉压无明显上升。由于脑静脉内无瓣膜、网织交错，静脉内血流可逆向流动，一般情况下，小静脉多数处于塌陷状态，当静脉压上升时，小静脉扩张。互相吻合引流使静脉内压力下降，颅内压稳定，无血-脑屏障破坏，仅表现为脑肿胀。

进入静脉窦闭塞中期，脑肿胀伴脑室正常或脑室扩大，T_2WI 上可见异常信号表现，可出现在双侧脑室旁、基底节区及丘脑等处。随着脑静脉窦闭塞进展，脑静脉系统扩张已经不足以维持脑静脉压稳定，静脉压升高驱使游离水经毛细血管床进入脑室系统内，此时脑室内压力较毛细血管床压力低，水分很容易进入脑室内，脑室系统参与颅内压稳定的调节。当脑室内压力增高时脑室可轻度扩大，从而减轻脑室内压力过快上升，维持颅内压稳定。当脑室内压力进一步升高，水分可通过室管膜进入脑间质内，出现室旁水肿。当脑室的缓冲作用不足以维持颅内压稳定时，出现颅内压升高，引起脑水肿发生，脑总容量进一步增加造成静脉及脑脊液回流障碍，渐进性地使脑室受压缩小，因此，脑室的大小取决于脑脊液压力与颅内压之间的压力差，当前者高于后者时脑室扩大，相反脑室缩小，两者相等时，脑室大小正常。

硬膜窦闭塞晚期颅内压很高，静脉回流严重受

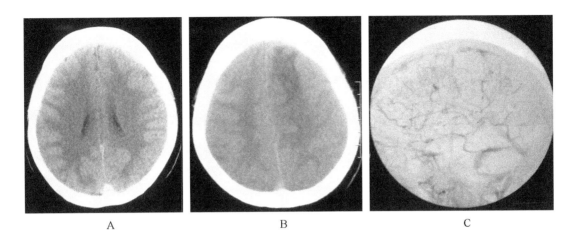

图 1-82　CT 平扫显示上矢状窦血栓形成

A. 发病后 48h,上矢状窦显示高密度,脑实质内无异常密度发现;B. 发病 1 周后,左侧额叶斑片状低密度缺血灶,脑沟池变窄,脑灰白质界限欠清楚;C.DSA 窦期显示,上矢状窦显示不完整,侧支循环静脉开放

阻,引起脑水肿,脑动脉血流减慢,造成脑缺血、缺氧,脑组织梗死,血-脑屏障破坏,小血管可破裂出血,并可形成血肿,MRI 可发现缺血梗死及出血表现,增强扫描可见强化(图 1-83)。

3. 比较检查学　DSA 为诊断本病的金标准,不但可清楚显示静脉窦闭塞部位,同时观察静脉侧支循环开放、建立情况,还可与正常侧比较观察脑血液循环时间变化。就治疗方面讲,还可实施溶栓治疗。CT 检查可帮助观察脑实质肿胀及出血情况,增强扫描可见静脉窦充盈缺损。MRI 检查技术的应用,MRV 显示静脉窦闭塞部位,同时还可观察皮质静脉的引流方向,为静脉窦闭塞的早期诊断提

供了更多帮助。

(三)出血性脑血管病(acute hemorrhagic cerebrovascular disease)

出血性脑血管病(HCVD)占全部脑卒中病例的 40% 左右。常见脑出血病因:高血压症、烟雾病、动脉瘤、动静脉畸形、静脉畸形、血液病、海绵状血管瘤等。

高血压症:脑血管病 Cerebrovascular disease(CVD)的发病率为 150~200/(10 万·年)。CVD 死亡率约 100/(10 万·年)。CVD 幸存者残疾率高达 60%~80%。高血压脑出血占全部脑出血的 70%~80%。中老年高血压症患病率为 25%,高血

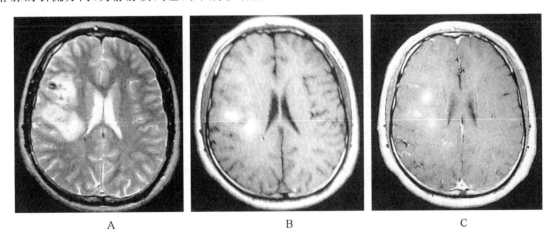

图 1-83　MR 平扫及增强扫描(上矢状窦血栓形成)

A、B. T_2WI 及 T_1WI 显示上矢状窦流空影消失,右侧额顶可见缺血灶及出血灶;C. 增强扫描后,上矢状窦中央未强化,右侧顶叶缺血灶因血-脑屏障破坏不均匀轻度强化

压是引起脑出血的发病机制是由于长期高血压和动脉硬化,在小动脉壁上形成粟粒状动脉瘤,最终动脉瘤破裂出血。预防、治疗高血压症每年可减少约1/4的出血性卒中。55岁以上人群年龄每增长10岁,CVD发病率增加1倍。CVD发病率男性高于女性30%。高血压脑出血男性多于女性。脑出血发病率城市多于农村。脑出血最常见发生部位依次为外囊、基底节、丘脑、脑干、小脑、脑室、蛛网膜下腔等。基底节出血约占全部脑出血的55%。丘脑出血占25%~30%。根据脑出血的时间又分为超急性期、急性期、亚急性期、慢性早期和慢性期。在急性期时主要是新鲜血液经破裂的血管破入到脑实质内,形成血肿,血肿最初为与全血相似的红细胞悬液,继之红细胞凝集,形成主要是血细胞和血小板以及血清等构成的血块,此时血块中95%~98%为氧合血红蛋白。继之血细胞中的营养成分耗尽,血块中水分下降,血块浓缩,周围脑组织受压,发生灶周水肿。进一步,血细胞发生明显脱水、萎缩,脱氧血红蛋白形成。到亚急性期时脱氧血红蛋白转变为正铁血红蛋白,继之血块周围血红蛋白氧化,血细胞皱缩、溶解,并将正铁血红蛋白释放到细胞外。血块灶周水肿和占位表现减轻。血肿、血管周围出现类似炎性的反应,并有巨噬细胞沉积。到慢性血肿早期时,血块周围水肿消失,炎性反应开始消退,血管增生,血肿缩小。灶周出现反应性星形细胞增生,还有细胞外正铁血红蛋白和巨噬细胞形成,巨噬细胞内含有铁蛋白和含铁血黄素。在慢性晚期血肿,即血肿囊变期,血肿边缘形成致密的胶原包膜,包括新生毛细血管、血管纤维基质、铁蛋白、含铁血黄素等。

1. 血管造影　可见脑血管移位、拉直和血肿部位血管稀疏区。

2. CT　可反映脑内血肿形成、吸收、囊变的病理过程。

平扫:急性期新鲜血肿表现为密度均匀一致高密度影,血肿呈圆形或卵圆形,边界清楚,CT值50~80Hu。脑室受压变形,中线结构移位。高血压脑出血常发生于基底节区,以壳核最常见,其次为丘脑、脑干等。出血破入脑室或蛛网膜下腔表现相应部位的高密度影。脑出血占位效应3~7d达到高峰,出血16d左右占位效应开始减轻。病程3~7d,血肿内血红蛋白发生破坏、纤维蛋白溶解。其病理演变过程从血肿周边向中心发展,形成所谓"牛眼征",表现高密度血肿边缘模糊、密度减低、周

围环形低密度影逐渐扩大,血肿高密度向心缩小。CT值下降。在15d至1个月后血肿逐渐溶解、吸收,由高密度转变为等、低密度影。大约2个月血肿可完全吸收。血肿吸收后瘢痕组织修复,局部收缩,邻近脑室被牵拉扩大,脑池、脑沟增宽(图1-84、图1-85、图1-86)。

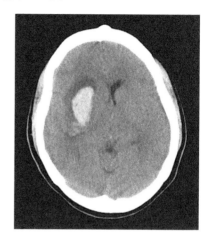

图1-84　右侧底节区血肿

CT示右侧底节区半圆形高密度影,边界清楚,右侧脑室受压变形

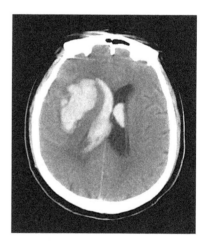

图1-85　CT右侧底节区血肿破入双侧脑室内

右侧底节区及双侧脑室内高密度影,右侧脑室受压变形

3. MRI

(1)超急性期:血肿主要由完整红细胞(RBC)内氧合血红蛋白(HBO_2)构成,氧合血红蛋白缺少不成对电子,具有抗磁性。在磁共振成像时既不影响T_1和T_2弛豫时间。此时血肿信号为等信号。由于短期内血块收缩和血浆中水分被吸收而致蛋白含量增加,又可造成T_1弛豫时间缩短,此时血肿

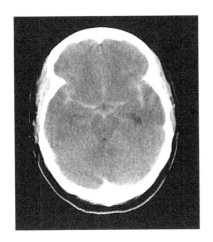

图 1-86　蛛网膜下腔出血
CT 示鞍上池、双侧裂池内高密度出血影

将表现为等或略高信号。这在低场强磁共振检查尤为明显,与低场强对蛋白质的作用较敏感有关。在质子密度和 T_2WI 上,血肿为略高信号。氧合血红蛋白在出血后就开始逐渐转为脱氧血红蛋白,脱氧血红蛋白具有 T_2 弛豫增强作用,造成 T_2 缩短,可使血肿显示为等或混杂信号。在血肿早期其周围可无水肿信号,数小时后血肿周围出现水肿,T_1WI 为环状低信号,T_2WI 为高信号。

(2)急性期:血肿内红细胞为脱氧血红蛋白,脱氧血红蛋白含有 4 个不成对电子,呈高速自旋,具有很强的顺磁性作用。脱氧血红蛋白不引起质子和电子的偶极增强,因此不能缩短 T_1,所以不论在细胞内或在细胞外的脱氧血红蛋白 T_1WI 均呈等信号。相反,脱氧血红蛋白对 T_2 的作用非常明显,能缩短 T_2 时间。因此急性血肿在 T_2WI 为低信号。脱氧血红蛋白的短 T_2 作用是由于铁在细胞内外分布不均匀,造成局部磁场不均匀从而引起质子去相位造成。脱氧血红蛋白的短 T_2 作用是与 MR 扫描机的磁场强度的平方成正比。在 PDWI 上血肿为略高信号。急性期血肿周围出现较明显水肿,水肿表现为 T_1WI 为低信号,T_2WI 为高信号。

(3)亚急性期:血肿内红细胞的脱氧血红蛋白继续氧化,形成正铁血红蛋白,正铁血红蛋白内含有 5 个不成对电子,为顺磁性物质,使 T_1、T_2 弛豫时间同时缩短。一般情况下脱氧血红蛋白氧化成正铁血红蛋白的过程是由血肿外层向中心推移;此外,在亚急性期血肿周围水肿带仍存在。血肿在 T_1WI 上中心为等信号,边缘为高信号,而周围水肿带为低信号。在 T_2WI 血肿为低信号周围环绕高信号水肿带。在亚急性后期,血肿内红细胞溶解,正铁血红蛋白游离细胞外,T_1 缩短,T_2 延长。此时血肿在 T_1WI 和 T_2WI 上均为高信号。此外,含铁血黄素在血肿壁沉积成环,在 T_2WI 上呈极低信号(图 1-87 图 1-88)。

(4)慢性期:血肿内红细胞已溶解,稀释的游离正铁血红蛋白引起 T_1 弛豫时间缩短和 T_2 弛豫时间延长,血肿在 T_1WI 和 T_2WI 均呈高信号。含铁血黄素环明显增加,在 T_2WI 上表现为极低信号环。此后,血肿进一步演变,由于吞噬细胞的不断吞噬、分解和移除血肿内血红蛋白,在血红蛋白分解时同时产生大量含铁血黄素和铁蛋白,形成大量含铁血黄素和铁蛋白的囊腔,T_1WI 和 T_2WI 均为低信号。

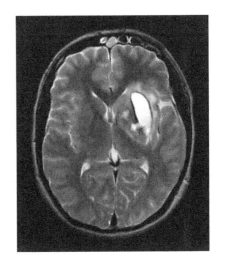

图 1-87　亚急性左侧底节区血肿
T_2WI 血肿呈长 T_2 信号,边界清楚

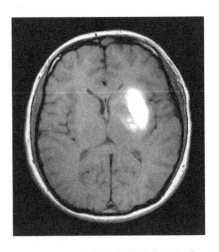

图 1-88　亚急性左侧基底节区血肿
T_1WI 左侧底节区血肿呈短 T_1 信号

鉴别诊断:CT 和 MR 诊断脑出血并不困难,要明确出血的病因,明确是否为高血压脑出血、脑动脉瘤 AVM、血液病等所引起的脑出血的相鉴别。

(四) 动脉瘤(aneurysm)

1. 血管造影　脑血管造影是诊断颅内动脉瘤的最准确的检查方法,检出率远远高于 MRA、CTA 等。脑血管造影正位、侧位以及多个角度的斜位可见显示完整的颅内动脉瘤和动脉瘤形态的细节特征。确定动脉瘤是单发或多发;载瘤动脉是否痉挛;动脉瘤颈部;侧支循环状况;动脉瘤形态(图 1-89、图 1-90、图 1-91、图 1-92)。

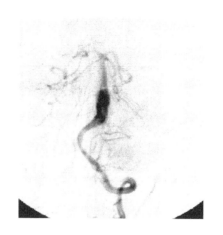

图 1-91　基底动脉梭形动脉瘤 DSA
左椎动脉正位像示基底动脉梭形扩张,局部造影剂滞留

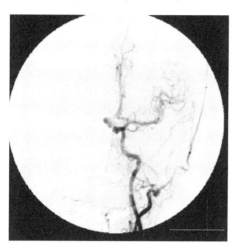

图 1-89　囊状动脉瘤 OSA 正位
示左侧颈内动脉眼动脉水平囊状动脉瘤,呈葫芦状充盈染色

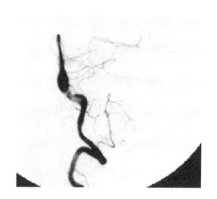

图 1-92　基底动脉梭形动脉瘤 DSA
左椎动脉侧位像基底动脉梭形增粗

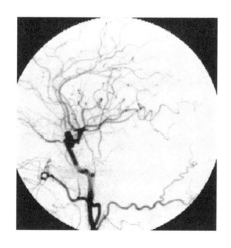

图 1-90　囊状动脉瘤 DSA
侧位示左侧颈内眼动脉处动脉瘤向上突起

2. CT　平扫用于 SAH、动脉瘤、腔内血栓形成、壁钙化等表现。局限性出血有助于判断动脉瘤的部位。增强检查有助于鉴别动脉瘤内是否有血栓形成。CTA 可使用多种后处理技术,如多平面重建(multiple plane reconstruction,MPR)、最大密度投影(MIP)、表面遮盖显示法(shaded surface display,SSD)、容积再现(volume rendering,VR)以及仿真内镜(VE)等技术,用于补充轴位图像的信息,在诊断>3mm 的颅内动脉瘤时准确率达到 90% 以上(图 1-93)。

3. MRI　囊状动脉瘤依有无血栓可将其分为无血栓形成动脉瘤、部分血栓形成动脉瘤和完全血栓形成动脉瘤。3 种动脉瘤的 MR 表现不同,无血栓形成的动脉瘤 T_1WI 和 T_2WI 中呈流空的低信号,周围有搏动伪影;完全血栓形成的动脉瘤可见层状血栓,血管壁血栓内可见含铁血黄素黑环;部

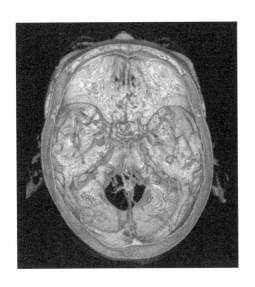

图 1-93 前交通动脉瘤 CTA
前交通动脉处囊状血管扩张影

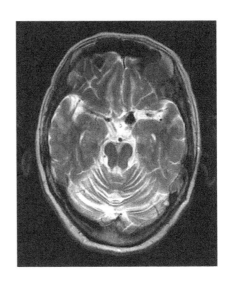

图 1-95 左侧颈内动脉顶端囊状动脉瘤
T_2WI 显示局部有扩张血管流空效应影

分血栓形成的动脉瘤具有前两者表现。梭形动脉瘤和夹层动脉瘤表现为纡曲增粗流空血管,若血管内流速较低可显示为高信号。血管内血液流动成像,主要使用两种扫描序列——时间飞跃法(TOF)和相位对比法(PC).颅内动脉瘤多使用 3D TOF 扫描以及多种后处理技术进行检查(图 1-94、图 1-95、图 1-96)。

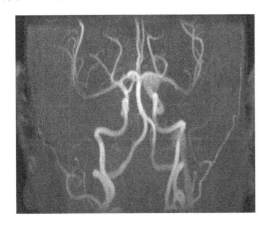

图 1-94 左侧颈内动脉顶端囊状动脉瘤(大脑前中动脉分叉部)
MRA 示球形动脉瘤充盈影,余血管正常

(五)脑血管畸形

1. 动静脉畸形

(1)X 线平片:AVM 的患者 20% X 线平片可见钙化,颅骨血管沟增宽。一般无阳性发现。

(2)血管造影:动脉期可见纡曲畸形血管团,即增粗供血动脉和引流静脉。在静脉期 AVM 内极

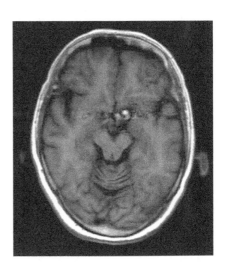

图 1-96 右侧颈内动脉顶端动脉瘤
T_1WI 左侧颈内动脉顶端动脉瘤呈
短 T_1 信号,局部血流涡流效应

少有造影剂充盈。AVM 的血管巢为管径大小不等、走向不明或相互缠绕的对比剂通道,在动脉期显影最清楚(图 1-97、图 1-98、图 1-99、图 1-100)。

(3)CT:平扫,脑内 AVM 多发生于额颞顶枕皮质可见蚯蚓状迂曲略高密度血管影,多无占位效应,脑内 AVM 可见有增粗的深静脉大脑大静脉或增粗的浅静脉皮质静脉。AVM 病灶多伴有钙化影。若脑内 AVM 伴出血可见脑内不规则高密度影,边界清楚,脑室受压变形。增强扫描:脑内 AVM 可见明显迂曲强化血管影,并可见增粗供血动脉。CT 扫描对出血范围、血肿大小、蛛网膜下腔

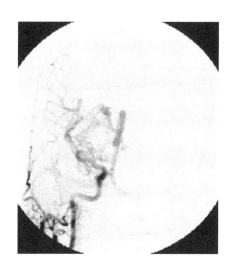

图 1-97　右侧底节 AVM DSA

显示右侧窦纹动脉增粗,局部有畸形血管团伴深静脉引流

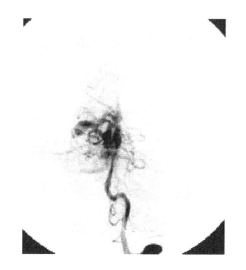

图 1-99　右侧小脑 AVM

左椎动脉造影示右侧小脑上动脉增粗供血,右侧小脑上部异常团状血管影

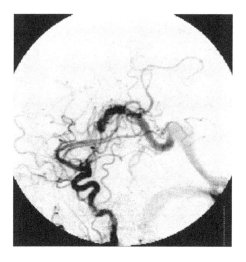

图 1-98　右侧底节 AVM

侧位示大脑内静脉及大脑大静脉早现伴增粗

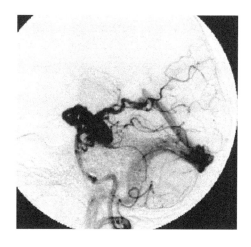

图 1-100　右侧小脑 AVM

侧位示右侧小脑 AVM 伴基底静脉增粗引流、早现

出血及脑积水有很高的诊断价值。

(4)MRI:MRI 对血管流空效应、血流呈黑色的脑血管性病变较敏感。AVM 有较大的血管巢,在 T_1WI、T_2WI 均呈低信号的迂曲血管团,其内有血栓时,T_1WI 表现为低信号的血管团内夹杂有等信号或高信号灶,T_2WI 表现为低信号的血管内夹杂高信号灶。MRI 对供血动脉和引流静脉显示较好,脑内 AVM 由大脑前、中、后动脉主要分支供血,一般可见粗大供血动脉及增粗的引流静脉血管流空影。增强扫描检查,AVM 血管团可强化,引流静脉和一些流速慢的供血动脉也可强化。AVM 平扫可

确诊,无需强化。

MRA,常规 MRI 检查通常即可明确诊断脑 AVM。MRA 检查价值在于进一步显示 AVM 的结构,为治疗提供有价值的信息。MRA 能够清楚地显示 AVM 血管团及其供血动脉和大的引流静脉。MRA 的不同检查方法各有优势,3D TOF MRA 对供血动脉提示大,血流速度快而复杂的 AVM 较理想,对 AVM 的小动脉和静脉显示好。在无出血时,信噪比好的 3D TOF 是首选检查方法。若有明显出血时,应用 2D PC 法,可显示不同流速的供血动脉和引流静脉。3D PC 法 MRA 效果同 3D TOF 法相近,背景压抑好,不受出血的影

响,但检查时间略长,最佳流速码较难掌握。脑AVM治疗,目前有外科手术切除、介入栓塞治疗、放射治疗包括 γ-刀和 X-刀治疗。AVM 的血管团<1cm,放射治疗 AVM 后血管团闭塞率达 100％,血管团直径在 1～4cm 者,闭塞率达 85％。>4cm 的闭塞率约 50％(图 1-101、图 1-102、图 1-103、图 1-104、图 1-105、图 1-106)。

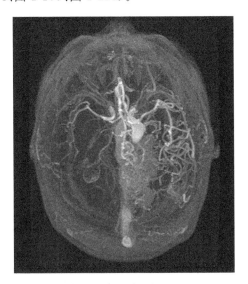

图 1-101　左顶动静脉畸形 MRA 及 MRA

左侧大脑前中动脉增粗,参与左顶
AVM 供血,局部有扩张引流静脉

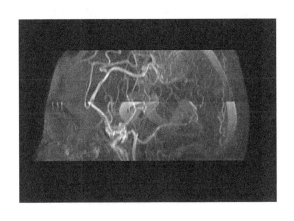

图 1-102　左顶动静脉畸形 MRA 及 MRA

左侧大脑前中动脉增粗,参与左顶 AVM 供血,
局部有扩张引流静脉

2. 脑静脉畸形(cerebral venous malformation,CVM)

(1)血管造影:典型表现在静脉期至窦期可见白质内多条细小静脉扩张增粗汇集于一支粗大的静脉,基底部位于脑膜上,顶端直接伸向脑室,引流

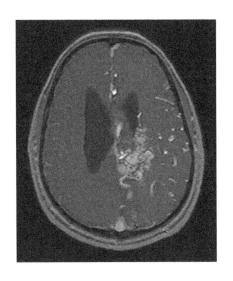

图 1-103　左顶动静脉畸形 MRA 及 MRA

左侧大脑前中动脉增粗,参与左顶
AVM 供血,局部有扩张引流静脉

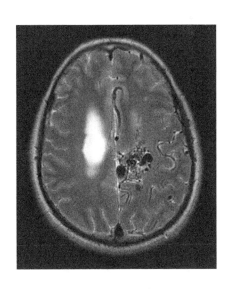

图 1-104　左顶动静脉畸形

T_2WI左侧有网状异常增粗、迂曲血
管影,右侧脑室增大

经正常的浅静脉或深静脉进入邻近静脉窦。典型的形状为"水母头"征(Caput medusa),亦有学者称为"伞状""车轮状"或"星簇状"改变。静脉畸形的染色较正常静脉持续时间长。

CVM 的诊断要点为:①正常的循环时间;②动脉期正常;③在动脉晚期至毛细血管早期,毛细血管扩张或静脉早显;④静脉期见许多细小扩张的髓静脉呈辐射状经扩张的引流静脉到达硬膜窦(浅表型)或经室管膜下静脉引流(深部型);⑤无肿块占位效应。

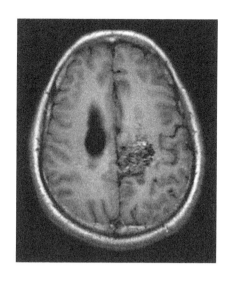

图 1-105　左顶动静脉畸形
T_1WI 左侧有网状异常增粗、迂曲血
管影,右侧脑室增大

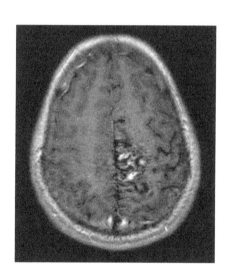

图 1-106　左顶动静脉畸形
T_2WI 和 T_1WI 左侧有网状异常增
粗、迂曲血管影,右侧脑室增大

(2)CT:平扫,最常见为条状等密度影,周边无脑水肿。也可表现为条状稍高密度影,系扩张的髓静脉网或引流静脉。增强检查,阳性率为87%,有三种表现:①穿越脑的线形强化影(32.5%),为引流静脉;②白质中圆形强化影(32.5%),周围无水肿占位效应,系髓静脉网或引流静脉;③两者同时出现(18.6%)。

(3)MRI:典型表现为许多细小扩张的髓静脉呈放射状汇入一条或多条引流静脉。由于血管流空效应,引流静脉在 T_1WI 均呈低信号,T_2WI 多呈低信号,少数引流静脉 T_2WI 呈高信号,可能与血

流慢有关。增强扫描后引流静脉和髓静脉网均明显强化,可清晰显示CVM"水母头"样表现,见图1-107、图1-108、图1-109。

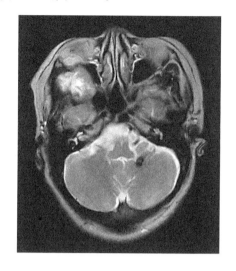

图 1-107　小脑静脉畸形 T_2WI
左侧小脑邻近桥小脑脚处有低信号
(含铁血红素沉积)

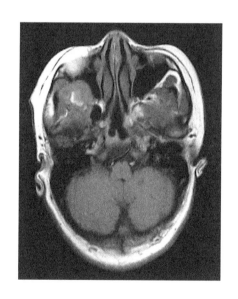

图 1-108　小脑静脉畸形
平扫 T_1WI 左侧小脑病灶为低信
号,边界尚清楚

3. 海绵状血管瘤(cavernous angioma)
(1)X线表现:大多数患者正常,少数患者可见斑点状或小结节状钙化。

(2)血管造影:绝大多数患者造影正常,少数可见血管稀疏区。血管造影病灶不显影原因有:①病灶内血栓形成;②血流淤滞;③病变小;④没有明显供血动脉等。

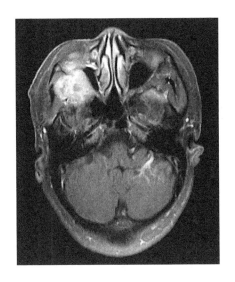

图 1-109　小脑静脉畸形

增强扫描左侧小脑邻近桥小脑脚有
"水母头"样静脉增强影,靠近静脉窦处
静脉粗大

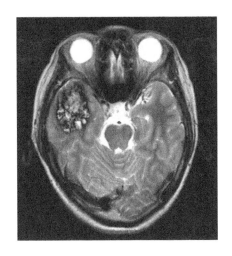

图 1-110　右颞脑内海绵状血管瘤 T_2WI

右颞混杂 T_2 信号,边界清楚,局部
有含铁血黄素沉积

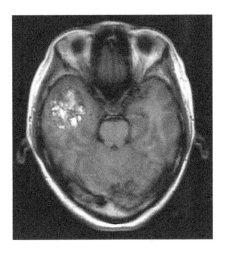

图 1-111　右颞脑内海绵状血管瘤

平扫 T_1WI 右颞海绵状血管瘤为高
低混杂信号

(3)CT:平扫病灶表现为类圆形的高密度影,密度不均匀,30%可见钙化,增强后病灶轻度强化。起源于硬膜的海绵状血管瘤酷似脑膜瘤,平扫呈等或稍高密度影,增强后病灶明显强化,边界清楚,病灶体积较大,亦称硬膜型海绵状血管瘤。

(4)MRI:平扫特点①脑实质型病灶表现为混杂信号,T_1WI 及 T_2WI 均可见病灶中央呈高信号,其周围见一环形低信号环绕,亦称"铁环征"。这种混杂信号的高信号是由亚急性出血的产物正铁血红蛋白引起,而周围低信号则由慢性出血的代谢产物含铁血黄素沉积所致。②无异常血管流空。③一般无水肿占位效应。

起源于硬膜海绵状血管瘤平扫病灶为长 T_2 稍长 T_1 信号,边界清楚。增强扫描可见病灶明显均匀强化,于硬膜紧密相连,见图 1-110、图 1-111、图 1-112、图 1-113、图 1-114、图 1-115、图 1-116、图 1-117、图 1-118。

4.毛细血管扩张症(capillary malformation)

(1)血管造影:毛细血管扩张症属于隐匿性血管畸形,血管造影不能显示病灶。

(2)CT:平扫多为正常,偶可见孤立小结,呈稍高密度,少数伴钙化。增强扫描病灶轻度强化,病变周围脑实质可有局限性脑萎缩。

(3)MRI:病灶<2mm,T_1WI 呈稍低信号,T_2WI 呈等或稍高信号。增强扫描病灶可见强化。

5.烟雾病(moyamoya disease)

(1)血管造影:脑血管造影是主要确诊手段,表现为双侧或一侧颈内动脉床突上段和大脑前、中动脉近段有狭窄或闭塞,大脑后动脉近端也可受累。两侧可不对称,可先发生于一侧,后发展成两侧,先累及 Willis 环前半部,后累及发展至后半部,最终整个 Willis 环闭塞,造成双侧丘脑、基底节、脑干等多支穿越脑底动脉的闭塞。颅内外可见侧支循环建立代偿。其侧支循环通路分三组:①颈内动脉虹吸部末端闭塞后,通过大脑后动脉与大脑前、中动脉终支间吻合形成侧支循环;②未受损的动脉环分支均参与基底节核团的供血,包括内外侧豆纹动脉、丘脑动脉及丘脑膝状体动脉、脉络膜前后动脉

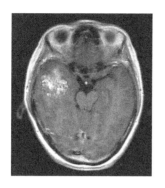

图 1-112　右颞海绵状血管瘤
增强扫描右颞海绵状血
管瘤强化不明显

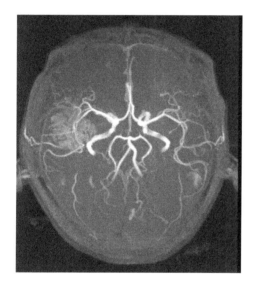

图 1-113　右颞海绵状血管瘤
MRA 脑内血管走行正常,未见增粗供血
动脉

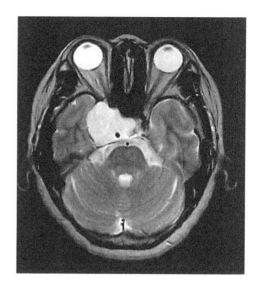

图 1-114　右侧鞍旁硬膜型海绵状血管瘤
T_2WI 右侧鞍旁及鞍内上可见哑铃状长
T_2 信号,边界清楚,右侧颈内动脉海绵窦段血
管被包绕

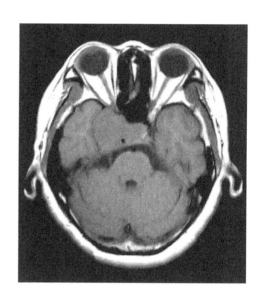

图 1-115　右侧鞍旁硬膜型海绵状血管瘤
平扫 T_1WI 右侧鞍旁及鞍内上肿瘤为稍
长 T_1 信号

等;③颈外动脉的分支与大脑表面的软脑膜血管之间吻合成网,见图 1-119、图 1-120。

(2)CT:平扫双侧底节区、皮质灰白质可见多发低密度影,同时伴有脑萎缩。部分患者表现为蛛网膜下腔出血、脑内出血或脑室内出血。增强扫描可见脑底池及底节区有侧支循环网,表现为不规则的扭曲成团的血管网强化影。

(3)CTA:可见颈内动脉、大脑前、中动脉、Willis 环的狭窄和闭塞,以及脑底代偿血管网。

(4)MRI:单侧或双侧颈内动脉海绵窦段或床突上段、大脑前、中动脉近端狭窄或闭塞,导致血管流空效应减弱。患侧或双侧尾状核、豆状核、内囊以及下丘脑建立侧支循环,T_2WI 及 T_1WI 呈无数点状或细线样流空的低信号影。双侧底节区、额、

顶叶颞叶均可见多发片状长 T_2 长 T_1 缺血信号。

MRA 可直观显示颈内动脉、大脑前、中动脉及 Willis 环的狭窄或闭塞。MRS 可显示脑代谢情况。DWI 能显示早期脑缺血性改变,并能监视病情发展见图 1-121、图 1-122、图 1-123、图 1-124、图 1-125、图 1-126。

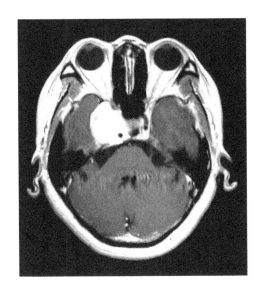

图 1-116　右侧鞍弯硬膜型海绵状血管瘤

增强扫描右侧鞍旁及鞍内上肿瘤明显均匀强化,边界清楚

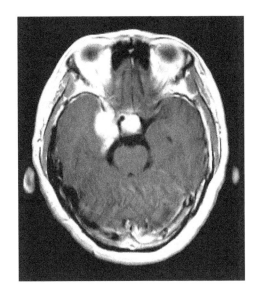

图 1-118　右侧鞍弯硬膜型海绵状血管瘤

增强扫描右侧鞍旁及鞍内上肿瘤明显均匀强化,边界清楚

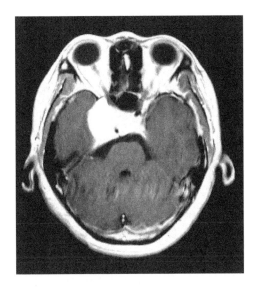

图 1-117　右侧鞍弯硬膜型海绵状血管瘤

增强扫描右侧鞍旁及鞍内上肿瘤明显均匀强化,边界清楚

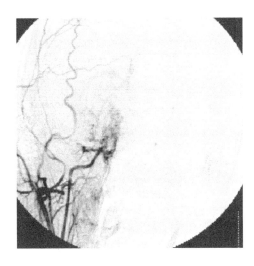

图 1-119　烟雾病脑血管造影

右侧颈内动脉眼动脉以上闭塞,局部有烟雾状血管团

五、颅脑外伤的影像学诊断

颅脑外伤(injury of skull and brain)常见,死亡率高,后遗症多。除颅骨骨折与颅缝分裂外,还可引起脑震荡和脑挫裂伤、继发脑水肿、颅内血肿和脑疝等。继发病变后果严重。应尽早发现颅内血肿,以便及时手术清除。因为颅内血肿的漏、误诊造成治疗不及时是致死的主要原因。脑血管造影对诊断颅内血肿虽有一定帮助,但不及 CT 简单、可靠。急性外伤,多用头颅 X 线平片和 CT 检查,CT 平扫为首选检查方法。对颅内出血的亚急性期和慢性期,MRI 可提供更多的信息。临床上怀疑蛛网膜下腔出血,而 CT 表现阴性时,可进行 MRI FLAIR 序列检查。平片价值不大。DSA 很少用于脑外伤检查。

1. 头皮血肿　头皮分五层:真皮、皮下组织、帽状腱膜、腱膜下组织和骨膜。各层下均可出血或肿胀,多数情况下不能分辨具体位置和鉴别出血或肿胀。腱膜下间隙结合疏松,出血易弥散。

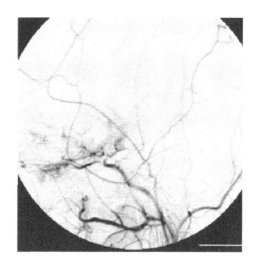

图 1-120　烟雾病脑血管造影

右侧颈内动脉眼动脉以上闭塞,局部有烟雾状血管团

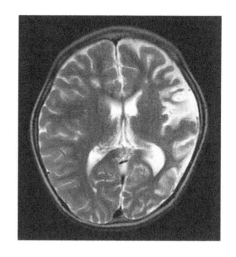

图 1-122　烟雾病 T_2WI

双侧大脑中动脉显示不清,双侧颈内动脉未见血管流空效应,左额颞脑沟裂增宽,左侧脑室增大

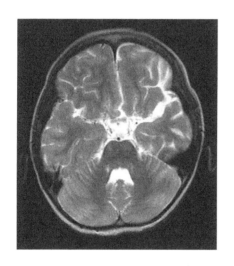

图 1-121　烟雾病 T_2WI

双侧大脑中动脉显示不清,双侧颈内动脉未见血管流空效应,左额颞脑沟裂增宽,左侧脑室增大

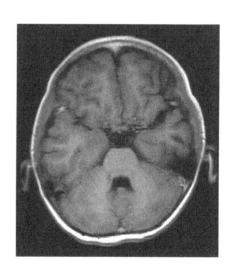

图 1-123　烟雾病

T_1WI 示左侧额颞脑沟裂增宽,局部萎缩

2. 颅骨骨折　骨折分线样骨折、凹陷骨折、不完全骨折等,线样骨折注意和滋养血管孔鉴别,后者边缘不锐利,可见薄的骨皮质。凹陷骨折＞1cm需外科手术矫正。不完全骨折一为局限于外板的骨折,为非开放性骨折,另一为儿童的乒乓骨折。骨折还可以造成颅内积气(间接征象)、邻近血管神经损伤等,如视神经管内段、海绵窦(可致颈内动脉海绵窦瘘或颈内动脉蝶窦瘘等)。颞骨岩部骨折按岩锥走行分纵行和横行骨折,可累及内耳和中耳。另外颅骨骨折常合并颅内出血和脑挫裂伤。头颅

X线平片是诊断颅骨骨折与颅缝分裂的有效方法,可发现明显的骨折线或颅骨凹陷。合并硬脑膜破裂的颅骨骨折为开放性骨折。常合并颅骨粉碎性骨折、脑内碎骨片或异物存留,并发气脑、脑脊液漏和颅内感染等,属严重脑损伤。

CT可发现颅骨骨折(图 1-127,图 1-128)、颅内碎骨片或异物、气脑等改变,但在病情危重时,则不应勉强进行。在疑有颅底骨折时,也不应做颅底摄影,因为不仅难于显示骨折,而且可加重病情,应在伤情稳定后进行,摄影要求迅速、安全。骨折的出现对于了解颅内外伤也有帮助,如骨折横过脑膜中

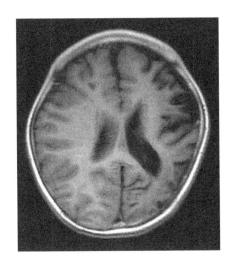

图 1-124 烟雾病

T₁WI 示左侧额颞脑沟裂增宽,局部
萎缩

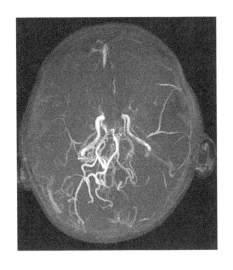

图 1-126 烟雾病

MRA 示双侧颈内动脉眼动脉以上
闭塞,双侧大脑后动脉代偿供血

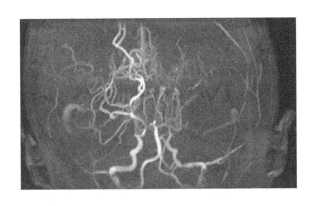

图 1-125 烟雾病

MRA 示双侧颈内动脉眼动脉以上闭塞,双侧大脑
后动脉代偿供血

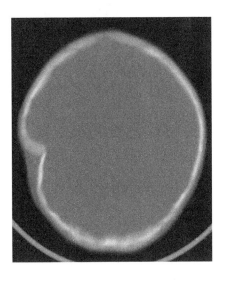

图 1-127 右侧颞骨骨折,周围头皮血肿

动脉压迹,又有颅内血肿的临床表现,则在骨折下
方可能有硬膜外血肿。

3. 脑挫裂伤(cerebral contusion) 病理上为
脑皮质和深层散在小的出血灶、脑水肿和脑肿胀。
脑裂伤(laceration of brain)指脑与软脑膜血管的
断裂。两者常同时合并存在,故统称脑挫裂伤。

CT 检查见脑挫裂伤多位于颅板下皮质,呈边
界不清的高低混杂密度,为脑内低密度水肿伴散在
点状高密度出血灶。占位征象一般比较明显(图 1-
129)。MRI 见脑水肿在 T₁WI 上为低信号,T₂WI
上为高信号。出血 T₁WI 和 T₂WI 均为高信号。
有的表现为广泛的脑水肿或脑内血肿。脑白质剪
切伤的症状多较重,常呈昏迷状态或精神症状。病
灶多位于灰白质交界部或大的白质束,如胼胝体

等,表现为小灶低密度或高密度出血点,常多发。
CT 常不易显示或显示不全。MRI 较有优势。

4. 硬膜下血肿 血肿位于硬膜和蛛网膜之间,
不受骨缝限制,沿脑表面广泛分布,故硬膜下血肿
易蔓延而常范围广泛。多由桥静脉或静脉窦损伤
所致。

CT 上急性期表现为颅骨内板下方新月形或半
月形高密度,血肿范围广泛(图 1-130)。少数可因
粘连或血液凝固而呈梭形。脑水肿和占位效应明
显。急性期呈高密度或高低不均。亚急性期或慢
性血肿,表现为略高、等、低或混杂密度。偶尔老年
人以亚急性期为首发,常因密度与脑组织相等而漏

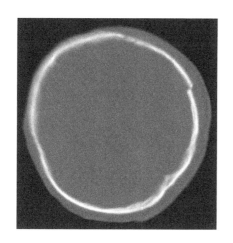

图 1-128　左侧颞骨凹陷骨折

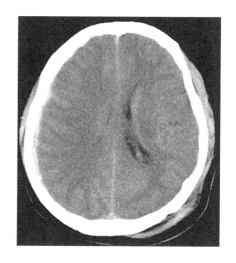

图 1-130　右侧颞顶硬膜下血肿

右侧颞顶骨内板下方新月形高密度
影,右侧脑室体部受压。左侧颞顶枕头
皮血肿

度,可因蛛网膜和硬膜破裂脑脊液进入而出现液液
平面(儿童常见),也可因血细胞的沉积而出血液液
平面,或密度高低不均。后期呈等密度,呈水样密
度而持续不吸收者为水瘤。MRI 上血肿信号与血
肿形成的时间有关。

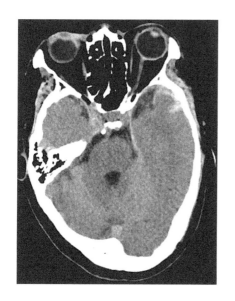

图 1-129　左颞脑挫裂伤

左颞脑实质肿胀,灰白质分界不清,
边缘条状、小片状出血,占位征象明显

诊。MRI 上急性期和亚急性期均表现为高信号,形
态同 CT。慢性期 T_1WI 呈等或略低信号,T_2WI 呈
高信号。硬膜下血肿一般不跨过中线,慢性血肿内
偶可出现分层现象,与血肿吸收缓慢或再出血有
关。

　　5. 硬膜外血肿　血肿位于颅骨内板和硬膜之
间,多由脑膜动脉损伤所致,颞部常见,多为脑膜中
动脉破裂所致,多合并颅骨骨折。

　　CT 上表现为颅骨内板下方梭形或半圆形高密
度灶,至骨缝处受限。病变较局限。占位效应相对
较轻(图 1-131)。血肿很少跨越颅缝,跨骨缝者,常
在骨缝处突然变薄而呈双梭形。急性期多为高密

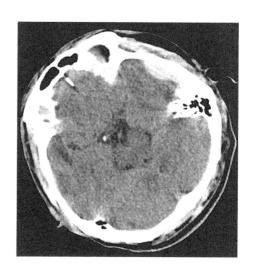

图 1-131　左颞硬膜外血肿

左侧颞骨内板下方半圆形高密度灶,病
变局限,占位效应相对较轻

　　6. 颅内血肿　出血>3cm 或出血较集中可定
为血肿。周围占位水肿明显。

　　影像学表现:

　　(1)多位于受力点或对冲部位脑表面,额颞叶

多见。常伴严重的脑挫裂伤。

（2）CT 为境界清楚的高密度影（图 1-132）。随血肿的吸收密度逐渐减低，边界趋于模糊。

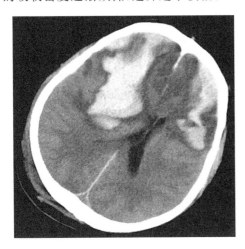

图 1-132　双额脑内血肿
双额叶境界清楚的高密度影，伴严重脑挫裂伤，右侧明显。右颞枕头皮血肿

（3）MRI 上血肿信号变化同高血压性脑出血。

7．蛛网膜下腔出血　为软脑膜血管破裂出血所致，除见于外伤，也常因动脉瘤、血管畸形等破裂至蛛网膜下腔，外伤也可为诱因。蛛网膜出血多位于纵裂和基底池，亦可见于外侧裂和脑室内。合并脑挫裂伤较常见。

CT 上表现为脑裂、脑沟内线样高密度铸形（图 1-133），可因脑脊液的循环而进入脑室系统。占位水肿均不明显（蛛网膜炎时常有脑回的水肿），纵裂常增宽。可在数小时或数天内循环行走或吸收，一般不超过 7d。因此，怀疑蛛网膜下腔出血时，可隔日复查，观察到变化者应可肯定诊断。此时 MRI T_1WI 像和 FLAIR 像上仍可见高信号出血灶的痕迹。

8．颅脑外伤并发症和后遗症

外伤性脑梗死：多为小动脉痉挛或栓子脱落所致，也可能因外伤损伤动脉内膜至血栓形成。常见于儿童基底节区（豆纹动脉供血区）。呈类圆形或不规则形低密度，应出现于外伤后 24h，外伤当时出现者不应考虑梗死。

脑积水：中脑导水管梗阻或粘连可至幕上脑室梗阻性积水；蛛网膜颗粒粘连至脑脊液吸收障碍可至交通性脑积水。

颈内动脉海绵窦瘘或蝶窦瘘：前者表现为外伤后波动性突眼，CT 检查发现一侧海绵窦增宽及同

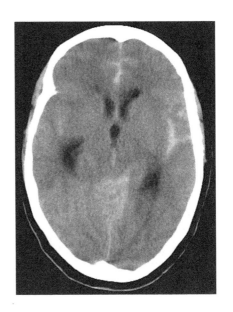

图 1-133　蛛网膜下腔出血
前纵裂、扣带沟、双侧外侧裂、天幕线样高密度影，双侧额颞叶脑回水肿

侧眼上静脉扩张（图 1-134、图 1-135），MRI 检查可发现海绵窦内混杂流空信号。后者表现为外伤后持续头痛及间断性鼻出血，CT 可发现蝶骨体骨折及蝶窦内高低混杂密度，MRI 可显示颈内动脉外形不规则及蝶窦内不同时期的出血。

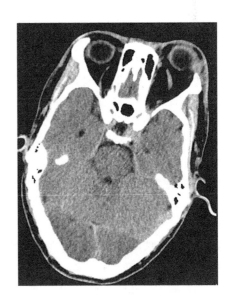

图 1-134　颈内动脉海绵窦瘘
左侧眼球突出，左侧海绵窦增宽，并可见高密度影

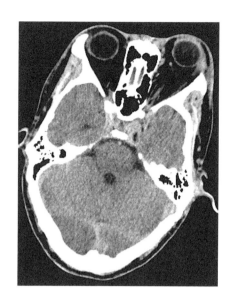

图 1-135　颈内动脉海绵窦瘘

左侧眼球突出,左侧海绵窦增宽,并可见高密度影

六、颅内感染中毒、变性及脑白质病的影像学诊断

1. 化脓性脑炎和脑脓肿　是细菌性脑内感染过程中两个不同的发展阶段,大多由脑外原发感染灶经血行播散传播所致。脑脓肿的形成分为 4 个阶段:第 1 阶段为脑炎早期(1～3d),第 2 阶段为脑炎晚期(4～9d),第 3 阶段为脓肿壁形成期(10～13d),第 4 阶段为脓肿壁形成晚期(14d 以上)。脑炎阶段病变区主要是多形核白细胞、淋巴细胞及浆细胞的浸润,第 3 天,病变中心出现细胞坏死,坏死区周围被炎性细胞、新生血管及增生的纤维细胞包绕。脑炎晚期出现细胞外水肿及星形细胞增生。第 10～13d,胶原脓肿壁形成,至第 4 阶段,脓肿壁不断增厚。胶原沉积是一个重要的有益的病理过程,因为它能限制感染的扩散。皮质类固醇类可减弱脑炎阶段抗菌药物的功效,延缓胶原沉积,不利于脓肿壁的形成。

MRI 表现:由于 MRI 对组织水成分的改变较 CT 敏感,因此较 CT 更易显示脑炎早期的渗出浸润性病灶。T_1WI 呈边缘模糊的低信号区,T_2WI 炎性灶及周围水肿区均呈高信号。脑炎晚期,坏死融合的病灶中心使 T_1 和 T_2 弛豫时间延长,分别表现为低信号和高信号。脓肿壁形成后,周围水肿减轻。脓肿壁表现为 T_1WI 等信号,T_2WI 呈明显低信号的环状边缘。脓肿腔内的信号强度依其所含

成分的不同而异。液化充分的脓肿呈长 T_1、长 T_2 信号,凝胶状脓液趋于等信号强度。增强扫描以注射对比剂后 30～60min 增强效果最佳。脑炎期表现为炎性区内弥漫性增强。脓肿早期脓肿壁呈环状增强,中心信号强度低于周围脑组织。脓肿晚期,增强扫描可以清楚区分脓肿腔、脓肿壁及其周围水肿。脓肿壁一般光滑,厚度均匀,呈形态规则的圆形或类圆形。也有个别脓肿形态不规则,如仔细观察,尽管脓肿壁形态不规则,但仍保持其均匀的厚度,可资鉴别(图 1-136)。

2. 急性播散性脑脊髓炎(acute disseminated encephalomyelitis,ADEM)　是一种罕见的由病毒引起的自动免疫型中枢神经系统脱髓鞘疾病。

ADEM 是某些病毒感染后造成脑白质对感染的自动免疫反应,出现各种各样而且通常是不可逆的脱髓鞘改变,往往由于病毒感染过程中或感染发生后数周内发生。最常见的病毒感染为麻疹,亦可见于风疹、水痘、流行性腮腺炎、百日咳等。一般在病毒感染的 2 周内出现癫痫发作及局灶型神经障碍。在 MRI 的 T_2WI 上,ADEM 病变呈高信号强度。病灶多发,呈非对称性分布于双侧大脑半球,大多数位于皮质下白质区,也可累及深部脑白质、脑干、丘脑及小脑。增强 MRI 可见病灶有增强,但是非增强病灶也不能除外 ADEM 的可能性。病变可以融合呈大片状,而且常可迅速退缩,后者往往是对激素疗法反应敏感的表现。

3. 脑囊虫病(cerebral cysticercosis)　是猪绦虫的囊尾蚴寄生于人体颅内所致的疾病,约占囊虫病的 80%,多见于我国北方。依据囊尾蚴进入颅内的时序及寄生部位的不同分为以下 4 型。

(1)急性脑炎性:多数囊尾蚴一次性进入脑内,引起弥漫性脑水肿、脑肿胀,甚至出现脑细胞坏死,出现颅高压和脑膜炎表现,如精神异常、意识障碍、癫痫发作等。MRI 图像与一般脑炎类似,以脑室周围白质最明显,在 T_1WI 上呈对称性低信号,在 T_2WI 上呈对称性高信号,增强扫描多无增强或不规则强化。

(2)慢性脑实质型:最为常见,约占脑囊虫的 2/3,病程迁移,常有反复。主要表现为癫痫发作、颅内压增高、精神障碍、运动和感觉异常。MRI 上可见散在分布于脑实质的皮质区,小圆形囊性病灶,囊比较薄,于囊壁内侧有一点状影为头节,也可呈大囊形。增强扫描多不强化或轻度强化(图 1-137)。

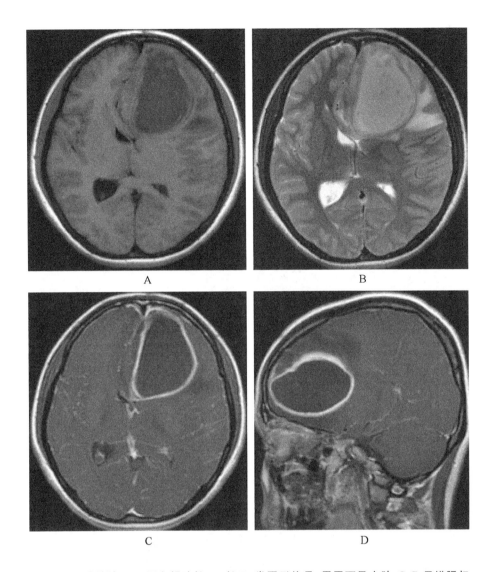

图 1-136　脑脓肿 A、B 示左额叶长 T_1、长 T_2 类圆形信号,周围可见水肿;C、D 示增强扫描后囊壁呈明显强化,囊壁较薄,均一

（3）脑室型:以第四脑室最为常见,可阻塞脑脊液通路。平扫 MRI 表现为囊虫所在部位脑室呈不对称性增大,囊虫直径可＞2cm,囊内靠近一侧囊壁可见头节。脑脊液影相不仅可确定囊虫的存在,还可了解囊虫对脑脊液循环的影响程度。

（4）混合型:为上述各型两种或两种以上类型同时存在。

4. 颅内结核　颅内结核性感染有两种,即结核性脑膜炎和结核瘤。两种类型可以单独或合并存在,且均不易与其他原因引起的脑膜炎、脑脓肿相鉴别。结核性脑膜炎的平扫 MRI 无明显特征性表现,偶尔于基底池内可见轻微短 T_1 和短 T_2 信号。MRI 较 CT 更能清楚地显示发生于结核性脑膜炎早期的蛛网膜下腔扩张。Gd-DTPA 增强扫描

显示基底池和(或)脑沟内铸型状柔脑膜增强,以基底池脑膜增强最常见。MRI 不如 CT 容易显示脑膜钙化。如果出现交通性或梗阻性脑积水,T_1WI可显示脑室周围高信号强度的间质性水肿。

结核瘤可发生于脑实质、蛛网膜下腔、硬膜下腔和硬膜外。发生于脑实质者,瘤体常呈圆形,位于大、小脑的皮髓质交界区或脑室周围。发生于脑外者,瘤体常呈脑灰质信号强度,周围有轻度高信号边缘。在 T_2WI 上信号强度不尽相同,一般与脑组织相比呈短 T_2 低信号,呈长 T_2 信号表现的结核瘤则可能基于瘤体中心较多的液化坏死(图 1-138)。

5. 多发性硬化(multiple sclerosis,MS)　是脑内和脊髓多发脱髓鞘斑块、时间上慢性反复,临床

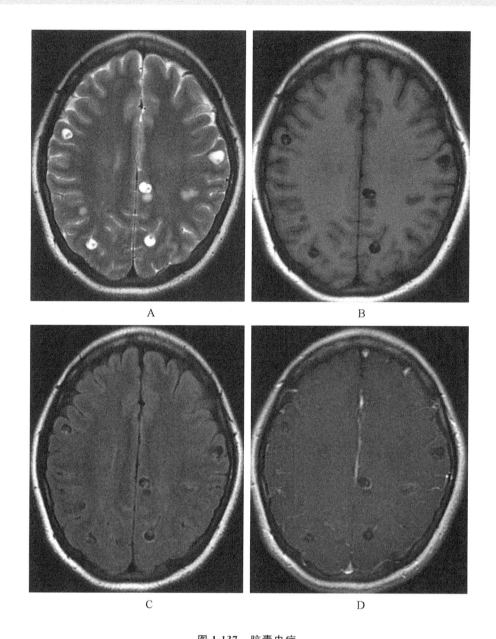

图 1-137　脑囊虫病

A、B、C 分别为 T_2WI、T_1WI、FLAIR，可见脑内多发小圆形囊性病灶，长 T_1、长 T_2 信号表现，注意病灶内偏心性低信号，为头节；D 增强扫描部分病灶囊壁强化

上神经系统缺陷表现多样的一种中枢神经系统最常见的脱髓鞘疾病。MRI 可见大脑半球脑室旁白质区多发、散在椭圆形长 T_1、长 T_2 异信号影，病灶大小躲在 3～5mm，病变边缘略显模糊。MS 椭圆形斑块的长轴有与侧脑室壁呈直角的倾向，胼胝体常受累，此两点可与脑缺血灶鉴别。新旧病灶可同时存在，但静脉注入对比剂后仅见新鲜、活动期病灶增强。病程较长者胼胝体多见萎缩，脊髓 MS 病灶多见于颈段和上胸段，横断面见 MS 斑块常位于脊髓的侧后部，表现为长 T_1、长 T_2 异常信号影。不典型 MS 病灶可单发，形似肿瘤（图 1-139）。

6. 肾上腺脑白质营养不良（adrenoleukodystrophy，ALD）　又称性连锁遗传谢尔德病和肾上腺弥漫性轴周性脑炎等。主要表现为大脑白质广泛性、对称性脱髓鞘改变。病程早期首先在顶、枕叶白质出现病灶，以后逐渐向前发展并累及颞叶白质，也可经胼胝体压部使两侧病灶融合而表现为"蝴蝶"状。ALD 典型 MRI 表现为双侧侧脑室三角区周围顶针区对称性、"蝴蝶"样异常信号影，病灶边缘不规则。T_1WI 上，病灶表现为低信号影，无占位征象。侧脑室体后部及三角区可有轻度扩大。T_2WI 显示为高信号影。静脉注入对比剂后，在病

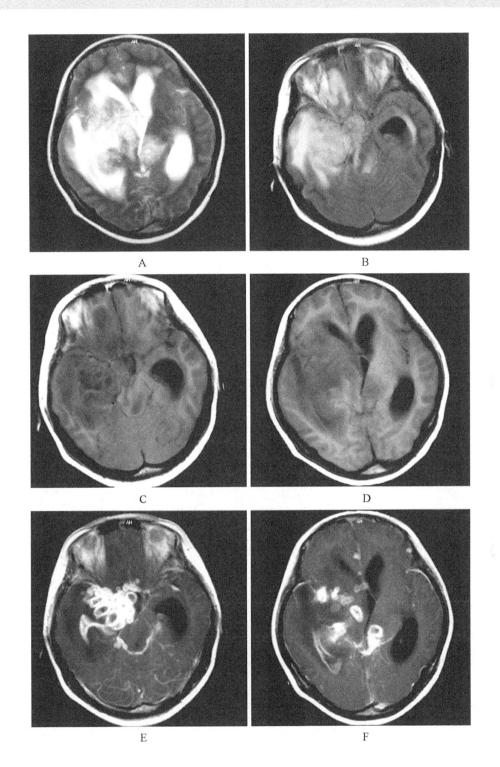

图 1-138　颅内结核

A～D 可见多发结节样长 T_1、长 T_2 信号,周围水肿严重;E～F 增强扫描后病灶呈环
形强化

灶的外周下层的炎性反应区可有线条样增强影。晚期可出现枕叶、顶叶皮质萎缩,以及皮质及随身的华勒变性。MRI 图像显示顶枕部脑沟增宽、皮质变薄,中脑和脑桥腹侧白质内的异常 T_2 高信号影(图 1-140)。

7. 阿尔茨海默病(alzheimer disease,AD)　又称弥漫性大脑萎缩,是大脑皮质的一种变性病。MRI 检查见弥漫性脑萎缩,特别是颞叶萎缩最明显,表现为双侧侧脑室颞角扩大,环池和脉络裂增宽等。

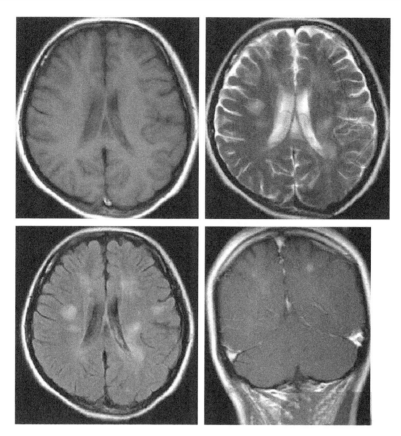

图 1-139 多发性硬化

侧脑室旁可见多发长 T_1、长 T_2 信号影,不对称

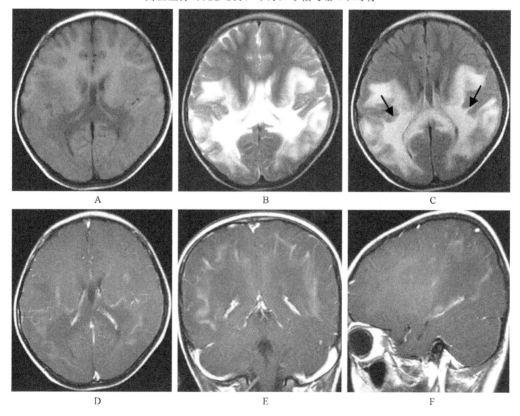

图 1-140 肾上腺脑白质营养不良

A~C. MRI 平扫可见双侧脑室三角区旁对称性长 T_1、长 T_2 信号,呈蝴蝶样;D~F. 增强扫描示病灶轻度不均匀强化

8. 脑桥中央髓鞘溶解症(central pontine myelinolysis,CPM) 是一少见而又致命的、以脑桥髓鞘溶解为特征的病变。从脑桥基底的中央部开始,呈离心性扩散,常呈对称性分布,其病理特点为病变部位髓鞘脱失而无炎性改变。CPM 的 MRI 与病理相符。CPM 病灶位于脑桥基底的中央部,病灶前方及侧方仅存一薄层脑组织未受累病灶后缘可延伸至被盖的腹侧。脑桥最下部及中脑常不受累。因而在 MRI 横断面图像上病灶形态为圆形或蝴蝶状,矢状面为卵圆形,冠状面上为蝙蝠翼形。T_1WI 病灶表现为均匀性圆形低信号影,病变边缘欠清晰,脑桥大小形态正常,无占位征象。T_2WICPM 病灶则表现为环形稍高信号影,内可有分隔,边缘欠清晰。静脉注入造影剂可有轻微环形强化。CPM 病灶的大小随发病时间的不同而有所变化。急性期时,由于病灶区有水肿,所以病变范围较大,边缘略欠清晰。随着时间的延长,水肿逐渐消失,病变的范围略有缩小,边缘逐渐清晰(图 1-141)。

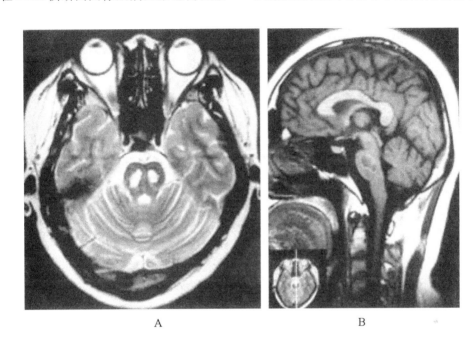

图 1-141 脑桥中央髓鞘溶解症
A. 轴位 T_2 示脑干基底部两圆形长 T_2 信号,边界清楚;B. 矢状位 T_1 示脑干基底部类圆形低信号影,无占位效应

9. 中毒性脑病
(1)一氧化碳中毒性脑病:一氧化碳在空气中浓度>30mg/m³ 时就能发生中毒。早期 MRI 检查见脑白质广泛性水肿,脑室系统变小;晚期常见双侧苍白球软化灶和脑萎缩表现。
(2)霉变甘蔗中毒:MRI 检查可见脑白质弥漫性水肿、双侧苍白球对称性肾形长 T_1、长 T_2 异常信号影。

(高培毅 林 燕)

第三节 实验室诊断

一、脑血管疾病的实验室诊断

(一)动脉粥样硬化易损斑块的生物学标记物
动脉粥样硬化是血管炎症后损伤的一种表现,是内皮细胞功能紊乱后的炎症反应及在此基础上的损伤-修复过程。血管内皮细胞分泌各种炎症因子并在表面表达黏附分子,使得白细胞黏附于内皮细胞表面并在内皮细胞间迁移。当白细胞进入内皮下后会分泌更多的炎症因子加剧整个炎症反应过程,并通过清道夫受体吞噬大量的脂质成为泡沫细胞。血管平滑肌细胞的增殖和炎症因子的分泌贯穿于动脉粥样硬化发生发展的整个过程中。最后含脂质成分多而平滑肌细胞较少的不稳定斑块的薄纤维帽破裂,即粥样斑块破裂,血小板及纤维蛋白原聚集于破损的斑块处形成血栓,最终导致临床上的血管事件。鉴于动脉粥样硬化是一种血管的炎症损伤反应的结果,存在动脉粥样硬化的人群长期处于低度炎症状态,因此,对血清中的部分炎症因子的检测可能作为评估动脉粥样硬化的无创性检查方法。

1. 超敏 C 反应蛋白　正常参考值范围 0.0～3.0mg/L,C 反应蛋白是由肝细胞合成的炎症标记物,属于穿透素蛋白家族成员,血管平滑肌细胞及粥样斑块内的巨噬细胞可合成超敏 C 反应蛋白,是易损斑块的血清标记物之一,可以反映易损斑块的炎症活动。许多动脉粥样硬化一级预防的前瞻性临床试验都提示超敏 C 反应蛋白与动脉粥样硬化相关,为卒中的独立危险因素。

2. 氧化型低密度脂蛋白　氧化型低密度脂蛋白是低密度脂蛋白经超氧阴离子、金属离子或其他致氧化因子作用形成的,可促进动脉粥样硬化过程中炎性因子的释放。氧化型低密度脂蛋白能促进巨噬细胞介导的粥样斑块基质降解,使斑块易于破裂,其水平与动脉粥样硬化严重度呈显著正相关。

3. 分泌性磷脂酶 A2　磷脂酶 A2 在动脉斑块的早期很难检测到,而在易损和破裂斑块核心和周围增生的平滑肌细胞和巨噬细胞出现强烈表达,提示其在促进斑块不稳定中的潜在作用。

4. 血清淀粉样相关蛋白　正常人有低浓度的血清淀粉样相关蛋白[(0～0.78)×10^{-3}mg/L],在炎症反应时其浓度可上升 1 000 倍以上。血清淀粉样相关蛋白分泌入血后即与高密度脂蛋白和极低密度脂蛋白结合,它促进高密度脂蛋白与分化的巨噬细胞和内皮细胞结合,减弱了部分高密度脂蛋白促进巨噬细胞中的胆固醇溢出细胞外的作用,而游离的血清淀粉样相关蛋白亦可以促进单核细胞的趋附和黏附反应,其作为连接分子促使脂蛋白,包括高密度脂蛋白和极低密度脂蛋白,黏附于血管细胞外基质,导致胆固醇沉积于局部血管组织,引起动脉硬化,特别是停留于细胞外基质的高密度脂蛋白,由于丧失了清除斑块中胆固醇的能力,加重了导致动脉粥样硬化的作用。

5. 纤维蛋白原　纤维蛋白原是糖蛋白,占血浆总蛋白的 2%～3%。纤维蛋白原可升高血中的血黏度水平,促进血小板聚集和血管平滑肌细胞的增生。纤维蛋白原还可刺激血管内皮细胞内表达黏附分子,引导白细胞黏附于血管内皮细胞表面,并释放炎症因子,使被黏附血管产生炎症反应,启动动脉粥样硬化的过程。

(二)动脉粥样硬化危险因素的评价

1. 血糖及其代谢产物的检测

(1)空腹血糖检测:是诊断糖代谢紊乱的最常用和最重要的指标。参考值为:3.9～6.1mmol/L(葡萄糖氧化酶法)或者 3.9～6.4mmol/L(邻甲苯胺法)。空腹血糖增高而未达到诊断糖尿病标准时,称为空腹血糖过高(impaired fasting glucose, IFG);超过 7.0mmol/L 时称为高血糖症。

(2)口服葡萄糖耐量试验(OGTT):多采用 WHO 推荐的 75g 葡萄糖标准 OGTT,分别检测空腹血糖和口服葡萄糖后 30min、1h、2h、3h 的血糖和尿糖。

【参考值】

①FPG 3.9～6.1mmol/L;②口服葡萄糖后 30min 至 1h,血糖达高峰(一般为 7.8～9.0mmol/L),峰值<11.1mmol/L;③2h 血糖<7.8mmol/L;④3h 血糖恢复至空腹水平;⑤各检测时间点的尿糖均为阴性。

【临床意义】

①诊断糖尿病:临床上有以下条件者,即可诊断糖尿病。a. 具有糖尿病症状,FPG>7.0mmol/L。b. OGTT 血糖峰值>11.1mmol/L,OGTT 2h 血糖>11.1mmol/L。c. 具有临床症状,随机血糖>11.1mmol/L,且伴有尿糖阳性。②判断糖耐量异常:FPG<7.0mmol/L,OGTT 2h 血糖 7.8～11.1mmol/L,且血糖到达高峰时间延长至 1h 后,血糖恢复正常的时间延长至 2～3h 或以后,同时伴有尿糖阳性者。

(3)血清胰岛素检测和胰岛素释放试验:糖尿病是由于胰岛 B 细胞功能障碍和胰岛素生物学效应不足(胰岛素抵抗),而出现血糖增高和胰岛素降低的分离现象。在进行 OGTT 时,分别于空腹和口服葡萄糖后 30min、1h、2h、3h 检测血清胰岛素浓度的变化,称为胰岛素释放试验,以了解胰岛 B 细胞基础功能状态和储备功能状态。

【参考值】

①空腹胰岛素:10～20mU/L,胰岛素(μU/L)/血糖(mg/dl)<0.3;②释放试验:口服葡萄糖后胰岛素高峰在 30min 至 1h,峰值为空腹胰岛素

的5～10倍。2h胰岛素＜30 mU/L,3h后达到空腹水平。

【临床意义】

①1型糖尿病空腹胰岛素明显降低,口服葡萄糖后释放曲线低平,胰岛素与血糖比值明显降低。②2型糖尿病空腹胰岛素可正常、稍高或减低,口服葡萄糖后胰岛素呈延迟释放反应,胰岛素与血糖的比值也降低。

(4)血清C肽检测:C肽是胰岛素原在蛋白水解酶的作用下分裂而成的与胰岛素等分子的肽类物,不受肝脏和肾脏胰岛素酶的灭活,仅在肾脏中降解和代谢。C肽与外源性胰岛素无抗原交叉,其生成量不受外源性胰岛素的影响,检测C肽也不受胰岛素抗体的干扰。因此,检测空腹C肽水平、C肽释放试验可更好地评价胰岛B细胞分泌功能和储备功能。

【参考值】

①空腹C肽:0.3～1.3nmol/L;②C肽释放试验:口服葡萄糖后30min至1h出现高峰,其峰值为空腹C肽的5～6倍。

【临床意义】

①空腹血清C肽降低,见于糖尿病。②C肽释放试验:口服葡萄糖后1h血清C肽水平降低,提示胰岛B细胞储备功能不足。释放曲线低平提示1型糖尿病,释放曲线延迟或呈低水平见于2型糖尿病。③C肽水平不升高,而胰岛素增高,提示为外源性高胰岛素血症,如胰岛素用量过多。

(5)糖化血红蛋白(GHb)检测:主要检测HbA1c,GHb水平取决于血糖水平、高血糖持续时间,其生成量与血糖浓度成正比。GHb的代谢周期与红细胞寿命基本一致,故GHb水平反映近2～3个月的平均血糖水平。

【参考值】

HbA1c 4%～6%,HbA1 5%～8%。

【临床意义】

①评价糖尿病控制程度,GHb增高提示近2～3个月糖尿病控制不良。②美国糖尿病协会2010年糖尿病诊治指南提出HbA1c≥6.5%是糖尿病诊断标准之一。③研究显示HbA1c升高与颈动脉内中膜厚度(IMT)密切相关,是动脉粥样硬化的危险因素。

2.血清脂质和脂蛋白检测

(1)三酰甘油(triglyceride,TG):正常参考值范围0.50～1.70mmol/L,此指标受饮食影响极大,高三酰甘油血症与遗传、饮食习惯、肥胖、少动、饮酒等有关,高三酰甘油血症可能参与动脉粥样硬化病变早期;低三酰甘油血症可见于饥饿、营养不良、肝脏疾病等。

(2)总胆固醇(cholesterol,CHO):正常参考值范围3.20～5.17mmol/L,是血液中所有脂蛋白所含胆固醇之总和,高胆固醇血症与动脉粥样硬化、静脉血栓形成、胆石症关系密切;低胆固醇血症可见于肝病、严重感染、营养不良、贫血、败血症、甲状腺功能亢进等疾病。

(3)高密度脂蛋白胆固醇(HDL-cholesterol):正常参考值范围1.00～1.80mmol/L,其结合的胆固醇是逆向转运的内源性胆固醇酯,将其运入肝脏,再清除出血液。该指标升高见于原发性高HDL血症(家族性高α-脂蛋白血症)、接受刺激或某些药物如烟酸、维生素E、肝素等治疗者;低HDL血症见于代谢综合征、脑血管病、冠心病、高三酰甘油血症、肝功能损害、糖尿病、吸烟、缺少运动等。

(4)低密度脂蛋白胆固醇(LDL-cholesterol):正常参考值范围1.50～3.10mmol/L,在血管内皮损伤的病理状态下,巨噬细胞与LDL胆固醇结合,转变成"泡沫"细胞,参与动脉粥样硬化斑块形成。研究显示高、低密度脂蛋白血症是心脑血管疾病的独立危险因素。

(5)载脂蛋白-A1(apo-A1):正常参考值范围为1.20～1.80g/L,主要由肝脏合成,它是高密度脂蛋白胆固醇(HDL-C)的主要结构蛋白,占HDL-C总蛋白的60%～70%,apo-A1的测定可直接反映HDL-C的水平。动脉粥样硬化(尤指引起阻塞者)、糖尿病、高脂蛋白血症、肝功能不足均可导致载脂蛋白-A的降低。载脂蛋白-B(apo-B),正常参考值范围0.60～1.14g/L,由肝脏合成,是低密度脂蛋白胆固醇(LDL-C)的主要结构蛋白,约占LDL-C总蛋白含量的97%,apo-B的测定可直接反映LDL-CHOL的水平。

载脂蛋白A1、载脂蛋白B水平受性别、种族、年龄、体质指数、酒精摄入量、激素、吸烟等因素影响。研究显示载脂蛋白A1和载脂蛋白B及A1/B比值在预测动脉粥样硬化性心血管疾病和冠状动脉事件的危险性方面优于低密度脂蛋白胆固醇、总胆固醇、三酰甘油和高密度脂蛋白胆固醇等。

3.血清同型半胱氨酸(pHCY)检测　同型半

胱氨酸是蛋氨酸代谢的中间产物,由肝脏合成,涉及亚甲基四氢叶酸还原酶、胱氨醚β合成酶和甲硫氨酸合成酶等多种代谢调节酶以及多种辅助因子,如叶酸、维生素 B_6、维生素 B_{12} 等。HCY 与动脉粥样硬化和血栓性疾病密切相关。

【参考值】

$5.2\sim15.1\mu mol/L$(高效液相法,HPLC)。

【临床意义】

高同型半胱氨酸血症是体内甲硫氨酸代谢障碍所致的疾病,可由遗传和环境两种因素导致,当体内参与氨基酸代谢的某些酶发生基因突变导致酶的缺乏,或环境因素造成代谢辅助因子如叶酸、维生素 B_6、维生素 B_{12} 缺乏,均可导致高同型半胱氨酸血症的发生。近年来高同型半胱氨酸血症作为动脉粥样硬化新的独立危险因素而广受关注,临床常见高同型半胱氨酸血症患者早期继发生全身动脉粥样硬化和血栓形成。

4. 血尿酸(UA)检测

【参考值】

$142\sim416\mu mol/L$。

高尿酸血症又称痛风,是一组嘌呤代谢紊乱所致的疾病,研究显示高尿酸血症与高血压和代谢综合征关系密切,而后者是动脉粥样硬化的独立危险因素。

(三)凝血、纤溶相关指标的评价

1. 凝血象

(1)凝血酶原时间(PT):是指在缺乏血小板的血浆中加入足够量的组织凝血活酶(组织因子)和适量的钙离子,凝血酶原转化为凝血酶,导致血浆凝固所需的时间。

【参考值】

$11.0\sim13.0s$,病人测定值超过正常对照3s以上者有临床意义。

【临床意义】

①凝血酶原时间延长见于:先天性凝血因子缺乏,获得性凝血因子缺乏:如继发性/原发性纤维蛋白溶解功能亢进、严重肝病、使用肝素等。②凝血酶原时间缩短见于:妇女口服避孕药、血栓栓塞性疾病及高凝状态等。临床上此指标常用于肝脏疾病的检测、手术前的检测、DIC 的协诊、抗凝药物治疗检测等。

(2)国际标准化比值(international normalized ratio,INR):用凝血活酶所测得的参比血浆与正常血浆的 PT 比值和所用试剂标出的国际敏感度指数(ISI)值计算出 INR,使不同的凝血活酶试剂测得的结果具有可比性。

【参考值】

1.0 ± 0.1。

INR 是检测口服抗凝药效应的首选指标(WHO 推荐),口服抗凝药期间检测指标应控制在 $2.0\sim3.0$。

(3)活化部分凝血活酶时间(APTT):APTT 是内源性凝血系统的一个较为敏感的筛选试验。

【参考值】

$32\sim43s$,较正常对照值延长 10s 以上为异常。

【临床意义】

APTT 延长见于血友病 A、血友病 B 及因子 XI 缺乏症、肝脏疾病、阻塞性黄疸、新生儿出血症、肠道灭菌综合征、口服抗凝药及低纤维蛋白血症等、纤维蛋白溶解活力增强如继发性、原发性纤维蛋白溶解功能亢进以及血液循环中有抗凝物质:如抗凝因子Ⅷ或抗凝因子Ⅸ抗体、狼疮抗凝物质等疾病。APTT 缩短见于高凝状态,血栓性疾病如心肌梗死、不稳定型心绞痛、脑血管病、糖尿病伴血管病变、肺梗死、深静脉血栓形成、妊娠高血压综合征和肾病综合征等。

(4)纤维蛋白原(Fbg):是由肝脏合成的具有凝血功能的蛋白质,在凝血酶的作用下可转变为纤维蛋白,参与体内正常的凝血途径。

【参考值】

$2.00\sim4.00g/L$。

【临床意义】

纤维蛋白原升高常见于急性炎症、急性心肌梗死、风湿热、恶性肿瘤、多发性骨髓瘤、糖尿病、缺血性脑血管病、尿毒症、弥散性血管内凝血(DIC)代偿期等。纤维蛋白原降低见于遗传性无纤维蛋白原血症、遗传性纤维蛋白异常症,以及重症肝炎、肝硬化、营养不良、DIC 等。

2. 纤维蛋白溶解检测

(1)血浆凝血酶时间(TT):

【参考值】

$16.0\sim18.0s$,比正常对照延长 3sec 以上为异常。

【临床意义】

TT 延长见于 DIC 纤溶亢进期,肝素增多或类肝素抗凝物质存在,如系统性红斑狼疮、肝病、肾病、低(无)纤维蛋白原血症、异常纤维蛋白原血症、

FDP 增多等。TT 缩短见于高凝状态、血栓性疾病等。

(2)血浆 D-二聚体测定：是纤维蛋白单体经活化因子交联后，再经纤溶酶水解所产生的一种特异性降解产物，为纤维蛋白降解产物中的最小片段，是反映凝血及纤溶活化的分子标记物。

【参考值】

ELISA 法＜200μg/L。

【临床意义】

此指标升高可见于肺栓塞、慢性阻塞性肺病、静脉血栓形成、急性脑梗死、DIC 等疾病。

(四)血栓弹力图(thrombelastography,TEG)

血栓弹力图是一种新兴的检测抗血小板药物疗效的方法，操作简便。TEG 血小板图是向待测全血中加入不同的血小板激活药(氨基酸 AA、腺苷二磷酸 ADP)，通过计算得到在不同血小板激活药作用下未被激活的血小板所占的比例，即相应激活药的抑制率，反映不同的抗血小板药物疗效(AA 抑制率反映阿司匹林疗效，ADP 抑制率反映氯吡格雷疗效)。一般将 AA 抑制率＜20％作为阿司匹林抵抗的判定标准，AA 抑制率 20％～50％为阿司匹林半抵抗，AA 抑制率＞50％认为阿司匹林疗效敏感。有研究将浓度≥5nmol/L 的 ADP 诱导血小板聚集时血小板抑制率＜10％作为氯吡格雷抵抗的判定标准。

(五)易栓症的实验室诊断

易栓症是由遗传性或获得性原因导致机体容易发生血栓的一种病理生理过程，即由于抗凝蛋白、凝血因子、纤溶蛋白等的遗传性或获得性缺陷，或存在获得性危险因素而易发生血栓栓塞性疾病或状态(表 1-3)。遗传性易栓症是由患者的基因缺陷导致相应蛋白减少和(或)质量异常所致；获得性易栓症是指易引发血栓的一组疾病，如抗磷脂抗体综合征、肿瘤等，还有一些则是容易发生血栓的危险状态，如长期卧床、创伤、手术等(表 1-4)。

表 1-3　常见易栓症的分类

遗传性易栓症	获得性易栓症
天然抗凝蛋白缺乏	**易栓疾病**
遗传性抗凝血酶缺陷症	抗磷脂综合征
遗传性蛋白 C 缺陷症	恶性肿瘤
遗传性蛋白 S 缺陷症	获得性凝血因子水平升高
遗传性肝素辅助因子-Ⅱ缺陷症	获得性抗凝蛋白缺乏
凝血因子缺陷	糖尿病
遗传性抗活化的蛋白 C 症	骨髓增生性疾病
因子 V Leiden 等	肾病综合征
凝血酶原 20210A 基因突变	阵发性睡眠性血红蛋白尿症
异常纤维蛋白原血症	**易栓状态**
凝血因子Ⅻ 缺陷症	年龄增长
纤溶蛋白缺陷	血栓形成既往史
异常纤维酶原血症	长时间制动
组织型纤溶酶原活化物(tPA)缺乏	创伤及围术期
纤溶酶原活化抑制物-1(PAI-1)增多	妊娠和产褥期
代谢缺陷	口服避孕药及激素替代疗法
高同型半胱氨酸血症	
富组氨酸糖蛋白增多症	

表 1-4　怀疑遗传性或获得性易栓症的实验室检查项目

1.凝血相关实验室检查

①全血细胞计数及外周血涂片

②凝血酶原时间

③活化部分凝血活酶时间(APTT,凝血活酶在存在狼疮抗凝物时相对灵敏)

④凝血酶时间和止血时间(检查肝素或直接凝血酶抑制药效应,筛查异常纤维蛋白原血症)

⑤狼疮抗凝物试验[包括至少 2 种磷脂依赖性凝固法为基础的检查,由至少 2 种内源性(敏感的 APTT、白陶土凝血时间)、外源性(稀释的凝血酶原时间)或共同凝血途径的实验,联合其他证明凝血受抑的检查和确诊检查,来证实磷脂依赖的凝血受抑制]

⑥抗心磷脂抗体和抗 β_2 糖蛋白-1 抗体(IgM 或 IgG)

⑦活化的蛋白 C 抵抗比率

⑧纤维蛋白原、可溶性纤维蛋白单体复合物及可定量的血浆纤维蛋白 D-二聚体(筛查 DIC)

⑨凝血酶原 G20210A 突变分型(直接基因组 DNA 突变检查)

⑩血浆同型半胱氨酸(基础值)

2.特定性凝血相关实验室检查

①因子 V Leiden 突变基因分型(如活化的蛋白 C 抵抗比率异常降低,直接行基因组 DNA 突变检查)

②对特发性或复发性静脉血栓栓塞的患者,血栓初发时较"年轻"、静脉血栓栓塞家族史、罕见血管部位血栓、新生儿暴发性紫癜或华法林诱发的皮肤坏死:

-抗凝血酶活性(如活性降低,再检查抗凝血酶抗原水平)

-蛋白 C 活性(如活性降低,再检查蛋白 C 抗原水平)

-蛋白 S 活性(如活性降低,再检查蛋白 S 抗原水平,游离蛋白 S 抗原水平降低时检查总蛋白 S 抗原水平或许有帮助)

③流式细胞仪检查阵发性睡眠性血红蛋白尿

④肝素诱发的血小板减少检查(血浆抗 PF4/ 糖胺聚糖抗体,血小板 14C-5-羟色胺释放实验,肝素依赖的血小板聚集)

⑤定量 PCR 检查 JAK2 突变(内脏静脉或门静脉血栓时)

二、神经系统免疫介导性疾病的实验室诊断

(一)抗糖脂抗体与周围神经病

神经节苷脂是一组酸性糖鞘酯,包含有神经酰胺、葡萄糖、半乳糖以及一个或多个涎酸残基。周围神经上至少有 12 种不同的神经节苷脂,例如 GM1,GD1a、GD1b、GT1b、GQ1b 等。命名学上第一个字母 G 代表神经节苷脂(Ganglioside),第二个字母代表涎酸残基的数目(M＝1,D＝2,T＝3,Q＝4),其后的数字代表四糖链的数目,最后的小写字母(a 或 b)代表涎酸残基的异构位置。神经节苷脂存在于细胞表面,可成为循环血液中免疫组分的潜在靶抗原。作用于神经节苷脂的抗体在许多急慢性周围神经病的病理机制中具有重要意义,通过酶联免疫吸附试验(ELISA)法和高效薄层层析技术(HPTLC)可检测抗糖脂抗体,为疾病的诊断和治疗提供客观依据(表 1-5)。

表 1-5　与特异性抗糖脂抗体相关的临床综合征

临床综合征	靶抗原	抗体类型
①慢性感觉运动脱髓鞘性神经病	SGPG、SGLPG	IgM(单克隆)
②慢性共济失调性神经病	GD1b、GD2、GD3、GT1b、GQ1b	IgM(单克隆)
③多灶性运动神经病	GM1、GD1b、asialo-GM1	IgM(多克隆或单克隆)
④急性运动轴索性神经病	GM1、GM1b、GD1a、GalNAc-GD1a	IgG
下运动神经元综合征		
⑤Miller-Fisher 综合征	GQ1b、GT1a	IgG
Bickerstaff 脑干脑炎		
急性眼外肌麻痹		
⑥咽-颈-臂丛型吉-兰巴雷综合征	GT1a(GQ1b)	IgG

（二）特异抗体与神经系统副肿瘤综合征

副肿瘤综合征（paraneoplastic syndrome）是指机体各系统的恶性肿瘤或潜在的恶性肿瘤，在非浸润、压迫或转移的情况下，产生"间接"或"远隔"效应而出现的各种临床综合征。患者血和脑脊液中存在抗体，选择性损害神经系统某种靶器官，同时和潜在肿瘤发生免疫反应。靶抗原为膜表面的糖蛋白、细胞内核蛋白，具有受体或离子通道功能。抗体通常为多克隆 IgG，通过酶联免疫吸附试验（ELISA）法和蛋白印迹技术（western blotting）可检测这些蛋白（表 1-6）。

表 1-6　特异抗体、临床综合征和相关肿瘤

特异抗体	临床综合征	相关肿瘤
抗 Hu（ANNA-1）	副肿瘤脑脊髓炎（包括皮质、边缘叶、脑干脑炎）、副肿瘤小脑变性、脊髓炎、感觉神经元病	小细胞肺癌、其他肿瘤
抗 Yo（PCA-1）	副肿瘤小脑变性	妇科肿瘤，乳腺癌
抗 Ri（ANNA-2）	副肿瘤小脑变性、脑干脑炎、斜视性眼阵挛-肌阵挛	乳腺癌、妇科肿瘤、小细胞肺癌
抗 CV2/CRMP5	副肿瘤脑脊髓炎、副肿瘤小脑变性、舞蹈症、周围神经病	小细胞肺癌、胸腺瘤、其他
抗 Ma 蛋白	边缘性脑炎、下丘脑和脑干脑炎	睾丸生殖细胞瘤、其他实体瘤
抗 amphiphysin	僵人综合征、副肿瘤脑脊髓炎	乳腺癌
抗 Tr	副肿瘤小脑变性	霍奇金淋巴瘤
抗 mGluR1	副肿瘤小脑变性	霍奇金淋巴瘤
抗 VGCC	Lambert-Eaton 综合征、副肿瘤小脑变性	小细胞肺癌
抗 AChR	重症肌无力	胸腺瘤
抗 VGKC	神经性肌强直（Isaac 综合征）、边缘性脑炎、Morvan 综合征	胸腺瘤、小细胞肺癌、其他肿瘤
抗 nAChR	亚急性全自主神经功能障碍	小细胞肺癌、其他肿瘤
抗 NMDAR	抗 NMDA 受体脑炎	卵巢畸胎瘤

注：VGCC. 电压门控性钙通道；mGluR1. 代谢型谷氨酸受体 1；AChR. 乙酰胆碱受体；VGKC. 电压门控性钾通道；nAChR. 神经元（神经节）乙酰胆碱受体；NMDA. N-甲基-D-门冬氨酸受体

（三）重症肌无力（MG）的特异性抗体检测

有 6 种抗体与免疫介导的重症肌无力的发病有关，具有潜在的诊断价值，包括乙酰胆碱受体结合抗体（AChR-binding antibodies）乙酰胆碱受体调节抗体（AChR-modulating antibodies）、乙酰胆碱受体封闭抗体（AChR-blocking antibodies）、肌肉特异性酪氨酸激酶抗体（muscle-specific tyrosine kinase,anti-MuSK antibodies）、抗横纹肌抗体、抗电压门控性钾通道亚单位 Kv1.4 抗体。临床通常检测乙酰胆碱受体结合抗体，单纯眼外肌型 MG 的敏感性可达到 70%～80%，全身型 MG 的敏感性超过 90%。73% 的胸腺瘤合并 MG 患者具有乙酰胆碱受体调节抗体。约半数的全身型 MG 患者具有乙酰胆碱受体封闭抗体，而不足 30% 的眼外肌型具有该抗体。MG 患者肌肉特异性酪氨酸激酶抗体与各种乙酰胆碱受体抗体无叠加反应，约 40% 的 MG 患者各种乙酰胆碱受体抗体检测结果阴性，而抗 MuSK 抗体阳性。抗 MuSK 抗体滴度与疾病严重性、是否应用免疫调节治疗密切相关。

（四）中枢神经系统炎性脱髓鞘疾病的实验室诊断

1. 水通道蛋白 4 抗体（aquaporin-4 antibodies,AQP4-Ab 或 NMO-IgG）　60%～90% 的视神经脊髓炎（neuromyelitis optica,NMO）患者的血清中可检测到 AQP4-Ab，在部分孤立的视神经炎或横贯性脊髓炎同样可检测到 AQP4-Ab，预示将来可能转化为典型的视神经脊髓炎。多发性硬化患者 AQP4-Ab 检测阴性，提示 NMO 是一类病理生理机制与多发性硬化完全不同的疾病实体，是一种体液免疫介导的自身免疫疾病。综述 27 项研究发现，AQP4-Ab 具有 33%～91% 的敏感性（中位数 63%）和 85%～100% 的特异性（中位数 99%）。AQP4-Ab 滴度水平高低与 NMO 临床病变活动性密切相关。

检测方法①以组织或细胞为基础的检测：免疫组织化学检测，免疫细胞学检测和流式细胞技术；

②以细胞裂解液或纯化蛋白为基础的检测：蛋白印迹技术（western blotting），放射免疫沉淀法（radioimmunoprecipitation assay），荧光免疫沉淀法（fluoroimmunoprecipitation assay）和酶联免疫吸附法（ELISA）。

2. IgG 鞘内合成率　目前国内较多采用的是 Tourtellotte 合成率，其推算公式为：IgG 合成率＝[(CSF IgG－血清 IgG/369)－(CSF 白蛋白－人血白蛋白/230)×血清 IgG/人血白蛋白×0.43]×5。正常人 IgG 鞘内合成率为－3.3mg/dl(95％可信区间为－9.9～3.3mg/dl)。高于此值提示 IgG 鞘内合成率增加，支持神经系统免疫性疾病的诊断，是多发性硬化 Poser 标准的实验室支持诊断条件。

3. 寡克隆区带（oligoclonal bands，OB）　是检测鞘内 IgG 合成的又一重要方法。正常脑脊液中不能检测到 OB，脑脊液 OB 见于多发性硬化、脑炎、神经梅毒、脑寄生虫病、疫苗接种等。OB 检测是多发性硬化诊断的重要参考指标。常用的检测方法包括：琼脂糖等电聚焦电泳和免疫印迹技术。

4. 髓鞘碱性蛋白（myelin basic protein，MBP）　是髓鞘的重要成分，具有较强的抗原性。中枢神经系统脱髓鞘时脑脊液的 MBP 增加，并可持续 2 周左右，因此脑脊液的 MBP 可作为多发性硬化活动期的监测指标。MBP 增高也可见于脑梗死、脑炎和代谢性脑病等。

三、神经系统感染常见病原体检测

1. 细菌感染　细菌感染性疾病的诊断一般需要进行细菌学诊断以明确病因。可以从三个方面着手：①检测细菌或其抗原，主要包括直接涂片显微镜检查、细菌培养、抗原检测和分析；②检测抗体；③检测细菌遗传物质，主要包括基因探针技术和 PCR 技术。其中细菌培养是最重要的确诊方法（表 1-7）。

表 1-7　各种细菌性脑膜炎的易感人群

易感因素	病原菌
新生儿和婴儿	大肠埃希菌、肺炎杆菌、单核细胞增多性李斯特菌属
儿童	流感杆菌、肺炎链球菌、脑膜炎双球菌
青年人	脑膜炎双球菌
成年人	肺炎链球菌、脑膜炎双球菌
老年人	肺炎链球菌、革兰阴性菌、单核细胞增多性李斯特菌、脑膜炎双球菌
鼻窦炎和中耳炎	肺炎链球菌、流感杆菌、厌氧菌
颅骨骨折	流感杆菌、肺炎链球菌
头外伤或颅脑手术	表皮葡萄球菌、金黄色葡萄球菌、革兰阴性菌
脑脊液耳漏和鼻漏	肺炎链球菌、革兰阴性菌、葡萄球菌、流感杆菌

2. 病毒感染　病毒是只能在易感细胞内以复制方式进行增殖的非细胞型微生物，其实验室检查包括病毒分离与鉴定、病毒核酸与抗原的直接检测，以及特异抗体的检测。

细胞培养是最常用的病毒分离方法。最初鉴定可根据临床症状、流行病学特点、标本来源、易感动物范围、细胞病变特征确定为何种病毒，再在此基础上对已分离的病毒和已知参考血清做中和试验、补体结合试验、血凝抑制试验，作最后鉴定。光学显微镜检查组织或脱落细胞中的特征性病毒包涵体、电镜发现病毒颗粒均是早期诊断手段。

利用核酸杂交技术和 PCR 技术检测标本中病毒核酸，或用免疫荧光标记技术检测组织细胞内病毒抗原是一种快速的早期诊断方法。

血清学试验对病毒感染的诊断和病毒类型的确定取决于宿主对某一病毒感染产生的抗体和抗体增长的情况。有意义的阳性结果必须是抗体增高 4 倍以上，发病头几天采集的标本所测得的抗体滴度只能作为基线对照值，发病 3～5 周或以后，再测定标本抗体滴度，若滴度明显高于基线对照值，说明为机体对现症感染产生抗体，若滴度不增高或增高不显著，只能说明曾经有过感染。

3. 真菌感染　真菌的诊断手段主要包括直接检查、培养检查、免疫学试验、动物接种实验、核酸杂交技术及 PCR 技术。神经系统主要的真菌感染包括新型隐球菌、白色念珠菌、曲霉菌、毛真菌等，由于各种不同真菌具有各自典型菌落形态和形态各异的孢子与菌丝，形态学检查是真菌检测的重要手段。真菌的抗原检测适合于检测血清和脑脊液中的隐球菌、念珠菌、荚膜组织胞浆菌。真菌血清学诊断适用于深部真菌感染。

4. 寄生虫感染 神经系统寄生虫感染主要包括脑囊虫感染、血吸虫感染、弓形虫感染、阿米巴感染等。诊断方法包括免疫学方法如凝聚试验、沉淀试验、补体结合试验、酶联免疫吸附试验、免疫印迹试验，核酸检测方法如 DNA 探针技术和 PCR 技术。

5. 梅毒螺旋体感染 一般用性病研究所实验室玻片试验(VDRL)或快速血浆反应素环状卡片试验(RPR)对梅毒患者进行过筛试验，出现阳性者再用荧光密螺旋体抗体吸附试验(FTA-ABS)或抗梅毒螺旋体微量血凝试验(MHA-TP)做确诊试验。

四、遗传代谢性疾病的实验室诊断

遗传代谢性疾病(inherited metabolic diseases, IMD)是指由于由染色体畸变和基因突变引起酶缺陷、细胞膜功能异常或受体缺陷，从而导致机体生化代谢紊乱，造成中间或旁路代谢产物蓄积，或终末代谢产物缺乏，引起一系列临床症状的一组疾病。遗传代谢性疾病种类极多，截至 2010 年 6 月，已经注册的疾病种类超过 20 000 种，其中绝大多数为常染色体隐性遗传，小部分为 X-连锁遗传病、Y-连锁遗传病以及线粒体病。

遗传代谢性疾病的病理生理学机制包括：

(1)主要细胞代谢途径发生障碍①某种代谢物前体堆积；②经过旁路途径产生有害物质；引起毒性反应；③代谢最终产物缺乏；④因反馈机制障碍，中间物质大量蓄积。

(2)膜转运功能障碍。

(3)结构蛋白异常。

(4)酶促反应中辅酶的生成与结合发生障碍。

遗传性代谢疾病类型多，分类分型困难，一般根据酶蛋白等所在的细胞代谢系统中的作用分为以下几大类：①糖代谢异常疾病；②溶酶体病；③氨基酸代谢异常疾病；④核酸代谢异常疾病；⑤脂质代谢异常疾病；⑥金属代谢异常疾病；⑦过氧化物体病。

针对疑诊的遗传代谢性疾病，实验室检查可从 3 个层面进行①生物化学层面：检测尿液和血液的特殊物质含量，如尿液有机酸、氨基酸、蝶呤，血液氨基酸、肉碱、脂肪酸，血液总同型半胱氨酸、维生素 B_{12}、叶酸、生物素等。②酶学层面：测定血浆、白细胞、红细胞、皮肤成纤维细胞中某种酶的活性改变，如线粒体呼吸链酶复合物活性分析，溶酶体相关酶活性分析，生物素酶活性分析等。③基因层面：检测染色体畸变或基因的突变。

1. 生物化学检测

(1)液相色谱串联质谱法(LC-MS/MS)：血液氨基酸和脂肪酸代谢分析是诊断氨基酸类和脂肪酸类遗传代谢性疾病较为直接的诊断依据，以往应用的滤纸层析和薄层层析等定性和半定量检测氨基酸的方法现已甚少采用，目前氨基酸定量分析的主流方法为氨基酸自动分析仪及更为灵敏高效的液相色谱串联质谱法。LC-MS/MS 一次检测可得到氨基酸、游离肉碱及酰基肉碱总共 40 多项指标的定量值(表 1-8，表 1-9)，可同时对三十种遗传性代谢病进行筛查和诊断：①典型氨基酸、酯酰肉碱谱，可以确定某些疾病，如高苯丙氨酸血症，酪氨酸血症，瓜氨酸血症 1 型，精氨酸血症，异戊酸尿症等。②某些项目增高或降低，可能提示某种疾病，应在急性期复查，或者采用其他方法鉴别，如 C_3(丙酰肉碱)增高，提示甲基丙二酸尿症，丙酸尿症(可进一步作尿液有机酸分析)，维生素 B_{12}、叶酸缺乏症(血液维生素 B_{12}、叶酸测定)，生物素缺乏症(血液生物素、生物素酶测定)。精氨酸水平降低，提示高氨血症 2 型或营养障碍。游离肉碱降低，提示原发性/继发性肉碱缺乏。③结果正常，不能除外"代谢病"，很多疾病只在发作期出现异常，如高氨血症 2 型、戊二酸尿症 2 型、很多脂肪酸代谢病。

(2)气相色谱质谱仪(GC-MS)尿液有机酸分析(表 1-10)：一次检测可得到尿中 100 多种有机酸的半定量值，这些有机酸多为特定遗传代谢性疾病的标志性化合物，因此可同时对 30 种遗传性代谢病进行筛查和诊断：①典型有机酸谱，可以确定某些有机酸尿症，如甲基丙二酸尿症，丙酸尿症，异戊酸尿症等；②不典型有机酸谱，应在急性期复查，或者采用其他方法鉴别诊断，如多种羧化酶缺乏症，枫糖尿症，高氨血症 2 型等；③尿液有机酸正常，不能除外"代谢病"，如溶酶体病，糖代谢异常(表 1-10)。

(3)毛细管气相色谱法：检测血、培养的成纤维细胞中极长链脂肪酸，在过氧化物体病时，血中极长链脂肪酸水平升高。检测血中植烷酸含量，是诊断 Refsum 病的特异指标。

表 1-8　氨基酸检测分析

检验项目		正常下限（μmol/L）	正常上限（μmol/L）
丙氨酸	Ala	60.00	300.00
精氨酸	Arg	5.00	40.00
天门冬氨酸	Asp	20.00	120.00
瓜氨酸	Cit	5.00	40.00
半胱氨酸	Cys	0.50	10.00
谷氨酸	Glu	50.00	760.00
甘氨酸	Gly	110.00	600.00
组氨酸	His	60.00	400.00
亮氨酸／异亮氨酸	Leu／ILe	50.00	200.00
蛋氨酸	Met	10.00	50.00
鸟氨酸	Orn	15.00	100.00
苯丙氨酸	Phe	20.00	120.00
脯氨酸	Pro	50.00	1 200.00
丝氨酸	Ser	50.00	400.00
苏氨酸	Thr	22.00	150.00
色氨酸	Trp	14.00	150.00
酪氨酸	Tyr	20.00	200.00
缬氨酸	Val	60.00	280.00

表 1-9　游离肉碱及酰基肉碱检测分析

检测项目		正常下限（μmol/L）	正常上限（μmol/L）
游离肉碱	C0-1	20.00	60.00
乙酰肉碱	C2-1	6.00	30.00
丙酰肉碱	C3-1	1.00	5.00
丁酰肉碱	C4-1	0.10	0.90
羟丁酰肉碱	C4OH-1	0.03	0.50
丁二酰肉碱	C4DC-1	0.30	2.50
异戊酰肉碱	C5-1	0.05	0.50
羟异戊酰肉碱	C5-OH-1	0.07	0.50
戊二酰肉碱	C5DC-1	0.02	0.20
戊烯酰肉碱	C5:1-1	0.03	0.30
己酰肉碱	C6-1	0.01	0.30
辛酰肉碱	C8-1	0.04	0.40
葵酰肉碱	C10-1	0.04	0.50
月桂酰肉碱	C12-1	0.04	0.30
肉豆蔻酰肉碱	C14-1	0.04	0.50
羟肉豆蔻酰肉碱	C14-OH-1	0.01	0.20
肉豆蔻二酰肉碱	C14DC-1	0.01	0.30
肉豆蔻烯酰肉碱	C14:1-1	0.03	0.50
棕榈酰肉碱	C16-1	0.45	4.50
羟棕榈酰肉碱	C16-OH-1	0.01	0.20
羟棕榈烯酰肉碱	C16:1-OH-1	0.03	0.25
十八碳酰肉碱	C18-1	0.29	2.00
二十碳酰肉碱	C20-1	0.01	0.20
二十二碳酰肉碱	C22-1	0.01	0.20
二十四酰肉碱	C24-1	0.01	0.20
二十六碳酰肉碱	C26-1	0.01	0.15

表 1-10　尿液有机酸分析

编号	化合物	正常低值	正常高值
1	乳酸-2	0	4.7
2	2-羟基异丁酸-2	0	0
3	己酸-1	0	0
4	乙醇酸-2	0	2.2
5	草酸-2	0	0
6	2-羟基丁酸-2	0	0
7	乙醛酸-OX-2	0	6.1
8	3-乳酸-2	0	1.1
9	丙酮酸-OX-2	0	24.1
10	丙戊酸-1	0	0
11	3-羟基丁酸-2	0	3.7
12	3-羟基异丁酸-2	0	9
……			
129	尿酸-4	0	7.2
130	3,6-环氧十二烷二酸-2	0	5.2
131	3-羟基-十二烷二酸 3	0	1.4
132	3,6-环氧十四烷烯-2	0	3.9
133	内标-1(24 烷酸)	0	0
134	内标-2(托品酸)	0	0

2. 酶学检测　在遗传性代谢病中，许多单基因病是由于酶或蛋白质的质或量异常的结果，酶或蛋白质的定性和定量分析是确诊单基因病的重要方法。酶的检测方法有两类，一类是活性测定，多采用生物发光技术(荧光法、核素掺入法、电化学法、比色法和酶促法等)，另一类为含量测定，多采用免疫技术(放射免疫化学、免疫化学、酶联免疫吸附法等)(表 1-11)。

表 1-11　神经系统疾病的酶学检测

疾病	酶缺陷
1. 溶酶体病	
异染性脑白质营养不良	芳香硫脂酶 A
球形细胞脑白质营养不良	β 半乳糖脑苷脂酶
Fabry 病	α 半乳糖苷酶
Farber 病(脂肪肉芽肿病)	酸性神经酰胺酶
Niemann-Pick 病	鞘磷脂酶
Gaucher 病	葡萄糖脑苷脂酶
Tay-Sachs 病	β 己糖胺酶 A
2. 糖原累积病	
1 型糖原累积病	葡萄糖-6-磷酸酶
2 型糖原累积病(Pompe 病)	酸性麦芽糖酶
3 型糖原累积病	淀粉-1,6-葡萄糖苷酶
4 型糖原累积病	淀粉 1,4-1,6 葡萄糖苷转移酶
5 型糖原累积病(McArdel 病)	肌磷酸化酶
6 型糖原累积病	肝磷酸化酶
7 型糖原累积病	肌磷酸果糖激酶
8 型糖原累积病	磷酸化激酶
9 型糖原累积病	磷酸甘油酸激酶
10 型糖原累积病	肌磷酸葡萄糖变位酶
3. 线粒体疾病	呼吸链酶复合体活性
4. 生物素缺乏症	生物素酶活性分析

(张在强)

第四节 电生理诊断

一、肌电图技术及临床应用

肌电图（electromyography，EMG）是研究肌肉安静状态下和不同程度随意收缩状态下以及周围神经受刺激时各种电生理特性电活动的一种技术，而广义 EMG 包括常规 EMG、神经传导速度（NCV）、各种反射、重复神经电刺激（RNS）、运动单位计数（MUNE）、单纤维肌电图（SFEMG）及巨肌电图（Macro-EMG）等。肌电图是神经系统检查的延伸，是组织化学、生物化学及基因等检测仍不能取代的检测技术。目前广泛应用于神经科、康复科、骨科、职业病、运动医学、精神科及儿科等领域。以下主要介绍同心圆针肌电图或常规肌电图（routine electromyography，EMG）、神经传导速度（nerve conduction velocity，NCV）、重复神经电刺激（repetitive nerve stimulation，RNS）、各种反射（H 反射和瞬目反射）等。

（一）同心圆针肌电图

1. EMG 的基本概念 同心圆针电极肌电图（EMG）是指将针电极插入肌肉记录其静息和随意收缩及周围神经受刺激时的各种电特性，也称常规 EMG。

2. EMG 检测的临床意义

（1）发现临床上病灶或易被忽略的病变：如运动神经元病的早期诊断；肥胖儿童深部肌肉萎缩和轻瘫等。

（2）诊断和鉴别诊断：根据运动单位的大小等改变可以明确神经源性损害和肌源性损害；而神经肌肉接头病变 EMG 通常正常。

（3）补充临床的定位：EMG 和 NCV 的相结合，可以对病变的定位提供帮助。感觉神经传导速度的波幅降低通常提示后根节远端的病变。感觉和运动神经传导速度均正常，而 EMG 神经源性损害提示前角或前根病变，如果节段性分布为根性病变，如果广泛性损害提示前角病变。

（4）辅助判断病情及预后评价：神经源性损害如果有大量的自发电位提示进行性失神经；肌源性损害，特别是炎性肌病时，如果可见大量自发电位提示活性动病变，为治疗的选择提供依据。

（5）疗效判断的客观指标：治疗前后的对比测定更有意义。

3. EMG 检查的适应证、禁忌证和注意事项

（1）熟习解剖和进行详细的神经系统检查：通过进行神经系统检查，明确检测目的，选择检测项目，以及需要测定的神经和肌肉。

（2）EMG 检查的适应证：脊髓前角细胞及其前角细胞以下的病变均为 EMG 检测的适应证，即下运动神经元病变。

（3）EMG 检查的禁忌证和注意事项：出血倾向、血友病、血小板（30 000/mm³）；乙型肝炎、HIV（＋）和 CJD 等应使用一次性针电极。EMG 检测后的 24h 内血清肌酸激酶（CK）水平增高，48h 后可恢复正常。

4. EMG 正常所见

（1）肌肉安静状态

①插入电位：针电极插入肌肉内机械损伤导致的一阵短暂的电位发放，为成簇伴有清脆的声音、持续时间 300ms 左右的电活动；停止进针后，插入电位即刻消失。

②电静息状态：除终板区外，无任何电位可见。终板区电位包括终板噪声和终板电位。终板噪声波幅 $10\sim50\mu V$，时限 $1\sim2ms$；终板电位波幅 $100\sim200\mu V$，时限 $2\sim4ms$。其起始相为负相，并伴有贝壳摩擦样的声音，借此可与纤颤电位鉴别。当针电极插到肌肉终板区时，患者会感到明显疼痛，电极移动后疼痛即刻减轻。

（2）MUAPs：肌肉在小力收缩时记录到的电活动，主要兴奋的是 I 型纤维。观察指标如下

①时限（duration）：为电位偏离基线到恢复至基线的时间，可以反映运动单位内肌纤维的活动。受针电极位置的影响较小。

②波幅（amplitude）：采用峰-峰值计算，反映大约 1mm 直径范围内 $5\sim12$ 根肌纤维的综合电位的波幅，受针电极位置的影响较大，变异大。

③多相波：正常电位多为 3 相或 4 相波，反映同一个运动单位中肌纤维传导同步化的程度。一般肌肉多相波百分比不超过 20％，但部分肌肉如胫前肌可达 35％，三角肌可达 26％。

（3）募集电位：肌肉大力收缩时多个运动单位同时兴奋的综合电位，既有 I 型纤维也有 II 型纤维，正常为干扰相或混合相，扫描速度为 100ms/d 的条件下，难以区分出单个的运动单位电位，无法

辨认基线。峰-峰值正常为 2～4mV。

5.EMG 异常所见

(1)安静状态

①插入电位:a. 插入电位延长或增加,见于神经源性和肌源性损害,但应注意仔细寻找有无纤颤电位或正锐波。如果无纤颤电位或正锐波等自发电位,单纯插入电位延长意义不大。b. 插入电位减少或消失,见于肌肉纤维化或肌肉为脂肪组织替代。

②纤颤电位和正锐波:一般在失神经支配 2 周后发生,为单个肌纤维兴奋性增高自发放电的表现。其主要特点为发放规则,起始为正相,声音如雨滴打在白铁皮上。可见于神经轴索损害和肌病活动期。

③复合重复放电(complex repetitive discharge,CRD):也称肌强直样放电,是一组肌纤维的同步放电,多相复杂的波形在放电过程中波幅和频率保持一致,突发骤停。放电过程中没有波幅和频率的变化,突然出现突然消失,其声音类似机关枪的响声。多见于慢性失神经或肌病的活动期。

④肌纤维颤搐(myokymia potentials):是一个或几个运动单位的重复放电,伴有皮下肌肉的蠕动。见于放射性臂丛神经病、周围神经病等,也可以见于多发性硬化、脑干胶质瘤所致面肌颤搐等。

⑤束颤电位:为单个运动单位电位的不规则发放,多在动针时出现,根据针电极距离运动单位的距离,声音可以尖锐或低钝,只有保证肌肉完全放松时,才能判断束颤电位。束颤电位可见于前角细胞病变、神经根病或周围神经病,也可以见于 15% 的正常人群。

(2)肌强直放电:指肌肉在自主收缩后或受机械刺激后肌肉的不自主强直放电,波幅 $10\mu V～1mV$,频率 $250～100Hz$。发放的过程中波幅逐渐降低,频率逐渐减慢,声音似轰炸机俯冲的声音或摩托车减速时发出的声音。肌强直放电为肌膜自发持续除极的结果,是强直性疾病的特异性表现,见于先天性肌强直、萎缩性肌强直、先天性副肌强直和高钾性周期性麻痹等。

(3)MUAPs

①宽时限、高波幅 MUAPs:一般于轴索损伤后几个月才会出现,与神经纤维对失神经支配的肌纤维进行再生支配,导致单个运动单位的范围增大有关,是神经源性损害的典型表现。此时募集相往往较差,可呈现为单纯相。MUAPs 的时限比波幅

更有意义。

②短时限、低波幅 MUAPs:是肌源性损害的典型表现。其时限短、波幅低的原因与肌纤维坏死后,运动单位内有功能的肌纤维减少,运动单位变小有关。

③多相电位:5 相或以上的 MUAPs 称为多相波或多相电位。多相波百分比增高伴有低时限和低波幅 MUAPs,提示肌源性损害;多相波伴高波幅、宽时限者,为神经源性损害的表现。

(4)募集电位

①单纯相:表现为单个清晰可辨的 MUAPs,可以识别出基线,类似于"篱笆样",见于下运动神经元损害,峰-峰值一般 $>4mV$。

②病理干扰相:相型为干扰相,但是峰-峰值 $<2mV$,见于肌肉病变。

(二)神经传导速度的测定方法和临床意义

临床中常规神经传导测定包括运动神经传导速度(MCV)和感觉神经传导速度(SCV)两部分,其中 SCV 包括顺向测定和逆向测定。神经传导速度通常反映有髓纤维的状况;不能反映无髓痛觉纤维或自主神经的病变。逆向法测定所得波幅高于顺相法,并且容易受到邻近肌肉收缩的干扰。测定的结果应与性别和年龄匹配的正常值对照。

1.测定方法

(1)MCV 测定

①电极放置:阴极置于神经远端,阳极置于神经近端,两者相隔 2～3cm;记录电极置于肌腹,参考电极置于肌腱;地线置于刺激电极和记录电极之间。

②测定方法及 MCV 的计算:超强刺激神经干远端和近端,在该神经支配的肌肉上记录复合肌肉动作电位(CMAPs),测定其不同的潜伏期,用远端和近端之间的距离除以两点间潜伏期差,即为神经的传导速度。计算公式为:神经传导速度(m/s)=两点间距离(cm)×10/两点间潜伏期差(ms)。波幅的测定通常取峰-峰值。

(2)SCV 测定

①电极放置:刺激电极置于或套在手指或脚趾末端,阴极在阳极的近端;记录电极置于神经干的远端(靠近刺激端),参考电极置于神经干的近端(远离刺激部位);地线固定于刺激电极和记录电极之间。

②测定方法及计算:顺行测定法是将刺激电极置于感觉神经远端,记录电极置于神经干的近端,

然后测定其潜伏期和记录感觉神经动作电位（SNAPs）；刺激电极与记录电极之间的距离除以潜伏期为 SCV。

2. 异常 MCV 及临床意义　MCV 和 SCV 的主要异常所见是传导速度减慢和波幅降低，前者主要反映髓鞘损害，后者为轴索损害，严重的髓鞘脱失也可继发轴索损害。F 波较 MCV 的优越性在于可以反映运动神经近端的功能。

3. NCV 的临床应用　NCV 的测定用于各种原因周围神经病的诊断和鉴别诊断；结合 EMG 可以帮助鉴别前角细胞、神经根、神经丛以及周围神经的损害等。

（三）F 波的测定和临床意义

1. F 波的概念和测定方法　F 波是超强电刺激神经干在 M 波之后的一个晚成分，是运动神经的逆行冲动使前角细胞兴奋的回返放电，因首先在足部小肌肉上记录而得名。特点是波幅不随刺激量变化而改变，重复刺激时 F 波的波形和潜伏期变异较大。可以反映近端运动神经的功能，有助于神经根病变的诊断，补充常规运动神经传导速度的不足。

F 波测定①电极放置：同 MCV 测定，不同的是阴极放在近端；②潜伏期的测定：通常连续测定 10～20 个 F 波，然后计算其平均值，F 波的出现率为 80%～100%。

F 波传导速度的计算：Fwcv（m/s）＝D×2（mm）/（F-M-1）（ms）；其中 D 为距离，在上肢是由刺激点经锁骨中点到 C7 棘突的距离，在下肢是由刺激点经股骨大转子到 T_{12} 棘突的距离，F 为 F 波潜伏期，M 为 M 波潜伏期。

2. F 波测定的临床意义

（1）Guillain-Barre 综合征：F 波的异常可早于运动传导速度的改变。早期可表现 F 波出现率降低、F 波离散度增加，严重患者 F 波消失。随病情好转，F 波出现。

（2）糖尿病性神经病（diabeticneuropathy，DN）：F 波的异常可早于临床症状，表现为 F 波潜伏期延长，是较敏感的早期诊断指标。

（3）神经根或神经丛病变：均可表现为 F 波潜伏期延长或 F 波消失，而神经丛损害通常伴有感觉神经动作电位的波幅降低。

（四）重复神经电刺激

1. 重复神经电刺激技术的方法学　重复神经电刺激（repetitive nerve stimulation，RNS）是指以一定的频率超强重复刺激运动神经干，在其支配的肌肉记录运动反应即复合肌肉动作电位，然后观察波幅的变化程度，是诊断神经肌肉接头部位病变的特征性手段。实际应用中，选择易检测、易固定、易受累的神经肌肉进行检测，如面部和上肢近端。刺激电极置于运动神经处，记录电极的作用电极置于肌肉的肌腹，参考电极置于肌腱。根据刺激频率分为低频 RNS 和高频 RNS，临床上通常用强直后或活动后易化取代高频 RNS。

（1）低频 RNS：刺激频率≤5Hz；刺激时间通常是 3s；计算第 4 波或第 5 波比第 1 波波幅下降的百分比，目前使用的仪器可以自动测算。

（2）高频 RNS：刺激频率＞5Hz。刺激时间为 3～20s，计算最后一个波较第一波波幅升高的百分比。

（3）刺激参数：刺激时限 0.2ms，刺激强度为超强刺激，带通 0.1～100Hz，扫描速度 5～10ms/D，灵敏度 0.1～5mV/D。

（4）正常值和异常的判断标准：低频刺激 RNS，国外正常值第 4 波或第 5 波较第 1 波下降 8%～10%；我们实验室的正常值为下降 15% 及其以上为波幅递减。高频刺激 RNS，波幅下降 30% 以上为波幅递减，波幅升高 100% 以上为波幅递增，波幅升高 56% 以上为可疑。

2. RNS 测定的影响因素

（1）温度：在皮肤温度较低时，轻症患者低频刺激可不出现递减反应。在 RNS 检测时，将皮肤温度控制在 32～36℃。可用温水浸泡或使用红外线热灯。

（2）胆碱酯酶抑制约：对检测结果有直接的影响。一般在检测前 12～18h 停用胆碱酯酶抑制药，具体情况具体对待。

（3）刺激的强度：刺激强度必须是超强刺激，否则影响结果的判断。

3. RNS 常用的检测神经

（1）面神经：刺激部位为耳前，记录电极 R_1 置于眼轮匝肌，R_2 置于对侧面部或鼻梁上，G_0 置于同侧颧骨最上端。低频刺激波幅降低 15% 以上为异常。

（2）副神经：刺激部位为胸锁乳突肌的后缘，记录电极 R_1 置于斜方肌，R_2 置于肌腱，地线 G_0 置于肩部。低频刺激波幅降低 15% 以上为异常。

（3）尺神经：刺激部位为腕部尺神经，记录电极 R_1 置于小指展肌肌腹，R_2 置于肌腱，地线 G_0 置于腕横纹处。低频刺激波幅降低 15% 以上为异常。该神经通常用于高频 RNS 的测定，升高 100% 以上为波幅递增，具有临床诊断意义。

（4）腋神经：刺激部位 Erb 点，记录电极 R_1 置于三角肌，R_2 置于肩峰，G_0 置于 Erb 点与三角肌之间。上臂内收，肘屈曲，手内收放在腹部，同时用对侧手自己固定。低频刺激波幅降低 15% 以上为异常。

4. RNS 测定的临床意义

（1）重症肌无力：是乙酰胆碱受体抗体介导、累及突触后膜的神经肌肉接头部位的病变，RNS 表现为低频和高频刺激波幅均递减，前者更明显。

（2）Lambert-Eaton 综合征：是突触前膜病变通常伴有小细胞肺癌或其他肿瘤，部分女性患者伴有结缔组织病。RNS 表现为低频刺激波幅递减，而高频刺激波幅明显递增。

（五）H 反射

1. H 反射的概念　H 反射是脊髓的单突触反射，反射弧的传入部分起自于肌梭的 I_A 类纤维，冲动到达脊髓的前角细胞经突触联系后，其传出部分由较细的 α 运动神经纤维组成。在从阈下刺激到次强刺激这一强度范围内，H 反射的波幅逐渐增高。当电流进一步加大时，H 波的波幅逐渐减小而 M 波逐渐增大。当刺激强度达到可以诱发出最大 M 波时，H 反射消失，为 F 波所取代。故诱发 H 反射的最佳条件，应该是最大程度的兴奋 I_A 类纤维，而又没有足以兴奋全部运动纤维出现典型的 M 波。

2. H 反射测定的方法学

（1）记录小腿腓肠肌的 H 反射时，患者俯卧位，踝部以软垫支托以使膝关节屈曲成 110°～120°。刺激电极阴极置于腘窝中部以兴奋胫神经，阳极置于远端。记录电极放置于腓肠肌，参考电极置于比目鱼肌，此时 H 反射的波形为双相波；如果参考电极置于肌腱，H 反射多为三相波。记录上肢桡侧腕屈肌的 H 反射时，在肘窝刺激正中神经，记录电极放置于内上髁与桡骨茎突连线上 1/3 处。上肢 H 反射的出现率较低，临床上并非常规检测。

（2）H 反射正常值：腓肠肌 H 反射潜伏期的正常值上限为 30～35ms，潜伏期间差一般在 1.5ms 以内。

（3）H 反射异常的判断标准：①H 反射潜伏期延长＞均值＋2.58SD；②两侧差值＞均值＋2.58SD；③H 反射未引出。

3. H 反射的临床意义

（1）多发性周围神经病的早期诊断：H 反射的异常可能是 Guillain-Barre 综合征早期惟一所见。在糖尿病性、酒精性、尿毒症性和其他各种原因导致的多发性神经病中，H 反射表现为潜伏期延长。

（2）神经根病变：小腿腓肠肌 H 反射是 S_1 神经根病变的一个敏感指标。H 反射的潜伏期延长或波形缺失，提示 S_1 神经根病变。其结论还须结合临床表现及肌电图的改变考虑。颈神经根病变 C6 或 C7 受累时，桡侧腕屈肌的 H 反射可表现异常。

（3）中枢神经系统损害：H 反射的异常可以表现其分布的异常，即在上述两块肌肉以外的其他部位（特别是胫前肌）引出 H 反射，可以间接提示上运动神经元病变的存在。

4. 注意事项　H 反射消失并非一定是异常，随年龄增长，H 反射引不出的比例逐渐增加，检测中应注意双侧对比。上肢 H 反射的出现率较低，应注意两侧对照。

（六）瞬目反射

1. 瞬目反射的概念　瞬目反射（blink reflex）是一种脑干反射，近似于角膜反射，指刺激一侧三叉神经时，在同侧眼轮匝肌引出潜伏期短，波形简单的 R_1，双侧引出潜伏期较长，波形相对复杂的 R_2。反射弧的共同传入支为刺激侧的三叉神经眶上分支，传出支分别为两侧面神经。

R_1 是一种少突触反射，其通路为三叉神经→三叉主核→面神经核→面神经。整个过程仅涉及 1～3 个中间神经元的短链回路。R_2 为一多突触性的反射活动，且广泛分布于延髓外侧和脑桥。传入冲动经三叉神经进入脑桥后，沿三叉脊束下行到延髓，在投射到同侧和对侧的中间神经元之前，与外侧网状结构的中间神经元进行多突触联系，甚至可能涉及上丘脑及脑桥正中网状结构

2. 瞬目反射测定的方法学

（1）将刺激电极置于一侧眶上切迹（眶上神经），记录电肌置于双侧眼轮匝肌（图 1-142）。参数设置一般为滤波范围 20Hz 至 10kHz，灵敏度 100～500μV/D，扫描速度 5～10ms/D，脉冲电流时限 0.1～0.2ms，强度 15～25mA，此设置可随检测目的不同而调整。刺激同侧记录到的潜伏期 10ms 左右的波形为 R_1，双侧记录到的潜伏期 30ms 左右的波形为 R_2。

（2）瞬目反射的正常值：成年人瞬目反射的潜伏期相对恒定，为一可靠的客观指标。R_1 为 10ms 左右，R_2 波动于 28～34ms。但波幅的绝对值差异

较大,波幅的平均值,在直接反应为 1.221mV,R_1 为 0.53 mV,同侧 R_2 为 0.38 mV,对侧 R_2 为 0.49 mV。R_1 潜伏期侧间差通常<1.2ms,R_2<5.0ms。一般认为波幅两侧的比率有一定的意义。

(3)检测时的注意事项:嘱受试者放松,轻闭目。每侧重复测定数次,计算平均潜伏期和波幅。刺激间隔至少 5～10s 或更长。电刺激所诱发的瞬目反射,如果反复给予刺激,其晚成分将逐渐减小甚至消失,此称为"适应"。

3. 瞬目反射测定的临床意义 瞬目反射的早成分 R_1 反应恒定,而且重复性良好,反映少突触反射弧通路的传导情况。而 R_2 的潜伏期反映的是多突触反射通路的传导情况,包括中间神经元的兴奋性以及突触传递的延搁时间等,因此,波形和潜伏期变异较大,易受多种生理及心理因素的影响。

瞬目反射异常可见于任何影响其传导环路的病变,特别是累及三叉神经、面神经和脑干的病变(表 1-12)。

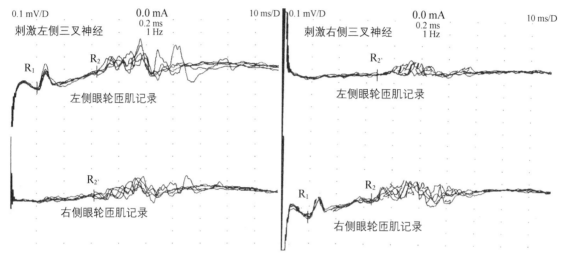

图 1-142 瞬目反射测定记录图

表 1-12 各种常见异常瞬目反射的意义

刺激侧 R_1	刺激侧 R_2	对侧 R_2	意 义
－	＋	＋	刺激同侧或双侧脑干受损,可能累及对侧面神经及核
－	－	＋	刺激对侧脑干中间神经元或面神经及核受损
－	＋	－	刺激同侧脑干中间神经元受损
＋	＋	＋	刺激同侧脑干受损,可能累及同侧面神经或核
＋	＋	＋	传入型损害,刺激侧三叉神经损害

("＋"示延长,"－"示正常)

二、脑诱发电位

脑诱发电位(cerebral evoked potentials,Eps)是中枢神经系统在感受体内外各种特异性刺激所产生的生物电活动,其检测技术可以了解脑的功能状态。包括躯体感觉诱发电位(SEP)、脑干听觉诱发电位(BAEP)、视觉诱发电位(VEP)和运动诱发电位(MEP)等。

(一)躯体感觉诱发电位

躯体感觉诱发电位(somatosensory evoked potentials,SEPs)指刺激肢体末端粗大感觉纤维,在躯体感觉上行通路不同部位记录的电位,主要反映周围神经、脊髓后束和有关神经核、脑干、丘脑、丘脑放射及皮质感觉区的功能。SEP 可测定感觉输入神经的全长,除可测定中枢段传导时间外,对周围神经尤其是近段的传导也是有价值的。

1.检测方法 表面电极置于周围神经干体表部位,用方波脉冲刺激,频率为 1～5Hz,刺激量以刺激远端(手指或足趾)微动为宜。常用的刺激部位为上肢的正中神经和尺神经,下肢的胫后神经和腓总神经等。上肢记录部位通常是 Erb's 点、颈椎棘突(C_7 或 C_5)及头部相应的感觉区;下肢记录部位通常是腘窝、臀点、T_{12} 及头部相应的感觉区。

2.波形的命名 SEP 各波的命名原则是极性(波峰向下为 P,向上为 N)＋潜伏期,如潜伏期为 14ms,波峰向下的波称为 P_{14}。

(1)正中神经刺激:对侧顶点记录(头参考)的主要电位是 P_{14}、N_{20}、P_{25} 和 N_{35};周围电位是 Erb's 点(N_9)和 C_7(N_{11},N_{13})。

(2)胫后神经刺激:顶点(Cz')记录(头参考)的主要电位是 P_{40}、N_{45} 和 P_{60} 和 N_{75};周围电位是腘窝、L_3 和 T_{12} 或 T_{11}。

3.SEP 异常的判断标准和影响因素

(1)SEP 异常的判断标准:潜伏期(平均值＋3SD)为异常;波幅明显降低伴波形分化不良或波形消失均为异常。

(2)SEP 的影响因素:主要是年龄、性别和温度,正常值的判断应注意不同年龄和性别;检测中应注意肢体温度,肢体皮肤温度应保持在 34℃。各成分的绝对潜伏期与身高明显相关,而中枢段传导时间与身高无明显的相关性。

4.SEP 各波的起源

(1)正中神经刺激:N_9 为感觉神经动作电位;N_{11} 可能来源于颈髓入口处或后索,N_{13} 可能为颈髓后角突触后电位,N_{14} 和 P_{14} 可能来自高颈髓或延髓,N_{20} 可能起源于一级感觉皮质(S_1 区),P_{25} 多数学者认为是一级体感皮质(S_1 区)的另一个反应波,N_{35} 可能与细纤维经丘脑腹后外侧核投射到一级体感皮质(S_1 区)有关。

(2)胫后神经刺激:腘窝和 L_3 和 T_{12} 或 T_{11} 记录的电位反映周围神经远端和近端的动作电位。P_{40} 可能来自同侧头皮中央后回,N_{45} 可能来自顶叶 S_1 后方,P_{60} 可能与顶叶偏后凸面有关,N_{75} 分布较广,起源尚不清楚。

5.SEP 的临床应用 用于检测周围神经、神经根、脊髓、脑干、丘脑及大脑的功能状态。主要临床应用于吉兰-巴雷综合征(GBS)、颈椎病、后侧索硬化综合征、多发性硬化(MS)及脑血管病等感觉通路受累的诊断和客观评价。还可用于脑死亡的判断和脊髓手术的监护等。

(二)脑干听觉诱发电位

脑干听觉诱发电位(brainstem auditory evoked potential,BAEP)指经耳机传出的声音刺激听神经传导通路在头顶记录的电位。检测时一般不需要患者的合作,婴幼儿和昏迷患者均可进行测定。

1.检测方法 多采用短声(click)刺激,刺激强度 50～80dB 或主观听阈＋75dB;刺激频率 10～15Hz,持续时间 10～20ms,叠加 1 000～2 000 次。检测时单耳刺激,对侧白噪声掩盖。记录电极通常

置于 Cz,参考电极置于耳垂或乳突,接地电极置于 FPz。

2.波形命名和起源 正常 BAEP 通常由 5 个波组成,依次以罗马数字命名为 I 波、II 波、III 波、IV 波和 V 波。特别是 I 波、III 波和 V 波的潜伏期和波幅更有临床价值。I 波起源于听神经;II 波起源于耳蜗核,部分为听神经颅内段;III 波起源于上橄榄核;IV 波外侧丘系及其核团(脑桥中、上部分);V 波起源于下丘脑的中央核团区。

3.BAEP 异常判断标准

(1)各波潜伏期延长＞平均值＋3SD,和(或)波间期延长＞平均值＋3SD;

(2)波形消失或波幅 I/V 值＞200％。

4.影响 BAEP 的生理因素 I～IV 波潜伏期在出生 6 个月后基本达到成年人水平;V 波潜伏期通常在出生后 18 个月达到成年人水平;65 岁以后各波潜伏期明显延长和波幅降低。女性 V 波潜伏期较男性短,而且波幅高。BAEP 不受麻醉镇静药、睡眠觉醒和注意力集中程度的影响。

5.BAEP 的临床应用

(1)客观评价听力:特别是对听力检查不合作者、癔症和婴儿、重症患者、意识障碍及使用氨基糖苷类的患者可以帮助判断听力障碍的程度。还可用于监测耳毒性药物对听力的影响。

(2)脑桥小脑肿瘤:I～III 波间期延长。肿瘤为内侧型仅有 I 波或 I 波和 II 波。脑干内肿瘤III 波和 V 波消失,严重者可无任何反应。目前主要依靠影像学的检查,特别是 MRI。

(3)多发性硬化(MS):重要的意义在于发现临床上病灶。单侧损害多见,主要表现为 V 波波幅降低或消失,也可表现为III——V 波间期延长、III 波潜伏期或 I～V 波间期延长。

(4)脑死亡的判断:判断脑死亡的主要依据是 EEG 和 SEP,BAEP 的改变有参考价值,早期可有 V 波消失,继之累及III 波,最后 I 波也消失。目前认为诊断价值远不如 SEP。

(5)手术监护:桥小脑角肿瘤手术监护可避免听神经不必要的损害。

(三)视觉诱发电位

视觉诱发电位(visual evoked potential,VEP)是经头皮记录的枕叶皮质对视觉刺激产生的电活动。

1.检测方法 通常在光线较暗的条件下进行,检测前应粗测视力并行矫正。临床上最常用的方

法为黑白棋盘格翻转刺激 VEP(PRVEP)和闪光刺激 VEP。前者的优点是波形简单易于分析、阳性率高和重复性好,后者受视敏度影响小,适用于 PRVEP 检测不能合作者。记录电极置于 O_1、Oz 和 O_2,参考电极通常置于 Cz。

2.波形命名和起源 PRVEP 是一个由 NPN 组成的三相复合波,分别按各自的平均潜伏期命名为 N_{75}、P_{100} 和 N_{145}。正常情况下 P_{100} 潜伏期最稳定而且波幅高,是唯一可靠的成分。VEP 各波的起源目前尚不清楚。

3.VEP 异常的判断标准和影响因素

(1)VEP 异常的判断标准:潜伏期>平均值+3SD;波幅<$3\mu V$ 以及波形分化不良或消失。

(2)VEP 的影响因素:主要受视力、性别和年龄的影响。女性潜伏期通常较男性短而且波幅高;年龄>60 岁以上者 P_{100} 潜伏期明显延长。检测前应了解视力情况,近视患者可以戴眼镜进行检测。

4.VEP 的临床应用 视通路病变,特别对 MS 患者可提供早期视神经损害的客观依据。

(四)磁刺激运动诱发电位

磁刺激运动诱发电位(motor evoked potential,MEP)指经颅磁刺激大脑皮质运动细胞、脊髓及周围神经运动通路在相应的肌肉上记录的复合肌肉动作电位。该技术在 1985 年 Barker 等建立,近年来被广泛应用于临床,为运动通路中枢传导时间的测定提供了客观依据。MEP 的主要检测指标为各段潜伏期和中枢运动传导时间(CMCT)。近年来磁刺激技术有了很大的发展,重复磁刺激技术

可以用于语言中枢的定位和一些疾病的治疗等。后者本章不做介绍。

1.检测方法 上肢 MEP 检测是将磁刺激器置于上肢对应的大脑皮质运动区、C_7 棘突和 Erb 点,在拇短展肌或小指展肌等肌肉上记录诱发电位;下肢 MEP 测定是将磁刺激器置于下肢对应的大脑皮质运动区、T_{12} 或 L_1 及腘窝,在伸趾短肌和胫前肌上记录诱发电位。

2.刺激参数 磁刺激器最大输出磁场强度通常为 2.3 T。确定刺激量的原则通常是阈值+最大输出强度的 20%,上肢刺激量一般为最大输出量的 65%~75%,下肢为 65%~80%,头部为 80%~90%。

3.CMCT 的计算和异常的判断标准 皮质刺激潜伏期与 C_7 或 T_{12}(L_1)刺激的潜伏期差为 CMCT。异常的判断标准为各波潜伏期或 CMCT 延长>平均值+2.58SD;上肢易化或非易化状态下波形消失;下肢易化状态下波形消失。

4.易化现象 皮质刺激时相应肌肉轻度收缩,可较容易诱发出动作电位,而且伴有潜伏期缩短和波幅增高。

5.MEP 的影响因素 各波潜伏期与身高有明显的相关性($P<0.01$);随着年龄增长而潜伏期延长,而与性别无明显的相关性。

6.MEP 的临床应用 主要用于运动通路病变的诊断,如多发性硬化、脑血管病、脊髓型颈椎病和肌萎缩侧索硬化等,后者可发现临床上损害。

(崔丽英)

第五节 病 理 诊 断

近年来,随着 CT、MRI 等先进的医疗诊断设备广泛用于临床,神经科病人的定位诊断准确率有了很大的提高,同时,先进的神经影像技术、超声波技术、免疫学技术、电生理技术及分子生物学技术也能为定性诊断提供客观依据。但就神经科病人病变的定性而言,病理组织学诊断仍是最可靠的、目前尚无其他技术可替代的金标准。在日常神经科临床工作中,涉及神经病理学诊断的主要有以下四个方面:①因(或)脑内病变性质不清需取活检的病例,也包括椎管内和(或)脊髓内的活检标本;②临床表现为周围神经系统受损,性质不清需取周围神经活检的病例;③临床表现为肌肉受累的疾病,需取肌肉组织活检以求明确病变性质的病例;④神

经系统病变性质不清,临床病人死亡后,需做尸体解剖明确的病例。本章拟就上述四方面工作常用的神经病理学诊断技术做一介绍。

一、神经病理学诊断常用的染色技术

1.常规染色 供组织学诊断用的优质常规染色剂不仅须使细胞核和细胞质有选择性着色,也要使间质的结缔组织着色。苏木素伊红染色(haematoxylin eosin stain,HE)的切片经适当的分色,可使这些结构得以区分,细胞核表现为紫蓝色,细胞质和结缔组织纤维呈各种色调的粉红色(图 1-143)。因此,在神经病理学诊断中无论是石蜡切片还是冷冻切片的常规染色都选用 HE 染色。在常

规 HE 染色中,习惯称苏木素是碱性染料,实际上苏木素不是染料,只有经过氧化后才成为酸性染料苏木红,苏木红和铝结合形成一种带正电荷的蓝色色精,只有这时才是碱性的。染色时带负电荷的脱氧核糖核酸(DNA)与带正电荷的蓝色色精靠极性相吸而完成染色过程。

作为最常用的常规染色剂,苏木素有许多配方,其中 Ehrilich 发明的配方由于持久性和染色的稳定性而最为常用。其缺点是配制后需 1～2 个月或以后才能"成熟"应用。Harri's 苏木素液使用氧化汞促进苏木素"成熟",配制后即可应用。

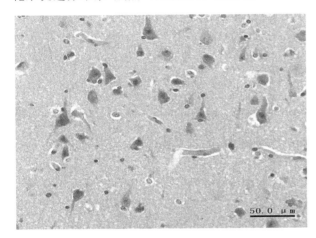

图 1-143　常规 HE 染色,大脑皮质神经细胞核染成紫蓝色,胞质染成红颜色

2. 特殊染色技术　特殊染色是诊断病理学中不可缺少的技术,特别是在神经病理学领域,特殊染色技术应用得更为广泛。这主要是因为神经病理研究的组织标本,既含有全身其他系统均有的上皮组织、结缔组织,又含有神经系统本身特有的神经细胞、神经纤维、神经髓鞘和胶质细胞。尤其是后者,研究其病理改变时经常需要用特殊染色来显示。现将神经病理学工作中常用的几种特殊染色技术介绍如下。

(1)网状纤维染色技术:网状纤维是网状结缔组织中的一种纤维,它由网状细胞产生。

网状细胞是星状多突的细胞,核大,着色浅,核仁明显,细胞质较丰富,细胞突彼此连接形成网状的结构。网状纤维细而分支穿行于细胞之间,共同构成网状支架。这种纤维用 HE 染色一般不易辨认,若用银氨溶液浸染能使纤维变成黑色,故又称嗜银纤维。网状纤维染色经常是用银浸染的方法来显示,网状纤维染成黑色或黑褐色。网状纤维染色是一种经典的染色,在神经病理诊断中应用广

泛,最常用于脑肿瘤的鉴别诊断。脑实质以外组织发生的肿瘤,如脑膜瘤、神经鞘瘤多含丰富的网状纤维;而脑实质内发生的肿瘤,像各种类型的胶质瘤,一般仅在肿瘤间质血管周围存有网状纤维,肿瘤细胞间无网状纤维分布。

(2)弹性纤维染色:弹性纤维是由糖蛋白构成,富含亲水性的极性氨基酸。弹性蛋白提供弹性纤维的弹性。它是一种不溶性蛋白质。当用弱碱处理纤维结缔组织时,它仍然存在。弹性纤维广泛分布于身体各部,特别是在皮肤、血管等处最为丰富。弹性纤维在常规染色中难与其他纤维区分,只有用特殊染色方法才能清晰将其显示。常用的染色方法是 Verhoeff 铁苏木素染色法,弹性纤维黑色或黑蓝色,细胞核黑色,胶原纤维呈红色,肌纤维呈黄色。在神经病理学诊断和研究过程中,往往在有血管性病变时选用弹性纤维染色显示血管壁内的弹性纤维,如脑动、静脉畸形、浆果型动脉瘤、夹层动脉瘤、各种动脉炎及动脉硬化等病变(图 1-144)。

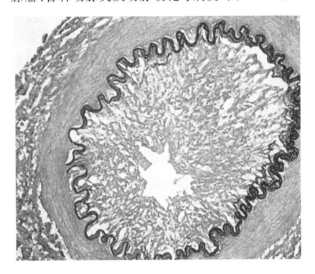

图 1-144　弹性纤维染色显示肌性动脉的内弹力扳

(3)过碘酸－Schiff 反应(PAS 染色技术):PAS 染色将糖原染成红色或紫红色,在神经病理学诊断和研究过程中,往往用来显示真菌、分泌黏液的肿瘤细胞和肿瘤间质的黏液变性。

(4)Mallory 磷钨酸苏木素染色(PTAH):本法为诊断病理学中常用的染色方法,其特点是单一的染液可染出两种主要的颜色,即蓝紫色和棕红色。染液中磷钨酸与苏木素相互结合,但又各有特点。PTAH 染色是显示横纹肌和胶质纤维的好方法,因此,在神经病理诊断中经常选用,有的单位将其作为常规染色。

细胞核、中心体、神经胶质纤维、纤维蛋白和肌纤维的横纹染成紫蓝色;胶原纤维、网状蛋白和骨基质染成砖红色。在神经病理诊断中常常使用PTAH染色来显示胶质纤维,行星形细胞瘤的鉴别诊断,也可用来显示病灶周围反应性星形细胞。另外,在免疫性疾病诊断中还可用来显示纤维素性坏死等病理改变。

(5)淀粉样物质染色:淀粉样物质亦称类淀粉物质,是一种无细胞的同质性嗜伊红性物质,现已证实淀粉样物质在化学上属于糖蛋白,其蛋白质部分与球蛋白相似。类淀粉蛋白的化学成分90%为类淀粉原纤维蛋白,10%为糖蛋白。

近年来,随着神经病理学研究的进展发现脑内多种病变有淀粉样物质的沉积,特别是对阿尔茨海默病的研究证实,其主要病理学基础就是淀粉样物质在脑内和血管壁中沉积。因此,神经病理学中对类淀粉物质的研究将会显得越来越重要。

显示淀粉样物质的染色方法很多,如碘染色、刚果红染色和荧光染色等。其中刚果红染色是较为可靠的方法。淀粉样物质呈粉红色到红色,细胞核呈蓝色。阿尔茨海默病脑内的老年斑、大脑类淀粉血管病的受累血管壁内可见类淀粉沉积。另外,拳击脑和Prion病脑内也可见阳性的类淀粉斑。染色阳性的物质如在偏振光显微镜下发出苹果绿色的偏振光,则为淀粉样物质的特异性表现。

(6)显示脂类物质的苏丹Ⅲ染色技术:在神经系统中,存在大量的脑磷脂和神经鞘磷脂。在病理情况下这些磷脂均可发生存在形式或形态上的变化。因此,在神经病理诊断中常常需要特殊染色显示这些脂类物质。其中应用最广泛的是苏丹Ⅲ染色技术。该技术将脂肪成分染成橘红色。在神经病理诊断中,常用此技术显示肿瘤中的脂质、坏死病灶和脱髓鞘病灶中崩解和被吞噬的脑磷脂和髓磷脂以及脂质贮积病时的病理改变。在显示动脉粥样硬化斑块脂质核心时也可使用此技术。

3. 神经组织特殊的染色技术 神经组织主要由神经细胞、神经胶质细胞、神经纤维以及神经髓鞘组成。由于神经组织的构造和神经细胞的组成极其复杂,因此,需用特殊染色方法显示和观察神经组织中的尼氏体、神经元、神经纤维、神经髓鞘及神经胶质细胞。显示上述结构的特殊染色构成了神经组织病理学独特的染色技术。

(1)显示尼氏体的染色:尼氏体(Nissl body)分布于神经元除轴突和轴丘以外的胞质中,为颗粒状或斑块状物质,能够被碱性染料着色。在正常情况下,尼氏体与神经元的功能状态有密切的关系。当神经元受到损伤时,尼氏体的变化最为敏感,主要表现为尼氏体的溶解和消失。在神经病理诊断中,往往在两种情况下需要做尼氏体染色:一是判断神经元的损伤程度,主要显示尼氏体的溶解情况;二是判断所显示的细胞是否是神经元,尤其是在神经节胶质瘤(ganglioglioma)的诊断时,显示神经节细胞内的尼氏体对诊断有决定性的作用。用于显示尼氏体的染色方法很多,最常用的两种是Thionine硫堇染色法和Cresyl Violo染色法。前者将尼氏体染成深蓝色,细胞核呈淡蓝色(图1-145)。后者将尼氏体染成紫红色,细胞核呈淡紫色,背景微黄。

(2)显示神经元及神经纤维的染色:神经组织主要是由具有细长突起、能传递冲动的神经细胞组成。神经细胞具有和其他细胞一样的结构,即细胞膜、细胞质和细胞核。神经细胞的胞质内除了含有其他细胞都有的细胞器外,还含有尼氏体和神经原纤维,后两者是神经细胞特有的结构。神经纤维由从神经元发出的轴突和较长的树突组成,轴突内可含有神经原纤维。

在常规的HE染色中可观察到神经细胞的细胞轮廓,如细胞质、细胞核、核仁等,但看不到神经原纤维等细微的结构,这些细微的结构就需要用特殊的染色方法来显示。传统的染色方法是Bielschowsky,于1904年创造。此方法需要冷冻切片。众所周知,神经系统变性疾病常常是神经细胞和神经纤维受累,需要显示这些特殊结构,特别是痴呆病人的脑内病变常需要特殊染色显示神经原纤维的病理改变,如神经原纤维缠结和老年斑等。近年来研究发现,一种被称为亚急性海绵状脑病(Creutzfeldt-Jakob disease,CJD)的疾病,其临床表现与阿尔茨海默病很难鉴别,而CJD已经明确有传染性,并且传染性相当强,即使经过甲醛溶液固定的组织也具有传染性。而痴呆病人的脑标本常规需要神经原纤维染色,如用经典的Bielschowsky染色法则需用冷冻切片,如遇CJD病人就有被传染的可能。因此,近年来已逐渐放弃了传统的Bielschowsky冷冻切片染色法,而采用改良的Bielschowsky石蜡切片法、Bodian染色法和Gall-yas染色法(图1-146)。

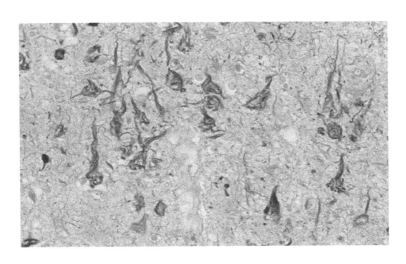

图 1-145　Gallyas 染色,显示神经细胞胞质内的神经元纤维缠结

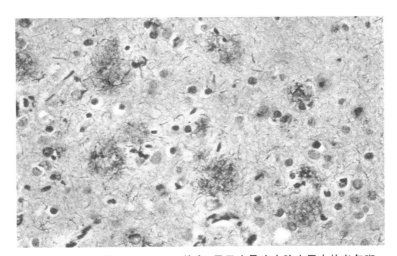

图 1-146　改良的 Bielschowsky 染色,显示痴呆病人脑皮层内的老年斑

(3)显示神经髓鞘的染色方法:神经纤维根据其周围有无髓鞘包绕分为有髓神经纤维和无髓神经纤维两种。髓鞘成分在常规的 HE 染色中分辨的不是十分清晰,在神经病理诊断时,常需要髓鞘染色,将髓鞘显示清楚进而判断有无病变。在中枢神经系统,髓鞘是由少突胶质细胞构成,而在周围神经系统,髓鞘则由神经膜细胞构成。神经系统中许多疾病出现髓鞘的变性、脱失和轴索变性,如多发性硬化、播散性脑脊髓炎、脑桥中心部髓鞘溶解、肌萎缩侧索硬化和亚急性联合变性等。其他神经系统病变也可造成继发性脱髓鞘改变。

髓鞘染色可分为两类,即显示正常髓鞘结构的染色和显示变性髓鞘的染色方法。显示髓鞘的染色方法很多,常见显示正常髓鞘结构的染色有:①Weil 正常髓鞘染色法。神经髓鞘染成深蓝色至黑色,灰质呈灰黄色至无色,变性和溃变的髓鞘不着色。②Luxol Fast Blue——焦油紫正常髓鞘染色

法(图 1-147)。正常髓鞘染成蓝色,细胞核紫红色,神经细胞内尼氏体紫红色。KB 髓鞘染色法是目前最常用的染色方法,它以着色清晰、色泽绚丽著称。其真正的优点是染色完成后可用 HE、PAS、PTAH、油红 O(需冷冻切片)等染色进行复染,得到显示髓鞘的同时还显示糖原(PAS)、增生胶质纤维(PTAH)、溃变的髓磷脂(油红 O)等的染色效果。用 HE 复染可作为常规染色。

(4)显示神经胶质细胞的染色技术:神经胶质细胞是神经系统特有的细胞成分,在中枢神经系统内主要有星形细胞、少树突胶质细胞、小胶质细胞和室管膜细胞。它们构成了神经系统的间质。星形细胞有纤维型和原浆型两种,前者主要分布在髓质内,而后者多位于皮质内。病理状况下,星形细胞可形成肿瘤,还参与脑组织损伤后的修复。少突胶质细胞主要位于髓质内,形成中枢神经系统的髓鞘。小胶质细胞则是神经系统内的吞噬细胞,或称

"清道夫细胞"。除了室管膜细胞以外,常规的 HE 染色仅能显示胶质细胞的细胞核,很少看到细胞质和细胞突起。要研究显示这些胶质细胞的病变则需特殊染色,将它们的细胞质和细胞突起显示出来。

①Holzer 星形细胞染色法:星形细胞及突起呈蓝紫色,细胞核蓝紫色。此法是显示反应性增生的星形细胞、胶质纤维和胶质瘢痕的最佳方法,常用于显示亚急性海绵状脑病、阿尔茨海默病、肝豆状核变性等疾病中星形细胞增生和多发性硬化、脑软化等病变部位增生的胶质纤维和胶质瘢痕。

②改良 Cajal 星形胶质细胞氯化金升华法:Cajal 氯化金升华法是显示星形胶质细胞的经典方法,对固定液和染色用的器皿要求很高,染色效果很好且稳定。新鲜组织要固定在甲醛溴化胺液中导溴,标本厚度不要超过 4mm,在固定液中固定 2～3d。甲醛溶液固定过的标本经充分水洗后再经导溴也可染色,但如在甲醛溶液中固定时间过长则染色效果不佳。星形胶质细胞及其突起呈黑色,神经元呈紫红色。此法可用于显示正常的星形细胞、反应性增生的星形细胞及肿瘤性的星形细胞。石蜡切片经导溴后也可进行染色,但染色效果明显差于冷冻切片。

③Del Rio-Hortega 少突胶质细胞染色法:少突胶质细胞的细胞质和细胞突起呈黑色。

④Penfield 胶质细胞染色法:少突胶质细胞和小胶质细胞的细胞质及细胞突起染成黑色。

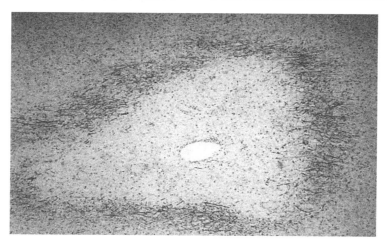

图 1-147 Luxol Fast Blue 染色,显示小静脉周围的髓鞘脱失呈苍白色

二、神经病理学诊断常用的免疫组织化学技术

免疫组织化学技术(immunohistochemistry technic)是应用抗原(antigen,Ag)与相应抗体(antibody,Ab)接触后可形成"抗原抗体复合物"(antigen-antibody complex,Ag-Ab)的化学反应,检测组织或细胞内的抗原或抗体的技术。目前这项技术以广泛应用于神经病理学的诊断和科研工作之中。

1.神经病理诊断中常用的免疫组织化学标记方法 免疫反应中的"抗原抗体复合物"在显微镜下是不可见的,但如抗体或抗原上联结某种"指示剂(indicator)",就可利用不同的显微镜看到抗原抗体复合物,此即免疫组化技术的基本原理。连接有指示剂的抗体称"标记抗体",如指示剂为荧光素,此抗体称"荧光素标记抗体";如指示剂为酶,此抗体称"酶标记抗体"。

(1)荧光素标记免疫组织化学技术:该方法是一种稳定、可靠且成熟的检测技术。其优点是技术操作简单,显微镜下抗原抗体复合物定位清楚,颜色绚丽。最大的优点是利用不同的荧光素在不同波长的光下发出不同颜色荧光的特点,用于在一张组织切片上在荧光显微镜或激光共聚焦显微镜下显示 2 种或 2 种以上的待检抗原,即所谓的双标记或多标记法。缺点是标记后的切片因荧光素衰变,不能长时间保存;另外,观察结果时需用荧光显微镜或激光共聚焦显微镜等昂贵的仪器设备。

(2)酶标记免疫组织化学技术:常用的酶有,①辣根过氧化物酶(horseradish peroxidase,HRP),分子量约 40 000;②碱性磷酸酶(alkaline phosphatase,AKPase),分子量 80 000;③葡萄糖氧化酶(glucose oxdase),分子量 180 000 等。理想的酶应具有分子量小、高稳定性、可溶性、耦联方法简便,光密度值高,与抗体耦联后仍保持酶的活性,与底物作用后可显色,且不易退色等性能。在各种酶中以辣根过氧化物酶较理想,故国内外应用最多。辣根过氧化物酶标记的抗体显色后呈棕黄色,切片可以长期保存。

2. 神经病理诊断中常用的免疫组织化学标记抗体

(1)用于显示神经细胞及其突起的抗体:①神经细胞核抗原(neuronal nuclei,NeuN):表达于正常脑组织的锥体神经元和颗粒性神经元,小脑的浦肯野细胞不表达(图1-148)。与神经丝蛋白(NF)相比 NeuN 由于特异性液表达在神经元的细胞核上,更易于观察。但需要注意的是 NeuN 只在分化趋于成熟的神经元有表达,常用来识别正常脑组织和病变组织中的神经元成分。②微管相关蛋白-2(microtubule—associated protein,MAP-2)是一种细胞骨架蛋白,在正常脑组织神经元的胞质和树状突起中阳性表达,清楚地显示神经元的形态。③巢蛋白(Nestin):属于中间丝蛋白的一种,存在于胚胎发育过程中有多向分化潜能的神经上皮干细胞中,随着细胞的不断分化,表达逐渐下调并最终消失,因此用以作为中枢神经系统前体细胞的标记。④神经丝蛋白(neurofilaments,NF):属细胞骨架蛋白,在正常脑组织神经元胞质和突起中呈阳性表达。

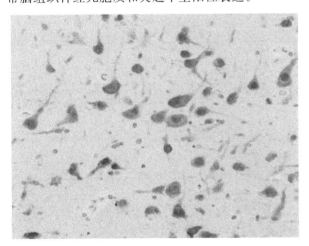

图 1-148　神经细胞核表达神经细胞核抗原(neuronal nuclei,NeuN)

(2)用于显示星形胶质细胞及其突起的抗体:胶质纤维酸性蛋白(glial fibrillary acidic protein,GFAP)属于中间丝蛋白,GFAP 存在于星形胶质细胞(图1-149)。主要用于显示和(或)确定反应性增生和肿瘤性的星形细胞。

(3)用于显示少突胶质细胞及其突起的抗体:少突胶质细胞转录因子2(Olig-2)在正常少突胶质细胞和肿瘤性少突胶质细胞中均呈阳性表达,着色于细胞核(图1-150)。

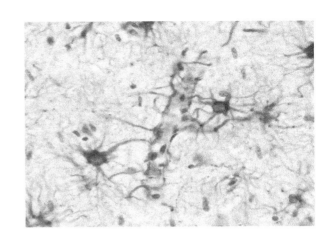

图 1-149　星形细胞及其突起表达 GFAP

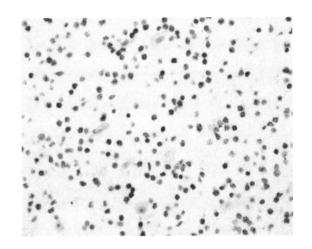

图 1-150　肿瘤性少突胶质细胞的核呈 olig-2 强阳性

(4)用于显示脑组织中 Tau 蛋白的抗体:磷酸化 Tau 蛋白的抗体(AT 8、AT 100、AT 270 和 AT 180 等)识别 Tau 蛋白病脑组织内神经元和胶质细胞内异常凝集的 Tau 蛋白,尤其是阿尔茨海默病脑组织内的神经元纤维缠结(neurofibrillary tangles,NFTs)和神经毡细丝(neuropil thread)(图1-151)。

(5)用于显示脑组织中共核蛋白的抗体:α-共核蛋白(α-synuclein):是广泛分布于神经系统的突触前蛋白,也是路易小体(Lewy body,LB)最主要的构成蛋白。α-共核蛋白的免疫组织化学是确认路易小体的最佳方法(图1-152)。另外,多系统萎缩脑组织特征性的胶质细胞包涵体(glial cytoplasmic inclusions,GCIs)的主要成分亦为共核蛋白。

(6)用于显示脑组织中 β-淀粉样蛋白的抗体:β-淀粉样蛋白(Aβ):可以识别沉积于老年斑(senile plaques,SPs)内和小血管壁的 β-淀粉样蛋白(图1-153)。

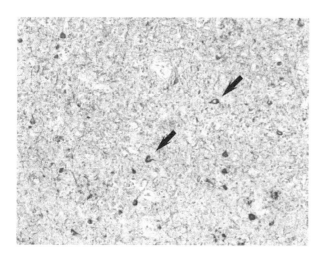

图 1-151 阿尔茨海默病脑组织内的神经元纤维缠结(neu-rofibrillary tangles, NFTs, 箭头)和神经毡细丝(neuropil thread)呈 AT8 强阳性

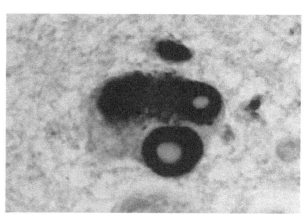

图 1-152 α-共核蛋白免疫组化染色显示出的路易小体

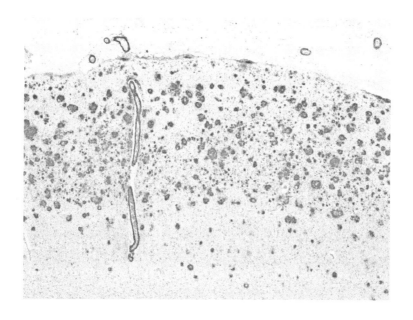

图 1-153 Aβ 免疫组化染色显示阿尔茨海默病脑的老年斑以及淀粉样血管病

（卢德宏 朴月善）

第六节 分子生物学诊断

一、概 述

在一个 2 倍体细胞内,人类基因组约含有 6×10^9 碱基对的 DNA。DNA 分布于 25 种染色体中,包括 22 种常染色体(第 1～22 号染色体)、2 种性染色体(x 和 y)和线粒体染色体。一个 2 倍体细胞有 22 对常染色体和 1 对性染色体(男 xy,女 xx)是人类基因的主要载体,线粒体染色体主要是能量代谢

有关酶的基因载体。遗传病是指由染色体畸变和基因突变所引起的一大类疾病,可分为 5 大类,即染色体病、单基因遗传病、多基因遗传病、线粒体基因病和体细胞遗传病(主要为癌症),其中多基因遗传病和体细胞遗传病还受环境因素的影响。目前已经登记的孟德尔遗传性状或疾病达 20 135 种,其中已知和可疑的单基因遗传病及线粒体基因病为 6 500 余种,大部分与神经系统损害相关联。

1. 基因的变异　在基因的非编码区,每200~500bp就可能有一个核苷酸是多态性的,表明基因组中多数多态性变异存在于非编码序列。多数DNA多态性是单核苷酸置换所致,少数DNA多态性是插入(或)缺失型的。当DNA序列多态性为单碱基置换时,可能影响到一种限制酶的切点,以此酶切DNA产生的片段长度就会发生变化,突变引起限制酶切点的消除,使片段加长,切点增加,则使片段变短,这种方法测出的多态性称为限制酶片段长度多态性。插入(或)缺失型的DNA多态性是在不涉及限制酶切点的情况下,DNA片段大小的改变,称为DNA片段长度多态性。还有一种少见的DNA多态性,产生于假基因的存在,即在限制酶切割DNA片段的两切点之间,由于插入了拟基因(与一个有关的功能基因在结构上相似,但无功能的序列),从而改变了DNA片段的长度。

2. 突变　是指基因序列结构的改变导致其功能上的异常,影响其表达蛋白质的质和量。突变包括基因的点突变、基因片段的缺失(部分或完全缺失)和基因插入等。在外显子上一个碱基的缺失和插入,三联密码的框架就要移动,引起蛋白质的剩余部分中掺入完全不同的氨基酸序列。外显子上单碱基取代,密码子会随之改变,有时可能改变氨基酸序列,有时也可能不改变氨基酸序列。单碱基取代发生在终止密码子时去除了一个正常的终止密码子而发生通读突变(reading through mutation)。由于单碱基突变,成熟前的终止密码子就会产生一个不完整的蛋白质序列。有时突变发生在基因调控区的5'侧翼、5'非翻译区、内含子或3'非翻译区,这些突变一般不改变蛋白质产物的结构,但能引起突变的等位基因的产物减少或增加。

不同基因突变会造成不同的后果,根据突变发生在基因的位置和突变的性质,会使遗传密码的阅读和蛋白质翻译发生变化,可分为以下几种情况:①错义突变。DNA中核苷酸发生置换后(点突变),改变了遗传密码,使一种氨基酸变成另一种氨基酸,影响到所合成蛋白质的结构和功能。②无义突变。当DNA突变后,使原来编码某一氨基酸的密码子变成终止密码子时,多肽链停止合成,提前释放出不完成的蛋白质,造成功能丧失。③同义突变。由于遗传密码是兼并的,决定一种氨基酸的密码子常常不止一个,因此DNA中有些碱基置换只造成三联密码子中第三个核苷酸改变,不改变氨基酸,称为同义突变,常由点突变引起。④移码突变。

DNA中插入或缺失一个或多个碱基对后,使读码格式发生改变,自突变点3'方向以后的一系列密码都改变,造成肽链大范围错误。

3. 遗传的异质性　是指不同的DNA序列改变可能造成同一种临床表型,即基因型不同而表型相同的现象,或者同一种DNA序列改变出现不同的临床综合征,即基因型相同而临床表现不同的现象。如腓骨肌萎缩症2型(CMT-2)可由不同座位的基因引起,而各基因座的等位基因有不同的表达方式:常染色体显性、常染色体隐性和性连锁遗传形式。异质性还表现为:在同一家系中不同的受累个体其临床症状表现轻重不同,不易确定究竟父母孩子或其他风险亲戚中何者会受累。

4. 基因的连锁性　当两个基因在同一染色体上非常接近,以致不能独立分离,即称为基因的连锁。连锁的基因位点是在同一染色体上,但并非在同一染色体上的基因都是连锁的。连锁的基因在减数分裂时以一个整体传递给同一合子,除非在姐妹染色体间发生了奇数交换。在一个已知的染色单体上两位点相互交换的平均次数,遗传学称为遗传图距(以Morgan为单位)。对于图距近的两位点,交换很少;相反,图距增加,交换也增加。一对位点分别在两条染色体上称为合子,有重组合子和非重组合子,前者在一个等位基因处来自父母双方,后者则来自父母一方。通过重组合子所占比例的计算来估计基因的连锁性。此比例称为重组率(θ),做家系分析时可通过概率计算测出。对一个特定家系而言,$\theta=0.5$自由重组(无连锁)的可能性(L)与θ在0~0.5的可能性之比的对数,就是连锁优势的对数分数(Lod score)。对同一基因位点及其标志间的Lod score是可以相加的,在不同家系中一个标志的Lod score的总和超过+3.00时,其优势为1 000:1,表示存在连锁性。Lod score为−2.00则优势仅为100:1而无连锁性。

二、基因诊断的途径和方法

遗传性疾病的发生不仅与DNA结构有关,而且与转录水平或翻译水平的变化相关,直接探查基因的存在和缺陷,进一步从转录或翻译水平分析基因的功能,从而对人体状态和疾病作出诊断称为基因诊断。基因诊断的目的物至少应该包括DNA和mRNA,前者分析基因的结构,后者分析基因的功能。基因诊断不仅能对一些疾病作出确切的诊断,也能确定与疾病有关联的状态,如对疾病的易感性、发病类型和阶段的确定等。基因诊断的途径主要包括3种,即DNA检测、基因连锁分析和mRNA检查。

1. 利用连锁分析和关联分析定位遗传病的致病基因 对于未知基因、未知突变的单基因或多基因遗传病,需要首先开展家系调查和系谱分析,然后应用微卫星标记(短串联重复序列)或单核苷酸多态性(SNPs)进行基因分型、连锁分析及单倍型分析,还可采用关联分析及连锁不平衡分析,以定位单基因遗传病的致病基因及多基因遗传病的易感基因,最后通过候选基因法找出致病基因及易感基因。目前已知的大部分单基因遗传病的致病基因及部分多基因遗传病的易感基因均通过该策略定位。

2. 利用分子杂交技术进行基因诊断 分子杂交技术包括用于DNA变异分析的Southern印迹杂交技术、用于RNA变异分析的Northern印迹杂交等,还有用于已知基因已知突变检测的等位基因特异寡核苷酸杂交技术。此外,将细胞遗传学技术与分子遗传学技术结合起来建立了荧光原位杂交技术和比较基因组杂交技术,前者主要用于人类基因组作图、染色体病诊断和肿瘤细胞染色体分析等,后者主要用于检测肿瘤组织中基因组DNA的拷贝数,两者的综合应用有助于进行肿瘤的分子诊断。

3. 利用PCR相关技术开展基因诊断 自1984年Mullis建立PCR以来,该技术的应用范围不断扩大。目前用于已知基因、未知基因突变的筛选方法,包括PCR结合限制性内切酶片段长度多态性分析法、PCR结合单链构形多态性分析法、PCR结合变性梯度凝胶电泳分析法和PCR结合异源双链分析法,还有用于检测DNA转录产物的反转录PCR技术。PCR结合变性高效液相色谱分析法可提高检测基因突变的效率,该法主要针对双链DNA片段大小及可能的未知SNPs和突变进行快速分析和鉴定,已用于多种遗传病的基因诊断或突变筛查,包括多种单基因遗传病和线粒体病。1996年出现了实时荧光定量PCR技术和反转录实时PCR技术,不仅实现了对DNA或RNA模板的定量,而且具有灵敏度高、特异性强、实现多重反应、自动化程度高、实时和准确等特点。基因诊断离不开DNA或RNA的序列分析。早期的测序技术包括Gilbert发明的化学降解法和Sanger发明的双脱氧链末端终止法,之后出现了以凝胶电泳为基础的DNA自动测序仪和以毛细管电泳为基础的DNA自动测序仪。近年来发展以Roche/454、ABI/SOLiD和Illumina/Solexa为代表的新一代高通量测序技术,极大地推进了人类全基因组测序进程。

4. 基因芯片技术用于基因诊断 生物芯片包括基因芯片、蛋白质芯片和组织芯片等,其中专门用于基因诊断的芯片是从正常人的基因组中分离出DNA并与DNA芯片进行杂交,得出正常人DNA图谱,再与通过同样方法得到的患者DNA图谱进行比较和分析,就可以获得病变的DNA信息。目前可采用基因芯片技术诊断的疾病包括苯丙酮尿症、肝豆状核变性、腓骨肌萎缩症等等。生物芯片技术与其他学科的交叉融合,可用于基因表达水平的检测、药物筛选、个体化医疗、DNA序列分析及生物信息学研究等。

5. 应用外显子组捕获技术诊断单基因疾病 通过全外显子组的扫描,结合生物信息分析技术,找到遗传病患者特异的SNPs,经过验证即可发现某种单基因病的致病基因。目前外显子组捕获主要包括两大技术平台:一是由罗氏公司推出的Nimblegen外显子组捕获平台,该平台基于高密度芯片,内含210万个寡核苷酸探针,能捕获18万个编码外显子和近700个micro RNA外显子;二是由安捷伦科技公司推出的SureSelect平台,该平台是指使用客户指定的探针混合液,每管溶液中包含55 000个生物素化的RNA探针。采用外显子组捕获技术已经发现10余种遗传病的致病基因,对那些已经完成遗传病基因定位但尚未找到致病基因者,是一种重要方法和途径。

6. 应用全基因组关联分析定位及诊断多基因遗传病的易感基因 全基因组关联分析(GWAS)是指在全基因组层面上,开展多中心、大样本、反复验证SNPs与疾病的关联研究,以揭示遗传病的相关基因。2005年Klein首先应用GWAS证实与年龄相关的黄斑变性与补体因子h基因之间存在强烈的关联。GWAS将在多基因遗传病和肿瘤易感基因的检测以及相关疾病的诊断中发挥重要作用。

三、常见神经系统疾病的分子生物学诊断

1. 遗传性疾病 可分为孟德尔遗传方式和非孟德尔遗传方式(表1-13),孟德尔遗传方式包括:①常染色体隐性遗传。致病基因位于常染色体上,在杂合状态下不表现症状,只有致病基因处于纯合

状态时才发病。②常染色体显性遗传。当位于常染色体上的一对基因中有一个带有致病改变时（杂合状态），疾病就表现出来，分为完全显性和不完全显性。③性连锁隐性遗传。即 X 连锁隐性遗传，占性连锁遗传的大多数，致病基因位于 X 染色体，只有男性（仅有一个 X 染色体）或纯合状态下的女性才表现症状。④X 连锁显性遗传。基因位于 X 染色体上，杂合状态即在女性的两条 X 染色体之一存在基因改变时就致病，女性多发，但症状较男性患者轻。非孟德尔遗传方式包括：①线粒体遗传（表1-14）。致病基因位于细胞核外的线粒体基因组上，无成对的等位基因，有阈值效应和母系传递现

象。②基因组印迹或遗传印迹。来自父母双方的一对等位基因功能不等，取决于亲本来源。常染色体中由于甲基化的差异，常常只有一条染色体有活性，父亲来源的染色体有活力与母亲来源的染色体有活力，表现常常不同。

遗传性疾病的诊断流程应包括：详细的病史、家系遗传谱系、体格检查、实验室检查、电生理检查和神经影像学，必要时病理学检查，提出临床诊断，分析可能的致病基因及基因信息学特征，通过分子杂交技术或者 PCR 技术检测基因，应用基因信息学资料分析基因结构改变，及其对蛋白质翻译和结构功能的影响。注意遗传性疾病的异质性。

表 1-13　常见遗传性神经系统疾病的致病基因举例

疾病	遗传方式	染色体定位	致病基因	基因产物
周围神经病				
腓骨肌萎缩症 1A	AD	17p11.2	PMP22	周围髓鞘蛋白 22
X-连锁腓骨肌萎缩症	XLD	Xq13.1	GJB1	Connexin 32
腓骨肌萎缩症 4A	AR	19q13.1	PRX	Periaxin
运动神经元疾病				
脊肌萎缩症 SMA I	AR	5q11.2-13.3	SMN1 缺失伴＜3 拷贝 SMN2	SMN 蛋白
脊肌萎缩症 SMA II	AR	5q11.2-13.3	SMN1 缺失伴 3 拷贝 SMN2	SMN 蛋白
脊肌萎缩症 SMA III	AR	5q11.2-13.3	SMN1 缺失伴 4 拷贝 SMN2	SMN 蛋白
肯尼迪病	XL	Xq11.2-12	雄激素受体基因	雄激素受体
肌营养不良症				
杜兴氏肌营养不良	XLR	Xp21.2	DMD	Dystrophin
强直性肌营养不良 1 型	AD	19q13.2	DMPK	营养不良性肌强直蛋白激酶
强直性肌营养不良 2 型	AD	3q13	ZNF9	锌指蛋白 9
神经皮肤综合征				
结节性硬化	AD	9q34	TSC1	错构瘤蛋白
	AD	16p13.3	TSC2	Tuberin
神经纤维瘤病 1 型	AD	17q11.2	NF1	神经纤维瘤蛋白
神经纤维瘤病 2 型	AD	22q12.2	NF2	神经纤维瘤蛋白 2
智能发育迟滞综合征				
脆性 X 综合征	XLR	Xq27.3	FMR1	Frataxin
Rett 综合征	XLD	Xq28	MECP2	甲基化的 CG 序列结合蛋白
皮质发育障碍				
X 连锁无脑回和双皮质综合征	XL	Xq22.3	DCX	Doublecortin
脑血管病				
CADASIL	AD	19p13.2	NOTCH3	Notch3 蛋白
白质脑病				
肾上腺脑白质营养不良	XLR	Xq28	ABCD1	ATP 结合框蛋白
神经变性疾病				
脊髓小脑性共济失调 1 型	AD	6P23	ATXN1	Ataxin1
脊髓小脑性共济失调 2 型	AD	12q24	ATXN2	Ataxin2
大舞蹈病	AD	4p16.3	Huntington	Huntington
帕金森病	AD	4q21	SNCA	α 共核蛋白
	AR	6q25	PARK2	Parkin
	AR	1p36	DJ1	DJ1

（续　表）

疾病	遗传方式	染色体定位	致病基因	基因产物
阿尔茨海默病	AD	21q21	APP	淀粉样前体蛋白
	AD	14q24.3	PS1	早老素1
	AD	1q31-q42	PS2	早老素2
癫痫				
全面性癫痫发热性惊厥	AD	2q24	SCNA1	电压门控钠通道
	AD	2q24	SCN2A1	电压门控钠通道
良性家族性新生儿惊厥	AD	20q13.3	KCNQ2	电压门控钾通道
青少年期肌阵挛性癫痫	AD	5q34-35	GABRA1	γA受体亚单位
Unverricht-Lundborg病	AR	21q22.3	EPM1	Cystatin B
Lafora小体病	AR	6q24	EPM2A	Laforin
离子通道病				
高钾周期性瘫痪	AD	17q23	SCN4A	电压门控钠通道
偏瘫型偏头痛	AD	19p13	CACNA1A	电压门控钙通道
先天性肌强直	AD/AR	7q35	CLCN1	电压门控氯通道
红斑性肢痛病	AD	2q24	SCN9A	电压门控钠通道

表1-14　线粒体疾病常见临床综合征与线粒体基因突变

疾病	线粒体基因突变	基因定位
进行性眼外肌麻痹	单个大片段mtDNA突变	线粒体基因组大片段区域
KSS综合征	单个大片段mtDNA突变	线粒体基因组大片段区域
MELAS	mtDNA点突变	$tRNA^{LEU}$,$tRNA^{VAL}$,$tRNA^{LYS}$,$tRNA^{PHE}$,$tRNA^{SER}$,ND5,ND4,ND1
MERRF	mtDNA点突变	$tRNA^{LYS}$,$tRNA^{LEU}$,$tRNA^{HIS}$,$tRNA^{PHE}$,$tRNA^{SER}$,MTND5
MNGIE	mtDNA点突变	$tRNA^{LYS}$
Leigh综合征	单个大片段mtDNA突变	线粒体基因组大片段区域

2.感染性疾病病原体的检测　应用基因诊断方法来检测血液、脑脊液、其他体液、组织标本的病原体，有利于早期、快速、准确地诊断神经系统感染性疾病。目前常用的包括：①病毒感染，单纯疱疹病毒、水痘-带状疱疹病毒、E-B病毒、人类嗜T淋巴细胞病毒（热带痉挛性截瘫）、乳多空病毒科JC（进行性多灶性白质脑病）、人类免疫缺陷病毒等；②细菌感染，结核、李斯特单胞菌、脑膜炎双球菌、新型隐球菌等；③螺旋体感染，神经莱姆病；④弓形虫感染；⑤Prion蛋白病。

3.药物基因组学的临床应用　药物基因组学是在药物遗传学的基础上发展起来的、以功能基因组学与分子药理学为基础的一门科学，其采用基因组学的信息和研究方法，通过分析DNA的遗传变异和监测基因表达谱，探讨对药物反应的个体差异，从分子水平证明和阐述药物疗效以及药物作用的靶位、作用模式和毒副作用。遗传多态性是药物基因组学的基础，药物遗传多态性可表现为药物代谢酶（影响药物的代谢，如细胞色素P450）的多态性、药物转运蛋白（影响药物的吸收、分布和排泄，如P-糖蛋白）的多态性以及药物作用受体或靶位（如β_2肾上腺素能受体）的多态性等，这些多态性的存在可能导致了许多药物治疗中药效和不良反应的个体差异。神经科常将药物基因组学应用于癫痫、抗凝药物、免疫抑制药、心脑血管病药物、抗抑郁药物等的筛选和个体化治疗（表1-15）。

（1）抗癫痫药物的疗效和不良反应存在着显著的个体差异，这种差异是由于某些基因多态性引起。抗癫痫药物的代谢、转运、不良反应等方面均存在变异基因，并影响抗癫痫药的疗效。

表 1-15　与抗癫痫药相关的基因及其产物和功能

基因	基因产物	功能
CYP2C19	CYP2C19 酶	参与羟化反应
CYP2C9	CYP2C9 酶	参与羟化反应
CYP3A	CYP3A 酶	参与羟化反应
CYP2D6	CYP2D6 酶	参与羟化反应
UGT1A6	尿嘧啶二磷酸核苷转移酶	参与葡萄糖醛酸途径
MDR1	P-糖蛋白	跨膜转运
SCN1A	钠离子通道亚单位	钠离子跨膜转运
HLA	人类白细胞抗原	严重的皮肤不良反应

（2）CYP2C9 酶是华法林的代谢酶，华法林是维生素 K 环氧化还原酶（VKOR）的特异性抑制药，VKOR 由维生素 K 环氧化还原酶复合物亚单位 1（VKORC1）基因所编码。通过大规模的观察性和随机临床试验证实 CYP2C9 和 VKORC1 的基因型对华法林个体间剂量的差异具有显著的影响。

（3）氯吡格雷是一种无活性的药物前体，可被 CYP2C19 激活，抑制磷酸二酯酶（ADP）诱导的血小板聚集。氯吡格雷抵抗机制可能是多方面的，主要与血小板 ADP 受体亚基 P2Y12、CYP3A 及 CYP2C 的基因多态性有关。

合理用药的核心是个体化用药。药物基因组学通过对患者的基因检测，如对一些疾病相关基因的单核苷酸多态性（SNP）检测，进而对特定药物具敏感性或抵抗性的患病人群的 SNP 差异检测，指导临床个体化用药，使患者既能获得最佳治疗效果，又能避免药物不良反应，真正达到"用药个体化"的目的。

（张在强）

■ 参考文献

[1] 华扬.实用颈动脉颅脑血管超声诊断学.北京:科学出版社,2002

[2] William J. Zwiebel 著.郑宇,华扬主译.血管超声学入门.4 版.北京:中国医药科技出版社,2005:73-123

[3] Park SH,Chung JW,Lee JW,et al.Carotid artery involvmention Takayasu's arteritis. J Ultrasound Med, 2001, 20(4):371-378

[4] 何文.颈动脉彩色多普勒超声与临床.北京:科学技术文献出版社,2007:92-105

[5] 高山,黄家星.经颅多普勒超声的诊断技术与临床应用.北京:中国协和医科大学出版社,2004

[6] 陈淑芬,董强.动脉粥样硬化的早期生化标志物.中国卒中杂志,2007,2(10):868-872

[7] 孙前进,梁岩.易损斑块的研究进展.医学综述,2009,15(4):560-565

[8] 陈文彬,潘祥林主编.诊断学.6 版.北京:人民卫生出版社,2004

[9] 周荣富,王鸿利.易栓症的实验诊断.诊断学理论与实践,2008,7(5):574-578

[10] H J Willison, N Yuki. Peripheral neuropathies and anti-glycolipid antibodies. Brain,2002,125:2591-2625

[11] Plomp JJ, Willison HJ. Pathophysiological actions of neuropathy-related anti-ganglioside antibodies at the neuromuscular junction. J Physiol, 2009, 15(587):3979-3999

[12] Kaida K, Kusunoki S. Guillain-Barre syndrome: update on immunobiology and treatment. Expert Rev Neurother, 2009,9(9):1307-1319

[13] Stephen G. Waxman. Molecular Neurology. Elsevier Academic Press, 2007:475-533

[14] Blaes F, Tschernatsch M. Paraneoplastic neurological disorders. Expert Rev Neurother, 2010, 10 (10): 1559-1568

[15] Jarius S, Wildemann B. AQP4 Antibodies in Neuromyelitis Optica:Diagnostic and Pathogenetic Relevance. Nat Rev Neurol,2010,6(7):383-392

[16] 王拥军.神经病学实验室诊断技术.北京:科学技术文献出版社,1998:

95-107

[17] 汤晓芙,崔丽英,万新华.临床肌电图学.北京:北京医科大学中国协和医科大学联合出版社,2002:65-102

[18] 崔丽英.简明肌电图学手册.北京:科学出版社,2006 年

[19] 吴江.神经病学(供 8 年制及 7 年制临床医学等专业用).北京:人民卫生出版社,2010 年:

[20] Aminoff MJ. Electromyography in clinical practice. 3th. New York: Churchill Livingstone, 1998;289-398

[21] Kimura J. Electrodiagnosis in diseases of nerve and muscle-*Principioples and practice*. 3th. Oxford: University Press. 2001:339-365

[22] Stephen G. Waxman. Molecular Neurology. Elsevier Academic Press. 2007;1-28

[23] W. G Feero, A E. Guttmacher. Genomic Medicine-An Updated Primer. N Engl J Med 2010,2010,362:11

[24] 高天祥,田竟生.医学分子生物学.科学出版社;1999

[25] RL Nussbaum, RR McInnes, HF Wil-

lard. Thompson & Thompson's Ge-
netics in Medicine. 7th. Philadelphia:
Saunders,2007:41-58

[26] SM Yoo,JH Choi,SY Lee,et al. Appli-
cations of DNA Microarray in Disease
Diagnostics. J Microbiol Biotechnol,
2009,19(7):635-646

[27] SB Ng, EH Turner, PD Robertson, et
al. Targeted Capture and Massively
Parallel Sequencing of 12 Human Ex-
omes. Nature, 2009, 461 (7261): 272-
276

[28] RJ Klein, C Zeiss, EY Chew, et al.
Complement Factor H Polymorphism in
Age-related Macular Degeneration.
Science,2005,308(5720):385-389

[29] 任夏洋,赵志刚.抗癫痫药的药物基
因组学研究进展.中国临床药理学杂
志,2010,26(5):386-390

[30] 尹彤,徐斌.华法林抗凝治疗剂量的
药物基因组学研究-理论和应用前
景.中华老年多器官疾病杂志,2010,
9(5):473-476

第 2 章

神经系统疾病的治疗新技术和新方法

第一节 治疗新技术

一、颈内动脉内膜剥脱术

颈内动脉内膜剥脱术（carotid endarterectomy，CEA）是通过外科手段在直观下将堵塞在颈动脉内的粥样硬化斑块去除，预防由于狭窄或斑块脱落引起脑卒中的一种方法。

1954 年进行第一次的颈动脉内膜剥脱术（CEA），在随后的几十年里，大量的 CEA 手术得以开展，到 1985 年，手术的数量已经达到 10 万余例。但是，没有大规模的临床试验验证 CEA 是否优于内科非手术治疗。北美症状性颈内动脉狭窄内膜剥脱研究（North American Symptomatic Endarterectomy Trial，NASCET）和欧洲颈动脉外科研究（The European Carotid Surgery Trial，ECST）先后在 20 世纪进行了 CEA 与内科（主要使用阿司匹林）非手术治疗的疗效对比，两研究均证明对于狭窄程度在 70％～99％的症状性颈内动脉狭窄的患者，CEA 组严重卒中的危险和所有卒中的危险均明显下降，CEA 明显优于内科非手术治疗。无症状性颈动脉粥样硬化研究（Asymptomatic Carotid Atherosclerosis Study，ACAS）入选 1 662 例颈动脉狭窄＞60％的无症状患者，进行手术和药物治疗的对比，在平均随访 2.7 年后，同侧卒中、围术期卒中或死亡风险在外科手术组病人为 5.1％，药物治疗组病人为 11.0％，提示对于无症状狭窄的患者 CEA 治疗可以使之获益。欧美的研究结论推动了 CEA 在治疗此类疾病中的应用，一度曾经为治疗此类疾病的标准术式。

随着颈内动脉支架手术（CAS）在颈内动脉狭窄患者治疗中的开展，特别是发明保护装置之后，使得 CAS 的安全性得以明显改善，CEA 的地位受到了挑战，对于 CAS 与 CEA 孰优孰劣的争论已经进行了十余年，为证明两者的优劣，国际上也进行了大量研究。CREST 研究国际多中心随机对照研究，比较了 CEA 与 CAS 的安全性与疗效，结果提示症状性患者主要终点事件（30d 死亡、卒中、心肌梗死及 4 年的同侧卒中）发病率两种治疗方法没有区别，并且提示 CEA、CAS 分别更适合年龄＞70 岁和＜70 岁的患者；SAPPHIRE 研究提示对于 CEA 高危患者 CAS 在有保护装置协助下其围术期的死亡、卒中、心肌梗死的总发病率低于 CEA 组（分别为 4.4％和 9.9％），主要终点事件（死亡、卒中、心肌梗死等）发生率明显低于 CEA（分别为 12.0％和 20.1％）。

近些年由于药物治疗飞速发展，治疗更加的规范，有学者认为其疗效较 CEA 并不差，目前缺乏对 CEA 与最好的内科非手术治疗的比较。

1. 手术适应证

（1）在过去的 6 个月内症状性同侧严重颈动脉狭窄（70％～99％）的患者。

（2）在过去 6 个月内症状性同侧中度颈动脉狭窄（50％～69％）的患者，要根据患者的具体情况（年龄、性别、肥胖、伴发病）决定是否手术。

（3）无症状的颈动脉狭窄患者（脑血管造影＞60％，多普勒超声造影＞70％）。

2. 手术禁忌证

（1）难控制的高血压。血压高于 24/15kPa（180/110mmHg）时不宜手术。

（2）6 个月以内心肌梗死、心绞痛、充血性心力衰竭。

（3）慢性肾衰竭、严重肺功能不全、肝功能不全。

（4）特别肥胖、颈强直者。

（5）责任血管侧大面积脑梗死，对侧肢体严重残疾。

（6）恶性肿瘤晚期。

（7）对侧 ICA 闭塞。

3.CEA 手术并发症

（1）局部神经损伤：不常见，且多为持续数周至数月的可逆性短暂神经功能缺失，常见受损的神经有喉返神经、面神经、舌咽神经、迷走神经等。精细的外科技术以及丰富的解剖学知识，应用锐性剥离及常规使用双极电凝，将有助于预防大多数脑神经损伤的发生。

（2）高灌注综合征：一般出现在有严重狭窄和长期低灌注的患者，该类患者狭窄的颈内动脉自主调节功能减退，不能根据血压的波动而调节血管的收缩与舒张。表现为头痛、昏睡、癫痫、脑水肿、脑出血等。严格控制血压是最直接有效的方法。

（3）脑梗死或 TIA：表现为突发的中枢神经受损症状和体征，多为是栓塞，原因有术中斑块脱落及术后动脉闭塞。

（4）伤口局部血肿：是常见的并发症，因伤口血肿一般相对较小，几乎很少引起不适，大的血肿、明显的局部压迫症状或有扩散倾向的需要紧急处理。

（5）高血压：很重要的并发症，能够增加术后并发症的危险，如颈部血肿和高灌注综合征，可能由于手术影响了颈动脉窦压力感受器的敏感性。因此，除术前要积极控制高血压外，在分离颈总动脉时应仔细，避免损伤迷走神经和颈动脉窦压力感受器。

（6）低血压：通常都能在 24～48h 恢复。补液或输注升压药物效果较好，严重低血压者应排除心肌梗死的可能性。

（7）狭窄复发：颈动脉内膜剥脱术后可以再次出现有症状或无症状性狭窄，复发的原因可分为局部或全身性因素，而重要的局部决定性因素之一则是颈动脉内膜剥脱部位的残余病灶。因此，手术时应尽可能地将病变斑块剥除干净。

CEA 作为治疗颈内动脉开口部位狭窄最重要的外科治疗方法，已经被证明确实有效，但是由于存在手术风险，由 AHA 公布了 CEA 的质量标准：手术医生须年手术 25 台以上，围术期卒中发生率和病死率须控制在：症状性狭窄患者＜6%、无症状性狭窄患者＜3%。目前尚缺乏 CEA 与最好内科治疗的疗效观察对比。

二、缺血性脑血管病的血管内治疗

脑供血动脉的狭窄近些年在缺血性脑血管病的重要位置日益受到重视，动脉的狭窄主要通过降低了脑灌注和脑供血量、栓塞、狭窄远端血栓清除能力的下降导致缺血性事件的发生，因此清除狭窄，改善不稳定的狭窄处的斑块，能够提高脑供血和灌注，减少栓塞事件的发生，从而起到预防缺血性脑血管病的发生。对于颈内动脉开口部位的狭窄，可以采用颈内动脉内膜剥脱术（CEA）进行治疗，而其他部位的狭窄到目前为止外科内膜剥脱术尚无法进行有效的干预。近些年来，已经被证明行之有效的治疗心血管病的方法开始在缺血性脑血管病中得到广泛尝试，主要包括血管成形术和动脉溶栓/取栓术。血管内治疗对设备的要求更高，且非有经验的团队不能为之。

（一）脑供血动脉的血管成形术

1979 年，球囊血管成形术首次应用于颈动脉狭窄的治疗。1989 年，首个球囊扩张支架在颈动脉中成功应用。脑供血动脉的血管成形术是通过机械（球囊扩张、球囊扩张联合支架置入等）的方法改善影响供血动脉的病变（动脉狭窄、动脉夹层、动脉闭塞等），目前主要采用的方法是球囊扩张联合支架置入术。

1. 血管成形术适应证　症状性颈内动脉狭窄（＞70%），不适合进行 CEA 治疗（主要是外科治疗的高危人群）；症状性颅内动脉狭窄（＞70%）及症状性颅外椎动脉狭窄。

2. 血管成形术禁忌证　合并颅内外肿瘤或 AVM、目标血管侧大脑半球功能严重受损、4 周内发生过卒中、无合适的血管入路、病人或病人家属不配合。

3. 血管成形术的并发症及危险　死亡、心肌梗死、动脉损伤、短暂性脑缺血发作、脑梗死、脑出血和高灌注综合征等。

脑供血动脉的血管成形术近些年来随着器械的发展，其发展迅速，越来越显示了其优越性，对颈内动脉狭窄的甚至可以与 CEA 相媲美，但是其受手术者的综合医学水平和操作技巧的影响很大，所以在对脑供血动脉的血管成形术的术者进行严格有效的培训是很重要的。关于 CEA 与 CAS 的优劣争论可能会持续很长的时间，但是治疗的微创化是医学的发展方向,笔者相信随着 CAS 培训的系统化,术式的规范化,有可能会取代 CEA。大规模的临床试验多在与 CEA 进行比较,但是尚缺乏其与最好的内科治疗相比较的大规模临床试验证据。

(二)动脉内溶栓、动脉内器械取栓术/碎栓术

静脉 t-PA 溶栓是急性缺血性卒中的有效治疗方法,但其存在明显局限性,主要包括溶栓时间窗短(4.5h)、再通率低、用药量大等。鉴于以上缺点,一些研究人员开始关注动脉内溶栓药物的应用,包括尿激酶(UK)、t-PA 和 pro-UK 等。动脉溶栓开始于 1983 年,是近年研究的热点。目前多采用超选择性血管内溶栓,造影确定闭塞部位后,经微导管接在血栓内注药,使得血栓局部较高的药物浓度,提高血管再通率,溶栓过程中反复血管造影,可即时监测血管再通和再通后有无狭窄等。关于动脉内溶栓的典范是 PROACT Ⅰ 和 PROACT Ⅱ 研究,两者比较了动脉内 pro-UK＋静脉内肝素与动脉内安慰剂＋静脉内肝素的效果。与静脉溶栓相比,动脉溶栓有较高的血管再通率,且症状性 ICH 的比例与 NINDS t-PA 研究相似。还有一些关于动脉溶栓的研究结果提示,发病后 3～4h 开始治疗可获得较高的血管再通率及较好的预后。

动脉内器械碎栓/取栓术比血管内药物溶栓治疗更具优势。它操作更快,只需数分钟就能实现血管再通,而动脉溶栓治疗则需要时间较长。器械溶栓颅内和全身出血的发生率也更低,再通率更高,对于大血管采用机械方法更有效。取栓/碎栓术不仅能够直接取出血栓,而且还通过破碎血栓或通过血栓,增加溶栓药物与血栓的接触,从而增强纤溶药物的药理作用。血管内器械干预治疗可分为血管内器械取栓、器械碎栓及两者联合三方面,这方面器械有 Microsnare、Neuronet、Penumbra、Merci Retriever、AngioJet 等。脑缺血多种机械取栓研究(MERCI)为国际性、多中心、前瞻临床研究。该研究的对象是发病 8h 以内、存在大血管闭塞的急性卒中患者,且为不适宜接受静脉 rt-PA 溶栓或静脉溶栓治疗未成功的患者。研究结果提示静脉 rt-PA 溶栓后进行机械取栓和仅采用机械取栓是同样安全的,对于不适宜静脉 rt-PA 溶栓治疗以及静脉溶栓失败的急性缺血性卒中患者,采用第一代和第二代 MERCI 装置进行机械取栓,对于病变血管的开通是有效的。

1. 动脉内溶栓和动脉内器械取栓术/碎栓术的适应证　发病 8h 内由大脑中动脉闭塞导致的严重脑卒中不适宜静脉溶栓的患者;发病 24h 内后循环闭塞导致严重脑卒中的且不适合静脉溶栓的患者;没有使用溶栓药和动脉内治疗的禁忌证。

2. 动脉内溶栓和动脉内器械取栓术/碎栓术的禁忌证　超过时间窗的严重卒中患者;NIHSS 评分＞30 分、＜4 分;6 周内有卒中发作史、卒中发生时有癫痫发作、临床提示蛛网膜下腔出血;颅内出血史或颅内肿瘤、难治性高血压、30d 内曾行外科手术或创伤、90d 内曾有头部外伤、14d 内有出血或活动性出血、口服抗凝 INR＞1.5。

3. 动脉内溶栓和动脉内器械取栓术/碎栓术的并发症同血管成形术　动脉内溶栓和动脉内器械取栓术/碎栓术仍存在局限性,其中最主要的局限性在于自发病至开始治疗的时间差及治疗开始至出现血管再通的时间延误。如,在 PROACT Ⅱ 研究中,自发病至开始治疗的时间差中位数＞5h;该技术对术者和其合作团队及仪器的要求更高,需要熟练的介入操作和丰富的脑血管病相关知识。另外,有些研究表明,血管再通并不意味着良好的临床结局,血管再通还不能替代临床终点作为疗效评价的指标。

三、功能神经外科在神经内科的应用

采用手术的方法修正神经系统功能异常的医学分支是为功能神经外科学(Functional Neurosurgery),早期亦称生理神经外科学、应用神经生理学。功能神经外科是运用各种手术或技术对中枢神经系统的某些结构进行刺激、破坏或重建,实现新的各系统平衡,达到缓解症状、恢复神经功能的目的,改善中枢神经系统的功能失调。

最早开展功能性神经外科工作是 Horsley,但真正将功能神经外科工作用于临床是 1947 年 Spiegel 和 Wycis。20 世纪 60 年代中期开始,随着各种定向仪的研制成功,较以前更加准确,疗效明显提高。

1. 功能神经外科的适应证　药物治疗效果差的帕金森病、难治性癫痫、微血管减压术能够治疗的疾病(三叉神经痛、面肌痉挛、舌咽神经体痛)、癌性疼痛及顽固性疼痛、小儿脑瘫等。

2. 功能神经外科的禁忌证　尽管,功能神经外科手术在帕金森病、癫痫和疼痛等功能性脑病的治疗上获得了巨大的成功,但尚有部分功能性脑病不能采用功能神经外科手术,如:

(1)病人不满 18 岁或超过 65 岁。

（2）合并有其他急慢性疾病,如酗酒、镇静药及违法药物的滥用。

（3）合并偏执型或边缘型、反社会型、表演型的个性异常是相对的手术禁忌证,逃避或强迫症型个性异常不是禁忌证,随焦虑症的治疗成功该组症状可以消除。

（4）合并有中枢神经系统病变,如脑萎缩、痴呆或肿瘤。

3. 功能神经外科的检测方法

（1）电生理技术的临床应用:神经电生理技术（肌电图、诱发电位及细胞内、外放电记录技术等）使手术的靶点更为精确,而且还应用于手术患者的选择和术后疗效的预测和评估,广泛应用于运动障碍病、癫痫、疼痛等疾病的手术靶点的选择和确认。应用微电极技术有助于靶点的最终确认。

（2）实时磁共振成像（interventional MR imaging,iMRI）技术:利用开放式磁共振仪进行磁共振成像（MRI）影像实时引导手术,使得操作台上即可以清晰地看到所要定位的手术靶点,三维重建技术为手术提供了良好的角度和方向,提高了手术的疗效。但是 iMRI 设备和检查费较昂贵,限制了它的普及和应用;对病人体动敏感,易产生伪影,不适于对急诊和危重病人进行检查。

（3）功能性磁成像（functional MR imaging,fMRI）技术:可以一次成像同时获得解剖与功能影像,被广泛地用于人脑正常生理功能、脑肿瘤和癫痫的术前评价,协助制订手术方案并最大程度保留神经功能。但其扫描时间长,空间分辨力不够理想;对体内有磁金属或起搏器的特殊病人不能使用。

（4）正电子发射扫描技术（PET）:PET 扫描技术通过扫描颅内各分区的代谢情况,来判定病变的范围和程度。目前已在癫痫的手术中广泛应用。但是其体层面有限,造价高,正电子核素大都由加速器产生,半衰期短,制作和标记条件要求高。

4. 功能神经外科植入材料

（1）脑深部电刺激电极:利用脑立体定向手术在脑内某一个特殊的位置植入电极,通过高频电刺激,抑制异常电活动的神经元,从而起到治病的作用,称为深部脑刺激技术（deep brain stimulation,DBS）。由于不破坏脑组织,为病人保留了今后接受其他新的治疗的机会。目前已经广泛应用于帕金森病、原发性震颤、癫痫、肌张力障碍等疾病的治疗。

（2）迷走神经刺激器（VNS）:VNS 类似于 DBS,主要用于各种类型的癫痫病人,控制癫痫发作,有效率在 60%～80%,刺激电极安装在颈部迷走神经上,延伸导线连接安装在胸前锁骨下的刺激器,刺激参数通过体外程控仪控制,可根据术后的病情调节刺激参数,满意控制癫痫。其特点为手术损伤小。

（3）微电脑泵（synchromed pump）:根据症状和病种差异,选择植入的部位和药物。可以在体外程控状态下,根据病情的需要,调节注射药物的速度。

（4）脊髓和周围神经电刺激:装置类似于 DBS,主要用于顽固性疼痛的治疗。避免了长期口服镇痛药的不良反应,难度不高,易开展。

四、立体定向技术

（一）立体定向技术的发展

立体定向技术是利用空间一点的立体定向原理,通过影像学定位和测算,确定脑内某一解剖结构或病变部位,即靶点在颅腔内的坐标;再采用立体定向仪,将立体定向治疗专用的特殊器械与装置,如微电极、穿刺针、射频针等置入脑内特定靶点,制造毁损灶、消除病变等,以达到进行生理研究、诊断或治疗脑部疾病的目的。其主要特点是定位精确、创伤性小。立体定向术是常用来治疗功能性疾病,如运动障碍性疾病、癫痫、顽固性疼痛、难治性精神病、顽固性三叉神经痛等。由于立体定向技术多是采用毁损靶点病灶,达到治疗的目的,因此一般是药物及针灸、射频等治疗无效的情况下才采用。

立体定向技术的完善需要建立与之配套的立体定向计划系统,实际上是一种先进的神经影像融合计划系统,通常以 CT 或 MRI 作为基础图像,并结合脑电图、脑磁图、解剖图谱、神经导航、神经示踪等图像,经过影像学上的融合处理后,设计出不同的治疗路径、对即时的视图反馈信息进行研究、提供脑内靶点体积和结构的治疗前演示,评估不同的治疗入路,利于医生选择最佳路径,提高临床效果。

脑立体定向技术由 Horsley 与 Clarke 创始,当时是为了研究脑的解剖生理。其机制是将颅腔视为一个空间,脑内某一个解剖结构作为靶点。根据几何学的原理,定出靶点的三维坐标。1908 年试制成原始的实验用脑立体定向仪,成功地将电极送到脑内靶点。1947 年,美国学者 Spiegel 与 Wycis 首先应用自制的立体定向仪完成首例人脑立体定向手术,治疗帕金森病取得了成功。这是脑立体定向术发展史上的里程碑。1949 年,瑞典神经外科学家 Leksell 教授首先提出立体定向放射外科的构想,发明了第一代立体定向放射装置,并于 1951 年成功地将多束射线集中聚焦在三叉神经半月节上,治疗三叉神经痛,开创了立体定向放射外科治疗的先河。1955 年,Hassler 报道了刺激和电凝患者丘脑的研究结果,为治疗各种运动障碍性疾病选择靶点奠定了基础。但此阶段确定颅内病变的靶点坐标需要脑室造影,X 线摄片间接定位,然后换算成立体定向仪三维坐标,整个过程繁琐、费时、误差较大。治疗范围主要是功能性疾病。

1972 年 CT 问世以后,现代医学影像学进一步发展,立体定向治疗的发展进入了一个崭新的阶段,具体体现在:①CT 和 MRI 等数字化医疗影像技术为立体定向治疗的发展奠定了基础,把 CT 或 MRI 等影像学资料传输到计算机工作站或治疗计划系统,进行三维重建,直观显示靶点解剖结构和坐标,设计手术的具体参数。②CT、MRI 扫描可以直接显示颅内病变及其靶点,避免了脑室造影间接定位不够精确、术后并发症多的缺点,先进的立体定向仪借助 CT、MRI 引导,实际治疗的精确度误差已降至 $\pm(0.3 \sim 0.5)$mm。CT、MRI 引导的立体定向治疗,也称开放的 CT 或 MRI,利用先进影像技术,随时直接观察靶点或利用探针间接定位靶点。螺旋 CT 及体积扫描技术的广泛应用,使得扫描速度和分辨率提高;MRI 软件和脉冲序列的开发,使得高速成像进一步完善,空间分辨率正在接近 CT 水平。这些进步,为立体定向术创造了良好的发展前景。③伴随着影像学引导技术的发展,立体定向仪也在不断更新,先进的立体定向仪头部框架(或基环)常常能够达到 CT 和 MRI 兼容。今后立体定向仪将继续朝着通用、精确、轻巧方向发展,与之配套的附属设备也将更加完善。

(二)脑立体定向技术的基本原理

确定脑内任意解剖结构或病变,即治疗靶点在颅腔内的位置,首先要在脑内找到一个解剖位置相对恒定的结构作为治疗靶点定位的参考点。Talairach 发现第三脑室周边结构的前连合(AC)、后连合(PC)及通过 AC-PC 连线的平面可作为颅腔内的基准面,前连合与后连合可以在 CT 或 MRI 片上显示,并可测量出 AC-PC 线长度。AC-PC 线的位置变动很少,正好位于脑的中线矢状面。AC-PC 线之中点,通常便作为颅腔内三维坐标的原点(O)。通过此原点与 AC-PC 线作为基准,可构成三个相互垂直的平面:①水中面(X),即通过 AC-PC 线的脑水中切面;②冠状面(Y),即通过 AC-PC 线中点(O)并与水平面相垂直的脑冠状切面;③矢状面(Z),即通过大脑两半球的垂直面,此垂直面与 AC-PC 线重叠。上述三个相互垂直平面的交汇点即 AC-PC 线中点,亦即坐标原点(O);交汇的线段成为 X、Y、Z 线轴。由此可测量出脑内任一目标在 X、Y、Z 平面与线轴上所处的位置数据。由此测出的三个坐标数值,通常以 mm 计算,靶点的位置便确定了。病灶位置可采用立体定向仪所建立的立体定向治疗系统坐标中准确地显示出来:首先对患者进行 CT 或 MRI 扫描,初步确定病灶。随后,在患者的头颅上安装立体定向框架,形成一个三维空间坐标体系,使脑部结构包括在这个坐标体系内,将框架和病人一起进行 CT 或 MRI 扫描,得到带有框架坐标参数标记的病人颅脑 CT 或 MRI 的图像,然后在计算机工作站上实现三维重建。病人颅脑内的各个解剖结构在坐标系内都会有一个相应的坐标值,然后通过脑立体定向仪定义的机械数据来达到该坐标点,从而实现脑立体定向。

多模态图像融合技术在立体定向治疗计划系统中非常重要,在实施治疗前,将脑部的解剖图像与功能图像进行融合。磁共振功能成像技术(functional magnetic resonance imaging,fMRI)目前已广泛应用于脑的基础研究和临床治疗,可以对脑功能激活区进行准确的定位。fMRI 与弥散张量成像(diffusion tensor imaging,DTI)、脑磁图(magnetoencephalography,MEG)、经颅磁刺激(transcranial magnetic stimulation,TMS)等技术相结合,可得到更多的脑功能活动信息。弥散张量成像可据白质张量性质计算出白质纤维束,在三维空间内定量分析组织内的弥散运动,利用各向异性的特征无创跟踪脑白质纤维束,fMRI 与弥散张量成像技术可以建立激活区域的功能连接网络图,有利于解释结构与功能之间的关系。而脑磁图主要反映神经细胞在不同功能状态下产生的磁场变化,可以提供脑功能的即时信息和组织定位,fMRI 与脑磁图技术相结合可以弥补其时间分辨率的不足,可解决脑部区域性活动的时间问题。随着 fMRI 和图像后处理技术的不断改进和完善、高场磁共振机的发展,能够使 fMRI 试验的可重复性和空间定位的准确性大大提高。脑图谱成形以及纤维束跟踪图示等,可以显示大脑的重要功能区以及将解剖图像与功能图像完美的融合,并且勾画出连接各功能区的纤维束,便于医生避开这些组织,准确定位靶点,制订最佳的手术路径。

(三)脑立体定向用于功能性疾病的治疗

1. 原发性帕金森病 立体定向术治疗帕金森病已有 50 年的历史,自从 Spiegel 和 Wycis 于 1947 年首次开展立体定向手术治疗帕金森病以来,许多学者做了大量的工作,脑内的几乎所有的核团都被尝试用来治疗帕金森病,到目前为止,最常用和最有效的核团有丘脑腹外侧核(VL)、丘脑腹中间核(VIM)、苍白球(Gpi)和丘脑底核(STN)。20 世纪 80 年代后期,影像学技术的发展和微电极的电生理记录在术中的应用,使核团靶点的定位更加精确,实现了功能定位;其中苍白球腹后内侧部的毁损手术(PVP)对帕金森病的症状改善比较全面,主要表现在僵直和运动迟缓方面,改善为 90% 左右,对震颤和运动并发症也有良好的效果。但核团毁损手术有一定的局限性,术后不可避免出现症状复发,而且双侧 PVP 治疗可能出现严重的并发症,如吞咽困难、言语障碍等。1987 年,法国的 Benabid 首次采用脑深部电刺激(deep brain stimulation,DBS)治疗特发性震颤(ET)取得了突破,后又成功地治疗了帕金森病,DBS 被认为是继左旋多巴问世以来治疗帕金森病最重要的进步,它的优点是非破坏性、可逆性,可行双侧治疗,对症状的改善非常全面,特别是中线症状,不良反应小、并发症少,不存在复发问题,长期有效。通过临床观察和随访,STN 被认为是治疗帕金森病最理想的靶点,DBS 有望最终取代毁损手术。

2. 伽玛刀放射外科治疗 是采用立体定向技术,将 201 个 ^{60}Co 放射源的 γ 射线集中聚焦照射到靶点,毁损病灶,而对周围正常脑组织,几乎没有任何损伤。目前主要治疗帕金森病,根据患者的不同表现,采用毁损不同核团,如以震颤为主的帕金森病,治疗的靶点是在丘脑运动区中的丘脑腹后核或腹中间核;晚期帕金森病,尤其是用多巴丝肼(美多巴)疗效减退后出现僵硬、运动迟缓,毁损靶点是苍白球内侧核。

3. 三叉神经痛立体定向放射外科治疗 有 Ⅰ级、Ⅱ级和Ⅲ级的证据支持立体定向放射外科治疗难治性三叉神经痛。

目标人群:典型三叉神经痛男女患者,药物难治,常伴有内科并发症及高龄等外科治疗风险;经过其他外科手术治疗后的疼痛复发者。

患者有典型的三叉神经痛,经过适当的药物治疗,可推荐患者行伽玛刀治疗,特别是患者伴有并存疾病、进行经皮穿刺毁损三叉神经节有不良反应风险。患者经过药物治疗后不能控制疼痛发作时,可按照自己意愿选择创伤小的伽玛刀治疗。伽玛刀治疗后继续口服同剂量药物直到疼痛缓解,并且要随访,如果疼痛持续缓解可逐渐减少药物剂量。伽玛刀治疗后疼痛复发者或患者对伽玛刀治疗的初期有部分疗效者,仍可再次伽玛刀治疗,两次伽玛刀照射之间的安全间隔时间是 6 个月。主要不良反应不十分常见,有面部麻木(<10%)、神经变性疼痛(<1%)等。

4. 癫痫 脑立体定向手术治疗癫痫的机制有 3 个方面:通过立体定向技术确定致痫灶的位置并实施手术毁损;破坏传导癫痫的途径,以阻断痫性放电传播;毁损脑内特定结构,从而减少大脑半球皮质的兴奋性,或增加对其他结构的抑制。其中临床最常用的主要是阻断癫痫放电扩散途径的脑立体定向手术,毁损的靶点一般为杏仁核、海马、Forel H、穹窿和前连合等区域,有效率 50%~77%。

伽玛刀治疗癫痫的适应证比较局限,主要是颞叶内癫痫、局灶性癫痫,致痫灶单一,定位明确,治疗范围不宜>4cm。

伽玛刀治疗癫痫的禁忌证:癫痫样放电广泛而弥散;定位不明确;致痫灶>4cm。

5. 立体定向术用于其他神经内科疾病的治疗

适用于一些经各种治疗无效的顽固性疼痛,恶性肿瘤引起的癌痛、精神性疼痛等;肌张力障碍;精神方面疾病。

五、神经导航技术

神经导航(neuronavigation,NN)是指采用各种技术,术前设计手术方案、术中实时指导手术操作的精确定位技术,意义在于确定病变的位置和边界以保证手术的微创化及完整切除。

神经导航主要有 3 种:立体定向仪神经导航、磁共振影像神经导航、超声波声像神经导航。

常规神经导航技术是应用解剖影像,精确定位脑内靶目标,实现颅脑手术微创化。功能神经导航是利用多图像融合技术,把靶目标的解剖图像、功能皮质和传导束图像(经功能影像检查获得)三者融合一起,结合导航定位技术,实现既要全切病灶,又要保留脑功能结构(功能皮质和皮质下传导束)和功能。功能神经导航可保护病人术后肢体活动、语言、视觉等不受影响。

神经导航手术临床应用于颅内肿瘤及神经内科某些疾病的治疗,如帕金森病、肌张力障碍、精神方面疾病等。

第二节　治疗新方法

一、急性脑梗死 rt-PA 静脉溶栓治疗

(一)急性脑梗死 rt-PA 静脉溶栓治疗的发展

人们在发明 CT 之前已经开始尝试使用溶栓的方法治疗急性缺血性脑血管病,由于无法排除颅内出血,该治疗方法受到了很大的限制,没有得到有益的结果。CT 发明之后,一些学者进行了一些临床试验,如安克洛酶、尿激酶和链激酶的临床试验,由于设计存在一定的缺陷且样本量小,没有取得能够被广为接受的结论。

近 30 年,对链激酶、尿激酶、rt-PA 等进行了大量的研究。由于出血的并发症过高,链激酶的临床试验被迫提前终止;也没有得出尿激酶治疗急性缺血性卒中具有确切疗效的结论。而有明显突破的是关于 rt-PA 治疗急性脑梗死的研究。

使用 rt-PA 治疗急性脑梗死最为经典的研究是美国国立神经疾病和卒中研究所(NINDS)rt-PA静脉溶栓试验。NINDS 研究为确保研究的合理和有效性,在开展的前期进行了一系列的预实验,主要是确定用药的时间窗及用药剂量和方法。NINDS 研究为随机双盲多中心对照研究,从 1991 年 1 月到 1994 年 10 月结束入组病人,总计随机入组 624 例发病 3h 以内缺血性脑卒中患者,研究的结论认为缺血性脑卒中发病 3h 内静脉应用 t-PA 能改善 3 个月的临床结局,以年龄、基线脑卒中分型、脑卒中严重程度和脑卒中发作前阿司匹林服用情况为分组依据,各亚组均提示了 rt-PA 治疗的有效性;但是同时也增加了症状性脑出血的发生率。NINHS 研究不仅证明了 rt-PA 治疗发病 3h 以内缺血性脑卒中,同时其制定了严格入组和排除标准,建立了使用 rt-PA 具体方法及监测流程,为后续的研究提供了良好的基础。现行的 rt-PA 溶栓操作规程也大部分来源于此。

欧洲急性卒中协作研究(ECASS I)为 NINHS 研究同期的较为重要的研究,其为一项随机、前瞻、多中心、双盲、临床对照研究,旨在评价静脉注射rt-PA 进行溶栓治疗的安全性和有效性。该研究由14 个国家、74 个中心参与,1992—1994 年共随机

入组发病 6h 以内的急性脑梗死的患者,以 CT 作为主要的影像评定指标。治疗组 rt-PA 剂量为 1.1mg/kg,最高剂量 100mg,最初 10% 的剂量在 1~2min 静脉推注,剩余的剂量在 60min 内持续滴入。主要临床终点(90d BI 指数及 mRS 评分)、次级终点(90d 斯堪的那维亚卒中量表、30d 病死率及联合评分)均明显优于对照组。rt-PA 组和对照组的 30d 病死率及颅内出血的总发生率没有显著性差异,但大量脑出血的发生率前者明显增高。

鉴于 ECASS I 治疗组(药物剂量 1.1mg/kg)的病死率增高,ECASS II 采用较低剂量的 rt-PA 治疗发病 6h 之内的急性脑梗死患者,进一步严格控制 CT 选入标准(CT 平扫未见或仅可见微小的早期梗死征象,排除脑水肿超过大脑中动脉供血区 1/3 的患者),严格遵循血压管理指南。研究的目标是证实使用 rt-PA 治疗发病 6h 之内的患者比给予安慰剂的患者相比较临床预后更好。ECASS II rt-PA 剂量是 0.9mg/kg,最大剂量不超过 90mg,1~2min 快速注射总剂量的 10%,剩余在 60min 内完成静脉注射。ECASS II 共随机入组 800 例患者。研究发现主要终点事件(MRS)治疗组较对照组好,而病死率没有明显差异。研究的结论:尽管使用 0.9mg/kg 剂量的 rt-PA 可使症状性颅内出血增加 2~5 倍,但是并不增加病死率和致残率。选择较低剂量的 rt-PA 既可提高安全性,也可降低有效性。

在 NINDS 研究的同期,ATLANTIS 研究使用 0.6mg/kg 剂量的 rt-PA 静脉溶栓治疗发病 3~5h 的缺血性卒中,对第 90d 的有效性终点进行评价,没有发现 rt-PA 治疗组较安慰剂组有明显的优势;反而增加了颅内出血的风险。结合 NINDS、ECASS I 和 ECASS II 的结果,不支持超过缺血性卒中症状 3h 后进行 rt-PA 静脉溶栓。

ECASS III 是一个随机、双盲、安慰剂对照、多中心、第三期阶段临床试验,旨在研究急性缺血性卒中发病后 3~4.5h 给予 rt-PA 治疗的有效性及安全性。2003—2007 年,19 个欧洲国家 130 个中心,共随机入组 821 例患者,用药方法同 ECASS

Ⅱ,10%的患者在3～3.5h接受治疗,46.8%的患者在3.5～4h接受治疗,39.2%的患者在4～4.5h接受治疗。结果:主要临床终点(改良Rankin评分0～1分患者的比例),rt-PA组优于安慰剂组;次要终点较安慰剂对照组仍有较良好的结果;两组的病死率没有明显差别;rt-PA组发生颅内出血的概率较安慰剂组多,症状性颅内出血的发生率明显高于安慰剂对照组。结论:与安慰剂组相比,急性缺血性卒中症状发生后3～4.5h静脉注射rt-PA可以明显改善临床预后;病死率没有明显增加;但应用rt-PA后可能导致症状性颅内出血的发生率增加。

EPITHET研究从影像学方面对发病在3～6h接受静脉rt-PA治疗的疗效进行了研究。该研究的结论假设是rt-PA能够减小DWI和PWI存在错配患者的梗死体积扩大的范围。研究对象是急性脑梗死发病3～6h接受静脉rt-PA治疗的患者。研究的结果提示存在错配的患者应用rt-PA治疗后其梗死体积扩大相对于安慰剂组有所减少,但这一主要结局并不具有统计学意义,可能与进入最终统计的样本量较少有关系。

根据NINHS、ECASS(Ⅰ、Ⅱ、Ⅲ)的结果提示发病4.5h急性缺血性脑梗死在严格筛选患者的基础上使用合理剂量的rt-PA是有效的治疗手段,能够使患者获益。但是由于时间窗的限制,还有脑梗死机制的不同,学者们认为,如果能够采用合理的、更客观的方法筛选患者,有可能使得有些超出时间窗的患者也通过rt-PA静脉溶栓获得益处。基于此种目的,去氨普酶治疗急性缺血性卒中试验(DI-AS)及其后续的DIAS-2进行了有意义的探索性尝试,但是其结果尚待大规模的临床试验的验证和充实。

基于大量的临床研究的结果,荟萃分析的结果强化了4.5h时间窗内用rt-PA治疗缺血性卒中患者(符合临床症状和头CT诊断)能够获益的证据,因此,在该时间窗内的卒中患者应该考虑进行rt-PA治疗。为了使这种获益最大化,应该努力减少治疗的延迟。超过4.5h,风险大于获益。

(二)rt-PA静脉溶栓适应证

(1)急性缺血性卒中发病4.5h内(到治疗前)。

(2)年龄18-80岁。

(3)NIHSS评分>4分(至少有肌力得分)

(三)rt-PA静脉溶栓禁忌证

1. 颅内出血。

2. 症状出现时间不详。

3. 症状迅速改善或者在注射前症状很轻。

4. 临床严重卒中(NIHSS>25分)或者有合适的影像学检查。

5. 卒中发作时伴有癫痫发作。

6. 在过去的3个月内有卒中或严重的颅脑外伤。

7. 既往有卒中史及糖尿病病史。

8. 卒中发病期48h内使用肝素,APTT超过正常范围高限。

9. 血小板计数低于100 000/cm³。

10. 收缩期血压>185mmHg或舒张期血压>110mmHg,或者需要强效降压(静脉药物)才能达到这些标准。

11. 血糖<50mg/dl,或>400mg/dl。

12. 症状提示可能为蛛网膜下腔出血,即使头CT正常。

13. 口服抗凝药物治疗。

14. 3个月之内有大型手术或严重外伤。

15. 其他可能导致出血风险增加的疾病。

(四)rt-PA静脉溶栓用药方案

1. rt-PA使用剂量为0.9mg/kg,最大剂量为90mg。将总剂量的10%,在注射器内混匀,缓慢静脉推注,持续1min。将剩余的90%加入液体,以输液泵静脉滴注,持续1h以上。记录输注开始及结束时间。输注结束后以0.9%氯化钠注射液冲管。

2. 监测生命体征、神经功能变化:

(1)测血压q15min×2h,其后q30min×6h,其后q60min×16h,维持血压低于180/105mmHg(1mmHg=0.133kPa)。

(2)测脉搏和呼吸q1h×12h,其后q2h×12h。

(3)神经功能评分q1h×6h,其后q3h×72h。

(4)24h后每天神经系统检查。

3. rt-PA输注结束后严格卧床24h。

4. 24h内不使用静脉肝素和阿司匹林,24h后重复CT/MRI没有发现出血,可以开始使用肝素和(或)阿司匹林。

5. 用药后45min时检查舌和唇判定有无血管源性水肿,如果发现血管源性水肿立即停药,并给予抗组胺药物和糖皮质激素。

颅内出血是溶栓治疗最严重的并发症,通常分为梗死性出血(HI)和脑实质出血(PH)。既往研究表明,导致临床症状恶化的脑出血的发生率为0～18.4%。出血事件、血管再通与rt-PA剂量没有明显相关性,但是治疗延误使出血发生率增高。

二、神经干细胞移植

神经干细胞（neural stem cells，NSCs）是具有自我更新和多向分化潜能的一类细胞，在适当条件下可以分化为神经元、星形胶质细胞及少突胶质细胞。NSCs 的概念由 Reynolds 和 Richards 在 1992 年首先提出，彻底改变了以往认为成年人中枢神经系统不能再生的认识，为神经系统损伤类疾病提供了一种新的治疗途径。

Gage 将 NSCs 的特性概括为三点：①其可以生成神经组织或来源于神经系统；②有自我更新能力；③可通过不对称细胞分裂产生新细胞。

神经干细胞不仅能促进神经元的再生和脑组织的修复，而且通过基因修饰还可用于神经系统疾病的基因治疗，表达外源性的神经递质、神经营养因子及代谢性酶，为许多难以治疗的神经系统疾病提供了新的治疗途径。

NSCs 来源较多，主要通过以下的途径获得：①来源于骨髓间质干细胞和多能成体祖细胞及脐血细胞，脐带血造血干细胞易分离，为神经干细胞移植较好的细胞来源；②来源于神经组织，已证实，成体哺乳动物中枢神经系统中存在两个神经干细胞聚集区，侧脑室下区和海马齿状回的颗粒下层；③从胚胎细胞和胚胎生殖细胞等经定向诱导分化而来。

NSCs 的具有多向分化潜能，通过不对称分裂分化成神经元、星形胶质细胞和少突胶质细胞三种主要神经组成部分；NSCs 具有自我复制和自我维持的能力，在一定条件下通过对称分裂维持干细胞库的稳定；NSCs 为未分化的原始细胞，不表达成熟细胞抗原，具有低免疫原性，故移植后相对较少发生异体排异反应，有利于其存活。

NSCs 的增殖、迁移和分化不仅受细胞自身基因调控，还与细胞所处的微环境密切相关，分化过程中需要多种生长因子的协同作用，中枢神经系统中各种因子对发育期细胞都有着非常重要的影响。

NSCs 由于具有增殖分化的可塑性，移植后的神经干细胞可以在神经系统内良好存活，能够大量增殖、迁移到不同的部位，分化成为相应的细胞类型，从而修复缺失的神经元和神经胶质，所以，NSCs 成为神经系统细胞移植的良好来源。成年人脑中确实存在神经干细胞，在一定的条件下（如注入诱导因子）可以进行增殖、迁移和分化，分化出新神经元，可替代损伤的神经元而发挥功能。而且还可以在体外通过转基因技术对 NSCs 进行基因转导，可携带多个外源基因到体内，整合到宿主脑组织中并在宿主脑内迁移，使其成为基因治疗的良好载体。

目前，使用 NSCs 移植治疗神经科疾病的尝试很多。颅脑外伤和脑血管病导致的神经系统的后遗症，目前缺乏好的治疗策略，NSCs 移植为此类疾病提供了新的思路。有学者已经通过动物实验证明，NSCs 移植对改善脑卒中后遗症，国内报道临床使用蛛网膜下腔注射 NSCs 可以改善卒中患者后遗症状。

NSCs 移植治疗帕金森病，不仅可以补充凋亡的多巴胺能神经元，而且可以分泌神经营养因子减缓多巴胺能神经元的凋亡，从而长期改善患者的症状，通过基因工程将神经营养基因转入 NSCs，经移植进入脑内可以增加 NSCs 的分泌，可促进多巴胺能神经元分泌多巴胺，还可对多巴胺能神经元起到保护作用。

国内外的神经科学工作者已经使用 NSCs 移植治疗中枢神经系统慢性退变性疾病（帕金森病、亨廷顿病、阿尔茨海默病）、癫痫、多发硬化、血管性痴呆以及中枢神经系统肿瘤等进行动物治疗试验，有的已经进行了有益的临床尝试，治疗效果尚可。

NSCs 移植虽然前景很令我们向往，但是有许多问题没有解决。缺乏足够的证据来评价 NSCs 移植在神经功能恢复方面所起的作用。没有直接证据证明移植后能获得成熟神经元的全部特征或者获得功能性神经元。NSCs 移植在动物实验及临床观察时，均发现移植细胞存活时间较短、存活率不高、治疗效果不确切等缺陷。

三、基 因 治 疗

基因治疗（gene therapy）是指通过在特定靶细胞中表达该细胞本来不表达的基因，或采用特定方式关闭、抑制异常表达基因，达到治疗疾病目的的治疗方法。基因治疗中枢神经系统疾病作为一种新的治疗方法，具有广阔的研究、应用和开发前景。

但血-脑屏障的存在，许多具有潜在治疗价值的 siRNA 或 DNA 不能从外周循环顺利转运到脑内。常规的脑部基因治疗手段是将基因载体通过立体定位手术直接注射入脑内。这种方法的弊端是基因扩散范围小，且难以控制，不利于基因治疗在人体的应用。非侵入性的方法是将 siRNA 或 DNA 从外周血管转运入中枢神经系统内。

近些年,随着基因研究的发展,各国学者对神经系统疾病进行了大量的研究,目前主要集中于癫痫和帕金森病,亦有学者对脊髓损伤修复、神经胶质瘤治疗、肌萎缩侧索硬化、亨廷顿病、脊髓小脑性共济失调、家族性阿尔茨海默病等进行了动物实验研究。

癫痫发作是基因治疗的重要靶点,病毒载体介导的基因治疗能产生神经元的稳定转导,影响神经元的兴奋性。由于促生长激素神经肽和神经肽Y,能调节神经元的兴奋性,故很多学者把研究的方向放在两者的基因表达因子对抗癫痫方面的作用。有学者已经使用该种方法在动物实验中取得疗效。还有的学者通过病毒载体达到保护神经系统损伤的神经元凋亡和死亡的效果,特别是海马。基因治疗对癫痫的治疗将会主要集中于对难治性癫痫的治疗。

帕金森病病变部位局限,受累神经元较为单一,被认为是适合进行基因治疗。基因治疗帕金森病主要有3条途径:①引入保护基因,使多巴胺能细胞免受损害;②导入神经营养因子基因,维持多巴胺能细胞功能和延长寿命;③导入调控和(或)分泌基因,表达酪氨酸羟化酶分泌多巴胺。同时也可以进行多基因联合转移提高疗效。目前帕金森病基因治疗还处于动物实验阶段,常用转移载体包括病毒载体(腺病毒载体、单纯疱疹病毒载体、腺相关病毒载体以及反转录病毒载体)、质粒载体,转基因路径主要包括直接法和间接法,前者就是直接将目标基因转入动物治疗靶区,后者则将目标基因首先在体外转入适当的靶细胞,再将转基因靶细胞植入动物脑内,常用的是直接法。

基因治疗应用于临床治疗尚存在许多问题,如如何确定治疗时机、如何对目标基因进行调控。因此,这种新的治疗技术在临床的广泛应用仍需时日。

(曲　辉　董可辉)

■ 参考文献

[1] akajima S, Atsumi H, Bhalerao AH, et al. Computer-assisted surgical planning for cerebrovascular neurosurgery. Neumsurgery, 1997, 41: 403-410

[2] Bose, H. Henkes, K. Alfke, et al. The Penumbra System: A Mechanical Device for the Treatment of Acute Stroke due to thromboembolism. AJNR, 2008, 29: 1409-1413

[3] Broderick JP, Lu M, Kothari R, et al. Finding the most powerful measures of the effectiveness of tissue plasminogen activator in the NINDS t-PA Stroke Trial. Stroke, 2000, 31: 2335-2341

[4] Brott TG, Hobson RW II, Howard G, et al. Stenting versus endarterectomy for Mayberg MR, Wilson SE, Yatsu F, et al. Carotid endarterectomy and prevention of cerebral ischemia in symptomatic carotid stenosis. JAMA. 1991, 266: 3289-3294

[5] Caspar Brekenfeld, Gerhard Schroth, Marwan El-Koussy, et al. Mechanical Thromboembolectomy for Acute Ischemic Stroke Comparison of the Catch Thromboectomy Device and the MERCI Retriever In Vivo. Stroke, 2008, 39: 1213-1219

[6] Clark WM, Wissman S, Albers GW. Recombinant tissue-type plasminogen activator (alteplase) for ischemic stroke 3 to 5 hours after symptom onset. The ATLANTIS Study: a randomised controlled trial. JAMA, 1999, 282: 2019-2026

[7] Del Zoppo G, Higashida R, Furlan A, et al. PROACT: A phase II randomized trial of recombinant pro-urokinase by direct arterial delivery in acute middle cerebral artery stroke. Stroke, 1998, 29: 4-11

[8] Eric J. Versnick, Huy MD, Greg WA, et al. Mechanical Thrombectomy for Acute Stroke. Am J Neuroradiol, 2005, 26: 875-879

[9] European Carotid Surgery Trialists Collaborative Group. MCR European carotid surgery trial: interim results for symptomatic patients with severe (70%~99%) or with mild (0~29%) carotid stenosis. Lancet, 1991, 337: 1235-1243

[10] Furlan A, Higashida R, Wechsler L, et al. Intra-arterial prourokinase for acute ischemic stroke. The PROACT II Study: A randomized controlled trial. Prol-yse in acute cerebral thromboembolism. JAMA, 1999, 282: 2003-2011

[11] Gonzalez A, Mayol A, Martinez E, et al. Mechanical thrombectomy with snare in patients with acute ischemic stroke. Neuroradiology, 2007, 49: 1201-1209

[12] Hacke W, Albers G, Al-Rawi Y, et al. The Desmoteplase in Acute Ischemic Stroke Trial (DIAS): a phase II MRI-based 9-hour window acute stroke thrombolysis trial with intravenous desmoteplase. Stroke, 2005, 36: 66-73

[13] Hacke W, Donnan G, Fieschi C. Association of outcome with early stroke treatment: pooled analysis of ATLANTIS, ECASS, and NINDS rt-PA stroke trials. Lancet, 2004, 363: 768-774

[14] Hacke W, Kaste M, Bluhmki E, et al. Thrombolysis with alteplase 3 to 4.5 hours after acute ischemic stroke. N Engl J Med, 2008, 359: 1317-1329

[15] Hacke W, Kaste M, Fieschi C, et al. Randomised double-blind placebo-controlled trial of thrombolytic therapy with intravenous alteplase in acute ischaemic stroke (ECASS II). Lancet, 1998, 352: 1245-1251

[16] Hacke W, Kaste M, Fieschi C; for the ECASS Study Group. Intravenous thrombolysis with recombinant tissue plasminogen activator for acute hemispheric stroke. The European Cooperative Acute Stroke Study (ECASS). JAMA, 1995, 274: 1017-1025

[17] Hamann GF, del Zoppo GJ, von Kummer R. Hemorrhagic transformation of cerebral infarction-possible mechanisms. Thromb Haemost, 1999, 82 (Suppl 1): 92-94

[18] Heinrich P. Mattle, Marcel Arnold, et al. Dimitrios Georgiadis, MD; Comparison of Intraarterial and Intravenous Thrombolysis for Ischemic Stroke With Hyperdense Middle Cerebral Artery Sign. Stroke, 2008, 39: 379-383

[19] Hobson RW II. Update on the Carotid Revascularization Endarterectomy versus Stent Trial (CREST) protocol. J Am Coll Surg, 2002, 194(suppl 1): S9-S14

[20] Ikeda R, Kurokama Ms, Chiba S, et al. Transplantation of neural cells derived from retinoic acid—treated cynomolgus monkey embryonic stem cells successfully improved motor function of hemiplegic mice with experimental brain injury. Neurobiol Dis, 2005, 20: 38-48

[21] Jean LM, Gilles C, Bernard B, et al. Endarterectomy versus Stenting in Patients with Symptomatic Severe Carotid Stenosis. N Engl J Med, 2006, 355: 1660-1671

[22] Joung H R, Jeffrey LS. The Impact of Recanalization on Ischemic Stroke Outcome: A Meta-Analysis. Stroke, 2007, 38: 967-973

[23] Karen LF, MPH, FAHA, et al. Guidelines for the Prevention of Stroke in Patients With Stroke or Transient Ischemic Attack. Stroke, 2011

[24] Kelly S, Bliss TM, Shah AK, et al. Transplanted human fetal neural stem cells survive, migrate, and differentiatein ischemic rat cerebral cortex. Proc Natl Acad Sci USA, 2004, 101: 11839-11844

[25] Larrue V, von Kummer R, Muöller A. Risk factors for severe hemorrhagic transformation in ischemic stroke patients treated with recombinant tissue plasminogen activator: a secondary analysis of the European-Australasian Acute Stroke Study (ECASS). Stroke, 2001, 31: 438-441

[26] Lewis TB, Standaert DG, Commentary: Design of clinical trials of gene therapy in Parkinson disease. Exp Neurol, 2008, 209(1): 41-47

[27] M. Hassan Murad, David N. F, Mohamed B. E, et al. Endarterectomy vs stenting for carotid artery stenosis: A systematic review and meta-analysis. J Vasc Surg, 2008, 48: 487-493

[28] Maarten GL, Jeremy DF, Gregory WA, et al. Mechanical Thrombectomy Following Intravenous Thrombolysis in the Treatment of Acute Stroke. ARCH NEUROL, 2005, 62: 1763-1765

[29] Marler JR, Tilley B, Lu M, et al. Earlier treatment associated with better outcome: The NINDS rt-PA Stroke Study. Neurology, 2000, 55: 1649-1655

[30] North American Symptomatic Carotid Endarterectomy Trial Collaborators. Beneficial effect of carotid endarterectomy in symptomatic patients with high-grade carotid stenosis. N Engl J Med, 1991, 325: 445-453

[31] Raj Sindwani, Richard D, Bucholz. The next generation of navigational technology. Otolaryngol Clin North Am, 2005, 38: 551-562

[32] Randomized trial of endarterectomy for recently symptomatic carotid stenosis: final results of the MRC European Carotid Surgery Trial (ECST). Lancet 1998 May 9; 351 (9113): 1379-1387

[33] Smith W. S, Gene Sung, Jeffrey Saver, et al. Mechanical Thrombectomy for Acute Ischemic Stroke Final Results of the Multi MERCI Trial. Stroke, 2008, 39: 1205-1212

[34] Smith W. S. Safety of Mechanical Thrombectomy and Intravenous Tissue Plasminogen Activator in Acute Ischemic Stroke. Results of the Multi Mechanical Embolus Removal in Cerebral Ischemia (MERCI) Trial, Part I. AJNR, 2006, 27: 1177-1182

[35] The NINDS t-PA Stroke Study Group. Intracerebral hemorrhage after intravenous t-PA therapy for ischemic stroke. Stroke, 1997, 28: 2109-2118

[36] von Kummer R, Holle R, Rosin L, et al. Does arterial recanalization improve outcome in carotid territory stroke? Stroke, 1995, 26: 581-587

[37] Yamada M, Mizuno Y, Parkin gene gene therapy for a-synucleinopathy: A rat model of Pakinson's disease. Hum Gene Ther, 2005, 16(2): 262-270

[38] Zamorano L, Planells M, Jiang Z, et al. Vascular malformations of the brain: surgical management using interactive image guidance. Neurosurg Clin N Am, 1996, 7: 201-214

[39] 郝淑煜, 万虹, 王忠诚. 神经干细胞移植治疗研究进展. 中国康复理论与实践, 2008, 14(8): 733-736

[40] 刘宗惠. 颅脑伽玛刀治疗学. 北京: 人民卫生出版社, 2006

[41] 王忠诚. 王忠诚神经外科学. 武汉: 湖北科学技术出版社, 2005

[42] 夏侯春洪, 周振环, 吴建华, 等. 立体定向外科手术计划系统新进展. 生物医学工程学进展, 2009, 30(1): 50-55

[43] 杨清成, 梁长奋, 李敏霞, 等. 神经干细胞移植治疗脑卒中后遗症59例. 中国组织工程研究与临床康复, 2007, 11(20): 4033-4035

[44] 赵继宗, 王嵘. 神经导航系统在神经外科的应用. 北京医学, 2007, 29(11): 687-690

[45] 中华医学会神经病学分会脑血管病学组急性缺血性脑卒中诊治指南撰写组. 中国急性缺血性脑卒中诊治指南2010. 中华神经科杂志, 2010, 43(2): 146-153

[46] 中华医学会神经病学分会脑血管病学组缺血性脑卒中二级预防指南撰写组. 中国缺血性脑卒中和短暂性脑缺血发作二级预防指南2010. 中华神经科杂志, 2010, 43(2): 154-160

第3章

周围神经疾病

第一节 概 述

周围神经系统(peripheral nervous system, PNS)包括神经根组成的脊神经和脑干腹外侧发出的脑神经,但不包括嗅神经和视神经,后者是中枢神经系统的特殊延伸。周围神经系统的功能或结构损害称为周围神经疾病。

【解剖与生理】

周围神经系统包括位于脑干和脊髓的软膜所包被部分以外的全部神经结构,即与脑干和脊髓相连的脑神经、脊神经的根和神经节、神经干、神经末梢分支以及自主神经。周围神经系统与中枢神经系统的分界,从大体上看在脑干和脊髓的表面。从组织结构上看,由神经膜细胞(Schwann cell)包绕着的神经结构属于周围神经系统。如图 3-1 所示,与脊髓腹侧面相连接部分,称为前根(或腹根),主要包括前角运动细胞发出的纤维及自主神经纤维;与背侧面相连的部分称为后根(或背根)。主要包括进入脊髓的感觉神经纤维。后根在椎间孔处有膨大的脊神经节(也称背根神经节),在其稍远端,前根与后根汇合成脊神经。神经根位于椎管的脊髓蛛网膜下腔,浸泡于脑脊液中。脊神经干很短,出椎间孔后随即再分为细小的背支与粗大的前支。背侧支分布于颈部和躯干背部的深层肌肉及皮肤。前支中除胸神经尚保持着明显的节段性,分布在胸部肌肉皮肤外,其他部分分别参与颈丛、臂丛和腰骶丛的形成。从这些神经丛发出主要的周围神经干,分布于颈部、腹部、会阴及四肢的肌肉和皮肤。

脊神经以相对规则的间隔与脊髓相连,共 31 对,包括 8 对颈神经、12 对胸神经、5 对腰神经、5 对骶神经和 1 对尾神经。其中颈 1~7 对颈神经自相应椎体上缘的椎间孔穿过,第 8 对颈神经自第 7 颈

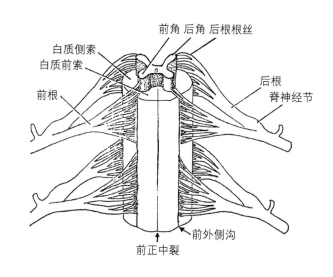

图 3-1 脊神经根模式图

椎下缘的椎间孔穿过。其余均自相应椎体下缘的椎间孔穿过。

与脊神经不同,附着于脑干的 10 对脑神经,间隔不规则,无前根、后根之分。一些脑神经有一个或多个神经节,一些脑神经则没有神经节。运动、感觉和自主神经元都可以分为胞体和突起两部分。神经元的胞体具有胞核及胞质;神经元突起包括树突和轴突。胞体与树突可接受来自于之联系的神经轴突传来的冲动,而轴突则将自身的电活动输出到其效应细胞。突起的生长、再生以及正常功能的维持依赖于胞体合成的蛋白质、神经递质等向突起的运输。神经元胞体向轴突输送其合成的物质,轴突内物质也可向胞体输送,这个现象称为轴浆运输。

神经纤维一般是指轴突,可分为有髓鞘和无髓

鞘两种。周围神经纤维的髓鞘是由神经膜细胞产生的鞘状被膜一层层环绕轴突所形成。每个神经膜细胞包绕一小段轴突,因而在一段段髓鞘之间的部分存在细小的间隔,称作郎飞结(node of Ranvier)。无髓鞘纤维则是几个裸露的轴突形成小束,每一小束的轴突外由神经膜细胞包绕。无髓鞘纤维的直径远小于有髓鞘纤维。神经纤维传导冲动,就是电兴奋沿轴突全长传导的过程,依赖于细胞内外液的离子浓度差。在有髓纤维,由于髓鞘来源于多层细胞膜的包绕,含有丰富的脂类物质,具有很好的绝缘性,因而只有郎飞结处的轴突与细胞外液接触,仅在相邻的郎飞结处形成兴奋传导的电位差,所以电兴奋的传导由一个郎飞结跳跃到下一个郎飞结,速度较快;相对而言,无髓纤维兴奋的传导是不断地使相邻部位膜电位变化,顺序地沿着轴索传导而完成的,它比有髓鞘纤维传导速度慢。

【病理改变】

周围神经的病理改变包括①沃勒变性;②轴突变性;③神经元变性;④节段性脱髓鞘(图3-2)。

1. 沃勒变性(wallerian degeneration)　是指神经轴突因外伤断裂后,其远端的神经纤维发生的顺序性变化。由于轴浆运输被阻断,轴突断端远侧的部分很快自近端向远端发生变性、解体。这些碎片由神经膜细胞和巨噬细胞吞噬。断端近侧的轴突和髓鞘也发生同样的变化,但通常只向近端继续1、2个郎飞结即不再进展。神经膜细胞增殖,在基底层内组成 Büngner 带的神经膜管,断端近侧轴突的再生支芽借此向远端延伸,如果轴突的断裂靠近胞体,则导致胞体的坏死。

2. 轴突变性(axonal degeneration)　是周围神经疾病,特别是中毒、代谢性神经病中最常见的一种病理变化。主要是在致病因素影响下,胞体内营养物质合成障碍或轴浆运输阻滞,最远端的轴突营养障碍最严重,因而变性通常从轴突的最远端开始,向近端发展,故也称"逆死"(dying back)。轴突变性的病理改变与沃勒变性基本相同,但沃勒变性一般特指外伤性轴突断裂所致;轴突变性则是中毒、代谢、自身免疫病等因素所致。另一方面,病变发展的方向通常有所区别。因而也将轴突变性称为沃勒样变性(wallerian-like degeneration)。

3. 神经元变性(neuronal degeneration)　是指发出轴突组成周围神经的神经元胞体变性坏死,并继发其轴突在短期内变性、解体。临床上称为神经元病(neuronopathy)。运动神经元损害见于运动神经元病、急性脊髓灰质炎等,神经节的感觉神经元损害见于有机汞中毒、癌性感觉神经元病等。

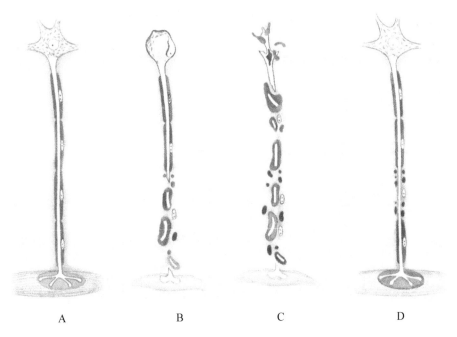

图 3-2　周围神经病理改变

A. 正常;B. 沃勒变性与轴突变性的病变发展方向不同,但病理所见相似;C. 神经元变性;D. 节段性脱髓鞘

4.节段性脱髓鞘(segmental demyelination)指髓鞘破坏而轴突相对保持完整的病变。病理上表现为神经纤维全长上不规则分布的长短不等的节段性髓鞘破坏,而轴突相对保留,吞噬细胞与增殖的神经膜细胞吞噬髓鞘碎片。可见于炎性神经病,如 Guillain-Barré 综合征、中毒、遗传性或代谢性疾病。病变引起的损害在较长的神经纤维更易于达到发生传导阻滞的程度,因此,临床上常见运动与感觉障碍的表现以四肢的远端更明显。

神经元的胞体与轴突、轴突与神经膜细胞依存关系密切,神经元胞体的坏死导致其轴突的变性坏死,沃勒变性如果发生在接近胞体的轴突也可使胞体坏死;轴突变性总是使其膜外包绕的髓鞘崩解破坏,而严重的脱髓鞘病变经常导致轴突的继发变性。

周围神经具有较强的再生修复能力,神经元胞体的完好是再生修复的基础。沃勒变性的神经纤维,其与胞体相连的轴突远端以芽生的方式沿 Büngner 带向远端生长,最终部分神经纤维可对其效应细胞再支配。急性脱髓鞘病变的髓鞘再生较迅速而完全,未继发轴突变性时一般功能恢复良好。髓鞘脱失与再生反复发生并有轴突继发变性时,功能难于恢复。

【分类】

由于周围神经疾病的病因、受累范围及病程不同,分类很难涵盖所有的病种。临床常用以下分类方法:

(一)按病理分类(见前述)

(二)按病因分类

如感染性、中毒性、营养缺乏和代谢性、遗传性、自身免疫性及副肿瘤性等。

(三)按起病方式和病程演变分类

1.急性 病情在数秒至 1 周左右进展达到高峰,可见于外伤、缺血、中毒、免疫等因素致病者。

2.亚急性 病情在 1 个月内进展达到高峰,可见于中毒、营养缺乏、代谢异常以及副肿瘤性周围神经病。

3.慢性 病情进展超过 1 个月以上,主要见于遗传性和免疫性周围神经病。

4.复发性 同一疾病在主要症状、体征及理化检查指标恢复后再次明显进展加重者称作复发。我们将具有这类复发特点者描述为复发性。主要见于遗传性和免疫性周围神经病。

(四)按受损神经功能分类

1.感觉性周围神经病

2.运动性周围神经病

3.自主神经病

(五)按受累神经分布形式分类

1.单神经病(mononeuropathy) 也称局灶性神经病(focal neuropathy),表现单根神经分布区的功能障碍。可因局部性原因或全身性原因引起。局部性原因主要有急性创伤、机械性嵌压、高温、电击和射线损伤等;全身性原因可为代谢性或中毒性疾病,如糖尿病、铅中毒等。

2.多发性单神经病(multiple mononeuropathy or mononeuropathy multiplex) 也称多灶性神经病(multifocal neuropathy),表现多根神经分布区功能障碍且分布不对称。一部分多灶性神经病呈神经丛病变的表现。其病因与单神经病相同。

3.多发性神经病(polyneuropathy) 以两侧对称分布的功能障碍和末梢神经受损较重为主要特点。常是中毒、某些营养物质缺乏、全身代谢性疾病或自身免疫病所致。

4.多发性神经根病(polyradiculopathy) 为广泛的脊神经根损害所致的多发性神经病,此时若合并周围神经干的病变,则称为多发性神经根神经病(polyradiculoneuropathy)。其病因与多发性神经病相同。

(六)结合病因、症状和病变分布

可将大多数周围神经病分类如下(根据 Victor M 的分类标准)。这一分类有临床实用性,有利于临床鉴别诊断。

主要的周围神经疾病及综合征分类:

1.急性运动麻痹综合征伴各种感觉及自主神经功能障碍

(1)Guillain-Barré 综合征(急性炎症性脱髓鞘性多发性神经病)。

(2)Guillain-Barré 综合征的急性轴索型。

(3)急性感觉性神经(元)病综合征。

(4)白喉性多发性神经病。

(5)卟啉病性多发性神经病。

(6)中毒性多神经病(铊、三磷羟甲苯基磷酸盐)。

(7)副肿瘤性多发性神经病。

(8)急性全自主神经功能不全性神经病。

(9)蜱咬伤性麻痹。

(10)危重疾病伴发多发性神经病。

2. 亚急性感觉运动性麻痹综合征

(1)对称性多发性神经病：

①维生素缺乏所致，如酒精中毒、脚气病、糙皮病、维生素 B_{12} 缺乏、慢性胃肠疾病。

②重金属和有机溶剂中毒所致，如砷、铅、汞、铊、有机磷、丙烯酰胺等。

③药物中毒：如异烟肼、肼屈嗪、呋喃妥因及其他呋喃类、戒酒硫、二硫化碳、长春新碱、顺铂、氯霉素、苯妥英钠、阿米替林、氨苯砜等。

④尿毒症性多发性神经病。

⑤亚急性炎症性多发性神经病

(2)不对称性神经病或多数性单神经病：

①糖尿病性神经病。

②结节性多动脉炎及其他炎症性血管病变性神经病（Churg-Strauss 综合征、嗜酸性细胞增多症、类风湿病、系统性红斑狼疮、Wegener 肉芽肿病、孤立性周围神经系统血管炎）。

③混合性冷球蛋白血症。

④Sjögren-Sicca 干燥综合征。

⑤类肉瘤病。

⑥伴周围血管病的缺血性神经病。

⑦Lyme 病多发性神经病。

(3)不常见的感觉性神经病：

①Wartenberg 游走性感觉性神经病。

②感觉性神经束膜炎。

(4)脊膜神经根病或多发性神经根病：

①新生物浸润。

②肉芽肿及炎性浸润（Lyme 病、类肉瘤）。

③脊髓病，如骨关节性脊柱炎。

④特发性多发性神经根病。

3. 慢性感觉运动性多发性神经病综合征

(1)亚慢性获得型：

①副肿瘤性，如癌、淋巴瘤、骨髓瘤和其他恶性肿瘤。

②慢性炎症性脱髓鞘性多发性神经病（CIDP）。

③副蛋白血症。

④尿毒症（偶尔为亚急性）。

⑤脚气病（通常为亚急性）。

⑥糖尿病。

⑦结缔组织病。

⑧淀粉样变性。

⑨麻风病。

⑩甲状腺功能减退。

⑪老年的良性感觉型。

(2)慢性确定的遗传性多发性神经病综合征（主要为感觉型遗传性多发性神经病）：

①成年人不全显性感觉性神经病。

②儿童不全隐性感觉性神经病。

③先天性痛觉不敏感。

④其他遗传性感觉性神经病，如伴发于脊髓小脑变性、Riley-Day 综合征和全身感觉缺失综合征。

(3)感觉运动混合型遗传性多发性神经病：

①特发性：

a. 腓骨肌萎缩症（Charcot-Marie-Tooth 病，遗传性感觉运动性神经病Ⅰ型和Ⅱ型）。

b. Dejerine-Sottas 肥大性多发性神经病，成年人型及儿童型。

c. Roussy-Lévy 多发性神经病。

d. 多发性神经病伴有视神经萎缩、痉挛性截瘫、脊髓小脑变性、精神发育迟滞和痴呆。

e. 遗传性压迫易感性麻痹。

②遗传性多发性神经病伴已知的代谢障碍：

a. Refusum 病。

b. 异染性白质营养不良。

c. 球样体白质营养不良或 Krabbc 病。

d. 肾上腺白质营养不良。

e. 淀粉样多发性神经病。

f. 卟啉性多发性神经病Ⅱ。

g. Anderson-Fabty 病。

h. 无 β-脂蛋白血症和 Tangier 病。

4. 线粒体病伴发神经病

5. 再发性或复发性多发性神经病综合征

(1)Guillain-Barré 综合征。

(2)卟啉病。

(3)慢性炎症性脱髓鞘性多发性神经病。

(4)某些类型的多数性单神经病。

(5)脚气病或中毒。

(6)Refusum 病、Tangier 病。

6. 单神经病或神经丛病综合征

(1)臂丛神经病。

(2)臂丛单神经病。

(3)灼性神经痛。

(4)腰骶神经丛病。

(5)下肢单神经病。

(6)游走性感觉神经病。

(7)嵌压性神经病。

【临床表现】

周围神经损害的临床表现是受损神经支配区的运动、感觉及自主神经功能异常，运动障碍和感觉障碍又可根据病理生理改变分为刺激性症状和麻痹性症状。自主神经功能异常的表现较复杂，依照交感、副交感神经对效应器官的不同作用，出现规律性变化。

1. 运动障碍

(1) 刺激性症状：①肌束震颤(fasciculation)是骨骼肌放松状态下，肌束出现不自主的抽动，它由一个或多个运动单位和自发性放电所致，可见于各种下运动神经元损伤的疾病，但也可见于正常人。②肌痉挛(myospasm)，也称肌纤维颤搐(myokymia)，表现同一运动单位复杂的重复放电，临床所见为该部位肌纤维颤搐导致上覆皮肤出现蠕动样运动。可见于多发性硬化、Guillain-Barré 综合征、放射性神经丛病变支配面部肌肉的神经受累。③痛性痉挛(cramp)，发生于一块肌肉或一个肌群的短暂的、不随意地收缩，伴有疼痛。在正常人，常见于小腿后部肌群，肌肉用力收缩时易诱发。在盐分丢失、低血钠、低血钙及许多神经疾病中出现率增加。

(2) 麻痹性症状：①肌力减低，即瘫痪，受累程度上可为完全性或不完全性。受累范围上符合神经支配区域，如面神经麻痹时只引起其支配一侧的面部表情肌瘫痪；Guillain-Barré 综合征(GBS)是广泛的周围神经与神经根病变，所有运动性脑神经、脊神经支配的骨骼肌均可受累，且远端受累常比近端早而严重。②肌张力减低，周围神经的传导障碍使维持肌张力的牵张反射弧中断，表现为肌张力减低或消失。因而周围神经病变引起的瘫痪具有弛缓性的特点。③肌萎缩，轴突变性或神经断伤后，肌肉由于失去神经的营养作用而萎缩。肌萎缩在神经损伤后数周内出现并进行性加重，而且若 12 个月内未能建立神经再支配，则难以完全恢复。脱髓鞘性神经病不伴有轴突变性时，肌萎缩不明显。

2. 感觉障碍

(1) 刺激性症状：①感觉异常。在无外界刺激的情况下出现针刺感、麻木感、蚁行感等，自发感觉一般出现于四肢远端，是多发性神经病的常见表现。②感觉过敏。轻微的刺激引起强烈的感觉体验，易于双下肢远端出现，可见于某些代谢性疾病和中毒引起的周围神经病。③自发痛。没有外界刺激存在而感到疼痛称为自发痛。神经不同部分

病变时，疼痛特点不同。神经末梢病变时多为局部性疼痛(local pain)，多见于肢体远端；神经干、神经根病变时可出现沿神经走行的自发痛，即神经痛(neuralgia)。疼痛的特点多为放射性疼痛(radiating pain)，表现是疼痛不局限于局部，而是扩展到受累神经的感觉支配区。疼痛性质多为电击样、撕裂样、切割样或刺痛。根据疼痛发生的神经不同，冠以神经名而命名，如三叉神经痛、枕大神经痛、肋间神经痛、坐骨神经痛等。引起神经痛的原因如果是脊神经后根病变，则称为根痛，如腰椎间盘突出压迫组成坐骨神经的腰神经后根时产生根性坐骨神经痛。④刺激性疼痛。当压迫或牵拉病变的神经干时产生的疼痛，如压迫颈部风池穴检查枕大神经压痛。Lasègue 征就是用直抬腿动作牵拉坐骨神经检查有无疼痛。

(2) 感觉缺失症状：即感觉减退或丧失。神经干及其分支的病变，感觉缺失发生于支配区，但由于相邻神经对交界区的重叠支配，使感觉缺失区比受损神经真正的分布区小；多发性神经病时较长的神经纤维最先受累，因而表现为手套或袜套样感觉缺失，即末梢型感觉缺失。遗传性感觉神经病可表现为分离性感觉缺失。

3. 腱反射减低或消失　周围神经病变同时损害感觉纤维和运动纤维，腱反射弧的向心径路与离心径路同时受损，因而表现为腱反射的减低或消失。如坐骨神经痛可出现患侧踝反射的减低或消失；多发性神经病可出现双侧踝反射消失；Guillain-Barré 综合征则为四肢腱反射的减低或消失。

4. 自主神经障碍　自主神经障碍的程度与神经内自主神经纤维多寡有关，正中神经、尺神经、坐骨神经内有大量交感神经纤维，因而自主神经障碍的症状较突出。自主神经障碍的主要表现是血管舒缩功能受损引起的皮肤发绀、无汗或多汗，皮温低，皮肤、皮下组织萎缩变薄，指甲变脆失去光泽。血管舒缩障碍突出时，可有高血压或直立性低血压。迷走神经损害时常出现心律失常和心动过速。也可出现无泪、无涎、阳萎及排尿、排便障碍。

5. 其他　麻风、遗传性和获得性慢性脱髓鞘性神经病、神经纤维瘤病和神经膜细胞瘤可有周围神经增粗、变形。严重的多发性周围神经损害，尤其是发生于生长发育期，可致手、足和脊柱的畸形如爪形手、足下垂、马蹄足和脊柱侧弯等。由于感觉丧失，生理性自我保护机制不健全，加上失神经支配引起的营养障碍，可造成皮肤的营养性溃疡及

Charcot 关节。

【辅助检查】

1. 神经电生理检查　神经传导速度（NCV）和肌电图（EMG）检查对诊断有重要意义。测定末端潜伏期（DL）、神经干的运动神经传导速度（MCV）和复合肌肉动作电位（CMAP）、感觉神经传导速度（SCV）和感觉神经动作电位（SNAP）、F 波等数据可以较全面地反映周围神经根、丛、干、末梢等部分运动和感觉神经受损情况。结合 EMG 改变，可推断神经病变的性质是轴突变性还是脱髓鞘。对鉴别运动神经纤维损害与肌病也有重要价值。NCV 属于无创性检查，EMG 为微创性检查，适于对周围神经病进行动态跟踪随访研究。

2. 影像学检查　对探寻病因有较大价值，也是选择治疗方法的依据。如坐骨神经痛可疑神经根受累时，可经腰椎及间盘的 CT 扫描或腰部 MRI 检查，诊断或排除间盘突出、肿瘤等神经根的压迫性病变。

第二节　脑神经疾病

一、三叉神经痛

三叉神经痛（trigeminal neuralgia）是指三叉神经分布区反复发作的短暂性剧痛。

【病因与病理】

三叉神经痛分为原发性和继发性两种类型，继发性是指有明确的病因，如邻近三叉神经部位发生的肿瘤（胆脂瘤）、炎症、血管病等引起三叉神经受累，多发性硬化的脑干病灶亦可引起三叉神经痛；原发性是指病因尚不明确者，但随着诊断技术的发展与提高，研究发现主要由伴行小血管（尤其是小动脉）异行扭曲压迫三叉神经根，使局部产生脱髓鞘变化所引起；三叉神经节的神经细胞因反复缺血发作而受损导致发病；其他还有病毒感染、岩骨嵴异常变异产生机械性压迫等。

【临床表现】

1. 年龄、性别　70%～80%发生于 40 岁以上中老年，女性略多于男性，约为 3∶2。

2. 疼痛部位　限于三叉神经分布区内，以第二、三支受累最为常见，95%以上为单侧发病。

3. 疼痛性质　常是电灼样、刀割样、撕裂样或针刺样，严重者伴同侧面肌反射性抽搐，称为"痛性抽搐（tic douloureux）"。发作时可伴有面部潮红、皮温增高、球结膜充血、流泪等。由于疼痛剧烈，患者表情痛苦，常用手掌或毛巾紧按、揉搓疼痛部位。

4. 疼痛发作　常无先兆，为突然发生的短暂性剧痛，常持续数秒至 2min 后突然终止。间歇期几乎完全正常。发作可数天 1 次至每分钟发作数次不等。大多有随病程延长而发作频度增加的趋势，很少自愈。

5. 扳机点　在疼痛发作的范围内常有一些特别敏感的区域，稍受触动即引起发作，称为"扳机点"，多分布于口角、鼻翼、颊部或舌面，致使患者不敢进食、说话、洗脸、刷牙，故面部及口腔卫生差，情绪低落，面色憔悴，言谈举止小心翼翼。

6. 神经系统检查　原发性三叉神经痛者，神经系统检查正常；继发性三叉神经痛者可有分布区内面部感觉减退、角膜反射消失，也可表现疼痛呈持续性，可合并其他脑神经麻痹。

【诊断与鉴别诊断】

根据疼痛发作的部位、性质、扳机点等即可诊断。但需注意原发性与继发性的鉴别以及与其他面部疼痛的鉴别。

1. 继发性三叉神经痛，应做进一步检查，如脑 CT 或 MRI，必要时进行脑脊液检查，以寻找病因。沿三叉神经走行的 MRI 检查，可发现某些微小病变对三叉神经的压迫等。

2. 与其他头面部疼痛鉴别：①牙痛，一般为持续性钝痛，可因进食冷、热食物而加剧。②副鼻窦炎，也表现持续钝痛，可有时间规律，伴脓涕及鼻窦区压痛，鼻窦摄 X 线片有助诊断。③偏头痛，以青年女性多见，发作持续时间数小时至数天，疼痛性质为搏动性或胀痛，可伴恶心呕吐。先兆性偏头痛患者发作前有眼前闪光、视觉暗点等先兆。④舌咽神经痛，疼痛部位在舌根、软腭、扁桃体、咽部及外耳道，疼痛性质与三叉神经痛相似，也表现短暂发作的剧痛。局麻药喷涂于咽部，可暂时镇痛。⑤蝶腭神经痛，又称 Sluder 综合征，鼻与鼻旁窦疾病易使翼腭窝上方的蝶腭神经节及其分支受累而发病，表现鼻根后方、上颌部、上腭及牙龈部发作性疼痛并向额、颞、枕、耳等部位扩散，疼痛性质呈烧灼样、刀割样，较剧烈，可持续数分钟至数小时，发作时可有患侧鼻黏膜充血、鼻塞、流泪。

【治疗】

原发性三叉神经痛首选药物治疗,无效时可用封闭、神经阻滞或手术治疗。

1. 药物治疗 ①卡马西平:为抗惊厥药,作用于网状结构-丘脑系统,可抑制三叉神经系统的病理性多神经元反射。初始剂量为 0.1g,bid,以后每天增加 0.1g,分 3 次服用,最大剂量为 1.0g/d,疼痛停止后,维持治疗剂量 2 周左右,逐渐减量至最小有效维持量。不良反应有头晕、嗜睡、走路不稳、口干、恶心、皮疹等。少见但严重的不良反应是造血系统功能损害,可发生白细胞减少,甚至再生障碍性贫血。罕见的有剥脱性皮炎等。②苯妥英钠:初始量为 0.1g,tid,可每天增加 50mg,最大剂量为 0.6g/d,疼痛消失 1 周后逐渐减量。不良反应有头晕、嗜睡、牙龈增生及共济失调等。③治疗神经病理性疼痛的新型药物有加巴喷丁、普瑞巴林、奥卡西平等,具有疗效肯定、较少不良反应等优势,可结合患者病情、经济情况及个人意愿选用。④辅助治疗可应用维生素 B_1、维生素 B_{12},疗程 4～8 周。

2. 封闭治疗 将无水乙醇或其他药物如甘油、维生素 B_{12}、泼尼松龙等注射到三叉神经分支或半月神经节内,可获镇痛效果。适应证为药物疗效不佳或不能耐受不良反应;拒绝手术或不适于手术者,疗效可持续 6～12 个月。

3. 半月神经节射频热凝治疗 在 X 线或 CT 导向下,将射频电极经皮插入半月节,通电加热 65～80℃,维持 1min,适应证同封闭治疗。不良反应有面部感觉障碍、角膜炎和带状疱疹等。疗效可达 90%,复发率为 21%～28%,重复应用仍有效。

4. 手术治疗 用于其他治疗方法无效的原发性三叉神经痛,手术方式有:①三叉神经显微血管减压术;近期疗效可达 80% 以上,并发症有面部感觉减退,听力障碍,滑车、外展或面神经损伤等。②三叉神经感觉根部分切断术。③三叉神经脊髓束切断术。

5. γ 刀或 X 线刀治疗 药物与封闭治疗效果不佳,不愿或不适于接受手术的,也可以采用 γ 刀或 X 线刀治疗,靶点是三叉神经感觉根。起效一般开始于治疗后 1 周。由于靶点周围重要结构多,毗邻关系复杂,定位需要特别精确。

二、特发性面神经麻痹

特发性面神经麻痹(idiopathic facial palsy)又称 Bell 麻痹或面神经炎,为面神经管中的面神经非特异性炎症引起的周围性面肌瘫痪。

【病因、病理与发病机制】

病因尚不完全清楚,多认为当风寒、病毒感染和自主神经功能障碍致面神经内的营养血管痉挛,引起面神经缺血、水肿。由于面神经通过狭窄的骨性面神经管出颅,故受压而发病。另外,神经病毒感染一直是被怀疑的致病因素,如带状疱疹、单纯疱疹、流行性腮腺炎、巨细胞病毒等。近年的研究用不同的手段如病毒分离与接种、病毒基因组检测等证实了受损面神经存在单纯疱疹病毒感染。病理变化主要是神经水肿,有不同程度的脱髓鞘。由于面神经管为骨性腔隙,容积有限,如果面神经水肿明显,则使面神经的神经纤维受压,可致不同程度轴索变性,这可能是部分患者恢复不良的重要原因。

【临床表现】

任何年龄均可发病,男性略多于女性。发病前常有受凉史。部分患者起病前后有患病一侧的耳后乳突区轻度疼痛。起病迅速,一侧面部表情肌瘫痪为突出表现。患者常于清晨洗漱时发现一侧面肌活动不利,口角歪斜,症状在数小时至数天内达到高峰。查体可见一侧面部额纹消失,睑裂变大,鼻唇沟变浅变平,病侧口角低垂,示齿时口角歪向健侧,做鼓腮和吹口哨动作时,患侧漏气。颊肌瘫痪使食物常滞留于齿颊之间。不能抬额、皱眉,眼睑闭合无力或闭合不全。闭目时眼球向上外方转动而露出巩膜,称 Bell 征。由于眼睑闭合不全,易并发暴露性角膜炎。下眼睑松弛、外翻,使泪点外转,泪液不能正常引流而表现流泪。

由于面神经病变部位的差别,可附加其他症状:

1. 茎乳孔处面神经受损,仅表现同侧周围性面瘫。

2. 面神经管内鼓索神经近端的面神经受损,除面神经麻痹外,还有同侧舌前 2/3 味觉丧失,唾液减少,为鼓索神经受累引起。

3. 如果在镫骨肌神经近端面神经受损除面神经麻痹外,还表现同侧舌前 2/3 味觉丧失和重听(听觉过敏)。

4. 病变在膝状神经节时,除表现为面神经麻痹、同侧舌前 2/3 味觉丧失和重听(听觉过敏)外,还有患侧乳突部疼痛、耳郭和外耳道感觉减退,外耳道或鼓膜出现疱疹,见于带状疱疹病毒引起的膝状神经节炎,称 Hunt 综合征。

【辅助检查】

为除外桥小脑角肿瘤、颅底占位病变、脑桥血管病等颅后窝病变,部分患者需做颅脑 MRI 或 CT 扫描。

【诊断与鉴别诊断】

根据急性发病、一侧的周围性面瘫,而无其他神经系统阳性体征即可诊断。但需与下列疾病鉴别:

1. 吉兰-巴雷综合征　可有周围性面瘫,但多为双侧性。少数在起病初期也可表现为单侧,随病程逐渐发展为双侧。其他典型表现如对称性四肢弛缓性瘫痪与脑脊液蛋白-细胞分离等。

2. 面神经附近病变累及面神经急、慢性中耳炎、乳突炎,腮腺炎或肿瘤　可侵犯面神经,邻近组织如腮腺肿瘤、淋巴结转移瘤的放射治疗可损伤面神经。应有相应原发病病史。

3. 颅后窝肿瘤压迫面神经　如胆脂瘤、皮样囊肿、颅底的肉芽肿、鼻咽癌侵犯颅底等均可引起面神经损害。但起病较慢,有进行性加重的病程特点,且多伴有其他神经系统受累的症状及体征。

4. 脑桥内的血管病　可致面神经核损害引起面瘫。但应有脑桥受损的其他体征如交叉性瘫痪等。

5. 莱姆病(Lyme disease)　是由蜱传播的螺旋体感染性疾病,可引起脑神经损害,以双侧面神经麻痹常见,常伴皮肤红斑、肌肉疼痛、动脉炎、心肌炎、脾大等多系统损害表现。

【治疗】

1. 急性期治疗　治疗原则是减轻面神经水肿、改善局部血液循环与防治并发症。①起病 2 周内多主张用肾上腺皮质激素治疗。地塞米松 10～15mg/d,静脉滴注,连用 1 周后改为泼尼松 30mg/d,顿服,1 周后逐渐减量。泼尼松 30～60mg,晨 1 次顿服,连用 7～10d,以后逐渐减量。但近来国外学者对激素治疗有争议,故其有效性尚待循证医学研究的进一步证实。②补充 B 族维生素,如口服维生素 B_1、腺苷辅酶 B_{12} 或肌注维生素 B_1、维生素 B_{12} 等。③Hunt 综合征的抗病毒治疗可用阿昔洛韦(acyclovir)10～20mg/(kg·d),分 2～3 次静脉滴注,连用 2 周。或更昔洛韦(Ganciclovir)5～10mg/(kg·d)静脉滴注,分 1～2 次,连用 7～14d,并注意血象、肝功能变化。④在茎乳孔附近行超短波透热、红外线照射或局部热敷治疗。注意保护角膜、结膜,预防感染,可采用抗生素眼水、眼膏点眼,带

眼罩等方法。

2. 恢复期治疗　病后第 3 周至 6 个月以促使神经功能尽快恢复为主要原则。可继续给予 B 族维生素治疗,可同时采用针灸、按摩、碘离子透入等方法治疗。

3. 后遗症期治疗　少数患者在发病 2 年后仍留有不同程度后遗症,严重者可试用面-副神经、面-舌下神经吻合术,但疗效不肯定。

三、面肌痉挛

面肌痉挛(facial spasm)又称面肌抽搐,以一侧面肌阵发性不自主抽动为特点。

【病因】

面肌痉挛的异常神经冲动可能是面神经通路的某个部位受到压迫而发生水肿、脱髓鞘等改变。病变处纤维"短路"形成异常兴奋。国内外报道,经手术证实部分患者在面神经近脑干部分受邻近血管的压迫,以小脑后下动脉和小脑前下动脉压迫最多见。这与三叉神经痛有着相似的病理解剖机制。部分患者的病因为邻近面神经的肿瘤、颅内感染、血管瘤等累及面神经而引起。少数病例是面神经炎的后遗症。

【临床表现】

多在中年以后发病,女性多于男性。多数患者首先从一侧眼轮匝肌的阵发性抽动开始,逐渐累及一侧的其他面肌,特别是同侧口角部肌肉最易受累。说话、进食或精神紧张、情绪激动可诱发症状加剧。入睡后抽动停止,神经系统检查可见一侧面部肌肉阵发性抽动,无其他阳性体征。

【辅助检查】

肌电图于受累侧面肌可记录到同步阵发性高频率发放的动作电位。

【诊断与鉴别诊断】

以单侧发作性面部表情肌的同步性痉挛为特点,神经系统检查无其他阳性体征,即可诊断。肿瘤、炎症、血管瘤引起的面肌抽搐多伴有其他神经症状和体征,应做 X 线片、脑 CT 或 MRI 检查,以明确病因。还应除外以下疾病:

1. 习惯性抽动症　多见于儿童及青壮年,为短暂的眼睑或面部肌肉收缩,常为双侧,可由意志暂时控制。其发病与精神因素有关。脑电图、肌电图正常,抽动时的肌电图所见,与正常肌肉主动收缩波形一致。

2. 部分性运动性癫痫　面肌抽搐幅度较大,多

同时伴有颈部肌肉、上肢或偏身的抽搐。脑电图可有癫痫波发放。脑 CT 或 MRI 可能有阳性发现。

3．Meige 综合征　即睑痉挛-口下颌肌张力障碍综合征。老年女性多发，表现为双侧眼睑痉挛，伴口舌、面肌、下颌及颈肌肌张力障碍。

4．功能性眼睑痉挛　常见于女性患者，多局限于双侧眼睑肌，下部面肌不受累。可伴有其他癔症症状，其发生、消失与暗示有关。

【治疗】

1．病因治疗　病因明确者应针对病因积极治疗。

2．药物治疗　①可用抗癫痫药、镇静药，如卡马西平 0.1g，bid 开始，渐增量至 0.2g，tid，或苯妥英钠 0.1g，tid，或地西泮 2.5mg，tid。可能出现头晕、乏力、嗜睡等不良反应。②近年来发展的 A 型肉毒毒素（botulinum toxin type A，BTX）注射方法可用于治疗包括本病在内的多种局限性异常或过度肌肉收缩，是目前治疗本病的主要方法之一。其作用机制是选择性作用于局部外周胆碱能神经末梢的突触前膜，抑制乙酰胆碱囊泡的量子性释放，使肌肉收缩力减弱，缓解肌肉痉挛，注射部位常为眼轮匝肌、颊肌、颧大小肌和颏肌。多数报道有效率在 90% 以上，并发症主要是面神经炎和暴露性角膜炎。

3．理疗　可选用直流电钙离子透入疗法、红外线疗法或平流电刺激等。可起到缓解肌肉痉挛的作用。

4．显微神经血管减压术　自乳突后开颅，在手术显微镜下将血管与神经分开并垫入涤纶片、吸收性明胶海绵或筋膜等，多能收到较好的疗效。少数可并发面神经麻痹、听力下降及眩晕等。

四、多数脑神经损害

多数脑神经损害是指一侧或双侧多个脑神经同时受病变累及出现功能障碍或结构破坏。病变部位的不同可导致临床上形成特定的综合征。临床常见的多数脑神经损害综合征，见表 3-1。

多数脑神经损害治疗措施主要是针对病因治疗。

表 3-1　临床常见的多数脑神经损害综合征

综合征	受累脑神经	临床表现	常见病因
眶上裂综合征	Ⅲ、Ⅳ、Ⅵ、Ⅴ1	①全部眼肌麻痹，表现上睑下垂，眼球固定于正中位，瞳孔散大，对光反射消失，伴调节反应障碍；②裂以上的面部皮肤感觉障碍	眶上裂局部的骨折、垂体瘤、蝶骨嵴脑膜瘤、脊索瘤、动脉瘤或受鼻窦炎波及
眶尖综合征	Ⅱ、Ⅲ、Ⅳ、Ⅵ、Ⅴ1	眶上裂综合征的表现加上视力障碍即构成眶尖综合征。视力损害可表现中心暗点与周边视野缺损	眶尖部外伤、炎症与肿瘤
海绵窦综合征	Ⅲ、Ⅳ、Ⅵ、Ⅴ1 或伴有Ⅴ2、Ⅴ3	眶上裂综合征的表现之外，眼部静脉回流障碍所致眼睑、结膜水肿充血及眼球突出	继发于蝶窦或面部感染后的感染性海绵窦血栓形成、外伤性海绵窦动静脉瘘及邻近部位的肿瘤侵犯
岩尖综合征	Ⅴ、Ⅵ	外直肌麻痹，出现眼球内斜及复视；眼球后部、额部及面颊中部疼痛、感觉异常或减退	乳突炎、中耳炎、岩尖部肿瘤或外伤
脑桥小脑角综合征	Ⅴ、Ⅶ、Ⅷ 可伴Ⅵ、Ⅸ、Ⅹ	耳鸣、耳聋、眼震、眩晕与平衡障碍；面部感觉障碍，角膜反射减低或消失；周围性面瘫	听神经瘤最常见，也见于局部炎症及其他占位病变、动脉瘤与血管畸形
颈静脉孔综合征	Ⅸ、Ⅹ、Ⅺ	同侧声带麻痹而声音嘶哑，咽部肌肉麻痹而咽下困难，同侧咽反射消失，向对侧转颈无力，同侧耸肩不能	局部肿瘤、炎症

第三节　脊神经疾病

脊神经疾病的主要临床表现是按照受损神经支配区分布的运动、感觉和自主神经功能障碍。肌力减退是运动功能障碍的最常见表现，可由轴索变性或神经传导阻滞引起，运动功能障碍还可表现为痛性痉挛、肌阵挛、肌束震颤等；大多数脊神经疾病可累及所有直径的感觉纤维，某些疾病会选择性破坏粗或细的感觉纤维,出现共济失调和深浅反射消失提示粗纤维受损;痛温觉损害提示细纤维受损;自主神经功能障碍见于无髓鞘纤维受损。

一、单神经病及神经痛

(一)正中神经麻痹

正中神经由来自 $C_5 \sim T_1$ 的纤维组成,沿肱二头肌内侧沟伴肱动脉下降至前臂分支,支配旋前圆肌、桡侧腕屈肌、各指屈肌、掌长肌、拇对掌肌及拇短展肌。

【病因】

正中神经的常见损伤原因是肘前区静脉注射时,药物外渗引起软组织损伤,或腕部割伤,或患腕管综合征。

【临床表现】

正中神经不同部位受损表现如下:

1. 正中神经受损部位在上臂时,前臂不能旋前,桡侧三个手指屈曲功能丧失,握拳无力,拇指不能对掌、外展。大鱼际肌出现萎缩后手掌平坦,拇指紧靠示指,若并尺神经受损则呈现典型"猿手"。掌心、大鱼际、桡侧三个半手指掌面和 2、3 指末节背面的皮肤感觉减退或丧失。由于正中神经富含植物性纤维,损伤后常出现灼性神经痛。

2. 当损伤位于前臂中下部时,运动障碍仅有拇指的外展、屈曲与对指功能丧失。

3. 正中神经在腕部经由腕骨与腕横韧带围成的管状结构——腕管中到达手部,当腕管先天性狭窄或腕部过度运动而致摩擦损伤时,正中神经可受累,产生桡侧手掌及桡侧三个半指的疼痛、麻木、感觉减退、手指运动无力和大鱼际肌麻痹、萎缩,称为腕管综合征(carpal tunnel syndrome)。通常夜间症状加重,疼痛可放射到前臂甚至肩部。多见于女性,常双侧发病,但利手侧可能发生更早且症状较重。

【治疗】

轻症采用局部夹板固定制动,服用非甾体类抗炎药物,如布洛芬 0.2g,tid,配合腕管内注射泼尼松 0.5ml,加 2% 普鲁卡因 0.5ml,每周 1 次,2 次无效者考虑手术切断腕横韧带以解除正中神经受压。

(二)尺神经麻痹

尺神经由 $C_7 \sim T_1$ 的纤维组成,初在肱动脉内侧下行,继而向后下进入尺神经沟,再沿前臂掌面尺侧下行,主要支配尺侧腕屈肌、指深屈肌尺侧半、小鱼际肌、拇收肌与骨间肌,还支配手掌面 1 个半指,背面 2 个半指的皮肤感觉。

【病因】

尺神经损伤的常见病因是腕、肘部外伤,尺骨鹰嘴部骨折、肘部受压等。

【临床表现】

尺神经损伤的主要表现为手部小肌肉的运动丧失,精细动作困难;屈腕能力减弱并向桡侧偏斜;拇指不能内收,其余各指不能内收和外展;多数手肌萎缩,小鱼际平坦,骨间肌萎缩,骨间隙加深。拇指以外和各掌指关节过伸,第 4、5 指的指间关节弯曲,形成"爪形手"。感觉障碍以小指感觉减退或丧失最明显。

尺神经在肘管内受压的临床表现称为肘管综合征。肘管是由肱骨内上髁、尺骨鹰嘴和肘内侧韧带构成的纤维-骨性管道,其管腔狭窄,屈肘时内容积更小,加之位置表浅,尺神经易于此处受到嵌压。主要表现手部尺侧感觉障碍,骨间肌萎缩,肘关节活动受限,肘部尺神经增粗以及肘内侧压痛等。

【治疗】

治疗主要包括肘关节制动、应用非甾体类抗炎药物及手术减压。

(三)桡神经麻痹

桡神经源自 $C_5 \sim T_1$ 神经根,初行于腋动脉后方,继而与肱深动脉伴行入桡神经沟,转向外下至肱骨外上髁上方,于肱桡肌与肱肌间分为浅、深两终支分布于前臂及手背,支配肱三头肌、肘肌、肱桡肌、旋后肌、伸指肌及拇长展肌等,所支配各肌的主要功能是伸肘、伸腕及伸指。由于其位置表浅,是臂丛神经中最易受损的神经。

【病因】

桡神经损伤的常见病因是骨折、外伤、炎症或睡眠时以手代枕、手术中上肢长时间外展和受压、上肢被缚过紧及铅中毒和酒精中毒等。近年来,醉酒深睡导致的桡神经受压损伤发病率有所增加,在病史询问中应予重视。

【临床表现】

桡神经损伤的典型表现是腕下垂,但受损伤部位不同,症状亦有差异。

1. 高位损伤时(如腋部损伤),上肢所有伸肌瘫痪,肘关节、腕关节和掌指关节均不能伸直。前臂不能旋后,手呈旋前位,垂腕致腕关节不能固定,因而握力减弱。

2. 上臂中 1/3 以下损伤时,伸肘功能保留。

3. 肱骨下端、前臂上 1/3 损伤时伸肘、伸腕功能保留。

4.腕关节部损伤时仅出现感觉障碍。

桡神经损伤的感觉障碍一般轻微,多仅限于手的虎口区,其他部位因邻近神经的重叠支配而无明显症状。

【治疗】

桡神经再生能力较好,治疗后可恢复功能,预后良好。

（四）腓总神经麻痹

腓总神经源自 L_4 ~ S_3 神经根,在大腿下 1/3 从坐骨神经分出,是坐骨神经的两个主要分支之一。其下行至腓骨头处转向前方,分出腓肠外侧皮神经支配小腿外侧面感觉,在腓骨颈前分为腓深和腓浅神经,前者支配胫骨前肌、趾长伸肌、踇长伸肌、踇短伸肌和趾短伸肌,后者支配腓骨长肌和腓骨短肌及足背 2 ~ 5 趾背面皮肤。

【病因】

腓总神经麻痹的最常见原因为各种原因的压迫,如两腿交叉久坐,长时间下蹲位,下肢石膏固定不当及昏迷、沉睡者卧姿不当等;也可因腓骨头或腓骨颈部外伤、骨折等引起;糖尿病、感染、酒精中毒和铅中毒也是致病的原因。在腓骨颈外侧,腓总神经位置表浅,又贴近骨面,因而最易受损。

【临床表现】

腓总神经麻痹（common peroneal nerve palsy）的临床表现包括足与足趾不能背屈,足下垂并稍内翻,行走时为使下垂的足尖抬离地面而用力抬高患肢,并以足尖先着地呈跨阈步态。不能用足跟站立和行走,感觉障碍在小腿前外侧和足背。

【治疗】

治疗除针对病因外,可用神经营养药、理疗等。

（五）胫神经麻痹

胫神经由 L_4 ~ S_3 神经根组成。在腘窝上角自坐骨神经分出,在小腿后方下行达内踝后方,分支支配腓肠肌、比目鱼肌、腘肌、跖肌、趾长屈肌和踇长屈肌以及足底的所有短肌。其感觉分支分布于小腿下 1/3 后侧与足底皮肤。

【病因】

胫神经麻痹多为药物、酒精中毒,糖尿病等引起,也见于局部囊肿压迫及小腿损伤。当胫神经及其终末支在踝管处受压时,可引起特征性表现——足与踝部疼痛及足底部感觉减退,称为踝管综合征。其病因包括穿鞋不当、石膏固定过紧、局部损伤后继发的创伤性纤维化以及腱鞘囊肿等。

【临床表现】

胫神经损伤的主要表现是足与足趾不能屈曲,不能用足尖站立和行走,感觉障碍主要在足底。

【治疗】

治疗除针对病因外,可用神经营养药、理疗等。

（六）枕神经痛

枕大神经、枕小神经和耳大神经分别来自 C_2、C_3 神经,分布于枕部、乳突部及外耳。

【病因】

枕神经痛可由感染、受凉等引起,也见于颈椎病、环枕畸形、枕大孔区肿瘤等引起。

【临床表现】

其分布区内的发作性疼痛或持续性钝痛,伴阵发性加剧为枕神经痛（occipital neuralgia）。多为一侧发病,可为自发性疼痛,亦可因头颈部的运动、喷嚏、咳嗽诱发或使疼痛加剧,部位多起自枕部,沿神经走行放射,枕大神经痛向头顶部放射,枕小神经痛、耳大神经痛分别向乳突部、外耳部放射,重时伴有眼球后疼痛感。枕大神经的压痛点位于乳突与第 1 颈椎水平后正中点连线的 1/2 处（相当风池穴）。枕部及后颈部皮肤常有感觉减退或过敏。

【治疗】

治疗主要是针对病因,对症处理可采用局部热敷、封闭,局部性理疗等。药物可口服镇痛药、B 族维生素。疼痛较重时局部封闭效果较好。

（七）臂丛神经痛

臂丛由 C_5 ~ T_1 脊神经的前支组成,包含运动、感觉和自主神经纤维,主要支配上肢的运动和感觉。5 个脊神经前支经反复组合与分离在锁骨上方形成上干、中干和下干,在锁骨下方每个干又分成前股、后股,之后由上、中干的前股合成外侧束,下干的前股自成内侧束,三个干的后股汇为后束。外侧束先分出一支组成正中神经,而后延续为肌皮神经,内侧束也有部分纤维参与正中神经,而后延续为尺神经。后束则分成一较细小的腋神经和一较粗大的桡神经。一些重要的神经分支起源于臂丛的最近端,靠近神经根的水平,如 C_5、C_6 和 C_7 的前根发出胸长神经支配前锯肌;C_5 发出的肩胛背神经支配菱形肌。

【病因】

常见的病因是臂丛神经炎、神经根型颈椎病、颈椎间盘突出、颈椎及椎管内肿瘤、胸出口综合征、肺尖部肿瘤以及臂丛神经外伤。

【临床表现】

臂丛神经痛是由多种病因引起的臂丛支配区的以疼痛、肌无力和肌萎缩为主要表现的综合征。

1. 臂丛神经炎（brachial neuritis）　也称为原发性臂丛神经病（idiopathic brachial plexopathy）或神经痛性肌萎缩（neuralgic amyotrophy），多见于成年人，男性多于女性。约50%患者有前驱感染史如上感、流感样症状，或接受免疫治疗、外科手术等。因而多数学者认为是一种变态反应性疾病。少数有家族史。

起病呈急性或亚急性，主要是肩胛部和上肢的剧烈疼痛，常持续数小时至2周，而后逐渐减轻，但肌肉无力则逐渐加重。大多数患者的无力在2～3周时达高峰。颈部活动、咳嗽或喷嚏一般不会使疼痛加重，但肩与上肢的活动可明显加重疼痛。肌无力多限于肩胛带区和上臂近端，臂丛完全损害者少见。数周后肌肉有不同程度的萎缩及皮肤感觉障碍。部分患者双侧臂丛受累。

2. 继发性臂丛神经痛　主要由于臂丛邻近组织病变压迫，神经根受压有颈椎病、颈椎间盘突出、颈椎结核、颈髓肿瘤、硬膜外转移瘤及蛛网膜炎等。神经干受压有胸出口综合征、颈肋、颈部肿瘤、结核、腋窝淋巴结肿大及肺尖部肿瘤。主要表现颈肩部疼痛，向上臂、前臂外侧和拇指放射，臂丛神经分布区内有不同程度的麻痹表现，可伴有局限性肌萎缩、上肢腱反射减弱或消失。病程长者可有自主神经障碍。神经根型颈椎病是继发性臂丛神经痛最常见的病因。主要症状是根性疼痛，出现颈肩部疼痛，向上肢放射。感觉异常见于拇指与示指；可有肌力减弱伴局限性肌萎缩，患侧上肢腱反射减弱或消失。

【辅助检查】

为判定臂丛损伤的部位和程度，可根据患者情况选择脑脊液化验、肌电图与神经传导速度测定、颈椎摄X线片、颈椎CT或MRI检查可为诊断与鉴别诊断提供重要依据。

【治疗】

臂丛神经炎急性期治疗可用糖皮质激素，如泼尼松20～40mg/d，口服，连用1～2周或地塞米松10～15mg/d，静脉滴注，待病情好转后逐渐减量。应合用B族维生素如维生素B₁、维生素B₁₂等。可口服非甾体抗炎药，也可应用物理疗法或局部封闭疗法止痛。恢复期注意患肢功能锻炼，给予促进神经细胞代谢药物以及针灸等。约90%患者在3年

内康复。

颈椎病引起的神经根损害大多数采用非手术综合治疗即可缓解，包括卧床休息、口服非甾体类抗炎药如布洛芬、双氯芬酸钠等。疼痛较重者，可用局部麻醉药加醋酸泼尼松龙25mg在压痛点局部注射。理疗、颈椎牵引也有较好效果。有以下情况可考虑手术治疗：①临床与放射学证据提示伴有脊髓病变；②经适当的综合治疗疼痛不缓解；③受损神经根支配的肌群呈进行性无力。

（八）肋间神经痛

【病因】

肋间神经痛（intercostal neuralgia）是肋间神经支配区的疼痛，分原发性和继发性。原发性者罕见，继发性者可见于邻近组织感染（如胸椎结核、胸膜炎、肺炎）、外伤、肿瘤（如肺癌、纵隔肿瘤、脊髓肿瘤）、胸椎退行性病变、肋骨骨折等。带状疱疹病毒感染也是常见原因。

【临床表现】

主要临床特点有：①由后向前沿一个或多个肋间呈半环形的放射性疼痛。②呼吸、咳嗽、喷嚏、呵欠或脊柱活动时疼痛加剧。③相应肋骨边缘压痛。④局部皮肤感觉减退或过敏。带状疱疹病毒引起者发病数天内在患处出现带状疱疹。

【辅助检查】

胸部与胸椎影像学检查、腰穿检查可提示继发性肋间神经痛的部分病因。

【治疗】

1. 病因治疗　继发于带状疱疹者给予抗病毒治疗，阿昔洛韦（acyclovir）5～10mg/kg静脉滴注，8h 1次；或更昔洛韦（Ganciclovir）5～10mg/（kg·d），分1～2次静脉滴注，连用7～14d。肿瘤、骨折等病因者按其治疗原则行手术、化学药物治疗及放射治疗。

2. 镇静镇痛　可用地西泮、布洛芬、双氯芬酸钠、曲马朵等药物。

3. B族维生素与血管扩张药物　如维生素B₁、维生素B₁₂、烟酸、地巴唑。

4. 理疗　可改善局部血液循环，促进病变组织恢复，但结核和肿瘤患者不宜使用。

5. 封闭　局部麻醉药行相应神经的封闭治疗。

（九）股外侧皮神经病

股外侧皮神经病（lateral femoral cutaneous neuropathy）也称为感觉异常性股痛（meralgia paresthetica）、股外侧皮神经炎。股外侧皮神经由

L$_{2\sim3}$脊神经后根组成,是纯感觉神经,发出后向外下斜越髂肌深面达髂前上嵴,经过腹股沟韧带下方达股部。在髂前上嵴下 5～10cm 处穿出大腿阔筋膜,分布于股前外侧皮肤。

【病因】

股外侧皮神经病的主要病因是受压与外伤,如穿着紧身衣,长期系用硬质腰带或盆腔肿瘤、妊娠子宫等均是可能的因素。其他如感染、糖尿病、酒精及药物中毒以及动脉硬化等也是常见病因。部分患者病因不明。

【临床表现】

起病可急可缓,多为单侧;大腿前外侧面皮肤感觉异常,包括麻木、针刺样疼痛、烧灼感,可有局部感觉过敏,行走、站立时症状加重,某些患者仅偶尔发现局部感觉减退。查体可有髂前上棘内侧或其下方的压痛点,股外侧皮肤可有限局性感觉减退或缺失。

【辅助检查】

对症状持续者应结合其他专业的检查及盆腔 X 线检查,以明确病因。

【治疗】

治疗除针对病因外,可给予口服 B 族维生素,也可给予镇痛药物。局部理疗、封闭也有疗效。疼痛严重者可手术切开压迫神经的阔筋膜或腹股沟韧带。

(十)坐骨神经痛(sciatica)

坐骨神经痛是沿着坐骨神经径路及其分布区域内以疼痛为主的综合征。坐骨神经是人体中最长的神经,由 L$_4$～S$_3$ 的脊神经前支组成,经梨状肌下孔出盆腔,在臀大肌深面沿大腿后侧下行达腘窝,在腘窝上角附近分为胫神经和腓总神经,支配大腿后侧和小腿肌群,并传递小腿与足部的皮肤感觉。

【病因】

坐骨神经痛有原发性和继发性两类,原发性坐骨神经痛也称为坐骨神经炎,为感染或中毒等原因损害坐骨神经引起,多与受凉、感冒等感染有关。病原体或毒素经血液播散而致坐骨神经的间质性炎症;继发性者临床多见,是因坐骨神经通路受病变的压迫或刺激所致。根据发病部位可分为根性、丛性和干性。根性坐骨神经痛病变主要在椎管内以及脊椎,如腰椎间盘突出、椎管内肿瘤、脊椎骨结核与骨肿瘤,腰椎黄韧带肥厚、粘连性脊髓蛛网膜炎等;丛性、干性坐骨神经痛的病变主要在椎管外,

常为腰骶神经丛及神经干邻近组织病变,如骶髂关节炎、盆腔疾病(肿瘤、子宫附件炎)、妊娠子宫压迫、臀部药物注射位置不当以及外伤等。

【临床表现】

1. 青壮年男性多见,急性或亚急性起病。

2. 沿坐骨神经走行区的疼痛,自腰部、臀部向大腿后侧、小腿后外侧和足部放射,呈持续性钝痛并阵发性加剧。也有呈刀割样或烧灼样疼痛者。往往夜间疼痛加剧。

3. 患者为减轻疼痛,常采取特殊姿势。卧位时卧向健侧,患侧下肢屈曲;平卧位欲坐起时先使患侧下肢屈曲;坐下时以健侧臀部着力;站立时腰部屈曲,患侧屈髋屈膝,足尖着地;俯身拾物时,先屈曲患侧膝关节。以上动作均是为避免坐骨神经受牵拉而诱发疼痛加重所采取的强迫姿势。

4. 如为根性坐骨神经痛,常伴有腰部僵硬不适,在咳嗽、喷嚏及用力排便时疼痛加剧,患侧小腿外侧和足背可有针刺麻木等感觉。如为干性坐骨神经痛,其疼痛部位主要沿坐骨神经走行,并有几个压痛点:①腰椎旁点,在 L$_4$、L$_5$ 棘突旁开 2cm 处;②臀点,坐骨结节与股骨大粗隆之间;③腘点,腘窝横线中点上 2cm;④腓肠肌点,腓肠肌中点;⑤踝点,外踝后边。

5. 神经系统检查可有轻微体征,Lasègue 征阳性,患侧臀肌松弛、小腿轻度肌萎缩,踝反射减弱或消失。小腿外侧与足背外侧可有轻微感觉减退。

【辅助检查】

辅助检查的主要目的是寻找病因,包括腰骶部 X 线平片、腰部脊柱 CT、MRI 等影像学检查;脑脊液常规、生化及动力学(Queckenstedt test)检查;肌电图与神经传导速度测定等。

【诊断与鉴别诊断】

根据疼痛的分布区域、加重的诱因、可以减轻疼痛的姿势、压痛部位、Lasègue 征阳性及踝反射减弱或消失等,坐骨神经痛的诊断一般并无困难,但应注意区分是神经根还是神经干受损。诊断中的重点是明确病因,应详细询问病史、全面的体格检查、注意体内是否存在感染病灶、重点检查脊柱、骶髂关节、髋关节及盆腔内组织的情况,有针对性地进行有关辅助检查。

鉴别诊断:主要区别局部软组织病变引起的腰背、臀部及下肢疼痛。腰肌劳损、急性肌纤维组织炎、髋关节病变引起的局部疼痛不向下肢放散,无感觉障碍、肌力减退、踝反射减弱消失等神经体征。

【治疗】

首先应针对病因。如局部占位病变者,应尽早手术治疗。结核感染者需抗结核治疗,腰椎间盘突出引起者大多数经非手术治疗可获缓解。对症处理包括:①卧硬板床休息。②应用消炎镇痛药物如布洛芬 0.2g 口服,tid。③B 族维生素,维生素 B_1 100mg 肌内注射,qd;维生素 B_{12} 针剂 250～500μg 肌内注射,qd。④局部封闭。⑤局部理疗可用于非结核、肿瘤的患者。⑥在无应用禁忌的前提下可短期口服或静脉应用糖皮质激素治疗,如泼尼松 30mg 顿服,qd,地塞米松 10～15mg 加氯化钠注射液 250ml 静脉滴注,连用 7～10d。

二、多发性神经病

多发性神经病(polyneuropathy)曾称作末梢神经炎,是由不同病因引起的、以四肢末端对称性感觉、运动和自主神经功能障碍为主要表现的临床综合征。

【病因与发病机制】

引起本病的病因都是全身性的。

1. 代谢障碍与营养缺乏　糖尿病、尿毒症、血卟啉病、淀粉样变性等疾病由于代谢产物在体内的异常蓄积或神经滋养血管受损均可引起周围神经功能障碍;妊娠、慢性胃肠道疾病或胃肠切除术后、长期酗酒、营养不良等均可因维持神经功能所需的营养物质缺乏而致病。

2. 中毒　①药物:呋喃唑酮、呋喃西林、异烟肼、乙胺丁醇、甲硝唑、氯霉素、链霉素、胺碘酮、甲巯咪唑、丙米嗪、长春新碱、顺铂等。②化学毒物:丙烯酰胺、四氯化碳、三氯乙烯、二硫化碳、正己烷、有机磷和有机氯农药、砷制剂、菊酯类农药等。③重金属:铅、汞、铊、铂、锑等。④生物毒素:白喉、伤寒、钩端螺旋体病、布氏杆菌病等。

3. 结缔组织病　系统性红斑狼疮、结节性多动脉炎、类风湿关节炎、硬皮病和结节病等可继发多发性神经病。

4. 遗传性疾病　遗传性运动感觉性神经病(hereditary motor sensory neuropathy,HMSN)、遗传性共济失调性多发性神经病(Refsum 病)、遗传性淀粉样变性神经病、异染性白质营养不良等。

5. 其他　恶性肿瘤、麻风病、莱姆病(Lyme disease)与 POEMS 综合征等亦可出现多发性神经病,其机制与致病因子引起自身免疫反应有关。

【病理】

主要病理改变是轴索变性与节段性脱髓鞘,以轴索变性更为多见。通常轴索变性从远端开始,向近端发展,即逆死性或称为远端轴索病(distal axonopathy)。

【临床表现】

可发生于任何年龄。由于病因不同,起病可表现为急性和慢性过程。部分患者有缓解-复发。病情可在数周至数月达高峰。主要症状体征包括:

1. 感觉障碍　呈手套袜套样分布,为肢体远端对称性感觉异常和深浅感觉缺失,常有感觉过敏。感觉异常可表现为刺痛、灼痛、蚁行感、麻木感等。

2. 运动障碍　肢体远端不同程度肌力减弱,呈对称性分布,肌张力减低。病程长者可有肌肉萎缩,常发生于骨间肌、蚓状肌、大小鱼际肌、胫前肌和腓骨肌。可有垂腕、垂足和跨阈步态。

3. 腱反射减低或消失　以踝反射明显且较膝腱反射减低出现得早。上肢的桡骨膜、肱二头肌、三头肌反射也可减低或消失。

4. 自主神经功能障碍　肢体远端皮肤变薄、干燥、苍白或青紫、皮温低。

由于病因不同,临床表现也略有不同,将常见的几种分述如下。

(1)呋喃类药物中毒:常见的呋喃类药物有呋喃唑酮(痢特灵)、呋喃妥因(呋喃坦丁)等。症状常在用药后 5～14d 出现。首先表现为肢体远端感觉异常、感觉减退和肢端疼痛。肢端疼痛剧烈者不敢穿鞋穿袜,怕风吹,怕盖被。肢端皮肤多汗,可有色素沉着。肌肉无力与肌萎缩相对较轻。应用此类药物时应密切观察周围神经症状。尤应注意不可超过正常剂量及长时间使用此类药物。

(2)异烟肼中毒:多发生于长期服用异烟肼的患者。临床表现以双下肢远端感觉异常和感觉缺失为主。可有肌力减弱与腱反射消失。其发病机制与异烟肼干扰维生素 B_6 的正常代谢有关。

(3)糖尿病:可继发中枢神经、神经根、神经丛及周围神经干的多种损害,但以周围神经为多;本节只讨论糖尿病性多发性神经病;本病表现为感觉、运动、自主神经功能障碍,通常感觉障碍较突出,如出现四肢末端自发性疼痛呈隐痛、刺痛、灼痛,可伴有麻木、蚁行感,夜间症状更重,影响睡眠。症状以下肢更多见。查体可有手套袜套样痛觉障碍,部分患者振动觉与关节位置觉消失,腱反射减弱或消失。也可出现肌力减低和肌萎缩。

(4)尿毒症:尿毒症引起的周围神经病,男性多于女性。运动与感觉神经纤维均可受累,呈对称性。早期可仅表现双下肢或四肢远端的感觉异常，如刺痛、灼痛、麻木与痛觉过敏。症状发生于足踝部者称烧灼足（burning feet），发生于双小腿者可表现为不安腿综合征。病情继续进展则出现双下肢麻木、感觉缺失、肌力减弱，严重者可有四肢远端肌肉萎缩。

（5）维生素 B_1 的缺乏：可因消化系统疾病引起的吸收功能障碍、长期酗酒、剧烈的妊娠呕吐、慢性消耗性疾病等导致维生素 B_1 缺乏。表现两腿沉重感、腓肠肌压痛或痛性痉挛。可有双足踝部刺痛、灼痛及蚁行感，呈袜套样改变。病情进展可出现小腿肌肉无力，表现垂足，行走时呈跨阈步态。腱反射早期亢进，后期减弱或消失。

（6）POEMS 综合征：为一种累及周围神经的多系统病变。病名由 5 种常见临床表现的英文字头组成，即多发性神经病（polyneuropathy）、脏器肿大（organomegaly）、内分泌病（endocrinopathy）、M 蛋白（M-protein）和皮肤损害（skin changes）。也有称本病为 Crow-Fukase 综合征。多中年以后起病，男性较多见。起病隐袭、进展慢。依照症状、体征、出现频率可有下列表现：①慢性进行性感觉运动性多神经病，脑脊液蛋白含量增高。②皮肤改变：因色素沉着变黑，并有皮肤增厚与多毛。③内分泌改变：男性出现阳萎、女性化乳房，女性出现闭经、痛性乳房增大和溢乳，可合并糖尿病。④内脏肿大：肝脾大，周围淋巴结肿大。⑤水肿：视盘水肿，胸腔积液，腹水，下肢指凹性水肿。⑥异常球蛋白血症，血清蛋白电泳出现 M 蛋白（monoclonal protein），尿检可有本-周（Bence-Jones）蛋白。⑦骨骼改变：可在脊柱、骨盆、肋骨及肢体近端发现骨硬化性改变，为本病影像学特征。也可有溶骨性病变，骨髓检查可见浆细胞增多或骨髓瘤。⑧低热、多汗、杵状指。

【辅助检查】

1. 电生理检查　以轴索变性为主的周围神经病表现为运动诱发波幅的降低和失神经支配肌电图表现，以脱髓鞘为主者则主要表现神经传导速度减慢。

2. 血生化检测　重点注意检查血糖、尿素氮、肌酐、T_3、T_4、维生素 B_{12} 等代谢物质及激素水平。

可疑毒物中毒者需做相应的毒理学测定。

3. 免疫学检查　对疑有自身免疫性疾病者可做自身抗体系列检查，疑有生物性致病因子感染者，应做病原体或相应抗体测定。

4. 脑脊液常规与生化检查　大多正常，偶有蛋白增高。

5. 神经活体组织检查　疑为遗传性疾病者可行周围神经活体组织检查，可提供重要的诊断证据。

【诊断与鉴别诊断】

1. 诊断　根据四肢远端对称性运动、感觉和自主神经功能障碍可诊断。

2. 查找病因　主要依靠详细的病史、病程特点、伴随症状和辅助检查结果。

3. 鉴别诊断　亚急性联合变性发病早期表现与多发性神经病相似，随病情进展逐渐出现双下肢软弱无力，走路不稳，双手动作笨拙等；早期 Babinski 征可为阴性，随病情进展转为阳性；感觉性共济失调是其临床特点之一；肌张力增高、腱反射亢进、锥体束征阳性及深感觉性共济失调是区别于多发性神经病的主要鉴别点。

【治疗】

1. 病因治疗　毒物中毒引起者应尽快停止与毒物的接触，应用补液、解毒剂等促进体内毒物的清除；药物引起者需停药，异烟肼引起者如神经病变较轻，而抗结核治疗必须继续应用时，可不停药，加用维生素 B_6 治疗；代谢性疾病与营养缺乏所致者应积极控制原发病；与自身免疫病相关者需采用糖皮质激素，重症者用地塞米松 10mg 加氯化钠注射液 250ml 静脉滴注，连用 7～10d，继续用泼尼松 30mg 清晨顿服，qd，依据病情逐渐减量。免疫球蛋白治疗按 0.15～0.4g/（kg·d），连用 5～7d，或应用血浆置换疗法；恶性肿瘤所致者可用手术、化疗、放射治疗等手段治疗。

2. 一般治疗　急性期应卧床休息，补充水溶性维生素，维生素 B_1 100mg 肌内注射，qd；甲钴胺或氰钴胺 250～500μg 肌内注射，qd；维生素 B_6 及辅酶 A。选择使用各种神经生长因子。严重疼痛者可用抗癫痫药物，如加巴喷丁、普瑞巴林等。恢复期可增加理疗、康复训练及针灸等综合治疗手段。

第四节　吉兰-巴雷综合征

【概述】

吉兰-巴雷综合征（Guillain-Barré syndrome,

GBS），以往多译为格林-巴利综合征，是世界范围内引起急性弛缓性瘫痪最常见的疾病之一。临床呈急性起病,症状多在 2 周内达到高峰。主要表现为多发的神经根和周围神经损害,常见四肢对称性、弛缓性瘫痪。免疫治疗可以缩短病程,改善症状。主要包括以下几种亚型:急性炎症性脱髓鞘性多发性神经病(acute inflammatory demyelinating polyneuropathy,AIDP)、急性运动性轴索型神经病(acute motor axonal neuropathy,AMAN)、急性运动感觉性轴索型神经病(acute motor sensory axonal neuropathy,AMSAN)、Miller Fisher 综合征(Miller Fisher syndrome,MFS)急性泛自主神经病(acute panautonomic neuropathy)和急性感觉神经病(acute sensory neuropathy,ASN)。

GBS 的研究史可分为三个阶段:第一阶段是 1916 年之前的时期,认识到急性弛缓性瘫痪的病因可以由周围神经疾病所致,并经病理学证实;第二阶段从 1916－1969 年,定义了 GBS 这种疾病,并且制定了诊断标准;第三阶段 1969 年至今,提出了疾病的主要病理特点,确认了该病是自身免疫性疾病,对该病的不同症状和治疗有了更多的理解。20 世纪 90 年代初,国内李春岩等与 Asbury、Mckhann、Griffin 等合作研究了河北省中南部地区本病的电生理学、病理学与流行病学表现,经 19 例尸体解剖,发现一组临床表现符合 GBS 而病理学表现以脊神经运动根原发性轴索损害为特征的病例,在 1996 年提出急性运动性轴索型神经病(acute motor axonal neuropathy,AMAN)的概念,并认为是 GBS 的一个亚型。同时,对运动、感觉神经根均受累的轴索型 GBS 也作了概念限定,称为急性运动感觉性轴索型神经病(acute motor sensory axonal neuropathy,AMSAN),这些研究丰富了 GBS 的内涵。

【流行病学】

GBS 的年发病率 $0.6\sim2.4/10$ 万人,男性略多于女性,各年龄组均可发病。欧美的发病年龄在 16－25 岁和 45－60 岁出现两个高峰,我国尚缺乏系统的流行病学资料,但本病住院患者年龄资料分析显示,以儿童和青壮年多见。在北美与欧洲发病无明显的季节倾向,但亚洲及墨西哥以夏秋季节发病较多。

【病因与发病机制】

虽然 GBS 的病因尚未确定,但大多认为是多因素的。可从机体内外两个方面探讨。

(一)外在致病因素

超过 2/3 的患者发病前 4 周内有呼吸道或胃肠道感染症状。曾发现的前驱感染病原体包括空肠弯曲菌、巨细胞病毒、EB 病毒、肺炎支原体、乙型肝炎病毒和人类免疫缺陷病毒等。1982 年,有学者注意到了空肠弯曲菌(Campylobacter jejuni,Cj)感染与 GBS 发病有关,此后的研究发现在许多国家和地区 Cj 感染是最常见的 GBS 发病前驱因素,特别是以腹泻症状为前驱感染的 GBS 患者有 Cj 感染证据者高达 85%,从 AMAN 型 GBS 病人肠道分离出 Cj 更多见。

Cj 为一种革兰阴性弯曲菌,微需氧,适于在 40℃ 左右生长。按照菌体表面脂多糖"O"抗原的抗原性不同,Penner 血清分型方法可将 Cj 划分为多种血清型。从 GBS 病人肠道分离的 Cj,集中在 Penner O:2、O:4、O:5,O:19 型,我国以 O:19 型最常见。国外曾对 Penner O:19 型 Cj 的纯化脂多糖进行结构分析,发现其与人类神经组织中富含的神经节苷脂(GM_1、GD_{1a}、GT_{1a}、和 GD_3)有相同的抗原决定簇,这为以分子模拟学说解释 GBS 的发病机制奠定了重要的实验基础。

分子模拟(molecular mimicry)学说认为外来致病因子具有与机体某组织结构相同或相似的抗原决定簇,在刺激机体免疫系统产生抗体后,这种抗体既与外来抗原物质结合,又可发生错误识别,与体内具有相同抗原决定簇的自身组织发生免疫反应,从而导致自身组织的免疫损伤。

依照分子模拟学说已经成功地建立了不同病理表现的 GBS 动物模型。应用周围神经髓鞘抗原 P_2 蛋白可诱发实验性自身免疫性神经炎(experimental autoimmune neuritis,EAN);应用 P_1 可同时诱发 EAN 和实验性自身免疫性脑脊髓炎(EAE);EAN 的病理改变与人类 AIDP 病变相似。应用神经节苷脂 GM_1 或混合的神经节苷脂,可诱发病理改变与 AMAN 相似的动物模型。

(二)机体因素

人所共知,对某种疾病是否易患,在不同的个体是有差别的。这在一定程度上与免疫遗传因素有关。与免疫相关的基因群结构和功能复杂,基因多态性的存在,使得不同个体对特定抗原物质的识别提呈及引起免疫反应的强弱存在差别。目前尚无公认的 GBS 易感基因被发现。

虽然 GBS 的确切发病机制仍不明确,但本病是由细胞免疫和体液免疫共同介导的自身免疫病这一观点已得到公认。证据如下:

1. AIDP 的典型病变中存在大量淋巴细胞浸

润,巨噬细胞也参与了病变的形成。

2.电子显微镜观察 AMAN 病人周围神经,可见巨噬细胞自郎飞结处攻击裸露的轴突,进而继续移行至相对完整的髓鞘内,直接破坏轴突。

3.早在光学显微镜没有可见的病理改变时,免疫电镜即可发现 AMAN 病人周围神经郎飞结部位出现抗原抗体复合物及补体的沉积。

4.GBS 病人血中存在特异的循环抗体,部分病人的循环抗体与 GM_1 等神经节苷脂产生抗原抗体结合反应或与 Cj 的抗原成分有交叉反应;Fisher 综合征常有 GQ_{1b} 抗体存在并与 Cj 感染关系密切。

5.将病人或动物模型的血清被动转移至健康动物的周围神经可引起与前者相似的病变,而将上述血清用 Cj 的抗原吸附后再转移至健康动物则不再产生病变。

【病理学】

AIDP 的主要病理改变是周围神经组织中小血管周围淋巴细胞与巨噬细胞浸润以及神经纤维的节段性脱髓鞘,严重病例出现继发轴突变性。Schwann 细胞于病后 1~2 周开始增殖以修复受损的髓鞘,此时致病因素对髓鞘的破坏可能尚未停止。

AMAN 的主要病变是脊神经前根和周围神经运动纤维的轴突变性及继发的髓鞘崩解,崩解的髓鞘形成圆形、卵圆形小体,病变区内少见淋巴细胞浸润。早期病变组织的电子显微镜观察可见巨噬细胞自朗飞结处移行至相对完整的髓鞘内破坏轴突。

AMSAN 的病理特点与 AMAN 相似,但脊神经前后根及周围神经纤维的轴突均可受累。

【临床表现】

多数患者起病前 4 周内有胃肠道或呼吸道感染症状,少数有疫苗接种史。该病呈急性起病,病情多在 2 周内达高峰。弛缓性瘫痪是最主要的特点,多数患者肌无力从双下肢向双上肢发展;少数严重病例,肌无力症状最早出现在双上肢或四肢同时出现,两侧相对对称,数日内逐渐加重。腱反射减低或消失,无病理反射。约 25% 病情严重者,出现呼吸肌麻痹,需要辅助呼吸。约 1/3 患者出现颈后部或四肢肌肉疼痛,有的出现脑膜刺激征。尤其在儿童,肌肉疼痛更为常见,并且常为首发症状。部分患者有不同程度的脑神经损害,可为首发症状而就诊,以双侧周围性面瘫最常见,其次为咽喉部肌肉瘫痪。眼球运动、舌肌及咬肌的瘫痪少见。部

分患者有四肢远端感觉障碍,如手套袜套样分布的感觉减退;或感觉异常如刺痛、麻木、烧灼感等。部分患者有自主神经症状,如多汗、皮肤潮红,严重病例出现心动过速、期前收缩等心律失常,高血压或直立性低血压、一过性尿潴留等。AIDP、AMAN 和 AMSAN 的临床表现相似,只是 AMAN 没有明显的感觉异常。如果没有电生理或充分的病理资料,AMAN 和 AMSAN 与 AIDP 很难区分。

起病后症状迅速进展,50% 病人在 2 周内达高峰,约 90% 患者病后 4 周症状不再进展。多在症状稳定 1~4 周后开始恢复,肢体无力一般从近端向远端恢复,往往需要数周到数月的时间。本病的主要危险是呼吸肌麻痹。肺部感染、严重心律失常及心力衰竭等并发症也是致死的重要因素。

Fisher 综合征以眼外肌麻痹、共济失调和腱反射消失三联征为主要临床表现。其占 GBS 的 5% 左右,在亚洲报道较多前驱感染可有呼吸道感染、腹泻和空肠弯曲菌感染。急性起病,病情在数天至数周内达到高峰。多以复视起病,少数以肌痛、四肢麻木、眩晕和共济失调起病。在发病数天内出现进行性加重的眼外肌麻痹,对称或不对称,部分患者可伴有眼睑下垂,瞳孔对光反应多正常,部分患者可有瞳孔散大。躯干性共济失调或上下肢共济失调。腱反射减低或消失,而肌力正常或轻度减退。部分患者伴有其他脑神经麻痹,包括球部肌肉和面部肌肉无力。部分患者伴有感觉异常,表现为四肢远端和面部麻木和感觉减退。少数患者伴有膀胱功能障碍。病程有自限性,多在发病 2 周到 2 个月恢复,多数无残留症状。

【实验室检查】

1.脑脊液检查　典型的表现是蛋白细胞分离现象,即蛋白含量增高而白细胞数正常。蛋白增高常在起病后第 2~4 周出现,但较少超过 1.0g/L;白细胞计数一般 $<10×10^6/L$;糖和氯化物正常。部分患者脑脊液出现寡克隆区带。部分患者脑脊液神经节苷脂抗体阳性。

2.神经电生理　通常选择一侧正中神经、尺神经、胫神经和腓总神经进行测定。电生理改变的程度与疾病严重程度相关,在病程的不同阶段电生理改变特点也有所不同。

中国专家推荐的各型 GBS 神经电生理诊断指南如下。

AIDP 诊断标准:①运动神经传导,至少有两条运动神经存在至少一项异常。a.远端潜伏期较正

常值延长 25% 以上;b. 运动神经传导速度比正常值减慢 20% 以上;c. F 波潜伏期比正常值延长 20% 以上和(或)出现率下降;d. 运动神经部分传导阻滞:周围神经远端与近端比较,复合肌肉动作电位(CMAP)负相波波幅下降 20% 以上,时限增宽<15%;e. 异常波形离散:周围神经近端与远端比较,周围神经近端与远端比较,CMAP 负相波时限增宽 15% 以上。当 CMAP 负相波波幅不足正常值下限的 20% 时,检测传导阻滞的可靠性下降。远端刺激无法引出 CMAP 波形时,难以鉴别脱髓鞘和轴索损害。②感觉神经传导。一般正常,但异常时不能排除诊断。③针电极肌电图。单纯脱髓鞘病变肌电图通常正常,如果继发轴索损害,在发病 10d 至 2 周后肌电图可出现异常自发电位。随着神经再生则出现运动单位电位时限增宽、高波幅、多相波增多及运动单位丢失。

AMAN 的电生理诊断标准电生理检查内容与 AIDP 相同,诊断标准如下:① 运动神经传导:a. 远端刺激时 CMAP 波幅较正常值下限下降 20% 以上,严重时引不出 CMAP 波形,2~4 周后重复测定 CMAP 波幅无改善。b. 除嵌压性周围神经病常见受累部位的异常外,所有测定神经均不符合 AIDP 标准中脱髓鞘的电生理改变(至少测定 3 条神经)。② 感觉神经传导测定:通常正常。③ 针电极肌电图:早期即可见运动单位募集减少,发病 1~2 周后,肌电图可见大量异常自发电位,此后随神经再生则出现运动单位电位的时限增宽、波幅增高、多相波增多。

AMSAN 的电生理诊断标准除感觉神经传导测定可见感觉神经动作电位波幅下降或无法引出波形外,其他同 AMAN。

MFS 的电生理诊断标准感觉神经传导测定可见动作电位波幅下降,传导速度减慢;脑神经受累者可出现面神经 CMAP 波幅下降;瞬目反射可见 Rl、R2 潜伏期延长或波形消失。运动神经传导和肌电图一般无异常。电生理检查非诊断 MFs 的必需条件。

3. 神经活组织检查　不需要神经活组织检查确定诊断。腓肠神经活检可见有髓纤维脱髓鞘现象,部分出现吞噬细胞浸润,小血管周围可有淋巴细胞与巨噬细胞浸润,严重病例出现继发轴索变性。

4. 严重病例可有心电图改变　以窦性心动过速和 ST-T 改变最常见。

5. 血清学检查　AIDP 部分患者血清可检测到特殊抗体,如抗微管蛋白(tubulin)IgM、IgG 抗体、IgG 型抗神经节苷脂(GM$_1$、GM$_{1b}$、G$_{al}$NAc-GD$_{1a}$)抗体。部分患者血清检测到抗空肠弯曲菌抗体,抗巨细胞病毒抗体等。

AMAN 部分患者血清中可检测到 IgG 型抗神经节苷脂 GM$_1$ 抗体和(或)GM$_{1b}$ 抗体,IgM 型抗神经节苷脂 GM$_1$ 抗体阳性,少数可检测到 IgG 型抗 GD$_{1a}$ 抗体,IgG 型抗 G$_{al}$NAc-GD$_{1a}$ 抗体。部分患者血清空肠弯曲菌抗体阳性。

AMSAN 部分患者血清中可检测到抗神经节苷脂 GM$_2$ 抗体。

MFS 大多数患者血清 GQ$_{1b}$ 抗体阳性。部分患者血清中可检测到空肠弯曲菌抗体。

6. 细菌学检查　部分患者可从粪便中分离和培养出空肠弯曲菌。

【诊断及鉴别诊断】

首先临床医师需要进行定位诊断,分析病变是在周围神经、还是脑干、脊髓、传导束,神经肌肉接头、肌肉等部位。一旦定位在周围神经,GBS 最常见,但需要排除低钾性周期麻痹、重症肌无力、中毒性神经病、脊髓灰质炎等。在实际工作中,对于 GBS 的诊断主要依靠临床,以便对病情典型且迅速加重的患者尽快诊断,尽快开始免疫治疗。因此,在没有电生理和脑脊液检查时机和检查条件的时候,临床拟诊十分重要。而临床加实验室检查有助于最终确诊、进行临床研究、对不典型患者进行最终诊断以及区分不同亚型。

1. 中国专家推荐的诊断指南(2010 年)　①常有前驱感染史,急性起病,进行性加重,多在 2 周左右达高峰。②对称性肢体和延髓支配肌肉、面部肌肉无力,重症者可有呼吸肌无力,四肢腱反射减低或消失。③可伴轻度感觉异常和自主神经功能障碍。④脑脊液出现蛋白细胞分离现象。⑤电生理检查提示运动神经传导速度减慢、末端潜伏期延长、F 波异常、传导阻滞、异常波形弥散等。⑥病程有自限性。

2. 国际上广泛采用的 Asbury(1990 年)修订诊断标准

(1)GBS 必备诊断标准:①超过 1 个以上肢体出现进行性肌无力,从轻度下肢力弱,伴或不伴共济失调,到四肢及躯干完全性瘫,以及延髓性麻痹、面肌无力和眼外肌麻痹等;②腱反射完全消失,如具备其他特征,远端腱反射丧失,肱二头肌反射及膝腱反射减低,诊断也可成立。

(2)高度支持诊断标准:①按重要性排序的临床特征。a. 症状和体征迅速出现,至4周时停止进展,约50%的病例在2周、80%在3周、90%在4周时达到高峰。b. 肢体瘫痪较对称,并非绝对,常见双侧肢体受累。c. 感觉症状、体征轻微。d. 脑神经受累,50%的病例出现面神经麻痹,常为双侧性,可出现球麻痹及眼外肌麻痹;约5%的病例最早表现眼外肌麻痹或其他脑神经损害。e. 通常在病程进展停止后2~4周开始恢复,也有经过数月后开始恢复,大部分患者功能可恢复正常。f. 可出现自主神经功能紊乱,如心动过速、心律失常、直立性低血压、高血压及血管运动障碍等,症状可为波动性,应除外肺栓塞等可能性。g. 发生神经症状时无发热。②变异表现(不按重要性排序)。a. 发生神经症状时伴发热;b. 伴疼痛的严重感觉障碍;c. 进展超过4周,个别患者可有轻微反复;d. 进展停止但未恢复或遗留永久性功能缺损;e. 括约肌通常不受累,但疾病开始时可有一过性膀胱括约肌障碍;f. 偶有CNS受累,包括不能用感觉障碍解释的严重共济失调、构音障碍、病理反射及不确切的感觉平面等,但其他症状符合GBS,不能否定GBS诊断。

(3)高度支持诊断的脑脊液特征:①主要表现CSF蛋白含量发病第1周升高,以后连续测定均升高,CSF单个核细胞(MNC)数 $10×10^6/L$ 以下。②变异表现发病后1~10周蛋白含量不增高,CSF MNC数 $(11~50)×10^6/L$。

(4)高度支持诊断的电生理特征:约80%的患者显示NCV减慢或阻滞,通常低于正常的60%,但因斑片样受累,并非所有神经均受累;远端潜伏期延长可达正常3倍,F波反应是神经干近端和神经根传导减慢的良好指标;约20%的患者传导正常,有时发病后数周才出现传导异常。

(5)怀疑诊断的特征:①明显的持续不对称性力弱;②严重的膀胱或直肠功能障碍;③发病时就有膀胱或直肠功能障碍;④CSF-MNC数在 $50×10^6/L$ 以上;⑤CSF出现多形核白细胞;⑥出现明显感觉平面。

(6)除外诊断的特征:①有机物接触史;②急性发作性卟啉病;③近期白喉感染史或证据,伴或不伴心肌损害;④临床上符合铅中毒或有铅中毒证据;⑤表现单纯感觉症状;⑥有肯定的脊髓灰质炎、肉毒中毒、癔症性瘫痪或中毒性神经病诊断依据。

由上述标准可见,GBS诊断仍以临床为主,支持GBS诊断的实验室证据均需具备必要的临床特征才能诊断。变异表现是在符合临床标准的GBS中偶尔出现特殊症状,这些症状虽不能除外GBS,但应引起怀疑。如出现两个以上变异表现应高度怀疑GBS诊断,首先排查其他疾病。

(三)与其他疾病鉴别

1.低血钾性周期性麻痹 为急性起病的两侧对称性肢体瘫痪,病前常有过饱、饮酒或过度劳累病史,常有既往发作史,无感觉障碍及脑神经损害,发作时血钾低及心电图呈低钾样改变,脑脊液正常。补钾治疗有效,症状可迅速缓解。

2.重症肌无力全身型 可表现两侧对称性四肢弛缓性瘫痪,但多有症状波动如休息后减轻,劳累后加重即所谓晨轻暮重现象,疲劳试验及新斯的明试验阳性,脑脊液正常。重复电刺激低频时呈递减反应,高频时正常或递减反应,血清抗乙酰胆碱受体抗体阳性。

3.急性脊髓炎 病变部位在颈髓时可表现四肢瘫痪,早期肌张力减低呈弛缓性,但有水平面型深、浅感觉消失,伴尿便潴留。脊髓休克期过后表现四肢肌张力升高,腱反射亢进,病理反射阳性。

4.脊髓灰质炎 起病时常有发热,肌力减低常不对称,多仅累及一侧下肢的1至数个肌群,呈节段性分布,无感觉障碍,肌萎缩出现早。脑脊液蛋白与细胞在发病早期均可升高,细胞数较早恢复正常,病后3周左右也可呈蛋白细胞分离现象。确诊常需病毒学证据。

5.肉毒毒素中毒 可导致急性弛缓性瘫痪。该病的病理生理机制已经阐明:毒素抑制运动神经末梢突触释放乙酰胆碱。典型的临床表现包括眼内肌和眼外肌麻痹,延髓麻痹,口干,便秘,直立性低血压。无感觉系统受损症状。出现眼内肌麻痹,早期出现视物模糊是与GBS的重要鉴别点。神经重复电刺激检查提示突触前膜病变特征,有助于诊断。大多数患者是由于摄入被肉毒杆菌或毒素污染的熟肉类食品发病的,多有流行病学资料支持。肉毒杆菌可从患者的大便培养。

6.农药、重金属、有机溶剂等中毒可引起中毒性周围神经病 由于误服、劳动防护不利等因素,国内有较多报道这类毒物经消化道或呼吸道过量进入人体,引发急性或迟发性中毒性周围神经病。有明确病史并且两者间有明确时间关系的病例,鉴别诊断不难。神经电生理检查可见呈轴索损害为主,少数可有脱髓鞘损害的特点。临床表现多先累及下肢与电生理提示轴索越长的部位易先受损相一致。

7. 副肿瘤性周围神经病　有多种临床类型,常见的如:感觉性神经病,感觉运动性神经病,周围神经病合并浆细胞病等。单纯运动受累者少见。副肿瘤性周围神经病多见于肺癌、肾癌、异常蛋白血症。临床起病多呈亚急性病程,进展超过 1 个月。主要表现为四肢套式感觉障碍、四肢远端对称性肌无力且下肢常重于上肢、肌萎缩及腱反射减弱。脑脊液可正常或轻度蛋白升高。神经电生理检查多表现轴索损害的特点。血清学检查可见具有特征性的副肿瘤相关抗体。对周围神经病患者尤其是中年以上患者应注重肿瘤的筛查,尤其是呼吸系统、消化系统、女性生殖系统等,对前列腺癌、膀胱癌等亦应重视。副肿瘤性周围神经病的病程及严重程度与癌肿的大小及生长速度并不一定平行。神经损害表现可出现在已经确诊的肿瘤患者,也可出现在发现肿瘤之前数年。

8. 蜱咬性麻痹　十分少见,但是与 GBS 很相似。儿童比成年人更易受到感染,因此,这是儿童GBS 患者需要进行鉴别的疾病。麻痹是由蜱产生的内毒素引起。这种毒素引起疾病的分子病理生理机制尚未完全阐明,但很可能影响周围神经的轴突和神经肌肉接头处。在美国报告的病例,蜱的清除与数小时内的肌力改善有关。但是,在澳大利亚,去除蜱之后病情在一段时间内仍然进展。很可能是不同的毒素。蜱往往植根于头皮,需要仔细地检查。

9. GBS 需与狂犬病鉴别　一些狂犬病例在有脑炎表现之前出现急性弛缓性瘫痪。国外曾有报告一例数年前被疯狗咬伤的病人,发病后迅速发展至瘫痪和死亡。最初的临床和病理诊断为 AM-SAN,因为脊髓或周围神经的病理检查没有炎症反应表现,却有运动神经元死亡,似乎支持 AMSAN 诊断。不过,之后在运动神经元和感觉神经元处发现有大量的狂犬病毒,表明该病毒长时间潜伏于此。国内也曾报道经脑组织病理证实的麻痹型狂犬病病例。

10. Fisher 综合征需要与 Bickerstaff 脑干脑炎相鉴别　日本报告该病例较多,临床表现的特征和病程与 Fisher 综合征相似,但常有中枢神经损害的表现,包括意识水平下降,眼球震颤,腱反射活跃,病理反射阳性,偏身型分布的感觉减退,神经影像学上显示明确的脑干、小脑异常病灶。神经电生理检查显示部分患者有周围神经损害。

【治疗】

国际上已经完成了一些关于 AIDP 免疫治疗的病例对照研究,AIDP 成为相对少数的可以在循证医学证据基础上选择治疗的周围神经系统疾病。免疫治疗不仅可以缩短恢复时间,而且可防止疾病进展至更严重的阶段。但各种免疫疗法对轴索型GBS 的疗效仍不十分清楚。GBS 患者的总体治疗原则可分为:早期阶段防止病情进展,病情高峰及平台时期的精心护理、免疫治疗和之后的康复治疗。其中免疫治疗是以抑制免疫反应,清除致病因子,阻止病情发展为目标。

1. 一般治疗

(1)疾病监测和早期教育:由于 GBS 患者的病情可迅速发展,急剧恶化。除了最轻微的病例外,拟诊 GBS 患者应立即住院观察。早期阶段,在例行检查进行诊断的同时,行呼吸和心血管功能监测,并告知病人和家属诊断及病程中可能发生的情况,进行疾病及其预后的教育。对病情进展快,伴有呼吸肌受累者,应该严密观察。

疾病进展阶段的关键是要监测血气或肺活量、脉搏、血压和吞咽功能。呼吸肌麻痹是本病最主要的危险之一,应密切观察呼吸困难的程度。当表现呼吸浅快、心动过速、出汗以及口唇甲皱由红润转为苍白或发绀,经鼻导管给氧及清理呼吸道后,短时间内仍无改善者;或有明显的呼吸困难,肺活量少于<12～15ml/kg 或肺活量迅速降低,血气分析氧分压<80mmHg(10.66kPa)时,提示呼吸功能已不能满足机体需要,可尽早进行气管插管或气管切开术,给予机械通气;如需气管插管和呼吸器辅助呼吸,应当提前决定转重症监护病房。有呼吸困难和延髓性麻痹患者应注意保持呼吸道通畅,尤其注意加强吸痰及防止误吸。但还要综合考虑呼吸频率的变化,如果患者合并第Ⅸ、Ⅹ对脑神经麻痹,表现吞咽困难或呛咳,就存在发生窒息或吸入性肺炎的危险,应更早考虑行气管插管或气管切开术。有证据表明,任何病人发生高碳酸血症或低氧血症时应尽早插管。

监测休息时的脉搏和血压,以及体位的变化时脉搏和血压,是诊断早期自主神经功能不全的方法。患者的自主神经功能不全时通气量减少或过度增加也是一个严重的问题。

(2)GBS 患者的重症监护与防治并发症:尽管

20 世纪 80 年代之前 GBS 的病死率的统计不够全面,但严重病人病死率可高达 15%～20%。国外报道,开始于 20 世纪 80 年代初的大规模多中心研究数据表明,经过现代重症监护和免疫治疗,病死率为 1.25%～2.5%。重症监护单元死亡的原因通常不是因为呼吸衰竭,而是并发感染、心肌梗死或肺栓塞。如果患者病程较长,长时间停留在重症监护病房,会发生并发症。住院超过 3 周,有 60% 的患者发生肺炎、菌血症或其他严重感染。

重症患者应进行连续心电监护直至恢复期开始。窦性心动过速一般不需治疗,如症状明显或心率过快,可用小量速效洋地黄制剂适当控制,心动过缓可由吸痰操作引起,可用消旋山莨菪碱、阿托品治疗。严重心律失常少见,如心房颤动、心房扑动、传导阻滞等,可会同心血管专业医师解决。在自主神经功能障碍表现为高血压或低血压的患者也应注意调整和稳定血压。

坠积性肺炎与吸入性肺炎及由此引发的败血症、脓毒血症应早使用广谱抗生素治疗并可根据痰病原体培养与药敏试验结果调整抗生素。

延髓性麻痹者,因吞咽困难和饮水反呛,需给予鼻饲维持肠道营养供给,以保证足够每日热量、维生素和防止电解质紊乱。但若有合并有消化道出血或胃肠麻痹者,则应停止鼻饲,给予胃肠动力药物促进肠蠕动恢复,同时给予静脉营养支持。

为预防下肢深静脉血栓形成及由此引发的肺栓塞,应经常被动活动双下肢或穿弹力长袜,推荐没有禁忌的病人使用低分子肝素皮下注射,5 000U,每天 2 次。应用脚踏板和患侧肢体被动运动也有助于减少静脉血栓形成的危险。如果没有其他应用指征,不推荐使用甘露醇治疗神经根和神经干水肿,因为不仅没有实际效果,还可能因为脱水作用导致血液浓缩诱发下肢深静脉血栓形成。患者面肌无力,暴露的角膜易于发生角膜炎,严重病例甚至可能留有后遗症,故应进行相应的防护性治疗。

许多患者在疾病早期出现四肢或全身肌肉疼痛与皮肤痛觉过敏,可适当应用镇痛药物。如果单纯镇痛药没有作用,可以使用镇静药。阿片类镇痛药的一大副作用是便秘,所以监测肠蠕动和早期干预很重要。可应用润肠药与缓泻药保持大便通畅。

保持床面清洁平整并定期翻身以防止压疮,也可使用电动防压疮气垫。

有尿潴留者可做下腹部按摩促进排尿,无效时应留置尿管导尿。

重视患者焦虑与抑郁状态发生,做好心理疏导工作,保持对患者鼓励的态度,经常安慰患者虽然恢复较慢,但最后多可明显恢复。症状严重者也可配合抗焦虑与抗抑郁药物治疗。

2. 免疫治疗

(1)静脉滴注人血丙种球蛋白:是具有循证医学证据的治疗方法。静脉滴注丙种球蛋白(intravenous immunoglobulin,IVIg)能够缩短病程,阻止病情进展,减少需要辅助通气的可能,近期和远期疗效都很好;静脉滴注丙种球蛋白与血浆交换的效果类似,在机械通气时间、死亡率及遗留的功能障碍方面两种疗法无明显区别(Ⅰ级证据)。在儿童患者中使用也有效(Ⅱ级证据)。推荐的方法是 0.4g/(kg·d),连用 5d。及早治疗更有效,一般在 2 周内应用。也有少数患者在疗程结束后神经功能障碍虽有部分改善,但仍存在需辅助通气等严重情况,可考虑间隔数日再用 1 个疗程。个别有轻微副作用,如头痛、肌痛、发热,偶有并发血栓栓塞事件、肾功能异常、一过性肝损害的报道。

(2)血浆交换:是具有循证医学证据的治疗方法。血浆交换(plasma exchange,PE)的疗效,在过去的 20 年中被认为是 GBS 治疗的金标准,血浆交换治疗能够缩短 GBS 患者的病程,阻止病情进展,减少需要辅助通气的可能,近期(4 周)和远期(1 年)疗效也很好(Ⅰ级证据)。推荐用于发病 4 周之内的中度或重度患者,发病在 2 周之内的轻度患者也可以从血浆交换中受益。方法是在 2 周内共交换 5 倍的血浆量,隔日 1 次,并且进行得越早越好。每次血浆交换量为 30～40ml/kg,在 1～2 周进行 5 次。少于 4 次的血浆交换疗效差,而更多的血浆交换对于轻中度的患者也没有更多的获益。尽管 PE 疗效明确,但因该方法对设备和条件要求高,价格昂贵,还要注意医源性感染等问题,故一定程度上应用受到限制。PE 的禁忌证主要是严重感染、心律失常、心功能不全、凝血系统疾病等;其不良反应为血流动力学改变可能造成血压变化,心律失常,使用中心导管可引发气胸、出血等,以及可能合并败血症。

血浆交换和静脉滴注丙种球蛋白联合治疗效果不肯定,PE 治疗后给予 IVIg 疗效并不优于单独应用 IVIg 治疗(Ⅱ级证据)。临床中常遇到重症的 GBS 患者,在应用一个疗程 PE 或 IVIg 之后,病情仍没有好转甚至进展,这种情况下可以继续应用一个疗程,但需要除外亚急性或慢性炎症性脱髓鞘性多发性神经病。IVIg 没有严重的副作用,而且使用方便,因此应用更广泛。

(3)激素治疗:曾经是治疗 GBS 的主要药物,近 10 多年来国外对 AIDP 治疗的一些随机对照研究结论认为激素无效。在病情恢复时间、需要辅助呼吸时间、病死率、一年之后恢复程度,应用激素与安慰剂都没有明显差别。不仅口服泼尼松或泼尼松龙等激素制剂治疗没有疗效,而且静脉滴注甲泼尼龙也没有明显的获益。虽然短期应用没有明显的副作用,但是长期应用会带来严重的副作用。单独应用 IVIg 与 IVIg 联合应用激素疗效没有明显差别。

应该看到,由于 GBS 有多个亚型且病情轻重、持续时间差别较大,病因是非单一性的,激素使用的时机、种类、剂量及给药方法也各不相同,因而也有认为就目前证据下结论为时尚早。尤其对不同亚型的 GBS,激素治疗的疗效还有待进一步探讨。

3. 辅助治疗　主要注意维持患者水、电解质与酸碱平衡,常规使用水溶性维生素并着重增加维生素 B_1、维生素 B_{12}(如甲钴胺、氰钴胺)的补充。可应用神经生长因子等促进神经修复。瘫痪严重时应注意肢体功能位摆放并经常被动活动肢体,肌力开始恢复时应主动与被动活动相结合,按摩、理疗等神经功能康复治疗。

【预后】

85% 患者在 1~3 年完全恢复,少数患者留有长期后遗症,病死率约为 5%,常见死因为严重全身性感染、肺栓塞、心肌梗死、心力衰竭与心律失常、成人呼吸窘迫综合征等。老年患者、有严重神经轴突变性、辅助呼吸时间超过 1 个月或进展快且伴有严重自主神经功能障碍者预后不良。约 3% 患者可能出现 1 次以上的复发。复发间隔可数月至数十年。这些患者应注意与 CIDP 的鉴别。

【案例分析】

患者×××,男性,19 岁,学生,主因四肢麻木、无力进行性加重 4d,呼吸费力 4h 入院。

该患者 10d 前患"感冒",发热、腹痛、腹泻,为水样便;4d 前,患者感到双腿无力,但尚能行走,蹲下起立困难,同时出现手指、脚趾末端麻木;3d 前,患者四肢无力加重,行走困难,需人搀扶,随后逐渐出现双上肢无力,持物费力;1d 前,患者病情加重,不能行走,双手不能持物,卧床翻身需人帮助,同时出现双眼闭合无力,语音低微,呼吸无力,遂急到医院就诊。患者自发病以来无头痛、无恶心呕吐、无抽搐及意识障碍、无尿便障碍。

既往史:既往体健。否认心脏疾病、糖尿病、肝炎、结核等病史。家族史无特殊。

查体:T:36.5℃,P:102 次/分,R:25 次/分,BP:128/75mmHg。心率快,律齐,各瓣膜听诊区未闻及杂音,肺部听诊呼吸音弱,呼吸频率快。神经系统检查:神志清楚,言语流利,计算力、记忆力及定向力均正常。双眼球活动自如,瞳孔等大同圆,对光反应灵敏,双眼闭合无力,露白,双侧额纹变浅,鼻唇沟变浅,无面部感觉障碍,听力粗测正常,咽反射存在,伸舌居中。双上肢肌力近端 3 级,远端 2 级;双下肢肌力 2 级,肌张力低,共济运动正常,四肢末梢痛觉减退,双上肢肱二头肌腱反射,肱三头肌腱反射减退,双下肢跟腱反射、膝腱反射均消失,未引出病理反射,颈无抵抗,克氏征阴性。

辅助检查:血钾 4.1mmol/L,心电图示:窦性心动过速。

门诊医师以"周围神经病"收入院。

入院后电生理检查示:双侧胫前肌,双侧小指展肌呈神经源性受损;双侧尺神经末端潜伏期延长,传导速度减慢,右正中神经 F 波潜伏期延长,双侧腓总神经 F 波未引出,右侧腓肠神经传导速度减慢。脑脊液检查示:压力 100mmH$_2$O,总细胞数 $10×10^6$/L,白细胞数 $2×10^6$/L,蛋白 0.8 g/L,葡萄糖 4.3mmol/L,氯化物 120 mmol/L。

1. 病例特点

(1)青少年男性,急性起病。

(2)四肢麻木、无力进行性加重 4d,呼吸无力 4h。

(3)病前 10d 曾患感冒,并有发热,腹痛腹泻。

(4)查体:双眼闭合无力,露白,双侧额纹变浅,鼻唇沟变浅。双上肢肌力近端 3 级,远端 2 级;双下肢肌力 2 级,肌张力低,四肢末梢痛觉减退,双上肢肱二头肌腱反射,肱三头肌腱反射减退,双下肢跟腱反射,膝腱反射均消失,未引出病理反射。

(5)辅助检查:电生理检查示:被检肌呈神经源性受损,被检神经符合脱髓鞘改变;脑脊液检查示:蛋白、细胞分离现象。

2. 诊断和鉴别诊断

(1)诊断:吉兰-巴雷综合征,AIDP

①定位分析:患者以进行性加重的四肢麻木、无力,呼吸无力为主要症状,查体符合周围性面瘫

（双侧额纹变浅，鼻唇沟变浅），四肢呈下运动神经元瘫痪（四肢肌力均减低，肌张力低，腱反射减退或消失，无病理反射），四肢末端痛觉减退，说明损害在周围神经。

②定性分析：患者，19岁青少年男性，急性起病。病前10d有感冒、腹泻诱因，出现进行性加重、四肢对称的下运动神经元瘫痪和对称的周围性面瘫，呼吸无力。四肢末端手套袜套样感觉障碍。电生理检查示：被检肌呈神经源性受损，被检神经符合脱髓鞘改变；脑脊液检查出现蛋白、细胞分离现象。考虑吉兰-巴雷综合征（AIDP型）。

（2）鉴别诊断

①低血钾性周期性麻痹：为急性起病的两侧对称性肢体瘫痪，病前常有过饱、饮酒或过度劳累病史，常有既往发作史，无感觉障碍及脑神经损害。发作时查血钾低及心电图呈低钾样改变。补钾治疗有效，症状可迅速缓解。

②重症肌无力全身型：可表现两侧对称性四肢弛缓性瘫痪，但多有症状波动如休息后减轻，劳累后加重即"晨轻暮重"现象，疲劳试验及新斯的明试验阳性可以鉴别。重复电刺激低频时呈递减反应，高频时正常或递减反应。

③急性脊髓炎：病变部位在颈髓时可表现四肢瘫痪，早期肌张力减低呈弛缓性，但有感觉障碍平面，可伴尿便潴留。脊髓休克期过后表现四肢肌张力升高，腱反射亢进，病理反射阳性。可与周围神经病鉴别。

④CIDP：出现对称性肢体无力、感觉障碍和自主神经功能障碍。但起病隐袭，多无前驱因素，病程有持续进展超过2个月或有病情反复。脑脊液检查也呈蛋白细胞分离，但蛋白含量波动较大，复发期增高较明显。电生理检查，神经传导速度、末端潜伏期、F波等神经传导指标的减慢较AIDP严重。腓肠神经活检可见炎症性节段性脱髓鞘及髓鞘再生形成"洋葱头样"典型改变。这例患者不符合上述改变。

3. 诊疗计划

（1）呼吸麻痹的处理：该病例迅速经鼻导管给氧2L/min及清理呼吸道，仍无明显改善，患者呼吸浅快、心动过速、出汗，口唇轻度发绀，心电监护示氧饱和度93%。急查血气分析示动脉PO_2为65mmHg，PCO_2为55mmHg。遂实施气管切开术，准备呼吸机拟给予机械通气。因气管切开术后观察患者口唇转红润，血氧饱和度升至98%～100%，缺氧状况明显改善，故暂不给予机械通气。仅予2L/min吸氧并进行气管切开术后护理，维持气道的通畅。

（2）病因治疗：尽早静脉注射丙种免疫球蛋白，用量0.4g/(kg·d)（静脉滴注，连用5d）。

（3）营养周围神经治疗：维生素B_1 60mg/d，分3次服用；甲钴胺1.5mg/d，分3次服用以促进神经修复。

（4）并发症的防治：①给予连续心电监护，观察心律、心率、血压、呼吸频率、血氧饱和度等指标变化。②为预防呼吸道感染，注意定时翻身拍背和清理呼吸道，给予湿化呼吸道措施。观察体温和呼吸道分泌物性状变化，早期发现感染征象，必要时行痰病原体培养与药敏试验。③为预防下肢深静脉血栓形成，白天每2～3小时、夜晚每3～4小时被动活动双下肢并变换肢体摆放位。④人工泪液点眼，尽量手法辅助患者闭合双眼，预防角膜暴露并发症。拟在双眼闭合不良时采用洁净纱布遮盖等措施，或预防性使用红霉素眼膏并遮盖。

（5）康复治疗：注意肢体功能位摆放并经常被动活动肢体，配合按摩、理疗。

4. 住院经过及其转归　该患者入院后经28d系统治疗，于入院后第4天，因呼吸道感染给予头孢呋辛4.5g/d，分3次静脉滴注，共用药5d。于入院后第24天依病情去除气管套管，封闭气管切口。患者住院28d出院。出院时，双上肢肌力3级，双下肢肌力3级，双眼闭合无露白，嘱患者口服复方维生素B片，甲钴胺片，适当进行功能锻炼。

第五节　慢性炎症性脱髓鞘性多发性神经病

慢性炎症性脱髓鞘性多发性神经病（chronic inflammatory demyelinating polyneuropathy, CIDP）是获得性的周围神经系统疾病，其病因可能和自身免疫有关，表现为慢性进展或缓解复发病程，病情在数周到数月内亚急性或隐匿性进展。尽管病情可以自发缓解，但免疫调节治疗有效。CIDP包括经典型和变异型，后者少见，如纯运动型、纯感觉型、远端获得性脱髓鞘性对称性神经病、多灶性获得性脱髓鞘性感觉运动神经病。

CIDP 是独立的疾病单位。Dyck 等对 53 例的病史、临床和电生理检查、CSF、病理进行研究后，首次提出"慢性炎症性多发性神经根神经病"这个名词，慢性炎症性多发性神经根神经病研究的病例包括运动型、感觉型、混合型患者，其中以后者最多见。病程可以是反复发作，或逐渐进展直至瘫痪。电生理检查发现神经根、神经干、神经丛、周围神经的运动、感觉神经有不同程度的传导减慢伴部分传导阻滞。巨噬细胞诱导的节段性脱髓鞘常伴有神经肿胀和单核细胞浸润。因此，该名词又改为"慢性炎症性脱髓鞘性多发性神经根神经病"，两种炎症性脱髓鞘性多发性神经根神经病（AIDP 和 CIDP）都有 CSF 蛋白细胞分离。

AIDP 和 CIDP 的不同点：①病程不同，AIDP 神经功能损害在数日至数周内进展（一般＜4 周）病情到达高峰后，逐渐恢复，复发十分罕见，在 2 次发病之中，神经功能恢复也十分完全，包括脑脊液蛋白也恢复正常；而 CIDP 病情进展十分缓慢，在数周、数月甚至数年内缓慢进展（一般进展超过 8 周）。部分发展很快类似 AIDP，偶尔见于儿童和年轻人。因此，常常在发病之后或病情复发时才能确诊。另外，少见的病例，病程在 4～8 周进展，称为亚急性脱髓鞘性多发性神经病（SIDP）。②前驱感染不同，约有 80％ 的 AIDP 患者能回忆起在病前 3 个月中曾有某种感染。再次，系统的回顾性研究证实，对激素的反应不同，CIDP 患者激素治疗有效，而 AIDP 患者激素治疗无效。

【流行病学】

因为 CIDP 发病率较低，系统的人群研究很少。应用 CIDP 确诊标准，在日本某县估计的发病率为 0.81/100 000。英国南部 1.24/100 000，澳大利亚某地 1.9/100 000。年龄在 50～70 岁发病的 CIDP 患者，病程多为单相进展型。还有 40％～60％ 的 CIDP 患者为缓解－复发型，此型患者发病年龄较早，免疫调节治疗效果较好。

【临床表现与分型】

(一)经典型 CIDP

AIDP 多有明确的前驱感染，而 CIDP 则不然，可能因为患者隐匿起病缓慢发展，等到确诊为 CIDP 时，已不能回忆起病前是否有感染了。国内外报道 19％～32％ 的 CIDP 与感染和免疫相关，表明这种疾病的发生并非偶然，但这些研究并非病例对照研究，因此，前驱感染是否确切尚需证实。也有报道 HIV 感染与 CIDP 有关。

CIDP 可在任何年龄发病，该病在儿童十分罕见。年轻患者尽管需要长期的免疫治疗，治疗效果和预后较好。CIDP 随年龄增长，发病率增加，50～70 岁易发病，常表现为对称的感觉、运动障碍，复发病例不常见，一般预后较差。

多数病人表现为肢体无力和感觉障碍，脑神经可受影响。通常以运动障碍为主，导致步态异常，容易跌倒，上楼、起坐困难。远端无力程度较严重，握力减弱很明显。很少有肌肉萎缩，腱反射常消失或减弱。感觉异常中刺痛更常见，而其他痛觉如烧灼感、闪击痛、酸痛较少见。有 5％～8％ 患者感觉障碍为主要表现或唯一表现。粗大震颤、共济失调则反映深感觉受损。较粗的神经纤维容易受累。感觉系统检查振动觉、位置觉减弱或消失。深感觉受损可导致不自主运动，称为假性手足徐动症，主要表现为手指震颤或粗大震颤；另外，姿势和步态严重共济失调，闭眼时更明显。其他感觉可轻微受损（如触觉、痛觉、温度觉）。

脑神经受损（动眼神经、面神经、延髓性麻痹）可见于 15％ 的 CIDP 患者。某些慢性病例，可出现视盘水肿，脑脊液蛋白增高明显，可能由于 CSF 吸收障碍引起。呼吸肌也可受累，但很少需要气管插管和辅助呼吸，最终患者发展为需要轮椅或卧床。

排尿障碍见于 25％ CIDP 患者，可能由于膀胱感觉神经受累或排尿反射弧受损引起。另外，长期患 CIDP 病人可有腰椎狭窄和马尾综合征（姿势相关腰背痛、腰部放射痛，肛门括约肌和性功能障碍，与活动相关的短暂运动、感觉障碍），大量肿胀的神经根使得神经根受压，椎管狭窄。颈胸部的神经根水肿导致该区域脊髓受压，可引起伸跖反射。

(二)变异型 CIDP

1. 纯运动型　约占 10％，仅表现为肢体无力而无感觉症状。电生理检查没有感觉神经异常发现。

2. 纯感觉型　占 8％～17％，仅表现为感觉症状，如感觉性共济失调、麻木、疼痛等。但随着病程的延长可出现运动受累症状。有些病例尽管肌力正常，但是电生理检查发现不仅感觉神经纤维有脱髓鞘表现，运动神经纤维也存在脱髓鞘变化，这也提示该病变在周围神经十分广泛。

纯感觉型 CIDP 患者对各种免疫调节治疗有效，包括激素、IVIg、PE，这也提示该病病因与免疫有关。此型诊断需排除获得性脱髓鞘神经病，有

IgMκ 或 λ 单克隆球蛋白,有或无抗-MAG 抗体。

3. 多灶性运动感觉脱髓鞘神经病(Lewis-Sumner 综合征) 该型多见于男性,40～50 岁发病,多呈慢性进展。最初主要为感觉症状如刺痛、麻木,单神经病也较常见(如正中神经、桡神经、尺神经、腓肠神经)。随后出现上肢对称的运动障碍(78%)。可在开始的数年仅有上肢症状,而电生理检查有广泛的亚临床神经受损。发病多年以后,出现广泛的神经受损。临床上仍有多灶性特点,有的出现局灶性神经增粗,多见于锁骨上,表现类似肿瘤。可以用臂丛 NMRI 发现 T_2 像高信号可以确诊。神经传导异常是多发性单神经病的特征,部分运动和感觉传导阻滞局限于前臂,并持续多年。CIDP 患者出现广泛的 SNAP 波幅降低需与 MMN-CB 相区别,60%～80% 的 CIDP 患者 CSF 蛋白轻度增高,未发现血清抗 GM_1 神经节苷脂抗体,与 MMN-CB 显著不同。此亚型 CIDP,激素治疗有效,约 2/3 患者明显好转,并且病情稳定。近年来多首选 IVIg 治疗,其有效率>70%。某些患者需长期间断 IVIg 治疗。PE 不常用于治疗此亚型,有限的资料表明 PE 无显著疗效。

【实验室检查】

1. 电生理检查:神经传导检查包括 1 个上肢、1 个下肢(最好四肢都包括);至少 2 条运动神经和 2 条感觉神经,包括近端神经部分。通常选择一侧的正中神经、尺神经、胫神经和腓总神经进行测定。

另外,检查时肢体温度应达 36℃。运动神经传导测定提示周围神经存在脱髓鞘性病变,在非嵌压部位出现传导阻滞或异常波形离散对诊断脱髓鞘病变更有价值。神经电生理检测结果必须与临床表现相一致。

(1)中国专家推荐电生理诊断标准为

①运动神经传导:至少要有 2 根神经均存在下述参数中的至少 1 项异常:a. 远端潜伏期较正常值上限延长 50% 以上;b. 运动神经传导速度较正常值下限下降 30% 以上;c. F 波潜伏期较正常值上限延长 20% 以上[当远端复合肌肉动作电位(compound muscle action potential,CMAP)负相波波幅较正常值下限下降 20% 以上时,则要求 F 波潜伏期延长 50% 以上]或无法引出 F 波;d. 运动神经部分传导阻滞:周围神经常规节段近端与远端比较,CMAP 负相波波幅下降 50% 以上;e. 异常波形离散:周围神经常规节段近端与远端比较 CAMP 负相波时限增宽 30% 以上。当 CMAP 负相波波幅不足正常值下限 20% 时,检测传导阻滞的可靠性下降。

②感觉神经传导:可以有感觉神经传导速度减慢和(或)波幅下降。

③针电极肌电图:通常正常,继发轴索损害时可出现异常自发电位、运动单位电位时限增宽和波幅增高,以及运动单位丢失。

(2)国际上临床研究常用诊断标准,见表 3-2。

表 3-2　电生理诊断脱髓鞘的标准

下列 1 条符合

1.3 条或 3 条以上神经 CB 或 TD,且 CV 异常;1 条或 1 条以上的神经 DL 或 FW 异常

2.2 条神经 CB 或 TD,且 CV 异常;1 条或 1 条以上的神经 DL 或 FW 异常

3.1 条神经 CB 或 TD,且 CV 异常;2 条或 2 条以上的神经 DL 或 FW 异常

4. 没有 CB 或 TD,但是 CV 异常;3 条或 3 条以上的神经 DL 或 FW 异常

注:CB 传导阻滞(近端和远端刺激点之间波幅下降百分数>30%)。

TD 波形弥散(近端刺激后持续时间延长>15%)。

CV 异常:传导速度<正常低限的 80%,波幅>正常低限的 80%;

或传导速度<正常低限的 70%,波幅<正常低限的 80%。

DL 异常:远端潜伏期>正常高限的 125%,波幅>正常低限的 80%;

或远端潜伏期>正常高限的 150%,波幅<正常低限的 80%。

FW 异常:最小 F 波潜伏期>正常高限的 125%,波幅>正常低限的 80%;

或最小 F 波潜伏期>正常高限的 150%,波幅<正常低限的 80%;

或 F 波未引出

2. 常规的血液生化检查有较大价值,无论 CIDP 患者有局灶症状还是对称症状,都需要常规检查以除外某些疾病,如感染性疾病(HIV、丙肝、莱姆病),糖尿病、脉管炎、肉瘤样病。进行血清 IgG、IgA、IgM 定量测定,应用高分辨琼脂糖免疫电泳或免疫固定筛选血和尿中的单克隆球蛋白。某些病例需基因组 DNA 测序,除外常见的遗传性脱髓鞘神经病。

3. 腰穿 CSF 测定可进一步确诊,白细胞数应 $<10\times10^9$/L。如果细胞数增高要考虑 HIV 感染。CSF 蛋白增高[依照 Barohn 等的研究 95% 的病例 CSF 蛋白增高至 (1.34 ± 1.12)g/L],65% 病例可检测出寡克隆蛋白。

4. 神经活检只用于需除外的病例,拟诊 Lewis-Sumner 综合征时,如有神经痛,要除外脉管炎、神经束膜炎、肉芽瘤。

【诊断标准】

1. Dyck 提出的临床实用诊断标准　CIDP 表现为对称的多发性神经根神经病,肢体近端和远端无力为主要症状。本体感觉常常受累,肢体麻木和感觉异常也不少见。

运动神经和感觉神经纤维均出现多发的炎症性脱髓鞘,导致广泛的周围神经病变,脑神经也常受累。

CIDP 表现为进行性、阶梯式进展或复发缓解的病程,病程进展超过 8 周或复发缓解是诊断 CIDP 的必要条件。

CIDP 的诊断需要下列实验室检查的支持:

(1)CSF 中蛋白含量增高,淋巴细胞计数少于 10×10^9/L。

(2)电生理检查提示确切的脱髓鞘证据。

(3)病理检查:腓神经或腓肠神经活检发现特征性的炎性脱髓鞘,常伴有轴索变性。有时临床和电生理检查可以提示潜在的病理变化。

在一些难以确诊的拟诊病人,经试验性治疗,如果定量的临床评估和复查的电生理结果都提示治疗后病情有确切的改善则有助于诊断 CIDP。

2. 中国专家推荐的诊断标准如下　CIDP 的诊断目前仍为排除性诊断。符合以下条件的可考虑本病:①症状进展超过 8 周,慢性进展或缓解复发;②临床表现为不同程度的肢体无力,多数呈对称性,少数为非对称性,近端和远端均可累及,四肢腱反射减低或消失,伴有深、浅感觉异常;③脑脊液蛋白细胞分离;④电生理检查提示周围神经传导速度减慢、传导阻滞或异常波形离散;⑤除外其他原因引起的周围神经病;⑥糖皮质激素治疗有效。

3. 建议临床研究应用的诊断标准　见表 3-3。

表 3-3　CIDP 诊断标准比较

	Barohn et al.	AAN	Saperstein et al.
必需的临床特征			
临床病变	对称的肢体近端+远端无力	超过 1 个肢体以上的运动和感觉功能障碍	主要:对称的肢体近端+远端无力 次要:只有肢体远端无力或感觉缺失
腱反射	消失或减退	消失或减退	消失或减退
病程	至少 2 个月	至少 2 个月	至少 2 个月
实验室检查			
电生理	运动神经传导速度<正常低限的 70%	见电生理检查标准	见电生理检查标准
脑脊液	蛋白>45mg/dl	必须:细胞数<10/mm³ 支持:蛋白增高	蛋白>45mg/dl 支持:细胞数<10/mm³§
神经活检	显著的脱髓鞘特征,炎症反应	确切的髓鞘脱失和髓鞘再生特征	显著的脱髓鞘特征,炎症反应(不是必要的)
诊断标准			
确诊	临床、电生理、脑脊液、活检	临床、电生理、脑脊液、活检	临床主要、电生理、脑脊液、(活检支持,但非必须)

（续　表）

	Barohn et al.	AAN	Saperstein et al.
可能诊断	实验室检查 3 条中 2 条符合	临床、电生理、脑脊液	临床主要、电生理、活检；或临床主要、脑脊液、活检
可疑诊断	实验室检查 3 条中 1 条符合	临床、电生理	临床主要，实验室检查 3 条中 1 条符合；或临床次要，实验室检查 3 条中 2 条符合

注：§ 伴有 HIV 感染者，细胞数可＞50/mm³

【鉴别诊断】

1. POEMS 综合征　是一组以多发性周围神经病和单克隆浆细胞增生为主要表现的临床症候群。病名由 5 种常见临床表现的英文字头组成，即多发性神经病（polyneuropathy）、脏器肿大（organomegaly）、内分泌病（endocrinopathy）、M 蛋白（M-protein）和皮肤损害（skin changes）。也有称本病为 Crow-Fukase 综合征。多中年以后起病，男性较多见。起病隐袭、进展慢。依照症状、体征出现频率可有下列表现：①慢性进行性感觉运动性多神经病，脑脊液蛋白含量增高。②皮肤改变：因色素沉着变黑，并有皮肤增厚与多毛。③内分泌改变：男性出现阳萎、女性化乳房，女性出现闭经、痛性乳房增大和溢乳，可合并糖尿病。④内脏肿大：肝脾大，周围淋巴结肿大。⑤水肿：视盘水肿，胸腔积液、腹水，下肢指凹性水肿。⑥异常球蛋白血症，血清蛋白电泳出现 M 蛋白（monoclonal protein），尿检可有本-周（Bence-Jones）蛋白。⑦骨骼改变：可在脊柱、骨盆、肋骨及肢体近端发现骨硬化性改变，为本病影像学特征。也可有溶骨性病变，骨髓检查可见浆细胞增多或骨髓瘤。⑧低热、多汗、杵状指。

2. 多灶性运动神经病（multifocal motor neuropathy，MMN）　是一种仅累及运动神经的不对称性脱髓鞘性神经病，局部脱髓鞘常选择性影响运动纤维，上肢更易受累。成年男性多见，起病初期为不对称的上肢远端无力，逐渐累及上肢近端和下肢，也可下肢起病。受累肌肉分布呈现多数单神经病的特点。神经电生理检查提示为多灶分布的运动传导阻滞。发病机制与自身免疫有关。激素治疗无效，环磷酰胺或 IVIg 治疗有效。

3. 癌性周围神经病（副肿瘤综合征）　是由于恶性肿瘤引起的非转移性周围神经损害。周围神经受损可先于恶性肿瘤出现，也可同步或后继出现。感觉损害的症状较明显，表现肢体远端向近端发展的疼痛，深浅感觉减退或消失，可出现感觉性共济失调，少数有脑脊液蛋白细胞分离。中年以上多发性神经病患者需详细检查，除外肿瘤。

4. 获得性脱髓鞘性多发性神经病　CIDP 也应与获得性脱髓鞘性多发性神经病区分，即所谓 CIDP-MGUS，多与单克隆球蛋白免疫球蛋白 A（IgA 抗体），免疫球蛋白 G（IgG 抗体），或免疫球蛋白 M（抗体 IgM）特别是抗髓鞘相关糖蛋白［抗 MAG］相关。常见于老年男性，并表现为缓慢进展的感觉障碍和不平衡。任何运动的障碍通常涉及远端肢体肌肉。一般情况下，CIDP-MGUS 病程更加缓慢，但对免疫抑制药或免疫调节药治疗的反应较差。

5. 糖尿病性周围神经病（diabetic neuropathy，DNP）　是糖尿病的代谢障碍导致的周围神经病。超过 50 ％的糖尿病患者有糖尿病神经病变，最常见的是慢性感觉运动性的对称性糖尿病周围神经病变（DPN）表现为感觉、运动、自主神经功能障碍，通常感觉障碍较突出，如出现四肢末端自发性疼痛。症状以下肢更多见。也可出现肢体远端对称性感觉消失、营养不良性足跖溃疡、夏科关节。肢体无力通常较轻，但某些患者也可出现肢体近端无力和肌萎缩。特发性 CIDP 需与糖尿病引起的多发性神经病相鉴别。然而，糖尿病患者如果最近出现亚急性进展的无力，同时伴有感觉丧失和共济失调。应考虑并行诊断 CIDP。电生理检查显示典型的运动传导速度减低、部分 CB、和波形弥散，均提示脱髓鞘性多发性神经根神经病。在一个或更多神经出现明确的 CB 支持诊断并发 CIDP。这类病人往往对各种免疫调节治疗有良好反应。

6. 艾滋病相关的周围神经病　艾滋病毒血清阳性者在早期阶段，通常在血清转化的时期，可发生脱髓鞘多发性神经病。患者脑脊液中淋巴细胞大量增加。艾滋病毒相关 CIDP 的发病率不明。常用的治疗方法对艾滋病毒相关 CIDP 的治疗有效。

【治疗】

免疫治疗（中国专家提出的治疗指南）

1. 糖皮质激素　为 CIDP 首选治疗药物。（一级证据）几项 RCT 研究评估了激素的短期治疗，结果表明，激素治疗明显有效，进展型与复发型患者效果等同。2 个回顾性大型研究也反映波尼松有远期疗效。中国专家提出的治疗指南建议：甲泼尼龙 500～1 000mg/d，静脉滴注，连续 3～5d，然后逐渐减量或直接改口服泼尼松 1mg/（kg·d），清晨顿服，维持 1～2 个月后逐渐减量；或地塞米松 10～20mg/d，静脉滴注，连续 7d，然后改为泼尼松 1mg/（kg·d），清晨顿服，维持 1～2 个月后逐渐减量；也可以直接口服泼尼松 1mg/（kg·d），清晨顿服，维持 1～2 个月后逐渐减量。上述疗法口服泼尼松减量直至小剂量（5～10mg/d）均需维持 6 个月以上，再酌情停药。

尽管激素有效、方便、便宜，但长期应用可引起严重的副作用。可能出现的副作用包括：体型改变、体重增加、失眠、情绪变化、高血压恶化、糖类不耐受，精神异常、消化道溃疡、白内障、骨质疏松导致的脊柱压缩性骨折、股骨头坏死。可以对症治疗减少副作用，如抗酸药（H_2 受体拮抗药）、低钠、低糖类、高蛋白质饮食，和钙剂预防疏松，可加用免疫抑制药减少激素的剂量和疗程。

2. IVIg　RCT 研究表明，IVIg 对新诊断和未经治疗 CIDP 患者很有治疗价值。另有一项回顾性研究认为远期有效。有几个特点预示着 2 年以后，患者仍需人免疫球蛋白治疗：①疾病开始治疗时，即有严重的肢体无力；②经过 6 个月治疗后病情恢复不完全，遗留功能障碍（Rankin 评分大于 0～1 分）。如果有这样的情况，6 个月后需加免疫抑制药治疗。IVIg 治疗后感觉运动功能障碍持续时间短者可能预示预后较好。中国专家提出的治疗指南建议：400mg/（kg·d），静脉滴注，连续 3～5d 为 1 个疗程。每月重复 1 次，连续 3 个月，有条件或病情需要者可延长应用数月。

与激素相比，IVIg 费用较高；长期应用激素带来的副作用存在潜在的风险，可导致病死率上升。因此，应进行经济模式和费用效果分析。

3. 血浆交换　研究发现，PE 治疗短期有效，尤其对复发病例。PE 治疗开始后，仅数日内好转，停用后又恶化，复发后重复应用 PE 仍有效，只有加用激素或免疫抑制药才可有持续的好转。PE 可作为有用的辅助治疗，尤其对于脱髓鞘病变为主的疾病早期。Dyck 等进行随机双盲、病例对照研究发现，PE 有确切的短期疗效。中国专家提出的治疗指南建议：每个疗程 3～5 次，间隔 2～3d，每次交换量为 30ml/kg，每月进行 1 个疗程。需要注意的是，在应用 IVIg 后 3 周内，不能进行血浆交换治疗。

PE 治疗较安全，很少有合并症，但是对于血管基础差或置有导管患者可能有增加感染风险，而且费用较高而且不是所有的医院能开展。

4. 其他免疫抑制药　如上述治疗效果不理想，或产生激素依赖或激素无法耐受者，可选用或加用硫唑嘌呤、环磷酰胺、环孢素、甲氨蝶呤等免疫抑制药。临床较为常用的是硫唑嘌呤，适用于对激素反应差或有严重副作用的 CIDP 患者。使用方法为 1～3mg/（kg·d），分 2～3 次口服，使用过程中需随访肝、肾功能及血常规等。

【病程和预后】

CIDP 呈缓解-复发或逐渐进展的病程，在诊断疾病时很难预料将来病程如何。缓解-复发 CIDP 患者多为青少年（≤20 岁），疾病复发多见于成年人，老年患者少见。起病时病情严重，但他们对免疫调节治疗有效，而且预后好。慢性进展型常见于老年人，预后较差。

总之，CIDP 免疫调节治疗有效，如果能早期治疗、长疗程、包括物理治疗在内的多种治疗，80% CIDP 患者能改善症状，病情得以稳定。

【案例分析】

患者×××，男性，51 岁，农民，主因四肢麻木、无力进行性加重 3 个月余入院。

该患者 3 个半月前，患者感到双下肢无力，蹲下起立困难，尚能在平地上行走，步态蹒跚，容易跌倒，上下楼梯、起坐困难，上下楼梯时急于扶住栏杆；3 个月前出现上肢无力、笨拙，不能写字。同时出现手指，脚趾末端麻木、刺痛；自觉肢体没知觉、僵硬、无法扣纽扣、捡硬币。曾于当地医院输液治疗 10d（地塞米松 10mg/d，维生素 B_{12} 500μg），病情有所好转。2 个月前，患者四肢无力加重，行走困难，需人搀扶，持物费力，有时自觉排尿困难。

既往史：既往体健。否认心脏疾病、糖尿病、肝炎、结核等病史。家族史无特殊。

查体：T：36.2℃，P：75/分，R：17/分，BP：130/78mmHg。心律齐，各瓣膜听诊区未闻及杂音，肺部听诊呼吸音清，未闻及干湿啰音。神经系统检查：神志清楚，言语流利，计算力、记忆力及定向力均正常。双眼球活动自如,瞳孔等大等圆,对光反应灵敏,双眼闭合有力,双侧额纹对称,双鼻唇沟对称,无面部感觉障碍,听力粗测正常,咽反射存在,伸舌居中。双上肢肌力近端 4 级,远端 3 级,双下肢肌力 3 级,肌张力低。四肢末梢痛觉减退,双下肢关节位置觉减退,闭目难立征阳性,双上肢肱二头肌腱反射,肱三头肌腱反射减退,双下肢跟腱反射,膝腱反射均消失,未引出病理反射,颈无抵抗,克氏征阴性。

辅助检查:

电生理检查示:神经源性受损。双侧尺神经末端潜伏期延长,传导速度减慢;右正中神经 F 波潜伏期延长;右侧胫神经,末端潜伏期延长,传导速度减慢;双侧腓总神经 F 波未引出;双侧腓肠神经末端潜伏期延长,传导速度减慢。

脑脊液检查示:压力 110mmH$_2$O,总细胞数 7×10^6/L,白细胞数 3×10^6/L,蛋白 1.3 g/L,葡萄糖 4.0mmol/L,氯化物 117 mmol/L。

(一)病例特点

1. 中老年男性,慢性起病。

2. 四肢麻木、无力进行性加重 3 个月余。

3. 查体:脑神经检查未见异常。双上肢肌力近端 4 级,远端 3 级;双下肢肌力 3 级,肌张力低,四肢末梢痛觉减退,双下肢关节位置觉减退,闭目难立征阳性,双上肢肱二头肌腱反射,肱三头肌腱反射减退,双下肢跟腱反射,膝腱反射均消失,未引出病理反射。

4. 辅助检查:电生理检查示:被检肌呈神经源性受损,被检神经符合脱髓鞘改变。肌电图检查出现失神经电位,平均时限延长,用力收缩有单纯混合相;运动神经传导速度减慢;末端潜伏延长,感觉神经传导速度减慢,感觉神经波幅减低。脑脊液检查示:蛋白、细胞分离现象,蛋白中重度增高。肿瘤相关抗体检查均为阴性。

(二)诊断和鉴别诊断

1. 诊断:慢性炎症性脱髓鞘性多发性神经根神经病。

(1)定位分析:患者以进行性加重的四肢麻木、无力为主要症状,查体四肢呈下运动神经元瘫痪(四肢肌力均减低,肌张力低,腱反减退或消失,无病理反射),四肢末端痛觉减退,感觉性共济失调。说明损害在周围神经。

(2)定性分析:患者,51 岁中老年男性,慢性起病。病前无诱因,出现进行性加重、四肢对称的下

运动神经元瘫痪。四肢末端手套袜套样感觉障碍和感觉性共济失调。电生理检查示:被检肌呈神经源性受损,被检神经符合脱髓鞘改变;脑脊液检查出现蛋白、细胞分离现象,蛋白增高明显。血、尿、便常规检查均正常。肿瘤相关抗体检查均为阴性。当地医院应用地塞米松治疗后,肌力有所好转。考虑慢性炎症性脱髓鞘性多发性神经根神经病。

2. 鉴别诊断

(1)POEMS 综合征:可出现多发性神经病、脏器肿大、内分泌病、M 蛋白和皮肤损害。

(2)多灶性运动神经病:成年男性多见。受累肌肉分布呈现多数单神经病的特点。神经电生理检查提示为多灶分布的运动传导阻滞。激素治疗无效。

(3)癌性周围神经病(副肿瘤综合征):周围神经受损可先于癌症出现,也可同步或后继出现。感觉损害的症状较明显,从肢体远端向近端发展,,可出现感觉性共济失调。少数有脑脊液蛋白细胞分离。肿瘤相关抗体检查可阳性。

(4)获得性脱髓鞘性多发性神经病:常见于老年男性,并表现为缓慢进展的感觉障碍和不平衡。任何运动的障碍通常涉及远端肢体肌肉。CIDP-MGUS 病程更加缓慢,但对激素治疗的反应较差。

(5)糖尿病性周围神经病(diabetic neuropathy,DNP)表现为感觉、运动、自主神经功能障碍,通常感觉障碍较突出。特发性 CIDP 需与糖尿病引起的多发性神经病相鉴别。糖尿病患者如果最近出现亚急性进展的无力,同时伴有感觉丧失和共济失调,应考虑并行诊断 CIDP。

(三)诊疗计划

1. 糖皮质激素:甲泼尼龙 500mg/d,静脉滴注,连续 3d,然后逐渐减量:250mg/d,连续 3d,之后120mg/d,静脉滴注,连续 5d;80mg/d,静脉滴注,连续 5d;之后口服泼尼松 60mg/d,清晨顿服,维持半个月后逐渐减量。直至小剂量(5~10mg)/d,需维持 6 个月以上,再逐渐停药。

2. 营养周围神经治疗:应用水溶性维生素如维生素 B$_1$、维生素 B$_{12}$(如甲钴胺)的补充,促进神经修复。

3. 康复治疗:注意肢体功能位摆放并经常被动活动肢体,配合按摩、理疗。

(四)住院经过及其转归

该患者入院后经 22d 系统治疗,于入院第 5 天,肌力有所好转。患者 22d 后出院,出院时,双上

肢肌力 4 级,双下肢肌力 4 级,在人搀扶下可以行走。嘱患者口服泼尼松 60mg,复方维生素 B 片,甲钴胺片,并定期复查、随访。并嘱患者适当进行功能锻炼。

（郭　力）

■ 参考文献

[1] Hiraga A, Mori M, Ogawara K, et al. Differences in patterns of progression in demyelinating and axonal Guillain-Barre syndromes. Neurology, 2003, 61:471-474

[2] 2. Van Doorn PA, Ruts L, Jacobs BC. Clinical features, pathogenesis, and treatment of Guillain-Barre syndorme. Lancet Neurol,2008,7:939-950

[3] Asbury AK, Cornblath DR. Assessment of current diagnostic criteria for Guillain-Barrésyndrome. Ann Neurol, 1990,27(suppl):S21-24

[4] Van den Bergh PY, Pieret F. Electrodiagnostic criteria for acute and chronic inflammatory demyelinating polytadiculoneurcpathy. Muscle Nerve, 2004, 29:565-574

[5] Van der Meche FG, Van Doorn PA, Meulstee J, et al. Diagnostic and classification criteria for the Guillain-Barre syndrome. Eur Neurcl, 2001, 45: 133-139

[6] Overell JR, Willison HJ. Recent developments in Miller Fisher syndrome and related disorders. Curr Opin Neurcl, 2005,18:562-566

[7] Lo YL. Clinical and immunological spectrum of the Miller Fisher syndrome. Muscle Nerve, 2007, 36: 615-627

[8] Hughes RA, Swan AV, Raphael JC, et al. Immunotherapy for Guillain-Barre syndrome:a systematic review. Brain, 2007,130:2245-2257

[9] Said G. Chronic inflammatory demyelinating polyneuropathy. Neuromuscular Disord,2006,16:293-303

[10] Koski CL, Baumgarten M, Magder LS, et al. Derivation and validation of diagnostic criteria for chronic inflmmatory demyelinating polyneuropathy. J Neurol Sci,2009,277:1-8

[11] Dyck PJ, Thomas PK. Peripheral Neuropathy. 4th ed. New York:Saunders, 2005

[12] Hughes RA, Bouche P, Comblath DR, et al. European Federation of Neurological Societies / Peripheral Nerve Society guideline on management of chronic inflammatory demyelinating polyradiculoneuropathy: report of a joint task force of the European Federation of Neurological Societies and the Peripheral Nerve Society. Eur J Neurol,2006,13:326-332

[13] Feldman EL, Grisold W, Russell JW, et al. Atlas of neuromuscular diseases--A practice guideline. New York: Springer,2004

[14] Koller H, Schroeter M, Kieseier BC, et al. Chronic inflammatory demyelinating polyneuropathy--update on pathogenesis, diagnostic criteria and therapy. Curr Opin Neurol,2005,18:273-278

[15] Elovaara I, Apostolski S, van Doorn P, et al. EFNS guidelines for the use of intravenous immunoglobulin in treatment of neurological diseases; EFNS task force on the use of intravenous immunoglobulin in treatment of neurological diseases. Eur J Neurol,2008, 15:893-908

[16] Ropper AH, Brown RH. Adams and Victor's principles of neurology. 8th ed. Columbus: McGraw-Hill Prcfessional,2005

[17] 崔丽英,蒲传强,胡学强,等. 中国吉兰-巴雷综合征诊治指南. 中华神经科杂志,2010,43(8):583-586

第 4 章

脊 髓 疾 病

第一节 概 述

一、脊髓的大体结构

脊髓位于椎管内,由三层结缔组织包绕,这三层结缔组织统称为脊膜。紧贴脊髓表面的一层为软脊膜,软脊膜外为延续自脑的蛛网膜,蛛网膜与软脊膜间为蛛网膜下腔,内有脑脊液循环流动;在最外层的结缔组织为硬脊膜,上自枕骨大孔水平接续硬脑膜,下至第二骶骨水平。硬脊膜外称硬膜外腔,硬脊膜与蛛网膜间称硬膜下腔。

在胚胎 3 个月以前,脊髓占据整个椎管,但自此以后,脊髓生长速度落后于椎管,脊髓逐渐上移,出生时,脊髓的末端对第 3 腰椎,至成年则相当于第 1 腰椎下端或第 2 腰椎上端。因此,通往各个椎间孔的神经根,只有在脊髓上部(颈部)是平行的,从胸髓开始,神经根便向下斜行,在脊髓圆锥以下的腰骶节段神经根,在椎管内的方向,则几乎是垂直的,构成马尾。

和脊髓的节段数相当,从脊髓发出 31 对运动前根,并有 31 对感觉后根进入脊髓,前根和后根在椎管内逐渐接近,通过位于椎间孔的脊神经节后合成一束,由两根构成的运动和感觉纤维总束从椎间孔穿出,称为根神经。脊神经的数目和名称一般与相应的椎体相对应,但由于第一对脊神经由第一颈椎的上方进出,故颈神经根节段有 8 个,颈 1 神经根从寰椎和枕骨之间进来,其余的颈脊神经在同名椎体上方进出,颈 8 神经从胸 1 椎体上方进出,在其他的脊柱节段,神经根节段以及脊神经的数目与相应的椎体完全一致,即胸神经 12 对,腰神经 5 对,骶神经 5 对,各神经根分别从相应椎体的下方进出,此外还可有 1 根或多根尾神经。

脊髓的结构大致为一扁圆形,在各椎体节段又稍有不同,在脊髓前面有前正中沟,后有后正中裂,在颈髓节段和腰髓节段分别有两个膨大,分别为颈膨大($C_5 \sim T_2$)和腰膨大($L_1 \sim S_2$)。脊髓下端逐渐变细成为圆锥,末端移行为终丝,其在硬膜囊内的部分称为内终丝,另一部分在穿出硬膜囊下界后包以终丝鞘,在髓管内呈扇状走行固定于尾椎,脊神经根在腰膨大水平纵行向下围绕终丝形成马尾神经根。

1. 脊髓灰质 在脊髓横断面的大体切片上,可明显地区分出位于中央的灰质与周围的白质,灰质呈四角伸展的蝴蝶形或"H"形,其中央有一狭窄的覆以室管膜的中央管,在正常状态下,中央管常常是闭合的,中央管前面的灰质横条称为灰质前连合,中央管后面的灰质称为后连合,灰质的其余部分分为脊髓前角和后角,在前角的外侧部灰质向外突出,称为侧角(在下颈髓和上胸髓中比较明显),由此走向后角的细条灰质网,称为网状结构。

脊髓灰质由神经细胞、细胞突起以及胶质细胞组成。根据脊髓神经元的形态、大小、密度及细胞学的特征,将脊髓灰质划分为 I ~ X 个细胞层,除第 X 层位于中央管周围外,其余大致与脊髓灰质的背侧面和腹侧面平行,第 I ~ IV 层是皮肤感觉传入纤维的主要终止区,是节内和节间反射弧连接处,也是一些上行径路的起始区。

2. 脊髓白质 脊髓白质内的上、下行纤维是脊髓与脑之间和脊髓节段间的联络纤维,前者为位于表层的长纤维,后者为位于深层的短纤维,脊髓传导通路排列为三个环行层,最中央为 H 形的灰质,其外为由短纤维构成的固有束或基束,周围则为长纤维。

二、脊髓内的传导通路

1. 上行通路　薄束和楔束传导深感觉,薄束传递来自下半身的深感觉和识别性触觉,楔束自胸 4 以上出现,传导来自上半身的深感觉和识别性触觉。自下而上,薄束和楔束纤维逐渐向内加入,下半身的传导束逐渐被推向外侧。

脊髓丘脑前束在脊髓前联合处交叉于对侧前索内上行,传导触觉,脊髓丘脑侧束经前联合和灰质交叉到对侧,在后索内上行,传导痛、温觉。脊髓小脑前束及脊髓小脑后束传导来自身体深部部分本体感觉传入小脑,维持躯体平衡。

2. 下行通路　主要有皮质脊髓前束和皮质脊髓侧束即所谓锥体束,与运动的执行有关。另有顶盖脊髓束、红核脊髓束、网状脊髓束、前庭脊髓束、橄榄脊髓束与运动的维持和平衡有关。

三、脊髓的节段性支配

脊髓发出和根神经有节段性支配的特点,大致有以下几个临床常用的标志。肱二头肌反射为 C_{5-6},肱三头肌反射为 C_{7-8},桡骨膜反射为 C_{5-6},膝腱反射为 L_{2-4},跟腱反射为 S_{1-2},乳头平面为 T_4 节段,剑突水平为 T_6 节段,肋缘水平为 T_8 节段,平脐为 T_{10} 节段,腹股沟为 T_{12} 节段,上、中、下腹壁反射的反射中枢分别位于 T_{7-8}、T_{9-10}、T_{11-12}。

由于相邻神经节的皮节有重叠,故单一神经节损伤时往往不容易在临床上发现,多个神经节损伤时才会在由于支配的重叠存在,对确定损伤的上下界应当加以考虑。

四、脊髓的血液供应

1. 脊髓前动脉　来自两侧椎动脉的颅内段,多在延髓腹侧合并成一支,沿着脊髓前正中裂下行供应脊髓全长,接受各节段的分支动脉供血。在前正中裂内每 1cm 的脊髓前动脉分出 3～4 支沟动脉,这些沟动脉不规则地左右交替深入脊髓,供应脊髓前 2/3 区域的血液,沟动脉系终支动脉,容易发生缺血性病变,上胸段血管细小容易发生缺血,引起脊髓前动脉综合征。脊髓前动脉供应的主要结构有脊髓前角、脊髓丘脑束和部分锥体束。

2. 脊髓后动脉　在上颈段由椎动脉发出,在脊髓的后外侧沟内表面下行,并不形成主干,略呈网状,也接受各节段动脉血。供应脊髓后 1/3 区域血液,供应的主要结构为后索、后根和脊髓灰质背侧

部分,吻合支尚可供应前索和侧索。由于分支吻合较好,因此较少发生血液供应障碍。

3. 根动脉　颈段的来自椎动脉及甲状腺下动脉的分支,胸、腰段来自肋间、腰、髂腰和骶外各动脉的分支,因为这些分支都沿着脊神经根进入椎管,故统称为根动脉,根动脉进入椎间孔后分为根前动脉和根后动脉分别与脊髓前、后动脉吻合,构成围绕脊髓的冠状动脉环。

脊髓静脉回流通过与脊髓前、后动脉并行的根前和根后静脉回流至椎静脉丛,在胸段与胸腔内奇静脉及上腔静脉相通,在腹部与门静脉和盆腔静脉、下腔静脉有多处相通,椎静脉丛内的压力很低,没有瓣膜,常受胸、腹压力的变动而改变血流方向,成为感染和恶性肿瘤的颅内或椎管内转移的途径。

五、脊髓病变的特点

1. 脊髓横贯性损害　出现损害平面以下各种感觉缺失、上运动神经元瘫痪及括约肌功能障碍等,在急性脊髓炎和脊髓外伤的急性期往往出现脊髓休克症状,包括操作平面以下呈迟缓性瘫痪,肌张力低,腱反射减弱或消失,病理反射不能引出。休克期一般持续 3～4 周,以后逐渐转为上运动神经元瘫痪,包括肌张力增高,腱反射亢进,出现病理性反射及反射性排尿。

根据脊髓损害节段不同,其临床特点亦不相同,现分述如下。

(1)高颈段(C_{1-4}):四肢呈上运动神经元瘫痪,病变平面以下全部感觉缺失或减退,尿失禁,四肢及躯干常无汗,可有神经根痛,C_{3-5} 段损害时,造成两侧膈神经麻痹,可出现呼吸困难、腹式呼吸运动减弱甚至消失,咳嗽无力,若该处受刺激,则发生呃逆,病变如损害一侧三叉神经脊束核,下端则出现同侧面部外侧痛、温觉缺失,若累及副神经核则出现胸锁乳突肌和斜方肌瘫痪、萎缩。由于该部位病变接近枕骨大孔,故可出现颅后窝病变的症状和体征,如眩晕、眼球震颤、共济失调、饮水返呛吞咽困难及强迫头位等,若病变累及下部的心血管运动中枢和呼吸中枢,会引起呼吸、循环障碍而死亡,上颈段病变常伴高热。

(2)颈膨大(C_5—T_2):双上肢呈下运动神经元性瘫痪,双下肢呈上运动神经元性瘫痪,病灶平面以下各种感觉缺失,可有肩及上肢放射的根性神经痛,C_8—T_1 节段侧角细胞受损时,可产生 Honer 综合征。上肢腱反射改变有助于病变节段的定位,如肱二头肌反射减弱或消失,而肱三头肌反射亢进,

提示病损在 C_5 — C_6 水平,肱二头肌反射正常,而肱三头肌反射减弱或消失,提示病变在 C_7。

(3)胸段(T_3 — T_{12}):胸髓因在脊髓中最长而血液供应较差,最易发病,胸髓横贯性损害时,两下肢呈现上运动神经元瘫痪(截瘫),病变平面以下各种感觉缺失,尿便功能性障碍,出汗异常,常伴受损节段相应、腹部根性神经痛和(或)束带感,感觉障碍的平面是确定脊髓节段的重要依据,如乳头平面为 T_4 节段,剑突水平为 T_6 节段,肋缘水平为 T_8 节段,平脐为 T_{10} 节段,腹股沟为 T_{12} 节段,上、中、下腹壁反射的反射中枢分别位于 T_{7-8}、T_{9-10}、T_{11-12},故腹壁反射消失有助于定位,病变在 T_{10-11} 时,下半部腹直肌无力,而上半部肌力正常,口仰卧用力抬头时,可见脐孔被上半部腹直肌而向上移动,即 Beevor 征。

(4)腰膨大(L_1 — S_2):受损时表现两下肢下运动神经元性瘫痪,两下肢及会阴部感觉缺失,尿便功能障碍,损害平面在 L_{2-4} 时膝腱反射消失,在 S_{1-2} 时跟腱反射消失,S_{1-3} 损害会出现阳萎。

(5)脊髓圆锥(S_{3-5} 和尾节)受损时无肢体瘫痪及锥体束征,表现为鞍区感觉缺失,即肛门周围及会阴部皮肤感觉缺失,肛门反射消失和性功能障碍,真性尿失禁及直肠失禁。

(6)马尾:其病变与脊髓圆锥的病变相似,但损害时症状及体征为单侧或不对称,根性神经痛多见且严重,位于会阴部或小腿,咳嗽或用力时加重,可有 L_4 以下根性分布的感觉障碍,下肢可有下运动神经元性瘫痪,尿便功能障碍常不明显或出现较晚,这些可与圆锥病变相鉴别。

2. 脊髓半侧损害 表现为病变平面以下同侧肢体瘫痪,反射亢进,深感觉和触觉辨别觉障碍,对侧痛、温度觉障碍,而两侧粗触觉均保留,称为布朗——赛夸(Brown-Sequard syndrome),也称脊髓半切综合征,多见于脊髓外伤、髓外肿瘤的早期,椎间盘压迫出现不完全的脊髓半节损害。

3. 节段性损害 节段性运动障碍发生于前角或前根病变,表现为肌张力低、肌萎缩、反射消失以及电生理改变,下运动神经元瘫痪,特点是体征与病变的节段一致。

节段性感觉障碍发生于后根、后角或灰质前联合病变:后根病变可出现根性疼痛,各种感觉减退或消失,后角病变可不出现疼痛或仅有感觉异常,灰质前联合病变可出现节段范围内发冷、发热感等,有深浅感觉分离。

六、脊髓病变的定位

1. 确定脊髓病变的上、下界 在确定脊髓病变的上界时神经根痛有重要意义。确定各种感觉更新换代的上界,也是确定病灶上界的重要根据;在脊髓休克解除后还可根据反射决定病灶水平,即反射消失的最高节段可能是病灶存在的节段。判定脊髓病变的下界时,首先要根据反射的变化,以反射亢进的最高节段常可推定病灶的下界;发汗试验可有助于确定病变的下界;某些内脏功能的改变有助于判定病灶下界,如膀胱功能的改变、Honer 征等。

2. 髓内病变与髓外病变的鉴别 髓内病变多起始于脊髓中央管周围,在发病后相当长的时间内,症状和体征仅限于病变的节段范围内,呈节段型感觉障碍,因不刺激神经根,很少发生根痛;髓外病变可早期出现神经痛,表现为条带样串痛,多伴脑脊液冲击征。

髓内病变与髓外病变的鉴别,见表4-1。

表 4-1 髓内病变与髓外病变的鉴别

	髓内病变	髓外硬膜内病变	硬膜外病变
早期症状	多为双侧	一侧进展为双侧	多一侧开始
根痛	少见	早期剧烈,部位明显	早期可有
感觉障碍	早期出现分离性感觉障碍,上界可变	传导束性,一侧开始,自下向上发展	多为双侧传导束性
节段性肌无力和萎缩	早期出现明显	少见,局限	少见
锥体束征	不明显	早期出现,一侧开始	较早出现,多为双侧
括约肌功能障碍	早期出现	晚期出现	较晚期出现
棘突压痛、叩痛	无	较常见	常见
感觉过敏带	无	有	少见
椎管梗阻	晚期出现	早期出现	较早期出现
CSF 蛋白增高	不明显	明显	较明显
MRI 检查	脊髓梭形膨大	髓外占位,脊髓移位	硬膜外占位性病变

(张微微 李 莹)

第二节 急性脊髓炎

急性脊髓炎（acute myelitis）是由免疫或感染等原因所诱发的脊髓急性炎症，是脊髓的一种非特异性炎性病变，而中毒、血管病、代谢疾病、营养障碍、放射性损害所引发的脊髓损伤，通常被称为脊髓病。炎症常累及几个髓节段的灰白质及其周围的脊膜，并以胸髓最易受侵而产生横贯性脊髓损害症状。临床特征为病损平面以下的肢体瘫痪，传导束性感觉缺失和自主神经功能损害，如尿便功能障碍。部分病人起病后，瘫痪和感觉障碍的水平均不断上升，最终甚至波及上颈髓而引起四肢瘫痪和呼吸肌麻痹，并可伴高热，危及病人生命安全，称为上升性脊髓炎。

【病因】

病因至今尚未明确，1975年亚洲流感流行后，该病发病率一度明显增高，证明本病与病毒感染相关。常见于2型单纯疱疹病毒、水痘——带状疱疹病毒及肠道病毒，对亚洲流感后患者流感A、B病毒抗体滴度测定和患者脑脊液病毒抗体及特异性DNA的测定均显示病毒对脊髓的直接损害可能是主要原因，但尚未直接从病变脊髓或脑脊液中分离出病毒。推测病毒感染的途径可能为长期潜伏在脊神经节中的病毒在人体抵抗力下降时，沿神经根逆行扩散至脊髓而致病，或者病毒感染其他身体部位后经血行播散至脊髓。根据其病前多有上呼吸道感染、腹泻、疫苗接种等病史，目前多数学者倾向于认为本病更可能与病毒感染后所诱导的自身免疫反应有关，而外伤和过度疲劳可能为诱因。

【病理】

本病可累及脊髓的任何节段，但以胸段最为常见（74.5%），其次为颈段和腰段。病损为局灶性或横贯性亦有多灶融合或散在于脊髓的多个节段，也可累及脑干或大脑，但较少见。病变多累及脊髓灰白质及相应的脊膜和神经根，多数病例以软脊髓、脊髓周边白质为主。肉眼观察受损节段脊髓肿胀、质地变软、软脊膜充血或有炎性渗出物。切面可见受累脊髓软化、边缘不整、灰白质界限不清。镜下可见软脊膜和脊髓内血管扩张、充血，血管周围炎性细胞浸润，以淋巴细胞和浆细胞为主，有时也可见少量中性粒细胞；灰质内神经细胞肿胀、碎裂，虎斑消失，尼氏体溶解，胞核移位，白质中髓鞘脱失、轴突变性，病灶中可见胶质细胞增生。早期患者病变主要集中在血管周围，有炎细胞渗出和髓鞘脱失，病变严重者有坏死，可融合成片状或空洞，在这个过程中亦可以看到胶质细胞增生，以小胶质细胞增生为多见，若吞噬类脂质则成为格子细胞而散在分布于病灶中。后期病变部位萎缩，并逐渐形成纤维瘢痕，多伴星形胶状细胞增生，脊髓萎缩变细；脊膜多伴原发或继发改变，多表现为血管内皮细胞肿胀，炎细胞渗出，血管通透性增加，后期则可出现血管闭塞。

【临床表现】

一年四季均可发病，以冬春及秋冬相交时为多，各年龄组和职业均可患病，以青壮年和农民多见，无明显性别差异，散在发病。

患者多在脊髓症状出现前数天或1~4周可有发热、全身不适或上呼吸道感染或腹泻等症状，或有疫苗接种史。起病急，常先有背痛或胸腰部束带感，随后出现双下肢麻木、无力等症状，伴尿便障碍。多数患者在数小时至数天内症状发展至高峰，出现脊髓横贯性损害症状。临床表现多变，取决于受累脊髓节段和病变范围。

1. 运动障碍 以胸髓受损害后引起的截瘫最常见，一方面可能胸段脊髓较长，损害概率较大；另一方面由于 T_4 为血管供应交界区，容易缺血而受到炎症损伤，因此胸髓病变以 T_4 部位多见。表现为双下肢截瘫，早期主要表现为脊髓休克现象，呈弛缓性瘫痪，病变水平以下肢体肌张力降低，腱反射减弱或消失，病理征多为阴性，腹部及提睾反射消失。一般认为该现象的产生是由于脊髓失去高级神经中枢的抑制后，短期内尚未建立独立功能，因此出现的一种暂时性的功能紊乱。休克期持续时间差异较大，从数天到数周不等，也有多达数月的情况，后者少见。一般持续3~4周，其时间跨度与脊髓损伤程度和并发症密切相关，脊髓损伤完全者其休克期较长，并发尿路感染、压疮者，休克期更长，甚至数月至数年无法恢复。经过积极治疗后，脊髓自主功能可逐渐恢复，并逐渐过渡到痉挛性瘫痪，即瘫痪肢体肌张力由屈肌至伸肌逐渐增高，腱反射逐渐增高，肌力恢复始于远端，如足趾，逐渐膝、髋等近端关节运动逐步恢复，甚至可恢复行走能力。若脊髓损害完全，休克期后可以出现伸性反射、肌张力增高，但肌力恢复较差，尽管其脊髓本身神经兴奋性有恢复,甚至高于正常水平。脊髓损伤不完全的患者,下肢可表现为内收、足内旋,刺激下肢皮肤可引起肢体的抽动。严重损伤患者,在其足底、大腿内侧或腹壁给予轻微刺激,即可引起强烈的肢体痉挛,伴出汗、竖毛,甚至出现二便失禁,临床上称该现象为"总体反射"。该类型患者预后大多不良。部分患者并发症较少,但截瘫长期恢复不佳,反射消失,病理征阴性,可能与脊髓供血障碍或软化相关。

如颈髓受损则出现四肢瘫痪,并可伴有呼吸肌麻痹而出现呼吸困难。若病变部位在颈膨大,则出现双上肢弛缓性瘫痪和双下肢中枢性瘫痪,胸段病变引起双下肢中枢性瘫痪,腰段脊髓炎胸腹部不受累,仅表现双下肢弛缓性瘫痪,骶段病变则无明显肢体运动障碍和锥体束征。

2. 感觉障碍 损害平面以下肢体和躯干的各类感觉均有障碍,重者完全消失,呈传导束型感觉障碍,系双脊髓丘脑束和后索受损所致。有的患者在感觉缺失上缘常有 1～2 个节段的感觉过敏带,病变节段可有束带样感觉异常。少数患者表现为脊髓半切综合征样的感觉障碍,出现同侧深感觉和对侧浅感觉缺失,主要是因为脊髓炎的局灶性损伤所致。骶段脊髓炎患者多出现马鞍区感觉障碍、肛门及提睾反射消失。另有一些儿童患者由于脊髓损伤较轻而无明显的感觉平面,恢复也较快。随着病变恢复,感觉障碍平面会逐渐下降,逐渐恢复正常,但恢复速度较运动功能恢复更慢。甚至有些患者终身遗留部分感觉功能障碍。

3. 自主神经障碍 脊髓休克期,由于骶髓排尿中枢及其反射的功能受到抑制,排尿功能丧失,因膀胱对尿液充盈无任何感觉,逼尿肌松弛,而呈失张力性膀胱,尿容量可达 1 000ml 以上;当膀胱过度充盈时,尿液呈不自主地外溢,出现尿失禁,称之为充盈性尿失禁或假性尿失禁。此时需给予导尿。在该期患者直肠运动不佳,常出现大便潴留,同时由于肛门内括约肌松弛,还可出现大便失禁。当脊髓休克期过后,随着脊髓功能逐渐恢复,因骶髓排尿中枢失去大脑的抑制性控制,排尿反射亢进,膀胱内的少量尿液即可引起逼尿肌收缩和不自主排尿,谓之反射性失禁。如病变继续好转,可逐步恢复随意排尿能力。随着脊髓功能恢复,大便功能可逐渐正常。在脊髓休克期,如果膀胱护理不得当,长期引流,无定期地膀胱充盈,在脊髓恢复期可出现尿频、尿急、尿量少,称为痉挛性小膀胱或急迫

性尿失禁。个别患者由于脊髓损伤较重,长期弛缓性瘫痪,膀胱功能难以恢复正常。痉挛性屈曲性截瘫者常有便秘,而长期弛缓性瘫痪者结肠运动和排便反射均差。此外,损害平面以下躯体无汗或少汗、皮肤干燥、苍白、发凉、立毛肌不能收缩;截瘫肢体水肿、皮肤菲薄、皮纹消失、趾甲变脆,角化过度。休克期过后,皮肤出汗及皮肤温度均可改善,立毛反射也可增强。如是颈髓病变影响了睫状内脏髓中枢则可出现 Horner 征。

急性上升性脊髓炎少见,但病情凶险,在数小时至数日内脊髓损害即可由较低节段向上发展,累及较高节段,临床表现多从足部向上,经大腿、腹胸、上肢到颈部,出现瘫痪或感觉障碍,严重者可出现四肢完全性瘫痪和呼吸肌麻痹,而导致呼吸困难、吞咽困难和言语不能,甚至累及延髓而死亡。当上升性脊髓炎进一步累及脑干时,出现多组脑神经麻痹,累及大脑可出现精神异常或意识障碍,病变超出脊髓范围,称为弥漫性脑脊髓炎。

【辅助检查】

1. 实验室检查 急性期周围血白细胞总数可稍增高,合并感染可明显增高。腰穿查脑脊液压力多正常,少数因脊髓肿胀至椎管轻度阻塞,一般无椎管梗阻现象。外观多无明显异常,脑脊液细胞总数特别是淋巴细胞和蛋白含量可有不同程度的增高,但也可正常,多以淋巴细胞为主。脑脊液蛋白定量正常或轻度升高,葡萄糖及氯化物正常。蛋白和白细胞数的变化多于脊髓的炎症程度和血脑屏障破坏程度相一致。

2. X 线和 CT 脊柱 X 线片常无明显异常改变,老年患者多见与脊髓病变无关的轻、中度骨质增生。CT 多用于除外继发性脊髓疾病,如脊柱病变引起的脊髓病,脊髓肿瘤等。

3. MRI 磁共振成像能早期显示脊髓病变的性质、范围、程度,是确诊急性脊髓炎最可靠的方法,其分辨率和准确率均优于 CT。急性期可见病变部位水肿、增粗,呈片状长 T_1 长 T_2 异常信号,信号均匀,增强可有斑片状强化,也可早期发现多发性硬化的病理变化。

4. 视觉诱发电位、脑干诱发电位 多用于排除脑干和视神经的早期损害。对鉴别视神经脊髓炎作用明显。

【诊断和鉴别诊断】

多青壮年发病,病前两周内有上呼吸道感染、腹泻症状,或疫苗接种史,有外伤、过度疲劳等发病

诱因。急性起病,迅速出现肢体麻木、无力,病变相应部位背痛和束带感,体检发现:①早期因"脊髓休克期"表现为弛缓性瘫痪,休克期后病变部位以下支配的肢体呈现上运动神经元瘫痪;②病损平面以下深浅感觉消失,部分可有病损平面感觉过敏带;③自主神经障碍:尿潴留、充盈性尿失禁、大便失禁。休克期后呈现反射性膀胱、大便秘结,阴茎异常勃起等。辅助检查发现:①急性期外周血白细胞计数正常或稍高。②脑脊液压力正常,部分病人白细胞和蛋白轻度增高,糖、氯化物含量正常。③脊髓MRI示病变部位脊髓增粗,长 T_1 长 T_2 异常信号。

根据急性起病,病前的感染史,横贯性脊髓损害症状及脑脊液所见,不难诊断,但需与下列疾病鉴别:

1. 周期性麻痹 多有反复发作病史,但无传导束型感觉障碍及二便障碍,发病时离子检查可见血钾低于正常(<3.5mmol/L),补钾后症状迅速缓解,恢复正常。

2. 脊髓压迫症 常见的有脊髓硬膜外血肿、脓肿、脊柱转移瘤和脊柱结核。脊髓肿瘤一般发病慢,逐渐发展成横贯性脊髓损害症状,常有神经根性疼痛史,多呈进行性痉挛性瘫痪,感觉障碍呈传导束型,常从远端开始不对称减退,脑脊液细胞多正常,但蛋白增高,与椎管梗阻有关,属于髓外压迫。硬膜外脓肿起病急,脓肿所在的部位压痛明显,但常有局部化脓性感染灶、全身中毒症状较明显,瘫痪平面常迅速上升,脊髓造影可见椎管有梗阻,属髓外硬膜外压迫。

3. 吉兰-巴雷综合征 与急性脊髓炎休克期相似,表现为急性起病的四肢弛缓性瘫痪,不同之处在于该综合征感觉障碍应为末梢型而非传导束型,运动障碍远端重,脑脊液可见蛋白、细胞分离现象。

4. 急性脊髓血管病 脊髓前动脉血栓形成呈急性发病,剧烈根性疼痛,损害平面以下肢体瘫痪和痛温觉消失,但深感觉正常。脊髓血管畸形可无任何症状,也可表现为缓慢进展的脊髓症状,有的也可表现为反复发作的肢体瘫痪及根性疼痛,且症状常有波动,有的在相应节段的皮肤上可见到血管瘤或在血管畸形部位所在脊柱处听到血管杂音,须通过脊髓造影和选择性脊髓血管造影才能确诊。

5. 视神经脊髓炎 急性或亚急性起病,兼有脊髓炎和视神经炎症状,常有复发缓解,如两者同时或先后相隔不久出现,易于诊断。与急性脊髓炎相比,首次发病后脊髓功能恢复较差,胸脊液白细胞数、蛋白量有轻度增高。常规行视觉诱发电位及MRI检查可帮助早期明确诊断。

6. 急性脊髓灰质炎 儿童多见,多有发热、腹泻等前驱症状后,出现不完全、不对称性的软瘫,无传导束型感觉障碍及尿便障碍。

7. 脊髓出血 多急性起病,起病时多诉背部突发剧痛,持续数分钟或数小时后出现瘫痪,可有感觉障碍,二便无法控制,腰穿脑脊液呈血性。

【治疗措施】

针对病因制定治疗方案,有明确病原感染者,需针对病原用药;大多急性脊髓炎以炎性脱髓鞘损害为主要病理改变,因此治疗重点在于早期调节免疫,努力减轻脊髓损害,防止并发症,促进功能恢复。

1. 皮质类固醇疗法 本病急性期治疗应以激素为主,早期静脉给予甲泼尼龙 1g/d,3～5d 后减量,也可选用地塞米松 10～20mg 或者氢化可的松 100～300mg 静脉滴注,10～14d 为 1 个疗程,每天一次;以后可改为泼尼松 30～60mg/d 或者地塞米松 4.5mg/d 口服,病情缓解后逐渐减量,5～6 周停用。应注意给予补充足够的钾盐和钙剂,加强支持,保证足够的入液量和营养,必要时给予抗生素预防感染,对于高血压、糖尿病、消化系统溃疡患者应谨慎使用。

2. 脱水 有研究显示脊髓炎早期脊髓水肿肿胀,适量应用脱水药,如 20％甘露醇 250ml 静脉滴注,bid;或 10％葡萄糖甘油 500ml 静脉滴注,qd,可有效减轻脊髓水肿,清除自由基,减轻脊髓损伤。

3. 免疫球蛋白 可调节免疫反应,通过中和血液的抗髓鞘抗体及 T 细胞受体,促进髓鞘再生及少突胶质细胞增生。一般 0.4g/(kg·d),缓慢静脉滴注,连续 5d 为 1 个疗程。对急性期的危重症患者尤为适合,副作用少,偶有高黏血症或过敏反应。

4. 改善血液循环,促进神经营养代谢 可给予丹参、烟酸、尼莫地平或低分子右旋糖酐或 706 代血浆等改善微循环、降低红细胞聚集、降低血液黏稠度;同时可给予神经营养药物如 B 族维生素、维生素 C、胞磷胆碱、三磷腺苷、辅酶 A、辅酶 Q_{10} 等药物口服,肌内注射或静脉滴注,有助于神经功能恢复。

5. 抗感染治疗 预防和治疗肺部及泌尿系统感染。患者大多有尿便障碍,导尿常会继发泌尿系统感染。危重患者,尤其是上升型脊髓炎患者多有呼吸肌麻痹,肺部感染多见,同时由于激素治疗,进一步影响了患者的抵抗力,容易感染。因此,根据感染部位和细菌培养结果,尽早选择足量敏感抗生素,以便尽快控制感染。部分学者主张常规应用抗病毒药如板蓝根、阿昔洛韦、利巴韦林等。

6. 血液疗法 对于激素治疗收效甚微且病情急进性进展的患者可应用血浆置换疗法,该法可以将患者血液中自身抗体和免疫复合物等有害物质分离出来,再选用正常人的血浆、白蛋白等替换补充,减轻免疫反应,防止损害进一步加重,改善肌力,促进神经肌肉功能恢复,但所需设备及费用比较昂贵,难以普遍使用。相对经济的方法包括新鲜血浆输注疗法,200～300ml,静脉滴注,2～3 次/周,可提高患者免疫力,也可缓解患者病情,减轻肌肉萎缩,但疗效较血浆置换差。

7. 中药治疗 可给予板蓝根、板蓝根、金银花、赤药、杜仲、牛膝、地龙等药物,清热解毒、活血通络,促进肢体恢复。

8. 其他 可给予转移因子、干扰素等调节机体免疫力,对有神经痛者给予镇痛对症治疗。有学者指出可给予高压氧治疗,改善和纠正病变部位的缺血缺氧损害,利于机体组织再生和修复。

【防治并发症】

1. 维护呼吸功能 上升性脊髓炎常因呼吸肌麻痹而出现呼吸困难,危及患者生命,因此保持呼吸道通畅,防治肺部感染,成为治疗成功的前提,应按时翻身、变换体位、协助排痰,对无力咳痰者必要时及时做气管切开,如呼吸功能不全、可酌情使用简易呼吸器或人工呼吸机。

2. 压疮的防治

(1)压疮的预防和护理:

①避免局部受压。每 2 小时翻身 1 次,动作应轻柔,同时按摩受压部位。对骨骼突起处及易受压部位可用气圈、棉圈、海绵等垫起加以保护,必要时可使用气垫床或水床等。

②保持皮肤清洁干燥,勤翻身、勤换尿布,对大小便失禁和出汗过多者,要经常用温水擦洗背部和臀部,在洗净后敷以滑石粉。

③保持床面平坦、整洁、柔软。

(2)压疮的治疗与护理:主要是不再使局部受压,促进局部血液循环,加强创面处理。局部皮肤红肿、压力解除后不能恢复者,用 50％乙醇局部按摩,2～4 次/d,红外线照射 10～15min,1/d。皮肤紫红、水肿、起疱时,在无菌操作下抽吸液体、涂以甲紫、红外线照射,2/d。水疱破裂、浅度溃烂时,创面换药,可选用抗生素软膏,覆盖无菌纱布。坏死组织形成、深度溃疡、感染明显时,应切除坏死组织,注意有无无效腔,并用1:2 000 高锰酸钾或过氧化氢或 1:5 000 呋喃西林溶液进行清洗和湿敷,创面换药,红外线照射。创面水肿时,可用高渗盐水湿敷。如创面清洁、炎症已消退,可局部照射紫外线,用鱼肝油纱布外敷,促进肉芽生长,以利愈合,如创面过大,可植皮。

3. 尿潴留及泌尿道感染的防治 尿潴留阶段,在无菌操作下留置导尿管,每 4 小时放尿 1 次。有研究认为为预防感染,可用 1:5 000 呋喃西林溶液或 4％硼酸溶液或生理盐水冲洗膀胱,2/d,但也有学者认为该法对预防尿道感染不仅无效,有可能有害,因此不主张对膀胱进行冲洗。切忌持续开放尿管,以免膀胱挛缩,容积减少。鼓励病人多饮水,及时清洗尿道口分泌物和保持尿道口清洁。每周更换导管一次。泌尿道发生感染时,应选用抗生素。若膀胱出现节律性收缩,尿液从导管旁渗出时,应观察残余尿量,若残余尿量在 100ml 左右时,拔除导尿管。

4. 直肠功能障碍的护理 鼓励病人多吃含粗纤维的食物和食酸性食物,多吃蔬菜瓜果,无法正常进食者应尽早鼻饲饮食,保证患者营养。对便秘患者应及时清洁灌肠,并可服缓泻药,防止肠麻痹。对大便失禁患者应及时识别排便信号,及时清理。

5. 预防肢体挛缩畸形,促进功能恢复 瘫痪肢体应保持功能位,早期被动活动,四肢轮流进行,应及时地变换体位和努力避免发生肌肉挛缩,促进瘫痪肢体功能恢复。如病人仰卧时宜将其瘫肢的髋、膝部置于外展伸直位,避免固定于内收半屈位过久。棉被不宜过重,注意防止足下垂,并可间歇地使病人取俯卧位,以促进躯体的伸长反射。瘫痪下肢可用简易支架,早期进行肢体的被动活动和自主运动,并积极配合针灸、按摩、理疗和体疗等。

【预防及预后】

增强体质,预防上呼吸道感染或其他感染对防治本病意义重大,一旦发病应尽早就诊和治疗,鼓励患者积极配合治疗。急性脊髓炎患者如发病前有发热、腹泻、上感等前驱症状,脊髓损伤局限,无压疮、呼吸系统及泌尿系统感染等严重并发症,治疗及时有效,通常多数在 3～6 个月可治愈。如脊髓损伤较重,并发症较多,治疗延误,则往往影响病情恢复,或留有不同程度的后遗症。上升性脊髓炎如治疗不力,可于短期内出现呼吸功能衰竭。因此,患者应及时诊治。对本病的诊治专科性较强,劝告患者及其家庭应到有条件的神经疾病专科诊治。关于本病与多发性硬化的关系在疾病早期尚难肯定,有少数病者以后确诊为多发性硬化,因此,应长期进行随访观察。

(张微微　贡京京)

第三节　脊髓血管疾病

脊髓血管疾病(vascular diseases of the spinal cord)分为缺血性、出血性及血管畸形三大类。发病率远低于脑血管疾病,对脊髓血管病的基础和临床研究亦滞后于脑血管病。虽然两者的疾病谱相似,都可发生出血、缺血、畸形、炎症等病变,但脊髓血液循环有着完全不同的特点,决定了它的临床表现及治疗的明显不同。

(1)脊髓循环呈节段性供血,自颈颅交界到圆锥通常有 6~8 根主要根髓动脉为脊髓提供血流,其充分的侧支循环使脊髓对缺血的耐受性明显高于脑组织。节段性供血的不利因素是在两根动脉供血区域之间存在一个血供的"分水岭"(如 T_4 和 L_2 水平),这一区域血供相对较少,因而更易受到缺血性的损害。实验证明颈段和腰段脊髓血流量明显高于胸段,特别是上胸段。

(2)根髓动脉大多起自肋间动脉和腰动脉,胸、腹腔大动脉的压力变化将直接影响脊髓血供,如手术操作、大动脉的阻断均可反应为脊髓缺血。

(3)脊髓静脉回流入胸腰腔,且回流静脉缺乏静脉瓣,胸腹腔的炎症、肿瘤等病变常能轻易侵入椎管腔静脉丛。可以理解,为什么硬脊膜外转移性肿瘤多来自胸腹腔的原发灶。胸腹腔压力的突然变化,可以直接反应为椎管内静脉压力升高,成为椎管内出血的原因之一。

(4)脊髓供血动脉均穿过骨性孔道进入椎管腔,因而这些动脉可因脊椎骨折和椎间盘突出等原因而造成供血动脉被阻断,并因此产生脊髓缺血性损害。脊髓前动脉亦可因后纵韧带钙化等机械因素造成脊髓缺血。

(5)脊髓位于骨性管道之内,且神经结构紧密,即使是较小的血管损害亦可能造成严重的神经功能障碍。近 20 年来,由于 MRI 的问世,选择性血管造影及介入治疗的广泛应用,显微外科技术的发展,特别是对脊髓显微解剖及血流动力学的研究成果,使人们对脊髓血管病有了更正确认识,使治疗更趋合理。

一、脊　髓　缺　血

【病因】

动脉硬化是脊髓缺血的主要原因,而且近年来缺血性脊髓病的发生率趋于上升,对高龄人群的影响更明显。由于血供不足可以造成短暂的脊髓缺血的症状,严重者可发展成为永久性脊髓损害。其他病因产生的短暂性血压过低,可以使上述病理过程加重或加速发展。由于脊髓血供大多数来自肋间动脉和腰动脉,主动脉的血流障碍可直接减少脊髓供血,主动脉病变如夹层动脉瘤、损伤和主动脉手术时临时阻断,均可使脊髓缺血加重,甚至产生脊髓软化,造成永久性截瘫。

【病理】

临床及实验均证实脊髓对缺血有较好的耐受性。在实验室条件下,狗的脊髓可耐受 20~26min 的缺血而不致造成永久性神经损害。间歇性供血不足既可因适当的治疗和休息而得到缓解,又可因继发性缺血加重而致病情恶化。轻度神经损害在供血恢复后可完全消失。严重缺血则造成永久性的脊髓梗死。

【症状】

下肢远端无力和间歇性跛行为其特点。下肢无力情况在行走后更加明显,同时可以出现下肢腱反射亢进及病理反射。休息或使用扩血管药物可使无力现象缓解,病理反射也消失。病情继续进展则造成永久性损害,下肢无力不再为休息和药物治疗所缓解,并出现肌肉萎缩、共济失调和感觉障碍,晚期出现括约肌功能障碍。

【诊断】

虽然近年来本病的发生率有所上升,但较之其他脊髓疾病依然较低。因此,当出现脊髓功能损害时,应首先考虑其他常见的脊髓疾病,以免延误诊断。根据足背动脉搏动的存在可以与周围血管疾病所造成的间歇性跛行相区别。

【治疗】

主要针对动脉硬化治疗。轻病例早期增强心

脏输出功能和服用扩血管药物都有助于症状的缓解;血压较低的患者可使用腹部束紧的办法,以改善脊髓的血液循环状况。任何原因造成的短暂性低血压均可能使症状加重,应尽量避免。

二、脊髓动脉血栓形成

【病因】

动脉硬化是老年人动脉血栓形成的主要原因。结节性动脉周围炎、糖尿病、大动脉夹层动脉瘤等也可能成为致病原因。梅毒及结核性动脉炎曾经是动脉血栓形成的主要原因。但是,脊髓动脉血栓形成的机会远较脑动脉少。从200例脑动脉硬化的尸检中,仅发现2例伴有动脉硬化性脊髓病。而235例进行性脊髓病的高龄患者中,几乎均有脊髓动脉硬化的表现。轻微损伤能够引起脊髓前动脉血栓形成已被尸检证实。但应首先考虑到椎间盘突出、脊髓肿瘤等对动脉压迫所致的闭塞或出血。轻微损伤导致脊髓血管畸形闭塞或出血的报道亦不鲜见。

【病理】

肉眼观察可见脊髓动脉呈节段性或区域性闭塞,动脉颜色变浅。病变的早期有脊髓充血水肿,可以发生脊髓前部或后部的大片梗死,这要依脊髓前或是脊髓后动脉受累而定。脊髓梗死的范围可达数个乃至十几个节段。组织学改变取决于发病时间的长短和侧支循环建立的情况。

【临床表现】

1. 脊髓前动脉综合征　起病突然,亦有数小时或数日内逐步起病者。剧烈的根痛为最早出现的症状,少数病例为轻微的酸痛。疼痛的部位一般在受累节段上缘相应的水平,偶尔与受累节段下缘相符合。颈部脊髓前动脉闭塞,疼痛部位在颈部或肩部。瘫痪出现之后,疼痛仍可持续数日到数周。瘫痪一般于最初数小时内发展到顶峰,很少有延迟到数日者。个别病例瘫痪发生后旋即好转,数日后再度恶化。瘫痪可以是不对称的,早期表现为脊髓休克,肌张力减低;腱反射消失。脊髓休克过去以后,病变相应节段出现松弛性瘫痪,病变水平以下为痉挛性瘫痪,肌张力增高,腱反射亢进,并出现病理反射。早期就有大小便功能障碍。感觉分离是其特征性表现:痛觉和温觉丧失而震动觉和位置觉存在。侧支循环建立后,感觉障碍很快得到改善。

当动脉闭塞发生在胸段,则仅有相应节段的肌肉瘫痪,常缺乏感觉分离现象。

腰段受累主要表现为下肢远端的轻瘫、括约肌功能障碍,缺乏感觉分离的特征。感觉消失区有皮肤营养障碍。

如果闭塞仅累及脊髓前动脉的小分支,可能发生局部小的软化灶,临床表现为单瘫或轻度截瘫,不伴有感觉障碍。

2. 脊髓后动脉血栓形成　脊髓后动脉有较好的侧支循环,因而对血管闭塞有较好的耐受性。当脊髓后动脉闭塞时,经常没有广泛的神经损伤,所以也不构成综合征。临床表现为深反射消失、共济失调、神经根痛和病变水平以下的感觉丧失,但括约肌功能常不受影响。

【诊断与鉴别诊断】

能够造成横断性或部分性脊髓损害的疾病很多,因而为脊髓动脉血栓形成的诊断带来困难。急性脊髓炎的感觉丧失是完全的,没有感觉分离现象,同时伴发热及脑脊液中炎性细胞增加等感染征象,有助于鉴别诊断。如果怀疑有脊髓肿瘤或出血,可借助于腰椎穿刺、脊髓造影、CT 或 MRI 加以鉴别。

【治疗】

脊髓动脉血栓形成与脑血栓形成的治疗原则相同。对截瘫患者应注意防止发生压(褥)疮和尿路感染。

三、自发性椎管内出血

椎管内出血不常见。可伴发于外伤特别是脊椎骨折时,或伴发于脊髓血管畸形或椎管内肿瘤等,亦可因腰穿或硬脊膜外麻醉而起病。医源性因素(如使用抗凝药)或与凝血相关的疾病可使椎管内出血的概率明显增加。患者可因日常活动,如排便、翻身、咳嗽甚至握手等轻微动作而诱发椎管内出血。

(一)硬脊膜外血肿

【症状】

椎管内血肿大部分为硬脊膜外血肿,血肿几乎全部位于背侧。早期症状为突然发生的背痛,数分钟到数小时之内出现神经根刺激症状,并迅速出现神经损害症状,继而逐步发生脊髓圆锥受累的表现。

【诊断】

除根据典型症状外,腰穿和脑脊液检查、脊髓造影加高分辨率 CT 扫描均有助于确诊。MRI 的诊断意义最大,有条件时可作为首选诊断手段。

【鉴别诊断】

包括所有能引起急性背痛和根性损害的疾病。硬脊膜外脓肿及急性椎间盘突出,虽然症状类似,但其感染和外伤史是重要鉴别点。

【治疗与预后】

预后与脊髓损害的程度、患者的年龄及处理是否及时有关。硬脊膜外血肿多采用尽早椎板减压清除血肿的办法。术后近 50% 病例可望部分或完全恢复。

(二)硬脊膜下血肿

发病率低于硬脊膜外血肿。虽然理论上有可能性,但临床上很少有硬脊膜内、外同时发生血肿者。除损伤因素外,硬脊膜内血肿的发病大多与抗凝治疗有关,少数与腰穿、肿瘤出血有关。

【症状】

起病与临床表现和硬脊膜外血肿极其相似。急性背痛和根性症状是其特点,继之以病变节段以下的截瘫。

【诊断】

脑脊液动力学检查常显示蛛网膜下腔梗阻,甚至出现抽不出脑脊液的"干池"现象。脊髓造影、CT 及 MRI 是明确诊断的重要依据。

【治疗】

椎板减压和(或)血肿引流使 30%～50% 的患者可望恢复。

(三)脊髓型蛛网膜下腔出血

自发性脊髓型蛛网膜下腔出血的发病率很低,不及外伤性蛛网膜下腔出血的 1%。常见的出血原因为脊髓动静脉畸形、血管瘤(包括感染性动脉瘤、海绵状血管瘤等)、主动脉缩窄症及脊髓肿瘤,其中许多病例在接受抗凝治疗中发病。

【症状】

突然起病的背痛并迅速出现截瘫,当血液进入颅内时可产生与颅内蛛网膜下腔出血相似的表现。

【诊断】

症状典型者诊断不难。腰穿可获得血性脑脊液。脊髓造影和 MRI 有助于明确病因。本病需与快速累及脊髓的其他脊髓病相鉴别。

【治疗】

如有血肿存在应考虑椎板减压术,同时需注意纠正凝血功能障碍和病因治疗。

(四)脊髓内出血

脊髓内出血(又称出血性脊髓炎)很罕见。通常的致病原因有:①脊髓动静脉畸形;②血友病或其他凝血障碍性疾病;③髓内肿瘤;④脊髓空洞症;⑤其他不明原因。

脊髓内出血起病突然,以剧烈的背痛为首发症状,持续数分钟到数小时后疼痛停止,代之以截瘫、感觉丧失、大小便失控和体温升高。上颈段受累时可发生呼吸停止,重症者可于数小时之内死亡。度过脊髓休克期后出现痉挛性截瘫。轻者可于发病后数日或数周后恢复。但多半会遗留下或轻或重的神经损害,且存在复发的可能性。

急性期主要是对症处理,保持呼吸道通畅,防止并发症。同时注意病因学检查,以确定进一步的诊治方案。

四、脊髓血管畸形

脊髓血管畸形常与其他原因所致的脊髓病相混淆。其临床表现的多变性给诊断带来许多困难。近年来,对脊髓血流动力学和选择性脊髓血管造影的深入研究,使人们对这种疾病有了更正确的认识,治疗也更趋合理。

【分类】

从血流动力学角度考虑,脊髓血管畸形可分类为以下各型。

1. 脊髓血管畸形Ⅰ型　即硬脊膜动静脉瘘,又称硬脊膜动静脉畸形、葡萄状脊髓动静脉血管病等,是最常见的脊髓血管畸形,占该类患者的 75%～80%。其病理基础是硬脊膜接近神经根地方的动静脉直接交通。血供来自根动脉,沿软脊膜静脉丛回流。

ⅠA:由单一根髓动脉供血。

ⅠB:由多根根髓动脉供血。

2. 脊髓血管畸形Ⅱ型　即血管团样髓内动静脉畸形,是由单根或多根髓动脉供应的髓内团块样血管畸形。血管团较局限,病理血管之间没有神经组织,与正常脊髓组织之间有一层胶质细胞相隔。

3. 脊髓血管畸形Ⅲ型　称为幼稚型髓内动静脉畸形,是髓内巨大而复杂的血管团块状结构异常,血供丰富,与正常神经组织之间没有明确界限,且与Ⅱ型一样可与正常神经组织共享供血动脉,因而危害更大,治疗更困难。

4. 脊髓血管畸形Ⅳ型　为脊髓表面动静脉畸形,亦称脊髓动静脉瘘,是脊髓软脊膜的动静脉直接沟通。血管造影时出现的粗大静脉及静脉压力增高为其特征,亦为症状产生的主要原因。多呈逐步起病,病程可长达 2～25 年。根据血供情况可分

为3个亚型:

Ⅳ-A型:仅有一个供血动脉,血流慢,压力中等。

Ⅳ-B型:血供及引流情况介于Ⅳ-A和Ⅳ-C之间。

Ⅳ-C型:有多根巨大供血动脉和团块样引流静脉。

5.脊髓海绵状血管瘤 脊髓海绵状血管瘤或称海绵状血管畸形,由局限性海绵状的毛细血管扩大而构成,其间不含神经组织。

【病理生理】

脊髓血管畸形对临床的影响取决于许多因素,而且这些因素可以单独起作用或相互叠加。

(1)缺血:是引起脊髓损害症状的主要因素之一,缺血可以是盗血,静脉高压所致脊髓低灌注状态的结果,缺血对神经功能的影响是长期渐进的。

(2)压迫作用:常来自扩张的引流静脉或动静脉畸形血管团或海绵状血管瘤。脊髓对压迫的反应很敏感,因而导致神经损害。

(3)出血:可使脊髓血管畸形呈卒中样起病或病情突然恶化。海绵状血管瘤的多次髓内小量出血,可表现为临床症状的反复发作。

(4)血栓形成:血黏度升高,血流淤滞及血管损伤可能是造成血栓形成的基础。动脉血栓形成造成脊髓急性缺血,而静脉受累则加重了静脉淤滞,使脊髓低灌注和受压状况进一步恶化。

【临床表现】

1.脊髓动静脉畸形:

(1)绝大部分45岁以前发病,其中约50%16岁以前出现症状,男女之比3:1。临床特点是突然起病、症状反复再发,急性发病者系畸形血管破裂所致,出现蛛网膜下腔出血或脊髓内血肿;缓慢起病多见。逐渐加重,亦可呈间歇性病程,有症状缓解期。

(2)血管畸形出血可在该脊髓神经支配区突发剧烈根痛、根性分布感觉障碍或感觉异常,受累水平以下神经功能缺失,如上和(或)下运动神经元性瘫,表现不同程度截瘫,根性或传导束性分布感觉障碍,以及脊髓半切综合征,少数病例出现后索性感觉障碍或脊髓间歇性跛行,括约肌功能障碍早期尿便困难,晚期失禁。少数表现单纯脊髓蛛网膜下腔出血,可见颈强直及Kernig征等。

(3)约2/3的髓内AVM首发症状是不完全性瘫,有时病前有轻度外伤史,发生AVM破裂出血,

一年内复发率接近40%。血管畸形压迫和浸润脊髓可引起亚急性脊髓病变或位内病变症状体征,如分离性感觉障碍、病变节段以下运动障碍等。瘫痪常可自行好转,不久又可复发。

(4)脊髓血管畸形常伴同节段其他组织畸形,1/4~1/3的患者合并脊柱附近皮肤血管瘤、血管痣、椎体血管畸形、颅内血管畸形、脊位空洞症及下肢静脉曲张等,对脊髓血管瘤定位有一定价值。

2.髓周硬膜下动静脉瘘多发于14~42岁,无性别差异。起始症状为脊髓间歇性跛行,主要表现不对称性根——脊髓综合征,临床进展缓慢,发病7~9年可能导致截瘫。

3.硬脊膜动静脉瘘多见于男性,平均发病年龄大于髓周硬膜下动静脉瘘。病灶几乎均位于胸腰髓,常见疼痛、感觉异常、括约肌功能障碍和上下运动神经元同时受损症状,症状常在活动或改变姿势后加重。典型病例呈慢性进行性下肢瘫,有时类似脊髓肿瘤或周围神经病(如慢性炎症性脱髓鞘性多发性神经病),至今尚无该病引起出血的报道。

4.海绵状血管瘤表现进行性脊髓功能障碍,髓内海绵状血管瘤多见于中青年,常引起进行性或阶段性感觉运动障碍。

【辅助检查】

1.脑脊液检查如椎管梗阻可见CSF蛋白增高,压力低。血管畸形破裂发生脊髓蛛网膜下腔出血可见血性脑脊液。

2.脊柱X线平片可显示Cobb综合征患者椎体、椎板及附件破坏。脊髓碘水造影可确定血肿部位,显示脊髓表面血管畸形位置和范围。不能区别病变类型。可显示碘柱内粗细不均扭曲状透亮条影附着于脊髓表面,透视下可发现畸形血管搏动。注入造影剂后患者仰卧如显示"虫囊样"可提示本病。脊髓造影可显示盆周硬膜下动静脉瘘异常血管影,病变血管水平出现梗阻或充盈缺损,脊髓直径正常,也可显示Cobb's综合征脊髓膨大、髓周血管影及硬膜外占位征象。

3.CT及MRI检查对脊髓血管畸形有重要诊断价值,可显示脊髓局部增粗、出血或梗死等,增强后可发现血管畸形。CT及MRI可显示椎体呈多囊性或蜂窝状结构改变。MRI可见髓内动静脉畸形,硬脊膜动静脉瘘血管呈蜿蜒线状或脊髓背侧环绕圆形低信号血管影,海绵状血管瘤表现局部脊髓膨大,内有高低混杂信号。

4.选择性脊髓动脉造影对确诊脊髓血管畸形

有价值,可明确区分血管畸形类型,如动静脉畸形、动静脉瘘、海绵状血管瘤及成血管细胞瘤等,显示畸形血管大小、范围及与脊髓的关系,可对病变精确定位,有助于治疗方法选择。脊髓血管造影能清楚显示髓内动静脉畸形的大小、供血动脉管径及引流静脉,显示髓周硬膜下动静脉瘘或硬脊膜动静脉瘘的瘘口部位、大小、供血动脉、引流静脉及循环速度等;海绵状血管瘤血管造影正常。选择性动脉血管造影并向大动脉胸部分支注射造影剂可能找到供应该畸形的动脉分支。

【诊断及鉴别诊断】

1. 诊断　根据患者的病史及症状体征,脊髓造影或选择性脊髓血管造影可为诊断提供确切证据。临床诊断要高度重视突然起病及症状反复再发的临床特征,也要注意到可以呈缓慢起病的间歇性病程。急性发病时剧烈根痛,以及慢性病程中脊髓性间歇性跛行都高度提示本病,合并同节段血管痣、皮肤血管瘤对本病诊断及定位有意义。

2. 鉴别诊断　此病诊断较困难,早期常被误诊为其他类型脊髓病,须注意鉴别。

【治疗】

脊髓血管畸形治疗根据患者情况可采取选择性介入栓塞治疗,血管显微神经外科畸形血管结扎术或切除术,这些技术应用极大地提高本病的临床疗效。

1. 脊髓动静脉畸形治疗　①治疗前应先行MRI 和 DSA 检查,明确病灶体积、形态及其纵向与横向延伸,血流流速、供血动脉、引流静脉方向或有无静脉瘤样扩张等,伴动静脉瘘须了解瘘口部位、大小及循环速度等,根据畸形类型选择及制定合适治疗方案。②髓内 AVM 含丰富弥散的畸形血管团,手术难度大,致残率高,临床首选超选择性介入栓塞疗法。该治疗通过动脉导管将栓塞剂注入畸形血管。③脊髓 AVM 威胁到脊髓功能时,属显微外科手术彻底切除病变适应证,是目前脊髓血管畸形标准化治疗方法,由于本病预后差,尽可能早期诊断,早期手术治疗,一旦出现严重脊髓功能损害再行手术则无裨益。

2. 髓周动静脉瘘治疗可根据脊髓 DSA 显示影像,如超选择性插管可到达瘘口前端,可选择栓塞法;若供血动脉细长,导管很难到位,手术直接夹闭瘘口治愈率也相当高。

3. 硬脊膜动静脉需首选栓塞治疗,不便于栓塞治疗或治疗失败者可手术夹闭。

4. 椎体和椎旁动静脉畸形多伴脊髓压迫症状,术前栓塞可减少 AVM 大部分血供,减轻椎管内静脉高压,手术能有效去除占位效应,通常可选栓塞与手术联合治疗。

5. 对此类脊髓血管畸形除针对病因治疗,还须使用脱水药、止血药等对症治疗。截瘫病人应加强护理,防止合并症如压疮和尿路感染。急性期过后或病情稳定后应尽早开始肢体功能训练及康复治疗。

五、脊髓血管栓塞

脊髓血管栓塞与脑血管栓塞的病因相同,但其发病率远较后者低。血凝块、空气泡、脂肪颗粒、炎性组织碎块、转移性恶性肿瘤组织和寄生虫都可能成为脊髓血管栓塞的栓子。

【临床表现】

脊髓血管栓塞常常与脑血管栓塞同时发生,因而临床症状常被脑部损害症状所掩盖。来自细菌性内膜炎或盆腔静脉炎的炎性组织块所造成的脊髓血管栓塞,除因动脉梗阻产生的局灶坏死外,还可能因炎性栓子的侵蚀造成弥漫性点状脊髓炎或多发性脊髓脓肿,临床表现为严重的截瘫和括约肌功能障碍。

减压病是高空飞行和潜水作业者的常见病,气栓栓塞偶尔成为胸腔手术或气胸者的并发症。在游离气泡刺激脊髓神经根时,可发生奇痒、剧痛等不愉快的感觉,进而产生感觉障碍,下肢单瘫或截瘫。

转移性肿瘤所致的脊髓血管栓塞,常伴有脊柱和椎管内的广泛转移,根痛和迅速发生的瘫痪为其特点。

疟疾患者偶尔伴发脊髓损害,随着体温的升高出现周期性截瘫和大、小便失禁,数小时后随着体温的恢复正常。截瘫的原因可能是由于被疟原虫寄生的红细胞阻塞了毛细血管,因而造成脊髓缺血水肿。抗疟疾治疗可制止它的再发。

【治疗】

主要治疗措施与脑血管栓塞相同。

(张微微　陈　飞)

第四节　脊髓拴系综合征

脊髓拴系综合征(tethered cord syndrome, TCS)是指由于先天或后天的因素使脊髓受牵拉、圆锥低位、造成脊髓出现缺血、缺氧、神经组织变性等病理改变,临床上出现下肢感觉、运动功能障碍或畸形、大小便障碍等神经损害的症候群。TCS可于任何年龄段发病,由于病理类型及年龄的不同,其临床表现各异。造成脊髓拴系的原因有多种,如先天性脊柱裂、硬脊膜内、外脂肪瘤、脊髓脊膜膨出,腰骶手术后脊髓粘连、脊髓纵裂畸形等原因。脊髓拴系的部位,多数是脊髓圆锥或终丝末端,但颈、胸段脊髓由于各种因素被牵拉,形成各种神经损害的症状也属于脊髓拴系综合征的范畴。

【病因】

目前关于脊髓拴系综合征的病因及分型各家报道不一。有学者根据发病年龄及是否有手术史分为原发性及继发性。原发性病因不甚明确,一般认为与终丝粗大、椎管内脂肪瘤、畸胎瘤、表皮样囊肿、脊髓纵裂等有关,常见于新生儿及小儿,常常伴有不同程度的脊柱裂。继发性常与手术,炎症,外伤后椎管内瘢痕形成,粘连有关,它好发于成年人,常见于脊髓脊膜膨出修补术后及蛛网膜炎。成年人脊髓拴系综合征分为如下5类:脊髓脊膜膨出修复术后型,终丝紧张型,脂肪瘤型,脊髓纵裂畸形型,蛛网膜粘连型。根据发病年龄分为小儿型及成年型。近年来通过回顾性分析根据病因学分为型脊髓脊膜膨出修补术后,终丝增粗及终丝脂肪瘤型,脂肪脊髓脊膜膨出及圆锥脂肪瘤型,脊髓纵裂,该分型对患者手术疗效判断有一定的帮助,目前为较多国外学者所采用。

【病理】

TCS可能是由于脊髓末端发育不良引起。脊髓脊膜膨出的患儿腰骶部神经数量明显减少,周围神经元体积变小。有报道腰骶部脊髓外翻胎儿脊髓结构中仅有灰质,不见白质,灰质中神经元的胞体和神经纤维都明显减少,后角区域内无神经元胞体。但目前关于脊髓发育不良学说的证据尚少,仅见少数个案报道。

随着动物模型的成功构建,人们对其发病机制有了更深入的了解,关于脊髓受牵拉,压迫学说也越来越受广大学者认同。TCS是由于脊髓受到异常牵拉、脊髓缺血、缺氧、氧化代谢作用受损从而引起神经功能障碍,临床手术所见也证实了这一观点。在外科手术中观察到脊髓背侧血管变细,表面苍白,搏动明显减弱。利用彩色多普勒测量了儿童患者术前术后脊髓远端血流量的变化并与对照组比较,发现外科松解后局部血流量有显著增加,而对照组则无明显变化。

【诊断】

通过临床症状和体征可以对该病进行初步诊断。X线、CT、脊髓造影、MRI等影像学检查对成人脊髓拴系综合征诊断有很大的帮助。MRI是诊断脊髓拴系综合征的有效方法,可以出现以下表现:①终丝粗大(直径>2 mm),蛛网膜下腔阻塞,提示尾部脊髓或神经根粘连;②低位、变细的脊髓圆锥;③脊髓圆锥或终丝移位;④骶管内蛛网膜下腔扩张;⑤造成拴系的因素,如脂肪瘤、皮样囊肿等;⑥脊髓脊膜膨出以及修复术后的改变。

影像学检查在诊断脊髓拴系综合征时也有一定局限性。因此,只有根据患者病史、症状和体征,仔细的观察神经症状,结合影像学检查,才能对成人脊髓拴系综合征做出正确的诊断。

【治疗】

目前唯一有效的治疗方法是手术松解,手术的目的是在尽量减少新的损伤情况下彻底松解脊髓圆锥,解除牵拉,压迫,以达到缓解患者临床症状及防止神经功能进一步恶化。

关于手术时机各家说法不一,对于小儿患者一般都主张早期手术。因为虽然神经功能损害大多数呈不可逆,但由于小儿出现症状时间短,神经功能损害一般较轻,早期积极的手术干预常常能收到显著的效果。有学者主张对脊膜膨出合并脊髓拴系的患者在手术修补时要同时探查硬膜囊,如发现脊髓张力增加,也要及时行松解术。对于成年患者,是否需要手术仍有很大争议。有学者认为,成年患者一般病程较长,大多数有脊膜膨出修补病史,手术效果不明显,手术治疗要慎重。如果患者一般情况允许,国内外大多数学者都主张早期积极手术,手术要求在切开硬膜囊后全部在显微镜下操作,手术的目的是缓解临床症状,防止神经功能障碍的进一步加重,而且收到了明显的效果。症状和体征方面,疼痛改善最为明显。

尽管各报道对于脊髓拴系综合征的预后有差

异,但可以肯定的是手术对治疗脊髓拴系综合征是很有意义的。疼痛最容易得到控制。文献报道,78%～83%的患者术后腰腿痛得到改善。术前运动障碍进行性加重的患者,64%术后症状改善,27%的患者术后症状未再加重,而感觉障碍(如麻木、感觉异常等)改善不佳,50%患者没有明显改善;50%的患者术后泌尿系症状得以改善,但仍有45%的患者未改善;足畸形和脊柱侧弯等症状术后部分改善。有报道14%～60%患者膀胱功能改善,术前膀胱功能障碍持续少于3～5年的患者预后相对较好。

成人脊髓拴系综合征术后复发率较低。有报道在平均8年随访期中报道9例(16%)因复发需要再次手术。认为脊髓脊膜膨出和广泛的蛛网膜下腔瘢痕黏连被认为是预后较差的因素。

(张微微　陈　飞)

第五节　肝性脊髓病

肝性脊髓病(hepatic myelopathy)是继发于慢性肝病,以痉挛性截瘫为主要症状的脊髓疾病,可伴或不伴肝性脑病而存在,多发生于门静脉-体静脉分流后。在慢性肝病自发性门-体静脉分流后也有可能出现本病。

【病因】

各种慢性肝脏疾病均有发生本病的可能,如肝炎、肝硬化、肝纤维化、肝坏死等均可出现,多见于行门-体分流手术后或自发形成门-体分流后的患者,可能与血中代谢产物升高未经肝脏解毒直接进入体循环有关。有的患者血氨水平有明显升高,但也有报道血氨水平正常的病人也可发生本病。

【病理表现】

肝性脊髓病的病理解剖上主要可见脊髓侧柱的脱髓鞘改变,病理切片上可见从颈段到腰段的锥体束均可有髓鞘脱失,胸段的锥体束最易受累,胸段的脊髓丘脑侧束及脊髓小脑束也可见轻度髓鞘缺失;髓鞘脱失区域可以看到脂肪吞噬细胞和纤维胶质增生;极少量淋巴细胞浸润,脊髓背侧柱基本没有髓鞘脱失,灰质相对完整,脊髓的动静脉基本正常,感觉神经及自主神经很少受累。

【临床表现】

以青壮年男性多见,多发生在40～50岁,肝脏病变行分流手术或自发产生分流后4～5年最常出现,消化系统症状表现为慢性肝病的症状,如纳差、腹胀、乏力、肝脾大、腹水、蜘蛛痣、ALT升高、血清总蛋白降低、A/G比值倒置、血氨升高、食管胃底静脉曲张、腹壁静脉曲张及上消化道出血等。可出现或不出现肝性脑病的表现,脊髓病呈缓慢进行性加重的痉挛性截瘫为主要表现。往往以步态异常为首发症状,大多隐袭起病,逐渐进展。以双下肢先后发生僵硬无力、走路不稳开始,双下肢肌肉颤动,活动不灵活,逐渐发展成两侧对称痉挛性截瘫,早期呈伸直性痉挛性截瘫,呈强直状,膝部和踝部直伸,肌张力增加,有"折刀现象",腱反射亢进,常有肌阵挛,锥体束征阳性,行走呈痉挛步态、剪刀步态,晚期也可出现屈曲性截瘫。少数病人可出现四肢瘫。感觉受累少见,偶有深感觉减退,痛、温觉多正常。自主神经症状少见,括约肌功能多不受累。

【诊断】

目前尚无统一的诊断标准,具有以下症状应想到本病。①有慢性肝病病史或临床有肝脏疾病的表现或肝功能异常;②有门-体分流的证据(手术或自发出现);③缓慢或隐袭起病,逐渐出现的双下肢痉挛性截瘫;④排除其他原因所致的脊髓病变。凡隐袭起病,缓慢进行性痉挛性截瘫,伴或不伴肌萎缩,感觉及括约肌功能障碍者,如进一步检查有肝功能损害或门静脉高压症的证据,则应怀疑肝性脊髓病。在病程中出现黄疸、腹水、呕血及腹壁静脉怒张,食管静脉曲张等广泛体内自然侧支循环的形成或有门-腔静脉吻合术史,尤其是先后反复出现一过性脑症状者,则肝性脊髓病的可能性极大。

【辅助检查】

化验室检查包括胆红素、转氨酶、血氨、白蛋白等与肝脏功能有关指标,胆红素、转氨酶、血氨水平往往升高,而白蛋白多降低,出现白/球比例倒置;肌电图检查可发现神经源性损伤;脊髓的MRI检查可无异常发现,有助于鉴别诊断。

【鉴别诊断】

需与其他可造成进行性痉挛性截瘫的疾病鉴别,如亚急性联合变性、脊髓血管病、脊髓压迫症状等,亚急性联合变性为维生素 B_{12} 缺乏所致,脊髓MRI检查可以鉴别脊髓血管病及脊髓压迫;肝性脊髓病有慢性肝脏病变,有肝功能的异常及代谢产物的异常堆积,可能发现门-体静脉分流的证据。

【治疗】

目前肝性脊髓病已证明有效的治疗手段是进行肝脏移植，许多研究已证明，行肝脏移植后，进行痉挛性截瘫可被有效地逆转。其他的治疗包括保护肝脏、减少含氮食物的吸收、减少血氨水平，进行康复促进脊髓功能恢复。

（张微微　李　莹）

■ 参考文献

[1] 张葆樽，安得仲.神经系统疾病定位诊断.2版.北京：人民卫生出版社，2004

[2] Peter Duus 等著，刘宗惠等译.Duus 神经系统疾病定位诊断学.北京：海洋出版社，2006 年 2 版

[3] 吴江.神经病学（供 8 年制及 7 年制临床医学等专业用）.北京：人民卫生出版社，2005

[4] 胥少汀，郭世绂.脊髓损伤基础与临床.2版.北京：人民卫生出版社，2002

[5] 高绪文，郑明新.临床脊髓病学.1版.北京：人民卫生出版社，1997

[6] [Current advances in spinal vascular disease], Yano S, Hida K. Brain Nerve. 2009 Jun, 61(6):645-654. Review. Japanese

[7] Imaging in spinal vascular disease. Krings T, Lasjaunias PL, Hans FJ. Neuroimaging Clin N Am. 2007 Feb, 17(1):57-72. Review

[8] Three-dimensional rotational spinal angiography in the evaluation and treatment of vascular malformations. Prestigiacomo CJ, Niimi Y, Setton A, Berenstein A. AJNR Am J Neuroradiol. 2003 Aug, 24(7):1429-1435

[9] Spinal cord vascular disease: characterization with fast three-dimensional contrast-enhanced MR angiography. Binkert CA, Kollias SS, Valavanis A. AJNR Am J Neuroradiol. 1999 Nov-Dec, 20(10):1785-1793

[10] MR angiography of spinal vascular disease: what about normal vessels? Bowen BC. AJNR Am J Neuroradiol. 1999 Nov-Dec, 20(10):1773-1774. No abstract available

[11] Vascular anatomy and disorders of the lumbar spine and spinal cord. Bowen BC, Pattany PM. Magn Reson Imaging Clin N Am. 1999 Aug, 7(3):555-571. Review

[12] [Clinical application of phase contrast angiography]. Matsuzawa H, Houkin K, Nomura M, Kamiyama H, Iwasaki Y, Abe H, Akino M, Saito H. No Shinkei Geka. 1992 Oct, 20(10):1049-1054. Japanese

[13] 史玉泉，周孝达.实用神经病学.上海：上海科学技术出版社，2004 年 3 版

[14] 黄如训，梁秀龄，刘焯霖.临床神经病学.北京：人民卫生出版社，1996

[15] 高绪文，郭明新.临床脊髓病学.北京：人民卫生出版社，1997

[16] 匡培根.神经系统疾病药物治疗学.北京：人民卫生出版社，2005

[17] 朱镛连.神经康复学.人民军医，2001

[18] Shokei Y, Daniel W, Daniel K, et al. Adult tethered cord syndrome: new classification correlated with symptomatology, imaging and pathophysiology [J]. Neurosurgery Quarterly, 2001, 11:260-275

[19] Gabriel YF, Grace WK, Michael GF. Adult tethered cord syndrome: clinical considerations and surgical management [J]. Neurosurg Q, 2006, 16:55-66

[20] Yamada S, Lonser RR. Adult tethered cord syndrome [J]. Spinal Disord, 2000, 13:319-323

[21] Yamada S. Tethered cord syndrome in adults and children [J]. Neurol Res, 2004, 26:717-718

[22] Yamada S, Won DJ, Yamada SM, et al. Adult tethered cord syndrome: relative to spinal cord length and ilium thickness [J]. Neurol Res, 2004, 26:732-734

[23] 高绪文，郑明新.临床脊髓病学.北京：人民卫生出版社，1997

[24] Ufuk Utku, Talip Asil, Kemal Balc, Ilkay Uzunca, Yahya C, elik. Hepatic myelopathy with spastic paraparesis. Clinical Neurology and Neurosurgery. 2005, 107:514-516

[25] KARIN WEISSENBORN, UWE J. F. TIETGE, MARTIN BOKEMEYER, et al. Liver Transplantation Improves Hepatic Myelopathy: Evidence by Three Cases. GASTROENTEROLOGY 2003, 124:346-351

[26] B. Qu, C. Liu, L. Guo, et al. The Role of Liver Transplantation in the Treatment of Hepatic Myelopathy: Case Report With Review of the Literature. Transplantation Proceedings, 2009, 41:1987-1989

第 5 章

脑 血 管 病

第一节 概 述

脑血管病(cerebrovascular disease,CVD)是指各种原因导致脑血管损害从而引起的脑组织病变。急性发病并迅速出现脑功能障碍的脑血管疾病称为急性脑血管病,也称脑卒中(stroke)或脑血管意外(cerebral vascular accident),多表现为突然发生的脑部受损征象,如意识障碍、局灶症状和体征。

一、脑部血液供应及其特征

脑的血管系统大体可分为动脉系统和静脉系统。动脉系统又可分为颈动脉系统和椎-基底动脉系统,颅脑的血液供应主要来自颈前的两根颈总动脉和颈后的两根椎动脉(图 5-1)。脑血管的最大特点是颅内动脉与静脉不伴行。

(一)颈动脉系统(前循环)

颈动脉系统包括颈总动脉、颈外动脉和颈内动脉及其分支(图 5-2)。

颈总动脉,左右各一根,分别提供一侧颅脑的供血。右侧的颈总动脉起自头臂干动脉,左侧的颈总动脉直接起自主动脉弓。双侧颈总动脉在气管两侧向上走行,在甲状软骨略上水平分为颈内动脉和颈外动脉,在颈部可以触摸到颈总动脉及其分叉部。

颈外动脉在其经过途中发出 9 个分支。向前 3 支:甲状腺上动脉、舌动脉和面动脉。向后 3 支:胸锁乳突肌动脉、枕动脉和耳后动脉。向内 1 支:咽升动脉;向上 2 支:上颌动脉与颞浅动脉。颈外动脉分支供应头皮、颅骨、硬膜及颌面部器官,颈内动脉则向上走行穿颅骨进入颅内,分支供应垂体、眼球及大脑等。

颈内动脉的主要延续性分支为大脑前动脉和大脑中动脉,此外还有眼动脉、脉络膜前动脉等。颈动脉系统主要供应大脑半球前 3/5 的血液,故又

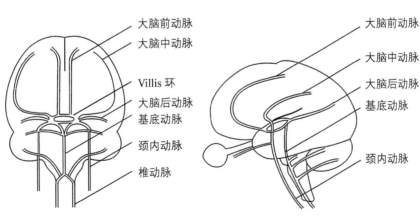

图 5-1 脑的主要供血动脉

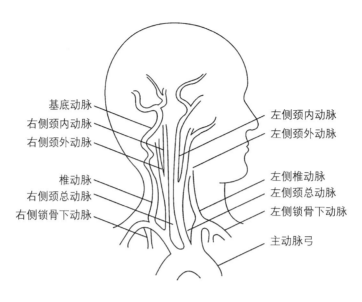

图 5-2 颈部血管

称为前循环。颈内动脉包括颈内动脉颅外段和颈内动脉颅外段，颈内动脉颅外段没有分支，但通常不是笔直的，而是有一定的弧度。在颅外段的起始处有梭形膨大，为颈动脉窦，是压力感受器，可调节血压。在颈总动脉分叉处后壁上，有一扁椭圆形小体借结缔组织附于壁上，是颈动脉体，可感受血液中的 O_2 和 CO_2，调节呼吸。

大脑前动脉于视交叉外侧、嗅三角后方，以近乎直角的方向自颈内动脉发出，向中线走行，直至大脑纵裂，后在胼胝体上方折向后走行。左右大脑前动脉由前交通动脉相连。大脑前动脉皮质支供应大脑半球内侧面、额叶底面的一部分和额、顶叶上外侧面的上部，中央支供应内囊前肢、部分膝部、尾状核、豆状核前部等。

大脑中动脉是颈内动脉的直接延续，在颈内动脉的分支中最为粗大。大脑中动脉在视交叉外下方向横过前穿质进入大脑外侧沟，再向后外，在岛阈附近分支。大脑中动脉皮质支供应大脑半球上外侧面的大部分和岛叶，中央支供应尾状核、豆状核、内囊膝和后肢的前部。

脉络膜前动脉从颈内动脉或大脑中动脉主干向下发出，沿视束下面向后行，经大脑脚与海马旁回沟之间进入侧脑室下角，终止于脉络丛。供应外侧膝状体、内囊后肢的后下部、大脑脚底的中 1/4 及苍白球等。

（二）椎-基底动脉系统（后循环）

椎-基底动脉系统的主要来源血管为椎动脉，左右各一。

右侧椎动脉发自头臂干动脉，左侧椎动脉发自左锁骨下动脉。椎动脉逐节穿过颈椎横突孔向上走行，至颅骨和第一颈椎之间进入颅内。两侧的椎动脉入颅后汇合形成基底动脉。椎动脉主要分支有脊髓前、后动脉和小脑后下动脉。小脑后下动脉供应小脑下面后部。

基底动脉在脑干的前方向上走行，至大脑半球的底部分叉为双侧的大脑后动脉。主要分支有：①小脑下前动脉，供应小脑下部的前部。②内听动脉，供应内耳迷路。③脑桥动脉，供应脑桥基底部。④小脑上动脉，供应小脑上部。

大脑后动脉在脑桥上缘，由基底动脉发出，绕大脑脚向后，沿海马旁回的沟转至颞叶和枕叶内侧面。皮质支供应颞叶的内侧面、底面和枕叶。中央支供应背侧丘脑、内侧膝状体、下丘脑和底丘脑等。

（三）脑动脉的侧支循环

1. 脑底动脉环

（1）Willis 环（大脑动脉环）：位于脑底面下方、蝶鞍上方，下视丘及第三脑室下方，灰结节、垂体柄和乳头体周围，由前交通动脉、两侧大脑前动脉始段、两侧颈内动脉末段、两侧后交通动脉和两侧大脑后动脉始段吻合而成（图 5-3）。将颈内动脉和椎-基底动脉相互联系，继而将前后循环以及左右两侧大脑半球的血液供应相互联系，对调节、平衡这两大系统和大脑两半球的血液供应起着重要作用。当某一动脉血流减少或被阻断时，血液借此得以重新分配和平衡。

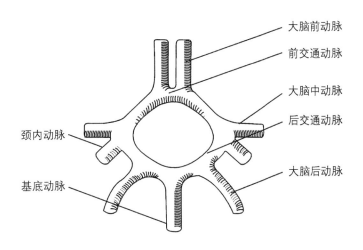

图 5-3　Willis 环

（2）延髓动脉环：延髓动脉环为左右椎动脉与脊髓前动脉共同构成。因脊髓前动脉细小，代偿潜能不大。

2. 软脑膜内吻合　在大脑半球软膜内，大脑前动脉、大脑中动脉、大脑后动脉皮质支末梢存在着丰富的侧支吻合。吻合网呈带状分布，位于 3 条大脑动脉供血的交错区。

在小脑表现，一侧小脑上动脉、小脑下前动脉和小脑下后动脉分支之间存在着广泛吻合。两侧对应的小脑动脉之间也存在着丰富的吻合。

此外，大脑前动脉胼胝体动脉和大脑后动脉的胼胝体背侧动脉于胼胝体背侧也有侧支血管吻合，称胼周吻合。

3. 脑内动脉吻合　大脑各动脉的中央支从脑底进入脑的深部，供应基底节、后脑、内囊等部位，各中央支之间存在侧支血管吻合，但这些吻合血管属于微动脉吻合和前毛细血管吻合，不足以建立有效的侧支循环，临床上某中央支突然闭塞常表现出相应的功能障碍。若闭塞形成缓慢，可发展侧支循环起到一定的代偿功能。

4. 颈内动脉和颈外动脉分支间的吻合　头皮、颅骨、硬膜和脑的动脉系统既相对分隔，又存在着广泛的吻合。在正常情况下，这些吻合血管的血流量很小。当某些血管狭窄或闭塞时，这些吻合血管则起到一定的代偿作用，是调节脑部血液分配的另一重要途径。如颈内动脉分出的眼动脉与颈外动脉分出的颞浅动脉相吻合，大脑前、中、后动脉的皮质支与脑膜中动脉相吻合（图 5-4）。

5. 颈内动脉与基底动脉间的胚胎遗留血管　在人类胚胎早期，颈内动脉系和椎-基底动脉系之

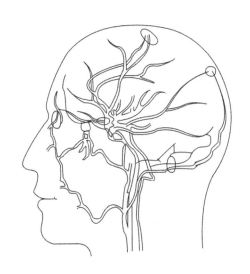

图 5-4 颈内动脉和颈外动脉分支间的吻合

间有原始三叉动脉、原始耳动脉和原始舌下动脉等，这些动脉有的可保留到生后。

（四）静脉系统

脑静脉多不与动脉伴行，其管壁较薄，且无瓣膜。大脑的静脉分为浅深两组，浅组收集脑浅层的血液；深组收集脑深部实质内的血液。两组静脉经硬脑膜静脉窦最终回流至颈内静脉。

浅组分为 3 组：大脑上静脉有 6～12 条，引流大脑半球上外侧面和上内侧面的血液，入上矢状窦，其中以中央沟静脉（Golando 静脉）和上吻合静脉（Trolard 静脉）较为粗大；大脑中静脉有浅、深之分，大脑中浅静脉引流外侧裂附近的静脉血注入海绵窦，大脑中深静脉引流脑岛的血液注入基底静脉，大脑中浅静脉还借上吻合静脉（Trolard 静脉）注入上矢状窦，借一些吻合支与大脑下静脉相连；

大脑下静脉有 1～7 条,引流半球上外侧面、内侧面和下面的血液,注入海绵窦、横窦、岩上窦和基底静脉。

深组主要有 3 个大干:大脑大静脉(Galen 静脉)由两侧大脑内静脉合成一条粗短的深静脉干,最后注入直窦;大脑内静脉由透明隔静脉和丘脑纹状体静脉汇合而成,位于第三脑室顶部两侧的脉络丛内,左右各一,收集胼胝体、透明隔、尾状核、豆状核、丘脑、侧脑室和第三脑室脉络丛的血液;基底静脉又称 Rosenthal 静脉,由大脑前静脉和大脑中深静脉汇合而成,最后注入大脑大静脉。

人的硬脑膜静脉窦可分为后上群与前下群。后上群包括上矢状窦、下矢状窦、左右横窦、左右乙状窦、直窦、窦汇及枕窦等;前下群包括海绵窦、海绵间窦、左右岩上、岩下窦、左右蝶顶窦及基底窦等(图 5-5)。硬脑膜窦的血液流向方向,见图 5-6。

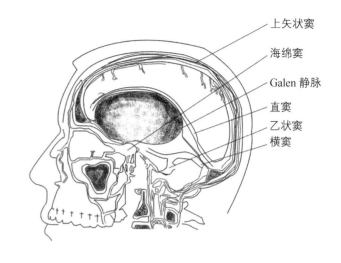

图 5-5　颅脑的静脉系统

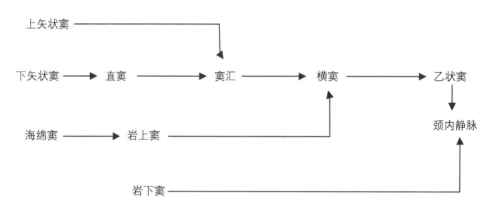

图 5-6　硬脑膜窦的血液流向方向

二、脑血管病的分类

临床常见的急性脑血管病,主要是动脉血管的病变,分为两大类:缺血性脑血管病和出血性脑血管病。前者依据发作形式和病变程度分为脑梗死和短暂性脑缺血发作;后者根据出血部位不同,主要分为脑出血和蛛网膜下腔出血。静脉血管的病变以静脉窦血栓形成较常见。

三、脑血管病的危险因素

与脑血管病发生有密切因果关系的因素称为危险因素,其可以是一种疾病或生理状态。脑血管病的危险因素又可分为可干预与不可干预两种,其中可干预的危险因素根据证据强度的不同,又分为证据充分的可干预危险因素、证据不充分或潜在的可干预危险因素。

不可干预的危险因素系指不能控制和治疗的危险因素,包括①年龄:是最重要的独立危险因素。如 55 岁以后,每增加 10 岁,脑血管疾病发病率增加 1 倍以上。②性别:男性脑血管疾病的危险度较女性高。③低出生体重。④人种/种族:如黑种人脑血管疾病的发生率明显高于白种人。亚洲人群脑血管病发病率也相对较高。⑤遗传:家族中有脑血管疾病的子女发生脑血管疾病的可能性明显升高。

证据充分的可干预的危险因素包括①高血压:血压和心血管病的风险呈线性相关,且独立于其他危险因素。②吸烟:吸烟导致脑血管疾病的危险性与吸烟的量成正比,最高可达不吸烟人群的 6 倍。戒烟可以降低脑血管病的危险性。③糖尿病:系脑血管病常见的独立危险因素。糖尿病患者发生缺血性脑血管病的危险性是普通人群的 2~3 倍。④心房颤动：心房颤动可以单独增加卒中的风险 3~4 倍。⑤其他心脏事件：其他类型心脏病也可能增加血栓性卒中的危险，包括扩张型心肌病、瓣膜性心脏病（例如二尖瓣脱垂、心内膜炎、瓣膜修复），以及先天性心脏缺陷（如卵圆孔未闭、房间隔缺损、房间隔动脉瘤）。⑥血脂异常：系脑血管病的重要危险因素。⑦无症状颈动脉狭窄：当狭窄程度加重或发生血流动力学改变时，则可发生缺血性脑血管病。⑧镰状细胞病：20 岁镰状细胞病患者卒中的发生率至少为 11%，其中相当一部分是通过大脑磁共振发现的"静息"卒中。幼童时期卒中的发生率最高。⑨绝经后激素疗法：绝经后如大量使用激素治疗，卒中危险性升高约 40%。⑩饮食和营养：钠的摄入量多伴随卒中危险性增高。同时钾摄入量的增多伴随卒中危险性降低。增加水果和蔬菜的摄入量与降低卒中的危险性之间存在着剂量效应方式。⑪缺乏锻炼：体育锻炼被证实对卒中能够起到有益的作用，体育活动的部分保护效应可能是通过降低血压，控制心血管疾病其他危险因素，控制糖尿病等机制发挥作用。

证据不充分或潜在可干预的危险因素包括：①代谢综合征：代谢综合征能够预测冠心病，心血管疾病（包括冠心病和卒中）以及因此产生的死亡率。然而，并没有关于卒中特异性危险方面的充分证据。②酗酒：长期、轻中度地饮用葡萄酒可以降低卒中的危险度，而重度饮酒增加其危险度。③药物滥用：包括可卡因、苯丙胺、二醋吗啡，与卒中的危险性增加有关。④口服避孕药：与卒中危险性的相关性不高，一些女性特别是既往有血栓病史，可能表现出高危险性。⑤睡眠呼吸紊乱：和一系列其他卒中危险因素相关，对心血管事件不利并且独立作用于卒中危险性。有效地治疗呼吸睡眠暂停综合征可以降低血压，有可能预防卒中。⑥偏头痛：在年轻女性中偏头痛和卒中之间存在关联。⑦高同型半胱氨酸血症：流行病学和前瞻性研究表明血浆同型半胱氨酸水平和卒中之间存在正相关。⑧高脂蛋白 a：脂蛋白 a 类似低密度脂蛋白微粒，可以促进动脉粥样硬化的形成。⑨脂蛋白相关性磷脂酶 A2 升高：脂蛋白相关性磷脂酶 A2 是一种与人血浆中的低密度蛋白相关的钙依赖性血清脂肪酶。脂蛋白相关性磷脂酶 A2 在血浆中水平升高会导致心血管意外的增加，也可能是卒中的危险因素。⑩高凝状态：缺血性

卒中的年轻女性患者血中抗磷脂抗体浓度容易较高。大量的病例对照研究并没有发现其他遗传性血液高凝状态和卒中的关系。⑪炎症：在动脉粥样硬化性心血管疾病病理生理学机制中，炎症反应所起的作用正在研究中。⑫感染：尽管在冠状动脉及颈动脉的斑块中发现了多种细菌，但使用抗生素治疗并未被证实可以降低卒中的风险。

四、脑血管病的诊断

脑血管病的诊断依赖于准确的病史采集、临床及辅助检查。但脑血管病的诊断与其他疾病存在一些差异。

(一)病史采集

根据临床是否需要对脑血管病患者紧急处理，可以采取有针对性的病史采集策略（表 5-1）。

1. 系统化的病史采集　系统的病史采集对于判断脑血管病的病因、发病机制以及采取个体化的诊断和治疗是必不可少的。在脑血管病的病史采集中，应着重下列几点。

(1)要问清首次发作的起病情况：确切的起病时间；起病时病人是在安静的状态还是在活动或紧张状态；是急性起病，还是逐渐起病；有无脑血管病的先兆发作——短暂脑缺血发作；病人有多少次发作，如为多次发作，应问清首次发作的详细情况，以及最近和最严重的发作情况，每次发作后有无意识障碍、智力和记忆力改变、说话及阅读或书写困难、运动及感觉障碍、视觉症状、听力障碍、平衡障碍以及头痛、恶心、呕吐等症状。

(2)询问前驱症状及近期事件：在脑血管病的形成过程中，常有脑血液循环从代偿阶段到失代偿阶段的变化过程，代偿阶段的改变表现在临床上就是本病的前驱症状。如能仔细询问这些前驱症状，找到症状的诱发因素以及病因线索，给予合理治疗，有时可避免或延缓完全性卒中的发生，或可减少病情进展。

(3)伴随疾病：患者有无高血压病、糖尿病、心脏病、高脂血症、吸烟和饮酒情况、贫血等。

(4)用药情况：对有脑血管病病史的患者询问服用药物情况，有些药物可诱发低血压和短暂脑缺血发作，如降压药物、吩噻嗪类衍生物；有的药物可并发脑内出血，如抗凝剂；有时可并发高血压危象和脑血管病。还有一些药物如酒精、降血糖药物、黄体酮类避孕药等也可引起脑血管病，故在询问脑血管病患者时，要仔细询问服用药物情况。

表 5-1　病史的主要组成

症状发生
近期事件
脑卒中
心肌梗死
外伤
手术
出血
伴随疾病
高血压症
糖尿病
药物使用
抗凝剂
胰岛素
降压药

2. 快速判断卒中方法　急诊处理时，由于时间紧迫，难以进行详细的病史采集，当患者或家属主诉以下情况时，常提示卒中的可能，应及时采取有效的处理措施，待病情平稳后，再进行详细的病史采集。

提示患者卒中发作的病史：

（1）症状突然发生。

（2）一侧肢体（伴或不伴面部）无力、笨拙、沉重或麻木。

（3）一侧面部麻木或口角歪斜，说话不清或理解语言困难，双眼向一侧凝视。

（4）一侧或双眼视力丧失或视物模糊。

（5）视物旋转或平衡障碍。

（6）既往少见的严重头痛、呕吐。

（7）上述症状伴意识障碍或抽搐。

（二）脑血管病的特殊检查

脑血管病除了进行内科系统及神经科查体外，还有特殊的检查：

1. 神经血管检查　神经血管学检查是临床脑血管病检查的最基本内容，是血管检查的开始。标准的临床神经血管检查包括：①供血动脉相关的触诊，主要是颈动脉和桡动脉的触诊（图 5-7），获得动脉搏动强度和对称性的信息。②双上肢血压的同时测量（图 5-8），了解双上肢血压的一致性。③脑血管的听诊，选择钟形听诊器对脑动脉主要体表标志进行听诊，主要听诊区包括颈动脉听诊区、椎动脉听诊区、锁骨下动脉听诊区和眼动脉听诊区（图 5-9），了解血管搏动的声音对称性以及有无杂音。听诊时要注意找到准确的体表标志，杂音的最强部位，通过适当加压可以判断。

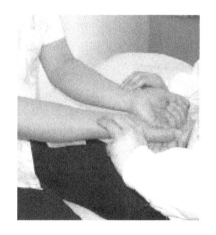

图 5-7　颈动脉和桡动脉的触诊

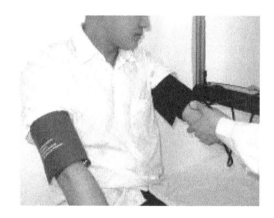

图 5-8　双侧血压的测量

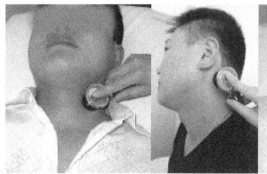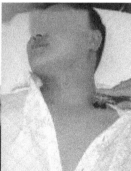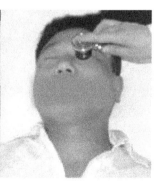

图 5-9　脑血管的听诊

2.临床严重程度的评估　准确记录患者的病情严重程度,是有效观察患者病情变化的前提。临床上,常采取一些量表来记录患者的病情。如 NIHSS(美国国立卫生研究院卒中量表)是一个省时方便、可信有效且内容较全面的综合性脑卒中量表(表 5-2),它所评定的神经功能缺损范围大,在脑血管病的病情判断中被广泛采用。

表 5-2　美国国立卫生研究院卒中量表(简表)

检查项目	名称	反应和评分
1A	意识水平	0—清醒
		1—嗜睡
		2—昏睡
		3—昏迷/无反应
1B	定向力提问(2 个问题)	0—回答都正确
		1—1 个问题回答正确
		2—2 个问题回答都不正确
1C	指令反应(2 个指令)	0—2 个任务执行正确
		1—1 个任务执行正确
		2—2 个任务都不执行
2	凝视	0—水平运动正常
		1—部分凝视麻痹
		2—完全凝视麻痹
3	视野	0—无视野缺损
		1—部分偏盲
		2—完全偏盲
		3—双侧偏盲
4	面部运动	0—正常
		1—轻微面肌无力
		2—部分面肌无力
		3—完全单侧面瘫
5	运动功能(臂)	0—无漂移
	a. 左	1—不到 5s 即漂移
	b. 右	2—不到 10s 即落下
		3—不能对抗重力
		4—不能活动
6	运动功能(腿)	0—无漂移
	a. 左	1—不到 5s 即漂移
	b. 右	2—不到 5s 即落下
		3—不能对抗重力
		4—不能活动
7	肢体共济失调	0—无共济失调
		1—1 个肢体共济失调
		2—2 个肢体共济失调
8	感觉	0—无感觉缺失
		1—轻度感觉缺失
		2—重度感觉缺失
9	语言	0—正常
		1—轻度失语
		2—重度失语
		3—缄默或完全失语
10	发声	0—正常
		1—轻度构音障碍
		2—重度构音障碍
11	感觉消退或忽视	0—无
		1—轻度(丧失 1 种感觉模态)
		2—重度(丧失 2 种感觉模态)

3. 影像学检查　脑血管病的影像学检查最近几年来,得到了长足的进步。尤其在急性期,早期、快速的影像学检查对急性脑血管患者的诊治至关重要。脑血管病的影像学检查需要注意,不仅需要进行结构影像学的评估,还应进行血管影像学与灌注影像学的评估,主要的检查方法有以下4种。

(1)头颅 CT:平扫 CT 由于应用广泛、检查时间短、检查费用较低,以及可准确检出蛛网膜下腔出血和脑实质出血等优点,仍是评估急性脑血管病最常用的影像学方法。平扫 CT 还有助于提示由于动脉再灌注损伤而出现的出血转化。在大多数情况下,CT 能为急诊治疗的决策提供重要信息。

多模式 CT 可以提供更多信息,细化脑血管病的诊断。多模式 CT 通常包括 CT 平扫(noncontrast CT,NCCT)、CT 灌注成像(CT perfusion,CTP)和 CT 血管成像(CT angiography,CTA)。CTP 有助于显示梗死区和缺血半暗带。CTA 有助于显示颈内动脉、大脑中动脉、大脑前动脉、基底动脉和大脑后动脉的血管狭窄或闭塞状况,显示颅内动脉瘤和其他血管畸形。

(2)磁共振:在急性脑血管病中,MR 平扫用于排除脑内出血以及其他病变,明确有无新梗死灶。磁共振因为限制因素较多,一般不作为检查脑内出血的首选检查。

在急性脑血管病,尤其是缺血性脑血管病中,多模式 MRI 可以提供更多信息,改善脑血管病的诊断。多模式 MRI 通常包括 T_1 加权成像(T_1WI)、T_2 加权成像(T_2WI)、T_2^*WI、FLAIR、MR 血管成像(MR angiography,MRA)、弥散加权成像(DWI)和灌注加权成像(PWI)。MRA 能显示潜在的脑动脉形态异常。PWI 有助于显示梗死区和缺血半暗带。

CEMRA 用以显示主动脉弓至颅内动脉的形态异常。

MRV 用于显示上矢状窦、直窦、横窦、乙状窦及大脑大静脉的狭窄或闭塞的部位和程度。

(3)超声检查:颈动脉彩色超声检查和经颅多普勒超声检查用于筛查动脉血管内病变。

(4)数字减影血管造影(DSA):DSA 能动态全面地观察主动脉弓至颅内的血管形态,包括动脉和静脉,是脑血管检查的金标准。

目前,随着影像学技术的快速发展,影像学资料可以为急性脑血管病,尤其是缺血性脑卒中患者的个体化治疗方案提供越来越多的依据。

五、治 疗 原 则

急性脑血管病起病急、变化快、异质性强,其预后与医疗服务是否得当有关,在急性脑血管病的处理时,应注意:①遵循"循证医学(evidence-based medicine,EBM)与个体化分层相结合"的原则;②按照"正确的时间顺序"提供及时的评价与救治措施;③系统性,即应整合多学科的资源,如建立组织化的卒中中心或卒中单元系统模式。

1. 临床指南　循证医学是通过正确识别、评价和使用最多的相关信息进行临床决策的科学。循证医学与传统医学相比,最大特点是以科学研究所获得的最新和最有力的证据为基础,开展临床医学实践活动。以循证医学为指导,能够保证临床决策的规范化。但再好的证据也不一定适合所有病人。临床决策的最高原则仍然是个体化。循证医学时代衡量临床医生专业技能的标准是能否将个人的经验与所获取的最新证据有机地结合起来,为病人的诊治做出最佳决策。合格的临床医生应该对研究对象、研究方案、研究结果进行辩证的分析和评价,结合具体病例采用有效、合理、实用和经济可承受的证据。必须真心诚意地服务于病人,临床决策时理应充分考虑病人的要求和价值取向。

2. 急诊通道　急性脑血管病是急症,及时的治疗对于病情的发展变化影响明显。

缺血性卒中溶栓治疗的时间窗非常短暂。脑卒中发病后能否及时送到医院进行救治,是能否达到最好救治效果的关键。发现可疑患者应尽快直接平稳送往急诊室或拨打急救电话由救护车运送至有急救条件的医院。在急诊,应尽快采集病史、完成必要的检查、做出正确判断,及时进行抢救或收住院治疗。通过急诊绿色通道可以减少院内延误。

因为紧急医疗服务能提供最及时的治疗,所有发生急性卒中的患者应启用这一服务,如拨打 120 或 999 电话。患者应被快速转运到能提供急诊卒中治疗的最近的机构以便评估和治疗。对于疑似卒中的患者,紧急医疗服务(EMS)应当绕过没有治疗卒中资源的医院,赶往最近的能治疗急性卒中的机构。但据调查,急性卒中患者接受 EMS 的比例较低仅约29%。

初步评价中最重要的一点,是患者的症状出现时间。

不能为了完成多模式影像检查而延误卒中的

急诊治疗。

3. 卒中单元 卒中单元(stroke unit)是一种多学科合作的组织化病房管理系统,旨在改善住院卒中患者管理,提高疗效和满意度。卒中单元的核心工作人员包括临床医生、专业护士、物理治疗师、职业治疗师、语言训练师和社会工作者。它为卒中病人提供药物治疗、肢体康复、语言训练、心理康复和健康教育。

卒中单元被认为是治疗脑卒中最有效的办法。哥本哈根一项权威性的临床对照研究试验证实:卒中单元和普通病房比较,住院期死亡的危险性降低了40%,尤其严重卒中病人可降低86%,丧失生活能力的危险性降低50%,严重患者达83%,并且缩短了病人的平均住院时间2周。卒中单元对任何卒中患者都有好处,治疗和康复的有效性明显,这与溶栓、抗凝及神经保护剂等受治疗时间窗限制明显不同。Meta分析发现在目前所有缺血性脑卒中的治疗中,最为有效的方法是卒中单元(OR值为0.71),其次是溶栓(OR值为0.83)、抗血小板(OR值为0.95)和抗凝(OR值为0.99)。另外,卒中单元有利于二期预防的宣教。

按照收治的患者对象和工作方式,卒中单元可分为以下4种基本类型。

(1)急性卒中单元(acute stroke unit):收治急性期的患者,通常是发病1周内的患者。强调监护和急救,患者住院天数一般不超过1周。

(2)康复卒中单元(rehabilitation stroke unit):收治发病1周后的患者。由于病情稳定,康复卒中单元更强调康复,患者可在此住院数周,甚至数月。

(3)联合卒中单元(combined acute and rehabilitation stroke unit):也称综合卒中单元(comprehensive stroke unit),联合急性和康复的共同功能。收治急性期患者,但住院数周,如果需要,可延长至数月。

(4)移动卒中单元(mobile stroke unit):也称移动卒中小组(mobile stroke team),此种模式没有固定的病房。患者收到不同病房,由一个多学科医疗小组去查房和制订医疗方案,因此没有固定的护理队伍。也有学者认为,此种形式不属于卒中单元,只是卒中小组。

六、预　　防

与卒中的治疗相比,脑血管病的预防对人类健康的影响更大。Sacco在2006年的Feoberg论坛上,提出了新的脑血管病的预防策略,应进行全面的血管危险评估。完善如下几个方面的评价:

(1)心脑血管疾病传统的危险因素(例如吸烟、缺乏锻炼、高血压病和糖尿病等)。

(2)亚临床事件的评估,包括亚临床脑损害(例如无症状梗死、白质高信号和微出血等)和亚临床血管疾病(例如颈动脉斑块、动脉内-中膜增厚等),这些亚临床的表现可能是从无症状性血管事件至症状性血管事件的中间环节,有利于准确评估疾病的进展情况。

(3)与血管疾病相关的生物标记物和基因指标(例如纤维蛋白原、C-反应蛋白、同型半胱氨酸等),也有利于对血管危险因素的全面评估。

根据全面的血管评估结果,建议一个准确预测卒中发生的测量方法,有益于识别哪些人群是卒中的高危人群,并对所有可干预的危险因素进行适当的干预。

脑血管病的预防包括一级预防和二级预防。

脑血管病的一级预防系指发病前的预防,即通过早期改变不健康的生活方式,积极主动地控制各种危险因素,从而达到使脑血管病不发生或推迟发病年龄的目的。我国是一个人口大国,脑血管病的发病率高。为了降低发病率,必须加强一级预防。

脑卒中的复发相当普遍,卒中复发导致患者已有的神经功能障碍加重,并使死亡率明显增加。首次卒中后6个月内是卒中复发危险性最高的阶段,所以在卒中首次发病后有必要尽早开展二级预防工作。

二级预防的主要目的是为了预防或降低再次发生卒中的危险,减轻残疾程度,提高生活质量。针对发生过一次或多次脑血管意外的患者,通过寻找脑卒中发生的原因,治疗可逆性病因,纠正所有可预防的危险因素,这在相对年轻的患者中显得尤为重要。

此外,要通过健康教育和随访,提高患者对二级预防措施的依从性。

(王拥军)

第二节 短暂性脑缺血发作

随着影像学的进展,对短暂性脑缺血发作(transient ischemia attack,TIA)的认识已由关注其临床症状持续时间转变到关注其引起组织学损害过程。2009年的定义为:脑、脊髓或视网膜局灶性缺血所致的、未伴发急性梗死的短暂性神经功能障碍。TIA的诊断均是回忆性诊断。支持TIA诊断的临床特点有:症状突然出现、发病时即出现最大神经功能缺损、符合血管分布的局灶性症状、发作时表现为神经功能缺损、可快速缓解。神经影像学检查有助于排除其他发作性疾病,而且神经影像学的发展,特别是弥散、灌注加权的MRI,已经从基本上改变了对于TIA病理生理学的理解。治疗上,目前常依据ABCD^{2}评分,来对TIA患者进行分层治疗。

传统"基于时间"的TIA概念起源于20世纪50年代,1956年Fisher在第二次普林斯顿脑血管病会议上,认为TIA可以持续几小时,一般为5~10min;1964年,Acheson和Hutchinson支持使用1h的时间界限;Marshel建议使用24h概念;1965年,美国第四届脑血管病普林斯顿会议将TIA定义为"突然出现的局灶性或全脑神经功能障碍,持续时间不超过24h,且排除非血管源性原因"。美国国立卫生研究院(National Institute of Health,NIH)脑血管病分类于1975年采用了此定义。然而,随着现代影像学的进展,基于"时间和临床"的传统定义受到了诸多质疑。研究表明,大部分TIA患者的症状持续时间不超过1h。超过1h的患者在24h内可以恢复的概率很小,而且一些临床症状完全恢复的患者的影像学检查提示已经存在梗死。美国TIA工作组在2002年提出了新的TIA概念:"由于局部脑或视网膜缺血引起的短暂性神经功能缺损发作,典型临床症状持续不超过1h,且在影像学上无急性脑梗死的证据。"2009年6月美国心脏病协会(American Heart Association,AHA)/美国卒中协会(American Heart Association,ASA)在《Stroke》杂志上发表指南,提出新的TIA定义:脑、脊髓或视网膜局灶性缺血所致的、未伴发急性梗死的短暂性神经功能障碍。在此定义下,症状持续的时间不再是关键,是否存在梗死才是TIA与脑卒中的区别所在。

纵观前后三次概念的修改,对TIA的认识已由关注其临床症状持续时间转变到关注其引起组织学损害过程。与1965年TIA的定义比较,2002年的定义强调了症状持续时间多数在1h内,并且增加了影像学是否有脑梗死的证据。2009年最新的TIA定义则完全取消了对症状持续时间的限制,是否存在脑组织的梗死是TIA和脑卒中的唯一区别,同时提示不论TIA的临床缺血过程持续多久,都有可能存在生物学终点。从3次定义的变化中不难看出,症状持续时间在诊断中的比重不断下降,从24h到1h,直到现在笼统地描述为"短暂性神经功能缺损";另一方面,积极提倡对TIA患者进行影像学检查以确认有无脑梗死并探讨其病因的重要性不断得到强化。传统定义与新定义的区别,见表5-3。

【病因与发病机制】

目前短暂性脑缺血的病因与发病机制尚未完全明确。一般认为,TIA病因与发病机制常分为3种类型:血流动力学型、微栓塞型和梗死型。

血流动力学型TIA是在动脉严重狭窄基础上血压波动导致的远端一过性脑供血不足引起的,血压低的时候发生TIA,血压高的时候症状缓解,这

表5-3 TIA传统定义与新定义比较

	传统定义	新定义
诊断依据	症状持续时间	是否有脑组织损伤
时间限定	症状持续时间是否超过了24h或1h	无任何时间限定
预后评价	短暂缺血症状是良性的过程	短暂缺血症状可引起永久脑损伤
诊断途径	注重症状持续过程而非病理学证据	通过影像学手段评价脑损伤的程度及原因
干预	对急性脑缺血的干预比较消极	提倡对急性脑缺血的早期积极干预
病理界定	对缺血性脑损伤的界定模糊	更确切地反应是否存在缺血性脑组织损伤
TIA与卒中的关系	与"心绞痛"和"心肌梗死"的关系不统一	与"心绞痛"和"心肌梗死"的关系一致

种类型的 TIA 占很大一部分。

微栓塞型又分为心源性栓塞和动脉-动脉源性栓塞。动脉-动脉源性栓塞是由大动脉源性粥样硬化斑块破裂所致,斑块破裂后脱落的栓子会随血流移动,栓塞远端小动脉,如果栓塞后栓子很快发生自溶,即会出现一过性缺血发作。心源性栓塞型 TIA 的发病机制与心源性脑梗死相同,其发病基础主要是心脏来源的栓子进入脑动脉系统引起血管阻塞,如栓子自溶则形成心源性 TIA。微栓塞型与血流动力学 TIA 的临床鉴别要点,见表 5-4。

表 5-4　血流动力学型与微栓塞型 TIA 的临床鉴别要点

临床表现	血流动力学型	微栓塞型
发作频率	密集	稀疏
持续时间	短暂	较长
临床特点	刻板	多变

此外随着神经影像技术的进展,国外有学者提出了梗死型 TIA 的概念,即临床表现为 TIA,但影像学上有脑梗死的证据。据此,将 TIA 分为 MRI 阳性 TIA 和 MRI 阴性 TIA,早期的磁共振弥散加权成像(DWI)检查发现,20%~40%临床上表现为 TIA 的患者存在梗死灶。对于这种情况到底应该怎样临床诊断,是脑梗死还是 TIA,目前概念还不是十分清楚,多数人接受了梗死型 TIA 这一概念。

但根据 TIA 的新概念,只要出现梗死灶就不能诊断 TIA。

血管痉挛学说认为,在传统的观念中,血管痉挛学说是 TIA 的病因之一。但是目前没有资料支持血管痉挛学说。

【病理】

有关 TIA 病理的研究较少,通常认为 TIA 不引起明显的病理损害。

【临床表现】

因为 TIA 是血管事件,因此其临床表现也符合血管分布区。前循环包括颈内动脉、大脑中动脉,大脑前动脉,以及血管分支,前循环 TIA 临床表现,见表 5-5。黑矇提示颈内动脉的分支眼动脉功能异常。感觉或运动功能障碍,伴有失语或失认,提示皮质受累。计算困难、左右混乱、书写困难,也提示皮质受累。相反,只有感觉或运动障碍,没有失语和失认时,提示皮质下小血管病。肢体抖动 TIA 是前循环 TIA 不常见的一种形式,是颈动脉闭塞性疾病和腔隙性梗死的先兆,被认为是前循环缺血的表现,表现为简单、不自主、粗大不规则的肢体摇摆动作或颤抖,可以只累及手臂,也可以累及手臂及腿,有时被误认为是抽搐。

表 5-5　前循环 TIA 的临床表现

动脉	穿支	症状
ICA		严重狭窄可以导致"肢体抖动型 TIA"和分水岭梗死(临床表现可有变异)±MCA 症状
	眼动脉	黑矇
MCA	M_1:近端 MCA	左 M_1:完全性失语,右侧面部及上肢瘫痪重于下肢,右侧偏身感觉缺失,右侧同向性偏盲 右 M_1:左侧忽略,左侧面部及上肢瘫痪重于下肢,左侧偏身感觉缺失,左侧同向性偏盲
	M_2 上干分支	左 M_2 上干:运动性失语,左侧面部及上肢瘫痪重于下肢 右 M_2 上干:左侧忽略,左侧面部及上肢瘫痪重于下肢
	M_2 下干分支	左侧 M_2 下干:感觉性失语,右侧偏身感觉缺失,轻微无力 右侧 M_2 下干:左侧偏身感觉缺失,轻微无力,对侧
ACA		对侧偏瘫,下肢重于上肢和面部,失禁
小血管病(腔隙性)	感觉运动综合征(丘脑内囊区域)	对侧运动和感觉缺失
	纯运动综合征(位置变异)	对侧偏瘫
	纯感觉综合征(位置变异)	对侧感觉缺失
	震颤性轻偏瘫综合征(位置变异)	对侧偏瘫,辨距困难(与无力不成比例)

注:ICA:颈内动脉;MCA:大脑中动脉;ACA:大脑前动脉

后循环包括椎动脉,基底动脉,大脑后动脉,以及上述血管的分支。大约20%患者的大脑后动脉血流来自于前循环。后循环 TIA 的临床表现,见表5-6。脑神经症状、共济失调、头晕,以及交叉性症状(如一侧面部受累,对侧上肢和下肢受累)提示椎-基底动脉疾病。

既往所称的椎-基底动脉供血不足(vertebrobasilar insufficiency,VBI)指后循环血流减少引起椎-基底系统缺血或 TIA 引起的症状。通常,晕厥或眩晕症状不能归于 VBI。椎-基底动脉供血不足很少仅出现1个症状或体征。VBI 也用于描述锁骨下盗血综合征,由于在发出椎动脉前锁骨下动脉狭窄,导致椎动脉血流反流,引起缺血。椎-基底动脉缺血和梗死最常见的原因是栓塞、动脉粥样硬化(尤其是起始部位)、小血管病(由于高血压)、椎动脉夹层,尤其是颅外段。椎动脉在解剖上变异较大,可以只有1个,或者以1个为主。头部旋转引起的1个椎动脉闭塞的缺血症状,称为弓猎人综合征(bow hunter syndrome)。

临床上,易被误认为是 TIA 的症状如下。

(1)晕厥在美国急诊医师医师协会的临床策略中,被定义为一种临床综合征,表现为短暂的意识丧失和无法保持姿势紧张,无需通过药物治疗即可自发完全恢复。此定义与欧洲心脏病协会的定义类似,后者的定义为:一个短暂的自限性的意识丧失,通常导致跌倒。发病相对快速,随后的复苏是自发、完整和相对快速的。其基本机制是一个全脑的短暂性缺血。TIA 与之不同,其表现为脑或视网膜的缺血症状。一般来说,晕厥是短暂意识丧失,而无局灶性神经体征或症状,而 TIA 有短暂局灶性神经系统体征和症状,但通常没有意识丧失。需要指出的是,短暂脑缺血发作与晕厥不是100%互相排斥,在一项242例晕厥患者的研究中,有5例(2%)最后被诊断为 TIA。准确病史询问是必要的,缺少前驱症状(如轻度头昏、全身无力、意识丧失前有预判)以及出现脑干功能障碍,有助于 TIA 的诊断。

(2)头昏眼花、眩晕、平衡功能障碍(称为"头晕综合征"),在急诊中是常见的表现。头昏可以是脑干功能障碍的表现,但是不常见。有研究发现,头晕是唯一症状的患者中,只有0.7%的患者最终诊断为卒中或 TIA。因此对于头晕患者,全面的神经科评估是必要的,包括步态的观察,确定有无共济失调。

(3)"跌倒发作"是旧名词,是一个突发事件,无预警的跌倒,可以伴有短暂的意识丧失。多数病人年龄较大,向前跌倒,膝盖和鼻子跌伤。"跌倒发作"原因不详,约1/4的患者是脑血管病或心脏的原因。

(4)短暂性全面遗忘症(transient global amnesia,TGA)偶尔会与 TIA 或卒中混淆。患者通常表现为在一段时间内的。顺行性失忆,没有意识障碍或个性的改变。病人除了一再盘问周边的环境,在发作期间的其他行为是正常的。通常持续不到24h,但即使在发作后,对发作期间的记忆无法恢复。发病机制包括颞叶癫痫、偏头痛、下丘脑缺血。最有力的证据似乎是为单侧或双侧海马回的低灌注。

表5-6　后循环 TIA 的临床表现

动脉	穿支	症状
椎动脉	延髓背外侧综合征(Wallenberg 综合征)	眩晕,恶心,呕吐,声音嘶哑,呃逆,同侧 Horner 征,同侧辨距障碍,同侧面部痛觉和温度觉缺失,对侧上肢/下肢痛觉和温度觉缺失
大脑后动脉	皮质盲	对侧偏盲(伴有右侧同向性偏盲、失读,不伴有失写)
基底动脉	闭锁综合征(当基底动脉完全闭塞时)	症状多变,可包括最小意识状态、视幻觉、辐辏运动障碍、交叉瘫、昏迷
小血管病(腔隙性)	Weber 综合征(中脑)	同侧动眼神经麻痹,对侧肢瘫
	Benedikt 综合征(中脑)	同侧动眼神经麻痹,对侧肢体震颤或辨距不良
	Claude 综合征(中脑)	同侧动眼神经麻痹,对侧无力,震颤和失认
	Millard-Gubler 综合征(脑桥)	同侧眼外展麻痹(展神经),同侧面肌瘫痪(面神经),对侧上肢和下肢瘫痪

【诊断】

TIA 的诊断多是回忆性诊断。症状持续时间越长,最后诊断是 TIA 的可能性越小。如症状持续几分钟时,在 24h 内完全恢复从而诊断为 TIA 的可能性近 50%,但是当症状持续 2h 后,可能性只有 10%。

1. 支持 TIA 诊断的临床特点

(1)症状突然出现。通常患者或旁观者可以描述症状出现时他们在做什么,因为 TIA 发生时很少有患者会不确定症状何时开始。

(2)发病时即出现最大神经功能缺损。若患者症状为进展性或由身体的一部分扩散至其他部分,则更支持癫痫(若症状出现急骤,从几秒钟到 1~2min)或偏头痛(若症状出现较缓慢,数分钟以上)的诊断。

(3)符合血管分布的局灶性症状。脑循环的部分血供异常可以导致局灶性症状,而全面性神经功能障碍,例如意识模糊(排除失语所致表达错误)、晕厥、全身麻木、双眼视物模糊及单纯的眩晕等症状很少见于 TIA 患者,除非伴有其他局灶性症状(表 5-5,表 5-6)。

(4)发作时为神经功能缺损症状。典型的 TIA 常为"缺损"症状,即局灶性神经功能缺损,例如单侧运动功能或感觉障碍,语言障碍或视野缺损。TIA 很少引起"阳性"症状,例如刺痛感、肢体抽搐或视野中闪光感等。

(5)可快速缓解。大多数 TIA 症状在 60 min 内缓解,若症状超过 1h 仍不缓解则更可能为卒中。

TIA 是一个临床诊断,而脑影像学检查主要是用于排除卒中类似疾病。多种脑部疾病可以引起一过性神经系统症状,而这些疾病很难与 TIA 相区别。头 CT 可以有效地排除其中一些疾病,如硬膜下血肿和某些肿瘤等,而另外一些疾病(如多发性硬化、脑炎、缺氧性脑损伤等)应用 MRI 可以更好地诊断。也有一些卒中类似疾病(如癫痫、代谢性脑病等)无法通过脑影像学检查发现,需要通过病史与其他检查鉴别。

影像学技术的快速发展还对于理解 TIA 的病理生理过程贡献很大。现代 TIA 的神经影像评估的目的是:①得到症状的血管起源的直接(灌注不足或急性梗死)或间接(大血管狭窄)证据;②排除其他非血管起源;③确定基本血管机制(大血管粥样硬化、心源性栓塞、小血管腔隙),然后选择最佳治疗;④预后结果分类。

神经影像学的研究,特别是弥散灌注加权的 MRI,已经从基本上改变了对于 TIA 病理生理学的理解。在常规的临床实践中,MRI 可以明确病灶缺血而非其他导致患者缺陷的疾病过程,提高血管狭窄和 TIA 的诊断准确率,并且评估先前存在脑血管损伤的程度。因此,MRI 包括弥散序列,应该被考虑作为一种排查潜在 TIA 患者的优先诊断性检查。包括血管成像、心脏评估和实验室检查在内的其他检查方法应该参照急性卒中。

2. 鉴别诊断 TIA 主要与一些发作性的疾病相鉴别。

(1)部分性癫痫:特别是单纯部分发作,常表现为持续数秒至数分钟的肢体抽搐,从躯体的一处开始,并向周围扩展,多有脑电图异常,CT/MRI 检查可发现脑内局灶性病变。

(2)梅尼埃病:发作性眩晕、恶心、呕吐与椎-基底动脉 TIA 相似,但每次发作持续时间往往超过 24h,伴有耳鸣、耳阻塞感、听力减退等症状,除眼球震颤外,无其他神经系统定位体征。发病年龄多在 50 岁以下。

(3)心脏疾病:阿-斯综合征,严重心律失常如室上性心动过速、室性心动过速、心房扑动、多源性室性早搏、病态窦房结综合征等,可因阵发性全脑供血不足,出现头晕、晕倒和意识丧失,但常无神经系统局灶性症状和体征,心电图、超声心动图和 X 线检查常有异常发现。

(4)其他:颅内肿瘤、脓肿、慢性硬膜下血肿、脑内寄生虫等亦可出现类 TIA 发作症状,原发或继发性自主神经功能不全亦可因血压或心律的急剧变化出现短暂性全脑供血不足,出现发作性意识障碍,应注意排除。

【治疗】

1. TIA 的早期治疗 在 TIA 发作后,应当从最基本的治疗开始,恢复脑的供血不足,包括患者平卧位,不降压治疗,静脉补液等。在一项 69 例患者的试验中,利用 MRI 灌注影像学发现,1/3 存在灌注异常。改变头位的方法简单,但临床上常被忽视,利用 TCD 发现,头位从 30°降到 0°时,大脑中动脉血流速度可以增加 20%。在 TIA 急性期,应慎重降压,因为此时脑的自动调节功能受损,脑的灌注,尤其是靠侧支循环代偿供血区域,直接依赖于全身血压。等渗液体的输入保持足够的血容量。静脉补液时,需要注意患者的心脏功能,在没有已知的或可疑的心力衰竭时,可以先给予 500ml 的生理盐水,之后再以 100～150ml/L 静脉滴注。

一旦确诊 TIA 后,应及时给予抗栓治疗。到目前为止,虽然缺乏随机对照试验,证明在 TIA 的 24～48h 给予抗栓治疗能够改善患者的预后;但是由于缺血性卒中的研究较多,而二者的发病机制类似,因此把这些治疗方法外推至 TIA 是合理的。但是二者存在着 2 个大的区别。首先,由于大的梗死发生脑出血的概率高,因此推测 TIA 患者的出血风险较少。其次,在早期,TIA 发生缺血性卒中的风险,较完全性卒中复发的风险要高,因此行介入治疗的效果可能更好。

不同的 TIA 患者,发生卒中的风险不同,虽然缺乏足够的证据,但是考虑到资料有限,目前常依据不同评分系统,来对 TIA 患者进行分层治疗。

"中国短暂性脑缺血发作专家共识"建议:

(1)积极评价危险分层、高危患者尽早收入院:有关预后的研究结果提示,TIA 患者的处理应越早越好。对于初发或频发的患者,症状持续时间>1h,症状性颈内动脉狭窄>50％,明确有心脏来源的栓子(如心房颤动),已知的高凝状态,加利福尼亚评分或 ABCD 评分的高危患者,应尽早(48h 内)收入院进一步评价、治疗。

(2)新发 TIA 应按"急症"处理:新近发生(48h 内)的 TIA 预示短期内具有发生卒中的高度危险,应作为重要的急症处理。

(3)尽早完善各项相关检查:对于怀疑 TIA 患者首先应尽可能行磁共振弥散成像检查,明确是否为 TIA。TIA 患者应该通过快速急救通道(12h 内)进行紧急评估和检查。如果头颅 CT、心电图或颈动脉多普勒超声未在急诊完成,那么初始的评估应在 48h 内完成。如果在急诊完成,且结果阴性,可将全面评估的时间适当延长,以明确缺血发生的机制及随后的预防治疗。

"英国急性卒中和短暂性脑缺血发作的诊断与初始治疗指南"建议:

(1)对疑似 TIA 的患者(如 24 h 内就诊时无神经系统症状),应尽快采用已证实的评分系统,如 ABCD^2 评分系统,确定再发卒中的风险。

(2)具有卒中高危风险的疑似 TIA(ABCD^2 评分为 4 分或更高)患者应:立即每天服用阿司匹林

300mg;症状出现后 24 h 内行专科诊断和检查;一旦诊断明确,即行二级预防,包括寻找个体危险因素。

(3)尽管 ABCD^2 评分为 3 分或更低,频发 TIA(1 周内发作 2 次或更多)患者应按卒中高危险处理。

(4)具有卒中低危风险的疑似 TIA(ABCD^2 为 3 分或更低)患者应:立即每天服用阿司匹林 300mg;尽快行专科诊断和检查,但应在症状发生后 1 周内;一旦诊断明确,即行二级预防,包括探讨个体风险因素。

(5)TIA 患者就诊来迟仍应该治疗(症状消失后 1 周以上),即使卒中风险很低。

AHA/ASA 指南建议,如果患者在卒中发作 72 h 内并且有任何如下症状的患者下列情况建议入院:

①ABCD^2 得分≥3;

②ABCD^2 得分 0～2,但不能确定诊断检查工作是否能在 2d 之内完成的门诊患者;

③ABCD^2 得分 0～2 并且有其他证据提示患者卒中发作是由于局部病灶缺血造成的。

2.二级预防(参见缺血性卒中) 有关 TIA 后的治疗,见图 5-10。

【预后】

TIA 是缺血性脑卒中的重要危险因素。如何预测 TIA 后发生脑卒中的危险一直以来是学界关注的焦点。风险评估预测模型对于临床工作至关重要,常用的有下列几种。

1.加利福尼亚评分(California Scores) 加利福尼亚评分(表 5-7)观察了性别、种族、高血压、心脏病、卒中病史、用药史等 7 大项共 40 小项。追踪随访 TIA 后 90d 内再发脑卒中的风险。最终提出 5 个因素:年龄>60 岁、糖尿病、症状持续 10min 以上、虚弱和言语功能障碍。

表 5-7 加利福尼亚评分

项目	95％CI	P 值
年龄>60 岁	1.1～2.7	0.010
糖尿病	1.4～2.9	0.001
持续时间>10min	1.3～4.2	0.050
虚弱	1.4～2.6	0.001
言语困难	1.1～2.1	0.010

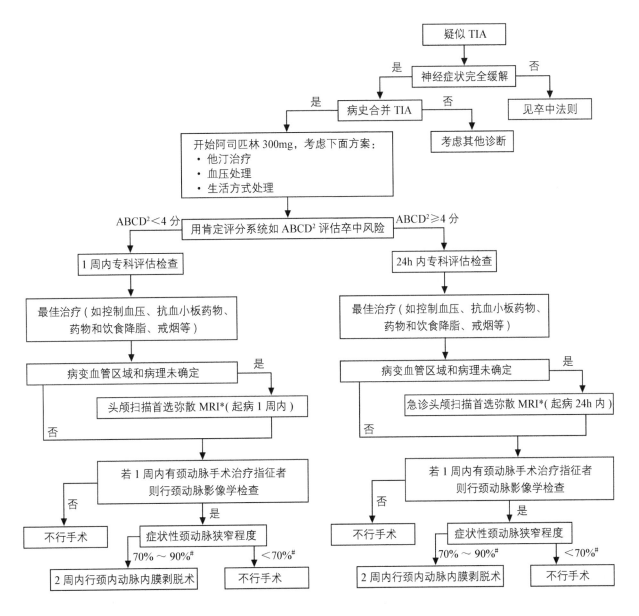

图 5-10　TIA 的治疗流程图

* 除非是禁忌证,则选 CT 检查;# 根据欧洲颈动脉手术标准(ECST)

2. ABCD 评分（ABCD Scores）　Georgios Tsivgoulis 等提出的一项评估系统,包括年龄、血压、临床体征和发作持续时间（表 5-8）。用来检验该评分系统能否作为临床判断 T1A 后早期高危发生卒中的实用工具。

在调整了 TIA 既往史、患 TIA 前用药史和二级预防等卒中危险因素后,ABCD 评分在 5～6 时,30d 内发生卒中的危险比为 8.01（95% CI 为 3.21～19.98）,是独立的危险因素（$P < 0.001$）。

3. ABCD^2 评分（ABCD^2 Scores）　2007 年 Johnston 等结合加利福尼亚评分及 ABCD 评分提出了 ABCD^2 评分（表 5-8）,目前 ABCD^2 评分得到了临床广泛应用。

ABCD^2 评分可显著提高对卒中危险的预测价值。依照这种模型,高危、中危和低危的患者在 TIA 后 2d 内发生卒中的比率分别为 8.1%（95% CI 为 6～7）,4.1%（95% CI 为 4～5）和 1.0%（95% CI 为 0～3）。

4. ABCD^3 评分（ABCD^3 Scores）和 ABCD^3-I 评分（ABCD^3-I Scores）　2010 年 Áine Merwick 等在 ABCD^2 评分基础上增加发作频率（ABCD^3）或影像学检查（ABCD^3-I）（表 5-8）,TIA 发作频率是指在 7d 之内,在本次 TIA 之外还有至少一次 TIA 发作,增加 2 分。而影像学检查是指,如果同侧颈动

表 5-8　常用的 TIA 风险评分系统

危险因素		ABCD 得分	ABCD² 得分	ABCD³ 得分	ABCD³-I 得分
A 年龄	≥60 岁	1	1	1	1
B 血压	收缩压≥140mmHg 和（或）舒张压≥90mmHg	1	1	1	1
C 临床特征	一侧肢体无力	2	2	2	2
	言语不清但不伴四肢无力	1	1	1	1
D 症状持续时间	10～59min	1	1	1	1
	≥60min	2	2	2	2
D 糖尿病	有	—	1	1	1
D 双重 TIA 发作	本次 TIA 发作 7d 内有另外至少一次 TIA 发作	—	—	2	2
I 影像学发现	同侧颈动脉狭窄≥50%	—	—	—	2
	DWI 检查发现高信号	—	—	—	2
总分		0～6	0～7	0～9	0～13

脉狭窄≥50%,增加 2 分；如果 DWI 检查发现高信号,再增加 2 分。与 ABCD² 评分相比,ABCD³ 和 ABCD³-I 评分可更准备预测 TIA 患者 7d、28d 及

90d 时早期卒中风险。

（秦海强）

第三节　脑　梗　死

因脑动脉急性闭塞所致的脑组织坏死称为脑梗死。脑梗死不是一类同质性的疾病,因为导致脑梗死的疾病可以完全不相同,譬如心脏疾病、脑动脉自身疾病以及血液系统疾病都可以导致脑梗死。因此,在脑梗死发生之前心脏、脑动脉或血液系统已经有异常改变,尽早发现这些异常改变可更有效地采取预防卒中的措施。在急性脑梗死发生后,也要尽快采取相应检查进行病因学诊断,才能更好地进行急性期治疗和采取更适宜的二级预防措施。

【病理生理机制】

1. 造成脑组织缺血损伤的血管壁及血管内病理　造成脑组织缺血损伤的血管壁及血管内病理改变包括动脉粥样硬化、小动脉玻璃样变（也称小动脉硬化）、其他原因的血管壁改变以及血栓形成。颅外颈部动脉的粥样硬化好发于主动脉弓、颈内动脉起始处、椎动脉起始和锁骨下动脉起始处。颅内动脉粥样硬化好发于大脑中动脉、颈内动脉虹吸、椎动脉颅内段、基底动脉和大脑后动脉起始处。发出穿支的载体动脉的粥样斑块可堵塞穿支动脉。穿支动脉口也可发生微小粥样斑块并会堵塞穿支

动脉。高血压引起的脂质玻璃样变或纤维玻璃样变主要累及穿支动脉,造成中膜增生和纤维样物质沉积,致使原本很小的管腔更加狭窄。还可以有其他原因导致的血管壁改变,如外伤性或自发性血管壁撕裂引起的动脉夹层、动脉炎、肌纤维营养不良（内膜与中膜过度增生）、烟雾病（内膜层状增厚中层变薄）、感染等。

血栓形成发生在血管壁和血管内,损伤血管的表面可继发血栓形成,如上述提到的动脉粥样硬化性、动脉夹层、动脉炎、肌纤维营养不良、烟雾病、感染等所致的动脉病变处都可继发血栓形成;血管明显狭窄或收缩会继发血栓形成（极度狭窄处血流紊乱,可引起血流缓慢,尤其在系统性低灌注时,局部血流更加缓慢,更易导致血栓形成）;血管局部扩张也会导致血栓形成（局部扩张处血流缓慢）;凝血系统改变可继发血管内血栓形成（红细胞增多症、血小板增多症或全身高凝状态）。

动脉粥样硬化性血管损害是最常见的血管壁损害类型,其基本损害是大中型动脉内膜局部呈斑块状增厚,由于动脉内膜积聚的脂质外观呈黄色粥

样,因此称为动脉粥样硬化。脑动脉粥样硬化的进展是一个动态的病理过程,从内中膜增厚、粥样斑块形成、血管重塑、斑块破裂、斑块表面或腔内血栓形成、斑块体积间断增加至最终形成重度狭窄。动脉粥样硬化斑块有稳定和易损斑块两种类型,易损斑块指的是将会变成"罪犯斑块"的斑块。颈动脉易损斑块的病理特点主要包括薄纤维冒大脂核、斑块表面溃疡、破裂、血栓形成、斑块内出血、炎症浸润等。管腔狭窄、大脂核以及斑块内新生血管床形成可能是颅内动脉粥样易损斑块的病理特点。

2. 导致脑组织损伤的心脏病理　心脏的很多疾病都有导致脑栓塞的风险,临床上称作心源性栓塞或心源性卒中。心源性栓塞是来源于心脏的栓子或经过心脏异常分流的栓子随血流进入脑循环阻塞脑动脉而导致梗死。这些可能已经存在的心脏疾病包括:①心律失常,特别是心房颤动和病态窦房结综合征;②心脏瓣膜疾病,特别是二尖瓣狭窄、人工心脏瓣膜、感染性心内膜炎和非细菌性心内膜炎;③心肌疾病或心内膜病,特别是心肌梗死、心内膜炎和扩张性心肌病;④心内病变如黏液瘤、左心室室壁瘤、左心室附壁血栓;⑤右向左分流,特别是房间隔缺损和卵圆孔未闭,来源于深静脉的栓子可经此通道进入体循环引起反常栓塞。

3. 导致脑组织缺血损伤的机制　导致脑组织缺血损伤的机制有栓塞及低灌注。栓塞可来源于心脏(心源性)和动脉(动脉源性)。心脏的栓子脱落后随血循环进入到脑动脉,栓塞了脑部的某一条或多条动脉导致脑组织损伤。起源于大动脉的栓子,譬如主动脉弓、颅外颈部动脉、颅内大动脉的栓子,顺血流脱落到远端堵塞脑部的一条或多条动脉导致脑组织损伤。栓塞还可来源于静脉系统,但静脉系统的血凝块常在心脏有右向左分流,譬如房间隔缺损或卵圆孔未闭时才有可能入脑。由于栓塞而堵塞的脑动脉本身可以没有病变,如心源性栓塞堵塞了右侧大脑中动脉导致大面积梗死,被栓塞的大脑中动脉本身没有病变。如由于颈内动脉或大脑中动脉粥样硬化斑块表面形成的血栓、斑块碎片、胆固醇结晶等脱落堵塞了同侧大脑中动脉分支导致该分支供血区梗死,被堵塞的这条大脑中动脉分支本身没有病变。还有一些比较少见的栓子,譬如空气、脂肪、肿瘤细胞等进入心脏然后栓塞到脑动脉。不同大小、性质和来源的栓子可堵塞不同动脉。来源于心脏的大栓子可栓塞颅外大动脉,来源于心脏或外周血管中形成的较小栓子,以及来自于

主动脉弓和颈动脉的较小栓子常栓塞颅内主干动脉和(或)其分支,如大脑中动脉、大脑前动脉、大脑后动脉、椎动脉和基底动脉。最常栓塞的动脉是大脑中动脉及其分支。来源于颅内主干动脉如大脑中动脉、椎动脉和基底动脉的较小栓子可栓塞其远端的分支动脉。更微小的栓子可栓塞小穿支动脉、眼动脉及视网膜动脉。

低灌注性脑缺血包括两种,一种是系统性低灌注,即全身灌注压下降导致脑组织的血流减少,常见的原因为心脏泵衰竭(心肌梗死或严重心律失常)和低血压。另一种是颈部或颅内大动脉严重狭窄或闭塞后低灌注导致的脑缺血。动脉支配的交界区低灌注更明显,因此,低灌注梗死常发生在上述区域,称为分水岭梗死。

在动脉粥样硬化性狭窄导致脑梗死的发病机制中,斑块不稳定导致的动脉到动脉栓塞较单纯低灌注导致的梗死更常见。在一些发生在分水岭区的梗死灶还有可能是微小栓子栓塞与低灌注协同作用所致。

对于颈内动脉起始和椎动脉颅外段病变而言,斑块表面的血栓形成会加重狭窄程度,继而可能导致完全闭塞。颈动脉粥样硬化血栓形成性狭窄或闭塞有以下几个特点:①如果斑块碎片或血栓形成不脱落,而且 Willis 环侧支代偿良好的话,则不出现梗死灶;②如果斑块碎片或血栓形成不脱落,但 Willis 环侧支代偿不好,在血压下降等诱发血流灌注不足因素存在的情况下,可能会导致分水岭梗死;③如果斑块碎片或血栓形成脱落至远端,则可能导致该动脉供血区域内各种梗死类型的发生,包括皮质、区域性梗死、分水岭区梗死或多发梗死。椎动脉病变梗死的发病机制类似颈内动脉颅外段。

对于颅内大动脉而言,譬如大脑中动脉,斑块表面形成的血栓会加重狭窄程度,继而可能导致完全闭塞。大脑中动脉粥样硬化血栓形成性狭窄或闭塞有以下几个特点:①如果斑块碎片或血栓不脱落,也没有堵塞穿支动脉,而且皮质软脑膜侧支代偿良好,供应穿支动脉区的新生侧支血管丰富,整个大脑中动脉供血区经历了长时间缺血耐受,因此,即使完全闭塞,在其供血区可以不出现梗死灶;②如果斑块碎片或血栓不脱落,也没有堵塞穿支动脉,但侧支代偿不够丰富,在血压下降等诱发血流灌注降低因素存在的情况下,可能会导致分水岭区梗死;③如果血栓形成堵塞穿支动脉口,则造成穿支动脉区梗死灶;④如果斑块碎片或血栓脱落到远

端,则可能导致该动脉供血区域内各种梗死类型的发生,包括皮质、区域性梗死、分水岭区梗死或多发梗死。基底动脉病变梗死的发病机制类似大脑中动脉。

4. 脑组织缺血损伤的组织病理

(1)梗死灶病理改变:当局部脑组织血流下降时,受累脑组织能否存活取决于缺血的程度、持续时间和侧支循环的代偿能力。动物实验提供了以下脑缺血阈值:CBF 降至 20ml/(100g·min)脑组织时脑电活动开始受到影响,降至 10ml/(100g·min)脑组织以下时,细胞膜与细胞正常功能受到严重影响,降至 5ml/(100g·min)脑组织以下时,神经元会在短时间内死亡。脑组织缺血后会发生一系列代谢改变,钾离子到细胞外,钙离子进入细胞内并导致线粒体功能衰竭,缺氧导致的氧自由基生成可使细胞内或细胞膜中的脂肪酸发生过氧化。缺氧还会使葡萄糖发生无氧代谢,从而导致乳酸堆积而引起酸中毒,进一步损伤细胞的代谢功能。此外,缺血脑组织中兴奋性神经递质活性增高加大细胞死亡风险。上述代谢改变引发恶性循环,最终使神经元损伤程度不断加重甚至死亡。当达到某一个阈值时,即使缺血脑组织得到富含氧气和葡萄糖的血液再灌注,缺血脑组织损伤也是不可逆的了。在某些情况下,缺血程度不足以引起神经元坏死,但有可能引起细胞凋亡。

某一动脉供血区血流量下降发生脑缺血后,在供血区域内的不同部位缺血程度不同。血流量最低部位缺血损伤最严重,成为梗死核心。而在梗死核心的周围,由于侧支循环的存在和建立,血流量尽管已经降低到可能导致脑细胞膜电衰竭,但未达到神经元死亡的阈值,此区域称为"缺血半暗带"。

(2)影响缺血事件严重程度有以下因素:血管堵塞的速度、侧支代偿能力、责任动脉或被栓塞动脉内局部变化、血糖、血氧含量、全身灌注情况等。①如果血管闭塞(无论颅外还是颅内动脉)是逐渐缓慢形成的,则往往已建立丰富的侧支循环,接受其供血的脑组织可能不发生严重缺血。如果血管堵塞是突然的,尤其是颅内动脉突然堵塞,往往导致其供血区严重缺血。②Willis 环侧支代偿不足(先天发育不良或参与代偿的动脉有病变)、皮质软脑膜侧支建立不好以及穿支小动脉代偿不足(侧支不足或小动脉玻璃样变)会影响缺血程度。③无论责任动脉壁(如动脉粥样硬化或动脉夹层)的血栓

形成还是来自于近心端(心源性或动脉源性)的血栓栓塞都可能沿管腔向近端或远端进一步生长,尤其是血栓栓塞不会一直黏附于血管壁,血栓会溶解,如果顺血流继续脱落到远端则造成更多血管床的缺血,进一步生长的血栓还有可能堵塞了潜在的侧支都加重缺血程度。管腔突然被堵塞还可能引起反应性血管痉挛进一步加重狭窄程度。④高血糖会对缺血脑组织造成损伤,但低血糖也会增加脑细胞死亡的风险。⑤低氧血症可使脑损害加重。⑥全身灌注不足,如心力衰竭、低血容量以及血黏度增高均可能降低脑血流量。

【临床表现】

从症候学角度出发,急性脑梗死可以导致运动障碍(如偏瘫)、语言功能障碍(包括各种类型的失语以及构音障碍)、感觉异常、共济失调、头痛、眼动障碍、视物异常、眩晕、不自主运动、癫痫和意识障碍等。急性起病的上述症状需要警惕脑梗死的可能性。反复脑梗死或者慢性期患者可以出现痴呆,精神行为异常及步态异常等症状。

与其他非血管性疾病不同的是,脑梗死的临床表现多数符合血管分布区特点。以下分别从不同供血动脉梗死角度出发,以血管解剖综合征形式描述脑梗死的症状。

1. 大脑中动脉供血区梗死

(1)皮质支梗死(superficial MCA territory infarct):完全的皮质支闭塞典型表现为突发起病的偏侧面瘫及肢体瘫痪(上肢重、远端重)、偏身感觉障碍,优势半球可出现失语(混合型失语或者运动型失语)、Gerstmann's syndrome(左右失认、手指失认、失算和书写困难),非优势半球可出现视空间障碍。此外可以出现对侧偏盲、象限盲或者凝视障碍等。根据受累分支不同,上述症状可以单独或者合并出现。

(2)豆纹动脉梗死(lenticulostriate arteries infarct):也称深穿支动脉梗死,豆纹动脉主要的供血区域包括内囊前肢的上半部、整个内囊和放射冠的上半部、外囊、豆状核以及尾状核头和体的上半部分。因此相应的穿支闭塞可以导致以下腔隙综合征的表现,如纯运动偏瘫、偏身感觉运动障碍、构音障碍——手笨拙综合征、构音障碍——面瘫综合征,少见的还有失语、偏侧忽视以及结构性失用等,后者有时与皮质支梗死不好鉴别,一般来说出现这些症状往往提示病灶范围较大。如果病变位于尾状核,还可以出现舞蹈症等不自主运动。

2. 大脑前动脉供血区梗死　肢体瘫痪是 ACA 梗死最常见的症状，下肢突出，上肢症状相对轻，一般不出现面瘫。如果 ACA 的分支 Heubner 动脉梗死累及尾状核头，壳核以及内囊前部时，临床症状也可以面瘫和上肢瘫痪突出，不同于常见的 ACA 梗死。亦可出现偏身感觉异常，此外皮质分支受累尚可以表现额叶的部分症状，如无动性缄默症、精神行为异常、遗忘、病理性抓握现象以及言语障碍等，后者临床上因为无肢体瘫痪等症状，急性起病时常需要与脑炎等其他疾病鉴别。此外 ACA 梗死可以累及旁中央小叶从而导致尿失禁或尿潴留。

3. 脉络膜前动脉梗死　起源及解剖走行和供血区域变异较大，常见供血区域包括视束、视放射、外侧膝状体、内囊后肢的后 2/3、苍白球以及大脑脚的中 1/3 部分。另外也供应侧脑室后角旁的放射冠区域。经典的临床症状三联征包括偏瘫、偏身感觉障碍和同向偏盲，但是多数患者仅表现为上述症状的一部分，临床并无特异性，以不伴失语、意识改变等与 MCA 梗死鉴别。尽管不多见，有时还可以表现皮质受累的症状。多数脉络膜前动脉梗死临床仅表现单一的腔隙综合征。少见的症状包括偏瘫对侧的上睑下垂，眼球上下视障碍等（累及中脑）。

4. 大脑后动脉及分支梗死　临床症状依赖于 PCA 闭塞部位。PCA 起始部闭塞可以累及中脑、颞顶枕叶及丘脑，临床表现为不同程度的意识改变、不自主运动、动眼神经麻痹、对侧偏瘫、偏身感觉障碍和偏盲，后者如果单独出现似 MCA 梗死，临床需要鉴别。PCA 后交通动脉发出以远闭塞时，临床常无偏瘫出现（因中脑未受累），以此与近端病变鉴别。大脑后动脉远端闭塞累及皮质时最常见的症状是对侧视野缺损，多为同向偏盲，亦可为象限盲，症状轻重取决于梗死范围，黄斑区保留，因此视力常不受累。双侧 PCA 梗死临床少见，表现为双侧颞枕叶症状如皮质盲，言语障碍或者认知行为异常等。

丘脑梗死临床常见，血供主要来源于 PCA。外侧丘脑梗死最常见（丘脑膝状体动脉梗死），临床常表现 3 组征：单纯对侧偏身感觉障碍，症状较轻；偏身感觉（包括深感觉）及运动障碍；症状广泛时可以同时出现异常运动如舞蹈——手足徐动症及共济失调（累及锥体外系及小脑束），但是认知和行为能力相对保留。丘脑旁中央梗死（丘脑穿动脉供

血）临床表现急性起病的意识障碍、精神异常及眼球垂直凝视障碍。脉络膜后动脉梗死常见的症状是累及外侧膝状体所致的视野缺损。

5. 椎-基底动脉及其分支梗死　后循环梗死特征性的临床症状包括眼球垂直运动障碍、复视、脑神经症状及交叉瘫等。急性椎-基底动脉闭塞可表现意识障碍、四肢瘫痪、共济失调、高热及眩晕呕吐等，临床出现上述症状时要高度警惕危及生命的后循环梗死可能。

(1)基底动脉穿支闭塞可以出现中脑或脑桥梗死，中脑旁中央动脉梗死临床常出现动眼神经麻痹或者眼球垂直运动障碍，可表现以下综合征：①Weber 综合征表现为同侧动眼神经麻痹和对侧肢体的偏瘫。②Claude 综合征表现为同侧动眼神经麻痹和对侧小脑症状。③Benedikt 综合征表现为同侧动眼神经麻痹和对侧不自主运动（震颤或者舞蹈症）。脑桥旁中央梗死，常累及皮质脊髓束，皮质——桥——小脑束以及皮质——核束，临床表现包括构音障碍——手笨拙综合征、纯运动偏瘫、共济失调性偏瘫、凝视障碍（双眼凝视向偏瘫侧）等。脑桥梗死可出现以下综合征：①Millard——Gubler 综合征表现为同侧外展和面神经瘫痪，对侧偏瘫；②Foville 综合征表现为同侧凝视麻痹、周围性面瘫和对侧偏瘫。针尖样瞳孔是脑桥病变特征性的体征。

(2)基底动脉尖端综合征，1980 年 Caplan 首次报道，基底动脉末端分出双侧小脑上动脉和大脑后动脉。基底动脉尖端综合征临床症状与累及部位（包括中脑、小脑上部、丘脑、颞叶内侧及枕叶）有关，可表现为眼球垂直运动障碍及瞳孔异常，动眼神经麻痹，核间性眼肌麻痹，意识水平下降，病变对侧偏盲或者皮质盲以及严重的记忆障碍。临床上急性出现上述部分症状时需要高度警惕基底动脉尖端综合征的可能性，及时的诊断有利于及时的治疗。

(3)小脑及其供血动脉梗死。小脑上动脉梗死，常同时合并脑干累及，常见症状包括同侧辨距不良、同侧 Horner 征、对侧偏身痛温觉减退及对侧滑车神经麻痹；小脑前下动脉供应脑桥背侧、小脑和小脑中脚等，可表现眩晕、呕吐、耳鸣和构音障碍，查体可发现同侧面瘫、听力减退、三叉神经感觉障碍、Horner 征、辨距不良和对侧躯干肢体痛温觉减退。小脑后下动脉闭塞综合征，也称延髓背外侧综合征（Wallenberg syndrome），临床最常见表现

眩晕、呕吐和眼球震颤(前庭神经核)、交叉性感觉障碍(三叉神经脊束核及交叉过来的脊髓丘脑束)、同侧 Horner 征(下行的交感神经纤维受累)、饮水呛咳、吞咽困难和声音嘶哑(疑核)、同侧小脑性共济失调。但是临床常见的多为不全延髓背外侧综合征,因为小脑后下动脉解剖变异很多。

【卒中的评估】

卒中患者的评估是个体化治疗干预的基础,应该在卒中患者来就诊后立即进行。

1. 临床评估　详细的病史询问和神经病学查体是建立卒中诊断的基础。对于已经疑诊卒中的患者要注意心血管系统的查体,包括双侧血压测量、颈部血管听诊和心脏听诊。此外,要进行神经功能缺损评分,常用的为 NIHSS 评分。由于后循环的临床评估在现有评分系统中欠敏感,对疑诊后循环的卒中要进行包括脑干和小脑的体征的尽可能详尽的检查。

2. 卒中专科评估

(1)危险因素:在人群范围内,常见的卒中高危因素包括年龄、高血压、糖尿病、高脂血症、心脏疾病(如心房颤动)、不良的生活方式(如吸烟)等。除了年龄以外,这些高危因素均可以进行有效干预。因此,仔细的逐项排查这些卒中高危因素非常重要。在常规检查的同时,部分基础疾病只有通过一定的监测才能诊断,如阵发性心房颤动。在中国人群,夜间孤立性高血压并不少见(10%),通过 24h 血压监测可以明确诊断。

(2)血液化验:卒中患者常规的血液化验包括血常规、肝肾功能、电解质、血糖、血脂和凝血检查。对于有心源性卒中可能、冠心病病史的患者可考虑补充心肌酶谱的检查。作为少见卒中原因的筛查,可以进行血沉、同型半胱氨酸、免疫、感染等相关指标的检测。

(3)脑结构影像:所有疑诊 TIA 或卒中患者应尽快完成诊断性脑结构影像学检查。头颅 CT 是国内最普及的影像学手段,可以迅速排除脑出血,但是它对于后循环的脑梗死缺乏敏感度。有条件的医院可以做头 MRI(T_1、T_2、Flair、DWI 和 SWI/T_2),其中弥散成像(diffusion-weighted imaging,DWI)最重要。与 CT 和常规 MRI 相比,DWI 的主要优点是:①最快可以在梗死后数分钟内显示超急性期缺血病灶;②能发现 T_2 加权像无法识别的小的皮质梗死或脑干梗死,结合常规 MRI 区别新旧梗死灶。SWI 或 T_2 能够敏感探测微量出血的存

在,它与高龄、高血压、脑小血管病等因素相关。

脑梗死病灶图案的分类有助于分析判断导致脑梗死的源头从而有助于最终的病因诊断。譬如,若梗死灶同时累及双侧颈内动脉系统或者前后循环系统,通常考虑来源于心脏或主动脉弓的栓塞;若仅限于一侧颈内动脉系统,表现为多发梗死,则来源于大脑中动脉、颈内动脉可能性大,但是主动脉弓以及心脏也有可能;若为单发基底节病灶,则穿支动脉病变或其载体动脉病变堵塞穿支的可能性最大。

(4)血管评估:卒中患者的直接血管评估包括颈部和颅内动脉,少数患者需要评估主动脉弓;作为患者全身粥样硬化评估的一部分,在必要时,下肢血管和冠状动脉也可以进行评估。常见评估方法有数字减影血管造影(DSA)、常规 MRA、CTA、增强 MRA(CEMRA)、颈动脉超声和 TCD。

DSA 仍然是诊断颅内外动脉狭窄的金标准,传统的 DSA 只包括正、侧位,新一代的 DSA 则可以进行三维旋转成像和重建图像,从而提供更多的测量信息,并且提高了探测狭窄血管的敏感性。但是,DSA 是有创的,通常不作为一线检查方法。只有在考虑可能进行介入治疗,或者无创血管检查不能充分建立诊断时才进行。

磁共振血管成像(MRA)是一种无创的检查颅内外血管的高敏感度的手段,先进的 MRA 可以通过增强剂提高敏感性,并辨别血管内血流的方向。MRA 的缺点是有可能会高估狭窄程度,一些血流速度缓慢或弯曲的血管部位有可能被误认为是病理狭窄。对于颈部狭窄动脉,常规 MRA 的敏感度和特异度可以达到 92.2% 和 75.7%;对于颅内狭窄动脉,MRA 的敏感度和特异度可以达到 92% 和 91%。

CTA 是近年来发展很快的一项血管评估手段。通过静脉注入造影剂,CTA 可以同时显示心脏、主动脉弓、颈动脉系统、颅内动脉系统的病变,并且可以三维重建。对于诊断颈动脉狭窄(70%~99%),CTA 的敏感度和特异度可达 85% 和 93%;对于颅内血管狭窄敏感度可达 97.1% 以上,特异度 99.5% 以上。

颈动脉超声是一种快速、无创、可床旁操作并便于动态随访的检查手段。它可以准确地判断颈部血管狭窄或闭塞,敏感度和特异度可达 94% 和 77%,已成为颈动脉内膜剥脱术术前决策的重要部分。彩色超声通过形态学、斑块回声形状可以对斑

块成分做出判断,因此它也是评价颈部血管粥样斑块稳定性的常用手段。彩超的局限性在于它在很大程度上依赖操作者的技术水平,因此,不同的医学中心其准确性有可能不同。

经颅多普勒超声(TCD)是一项无创性脑动脉狭窄的检测方法,同颈动脉超声一样具有快速、可床旁操作并便于动态随访的优点,但对操作者依赖性强。TCD 可以判断颅底 Willis 环大部分管径减少超过 50% 的颅内血管狭窄。TCD 也是唯一能检测脑血流中微栓子的方法,该微栓子信号在大动脉病变中尤为常见,在颈内动脉狭窄病人,微栓子信号是再发卒中和 TIA 的独立危险因素。颞窗狭小或缺失是限制 TCD 的主要瓶颈,在后循环的评价上,TCD 的特异性也相对较低。

对于具有熟练超声技术的医院,联合颈动脉彩超和 TCD 可作为卒中患者血管病变的一线评估方法。对于有条件的医院,在超声血管评价基础上的脑灌注成像和血管管壁成像可以为临床决策提供更多的信息。

(5)心脏评估:无论是否有心脏病史,所有缺血性卒中患者都应进行至少一次心电图检查,有条件的医院也可将 24h Holter 检查作为常规检查,以期望发现更多的心房颤动患者。超声心动图有助于发现器质性心脏疾病。经胸超声心动图 TTE 能很好地检测到附壁血栓,尤其位于左心室心尖部;对心肌梗死后室性附壁血栓的患者,该检查敏感性和特异性均>90%。经食管超声(TOE)比 TTE 具有更高的检测敏感度。对于不明原因的卒中患者,TOE 是卵圆孔未闭(PFO)诊断的金标准,此外,PFO 还可以由 TCD 盐水激发试验来诊断。

(6)危险分层的评估:危险因素的不同决定了患者卒中再发的风险也有所差别。目前临床上应用危险因素进行分层的有以下工具:Essen 卒中危险评分(ESRS)主要用来评价非心源性卒中的危险评分,ABCD^2 则主要用来对 TIA 卒中复发进行风险评估,见表 5-9,表 5-10。

【诊断和鉴别诊断】

脑梗死的诊断主要依据临床表现和影像检查两方面。急性起病,迅速达高峰的局灶性神经功能缺损,后者符合血管分布特征,头颅 CT 或 MRI(特别是 DWI)未见出血改变,或者出现典型的低密度责任病灶,除外其他疾病,基本可以诊断。头颅磁共振+弥散加权成像(DWI)对于早期脑梗死的诊断具有特异性,即 DWI 显示病灶处高信号,相应的

表 5-9　Essen 卒中危险评分(ESRS)

危险因素或疾病	分数
年龄 65～75 岁	1
年龄>75 岁	2
高血压病	1
糖尿病	1
既往心肌梗死	1
其他心血管病(除心肌梗死和心房颤动)	1
周围血管病	1
吸烟	1
除本次事件之外的既往 TIA 或缺血性卒中	1

低危:0～2 分;高危:3～6 分;极高危:7～9 分

表 5-10　小卒中/TIA 危险评分

特点	ABCD^2 评分
年龄≥60 岁	1
血压≥140/90mmHg	1
临床特点	
无力	2
言语障碍	1
持续时间	
≥60min	2
10～59min	1
糖尿病	1
总分	0～7

高风险:6～7 分,2d 内卒中发生风险 8.1%;中度风险:4～5 分,2d 内卒中发生风险 4.1%;低风险:0～3 分,2d 内卒中发生风险 1.0%

表观弥散系数(ADC)值减低的影像特征。因此临床表现不典型,或疑诊后循环脑梗死时,及时的 DWI 成像检查非常必要。

需要分析梗死灶类型及关注受累血管分布,并最终作出脑梗死的病因诊断。梗死灶类型:皮质梗死或区域性梗死、分水岭梗死和穿支动脉区梗死。梗死灶还应区分为单一或多发梗死。头颅 CT 对皮质微小梗死灶以及某些内分水岭区梗死灶不敏感,因此,头颅 CT 仅发现穿支动脉区梗死灶,未必表示其他部位没有梗死灶,因为梗死灶类型和分布对于造成梗死灶的源头及最终的病因诊断很重要。受累血管分布是否仅限于前循环、仅限于后循环或前后循环均累及。受累血管分布不同也往往有提示病变源头的价值。

脑梗死不是一种病,而是由多种疾病导致的综合征,因此,对于每一个脑梗死患者,都应尽可能找到导致卒中的病因。病因学分型中应用最广的依

然是 TOAST 分型以及在此基础上的改良分型。脑梗死病因区分为：大动脉粥样硬化性、心源性栓塞、小动脉闭塞、其他病因和病因不明。以下从不同病因学角度出发，分析不同病因导致脑梗死的临床特点、梗死灶分布特点、诊断依据、注意要点等。

1. 大动脉粥样硬化性脑梗死　因主动脉弓和颅内外大动脉粥样硬化性狭窄或粥样硬化斑块不稳定而导致的脑梗死，是缺血性卒中最常见的亚型。以下分别阐述主动脉弓、颈内动脉、大脑中动脉和椎-基底动脉粥样硬化性脑梗死的诊断。

（1）主动脉弓粥样硬化性：主动脉弓相关脑梗死有时容易忽视，临床表现无特异性，有时表现同颈部或颅内动脉粥样硬化性梗死，症状出现在一侧颈内动脉供血区或仅限于后循环，有时表现同心源性栓塞，可同时出现前后循环受累的临床表现。如果影像学检查病灶仅累及单一系统动脉的分布区，譬如仅累及一侧颈内动脉分布区或仅累及后循环分布区，梗死灶为皮质、流域性或多发梗死，但其近端相应颅内外大动脉未发现能解释病灶的严重狭窄性病变，且已排除心房颤动等心源性栓塞的潜在原因，此时应高度怀疑主动脉弓病变。或者病灶同时累及双侧前循环或前后循环均累及，而且已排除心房颤动等心源性栓塞的潜在原因，此时也应高度怀疑主动脉弓病变。经食管超声、高分辨磁共振及多排 CT 发现主动脉弓粥样硬化易损斑块（斑块≥4mm，或有血栓形成）可以帮助诊断。研究发现隐源性卒中患者主动脉弓发现溃疡斑块的概率明显高于已知病因的卒中及对照组，提示临床上隐源性卒中患者需要注意主动脉弓的筛查。

（2）颈内动脉粥样硬化性狭窄导致脑梗死：临床可表现为累及该动脉供血区的 TIA 或脑梗死，临床表现多样，症状与被堵塞的颅内动脉有关，最常见的是累及大脑中动脉供血区的某个或数个分支供血区所导致的症状。影像学上梗死病灶的分布可以是大脑中或大脑前动脉的皮质或流域性梗死、分水岭区梗死（内分水岭、前分水岭或后分水岭）、或包括穿支动脉区梗死在内的多发梗死灶。在基底节区（深穿支动脉区）出现孤立梗死灶也有，但相对较少。当同侧 PCA 属于胚胎型时，即 PCA 起源于颈内动脉，病灶尚可位于同侧 PCA 分布区，此时就可能表现为前后循环都有梗死病灶，临床需要注意与心源性栓塞鉴别。此外如果病史中存在偏瘫肢体对侧单眼发作性黑矇时，需要高度警惕 ICA 狭窄可能，及时的血管评估非常必要。颈动脉

超声、CTA、MRA 或 DSA 等检查发现病灶同侧的 ICA 狭窄或有明确的易损斑块，结合上述症状及梗死灶分布基本可以诊断。当病灶仅分布于 MCA 供血区且合并存在同侧 MCA 狭窄时则需要鉴别责任动脉是 ICA 还是 MCA。如果梗死灶仅位于深穿支动脉区，则 MCA 为责任动脉的可能性比较大，如果梗死灶为其他类型，ICA 与 MCA 斑块部位的高分辨磁共振及 TCD 多深度微栓子监测（如果 MCA 狭窄前和狭窄后都有微栓子信号则提示 ICA 是责任动脉，如果仅在狭窄后监测到微栓子信号而狭窄前没有微栓子信号，则 MCA 是责任动脉的可能性更大）可能有助于鉴别，但有时鉴别还是非常困难。

（3）大脑中动脉粥样硬化狭窄导致脑梗死：临床主要表现为该供血区某一分支或某几个分支受累的症状。病灶分布有以下多种可能：基底节区或侧脑室旁的单发梗死灶（穿支动脉区梗死）、半卵圆中心或放射冠的内分水岭梗死、还可以出现前分水岭和后分水岭梗死，也可以出现上述类型混合的多发梗死灶，但一般不会出现包括整个大脑中动脉供血区的大面积脑梗死，以区别于近端栓塞源如颈内动脉、主动脉弓或心源性所致的大脑中动脉主干栓塞。血管影像检查证实梗死病灶同侧 MCA 粥样硬化性狭窄，结合以上特征可以考虑 MCA 狭窄所致脑梗死。在大脑中动脉粥样硬化性病变所致脑梗死中，穿支动脉孤立梗死灶是一常见类型，未做血管影像检查之前根据梗死病灶的大小是无法与穿支动脉自身病变所导致的梗死（也称作小动脉闭塞或腔梗）鉴别的，因此，即使梗死灶仅发生在穿支动脉区，即使头颅 CT 或 MRI 或 DWI 报告"腔梗"，也不能因此而不做血管检查，因为这样的梗死灶完全有可能是这条深穿支动脉的载体动脉（大脑中动脉）粥样病变所致。另外需要注意的是当病灶位于内囊后肢外侧时，需要与脉络膜前动脉梗死鉴别。

（4）椎和基底动脉：临床表现为椎或基底动脉的某一分支或数个分支或主干闭塞的症状和体征。影像学病灶符合以下情况：双侧中脑、丘脑、枕叶及颞叶内侧多发梗死；单侧枕叶皮质大面积梗死；单侧或双侧丘脑梗死；单侧或双侧小脑半球梗死、脑桥梗死等。血管检查发现相应的 BA 或 VA 动脉粥样硬化性狭窄可以诊断。但如果仅为一侧椎动脉闭塞，对侧椎动脉和基底动脉都正常，而梗死灶发生在基底动脉供血区，则需要考虑是否为其他源头所致，譬如主动脉弓或心源性栓塞。与大脑中动

脉粥样硬化性狭窄相似,基底动脉粥样硬化性狭窄也可导致穿支动脉孤立梗死灶(脑桥梗死),未做血管影像检查之前根据梗死病灶的大小是无法与穿支动脉自身病变所导致的梗死鉴别的,因此,即使梗死灶仅发生在脑桥,即使头颅 CT 或 MRI 或 DWI 报告“腔梗”,也不能因此而不做血管检查,因为这样的梗死灶完全有可能是这条深穿支动脉的载体动脉(基底动脉)粥样病变所致。锁骨下动脉狭窄及椎-锁骨下动脉盗血现象的存在有可能会导致后循环 TIA,但不容易导致后循环梗死,当患者发生后循环梗死,但后循环动脉检查如果仅仅发现一侧锁骨下动脉狭窄而椎及基底动脉均正常时,该狭窄动脉未必是导致梗死灶的原因,尚需要进一步查其他源头,譬如主动脉弓或心源性。

2. 心源性栓塞 因心脏的各种疾病而导致的脑梗死。起病急骤,病情相对重。临床表现为累及一侧前循环、累及一侧后循环或前后循环均累及的相应症状和体征。影像学病灶分布:多为 MCA 供血区流域性梗死,易出现梗死后出血;皮质多发小梗死灶亦可见到;如果出现整个大脑中动脉区域的大面积梗死或双侧半球/前后循环同时出现多发病灶时要高度怀疑心源性栓塞。如果同时伴随其他部位的栓塞,则心源性栓塞的可能性更大。患者既往有心房颤动病史或病后心电图发现心房颤动,根据临床表现及上述梗死灶影像学检查基本可以诊断为心房颤动所致心源性栓塞。心源性栓塞的梗死灶也可仅累及一侧颈内动脉或仅限于后循环分布区,此时需要与颈内动脉系统或后循环系统大动脉病变所致脑梗死鉴别。如果梗死灶的供血动脉无明确狭窄性病变,则倾向于心源性栓塞。由于心源性栓塞除最常见的心房颤动之外还有其他原因,以及心源性栓塞还要与主动脉弓栓塞鉴别,因为两者在梗死灶分布上并无区别,因此当疑诊心源性栓塞,常规心电图又未发现有心房颤动,此时进行以下检查有助于检出更多潜在的心源性栓塞疾病或主动脉弓病变:心电监测、延长心电监测时间、经胸超声心动图、经食管超声心动图等。

3. 小动脉闭塞 因为小动脉或深穿支动脉自身病变导致的梗死。临床多表现各种类型的腔隙综合征,如偏瘫、偏身感觉障碍、构音障碍——手笨拙综合征及共济失调性轻偏瘫等,影像学病灶单发,常位于 MCA、ACA、PCA 及 BA 穿支动脉供血区,如基底节、脑桥和丘脑等,血管检查显示发出该穿支动脉的载体动脉无狭窄或无动脉粥样硬化斑

块,可以考虑小动脉闭塞的诊断。颈内动脉狭窄有可能导致同侧基底节孤立梗死灶,椎动脉狭窄也有可能导致脑桥孤立梗死灶,或心源性栓塞也有可能导致上述孤立梗死灶,但这样的机会不大。当临床上反复刻板发作的一侧肢体无力且大血管检查完全正常时,需要警惕内囊或脑桥预警综合征的可能,因为进一步内囊单发梗死的概率高。

4. 其他病因 这类疾病的特点是种类繁多,发病率低,治疗上缺少循证医学证据,但却是儿童和青年人卒中的重要原因。由于种类繁多,各种疾病又都有其特殊性,难以一一描述。以下仅对动脉夹层和烟雾病的特点进行简单描述。动脉夹层:急性起病,近期有外伤史,伴头痛或颈痛的局灶性神经功能缺损,尤其无高危因素的青年患者,需要高度警惕夹层所致梗死的可能。颈内动脉夹层常见大脑中动脉分布区梗死,椎动脉夹层常见延髓梗死,多表现延髓背外侧综合征,急性期 CTA 和 DSA 可以辅助诊断。烟雾病:儿童、青年和成年人都可发病,血管造影显示双侧颈内动脉末端/大脑中/前动脉狭窄或闭塞,伴颅底烟雾血管形成,临床可表现为缺血也可表现为出血,诊断主要依据特征性的血管影像改变,DSA、MRA 和 CTA 均有助于诊断。

尽管经过了详细的心脏、血管、血液化验等一系列检查,仍然有一部分脑梗死的病因得不到诊断,属于病因不明的脑梗死。

脑梗死急性期需要与其他急性起病,表现类似的疾病进行鉴别,如脑出血、脑肿瘤、脑炎、代谢性脑病等,尤其当临床症状以皮质受累为主时需要注意,如脑梗死以癫痫发作、精神症状或者头痛起病时,有时临床很难与脑炎等疾病鉴别,需要详细询问病史,包括既往史及进一步的影像检查来鉴别。另外心脏疾病如阿-斯综合征,严重心律失常如室上性心动过速、室性心动过速、多源性室性期前收缩、病态窦房结综合征等,可以因为阵发性全脑供血不足,出现意识丧失有时需要与急性后循环梗死鉴别,后者常常伴有神经系统局灶性症状和体征,进一步行心电图和超声心动图检查有助于鉴别。

5. 治疗

(1)急性期的治疗:

①一般治疗:卒中一般支持治疗的主要目的是尽量维持患者的内环境稳定,为卒中的特异性治疗和卒中康复创造条件。卒中的所有早期治疗可以在卒中单元(stroke unit)中进行。目前认为,它是组织化卒中管理较好的形式。常规的一般治疗包

括：纠正低氧血症、及时处理心脏病变、积极控制感染和体温升高（＞38℃给予降温）、重视营养支持等。

卒中早期的高血压处理仍没有定论，普遍认为急骤降压有可能加重卒中。作为溶栓前准备，应使收缩压＜180 mmHg，舒张压＜100 mmHg。血压持续升高，收缩压≥200 mmHg 或舒张压≥110 mmHg，或伴有严重心功能不全、主动脉夹层、高血压脑病，可予以谨慎降压治疗，并严密观察血压变化，必要时可静脉使用短效药物（如拉贝洛尔、尼卡地平等）。

约 40％的患者存在脑卒中后高血糖，预后不良。在血糖超过 11.1 mmol/L 时给予胰岛素治疗。低血糖可直接导致脑缺血损伤和水肿加重，同样对预后不利。因此，血糖低于 2.8 mmol/L 时给予 10％～20％葡萄糖口服或注射治疗。

②溶栓治疗：从 1995 年 NINDS 实验开始，到 2008 年 ECASS Ⅲ研究，国际上多项随机、双盲、对照研究证实了超早期 t-PA 静脉溶栓治疗（0.9mg/kg，最大剂量 90mg，其中 10％在最初 1min 内静脉推注，其余持续滴注 1h）的有效性，时间窗由 3h 延长到了 4.5h。我国"九五"攻关课题"急性缺血性脑卒中 6h 内的尿激酶静脉溶栓治疗"证实了尿激酶（100～150WU，溶于生理盐水 100～200ml，持续静脉滴注 30 min）的治疗作用，并已在国内广泛应用。在有条件的医院，介入动脉溶栓可以将 t-PA 的溶栓时间延长到 6h，尽管这还需要更大规模的临床研究来验证。溶栓治疗的主要风险是颅内出血，约占 6％。溶栓适应证的严格把握有助于减少这一并发症。

③抗血小板治疗：多项大样本研究证实了脑卒中后 48h 内口服阿司匹林（150～300mg/d）的疗效。阿司匹林能显著降低随访期末的病死率或残疾率，减少复发，但会轻度增加症状性颅内出血的风险。对不能耐受阿司匹林者，可考虑选用氯吡格雷等抗血小板治疗。

④恶性大面积脑梗死的减压治疗：严重脑水肿和颅内压增高是急性重症脑梗死的常见并发症。对于发病 48h 内，60 岁以下的恶性大脑中动脉梗死伴严重颅内压增高，外科减压术可以降低死亡率和致残程度。对压迫脑干的大面积小脑梗死患者也可考虑积极外科干预。

⑤其他治疗：多项抗凝治疗的研究发现，它不能降低卒中病死率和致残率，但对于严重偏瘫的患者，抗凝治疗可以用于防治下肢静脉血栓形成和肺栓塞。有关降纤、扩容、神经保护、中医药的卒中治疗研究正在进行，但目前还没有足够的证据广泛应用于临床。

（2）卒中的二级预防：即卒中复发的预防，应该从急性期就开始实施。卒中二级预防的关键在于对卒中病因的诊断及危险因素的认识，针对不同病因，对不同复发风险的患者进行分层，制订出具有针对性的个体化的治疗方案。

①危险因素控制：主要包括：a. 对于高血压患者，在参考高龄、基础血压、平时用药、可耐受性的情况下，降压目标一般应该达到≤140/90mmHg，理想应达到≤130/80mmHg。b. 糖尿病血糖控制的靶目标为 HbA_1c＜6.5％，但对于高危 2 型糖尿病患者要注意血糖不能降得过低，以免增加死亡率。c. 胆固醇水平升高或动脉粥样硬化性患者，应使用他汀类药物，目标 LDL-C 水平降至 2.07mmol/L（80mg/dl）以下或使 LDL-C 下降幅度达到 30％～40％。d. 戒烟限酒、增加体育活动、改良生活方式。

②大动脉粥样硬化患者的非药物治疗：这种卒中是复发率最高的分型。尽管高危因素的药物控制可以降低该类卒中的复发，但是部分内科治疗无效的患者需要考虑介入或者外科干预治疗。主要包括：a. 症状性颈动脉狭窄 70％～99％的患者，可考虑颈动脉内膜剥脱术（CEA），术后继续抗血小板治疗。b. 对于无条件做 CEA 时、有 CEA 禁忌或手术不能到达、CEA 后早期再狭窄、放疗后狭窄可考虑行颈动脉支架置入术（CAS）。支架置入术前给予氯吡格雷和阿司匹林联用，持续至术后至少 1 个月。

③心源性栓塞的抗栓治疗：心源性栓塞所致卒中的二级预防基础是抗凝，从传统的口服华法林到凝血酶抑制药（如 dabigatran），依从性好的患者可以将卒中复发的概率降低 2/3。华法林的目标剂量是维持 INR 在 2.0～3.0，而凝血酶抑制药则可以不必检查 INR。对于不能接受抗凝治疗的患者，可以使用抗血小板治疗。

④非心源性卒中的抗栓治疗：大多数情况均给予抗血小板药物进行二级预防。药物的选择以单药治疗为主，氯吡格雷（75mg/d）、阿司匹林（50～325mg/d）都可以作为首选药物；有证据表明氯吡格雷优于阿司匹林，尤其对于高危患者获益更显著，但是会大幅度增加治疗花费。长期应用双重抗

血小板药物(＞3 个月),可能会增加出血风险,但对于有急性冠状动脉疾病(例如不稳定型心绞痛,无 Q 波心肌梗死)或近期有支架成形术的患者,可以联合应用氯吡格雷和阿司匹林。

⑤其他特殊情况:一些卒中具有非常见的病因,此类患者需要根据具体病因学进行处理。动脉夹层患者发生缺血性卒中后,可以选择抗凝治疗血小板或抗血小板治疗。常用抗凝治疗的方法为:静脉肝素,维持 APTT 50~70s 或低分子肝素治疗;随后改为口服华法林抗凝治疗(INR 2.0~3.0),通常使用 3~6 个月。药物规范治疗后仍有复发的患者可以考虑血管内治疗或者外科手术治疗。

不明原因的缺血性卒中/TIA 合并卵圆孔未闭的患者,多使用抗血小板治疗。如果合并存在下肢静脉血栓形成、房间隔瘤或者存在抗凝治疗的其他指征,如心房颤动、高凝状态,可以华法林治疗(目标 INR 2.0~3.0)。

伴有高同型半胱氨酸血症(空腹血浆水平≥16μmol/L)的卒中患者,每日给予维生素 B_6、维生素 B_{12} 和叶酸口服可以降低同型半胱氨酸水平。尽管降低同型半胱氨酸水平在卒中一级预防中的证据较充分,其是否可以降低卒中复发证据仍需进一步研究。

(3)康复:原则上在卒中稳定后 48h 就可以由专业康复医生进行。有条件的医院可以在脑卒中早期阶段应用运动再学习方案来促进脑卒中运动功能恢复。亚急性期或者慢性期的卒中患者可以使用强制性运动疗法(CIMT)。减重步行训练可以用于脑卒中后 3 个月后轻到中度步行障碍的患者。卒中后进行有效的康复能够减轻功能上的残疾,是脑卒中组织化管理中不可或缺的关键环节。

(高　山　倪　俊　徐蔚海)

第四节　脑　出　血

近年来我国脑卒中的发病人数不断增加,根据 1991—2000 年世界卫生组织 MONICA 方案对我国 15 组人群(每组包括 10 万人口)脑卒中事件的监测,脑出血年发病率由 20 世纪 90 年代初期的 98.5/10 万逐渐上升至 2000 年的 138.2/10 万,排除年龄增长因素,结果亦十分惊人。

中国人出血性卒中的比例远高于欧美人群,据"九五"研究结果,国人出血性卒中约占全部卒中的 32.9%,而在欧美人群仅占 10%~15%,其中自发性脑出血(SICH)是最为常见的出血性卒中类型,占出血性卒中总数的 70%~80%,而且随着年龄的增长,发病率不断增高,与长期高血压及高龄患者脑血管淀粉样变有关。其中大约 50% 为深部出血,35% 为脑叶出血,10% 为小脑内出血,6% 为脑干出血。

脑出血对社会生产力破坏极大,严重威胁人群的健康。其中自发性脑出血预后甚差,发病 30d 内的死亡率为 35%~52%,且 50% 的死亡发生在发病 48h 内。据美国对 67 000 例脑内出血患者的调查结果表明:发病 6 个月后仅 20% 的患者具有独立的生活能力。

【病因及发病机制】

脑内出血的原因较多,最常见的是高血压。其他病因包括:脑动脉粥样硬化,血液病(白血病、再生障碍性贫血、血小板减少性紫癜、血友病、红细胞增多症和镰状细胞病等),以及动脉瘤、动静脉畸形、Moyamoya 病、脑动脉炎、硬膜静脉窦血栓形成、夹层动脉瘤、脑梗死继发脑出血、抗凝或溶栓治疗等。脑淀粉样血管病是脑出血的罕见原因,本病在老年患者(平均年龄 70 岁)最常见,典型病例为多灶性脑叶出血。偶见原发性或转移性脑肿瘤性出血。伴发出血的肿瘤包括多形性胶质母细胞瘤、黑色素瘤、绒毛膜癌、肾细胞癌及支气管源性癌等。

长期慢性高血压,会使脑血管发生一系列的病理变化:

1. 脑内小动脉玻璃样变、纤维素样坏死和动脉瘤形成　脑动脉的外膜和中膜在结构上较其他脏器血管的结构要薄弱,在长期血压逐渐升高的患者中,脑内小动脉可发生玻璃样变和纤维素样坏死,这些病变使脑动脉管壁内发育完好的内膜受到损伤,高血压可促使这种被损伤的小动脉内膜破裂,形成夹层动脉瘤,动脉瘤破裂即可引起出血。在慢性高血压时,小动脉上还可间断地发生直径约 1mm 的微动脉瘤,这种动脉瘤是经薄弱的中层膨出的内膜。当血压骤然升高,微动脉瘤或纤维素样坏死的细小动脉直接破裂,引起出血性卒中。

2. 脑内小动脉痉挛　在高血压过程中,若平均动脉压迅速增高,可引起血管自动调节过强或不足,当血压超过自动调节上限而且持续时间较长,可导致弥散性血管痉挛,使进入微循环的血流量减少,引起毛细血管和神经元缺血,可使液体漏至细胞外间隙,发生脑水肿,同时毛细血管由于缺血、缺氧可导致破裂,发生点状出血,若病变广泛或呈多灶性,则可引起大片脑内出血。

【病理】

1. 血肿扩大 血肿体积增大超过首次 CT 血肿体积的 33% 或 20ml 为血肿扩大。血肿扩大是脑内出血病情进行性恶化的首要原因。血肿扩大的机制尚不清楚,目前的观点是血肿扩大是由于血管已破裂部位的持续出血或再次出血,但有证据表明血肿扩大可以是出血灶周围坏死和水肿组织内的继发性出血。这一观点与 Fujii 等观察到外形不规则的血肿更容易扩大的现象吻合,因为血肿形状不规则提示多根血管的活动性出血。

2. 血肿周围脑组织损伤 脑出血后血肿周围脑组织内存在复杂的病理生理变化过程,可引起血肿周围脑组织损伤和水肿形成。

(1)血肿周围脑组织缺血:脑出血后血肿周围脑组织局部血流量下降的原因有以下几种:①血肿直接压迫周围脑组织使血管床缩小;②血肿占位效应激活脑血流——容积自我调节系统,局部血流量下降;③血肿或血肿周围组织释放的血管活性物质引起血管痉挛等。该区域内的病理改变在一定时间内是可逆性的,如果能在此时间窗内给予适当的治疗措施,可使受损组织恢复功能,因此该区域称血肿周边半影区或半暗带。

(2)血肿周围脑组织水肿:主要有间质性和细胞性两种。其产生原因分别为缺血性、渗透性、代谢性和神经内分泌性。

缺血性水肿与机械压迫和血管活性物质异常升高有关。

血肿形成后很快开始溶解,血浆中的各种蛋白质、细胞膜性成分降解物即由细胞内逸出的各种大分子物质,可经组织间隙向脑组织渗透,引起细胞外间隙的胶体渗透压升高,造成渗透性水肿。

血肿溶解可以释放细胞毒性物质引起细胞代谢紊乱,最终导致细胞死亡或细胞水肿,主要有血红蛋白、自由基、蛋白酶等。蛋白酶中以凝血酶和基质金属蛋白酶(MMPs)最重要。凝血酶可诱发脑水肿形成,凝血酶抑制剂则可阻止凝血酶诱发脑水肿形成。脑内出血后 MMPs 活性增高,血管基质破坏增加,血-脑屏障完整性破坏,通透性增加,引起血管源性水肿,使用 MMPs 抑制剂可减轻水肿。

高血压性脑内出血后血管加压素与心房利钠肽的水平失衡及由此产生的脑细胞体积调节障碍,也可能引起细胞或组织水肿。

(3)颅内压增高:脑内出血后因血肿的占位效应使颅内压增高,而且由于血肿压迫周围组织及血液中血管活性物质的释放引起的继发性脑缺血、脑水肿,可进一步使颅内压升高。

【病理改变】

新鲜的脑出血标本可见出血侧半球肿胀,体积增大,脑回变宽,脑沟变浅。中线结构向病灶对侧移位,颅内压增高,病灶侧脑组织可疝出至大脑镰下或疝入小脑幕切迹。切面可见出血灶和病灶周围脑组织水肿、软化。镜下可分 3 期:①出血期,可见大片新鲜的红细胞。出血灶边缘脑组织坏死、软化,神经细胞消失或呈局部缺血改变,常有多核细胞浸润。②吸收期,出血后 24~36h 即可出现胶质细胞增生,小胶质细胞及来自血管外膜的细胞形成格子细胞,少数格子细胞含有含铁血黄素。星形胶质细胞增生及肥胖变性。③修复期,血液及坏死组织逐渐被清除,组织缺损部分由胶质细胞、胶质纤维及胶原纤维代替。出血量小的可完全修复,出血量大的形成囊腔。血红蛋白代谢产物高铁血红蛋白长久残存于瘢痕组织中,呈现棕黄色。

【临床表现】

脑出血好发于 50~70 岁,男性略多见,多在冬春季发病。患者多有高血压病史。在情绪激动或活动时易发生,发病前多无预兆,少数可有头痛、头晕、肢体麻木等前驱症状。临床症状常在数分钟到数小时内达到高峰,临床特点可因出血部位及出血量不同各异。

1. 基底节内囊区出血 基底节内囊区是高血压颅内出血最常见的部位,约占全部脑内出血的 60%,该区域由众多动脉供血。

(1)前部型:占 12% 左右,由 Heubner 返动脉供血(包括尾状核),主要累及尾状核头和(或)体(均称为尾状核出血),易破入侧脑室前角,严重者可同时累及第Ⅲ、Ⅳ脑室,血肿可向后外侧延伸,损伤内囊前肢与壳核前部。

临床特征:严重头痛和明显的脑膜刺激症状,类似蛛网膜下腔出血,多无意识障碍,个别患者可出现病初一过性嗜睡。若血肿向后外侧延伸累及内囊前肢和(或)壳核前部可出现程度较轻的语言障碍、对侧偏身运动、感觉功能缺损,通常预后较好。无精神异常、眼球分离、凝视、眼震、癫痫发作等症状。50%患者完全恢复正常,70%患者预后良好。

(2)中间型:占 7%左右,最为罕见,由内侧豆——纹动脉供血,血肿累及苍白球及壳核中部,可向后累及内囊膝部或向前外侧破入侧脑室。

临床特征:患者意识多不受影响,可有一过性嗜睡,但几天后恢复正常。该型出血虽死亡率极低,但常导致较严重的失语和(或)偏身症状,无精神异常、眼球分离、患侧忽视、癫痫发作等症状。预后差,患者多留有较明显后遗症,50%以上存在严重残障。

(3)后中间型:占 10%左右,由脉络膜前动脉供血,通常位于内囊后肢前半部分,常向内囊膝部扩展,可导致壳核中部或丘脑外侧受压。若血肿较大可破入第Ⅲ、Ⅳ脑室并导致昏迷。

临床特征:多数患者神志清楚,50%患者存在语言障碍,几乎所有患者均不同程度出现对侧面部、肢体运动障碍,60%以上患者存在偏身感觉缺失。无精神异常、眼球分离、癫痫发作等症状。预后较中间型好,多数恢复良好,近 1/3 患者可遗留中、重度残障,几乎没有死亡病例。

(4)后外侧型:是仅次于外侧型的常见基底节内囊区出血,所占比例近 20%,由外侧豆-纹动脉后内侧支供血,血肿位于豆状核后部的内囊区域,平均出血量 30ml,最大可达 90ml,血肿相对较大,主要向前侧延伸,累及颞叶峡部白质、壳核前部和(或)内囊区豆状核后部,少数可经前角破入侧脑室,严重者可同时累及蛛网膜下腔。

临床特征:多数患者神志清楚或仅有一过性意识障碍,出血量大者可有昏迷及瞳孔改变。30%病例出现共轭凝视,80%以上患者有语言障碍,几乎所有患者存在不同程度对侧面部、肢体感觉及运动障碍。脑疝时有瞳孔改变,无眼球分离。预后较差,20%患者死亡,存活病例多遗留重度残障。

(5)外侧型:最为常见,占 40%左右,虽该型出血多被当作壳核出血,但头 MRI 证实其为介于壳核和岛叶皮质之间的裂隙样出血,不直接累及壳核。由外侧豆——纹动脉的大部分外侧支供血,原发灶位于壳核外部和岛叶皮层,多为凸透镜形和卵圆形,平均出血量 20ml,最大 80ml。常向前外侧扩展,可向内经前角破入侧脑室。

临床特征:多数患者神志清楚或仅有轻度意识水平下降,血肿较大者可出现昏迷。优势半球出血患者多有失语,非优势半球出血患者近 50%出现构音障碍。出血量大患者可出现共轭凝视麻痹、瞳孔改变及癫痫发作。所有患者均存在不同程度偏身麻痹,60%以上患者出现对侧偏身感觉障碍。50%以上患者遗留中至重度残障,近 10%患者死亡。

(6)大量出血型:发病率亦较高,血肿占据全部或大部分的基底节内囊区域,血肿极大(最大 144ml,平均 70ml),仅偶尔尾状核及内囊前肢得以保留,以致不能找到原发出血部位。常向前外侧延伸,50%以上破入侧脑室及第Ⅲ、Ⅳ脑室,严重者可同时破入蛛网膜下腔。

临床特征:意识、言语障碍,中至重度偏身感觉、运动缺失几乎出现于所有患者,共轭凝视或眼位改变(眼球分离或固定)。血肿常导致中线移位并继发 Monro 孔梗阻导致对侧脑室扩张,严重者常在几分钟或几小时内出现枕大孔疝或颞叶沟回疝,从而引起意识水平进一步下降及四肢瘫和脑干损伤所致的眼动障碍等脑疝症状,甚至错过住院治疗时机。几乎所有患者预后差,近 50%患者死亡。

2. 丘脑出血 由丘脑膝状动脉和丘脑穿通动脉破裂所致,在脑出血中较常见,占全部脑出血的 15%～24%,致残率、病死率均高。高龄、高血压是丘脑出血的主要因素,高脂血症、糖尿病、吸烟、饮酒是相关因素。

临床表现为突发对侧偏瘫、偏身感觉障碍、甚至偏盲等内囊性三偏症状,CT 扫描呈圆形、椭圆形或不规则形境界比较清楚的高密度血肿影,意识障碍多见且较重,出血波及丘脑下部或破入第三脑室则出现昏迷加深、瞳孔缩小、去皮质强直等中线症状。

由于丘脑复杂的结构功能与毗邻关系,其临床表现复杂多样。如为小量出血或出血局限于丘脑内侧则症状较轻;丘脑中间腹侧核受累可出现运动性震颤、帕金森综合征表现;累及丘脑底核或纹状体可呈偏身舞蹈——投掷样运动。

3. 脑桥出血 约占全部脑内出血的 10%,主要由基底动脉的脑桥支破裂出血引起,出血灶多位于脑桥基底与被盖部之间。

原发性脑桥出血病人中以大量出血型和基底被盖型死亡率最高,但两者之间无明显差异,单侧被盖型死亡率最低。在实际工作中要注意:①技术上采用薄层、小间隔扫描手段;②充分重视病人症状,特别是那些无法用 CT 特征来解释的脑桥损害症状,必要时可做 MR 扫描,以提高小病灶的检出率。

4. 中脑出血 罕见。但应用CT及MRI检查并结合临床已可确诊,轻症表现为一侧或双侧动眼神经不全瘫痪或Weber综合征;重症表现为深昏迷,四肢弛缓性瘫痪,可迅速死亡。

5. 小脑内血 多由小脑齿状核动脉破裂所致,约占脑出血的10%。自发性小脑出血的常见病因是高血压动脉硬化、脑血管畸形、脑动脉瘤、血液病及应用抗凝药,在成年人高血压动脉硬化是小脑出血的最常见原因,占50%～70%。

发病初期大多意识清楚或有轻度意识障碍,表现眩晕、频繁呕吐、枕部剧烈头痛和平衡障碍等,但无肢体瘫痪是其常见的临床特点;轻症者表现出一侧肢体笨拙、行动不稳、共济失调和眼球震颤,无瘫痪;两眼向病灶对侧凝视,吞咽及发音困难,四肢锥体束征,病侧或对侧瞳孔缩小、对光反应减弱,晚期瞳孔散大,中枢性呼吸障碍,最后枕大孔疝死亡;暴发型则常突然昏迷,在数小时内迅速死亡。如出血量较大,病情迅速进展,发病时或发病后12～24h出现昏迷及脑干受压征象,可有面神经麻痹、两眼凝视病灶对侧、肢体瘫痪及病理反射出现等。

由于小脑的代偿能力较强,小脑出血的临床征象变化多样,缺乏特异性,早期临床诊断较为困难,故临床上遇下列情况应注意小脑出血的可能:①40岁以上并有高血压症病史;②以眩晕、呕吐、头痛起病;③有眼震、共济失调、脑膜刺激征阳性;④发病后迅速或渐进入昏迷,伴瞳孔缩小、凝视、麻痹、双侧病理征、偏瘫或四肢瘫。

6. 脑叶出血 约占脑出血的10%,常由脑动静脉畸形、Moyamoya病、血管淀粉样病变、肿瘤等所致。出血以顶叶最常见,其次为颞叶、枕叶、额叶,也可有多发脑叶出血。常表现头痛、呕吐、脑膜刺激征及出血脑叶的局灶定位症状,如额叶出血可有偏瘫、Broca失语、摸索等;颞叶可有Wernicke失语、精神症状;枕叶可有视野缺损;顶叶可有偏身感觉障碍、空间构象障碍。抽搐较其他部位出血常见,昏迷较少见;部分病例缺乏脑叶的定位症状。

7. 脑室出血 占脑出血的3%～5%,由脑室内脉络丛动脉或室管膜下动脉破裂出血,血液直流入脑室内所致,又称原发性脑室出血。原发性脑室内出血最常见的部位是侧脑室,其次是第Ⅲ脑室和第Ⅳ脑室,在中间罕见。目前未见有文献报道透明隔腔(第Ⅴ脑室)内原发出血。

多数病例为小量脑室出血,常有头痛、呕吐、脑膜刺激征,一般无意识障碍及局灶性神经缺损症状、血性CSF,酷似蛛网膜下腔出血,可完全恢复,预后良好。大量脑室出血造成脑室铸型或引起急性梗阻性脑积水未及时解除者,其临床过程符合传统描述的脑室出血表现:起病急骤,迅速出现昏迷、频繁呕吐、针尖样瞳孔、眼球分离斜视或浮动、四肢弛缓性瘫痪及去脑强直发作等,病情危笃,预后不良,多在24h内死亡。而大多数原发性脑室出血不具备这些"典型"的表现。

由于原发性脑室出血没有脑实质损害或损害较轻,若无脑积水或及时解除,其预后要比继发性脑室出血好。与继发性脑室出血相比,原发性脑室出血有以下临床特点:高发年龄分布两极化;意识障碍较轻或无;可亚急性或慢性起病;定位体征不明显,即运动障碍轻或缺如,脑神经受累及瞳孔异常少见;多以认识功能障碍或精神症状为常见表现。

【诊断】

1. 病史询问 为了及时地发现和诊断脑出血,详细的病史询问是必不可少的。

(1)对症状的询问:了解发病时间,是白天起病还是晨起发病。如果病人是睡醒后发病,那么发病时间要从最后看似正常的时间算起。如果患者出现瘫痪,要了解瘫痪的发病形式,如是否急性起病,起病的诱因:如病史中有无导致全身血压下降的情况、由坐位或卧位变为直立位后发病等,肢体无力的进展和波动情况,有无麻木、疼痛、肌肉萎缩等伴随症状。如果合并头痛,要询问头痛的性质、部位、发作频率。如果出现眩晕,则要询问有无恶心、呕吐、出汗、耳鸣、听力减退、血压和脉搏的改变,以及发作的诱因和持续时间,以帮助鉴别周围性眩晕和中枢性眩晕。

(2)对既往病史的询问:对于来诊的患者要询问患者的既往病史,如有无高血压、心脏病、糖尿病等相关病史;同时了解患者既往有无类似短暂性脑缺血发作的症状,尤其要注意易被患者忽略的单眼黑蒙;如果是中青年女性,还要询问有无避孕药服用史、多次自然流产史。除了个人既往病史以外,还要简要询问患者的家族中有无类似的病史。

2. 体格检查 病史采集完成后,要对患者进行神经系统体格检查和全身检查。对于脑出血患者,除了重要的神经系统检查外,还需着重检查以下几个方面。

(1)双侧颈动脉和桡动脉扪诊:检查双侧动脉搏动是否对称,同时可以初步了解心律是否齐整。

（2）测量双上肢血压。

（3）体表血管听诊：选择钟形听诊器，放在各个动脉在体表的标志。

①颈动脉听诊区：胸锁乳突肌外缘与甲状软骨连线的交点。

②椎动脉听诊区：胸锁乳突肌后缘上方，颈 2、3 横突水平。

③锁骨下动脉听诊区：锁骨上窝内侧。

④眼动脉听诊区：嘱患者轻闭双眼，将听诊器放在眼部上方。

3. 结构影像学检查　影像学检查方法包括 CT 和 MRI 成像。随着 CT、MRI 成像技术的不断提高，以及密度分辨力和空间分辨力的进一步完善，CT 和 MRI 已成为脑血管病的主要检查方法之一。

（1）头部 CT 检查：头颅 CT 是诊断脑出血的首选检查。急性脑内出血的 CT 检查以平扫为主，一般不需强化检查。急性脑实质内出血在 CT 平扫图像上表现为高密度影，病灶边缘清楚。当血肿破入脑室后常常可以观察到脑室内的血液平面。

（2）头部磁共振成像：超急性期血肿发病 2～3h，很难产生异常信号，此时 CT 可显示血肿存在。急性期血肿发病数小时至数天，稍长 T_1、短 T_2。亚急性期血肿发病数天至数月，短 T_1、长 T_2。慢性期血肿发病数月至不定期，长 T_1、短 T_2。

梯度回波序列也称为场回波序列，是非常基本的磁共振成像序列。由于具有许多优点，在各个系统都得到了广泛的应用。发病 6 h 内急性卒中的多中心研究表明，梯度回波 MRI 在发现急性出血方面与 CT 检查一样精确，但在发现慢性出血方面优于 CT。MRI 在发现相关的血管畸形尤其是海绵状血管瘤方面也优于 CT，但是 MRI 并不像 CT 一样适于全部患者。

4. 血管影像学检查

（1）头部 CTA：是一种静脉注射含碘造影剂后，利用计算机三维重建方法合成的无创性血管造影术，可以三维显示颅内血管系统。CTA 对 Willis 环周围＞4 mm 的颅内动脉瘤可达到与 DSA 相同的检出率，而且可以明确 DSA 显示不理想的动脉瘤的瘤颈和载瘤动脉的情况。对血栓性动脉瘤的检测 CTA 明显优于 DSA。CTA 对动静脉畸形（AVM）血管团的显示率达 100％，其中供血动脉的显示率为 93.9％，引流静脉的显示率为 87.8％。CTA 对脑动脉狭窄的显示基本达到与 DSA 相同

的效果。CTA 是有效的无创伤性血管成像技术，在很大程度上可替代有创性 DSA。

（2）头部 MRA(V)：可以很好地显示颅内大动脉的形态，以及动脉发生病变时的一些侧支循环。

MRA 对正常脑动静脉的显示和对异常血管的显示有很好的效果，除对显示前交通动脉和后交通动脉的敏感性和特异性稍低外，对显示大脑前、中、后动脉、基底动脉和颈内动脉的敏感性和特异性均接近 100％。MRA 可以显示脑 AVM 的供血动脉、血管团和引流静脉，可以显示动静脉瘘的动脉、瘘口的位置和大小、静脉的扩张程度和引流方向。对于＞5 mm 的动脉瘤，MRA 的显示率可达 100％，并且结合源图像可以显示那些 DSA 不能显示的有血栓形成的动脉瘤。MRA 对＜5 mm 直径的脑动脉瘤漏诊率较高，对发生颅内出血的脑动脉瘤患者 MRA 不能替代常规脑血管造影做介入治疗。MRA 对脑动脉狭窄显示直观，与 DSA 的相关性较好，但当动脉狭窄严重程度达 75％以上时，有过高评价的倾向。

MRV 对上下静脉窦、直窦、横窦、乙状窦、大脑内和大脑大静脉的显示率达 100％，对岩上窦和岩下窦的显示率也达 85％。MRV 可显示脑静脉血栓的范围、是否完全闭塞和侧支引流的情况等。

（3）颈部 MRA：磁共振对比增强血管三维成像（3D CE-MRA）可从任一角度观察血管的 3D 血管图像。与传统非增强 MRA 相比，该技术与血液的流动增强无关，不需空间予饱和，对平行于扫描平面的血管也能很好显示，因此可通过冠状位激发扫描，显示包括颈部大血管根部至颅内 Willis 环的颈部血管全程。3D CE-MRA 可同时显示两侧头、颈部所有血管的受累情况，即受累血管段及其范围以及狭窄程度或闭塞后侧支循环血管情况。3D CE-MRA 上动脉闭塞表现为动脉血流中断和远端动脉不显影；动脉狭窄表现为动脉腔节段性狭窄，其远端动脉分支减少，或显影差，有的动脉表现为该段动脉血流中断，但其远端动脉仍显影；明显的动脉硬化表现为动脉管腔粗细不均，呈"串珠状"。因此，3DCE-MRA 可为临床血管性病变的筛选检查、制订治疗方案提供依据。

（4）血管造影：数字减影血管造影（DSA）具有很好的空间分辨率，可以显示 0.5mm 的脑血管，清晰显示脑血管各级分支的大小、位置、形态和变异。主要用于需要造影确诊或是否适合介入治疗的脑血管病。DSA 可以用于了解脑动脉狭窄的部位程

度；明确脑血栓形成时血管闭塞的部位和动脉溶栓；可以显示颅内动脉瘤的情况；显示 AVM 供血动脉的来源和引流静脉的方向等，为手术和介入治疗提供详细的资料。

目前认为 DSA 是诊断脑供血动脉狭窄的金标准，同时也是判断狭窄程度的有效方法，为临床治疗提供可靠依据。

血管造影的指征包括出血伴有 SAH、局部异常钙化影、明显的血管畸形、异常的出血部位等，不明原因的出血，如孤立的脑室出血也需行血管造影。患高血压和深部出血的老年患者尽量避免血管造影检查。行血管造影检查的时间需依据患者病情平衡诊断的需要及外科手术干预的潜在时间。脑疝患者在血管造影检查前需紧急手术，病情稳定的动脉瘤或血管畸形的患者在任何干预之前应行血管造影检查。

5. 头部 CT 灌注影像（CT perfusion imaging）是脑功能成像方法之一，通过研究脑组织的血流灌注状态以及组织血管化程度来揭示脑组织的病理解剖和病理生理改变的一种检查手段。

CT 灌注成像是临床脑出血周围组织损伤研究较为理想的方法，一次检查可同时产生有关血肿体积的解剖学信息，以及有关血肿周围组织脑血流动力学变化的功能信息。CT 灌注成像空间分辨率高，成像速度快，可对血肿周围组织脑血流动力学参数进行定量测量，有助于脑出血病人个体化救治和预后评估。

在 CT 灌注成像所用的参数中，TTP 较为敏感，所有被观察对象均清晰地显示出血肿周围 TTP 延长区，TTP 持续延长提示由血肿占位效应引起的脑微循环障碍在脑内出血慢性期可依然存在。MTT 可以敏感地显示出血管远端局部灌注压的降低，对脑组织灌注异常具有良好的预测性。rCBF 和 rCBV 可以准确地反映出脑出血后血肿周围组织的灌注状态，对于判断血肿周围组织缺血性损伤有重要的价值。

6. 实验室检查 脑出血患者常规实验室检查包括血常规、电解质、BUN、肌酐、血糖、心电图、X线胸片、凝血功能，青中年患者应行药物筛查排除可卡因的应用，育龄女性应行妊娠试验。

血糖升高可能是机体的应激反应或脑出血严重性的反应。华法林的应用，反映在凝血酶原时间或国际标准化比值（INR）的升高，是血肿扩大的一个危险因素（OR＝6.2），且较未应用华法林患者血肿扩大的持续时间长。

近来研究表明，检测血清生物学标志物有助于判断 ICH 患者的预后，且能提供病理生理学线索。金属蛋白酶是降解细胞外基质的酶，脑出血发生后此酶被炎症因子激活。脑出血发生 24h 后基质金属蛋白酶-9（MMP-9）水平与血肿相关，而 MMP-3 在卒中发生后的 24～48h 与死亡相关，两者的水平与残腔体积相关。细胞纤维连接蛋白（c-Fn）是一种糖蛋白，具有黏附血小板至纤维蛋白的作用，是血管损伤的标志。一项研究表明：c-Fn 高于 $6\mu g/ml$ 或 IL-6 高于 24 pg/ml 与血肿扩大独立相关。另一项研究表明，肿瘤坏死因子-α（TNF-α）与血肿周围水肿相关，而谷氨酸盐水平则与血肿的残腔体积相关。这些血清标志物的临床应用需要进一步研究。

【鉴别诊断】

1. 壳核、丘脑及脑叶的高血压性脑出血与脑梗死难以鉴别。在某种程度上，严重的头痛、恶心、呕吐，以及意识障碍可能是发生脑出血的有用线索，CT 检查可以识别病变。脑干卒中或小脑梗死可似小脑出血，CT 扫描或 MRI 是最有用的诊断方法。

2. 外伤性脑出血是闭合性头部外伤的常见后果。这类出血可发生于受冲击处颅骨下或冲击直接相对的部位（对冲伤），最常见的部位是额极和颞极。外伤史可提供诊断线索。外伤性脑出血的 CT 扫描表现可延迟至伤后 24h 显影，MRI 可早期发现异常。

3. 突然发病、迅速陷入昏迷的脑出血患者须与全身性中毒（酒精、药物、CO）及代谢性疾病（糖尿病、低血糖、肝性昏迷、尿毒症）鉴别，病史、相关实验室检查和头部 CT 检查可提供诊断线索。

4. 急性周围性前庭病可引起恶心、呕吐及步态共济失调等症与小脑出血极为相似。然而，发病时严重头痛、意识障碍、血压升高或高龄等均强烈支持为小脑出血。

【治疗】

脑出血病情凶险，经常有血压和颅内压升高，经常需要气管插管和辅助通气，所以脑出血患者的监测与管理应在重症监护室进行。

需要监测神经功能状态、脉搏、血压、体温和氧饱和度。氧饱和度＜95％，需要吸氧；意识水平下降或气道阻塞时，应进行气道支持和辅助通气。

1. 血压的管理 脑出血的急性期血压会明显

升高,血压的升高会加剧脑出血量,增加死亡风险、神经功能恶化及残疾率,因此血压的控制尤为重要。脑出血急性期后,如无明显禁忌,建议良好控制血压,尤其对于出血位于高血压性血管病变部位者。脑出血急性期后,推荐的血压控制目标是<140/90mmHg,合并糖尿病和慢性肾损害者<130/80mmHg。脑出血急性期高血压的药物治疗,推荐的一线降压药物为口服卡托普利(captopril,6.25~12.5mg),但是其作用短暂,且降压迅速。静脉用药的一线选择为半衰期短的降压药物。在美国和加拿大推荐使用静脉注射拉贝洛尔(labetalol),或者盐酸艾司洛尔(esmolol)、尼卡地平(nicardipin)、依那普利(enalapril)。静脉注射乌拉地尔(urapidil)的应用也日益广泛。最后,必要时应用硝普钠(nitroprusside),但是其主要副作用有反射性心动过速、冠状动脉缺血、抗血小板活性、增高颅内压和降低脑灌注压。静脉注射治疗高血压需要对血压进行连续监测。

2. 血糖的管理　在脑出血后最初 24h 内持续高血糖(>140mg/dl)提示预后不良。血清葡萄糖>185mg/dl 时,建议静脉滴注胰岛素治疗,并密切监测血糖浓度并调整胰岛素剂量,以避免发生低血糖。

3. 颅内压增高的治疗　颅内压增高、脑水肿和血肿占位效应都会使脑出血后的致残率和死亡率升高。对于怀疑颅内压增高和意识水平持续下降的患者,需要进行连续有创颅内压监测,但是其应用价值是否优于临床和放射学监测仍未被证实。

对于脑出血后颅内压增高的治疗应当是一个平衡和逐步的过程。抬高床头、镇痛和镇静,渗透性利尿药(甘露醇和高张盐水)、经脑室导管引流脑脊液、过度通气,目前仍不推荐使用类固醇激素。同步监测颅内压和血压,以使脑灌注压>70mmHg。

4. 脑出血并发症预防和治疗　病情不严重的患者采取措施预防亚急性并发症,如吸入性肺炎、深静脉血栓形成和压力性溃疡等。脑出血患者临床稳定后,应进行早期活动和康复治疗。

发热:查找感染证据。治疗发热源,给发热的患者使用退热药以降低体温。

控制感染:应用适当的抗生素治疗脑出血后感染。不建议预防性应用抗生素。

预防深静脉血栓形成:有轻偏瘫或偏瘫患者使用间歇充气加压装置预防静脉血栓栓塞。如果脑出血停止,发病 3~4d 后,可以考虑给偏瘫患者皮下注射低剂量低分子肝素或普通肝素治疗。

痫性发作:脑出血患者有临床痫性发作时,给予适当抗癫痫药物治疗;脑叶出血的患者在发病后立即短期预防性应用抗癫痫药,可能降低其早期痫性发作的风险。

5. 治疗凝血异常和纤维蛋白溶解引起的脑出血　使用鱼精蛋白逆转肝素引起的脑出血;华法林引起的脑出血,静脉给予维生素 K 以逆转华法林的效应,并给予凝血因子替代治疗;溶栓引起的脑出血使用凝血因子和血小板替代。合并严重凝血因子缺陷或严重血小板减少的患者,应该适当补充凝血因子或输注血小板。

6. 脑出血的外科治疗　外科治疗的意义:对于大多数脑出血患者而言,手术的作用尚不确定;对于有手术指征的脑出血患者。血肿的清除减少了血肿量,降低颅内压,提高了受损半球的灌注压及减少神经细胞毒性水肿。

外科治疗指征:小脑出血伴神经功能继续恶化或脑干受压或脑室梗阻引起脑积水,应尽快手术清除血肿;脑叶出血超过 30ml 且血肿距皮质表面 1cm 以内者,可以考虑血肿清除术。

手术时机:超早期开颅术能改善功能结局或降低死亡率。极早期开颅术可能使再出血的风险加大。严密监测病情,及时进行手术评估。

【预后】

脑出血急性期的死亡率为 35%~52%,脑出血的预后与血肿的大小、GCS 评分、脑水肿、破入脑室、出血部位、中线移位、意识水平、年龄、发热、高血糖及血压等相关。脑出血的 10 年存活率约为 24.1%。

【康复】

多数脑出血患者会发生功能残疾,因此所有的 ICH 患者都应当接受多方面的康复训练。如果可能的话,康复应该尽早开始并于出院后在社区继续进行,并形成良好协作的项目以实现早期出院和以家庭为基础的康复促进恢复。

(赵性泉　王文娟　李朝霞　冯　皓)

第五节　蛛网膜下腔出血

【概述】

蛛网膜下腔出血(subarachnoid hemorrhage, SAH)是指脑底部或脑表面血管破裂后,血液流入蛛网膜下腔引起相应临床症状的一种卒中,又称为原发性蛛网膜下腔出血。继发性蛛网膜下腔出血指脑实质内出血、脑室出血、硬膜外或硬膜下血管破裂流入蛛网膜下腔者。本文仅论述原发性蛛网膜下腔出血。

该病症状严重程度与出血的速度、持续时间以及出血量有关。动脉瘤的破裂引起动脉内的血液在压力作用下进入蛛网膜下腔。颅内压的突然增高可暂时抑制活动性出血,并引起严重头痛及呕吐。血液的缓慢渗出引起颅内压缓慢增高。蛛网膜下腔中的血液会刺激脑膜,导致头痛、畏光以及颈强。由于颅内压增高和脑膜受刺激,SAH患者会出现意识混乱、躁动以及一过性或持续的意识水平下降。

蛛网膜下腔出血虽然只占脑卒中的5%,但该病的发病年龄较轻,在所有卒中造成的减寿中,它占了1/4以上。动脉瘤性蛛网膜下腔出血的死亡率约为50%。有10%~15%的蛛网膜下腔出血患者死在家中或转运途中。大部分患者死于再出血,所以治疗首要的目的是闭塞动脉瘤。患者入院时一般情况较差,可能由多种原因造成,包括最初的出血、再出血形成血肿、急性脑积水或大面积的脑缺血。

【病因与发病机制】

1. 颅内动脉瘤　大约85%的蛛网膜下腔出血是由脑基底部囊状动脉瘤引起的。这类动脉瘤不是先天就有的,而是后天形成的。在某些病例身上,动脉瘤有其特殊的病因,例如创伤、感染或结缔组织病。囊状动脉瘤多发生在动脉分叉处,通常在位于脑底面,所以动脉瘤不是在Wills环本身,就是位于Wills环附近的分叉部位。大多数颅内动脉瘤不会破裂。随着动脉瘤的增大,破裂的风险也增加,但临床上常见的绝大多数破裂的动脉瘤较小,尤其是<1cm;对此的解释是90%的动脉瘤较小,在这么多动脉瘤中,只要有一小部分发生破裂,其数量就会远远超过体积大的动脉瘤。对于蛛网膜下腔出血来说,可改变的危险因素包括高血压、吸烟、酗酒。目前不能完全解释囊状动脉瘤的起源、

增大以及破裂的过程。正常的颅内动脉是由胶原组成的外膜、中间的肌层以及含有内皮细胞的内膜组成的。颅内动脉没有外弹力层,并且位于蛛网膜下腔中,周围缺乏支撑组织。关于动脉壁破坏的理论主要有以下几种:先天及基因的异常会导致动脉中层的缺陷;高血压及动脉粥样硬化引起的退行性变会改变血管壁的结构;动脉炎性增生;局部内弹力层的退化。一些学者强调动脉中层的先天缺陷导致动脉瘤产生。中层缺失肌性物质是导致缺陷的最常见原因。这种情况在动脉分叉处更容易发生。一些有颅内动脉瘤的患者Ⅲ型胶原产生量降低。同时人们还发现远离动脉瘤的动脉壁出现细胞外基质的结构蛋白异常。上述危险因素可使发病风险增加1倍。2/3患者有这些可改变的危险因素,而基因因素只占1/10。在有阳性蛛网膜下腔出血家族史的患者,患病的平均年龄要比散发病例早。然而,由于家族性蛛网膜下腔出血只占10%,所以体积大的、多发的动脉瘤更多地出现在散发病例中。在家族性蛛网膜下腔出血的患者之中,基因是很重要的因素。虽然对候选基因的认识还很不够,但可以确定的是,这其中包括了编码细胞外基质的基因。在常染色体显性多囊肾病的患者中,颅内动脉瘤出现的机会大约为10%,但是这一部分患者只占所有蛛网膜下腔出血患者总数的1%。虽然突然增加的动脉跨壁压突然增大是动脉瘤破裂的重要原因,但引起动脉瘤破裂的因素是很复杂的。据报道在膜下出血之前有20%的患者存在过度用力(如剧烈体力活动、性交等),但没有证据表明它们是必要条件。

动脉瘤多位于动脉分叉处。动脉分支处形成的发育不全的小分支及动脉主干锐角发出的分支处特别容易形成动脉瘤。大约90%的动脉瘤位于前循环。常见的前循环好发部位包括:①两侧前交通动脉(AComA)连接处及与大脑前动脉(ACA)连接处;②大脑中动脉(MCA)分叉处;③颈内动脉(ICA)与眼动脉、后交通动脉(PComA)、脉络膜前动脉(AChA)及MCA连接处。基底动脉尖及椎动脉颅内段(特别是小脑后下动脉起始处)为后循环中最常见的部位。

2. 非动脉瘤性中脑周围出血　临床常见的蛛网膜下腔出血病因,约占10%。这种蛛网膜下腔出

血的危害性相对于动脉瘤性来说要小,目前出血原因尚不十分清楚,据推测是中脑周围的小静脉破裂所致出血。出血一般集中于中脑周围的脑池中。通常情况下,出血的中心位于中脑或脑桥的前面,但是有些患者的血局限于四叠体池。该类出血不会扩展到外侧裂,也不会扩展到纵裂的前部。某些情况下,血液会沉积在脑室系统,但是仅有脑室内出血或出血扩展到脑实质提示存在其他原因。确定该病因一是根据 CT 显示血液在蛛网膜下腔中的分布情况,二是血管造影(DSA)没有发现动脉瘤。值得我们注意的是:中脑周围出血并非全都是非动脉瘤性中脑周围出血。每 20～40 个此类患者中就有一个是基底动脉或椎动脉的动脉瘤破裂。高质量的 CT 血管造影就可有助于排除这种情况。CT 对诊断有较重要的意义,当血管造影没有发现动脉瘤,而 CT 显示的出血范围超过了上述范围,就要高度警惕动脉瘤的存在,可以加做 CTA,或在患者病情稳定后再次复查 DSA。天坛医院一般会建议患者 3 个月后再次复查造影,若还没有发现动脉瘤,就可以基本排除存在动脉瘤的可能。有研究表明,第 2 次造影的阳性率比第 3 次的要高,也就是说,第 2 次没有发现动脉瘤,再进行血管造影的意义也不大了。

与动脉瘤性蛛网膜下腔出血相比,这类出血"突然"发生的头痛往往是逐渐加重的(在数分钟之内而非数秒内),并且患者在入院时一般是清醒的;少数患者有轻微的失定向。目前,尚无肯定证据表明该类出血会引起迟发性脑缺血。只有脑积水是早期并发症。引起出血的原因尚不明确。由于患者预后良好,所以很少能获得尸检结果进行病因学研究。临床症状轻微、头 CT 上发现血液沉积较局限,脑血管造影正常都不支持存在动脉瘤,事实上,这种出血不支持所有的动脉源性的出血。相反,脑桥前或脚间池的静脉破裂可能是出血来源。另一个支持该理论的间接证据是这部分患者的中脑周围静脉经常直接注入硬脑膜窦,而不是 Galen 静脉,这也可以起到病因提示作用。

3. 动脉夹层 动脉夹层虽然不是蛛网膜下腔出血的主要病因,但在临床工作中还是要考虑到的,后循环动脉瘤夹层动脉瘤再出血的死亡率也非常高。一般来说在颈动脉系统发生夹层的机会大于椎-基底动脉系统,但是由动脉夹层所引起的蛛网膜下腔出血绝大多数发生于椎动脉。目前尚无关于动脉夹层在所有蛛网膜下腔出血病因中所占

比例的数据。椎动脉夹层造成的蛛网膜下腔出血伴随的神经功能缺损主要是舌咽神经及迷走神经的麻痹(外膜下夹层)或 Wallenberg 综合征。有 30%～70% 的患者会出现再出血。再出血的时间短则数小时,长则数周。大约 50% 的此类再出血会导致死亡。与椎动脉夹层相比,颈内动脉颅内段或其分支的夹层引起的蛛网膜下腔出血要少见得多。主要累及颈内动脉末端、大脑中动脉及大脑前动脉。

4. 脑内动静脉畸形(AVM) 脑凸面的蛛网膜下腔出血可能是由脑表面的 AVM 引起的,但是只有不到 5% AVM 破裂的积血仅局限在蛛网膜下腔之中。由于 AVM 内的血流量大,对动脉壁产生较大的张力,所以 10%～20% 的 AVM 供血动脉会出现囊状动脉瘤。这部分患者一旦发生出血,往往是由于动脉瘤破裂,只有少数情况是由血管畸形本身所引起。所以破裂动脉瘤所在的位置不是典型的囊状动脉的位置(位于 Willis 环),并且出血更多破入脑实质,而不是蛛网膜下腔。

5. 脓毒性动脉瘤 感染组织碎片通过血流可以进入脑内动脉壁,引起动脉瘤性扩张。过去所说的"真菌性动脉瘤"仅指真菌感染后引起的动脉瘤,但这一概念应该停止使用;细菌性心内膜炎造成的脓毒性动脉瘤较曲霉菌性动脉瘤更加常见。大多数感染性心内膜炎造成的卒中是出血性脑梗死或脑实质出血,而不是蛛网膜下腔出血。感染性心内膜炎引起的动脉瘤大多位于大脑中动脉分支的远端,但是仍有 10% 位于动脉近端。大多数情况下脓毒性动脉瘤引起脑内血肿,但是还可在 CT 上表现为脑基底部出血,非常类似于囊状动脉瘤破裂。此类动脉瘤也会发生再出血。一般情况下,患者先出现感染性心瓣膜炎的临床症状及体征,再出现蛛网膜下腔出血,但也有以脓毒性动脉瘤破裂为最初表现的感染性心内膜炎。可以使用外科手术夹闭或介入方法处理脓毒性动脉瘤,也有通过足量的抗生素进行治疗的报道。

6. 垂体卒中 垂体肿瘤引起组织坏死时累及垂体动脉,会引起动脉性出血。有一些因素参与垂体肿瘤的出血性梗死,如妊娠、颅内压增高、抗凝治疗、血管造影以及应用促性腺激素释放激素。垂体卒中的最初表现是突发的严重头痛,伴或不伴恶心、呕吐、颈强直或意识水平下降。垂体卒中的特征性表现是突发的视力下降。由于出血会压迫海绵窦内的动眼、滑车及展神经,所以大多数患者还

会出现眼球运动障碍。头 CT 或 MRI 可以发现出血来自垂体窝,并且还可发现大部分垂体腺瘤。

7. 其他 其他少见病因还有:可卡因滥用、使用抗凝药物、链状细胞病、CNS 表面铁沉着症,以及无法确定病因的蛛网膜下腔出血。

【临床表现】

1. 头痛 颅内囊状动脉瘤常常有危险性渗漏或称"前哨出血"——动脉瘤出现微小裂痕,血压增高时出血进入蛛网膜下腔,但出血只持续数秒。患者突然出现严重头痛,往往是枕部或颈部持续性疼痛。头痛往往持续 48h 甚至更长时间。与偏头痛最大不同是患者出现突发头痛,且持续时间更长。在头痛强度达到最大之前只有短短几秒钟时间。头痛发生的同时往往伴有呕吐和活动的停止以及意识水平的降低。另一方面,偏头痛常常是搏动性的,疼痛在数分钟到数小时达到高峰。偏头痛伴随的恶心、呕吐通常只持续一段时间。前哨头痛往往持续数天至 1 周,在这期间,患者很少能从事正常活动。前哨出血经常被误诊为偏头痛、流感、高血压脑病、无菌性脑膜炎、颈部劳损,甚至胃肠炎。头痛、疲劳及呕吐很容易被误诊为食物中毒或急性胃肠功能紊乱。

2. 神经系统症状及体征 动脉瘤可以表现为邻近脑组织或脑神经受压。巨大动脉瘤尤其容易出现局部占位效应导致的症状及体征。巨大大脑中动脉瘤可引起癫痫、偏瘫或失语。颈内动脉颅内段(ICA)与后交通动脉(PCA)连接处的动脉瘤[通常称为后交通动脉瘤(PComA)]或小脑上动脉(SCA)的动脉瘤可压迫第Ⅲ对脑神经。巨大的 SCA 动脉瘤可压迫中脑的锥体束产生引起对侧偏瘫(Weber 综合征)。动脉瘤的占位效应可引起展神经麻痹。在海绵窦内,动脉瘤可压迫第Ⅵ、Ⅳ或第Ⅲ对脑神经,产生眼肌麻痹。基底动脉分叉处向前生长的动脉瘤可类似垂体肿瘤,引起视野缺损及垂体功能减退。基底动脉分叉处垂直生长的动脉瘤可产生遗忘综合征,合并第Ⅲ对脑神经麻痹、球部症状及四肢轻瘫。前交通动脉瘤患者出现下肢无力、谵妄以及双侧 Babinski 征阳性。大脑中动脉瘤出现失语、轻偏瘫以及病感缺失。大脑后动脉瘤出现同向性偏盲。眼动脉动脉瘤出现单眼视力障碍。

动脉瘤内可以形成栓子、脱离并栓塞远端动脉,引起卒中。Fisher 及同事报道了 7 例由局部脑缺血造成的一过性神经功能缺损。这些患者都有

囊状动脉瘤,可以解释症状,并且没有发现其他栓子来源。这些动脉瘤内的栓子脱落后堵塞了远端动脉。Sutherland 等发现巨大动脉瘤内存积有血小板,进一步肯定了这种栓塞的假说。

短暂性意识丧失是由动脉血突然进入蛛网膜下腔导致颅内压(ICP)迅速增高所致。ICP 增高,出血进入视神经鞘中以及视网膜中心静脉压力增高会引起视网膜出血,通常出血位于玻璃体下。这种出血表现为从视盘向视网膜扩散的大面积出血。视盘水肿出现的比较晚。同侧或双侧的展神经麻痹同样很常见,反映了 ICP 增高。

【诊断】

1. 临床症状 突发头痛是蛛网膜下腔出血最有特征的临床症状,常被患者描述为一生中最为严重的头痛。此外,还可有颈强直、颈部疼痛、畏光、恶心、呕吐、意识丧失及痫性发作。虽然动脉瘤破裂多发生在运动或用力时,但实际上蛛网膜下腔出血可在任何情况下发生,包括睡眠。蛛网膜下腔出血的最初误诊率高达 15%,所以那些症状轻微的患者风险最大。迅速识别和诊断蛛网膜下腔出血是非常重要的。蛛网膜下腔出血患者需要着重询问年龄、起病形式、发作的时间、发病时的症状及其他危险因素。

2. 体格检查

(1)脑膜刺激征:可以为诊断提供依据,但不能提示疾病的严重程度,也不提示预后。

(2)神经系统检查:患者的意识水平、神经功能缺损的评价是临床评定的重点,直接影响治疗方式的选择。

3. 辅助检查

(1)CT:怀疑蛛网膜下腔时首先做头 CT 检查,基底池中会出现广泛的高密度影。是否能发现出血依赖于蛛网膜下腔中的血量、检查距离发病的时间、仪器的分辨率及影像科医师的技术。发病第 1 天,CT 可以发现 95% 以上蛛网膜下腔出血患者蛛网膜下腔中有血液沉积,但是在接下来的几天中,随着脑脊液循环,血液被清除,阳性率逐渐降低。颅内动脉瘤破裂造成的出血可能不仅仅局限在蛛网膜池中,它们还可能在脑实质中、脑室中破裂,有时还会出现在硬膜下隙。出血的模式通常提示动脉瘤的位置,但有时并不准确。前交通动脉(AComA)瘤破裂往往出现脑底部额叶下区域的出血,出血可扩散至前纵裂及胼胝体周池,通常会伴有额叶血肿或从终板到透明隔的中线部位血肿。出血还

容易进入侧脑室。一侧颞叶血肿或聚集在外侧裂中的血压通常提示 MCA 动脉瘤。同是颅内血肿，其位置也可提示裂破动脉瘤的位置，这比单纯依赖出血位于蛛网膜池中的位置来判断更加准确。有时 CT 也会得出假阳性结果，尤其是弥漫性脑水肿的患者。这是因为脑水肿时蛛网膜下腔中的血管充血可造成蛛网膜下腔高密度影。由于少量的蛛网膜下腔中的血液很易被忽视，所以应该仔细阅读 CT 片。即使仔细阅片后仍然没有发现血液，也不能排除动脉瘤性蛛网膜下腔出血。就算在出血后 12h 之内进行检查，使用先进的 CT 设备，仍有 2% 的假阴性。CT 显示正常不能排除 SAH；如果出血量少，CT 往往发现不了出血，尤其是 CT 在 24～72h 以后才进行。

（2）MR：由于 CT 对于疑似蛛网膜下腔出血诊断的实用性及可操作性较高，所以很少有关于急性期使用 MRI 的研究。MRI 的操作不如 CT 方便，并且躁动的患者，如果不接受麻醉，不能接受 MRI 检查，这都限制了 MRI 应用于蛛网膜下腔出血。MR 在显示急性期蛛网膜下腔出血时没有 CT 敏感，但是血管畸形，尤其是海绵状血管瘤通常在 MRI 上显示清晰，为边界清晰的混杂信号。然而，这些有限的数据表明在发病最初的数小时及数天内，质子像及 FLAIR 像与 CT 一样敏感。并且，在蛛网膜下腔出血发病数天到 40d 时，MRI 发现血液的阳性率要优于 CT，此时，FLAIR 像及 T_2^* 像成为最敏感的检查技术。

（3）腰穿：仍然是对那些有明确病史，但脑影像学检查阴性时必不可少的排除性检查。不能匆忙决定进行腰穿，也不能在不了解病情的情况下进行。一小部分患者（约 3%）出现突然头痛，但是 12h 之内的头 CT 扫描正常，这部分患者脑脊液中可检出血红蛋白，随后的脑血管造影可明确诊断。因此，对任何突然出现头痛，而 CT 扫描正常的患者，应进行腰穿查脑脊液及测压。一旦决定进行腰穿，第 1 条规则就是至少要等到发病后 6h（最好 12h）进行。这是因为，如果过早采集脑脊液，就会得到血性脑脊液，很难区分这些血是真正由蛛网膜下腔出血引起的，还是由穿刺损伤造成的。如果是蛛网膜下腔出血，在这段时间内脑脊液中的红细胞会降解生成胆红素。脑脊液阳性结果可持续至少两周。三管试验（连续留取的脑脊液中红细胞的数量逐渐下降）是不可靠的。血性脑脊液留取后要立即离心，否则在试管中氧合血红蛋白会继续形成。

蛛网膜下腔出血后脑脊液主要变化特点是：①大量红细胞，第 1 管和最后 1 管中细胞数基本没有变化；②出血 4～5h 上清液呈浅粉红色；③由于含铁血红素降解，离心后上清液深黄色（黄变）；④蛋白含量增加；⑤测压力增高；⑥脑脊液糖正常。

如果脑脊液清澈透明，就应该测定压力，这是因为突发头痛可能是颅内静脉血栓形成造成的。相反，脑脊液压力低说明存在自发性低颅压。因为脑膜炎（尤其是肺炎球菌脑膜炎）也可以表为急性发病即使脑脊液清澈，所以应该进行细菌培养。如果上清液是黄色的，蛛网膜下腔出血的诊断基本可以成立了。分光光度计法对 CT 阴性的可疑蛛网膜下腔出血的敏感性及特异性并不是很高，不足以作为确诊性诊断方法，但它仍旧是目前可用的方法。

（4）数字剪影血管造影（DSA）：DSA 不仅可以发现蛛网膜下腔出血患者颅内一个或多个动脉瘤，还可以帮助确定动脉瘤与邻近动脉之间的解剖位置关系，有助于选择最佳治疗方案（填塞或夹闭）。对蛛网膜下腔出血的患者中，应当进行选择性脑血管造影，以明确动脉瘤的存在和解剖特点。

发现动脉瘤的金标准是传统的血管造影（DSA），但是这项检查耗时长且有创。研究发现蛛网膜下腔出血患者接受导管造影后的近期或远期并发症发生率为 1.8%，术中动脉瘤再破裂的风险为 1%～2%。动脉造影后 6h 内的破裂发生率为 5%。

由于血管痉挛是蛛网膜下腔出血的严重并发症之一，且出血后 3～5d 开始出现，6～8d 达到高峰，持续 2～3 周，所以我们提倡 3d 之内进行血管造影检查，尽早发现并及时处理动脉瘤。这样做的好处不仅是为了早期处理动脉瘤，防止再出血的发生，同时在成功闭塞动脉瘤后，可以给予患者适度的扩容治疗，更为重要的是，严重血管痉挛可能使载瘤动脉显影不清，造影假阴性结果。

（5）MRA 及 CTA：MR 血管造影（MRA）及 CT 血管造影（CTA）也用于蛛网膜下腔出血的临床评价。MRA 比较安全，但由于急性期的患者通常比较躁动或需要重症监护，所以急性期并不合适。研究表明，MRA 发现患者至少 1 个动脉瘤的敏感性为 69%～100%。

CT 血管造影（CTA）是以螺旋 CT 技术为基础的。普通平扫 CT 确立蛛网膜下腔出血诊断后，就可立即获得 CTA。由于不需要使用动脉内导管技术,检查的创伤是很小的。与 MRA 相比,CTA 检查具有放射性,需要注射碘造影剂进行增强,但对那些病情危重的患者来说,该检查更易进行。数据在 1min 之内即可获得,经过后处理技术,可以产生类似血管造影的图像。最实用的技术是电影轴位显像加兴趣区的 MIP(最大强度投射)。另外,由 CTA 获得的 MIP 可以在计算机屏幕上,在不同角度进行转动,这一点较传统血管造影有很大优势。CTA 的敏感性(与导管造影相比)为 85%~98%。另一方面,由于成像原理不同,CTA 还可发现传统血管造影所不能发现的动脉瘤。CTA 越来越多地用于发现破裂的动脉瘤,它已成为一项成熟的检查技术。毫无疑问,导管造影术仍然是术前评价脑动脉瘤的方法,CTA 及 MRA 仍然在不断改进。此外,对于 CT 上提示为后循环动脉瘤出血的患者,必须对两侧椎动脉造影后才能排除非动脉瘤,这是因为仅仅进行单侧椎动脉造影可能会漏掉小脑前下动脉或其他椎动脉分支上的动脉瘤。对可疑动脉瘤处进行三维成像(3D)可以发现常规方法不能发现的动脉瘤。当传统的血管造影不能及时进行时,可以考虑 MRA 和 CTA。

(6)TCD(经颅多普勒超声):监测脑血流动力学的一项良好的检查手段。TCD 可发现颅内血管起始段血流速度增快。这些血管包括颈内动脉、大脑中动脉、大脑前动脉、大脑后动脉、椎动脉以及基底动脉。动脉管腔的减小可引起血流速度的增快。事实上,几乎所有 SAH 病人在发病后,脑底部的血管都会出现血流速度的增快,并且增快的程度和水平与血管痉挛所致临床表现的恶化及迟发型缺血有关。血流速度>120cm/s 与造影显示的轻中度血管痉挛有关,>200cm/s 时,提示严重血管痉挛。但是,有些病人的血流速度超过 200cm/s,都没有出现血管痉挛症状。所以,假阳性率还是较高的。Vora 等认为,只有在 MCA 血流速度较低(<120cm/s)或极高(>200cm/s)时,阴性预测值为 94%,阳性预测值为 87%(相对于血管造影或症状性血管痉挛来说)。他们认为中等程度的血流速度增高预测价值较小,不易区分。另外,该研究表明三高治疗在不引起血管痉挛的情况下也会使血流速度增快。一项回顾性研究比较了 TCD 的血流速度与氙 CT 测得的 CBF 之间的关系,以 31ml/(mg·min)作为 CBF 下降的界点。研究发现局部 CBF 增大时,TCD 记录到的血流速度较大。这些数据表明,近端血管的血流速度增加与血管反应性减小的

血管血流速度增加有关。因此,血流速度的增加可能表示血流量代偿性增大,不一定意味着严重失代偿。不论是近端血管,还是远端血管的痉挛,没有发现血流速度代偿性增快。由此,产生了假阴性结果。Okada 等比较了 TCD 与血管造影及脑循环时间。结果发现,TCD 在 MCA 与血管造影相比,诊断血管痉挛的敏感性为 84%,特异性为 89%。虽然 TCD 可能提示血管痉挛的发生,但 TCD 本身并不准确,这项技术的准确与否非常依赖于操作者的技术水平。

(7)其他影像学技术:单光子发射计算机扫描(SPECT)可以显示局部脑血流量的降低,也是一种有效的监测血管痉挛的方法。局部低灌注与 SAH 患者血管痉挛及迟发型脑梗死相关性良好。氙——CT 也可以定量显示局部脑血流。MR 弥散及灌注显像可以显示梗死区域和低灌注区域。以上这些技术及 CT 灌注扫描可能是监测 SAH 患者的有效方法。

【鉴别诊断】

主要是病因鉴别,非动脉瘤性蛛网膜下腔出血,参考“病因与发病机制”。当血管造影没有发现动脉瘤,需要考虑一下疾病及情况(参考 Calpan's stroke:A Clinical Approach page 456):

继发于隐匿颅脑创伤的蛛网膜下腔出血

血液系统疾病及镰状细胞病

未显影的动静脉畸形或太小的动脉瘤

破裂动脉瘤内血栓形成

脑表面非动脉瘤性动脉出血

硬脑膜动静脉畸形

脊髓动静脉畸形

脑静脉及硬脑膜窦血栓形成

颅内动脉夹层

脑淀粉样血管病

可卡因滥用

垂体卒中

血管炎(尤其是结节性多动脉炎及 Wegener 肉芽肿)

【动脉瘤性蛛网膜下腔出血治疗】

1. 蛛网膜下腔出血的治疗总原则　包括一般内科治疗及特殊治疗(表 5-11)。

(1)护理:连续观察(格拉斯哥昏迷评分 GCS、体温、ECG 监测、瞳孔、局灶性神经功能缺损)。

(2)血压:除非血压极高,否则不要处理高血压。极高血压的界定要根据患者的个体情况来界

表 5-11 蛛网膜下腔出血患者的特殊治疗

治疗项目	证据水平
预防再出血	
抗纤溶药物	系统综述及另外一个临床试验发现该药可降低再出血风险,但不能改善临床
预防继发性脑缺血	结局
尼莫地平	
硫酸镁	系统综述表明可以改善临床结局
抗栓治疗	系统综述表明有改善临床结局的倾向
他汀类药物	系统综述表明有改善临床结局的倾向,但可导致更多的出血性并发症
腰穿脑脊液引流	两个小样板 RCT 表明该治疗对治疗中期结局有较好影响,但没有大样本 RCT
脑池内注射纤溶药物	没有 RCT 进行
治疗继发性缺血	两个小样本 RCT 发现其对治疗中期结局有较好影响,但不能改善临床结局
诱导性高血压	
扩容	没有 RCT 进行;只有病例报告及观察性研究,得出了相反的结论
经皮腔内血管成形术	没有 RCT;只有病例报告及观察性研究,得出了相反的结论
其他并发症治疗	
抗癫痫药物	没有证据表明预防性抗癫痫治疗可以降低癫痫的发生率或改善患者结局;观察性试验表明
	抗癫痫治疗的结局更差
皮质类固醇激素	几个小样本 RCT 没能发现其可改善临床结局,但其可增加高血糖的风险
低分子肝素/肝素类似物	RCT 没能显示该治疗可改善总体结局,但其可增加颅内出血并发症的风险

定,考虑患者年龄、蛛网膜下腔出血发生之前的血压水平及心脏情况。

(3)液体及电解质:建立静脉通道,输液量从 3L/d 开始(等张生理盐水,0.9%);放置导尿管;发热时适当补充液体,维持正常血容量;每天至少查 1 次电解质、血糖及白细胞计数。

(4)充分镇痛:对乙酰氨基酚(扑热息痛)500mg 每 3~4 小时 1 次;在动脉瘤处理之前避免使用阿司匹林,对于严重疼痛,可使用可待因等药物。

(5)预防深静脉血栓形成及肺栓塞:弹性袜或气囊间歇压迫装置,或两者联合使用。

2. 蛛网膜下腔出血的急诊治疗流程(图 5-11)

如果患者适合进行动脉瘤填塞术,接受该手术,且一般情况较好,可在全脑血管造影术后立即进行动脉瘤填塞术。如果患者不适合接受动脉瘤填塞术,且一般情况较好,可尽快行神经外科开颅手术。动脉瘤填塞术或开颅术应在明确诊断后尽快进行,选择在 72h 内实施手术的主要原因是防止血管痉挛和降低再出血风险。研究表明,发病后 3~5d 开始出现血管痉挛。脑血管痉挛不但会导致患者神经功能恶化,还会影响血管造影的诊断,载瘤动脉痉挛会导致瘤体充盈不良,造成假阴性结果。另外,早期闭塞动脉瘤,可有效防止再出血发

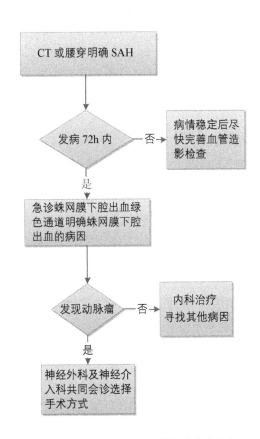

图 5-11 蛛网膜下腔出血的急诊治疗流程

生,医师可停用止血药物,进行更为积极的液体治疗,也有利于血管痉挛的防治。

对于两种术式都适合的患者,首先根据我国国情,应首先评价医院本身的技术水平,外科手术及介入技术哪项技术更有优势,则选择有优势的手段,若两种技术水平相当,目前的观点认为,血管内介入治疗更好。

尽管过去的研究显示,蛛网膜下腔出血后早期手术与晚期手术相比,总的结局并无差异,但早期治疗减少蛛网膜下腔出血后再出血的风险,新方法有可能增加早期动脉瘤治疗的有效性。动脉瘤的早期治疗是正确的。

不完全闭塞的动脉瘤仍有再出血的可能,所以不论是选用何种手术,都应复查造影,明确动脉瘤闭塞情况,一旦发现不全闭塞,应及时手术处理。

3. 一般内科治疗

(1)血压的管理:在出血发生的最初几天,血压通常是升高的,这种情况在临床状况较差的患者尤为常见。目前对此的解释为暂时克服增高的颅内压、保持脑血流量的调节机制。人们依然缺乏针对蛛网膜下腔出血后血压增高最佳治疗方案的证据。过于积极的降低血压可能会造成失去自动调节血流能力脑组织的缺血损伤。但是,如果动脉瘤未得到处理,血压持续增高,又使再出血的风险增高。目前人们采取的治疗策略是避免使用降压药物,增加液体入量以降低缺血性卒中的风险。

因此,除非血压极高,应避免治疗高血压。由于每个患者的个体因素不同(年龄、先前血压及心脏情况),对"极"高血压没有既定的定义。平均动脉压得到适度降低(如降低25%)的做法是比较合理的。在降低血压之前,要看看患者的疼痛是否已得到处理:许多患者的血压可在适度镇痛后出现下降。

(2)液体管理:为了避免发生脑缺血,蛛网膜下腔出血后的液体管理应避免血浆容量的减少。虽然目前证据并不充分,但除非有心力衰竭等禁忌证,每天给予等渗生理盐水 2.5～3.5L 比较合适。若患者通过胃肠获得营养液,通过静脉入液量就该相应减少。发热的患者液体量应适度增加。可留置导尿管通常准确计算液体平衡情况。

(3)低钠血症:蛛网膜下腔出血后可出现高钠血症或低钠血症,低钠血症更为常见。大多数情况下低钠血症是由尿钠排出过多或脑耗盐综合征导致的,低钠血症往往会导致血容量减低,从而增加继发性脑缺血的风险。纠正蛛网膜下腔出血后的低钠血症实际上是纠正血容量不足。急性症状性

低钠血症很少见,通常是要紧急使用高张盐水(1.8%或甚至3%)。虽然对于慢性低钠及酒精、营养不良、肾衰竭或肝衰竭、器官移植引起的低钠,快速纠正低钠血症可能导致脑桥中央髓鞘溶解症,但是高张盐水治疗蛛网膜下腔出血后低钠血症还是比较安全的。生理盐水(0.9%;钠浓度为150mmol/L)会引起负液平衡或尿钠过多的患者出现低血钠。由于肾上腺皮质激素的作用(作用于远端小管,导致钠重吸收),所以理论上,氟氢化可的松可以防止负钠平衡、低血容量,进而预防缺血并发症,但目前研究不足支持对蛛网膜下腔出血患者常规使用氟氢化可的松或氢化可的松。

(4)血糖的管理:高血糖的定义是血糖浓度＞11.1mmol/L,有 1/3 的患者会出现高血糖。血糖增高与患者入院时临床情况较差有关。高血糖是预后较差独立的危险因素,但纠正高血糖能否改善患者结局仍不明确。

(5)镇痛药:通常可使用对乙酰氨基酚(扑热息痛)之类效果缓和的镇痛药物处理头痛;对于出血性疾病引起的头痛尽量避免使用水杨酸类药物,这类患者可能要接受神经外科开颅夹闭术或脑室内引流术。如果疼痛严重,需要加用可待因,甚至还需要使用合成阿片制剂(如曲马朵)缓解疼痛。

(6)发热:患者在发病最初的几个小时通常会有轻度发热(不超过38.5℃),这可能是由于蛛网膜下腔内炎症反应所致,患者的心率基本是正常的。入院时临床状况较差的患者及脑室内积血的患者更容易出现发热。发热是结局较差独立的危险因素。若体温超过 38.5℃ 或脉搏相应增高,应考虑感染。白细胞数增高不能区分感染或非感染性发热。

(7)深静脉血栓的预防:大约 4% 的动脉瘤性蛛网膜下腔出血的患者会发生深静脉血栓形成(DVT)。皮下注射低分子肝素或肝素类似物可预防 DVT。由于低分子肝素类似物可增加颅内出血风险,使用弹力袜是预防蛛网膜下腔出血患者 DVT 不错的方法,但该方法缺乏随机临床试验支持。然而,加压弹力袜必须根据患者实际情况应用才有效。可以使用气囊对腿部静脉进行间歇加压预防 DVT,患者能够较好地耐受该类装置,同时也便于护理人员操作。联合使用气囊间歇加压装置和弹力袜可能对于治疗蛛网膜下腔出血患者也更加有优势。

(8)抗癫痫药物:是否预防性应用抗癫痫药物尚存争议。大约有 7% 的患者在发病初发生痫性发

作,但是痫性发作对患者预后的影响还不明确。另有 10% 的患者在疾病最初的几周发生癫痫,以抽动为主的癫痫发作的发生率为 0.2%。有 8% 的昏迷患者会发生无肢体抽动的癫痫发作,但是选择 EEG 作为指标本身过高估计了癫痫发生率。是否对所有患者或昏迷患者进行连续 EEG 监测尚未得出确切结论。连续记录的 EEG 花费很高,工作量大,也很容易出现误判。开颅术增加了痫性发作的风险,但目前的研究没能证实抗癫痫药能降低癫痫发生率或死亡率。由于缺乏预防性抗癫痫药物的证据,以及该类药物可能造成的不良反应,目前不支持将抗癫痫药物作为预防治疗。

(9)心肺功能不全:即使入院时情况较好,患者还是有可能在出血发生的几个小时内发生肺水肿和心功能不全。心功能不全也可加重肺水肿。患者在急诊室或入院后很短时间内可出现低氧血症及低血压,导致意识水平的迅速下降。若患者在普通病房出现肺水肿及心室功能不全,应立即将其转入重症监护病房,进行机械通气,使用心脏正性肌力药物。是否进行呼气末正压通气尚存争议。

4. 预防再出血　未处理的破裂动脉瘤中,最初 24h 内至少有 3%～4% 的再出血风险——这一风险有可能更高——有很高的比例在初次发病后立即发生(2～12h)。此后再出血风险第一个月是每日 1%～2%,3 个月后的长期风险是每年 3%。因此,在怀疑蛛网膜下腔出血时,建议给予紧急评定和治疗预防再出血的根本方法是尽早闭塞责任动脉瘤(神外开颅夹闭术或介入动脉瘤填塞术)。针对中国国情,其他还有一些方法指南也是有推荐的。

(1)抗纤溶药物:氨甲环酸及 6-氨基乙酸是最常使用的两种抗纤溶药物。研究表明抗纤溶药物的确降低了再出血的风险(OR＝0.59,95% CI:0.42～0.81),但不能影响总体死亡率(OR＝0.99,95%CI:0.79～1.24),也不能降低不良结局发生率(死亡、植物状态或严重残疾,OR＝1.12,95%CI:0.88～1.43)。对此的解释是虽然抗纤溶药物可降低再出血率,但缺血事件的风险增加了。尽管较早的研究认为,抗纤溶药的总效应是阴性的,但新近的证据提示,发病后短时间内进行抗纤溶治疗,在早期处理动脉瘤后,停用抗纤溶药,预防低血容量和血管痉挛。但这种方法的正确性需要进一步探讨。此外,在某些特殊情况下也可以考虑用抗纤溶药预防再出血,如患者的血管痉挛的风险低和(或)不得不推迟手术。

(2)重组Ⅶa 因子:理论上说,激活的凝血因子有防止再出血的作用。但目前的证据不支持使用该药。

5. 预防继发性脑缺血　与颅外或颅内动脉闭塞导致的缺血性卒中不同,蛛网膜下腔出血后的脑缺血或脑梗死往往不局限于单一动脉或其分支的分布区。由于脑血管痉挛的高峰是从发病第 5～14 天,与继发性脑缺血的时间相一致,脑血管痉挛导致弥漫性脑缺血,会产生局灶或弥散性临床症状,并且 CT 及实践也会发现多发性缺血灶,所以目前认为脑血管痉挛是继发性脑缺血的主要原因。

(1)钙拮抗药:目前的证据表明钙拮抗药可降低继发性脑缺血的发生率,并且有改善病死率的趋势。临床试验中主要使用的尼莫地平用法(60mg 口服 q4h,连用 3 周)成为目前动脉瘤性蛛网膜下腔出血患者的标准治疗。若患者不能吞咽,就应将尼莫地平药片碾碎后使用生理盐水通过鼻饲管冲入胃中。药品制造商更加支持使用静脉尼莫地平,但这种方法较贵,且目前没有证据支持这种用法。除此之外,静脉应用尼卡地平不能改善患者预后。在神外开颅夹闭术的同时,可将钙拮抗药注入蛛网膜下腔,但是这种用法的有效性还有待证实。

(2)硫酸镁:超过 50% 的蛛网膜下腔出血患者有低镁血症,这与继发性脑缺血及不良结局有关。镁离子同时是电压依赖性钙通道的非竞争性拮抗药,并且对脑动脉有扩张作用。目前仅有一个试验对静脉使用尼莫地平及硫酸镁进行了比较,没有发现两者在预防继发性脑缺血方面有差异,但是该试验的样本量太小(104 名患者),没能得出有意义的结论。

(3)阿司匹林及其他抗栓药物:几个研究发现血小板在蛛网膜下腔出血后 3d 被激活。得出该结论的依据是血栓烷 B_2 水平增高,它是血栓烷 A_2 稳定的代谢产物,而血栓烷 A_2 可促进血小板激活及血管收缩。但目前的数据表明抗栓药物不能显著降低继发出血性卒中的发生率及不良预后,且有增加颅内出血的风险,故不推荐使用抗血小板药物。

(4)他汀类药物:HMG-CoA 还原酶抑制药(他汀类药物)目前主要应用于降低 LDL-C 水平,但是它们同时有抗炎、免疫调节、抗血栓作用,并可作用于血管。目前他汀类药物用于蛛网膜下腔出血的证据还非常有限,但一个大样本的随机临床试验正在英国进行。

(5)腰穿置管外引流术及纤维溶解药物注射：这些治疗措施验证了脑血管痉挛增加继发性脑缺血以及外渗血液造成血管痉挛的假说。由于目前没有随机临床试验，不推荐将该治疗作为临床推荐。在脑池内注射纤维溶解药物来去除蛛网膜下腔内血液是一种积极的方法。使用微导管通过腰穿口置入，将尿激酶注入小脑延髓池。该方法可显著降低临床血管痉挛（首要结局，临床症状的恶化包括血管造影证实的血管痉挛）。患者的临床结局较好，但病死率没有下降。在这种治疗方法作为临床常规之前，需要样本量更大的研究将总体临床结局作为首要结局进行衡量。

6. 治疗继发性脑缺血

（1）诱导高血压及扩容：三高治疗，即高血容量（增加循环血浆量）、诱导产生动脉高血压、血液稀释。基本原理是通过增加血容量来增加心排血量，这样可以提高动脉血压，从而增加缺血区域的脑血流量（cerebral blood flow，CBF）。增加局部血量流量的方法是提高脑组织血液灌注量或降低血液黏滞度。如果进行积极的输液治疗时出现并发症，就应该使用肺动脉导管进行监测。有时仅通过扩容就可以达到提高血压的目的，但为了达到目标血压，还需要使用血管活性药物（如多巴胺或去氧肾上腺素）。血液稀释是指将血细胞比容控制到30%～35%。从35年以前第一个观察性研究发表以来，有关诱导性高血压的随机临床试验仍然很少，但是根据病例报告及非对照研究的数据，许多内科医师对患者进行诱导性高血压及扩容，并且发现患者的病情出现好转。

对蛛网膜下腔出血患者可早期进行静脉内液体治疗，预防血容量不足及脑耗盐综合征。临床实践中，可联合使用晶体液及胶体液。在动脉瘤夹闭之前，血容量的扩充、血液的稀释以及血压的升高要谨慎，要避免血压过度增高，降低再出血的风险。动脉瘤夹闭后就可以积极进行三高治疗了。一般情况下，最先使用生理盐水（0.9% NaCl；140ml/h），根据患者的尿量调节滴数。如果患者入院时血细胞比容在40%以下，就应该使用5%的白蛋白500ml，注射时间不少于4h。

对于目标血压值仍存在争议，其确定必须充分考虑患者的基础血压值。既往没有高血压的患者，收缩压要控制在110mmHg以下；对于基础血压就高的患者，收缩压最高值应比基础水平低20%。这种血压要一直维持到动脉瘤被处理之后。对血压的严格控制可预防再出血。

当然，"三高治疗"有其并发症。①颅内并发症：加重脑水肿、增加颅内压、动脉瘤再次出血。②颅外并发症：肺水肿的发生率为17%，尤其是使用较多晶体液进行扩容；稀释性低钠血症（c_{Na}＜135mmol/L）发生率为3%；心肌梗死的发生率为2%。

（2）经皮腔内血管成形术及血管扩张药物：即便是已经闭塞动脉瘤，经皮腔内血管成形术中血管破裂的发生率约为1%，其他并发症（如高灌注损伤）的发生率约为4%。综合考虑上述风险、高花费以及缺乏对照组这些问题，目前经皮腔内血管成形术应该作为一种严格控制的试验性治疗措施。对于不设对照组的动脉内超选择动脉内注射药物可以改善患者预后的结果也应采取同样的谨慎态度。罂粟碱的使用已成为一种常用的治疗该病的药物，但不是所有研究结果都支持使用该药。动脉内注射米力农、维拉帕米或尼卡地平也可用于扩张血管，但目前尚不肯定这些药物是否能改善患者的临床预后。

7. 防治脑积水　对于 SAH 后慢性脑积水患者推荐进行临时或永久的 CSF 分流；对于出现意识下降的急性 SAH 患者，脑室底造口可能使患者获益。

【预后】

动脉瘤性蛛网膜下腔再出血的病死率非常高，患者第 1 次出血病死率约为 30%，若发生第 2 次出血，则迅速增加到 70%。发病第 1 个月内每天的再出血风险为 1%～2%，之后降至每年 3%～4%。即使成功处理动脉瘤，还是有相当多的患者存在生活质量的下降，这逐渐引起人们的关注。

附：蛛网膜下腔出血的临床分级

（1）Hunt-Hess 分级：对动脉瘤性蛛网膜下腔出血的临床状态进行分级。

Ⅰ级：无症状或轻微头痛及轻微颈强。

Ⅱ级：中度到重度头痛，颈强，除脑神经麻痹外无神经功能缺损。

Ⅲ级：嗜睡、谵妄或轻微局灶神经功能缺损。

Ⅳ级：昏睡、中度到重度偏瘫，早期去大脑强直及自主神经紊乱。

Ⅴ级：深昏迷、去大脑强直；濒死状态。

（2）格拉斯哥昏迷评分（GCS）见表 5-12。

表 5-12　格拉斯哥昏迷评分（GSC）

睁眼反应		最佳肢体运动	
自发睁眼	4	遵嘱运动	6
声音刺激睁眼	3	定位疼痛	5
疼痛刺激睁眼	2	肢体屈曲（逃避疼痛）	4
不能睁眼	1	肢体屈曲（异常反应）	3
言语反应		去大脑强直	2
自发言语	5	无运动	1
言语混乱	4	总分	3～15
言语不当	3		
发出不能理解的声音	2		
不能发出声音	1		

（赵性泉　边立衡）

第六节　颅内静脉血栓形成

颅内静脉血栓形成（cerebral venous thrombosis,CVT）是由多种原因所致脑静脉回流受阻的一组脑血管疾病,包括颅内静脉窦血栓和静脉血栓形成,约占所有卒中事件的 1%。本组疾病特点为病因复杂、发病形式多样、常亚急性或隐匿起病,临床表现缺乏特异性、诊断困难、易漏诊、误诊。

关于颅内静脉系统血栓形成流行病学资料尚少,近年研究认为从各年龄组、男女均可患病。抗凝治疗可以降低死亡率及严重致残率,早期诊断及时治疗十分关键。尽管使用抗凝治疗,仍有 6%～10% 的死亡率,使用肝素抗凝疗效不佳的患者需考虑局部抗凝治疗。

【流行病学】

每年每百万人约 5 人发病,占所有卒中事件的 0.5%～1%。好发于年轻人和儿童,成年人患者中 75% 为妇女,超过 80% 患者预后良好。70%～85% 女性静脉窦血栓发生在育龄期。静脉窦受累分布情况,见表 5-13。

【解剖学特点】

1. 脑静脉组成

（1）脑静脉窦（硬脑膜窦）：上矢状窦、下矢状窦、岩上窦、岩下窦、海绵窦、直窦、侧窦（横窦、乙状窦）、窦汇。

（2）脑静脉（深静脉、浅静脉）：分为浅静脉组和深静脉组。

①浅静脉组：大脑上静脉、大脑中浅静脉、大脑下静脉。

②深静脉组：大脑中深静脉、基底静脉、大脑内静脉、大脑大静脉（Galen vein）。

2. 脑静脉窦内血流方向　见图 5-12。

表 5-13　静脉窦受累分布情况

血栓形成部位	皮质静脉	上矢状窦	直窦	Galen 静脉和脑内静脉	横窦	颈静脉
发生率（%）	17	62	18	11	86	16

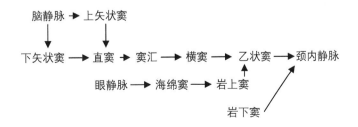

图 5-12　脑静脉窦内血流方向

【病因及发病机制】

导致 CVT 的潜在原因很多,见表 CVT 最常见的危险因素是血栓前状态(表 5-14)。多中心多国家前瞻性研究(the International Study on Cerebral Venous and Dural Sinuses Thrombosis,ISCVT)提示,34%患者具有遗传性或者获得性的血栓前状态,包括体内抗凝血蛋白缺乏如抗凝血酶Ⅲ、蛋白 C、蛋白 S 缺乏,抗磷脂和抗心磷脂抗体的出现。Ⅴ因子 Leiden 基因突变导致活化的蛋白 C 抵抗是常见的遗传性血栓性疾病。白种人群中约有 2%出现凝血酶原 G20210A 突变,可以导致凝血酶原水平轻度提高,与 CVT 发病相关。高同型半胱氨酸是深静脉血栓的重要因素,对 CVT 风险程度尚未明确。孕期及产褥期是一过性血栓前状态最常见的原因,约 2%怀孕相关卒中事件为 CVT。大多数 CVT 发生于孕晚期 3 个月或者产褥期,有研究报道产妇年龄增长、剖宫产、高血压、感染或者妊娠剧吐都可能增加 CVT 风险。在药物相关的 CVT 中口服避孕药是最常见的原因。ISCVT 中 7.4%病例与癌症相关,故认为 CVT 更易发生于癌症患者,特别是血液系统肿瘤,可能由于肿瘤的直接压迫,或是侵犯静脉窦及癌症导致的高凝状态,当然化疗及激素类药物的治疗也起到一定作用。最新研究中仅有 8.2%患者为感染性因素,最常见于儿童患者。其他均为少见情况,包括夜间阵发性血红蛋白尿、缺铁性贫血、血小板增多症、肝素诱导的血小板减少、血栓性血小板减少性紫癜、肾病综合征、炎症性肠病、系统性红斑狼疮、白塞病、机械性因素、硬膜外血斑、自发性低颅压,以及腰穿。

发病机制主要有两种:脑静脉闭塞引起局灶神经系统症状及静脉窦闭塞引起颅内高压。脑静脉闭塞可以导致静脉增粗扩张、局部脑组织水肿、静脉性梗死、缺血性神经元损伤及点状出血。出血可以扩大为大血肿。脑水肿主要为两种,细胞毒性水肿,由于缺血导致,损伤了能量依赖膜上的钠钾泵,导致细胞内水肿;血管源性水肿则因血-脑屏障破坏,血浆渗入组织间隙。正常情况下,脑脊液通过脑室流入蛛网膜下隙,进而被上矢状窦吸收。静脉窦血栓形成导致静脉压增高,回吸收受阻,颅高压形成,脑组织表面和脑室内同等受累,无脑积水发生。

【病理学特点】

静脉窦内可见凝固血块和脓液,受损静脉窦引流区出现血管怒张、淤血和脑组织水肿。脑组织可见点状出血灶、出血性梗死或脑软化。病理生理上,静脉血栓闭塞增加静脉和毛细血管压,导致红细胞渗出,这是 CVT 经常出现出血性梗死的原因。当再通发生时,静脉压下降,阻止了进一步出血。感染性血栓时,感染可扩散到周围而引起局限性或弥漫性脑膜炎、脑脓肿或脑梗死。

表 5-14　静脉窦血栓原因及危险因素

危险因素	患病率(%)
血栓前状态	34.1
抗蛋白酶Ⅲ缺乏	
蛋白 C 缺乏	
蛋白 S 缺乏	
抗磷脂抗体和抗心磷脂抗体	5.9
活化蛋白 C 抵抗和 Ⅴ因子 Leiden 突变	
Ⅱ因子 G20210A 突变	
高同型半胱氨酸血症	4.5
孕期及产褥期	21
口服避孕药	54.3
药物:雄激素、达那唑、锂剂、维生素 A、IVIg、迷幻药	7.5
肿瘤相关	7.4
局部压迫	
高凝状态	
抗肿瘤药物(他莫昔芬、门冬酰胺酶)	
感染	
脑膜旁感染(耳、鼻窦、口腔、面及颈部)	

（续　表）

危险因素	患病率（%）
机械性因素	4.5
硬膜外血斑的合并症	
自发性低颅压	
腰穿	1.9
其他血液疾病	12
夜间阵发性血红蛋白尿	
缺铁性贫血	
肾病综合征	0.6
红细胞增多症，血小板增多症	2.8
系统性疾病	7.2
系统性红斑狼疮	1
白塞病	1
炎症性肠病	1.6
甲状腺疾病	1.7
结节病	0.2
其他	1.7
未知因素	12.5

【临床表现】

静脉窦血栓形成的临床症状取决于其受累范围、部位以及血栓活性（表 5-15）。一个较大的原发性血栓常导致一系列神经系统症状如头痛、颅高压、癫痫、意识障碍等，而单独皮质静脉血栓的患者症状更加局限，如运动、感觉异常，局灶癫痫等。深静脉血栓罕见，常导致间脑水肿，类似于肿瘤或者丘脑出血。由于血栓和内源性纤溶同时发生，多数患者（65%～70%）症状呈波动性，但 90% 和妊娠相关尤其是产褥期的患者呈急性病程。

表 5-15　动静脉血栓的区别

	血栓成分	起病形式	临床表现
动脉血栓	多为白色血栓	常突然起病	
静脉血栓	可为红色血栓或混合性血栓	起病形式多样，多呈渐进性	头痛、癫痫的发生率在脑静脉血栓中高于动脉

临床最常见而最无特异性的症状为头痛，占所有患者的 75%～95%。头痛程度可不同，通常较重，头痛部位可为弥漫性或者局灶性，常随时间缓慢进展，几天后逐渐出现神经系统症状，可长至数周甚至数月，亦可如蛛网膜下腔出血般突发，其中 70%～75% 出现在神经系统症状之前。局灶癫痫样症状远较动脉血栓常见，约占 40%，其中产褥期 CVT 更加常见。有前瞻性研究发现入院时 CT 或者 MRI 提示脑实质损伤如局灶脑水肿或者脑出血、脑梗死和感觉减退是早期癫痫症状的预警。在局灶癫痫中，Jackson 型最常见，40% 可出现发作后偏瘫。Todd 麻痹一旦出现于成年人，特别是累及双侧肢体，需要考虑到 CVT 的可能性。50% 抽搐呈自限性、局灶性，但是可泛化为危及生命的癫痫持续状态。

不同部位 CVT 临床表现不同。

上矢状窦血栓形成（superior sagittal sinus thrombosis）多为非感染性，常见于产后 1～3 周的产妇，妊娠期和口服避孕药的妇女，以及婴幼儿或老年人的严重脱水、全身消耗及恶病质等。或外伤或颅内脑膜瘤阻塞了上矢状窦。感染性血栓形成少见，可源于头皮及鼻窦感染，或继发于上矢状窦外伤以及骨髓炎、硬膜或硬膜下感染扩散所致。患者常呈全身衰竭状态，首发症状多为头痛、恶心、呕吐、视盘水肿、复视和意识障碍等颅内压增高症状，可见水肿，可无局灶神经系统定位体征。婴幼儿可见喷射性呕吐、前后囟静脉怒张、颅缝分离。部分患者早期发生全身性或局灶性癫痫发作。部分患者出现神经系统局灶体征，大静脉受累出现皮质及皮质下白质出血，导致相应的神经功能缺失。此时

CT 可见的直接征象是颅内静脉血栓密度增高形成的细绳征以及三角征,非特异征象有出血、脑水肿、脑室变小、小脑幕静脉扩大。MRV 见到静脉窦内充盈缺损可以确诊。

海绵窦血栓形成(cavernous sinus thrombosis)常因眶部、鼻窦、上面部的化脓性感染或全身感染所致,非感染性血栓形成罕见,常见于肿瘤、外伤、动静脉畸形阻塞等。疾病初期累及一侧海绵窦,可通过环窦迅速波及对侧,一侧或两侧海绵窦血栓形成也可由其他硬膜窦感染扩散而来。海绵窦化脓性血栓形成起病急骤,伴高热、眼部疼痛及眶部压痛,剧烈头痛、恶心、呕吐和意识障碍。眼静脉回流受阻使球结膜水肿、患眼突出、眼睑不能闭合和眼周软组织红肿。第 Ⅲ、Ⅳ、Ⅵ 对脑神经及 V_1、V_2 可以累及导致眼睑下垂、眼球运动受限和复视等,可发生角膜溃疡,瞳孔扩大,对光反射消失,有时因眼球突出而眼睑下垂不明显。视神经较少受累,视力正常或中度下降,眼底可见视盘水肿,周围有出血,可以并发脑膜炎及脑脓肿。若颈内动脉海绵窦段出现炎性改变和血栓形成,可有颈动脉触痛,对侧中枢性偏瘫及偏身感觉障碍。波及垂体可引起脓肿、坏死,导致水及电解质代谢紊乱。CSF检查白细胞增高,如血栓形成进展快、脑深静脉或小脑静脉受累、化脓性栓子、患者昏迷及年龄过小或者过大均提示预后不良。

乙状窦血栓形成(sigmoid sinus thrombosis)常由化脓性乳突炎或中耳炎引起,以婴幼儿最易受累。多急性起病,伴有发热、寒战及外周血白细胞增高。血栓形成延及上矢状窦或者对侧横窦时,出现进行性脑水肿和颅内压增高症状,如头痛、呕吐、复视、视盘水肿、头皮及乳突周围颈脉怒张、颈内静脉触痛、精神症状及不同程度的意识障碍等,多无神经系统定位体征,如颈静脉孔附近受累可以导致颈静脉孔综合征,引起第 Ⅸ、Ⅹ、Ⅺ 对脑神经麻痹表现为吞咽困难、饮水呛咳等。MRV 可见乙状窦部位充盈缺损提示血栓形成。

下矢状窦、直窦、岩窦或大脑大静脉很少单独发生血栓,通常由上矢状窦、侧窦或者海绵窦血栓扩展累及。直窦血栓形成(straight sinus thrombosis)闭塞时导致大脑大静脉阻塞病情严重,可造成大脑半球中央白质、基底节和侧脑室出血,颅内压急剧升高、昏迷、抽搐、去大脑强直发作等很快死亡。而有时深静脉系统血栓、直窦及其分支血栓可导致双侧丘脑梗死出现谵妄,记忆力丧失、缄默,其

至可以是唯一的症状。

年纪较大或年轻患者合并恶病质、恶性肿瘤、心脏疾病,肺栓塞或颅外静脉血栓时,临床上常出现易混淆的症状:亚急性脑病导致智能改变,全面性癫痫发作,意识模糊或其他意识障碍,其中15%～19%的患者出现广泛血栓。

所有症状中,意识障碍是预后差的最主要因素。起始治疗时出现意识模糊或昏迷的患者53%死亡。有报道发现所有意识清楚或仅轻度受损患者存活率 100%。前瞻性研究发现 CVT 患者35%～50%出现脑出血,出现脑出血也是预后差的重要因素。

【辅助检查】

1. 实验室检查　指南推荐重视血液常规检查包括总血细胞计数、化学成分、凝血酶原时间、活化部分凝血酶原时间(Ⅰ级推荐;C级证据)。在初始临床评估中,对可能导致 CVT 的潜在凝血情况进行筛选,例如口服避孕药、炎症性疾病、感染等(Ⅰ级推荐;C级证据)。D-二聚体结果正常提示 CVT 的可能性较小(Ⅱb级推荐;B级证据),但是如果临床高度怀疑CVT,即使 D-二聚体正常,也应该进行进一步评估。

2. 腰穿脑脊液检查　无特异性改变,主要是压力增高。40%～50%患者脑脊液可以正常。除了颅内压增高,大多异常表现为蛋白增高、轻度淋巴细胞增多或混合细胞增多,少数合并蛛网膜下腔出血时可见红细胞或者黄变。感染性血栓特别是败血症患者脑脊液中性白细胞数增多,做脑脊液涂片或培养可进一步明确病原菌。一般不做压颈试验,以免引起脑疝。仅当考虑侧窦血栓时,做以下两种压迫试验,结果可呈阳性。①压迫颈静脉,如果病变侧脑脊液压力不升高,而对侧迅速升高,则为Tobey-Ayer 征阳性。②压迫病变对侧颈静脉时,可出现面部和头皮静脉扩张,即为 Crowe 征阳性。不全阻塞时,上述两征均阴性。

3. 影像学检查　影像学检查是 CVT 诊断中的重要手段,分为几个阶段:首先做 CT 或 MRI 平扫,其次 CTV 或 MRV,最后选用 DSA;而对于病情稳定的患者,应在 3～6 个月后复查 CTV 或MRV。

CT 平扫最常见(25%～30%)直接征象是空三角征或者 delta 征,如果早期 SSS 后部未受累,则看不到此征象,而重叠亦可以出现假三角征。最常见非特异征象包括局部或者全脑水肿(40%～70%),

镰和幕的致密性强化（20%），脑回增强（10%～20%），局灶低密度（水肿或者静脉性梗死）和高密度区域提示出血性梗死（10%～40%）。25%～30%患者增强 CT 为正常，主要用于除外卒中、肿瘤或者脑脓肿等其他情况。静脉相造影可以提高诊断率至 95%，因其可显示海绵窦、下矢状窦和基底静脉，故优于 DSA。螺旋 CT 静脉造影出现静脉窦内充盈缺损，静脉窦壁增强，异常引流。MRV 是目前诊断和随访的最好工具。目前 DSA 已经被无创的 CTV 和 MRV 技术取代，仅用于无法确诊病例以及罕见的单独皮质静脉血栓病例中。指南提示临床怀疑 CVT，可选 CT 或 MRI 平扫；但 CT 或 MRI 阴性不能排除 CVT。当 CT 或 MRI 阴性时，或虽然 CT 或 MRI 提示 CVT 但想进一步明确 CVT 的程度时，应行静脉血管检查（CTV 或 MRV）（Ⅰ级推荐；C 级证据）；CVT 症状持续者、已开始治疗仍进行性加重者、或临床症状提示血栓播散者，推荐早期行 CTV 或 MRV 检查（Ⅰ级推荐；C 级证据）；有 CVT 既往史，出现新发症状提示 CVT 复发者，推荐复查 CTV 或 MRV（Ⅰ级推荐；C 级证据）；梯度回波 T_2 敏感加权像与磁共振相结合，可提高 CVT 诊断的准确性（Ⅱa 级推荐；B 级证据）；临床高度怀疑 CVT 的患者，若 CTV、MRV 不能确诊，推荐选用脑血管造影（Ⅱa 级推荐；C 级证据）；对于病情稳定的患者，在确诊 3～6 个月后可复查 CTV 或 MRV，以评估阻塞的皮质静脉或静脉窦的再通情况（Ⅱa 级推荐；C 级证据）。

4. TCD　可检测静脉血流动力学和侧支旁路，但是检测为正常静脉流速时不能除外 CVT。未来 TCD 可用来检测病程中静脉血流动力学的变化。

【诊断及鉴别诊断】

虽然临床表现复杂多变，临床遇到脑叶出血而且原因不明者，或梗死病灶不符合脑动脉供血区分布者，应该行脑静脉系统的影像学检查（Ⅰ级推荐；C 级证据）。临床拟诊原发性颅内压增高的患者，推荐脑静脉系统的影像学检查，以排除 CVT（Ⅰ级推荐；C 级证据）；而对于非典型头痛（headache associated with atypical features）患者也推荐行脑静脉系统的影像学检查，以排除 CVT（Ⅱa 级推荐；C 级证据）。从出现症状到诊断的时间约为 7d。最敏感的是 MRI 及 MRV。T_1、T_2WI 可见血栓呈高信号。信号强度取决于血栓的时间，病程前 5d 及 1 个月后，T_1WI 为等信号。鉴别诊断要与脑炎、感染性心内膜炎、中枢神经系统血管炎、脑脓肿、良性颅内压增高、颅内占位性病变、动脉性脑梗死及引起眼部症状的疾病等鉴别。最新指南的管理流程，见图 5-13。

【治疗】

目前临床随机对照试验推荐最佳治疗方法为抗凝（AC），可降低死亡率及严重致残率，而并不增加出血风险。与安慰剂治疗对照发现，使用肝素组患者全部康复，包括出血患者无新发出血，而安慰剂组出血者均死亡，并且两例治疗中新发出血。昏迷患者可能需要局部溶栓治疗，效果可能优于肝素。至今尚无溶栓标准。患者症状轻微，单一症状，可不治疗而痊愈，但缺乏可靠的预后标准，对于危及生命的状态是否使用有效安全的方案治疗难以抉择。

1. 抗凝　疾病确诊后应立即使用适当剂量的肝素治疗，每次 3 000～5 000U。监测 APTT 需要至少达到两倍。持续静脉推注从 1 000～1 200U/h 开始，每 6～8 小时增加 100～200U，直到 APTT 达到两倍。肝素治疗应持续到急性期症状缓解，如意识水平正常，意识混乱好转或头痛、局灶神经症状缺损改善。之后改口服华法林抗凝治疗，第 1 天 3mg，之后连用 2d 2mg，复查 INR 调整为 2.0～3.0。期间仍需使用肝素，直到 INR 达有效范围。如果期间出现症状加重，需临时再次进行肝素治疗，不要停止使用口服 AC。如果临床症状持续加重，需停止使用口服 AC。如果孕期出现 CVT，避免使用口服 AC，因其可能存在潜在的致畸作用和引起胎盘功能不足。此时需使用静脉肝素，但胎盘功能不足导致的胎盘出血仍可能发生。虽然抗凝治疗随访中少部分可复发，但是超过 40% 患者可出现再通。

持发性 CVT 患者推荐口服 AC 3 个月，与妊娠及口服避孕药有关的患者 3～6 个月，具有颅外静脉血栓或者遗传性易栓症如蛋白 S 和 C 缺乏的患者，口服 AC 6～12 个月。但是 AT Ⅲ 缺乏或者纯合性 V 因子 Leiden 突变患者需考虑长期治疗。关于抗凝治疗疗程目前缺乏实验研究，药物应结合症状逐渐减量。

感染性 CVT 的 AC 治疗无系统性研究，提示治疗可降低患病率，但是对死亡率无影响，目前没有发现抗凝治疗致感染性 CVT 患者出血。

2011 最新指南（以下简称指南）表明 CVT 无论是否伴有颅内出血，均应立即使用抗凝药物，可选用肝素（需调整剂量）或低分子肝素（需根据体重

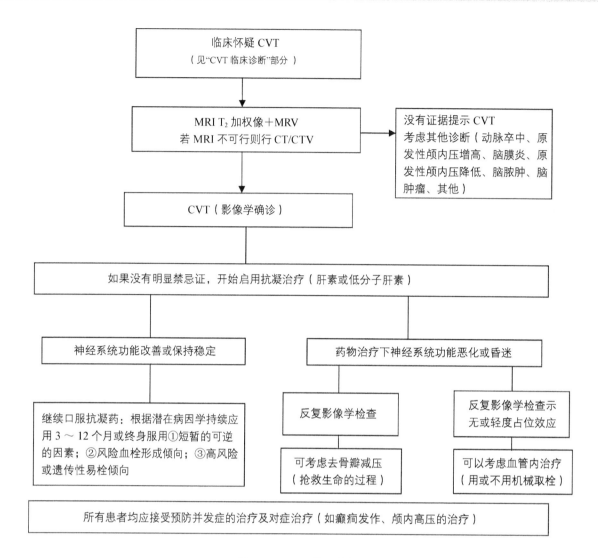

图 5-13　CVT 管理流程

CVST(脑静脉及静脉窦血栓形成)继发的颅内出血不是抗凝禁忌证;对于抗凝完全禁忌证的患者或抗凝初始剂量治疗失败的患者可以考虑血管内治疗

确定剂量),之后用维生素 K 拮抗药抗凝(Ⅱa 级推荐;B 级证据);在充分的抗凝治疗下,病情仍恶化者,可以考虑血管内介入治疗(Ⅱb 级推荐;C 级证据)。

2. 癫痫治疗　预防性使用抗癫痫药一直都是有争议的。部分学者认为应该使用,因 CVT 患者出现癫痫率很高。急性期所有癫痫均发生在 12 个月内,故 ADE 治疗应延长到一年。遗留癫痫比率低。指南提示 CVT 患者合并癫痫发作并有脑实质损害者,推荐尽早足量抗癫痫药物治疗,以防进一步的癫痫发作(Ⅰ级推荐;B 级证据);CVT 合并癫痫但无脑实质损害者,也应尽早抗癫痫治疗(Ⅱa 级推荐;C 级证据);而对不合并癫痫的 CVT 患者,不推荐常规使用抗癫痫药物(Ⅲ级推荐;C 级证据)。

3. 颅内压增高的处理　抗水肿治疗仅在 20% 患者中是必需的。使用减少脑脊液生成的药物。不需限制水钠治疗脑水肿,因其可引起血流动力学异常。不推荐均使用激素,因其对脑缺血疗效无可靠证据,却可能对血栓造成有害影响。严重患者出现脑疝时,由于单侧出血性梗死,需进行手术减压来挽救患者生命。出血性梗死组织不需切除,因其有恢复神经功能可能。指南提示 CVT 患者颅内压增高时,密切观测患者视力,若存在视力下降,应紧急处理颅内高压(Ⅰ级推荐;C 级证据);颅压增高可用乙酰唑胺,若视力进行性下降,其他治疗如腰穿、视神经减压或分流术也是有效的(Ⅱa 级推荐;C 级证据);严重占位效应导致的神经系统恶化者,或颅内出血导致的难治性颅内高压者,可以考虑去骨瓣减压术（Ⅱb 级推荐；C 级证据）。

4. **感染的治疗**　感染性 CVT 患者应积极进行抗感染治疗，而非感染性 CVT 的抗生素预防治疗是无益的。指南提示 CVT 患者怀疑细菌感染时应接受合理的抗生素治疗，必要时对化脓性物质进行手术引流（Ⅰ 级推荐；C 级证据）。

5. **其他治疗**　CVT 患者应收入卒中单元治疗及预防并发症的发生（Ⅱa 级推荐；C 级证据）。严重脱水及长期进食不好者，注意补足入量，维持水电解质平衡，给予全面的营养；CVT 即使 CT/MRI 提示脑实质损害，也不推荐使用类固醇药物，除非存在其他潜在疾病需要类固醇药物治疗（Ⅲ 级推荐；B 级证据）。对血液系统疾病应予相应的治疗等。

目前没有关于抗血小板药物的研究，但是较抗凝效果差。而代血浆以及白蛋白的使用尚无系统的研究。

6. **特殊人群的治疗**

(1) 血栓前状态检验：包括蛋白 C、蛋白 S、抗凝血酶缺乏症、抗磷脂综合征、凝血酶原基因 G20210A 突变、凝血因子 V Leiden 基因，有助于 CVT 患者的治疗。蛋白 C、蛋白 S、抗凝血酶缺乏症检测一般在抗凝治疗结束 2～4 周或以后才有意义，在急性期或使用华法林的患者，这种检验价值有限（Ⅱa 级推荐；B 级证据）。

继发性 CVT 患者（与短暂性危险因素有关），维生素 K 拮抗药可持续应用 3～6 个月，INR 目标值为 2.0～3.0（Ⅱb 级推荐；C 级证据）；而非继发性 CVT 患者，维生素 K 拮抗药可持续应用 6～12 个月，INR 目标值为 2.0～3.0（Ⅱb 级证据）。

复发性 CVT 患者，CVT 后静脉血栓栓塞者，或初发 CVT 患者但伴有严重血栓形成倾向者（如凝血酶原基因 G20210A 纯合子、凝血因子 V Leiden 纯合子、联合血栓形成倾向及抗磷脂综合征等），可以考虑永久抗凝，INR 目标值 2.0～3.0（Ⅱb 级推荐；C 级证据）。

在高凝状态检验及 CVT 患者治疗方面，可请血栓方面的专业人士会诊（Ⅱb 级推荐；C 级证据）。

(2) 妊娠期：妊娠期 CVT 中足量足疗程的低分子肝素治疗至关重要，整个妊娠期间应持续应用足量低分子肝素，产后低分子肝素或维生素 K 拮抗药应继续应用至少 6 周，INR 目标值为 2.0～3.0（总疗程至少 6 个月）（Ⅰ 级推荐；C 级证据）；既往有

CVT 病史的女性患者非妊娠禁忌，可推荐在怀孕前和产后预防性应用低分子肝素（Ⅱa 级推荐；C 级证据），而且由于存在潜在的病因，怀孕时应行进一步检查，并咨询血液学专家和（或）孕产妇胎儿医学专家（Ⅱa 级推荐；B 级证据）；孕妇患有急性 CVT 时，应用全量的低分子肝素，而不应选用普通肝素（Ⅱa 级推荐；C 级证据）。

(3) 儿童 CVT：儿童 CVT 是另外一个特殊人群，在补充液体、控制癫痫及颅内高压的同时，使用足疗程足量低分子肝素，筛查可能的感染灶及其他病因，并对重症患儿实行脑电图监测。

指南具体提出 CVT 儿童患者的治疗应包括补充液体、控制癫痫发作以及对颅内高压的治疗（Ⅰ 级推荐；C 级证据）；严重或长期的颅内高压可能会导致视力丧失，应定期评估视力和视野，并有效控制颅内高压（Ⅰ 级推荐；C 级证据）；急性 CVT 的婴儿，可以考虑低分子肝素持续应用 6 周到 3 个月（Ⅱb 级推荐；C 级证据）。出生 28d 后诊断为急性 CVT 的儿童，即使有颅内出血，也应用足量低分子肝素治疗（Ⅱa 级推荐；C 级证据）；持续应用低分子肝素或口服维生素 K 拮抗药 3～6 个月（Ⅱa 级推荐；C 级证据）。儿童患者血管内介入的有效性和安全性尚不确定，只有当在充分的抗凝治疗下，神经系统仍进行性恶化的患者，并经过严格筛选，才考虑血管内介入治疗（Ⅱb 级推荐；C 级证据）。

所有的 CVT 儿童患者，推荐在确诊 1 周后重复行神经影像学检查，包括静脉成像，以监测初始血栓的播散情况以及新发脑梗死或出血情况（Ⅰ 级推荐；C 级证据）；所有急性 CVT 儿童患者，初始抗凝治疗开始以后，应在治疗后最初 1 周行 CT 或 MRI 扫描，以监测新发颅内出血情况（Ⅱa 级推荐；C 级证据）；同时进行易栓倾向检查，明确可能造成栓塞复发的潜在的凝血异常，此检查可能会影响治疗决策（Ⅱb 级推荐；B 级证据）；CVT 儿童患者应行血培养及鼻窦 X 线片以确定有无潜在的感染（Ⅱb 级推荐；B 级证据）；鉴于 CVT 儿童患者癫痫发作的可能性较大，意识丧失或机械通气患者可以考虑行持续脑电监测（Ⅱb 级推荐；C 级证据）。

【预后】

CVT 曾被认为是罕见而且严重的疾病，预后极差，现在认为该病预后良好，病死率 6%～10%。23% 患者症状可于诊断后几天内出现加重，表现为意识加深、精神状态紊乱、新出现癫痫、局灶症状加重、头痛频度增加或者视力丧失等。约 1/3 加重的

患者可以见到新发病灶。3%～15%患者可于急性期(1个月内)死亡,多见于年轻人,主要死因为大量脑出血导致小脑幕切迹疝。而晚期死亡多和潜在的状态尤其是恶性肿瘤相关,故常见于老年人。长期预后差的主要因素包括:中枢神经系统感染、任何恶性肿瘤、深静脉血栓、CT/MRI提示脑出血、Glasgow评分<9分、意识状态混乱、年龄>37岁及男性等。血栓形成的部位也影响预后,一般脑内部和小脑静脉血栓预后较差。完全或者部分再通患者持续神经系统功能障碍出现率无明显区别,无

再通患者后遗症明显。虽然患者存活率较高,但多遗留有神经系统后遗症,如局灶神经功能缺损、反复癫痫、视力下降,22%～44%的存活患者伴有不同程度认知功能受损。CVT复发的风险很低,随访10年,仅发现6%患者出现复发。既往有CVT病史者,若出现新发持续严重性头痛,应考虑评价CVT是否复发及是否存在颅内高压(I级推荐;C级证据)。复发风险于病程1年内最易出现,但复发患者常不遗留神经系统后遗症。

(李　颖　毕　齐)

第七节　血管性认知障碍

【概述】

血管性认知损害(vascular cognitive impairment,VCI)是指脑血管疾病(cerebrovascular disease,CVD)引起的认知功能障碍。VCI包括了脑血管病引起的所有水平的认知功能下降,从一个至多个认知领域的轻度损害到广泛性痴呆综合征。

对于脑血管病导致认知功能障碍的认识在逐渐深入。虽然血管性痴呆被用于描述与脑血管病相关的痴呆,而且应用的血管性痴呆诊断标准已经提出超过10年,但是血管性痴呆这一概念在不断地演化过程中,至今尚缺乏统一的定义。Kraepelin等在1896年提出了"动脉硬化性痴呆"的概念。Hachinski等在1975年提出了"多发梗死性痴呆"的概念。在20世纪80年代到90年代初,几乎所有脑血管损害导致的痴呆都归因于大面积的皮质及皮质下梗死,即被称为多发性梗死性痴呆(multi infarct dementia,MID)。血管性痴呆(vascular dementia,VaD)概念的引入是以进一步细化痴呆的描述,包括大小不等的梗死性痴呆小腔隙性梗死和微梗死。VaD界定了一组由血管性病因导致的但表现为不同临床综合征的痴呆人群,其中皮质和皮质下血管性痴呆是其重要亚型。虽然这是一个重要的进步,但不足以充分描述早期认知功能障碍的血管原因。直到1993年Hachinski和Bowler等提出了血管性认知障碍(vascular cognitive impairment,VCI)的概念,其中包括血管性痴呆、伴血管病变的阿尔茨海默病和不符合痴呆诊断标准的血管性认知障碍等。随后血管性认知障碍逐渐替代成为描述脑血管病导致认知下降的主要概念。Sachdev等1999年提出了血管性认知障碍疾病(VCD)的概念。迄今为止虽然血管性认知障碍的

概念得到了广泛的认同,但是血管性痴呆这一概念仍然存在;正如Aggarwal等在2007年指出血管性痴呆是与脑血管损伤相关的血管性认知障碍综合征中的痴呆亚型。这些概念的提出与人们对于血管性痴呆的认识不断深入有关。目前血管性痴呆被认为是异质性的临床疾病实体,基于不同脑血管病亚型有着不同血管性病理生理过程。

【流行病学】

对血管性认知障碍人口分布及其结局的评估受到多种不同定义的影响。由于VCI包括合并CVD的阿尔茨海默病(Alzheimer's disease,AD)或伴有AD病变的VaD,VCI已成为老年人群慢性进行性认知损害的常见原因。在加拿大健康和老龄化研究中,VCI在65岁以上人群中的患病率达5%,其中包括非痴呆的认知损害。非痴呆的血管性认知损害的患病率为2.4%,合并CVD的AD为0.9%,VaD为1.5%。在所有年龄组中(最高为85岁)无血管性因素的AD占5.1%。

关于血管性痴呆的发病率尚缺乏大样本的流行病学资料。血管性痴呆(vascular dementia,VaD)是痴呆的常见类型。近期的国际性流行病调查显示血管性痴呆约占痴呆总患病率的30%。一般认为血管性痴呆在痴呆中属于仅次于阿尔茨海默病的类型。由于诊断需要缺血性事件的临床、神经影像或神经病理性证据。这可能导致低估微血管闭塞和慢性低灌注的作用,而这种作用很难在常规神经病理检查中检测到。因此,血管性痴呆的发生率可能比目前所认为的更高些。急性卒中相关痴呆的发病率可能较高,10%～35%的病人在一次半球性卒中后在5年内发展为痴呆。症状性半球卒中的病人较年龄匹配的对照组,痴呆风险增加大

约 4 倍。血管性痴呆和阿尔茨海默病的发病率都随着年龄增长而增加。Helsinki 卒中老年化研究显示卒中后认知损害常见。55～85 岁年龄段的患者中缺血性卒中后 3 个月有 1 个领域认知损害者占 62％，2 个领域损害者占 35％。受损的认知领域包括短期记忆（31％）、长期记忆（23％）、视空间结构功能（37％）、执行功能（25％）以及失语（14％）。卒中后 3 个月至 1 年卒中后痴呆的发病率为 12％～32％。在 Helsinki 研究中，卒中后 3 个月痴呆的发病率为 25％，并随着年龄增长而升高，55～64 岁年龄段的发病率为 19％，75～85 岁则为 32％。

【病因和发病机制】

VCI 涉及了包括血管性危险因素在内的所有 CVD 病因，它们可导致脑损伤并进一步引起认知损害。VCI 包括高血压、糖尿病或动脉硬化、TIA、皮质-皮质下梗死、静止性梗死、关键部位梗死、伴有脑白质病变和腔隙性梗死的小血管疾病相关的认知功能损害以及 AD 与 CVD 共存的认知障碍。它还包括脑出血性疾病患者出现的认知损害。

VCI 相关的危险因素包括卒中和缺血性白质病变的危险因素。临床上症状性梗死、静止性梗死及白质病变发生痴呆的风险更高。

VCI 的危险因素包括人口学特征（如年龄、教育水平），血管因素（如动脉性高血压、心房颤动、心肌梗死、冠心病、糖尿病、全身性动脉粥样硬化、血脂异常、吸烟），遗传因素（如家族史、特殊的遗传特征）和缺血性病变特点（如 CVD 的类型、卒中的部位和大小）。缺氧缺血性事件（心律失常，充血性心力衰竭，心肌梗死，癫痫发作，肺炎）引起全脑血管缺血缺氧是引起脑卒中患者痴呆的重要危险因素。

血管性痴呆和脑血管病有共同的危险因素，包括年龄、男性、糖尿病、高血压症、心肌病和可能的同型半胱氨酸水平。血管性痴呆主要是由缺血性脑血管病造成的，也有少部分是出血性脑血管病造成。血管性痴呆中单纯血管病导致的并不多见，常合并有神经系统退行性病变，特别是 AD 样病变。因此从发病机制上分析，在已经退行性病变的基础上脑血管病导致的缺血性脑损伤可能是血管性痴呆的主要病因。血管性痴呆一个不太常见的病因是全脑缺氧缺血性损伤，不可逆性认知功能损害常见于冠状动脉旁路移植术后。颈动脉狭窄（CAS）相关的慢性脑缺血是否会改变认知功能仍存在争议性。颞动脉炎、结节性多动脉炎、原发性脑血管病、红斑狼疮和烟雾病等，以及常染色体显性遗传脑动脉病伴皮质下梗死和脑白质病（CADASIL）均可能导致血管性痴呆。

【病理学】

血管性痴呆的主要病理类型包括：多发梗死性痴呆或者皮质痴呆（常被称为卒中后 VaD），关键部位梗死性痴呆和小血管病痴呆或者皮质下血管性痴呆，也包括由全脑血管缺血所致的低灌注性痴呆以及出血性痴呆。VaD 的神经病理改变包括多灶性和（或）弥漫性病灶，从腔隙性病灶、微梗死（常累及皮质下、丘脑、前脑基底部和边缘系统）、白质病变和海马硬化到多发梗死性脑病、弥漫性缺血后病变。轻度 AD 在合并小血管病变后迅速恶化。卒中后血管性痴呆通常在病理上表现为多发性卒中后痴呆。1968 年，Blessed 等研究认为当梗死灶脑组织体积在 $100~cm^3$ 以下则不会发生血管性痴呆，但是现在发现病灶体积较小但是部位（如丘脑、前脑底部、尾状核等部位）重要的梗死也会导致血管性痴呆的突然发生，称之为关键部位梗死性痴呆。皮质下缺血性血管性痴呆在病理上表现为小血管病变导致腔隙性和不完全白质缺血的结果。尸检病理研究显示痴呆患者中 15％～34％ 有显著的血管性病变，有单独存在的也有合并 AD 病理的。这也是混合型痴呆（AD 合并脑血管病）的病理基础。

白质病变（WMLs），常由神经影像学检测发现。广泛融合的 WMLs 与认知功能下降及残疾快速进展相关。WMLs 被认为与皮质下缺血性脑血管病性痴呆（SIVD）相关。

【临床表现】

血管性痴呆的认知障碍等表现常在卒中发生后较短时间内比较迅速地出现，以阶梯样方式进展。另一方面也有一些血管性痴呆患者的卒中病史并不明确，逐渐进展，可能与 AD 混淆。血管性痴呆的认知障碍程度也达到痴呆诊断标准要求，表现为记忆力和至少 1 项其他认知领域（如定向力、语言、实践、执行功能、视空间能力）的受损。这些损害应该足够严重而影响日常生活活动，并且持续存在以鉴别痴呆与短期意识障碍，例如谵妄。血管性痴呆的认知障碍被认为与 AD 等的认知障碍存在差异：一方面是某些血管性痴呆的记忆障碍并不突出而容易被忽略；另一方面是血管性痴呆的执行功能障碍比较突出，而对患者生活质量和工作能力产生较严重的影响。血管性痴呆还具有脑血管病的临床表现，特别是某些脑局灶性功能障碍的症状和体征。这些局灶性症状和体征与阿尔茨海默病存在较明显的差异。血管性痴呆也可能具有抑郁、焦虑和激越等神经精神症状,但一般比较轻微。

血管性痴呆的不同类型有不同的临床特点。卒中后血管性痴呆(多发性卒中后痴呆被称为MID)的特点是突发局灶性神经缺损症状和体征,伴随皮质认知功能障碍,如失语、失用或者失认。MID 相对不常见或者与静息性梗死相关,在每次发病之间有长的间期,波动严重。梗死和功能障碍的相关性不明确。关键部位梗死性痴呆的临床特点根据病变在皮质或者皮质下区域不同而不同,记忆障碍、执行功能障碍、意识模糊和意识水平的波动都可能发生。行为的改变包括情感淡漠,缺乏自发性和持续性等。皮质下缺血性血管性痴呆临床上突出的认知功能障碍特点是执行功能不全综合征,由于错误的目标形成、起始、计划和组织影响了日常生活的表现;抽象思维也受影响,但是记忆障碍要比 AD 轻微;认知相对完整;抑郁情绪、个性改变和情绪不稳常见。起病通常缓慢隐袭,一般没有急性卒中样的发病。常并发局灶性运动症状、步态障碍、尿失禁和精神运动缓慢。混合性痴呆则可能发病缓慢,但有卒中后加重的阶梯样进展特点,其认知障碍兼具 AD 的特点,如记忆力严者受损。

1. 皮质下缺血性血管病性痴呆(subcortical ischemic vascular disease and dementia,SIVD)包括两大类疾病"腔隙状态"和"Binswanger's 病",属于小血管病,特征性表现为腔隙性梗死、局灶性和弥散性缺血性 WMLs 和不完全缺血性损伤。皮质下认知综合征是 SIVD 的主要临床表现,前额叶皮质下环路常先受损。SIVD 病人的神经影像学研究显示存在多发腔隙和广泛的 WMLs,这支持了诊断标准中影像学表现的重要性。SIVD 的早期认知综合征特点为执行功能障碍综合征伴信息处理减慢,通常有轻度记忆力受损和行为症状。SIVD 的执行功能障碍综合征包括目标制定、启动、计划、组织、排序、执行、设置——转换和设置——维护以及抽象功能受损。SIVD 的记忆力缺损通常轻于AD,特征性表现为回忆受损、相对完整的再认功能、更轻的健忘和更好的提示性回忆。SIVD 的行为和精神症状包括抑郁、性格改变、情绪不稳定和不能自制、以及迟钝、情感反应迟钝和精神运动发育迟滞。SIVD 的早期阶段可能包括轻度上运动神经元体征(肌力下降、反射不对称、共济失调)、步态异常、平衡障碍和跌倒、尿频和尿失禁、构音障碍、吞咽困难以及锥体外系体征,例如运动减少和肌强

直。然而这些局灶性神经系统体征常常是轻微的。

2. 皮质型血管性痴呆 cortical vascular dementia 典型特征为相对急性起病(数日至数周)、阶梯性恶化(恶化后可部分恢复)。皮质型 VaD 主要与大血管疾病和心脏栓塞事件相关。它的主要特征为皮质型和皮质-皮质下动脉分布区和远端区域(分水岭区)梗死。皮质型 VaD 的早期认知综合征包括轻度的记忆力受损和一些异质性皮质症状,例如失语、失用、失认和视空间或构建功能受损。此外,多数病人有一定程度的执行功能障碍综合征。由于多发皮质-皮质下梗死,皮质型 VaD 病人常有更多的神经系统缺损症状,例如视野缺损、下面部肌无力、单侧感觉运动障碍和步态障碍。

3. 合并脑血管病的 AD(alzheimer's disease with cerebrovascular disease) AD 和脑血管病共存可见于大部分病人。此外,脑血管病在决定 AD 临床症状的表现和严重性方面也发挥了重要作用。AD 合并 CVD 在临床上表现为 AD 伴有影像学上发现脑血管性病变的证据,或者同时表现出 AD 和 VaD 的临床表现。血管性危险因素和局灶性神经系统体征在 AD 合并 CVD 中较单纯 AD 更常见。其他诊断 AD 合并 CVD 的临床线索可由分析病程特点和部分认知缺陷、早期痫性发作和步态障碍获得。一个更好地识别 AD 合并 CVD 病人的方法是发现临床 AD 可靠的生物学标记物。其他的潜在标记物包括早期突出的情景记忆力受损、早期 MRI上显著的颞叶内侧萎缩、SPECT 双侧顶叶低灌注和脑脊液 Aβ 多肽降低伴 tau 蛋白升高。

【辅助检查】

血管性认知障碍的诊断有赖于辅助检查的支持和验证。这些检查主要涉及 3 个方面:①通过认知评测明确痴呆的诊断,将血管性痴呆与非痴呆的血管性认知障碍进行有效区分;②通过影像学检查明确脑血管病变;③通过神经生化标记物、神经影像技术鉴别血管性痴呆以及退行性病变导致的痴呆(主要是 AD)。

在认知评测方面,我国 2011 年血管性认知障碍诊治指南推荐应当采用适合国人的测验对 VCI 患者进行多个认知领域的评估,包括记忆力(如词语学习测验)、注意执行功能(如语意分类流畅性和数字符号测验)、视空间结构功能等。MoCA 量表比 MMSE量表显示出更好的敏感度,有助于筛选出有认知障碍的受试者。应用临床痴呆量表(CDR≥0.5)对筛查痴呆可靠性性较高。结构影像学检查对于确认脑

血管病以及病变的类型、部位和程度等十分必要。近年一些生物学标记物作为病理生理过程的客观指标被应用于血管性痴呆的诊断和鉴别诊断。这些生物学标记物不仅包括 CT、MRI 等结构影像学检查，还包括正电子发射断层扫描（PET）等分子影像检查，以及脑脊液标记物（Aβ 肽和 tau 蛋白）、血浆细胞因子和脑血管血流动力学检查等。

脑脊液和血液中的 Aβ 和 tau 蛋白是近年痴呆领域研究较深入的生物学标记物，主要用于 VaD 与 AD、VaD 与混合型痴呆的鉴别诊断。ROC 分析显示脑脊液 Aβ$_{42}$ 能够鉴别 AD 和 VaD（AUC＝0.85），以 493 pg/ml 为临界值能达到 77％ 的敏感度和 80％ 的特异度。这些结果通过提示应用 Aβ$_{42}$ 可以鉴别 VaD 与 AD。联合三个生物学标记物或者通过比值（总 tau 蛋白×磷酸化 tau 蛋白/Aβ$_{42}$），可以鉴别 VaD 和 AD 或者 VaD 和 MD，达到 85％ 以上的正确率。脑脊液磷酸化 tau 蛋白可能有助于预测认知衰退的速度，但不能鉴别 AD 和 VaD。脑脊液标本的获取困难，通过血液测定用于 VaD 和 AD 的鉴别诊断正在广泛进行。血浆 Aβ$_{38}$/Aβ$_{40}$ 比值可以鉴别 VaD 与其他类型痴呆（AD、PDD）以及健康对照，准确度分别超过 80％ 和 85％。这些结果提示血浆 Aβ$_{38}$/Aβ$_{40}$ 比值是 VaD 潜在的血液生物学标记物。

血管性痴呆的 PET 脑代谢研究虽然较少，但却提示在鉴别 VaD 与 AD 方面的重要应用价值。VaD 与 AD 在低代谢方面的差异主要在深部灰质核团、小脑、初级皮质、颞中回、扣带回前部；而 AD 与 VaD 相比的低代谢主要在海马区域和眶回、扣带回后部和顶叶皮质后部。通过 MRI 等结构影像学加深了对血管性痴呆病理基础的认识，特别是对于小血管病和慢性缺血性改变的识别。基于 MRI 的研究发现 VaD 的血管病以小血管病占主要，大血管病占大约 1/5。MRI 上内侧颞叶萎缩程度严重或者大血管 VaD 患者的整体认知障碍和执行功能障碍更严重，小血管病 VaD 则执行功能障碍更严重。

在已经研究的生物学标记物中，以 Aβ 和 tau 蛋白为代表的神经生化指标、以脑血流和脑代谢测定为主的功能影像标记物、以新型 MRI 技术为代表的结构影像显示出良好的前景。初步的研究支持这些生物学标记物在 VaD 诊断和鉴别诊断中的应用价值。但是疾病特异的生物学标记物应该能反映神经病理改变的基础性特征，并可以经神经病理验证。迄今以生物学标记物与病理对照研究来验证生物学标记物的研究较少。如果将这些生物学标记物作为 VaD 药物临床试验中评价疗效的替代终点，这些生物学标记物应该对治疗有反应，能预测治疗反应并且与痴呆病理生理过程相关。这些都有待深入研究。

【诊断】

目前 VCI 包括不同类型，非痴呆的血管性认知障碍以及 AD 合并脑血管病尚缺乏统一的诊断标准。国际上应用和研究较多的血管性痴呆诊断标准主要有下列四个标准：DSM-Ⅳ 诊断标准；ICD-10 标准；ADDTC 标准；NINDS-AIREN 标准。虽然这些诊断标准都包括 3 个要素：痴呆、脑血管病以及脑血管病和痴呆的相关性，但是对于这些要素的具体描述仍有较多差异。

NINDS-AIREN 标准是为了临床研究目的提出的，也是目前临床研究中应用最广泛的标准。NINDS-AIREN 标准对于痴呆的定义中要求有记忆障碍以及至少两个其他认知领域的障碍。NINDS-AIREN 很可能血管性痴呆诊断标准要求有脑血管病的临床和放射学证据，以及在卒中和痴呆发生之间明确的时间关系——间隔不超过最长 3 个月；或者没有时间上的关联性但病程中有突然恶化或者阶梯样进展。NINDS-AIREN 可能血管性痴呆诊断标准包括以下 3 种情况：没有神经影像表现的病例，没有明确的时间相关性，以及不典型病程。

ADDTC 和 NINDS-AIREN 诊断标准都要求有痴呆，脑血管病的证据，根据两者之间的相关程度确定诊断水平（可能或者很可能）。ADDTC 标准中对痴呆的定义要求有两个认知领域异常，但不强调记忆障碍。ADDTC 很可能血管性痴呆标准要求：如果只有 1 次卒中需要在卒中事件和痴呆发生间有明确的时间上的相关性，如果病史中有 2 次或以上卒中事件则不要求这种时间上的相关性。ADDTC 可能血管性痴呆标准包括：1 次卒中但是在卒中和痴呆发生之间没有明确的时间上的相关性，或者有 Binswanger 病的临床和神经影像证据。

ICD-10 和 DSM-Ⅳ 标准中对于脑血管病事件要求是显著的，并且可以合理地推断与痴呆发生有关；对于认知能力下降要求必须包括记忆障碍，判断和思考（例如计划和组织）的衰退等。另外要求有情绪改变。与其他标准相反，ICD-10 标准要求局灶性神经系统发现限于下列情况：单侧肢体的痉挛性瘫痪，单侧腱反射活跃，巴氏征阳性或者假性延髓性麻痹;要求认知障碍分布的不平行。ICD-10标准也是4个标准中唯一对于认知障碍持续时间有规定的,要求持续6个月以上标准。与其他标准有比较明确的定义不同,该标准是描述性的。

DSM-Ⅳ诊断标准要求有脑血管病的症状、体征,或者实验室证据。该标准对于痴呆的定义中要求多个认知领域障碍,包括记忆障碍和失用、失认、失语或者执行功能障碍中的至少一项;这种障碍必须是从以往水平上的下降,导致在社会或职业能力的显著障碍,并且不是在谵妄过程中出现的。DSM-Ⅳ标准和ICD-10标准都没有要求脑影像检查的证据。

根据ADDTC标准和NINDS-AIREN标准将患者分类为非血管性痴呆,可能血管性痴呆和很可能血管性痴呆。根据DSM-Ⅳ和ICD-10标准将患者分类为非血管性痴呆或者血管性痴呆。目前关于血管性痴呆的临床诊断标准主要是建立在关于危险因素、神经系统表现和病因机制等的专家意见基础上的,其诊断的准确度需要通过临床、病理对照研究进行评价。迄今只有6项此类研究应用神经病理诊断作为对照,特异性地评价了Hachinski缺血量表、DSM-Ⅳ诊断标准、ICD-10标准、AD-DTC标准和NINDS-AIREN标准等5个血管性痴呆诊断标准的准确性。NINDS-AIREN标准在各研究中被发现是最特异的标准。在诊断敏感度方面尚无统一的结果。这些诊断标准在鉴别VaD和AD方面准确度较高,在鉴别VaD与混合性痴呆方面误诊率较高。虽然这些诊断标准主要是用于鉴别VD和AD,但是严格地将两种疾病截然分开面临困难。因为AD和脑血管病常同时存在,存在重叠。流行病学研究提示AD和VD有共同的危险因子。病理研究证实许多被诊断为VD的病例可能是血管性和神经退行性病两种病因共同的结果。将诊断建立在严格区分AD和VD有局限性,AD合并脑血管病或者混合型痴呆的概念在理解VD患者潜在病理生理学方面是重要的。基于现有的诊断标准,借助于CT、MRI等脑结构影像和PET等脑功能影像学检查,以及持续性地随访,也有助于提高对于血管性痴呆诊断的准确度。

【鉴别诊断】

血管性痴呆需要与下列常见类型的痴呆进行鉴别:

1. 阿尔茨海默病(Alzheimer's disease,AD)是发生在老年期及老年前期的一种原发性退行性脑病,表现为持续性高级神经功能活动障碍,在没有意识障碍的状态下,记忆、思维、分析判断、视空间辨认、情绪等方面的障碍。其特征性病理变化为大脑皮质萎缩伴β-淀粉样蛋白(β-amyloid,β-AP)沉积形成老年斑,神经原纤维缠结(neurofibrillarytangles,NFT),神经元减少。临床表现为缓慢起病,逐渐加重,无脑卒中史,头部MRI等结构影像学检查显示颞叶内侧萎缩进行性加重,晚期弥漫性脑萎缩,无局灶性病变。Hackinski评分少于4。SPECT和PET等分子影像学检查提示以双顶为主的脑代谢降低。

2. 额颞叶痴呆是一类神经退行性病变导致的痴呆,包括Pick病和原发性进行性非流利性失语等类型。通常在50~60岁缓慢起病。早期出现人格改变、情感变化和举止不当,逐渐出现行为异常。言语障碍早期出现,如言语减少、词汇贫乏、刻板语言和模仿语言随后出现明显失语症,早期计算力保存、记忆力障碍较轻,视空间定向力相对保留。晚期出现智能衰退,记忆力显著下降,伴有尿便失禁和缄默症等。头部CT和MRI显示额和(或)颞叶不对称性萎缩。PET检查显示不对称的额颞叶为主的脑部低代谢。

3. 路易体痴呆具有帕金森综合征样表现和痴呆的表现。主要特征是对于左旋多巴反应不良的帕金森综合征表现,波动性认知障碍和视幻觉等表现。与其他痴呆不同的是在早期出现运动迟缓减少、肢体强直等运动障碍,一般无锥体束征,也较少出现肢体静止性震颤。其认知状态可在数小时到数天之间波动,表现为认知障碍和认知相对正常的波动出现。与血管性痴呆、阿尔茨海默病等存在显著差异的是该病早期可出现生动、形象的视幻觉。用胆碱酯酶抑制药等治疗有较好的疗效。

4. 正常压力脑积水与脑脊液循环障碍有关。典型表现是认知障碍、步态障碍和排尿障碍为主的"三联征"。其认知障碍相对较轻,多表现为执行功能障碍;步态障碍相对较明显,伴有运动迟缓和轻度肌强直,但症状主要局限在躯干而四肢症状较轻微。该病腰穿脑脊液测压在正常范围内。头部CT、MRI等检查可见侧脑室为主的脑室扩大。部分患者在进行脑穿放脑脊液后症状可得到部分缓解,特别是步态障碍得到改善、行走速度加快等。

【治疗】

1. VCI的预防

(1)一级预防:脑血管病的危险因素和脑血管

病本身都是 VCI 的主要病因。因此,通过控制脑血管病的危险因素(例如高血压病、糖尿病、高脂血症等),减少脑血管病的发生是 VCI 一级预防的根本途径。降压治疗和对中年高胆固醇血症进行降脂治疗能改善认知功能或防止认知功能下降,应尽早干预以预防 VCI 的发生。血糖管理对于 VCI 预防可能有益,但需要进一步的大规模临床试验证实。

(2)二级预防:二级预防是对于已经出现卒中或 VCI 的患者,进行血管危险因素的干预以防止再次出现卒中,从而预防 VCI 的发生或缓解 VCI 的进展。PROGRESS 研究证明降压治疗能减少复发性卒中相关的痴呆和认知功能下降,该研究认为降压治疗对于认知功能下降和痴呆的预防作用主要在于其对卒中的预防。故脑血管病或者 VCI 患者伴有高血压时应该积极进行血压调控,同时存在其他血管危险因素时应进行干预,防止卒中的二次复发有助于减少或缓解 VCI。

2. VCI 治疗

(1)VCI 认知障碍的治疗:

①胆碱酯酶抑制药和非竞争性 N-甲基-D 天冬氨酸受体拮抗药:关于血管性痴呆的胆碱能障碍机制研究较多。血管性痴呆胆碱能障碍与是否合并 AD 无关。在脑缺血中胆碱能结构容易受损,例如前脑基底部胆碱能核团由于高血压导致的穿通动脉损伤而受累。海马 CA1 区神经元对缺血性损伤易感,在不合并 AD 的血管性痴呆中海马萎缩很常见。有学者在人脑中发现两个高度完整的胆碱能传导束从基底核投射到皮质和杏仁核。两个通路在白质内投射到新皮质,同时有广泛的胆碱能投射纤维加入。局灶性脑卒中可能破坏这些胆碱能传导束。有学者在年轻的 CADASIL 中发现在未合并 AD 的情况下,病灶导致传导通路胆碱能失神经改变。神经病理学研究显示 70% AD 患者和 40% 血管性痴呆患者有胆碱能神经元的缺失,表现为皮质、海马、纹状体和脑脊液的乙酰胆碱活性降低。有 3 个已经批准治疗 AD 的乙酰胆碱酯酶抑制药(多奈哌齐、酒石酸卡巴拉汀和加兰他敏)也被试用于血管性痴呆的治疗。

多奈哌齐作为哌啶衍生物,是一种可逆的中枢性胆碱酯酶抑制药,目前被批准治疗轻到中度 AD。在美国、日本和欧洲,只批准多奈哌齐治疗轻、中度 AD,印度、新西兰、菲律宾、罗马尼亚、韩国和泰国已经批准用于治疗 VaD。迄今为止最大的一个多奈哌齐对单纯血管性痴呆安全性和有效性的临床研究中 1 219 例患者参加了这个为期 24 周、随机、安慰剂对照的多中心、多国家的研究,分为两个独立的试验,307 研究和 308 研究。在 307 研究中,多奈哌齐组显示 ADAS-cog 测定的认知功能的显著改善,与基线比较:多奈哌齐 5mg/d 组下降 1.90 (P=0.001)和多奈哌齐 10mg/d 组下降 2.33 (P< 0.001)。MMSE 测定也提示多奈哌齐组与对照组比较有显著差异。在 308 研究中,多奈哌齐显示 ADAS-cog 测定的认知功能的显著改善,与基线比较:多奈哌齐 5mg/d 组下降 1.65 (P=0.001)和多奈哌齐 10mg/d 组下降 2.09(P<0.001)。MMSE 测定也提示与对照组比较的显著差异。

加兰他敏是乙酰胆碱酯酶抑制药,也能调节中枢烟碱型受体增加胆碱能神经递质。在一个随机双盲对照、多中心为期 6 个月的临床试验中,对诊断为很可能血管性痴呆或者很可能 AD 合并脑血管病的患者进行了研究。ADAS-cog 和 CIBIC-plus 评价显示加兰他敏比安慰剂有效,改变统计学方法可以发现多奈哌齐和加兰他敏对血管性痴呆的疗效可以与这些药物对 AD 的疗效相比较,尽管疗效较小,但是临床上可以检测出来。酒石酸卡巴拉汀是乙酰胆碱酯酶抑制药和丁酰胆碱酯酶抑制药,其对血管性痴呆的疗效有待研究。在一个皮质下血管性痴呆的小型开放试验中该药可以改善认知、看护者看护强度和行为。

美金刚是一个具有中度受体结合能力、电压依赖的非竞争性 NMDA 受体拮抗药。在对家庭护理的混合性痴呆患者的双盲、安慰剂对照研究中,与安慰剂比较美金刚(10mg/d)的耐受性好,可以改善功能,降低患者对看护人员的依赖度。根据谷氨酸对脑缺血的神经保护假说,进行了 2 个美金刚(20mg/d)对于轻、中度很可能血管性痴呆(依据 NINDS-AIREN 标准诊断)疗效的为期 6 个月的随机、安慰剂对照研究。在 MMM 300 研究中 GBS 智能评分和 NOSGER 异常行为程度评测提示美金刚更优。在 MMM 500 研究中,病情严重的患者比病情轻微的患者在认知方面获益更大。基线 MMSE 分数低于 15 分的患者 ADAS-cog 评分比对照组高 3.2 分。另外对于那些 CT 或者 MRI 排除皮质梗死并且有显著小血管病变的患者,美金刚在认知方面的效果更显著。

已经进行了一系列的临床试验评价多奈哌齐、加兰他敏和美金刚对血管性痴呆的疗效。尽管结果提示这些药物的有效性,但还没有被正式批准。胆碱酯酶抑制药对于血管性痴呆作用的机制依然值得研究。血管性病变,特别是影响到皮质下区域的病变,可能破坏从皮质下到皮质的胆碱能通路,这可能解释为何胆碱酯酶抑制药对于血管性痴呆还是有效的。目前,考虑到混合性痴呆的发病率,这些药物的使用是有一定道理的。

②其他药物:尼莫地平是一种二氢吡啶类钙离子拮抗药,对脑血管自主调节有效,可以在无盗血现象的情况下扩张血管,阻断 L 型钙离子受体,同时有某种程度的神经保护作用。该药主要对小血管有作用。一个大型双盲对照的开放试验评价尼莫地平对不同类型血管性痴呆的疗效。结果发现尼莫地平对皮质下缺血性血管性痴呆的注意力和精神运动表现有效,但对混合性痴呆无效。目前没有尼莫地平对血管性痴呆症状治疗有效的足够证据。此外,其他一些药物如尼麦角林、己酮可可碱、奥拉西坦等对 VaD 疗效尚存争议。

③中成药物:某些中药提取物如银杏制剂对改善 VaD 患者认知功能可能有效,但仍需进一步研究。

(2)VCI 精神行为症状治疗:一般较少出现明显的精神行为症状,即使出现,症状也多轻微,应首选非药物治疗,如音乐治疗、行为治疗和周围环境调整等。

VaD 较 VCIND 容易出现精神行为症状如抑郁、焦虑、幻觉、妄想、激越、睡眠倒错、冲动攻击行为等,且程度通常较重。如果症状使得患者痛苦或伴随的激越、冲动攻击行为使患者或他人处于危险之中,则是药物治疗的适应证。

选择性 5-羟色胺再摄取抑制剂(SSRIs)为常用的抗抑郁药。抗精神病药物常用于幻觉、妄想、激越、冲动攻击行为等症状的治疗。由于典型抗抗精神病药物不良反应较多,目前常用非典型抗精神病药物。目前指南建议治疗精神行为症状应首选非药物治疗,使用非典型抗精神病药物时应充分考虑患者的临床获益和潜在风险。

【预后】

血管性痴呆认知功能损害的进展率是多变的;一些病人以比 AD 病人更高的一个速率进展。然而,VaD 病人死亡率高于 AD 病人,50%的 VaD 病人生存时间不超过 4 年。

(冯 涛)

■ 参考文献

[1] Goldstein LB, Adams R, Alberts MJ, et al. Primary prevention of ischemic stroke: a guideline from the American Heart Association/American Stroke Association Stroke Council: cosponsored by the Atherosclerotic Peripheral Vascular Disease Interdisciplinary Working Group; Cardiovascular Nursing Council; Clinical Cardiology Council; Nutrition, Physical Activity, and Metabolism Council; and the Quality of Care and Outcomes Research Interdisciplinary Working Group: the American Academy of Neurology affirms the value of this guideline. Stroke, 2006, 37:1583-1633

[2] 王拥军.卒中单元.北京:科学技术文献出版社,2004

[3] Jorgensen HS, Kammersgaard LP, Houth J, et al. Who benefits from treatment and rehabilitation in a stroke Unit? A community-based study. Stroke,2000,31:434-439

[4] Organised inpatient (stroke unit) care for stroke. Stroke Unit Trialists' Collaboration. Cochrane Database Syst Rev,2000:CD000197

[5] Sacco RL. The 2006 William Feinberg lecture: shifting the paradigm from stroke to global vascular risk estimation. Stroke,2007,38:1980-1987

[6] A classification and outline of cerebrovascular diseases. Ⅱ. Stroke, 1975, 6:564-616

[7] Albers GW, Caplan LR, Easton JD, et al. Transient ischemic attack--proposal for a new definition. N Engl J Med, 2002,347:1713-1716

[8] Easton JD, Saver JL, Albers GW, et al. Definition and evaluation of transient ischemic attack: a scientific statement for healthcare professionals from the American Heart Association/American Stroke Association Stroke Council; Council on Cardiovascular Surgery and Anesthesia; Council on Cardiovascular Radiology and Intervention; Council on Cardiovascular Nursing; and the Interdisciplinary Council on Peripheral Vascular Disease. The American Academy of Neurology affirms the value of this statement as an educational tool for neurologists. Stroke,2009,40:2276-2293

[9] 韩菲,杨中华 短暂性脑缺血发作定义的演变及最新进展.中国卒中杂志,2010:73-78

[10] 短暂性脑缺血发作中国专家共识.中华内科杂志,2007,10:883-885

[11] Lee H, Sohn SI, Cho YW, et al. Cerebellar infarction presenting isolated vertigo: frequency and vascular topographical patterns. Neurology, 2006, 67:1178-1183

[12] Savitz SI, Caplan LR, Edlow JA. Pitfalls in the diagnosis of cerebellar infarction. Acad Emerg Med, 2007, 14:63-68

[13] Meissner I, Wiebers DO, Swanson JW, et al. The natural history of drop attacks. Neurology, 1986,36:1029-1034

[14] Krol AL, Coutts SB, Simon JE, et al.

Perfusion MRI abnormalities in speech or motor transient ischemic attack patients. Stroke,2005,36:2487-2489

[15] Wojner-Alexander AW, Garami Z, Chernyshev OY, et al. Heads down: flat positioning improves blood flow velocity in acute ischemic stroke. Neurology,2005,64:1354-1357

[16] Cucchiara B,Ross M. Transient ischemic attack: risk stratification and treatment. Ann Emerg Med,2008,52: S27-39

[17] Sherman DG, Albers GW, Bladin C, et al. The efficacy and safety of enoxaparin versus unfractionated heparin for the prevention of venous thromboembolism after acute ischaemic stroke (PREVAIL Study): an open-label randomised comparison. Lancet, 2007, 369:1347-1355

[18] Johnston SC, Leira EC, Hansen MD, et al. Early recovery after cerebral ischemia risk of subsequent neurological deterioration. Ann Neurol, 2003, 54: 439-444

[19] 短暂性脑缺血发作中国专家共识组. 短暂性脑缺血发作的中国专家共识. 中华内科杂志,2007,46:883-885

[20] National Collaborating Centre for Chronic Conditions. STROKE: DIAGNOSIS AND INITIAL MANAGEMENT OF ACUTE STROKE AND TRANSIENT ISCHAEMIC ATTACK (TIA). http:// www. rcplondon. ac. uk

[21] Hankey GJ. The ABCD, California, and unified ABCD2 risk scores predicted stroke within 2,7, and 90 days after TIA. ACP J Club,2007,146:79

[22] Tsivgoulis G, Spengos K, Manta P, et al. Validation of the ABCD score in identifying individuals at high early risk of stroke after a transient ischemic attack: a hospital-based case series study. Stroke,2006,37:2892-2897

[23] Johnston SC, Rothwell PM, Nguyen-Huynh MN,et al. Validation and refinement of scores to predict very early stroke risk after transient ischaemic attack. Lancet,2007,369:283-292

[24] Merwick A, Albers GW, Amarenco P, et al. Addition of brain and carotid imaging to the ABCD(2)score to identify patients at early risk of stroke after transient ischaemic attack: a multicentre observational study. Lancet Neurol,2010,9:1060-1069

[25] Li Y SJ, Lu L, Li LH, Wang GL, Wang JG. Is isolated nocturnal hypertension a novel clinical entity? Findings from a chinese population study. *Hypertension*. 2007,50:333-339

[26] Gao S, KS Wong, Tjark Hansburg, Wynnie W. M. Lam, Dirk W. Droste E. Bernd Ringelstein,Microembolic signal predict recurrent stroke in acute stroke patients with middle cerebral artery stenosis. Stroke,2004,35(12): 2832-2836

[27] Koennecke HC. Cerebral microbleeds on mri: Prevalence, associations, and potential clinical implications. *Neurology*,2006,66:165-171

[28] Aaslid R, Markwalder TM, Nornes H. Noninvasive transcranial doppler ultrasound recording of flow velocity in basal cerebral arteries. *J Neurosurg*, 1982,57:769-774

[29] Weimar C GM, Röther J, Ringelstein EB,Darius H,Nabavi DG,Kim IH,Benemann J, Diener HC; SCALA Study Group. Predictive value of the essen stroke risk score and ankle brachial index in acute ischaemic stroke patients from 85 german stroke units. *J Neurol Neurosurg Psychiatry*, 2008, 79:1339-1343

[30] Rothwell PM GM, Flossmann E, Lovelock CE, Redgrave JN, Warlow CP, Mehta Z. A simple score (abcd) to identify individuals at high early risk of stroke after transient ischaemic attack. *Lancet Neurol*,2005,366:29-36

[31] Donnan GA, O′Malley HM, Quang L,et al: The capsular warning syndrome. Pathogenesis and clinical features. Neurology, 1993,43:957-962

[32] Huttner HB SS. Malignant middle cerebral artery infarction: Clinical characteristics, treatment strategies, and future perspectives. *Lancet Neurol*, 2009,8:949-958

[33] 中华医学会神经病学分会脑血管病学组. 中国缺血性脑卒中和短暂性脑缺血发作二级预防指南 2010. 中华神经科杂志,2010,43:2

[34] Connolly SJ EM, Yusuf S, Eikelboom J, Oldgren J, Parekh A, Pogue J, Reilly PA, Themeles E, Varrone J, Wang S, Alings M, Xavier D, Zhu J, Diaz R, Lewis BS,Darius H,Diener HC,Joyner CD, Wallentin L; RE-LY Steering Committee and Investigators. Dabigatran versus warfarin in patients with atrial fibrillation. *N Engl J Med*, 2009, 361: 1139-1151

[35] Toole JF MM, Chambless LE, Spence JD, Pettigrew LC, Howard VJ, Sides EG, Wang CH, Stampfer M. Lowering homocysteine in patients with ischemic stroke to prevent recurrent stroke, myocardial infarction, and death: The vitamin intervention for stroke prevention (visp) randomized controlled trial. *JAMA*, 2004, 291: 565-575

[36] Broderick J, Connolly S, Feldmann E, et al. Guidelines for the management of spontaneous intracerebral hemorrhage in adults:2007 update:a guideline from the American Heart Association/American Stroke Association Stroke Council, High Blood Pressure Research Council, and the Quality of Care and Outcomes in Research Interdisciplinary Working Group. Circulation, 2007,116:e391-413

[37] Anderson CS. Medical management of acute intracerebral hemorrhage. Curr Opin Crit Care, 2009, 15:93-98

[38] Morgenstern LB, Hemphill JC, 3rd, Anderson C, et al. Guidelines for the management of spontaneous intracerebral hemorrhage: a guideline for healthcare professionals from the American Heart Association/American Stroke Association. Stroke, 2010,41: 2108-2129

[39] Sacco S, Marini C, Toni D, Olivieri L, Carolei A. Incidence and 10-year survival of intracerebral hemorrhage in a population-based registry. Stroke 2009,40:394-399

[40] Hwang JC, Cho SJ, Park HK, Chang JC. Sudden migration of a thalamic hemorrhage into the ventricles. J Korean Neurosurg Soc 2010,47:213-216

[41] Naval NS, Stevens RD, Mirski MA, Bhardwaj A. Controversies in the management of aneurysmal subarachnoid hemorrhage. Crit Care Med, 2006,34: 511-524

[42] Bor AS, Velthuis BK, Majoie CB, Rinkel GJ. Configuration of intracranial arteries and development of aneurysms: a follow-up study. Neurology, 2008,70: 700-705

[43] Adams HP, Jr., Jergenson DD, Kassell NF, Sahs AL. Pitfalls in the recognition of subarachnoid hemorrhage. JAMA, 1980,244:794-796

[44] Edlow JA, Caplan LR. Avoiding pitfalls in the diagnosis of subarachnoid hemorrhage. N Engl J Med, 2000,342:29-36

[45] Weisberg LA. Ruptured aneurysms of anterior cerebral or anterior communicating arteries: CT patterns. Neurology, 1985,35:1562-1566

[46] Suarez JI, Tarr RW, Selman WR. Aneurysmal subarachnoid hemorrhage. N Engl J Med, 2006,354:387-396

[47] Unlu E, Cakir B, Gocer B, Tuncbilek N, Gedikoglu M. The role of contrast-enhanced MR angiography in the assessment of recently ruptured intracranial aneurysms: a comparative study. Neuroradiology, 2005,47:780-791

[48] Wardlaw JM, White PM. The detection and management of unruptured intracranial aneurysms. Brain, 2000,123 (Pt 2):205-221

[49] Laumer R, Steinmeier R, Gonner F, Vogtmann T, Priem R, Fahlbusch R. Cerebral hemodynamics in subarachnoid hemorrhage evaluated by transcranial Doppler sonography. Part 1. Reliability of flow velocities in clinical management. Neurosurgery, 1993, 33:1-8;discussion-9

[50] Vora YY, Suarez-Almazor M, Steinke DE, Martin ML, Findlay JM. Role of transcranial Doppler monitoring in the diagnosis of cerebral vasospasm after subarachnoid hemorrhage. Neurosurgery, 1999,44:1237-1247;discussion 47-48

[51] Okada Y, Shima T, Nishida M, et al. Comparison of transcranial Doppler investigation of aneurysmal vasospasm with digital subtraction angiographic and clinical findings. Neurosurgery, 1999,45:443-449;discussion 9-50

[52] Sekhar LN, Wechsler LR, Yonas H, Luyckx K, Obrist W. Value of transcranial Doppler examination in the diagnosis of cerebral vasospasm after subarachnoid hemorrhage. Neurosurgery, 1988,22:813-821

[53] Chieregato A, Sabia G, Tanfani A, Compagnone C, Tagliaferri F, Targa L. Xenon-CT and transcranial Doppler in poor-grade or complicated aneurysmatic subarachnoid hemorrhage patients undergoing aggressive management of intracranial hypertension. Intensive Care Med, 2006,32:1143-1150

[54] Hillman J, Sturnegk P, Yonas H, et al. Bedside monitoring of CBF with xenon-CT and a mobile scanner: a novel method in neurointensive care. Br J Neurosurg, 2005,19:395-401

[55] Hochberg FH, Fisher CM, Roberson GH. Subarachnoid hemorrhage caused by rupture of a small superficial artery. Neurology, 1974,24:319-321

[56] Sakaki S, Bito S, Motozaki T, Goma T. [Clinical observation of subarachnoid hemorrhage of unknown etiology]. Rinsho Shinkeigaku, 1977,17:31-37

[57] Lasjaunias P, Chiu M, ter Brugge K, Tolia A, Hurth M, Bernstein M. Neurological manifestations of intracranial dural arteriovenous malformations. J Neurosurg, 1986,64:724-730

[58] Oppenheim C, Domigo V, Gauvrit JY, et al. Subarachnoid hemorrhage as the initial presentation of dural sinus thrombosis. AJNR Am J Neuroradiol, 2005,26:614-617

[59] Ohshima T, Endo T, Nukui H, Ikeda S, Allsop D, Onaya T. Cerebral amyloid angiopathy as a cause of subarachnoid hemorrhage. Stroke, 1990, 21: 480-483

[60] Thompson B, Burns A. Subarachnoid hemorrhages in vasculitis. Am J Kidney Dis 2003,42:582-585

[61] Brah S, Thomas G, Chapon F, et al. [Subarachnoid hemorrhages form ruptured aneurysms as the presenting feature of lupus cerebral vasculitis.]. Rev Med Interne, 2011

[62] Rinkel GJ. Medical management of patients with aneurysmal subarachnoid haemorrhage. Int J Stroke, 2008, 3: 193-204

[63] Johnston SC, Higashida RT, Barrow DL, et al. Recommendations for the endovascular treatment of intracranial aneurysms: a statement for healthcare professionals from the Committee on Cerebrovascular Imaging of the American Heart Association Council on Cardiovascular Radiology. Stroke, 2002, 33:2536-2544

[64] Bederson JB, Connolly ES, Jr., Batjer HH, et al. Guidelines for the management of aneurysmal subarachnoid hemorrhage: a statement for healthcare professionals from a special writing group of the Stroke Council, American Heart Association. Stroke, 2009, 40:994-1025

[65] Roos YB, Rinkel GJ, Vermeulen M, Algra A, van Gijn J. Antifibrinolytic therapy for aneurysmal subarachnoid haemorrhage. Cochrane Database Syst Rev, 2003:CD001245

[66] Hedner U, Erhardtsen E. Potential role for rFVIIa in transfusion medicine. Transfusion 2002,42:114-124

[67] Hunt WE, Hess RM. Surgical risk as related to time of intervention in the repair of intracranial aneurysms. J Neurosurg, 1968,28:14-20

[68] 刘鸣. 颅内静脉系统血栓形成. 神经病学八年制, 吴江主编, 北京: 人民卫生出版社, P179-182

[69] Jan Stam. Thrombosis of the Cerebral Veins and Sinuses. N Engl J Med, 2005,352:1791-1798

[70] Masuhr F, Mehraein S, Einhäupl K. Cerebral venous and sinus thrombosis. J Neurol, 2004,251:11-23

[71] Yuji K, Hidetaka T, Daisuke F, et al. Subarachnoid Hemorrhage as the Initial Presentation of Cerebral Venous Thrombosis. Inter Med, 2010,49:467-470

[72] Thomas P, Isabelle C, Jennifer L. Clinical features, course and outcome in

deep cerebral venous system thrombosis:an analysis of 32 cases. J Neurol,2009,256:1839-1845

[73] Saposnik G, Barinagarrementeria F, Brown RD Jr et al. Diagnosis and Management of Cerebral Venous Thrombosis A Statement for Healthcare Professionals From the American Heart Association /American Stroke Association. Stroke,2011 Apr,42:1158-92

[74] Erkinjuntti T,Gauthier S. The concept of vascular cognitive impairment. Front Neurol Neurosci,2009,24:79-85

[75] Wiederkehr S, Simard M, Fortin C, et al. Comparability of the clinical diagnostic criteria for vascular dementia:a critical review. part I. J Neuropsychiatry Clin Neurosci, 2008,20:150-161

[76] Romam GC. A Historical review of the concept of vascular dementia:lesson from the past for the future. Alz Dis Assoc Dis, 1999,13 suppl 3:S4-8

[77] Hachinski VC, Iliff LD, Zilhka E, et al. Cerebral blood flow in dementia. Arch Neurol, 1975,32:632-637

[78] Erkinjuntti T,Hachinski VC. Rethinking vascular dementia. Cerebrovasc Dis, 1993,3:3-23

[79] RomanGC,Tatemichi TK,Erkinjuntti T, et al. Vascular dementia:diagnostic criteria for research studies. Report of the NINDS-AIREN International Work Group. Neurology, 1993,43:250-260

[80] Roman GC, Erkinjuntti T, Wallin A, Pantoni L, Chui HC. Subcortical ischaemic vascular dementia. Lancet Neurol, 2002,1:426-436

[81] Hachinski VC,Bowler JV. Vascular dementia. Neurology, 1993, 43: 2159-2160

[82] Bowler JV. Modern concept of vascular cognitive impairment. Br Med Bull, 2007,83:291-305

[83] Sachdev P. Vascular cognitive disorder. Int J Geriat Psychiatry 14 (1999):402-403

[84] Aggarwal NT,Decarli C. Vascular dementia:emerging trends. Semin Neurol,2007,27(1):66-77

[85] Nagata K,Saito H,Ueno T,et al. Clinical diagnosis of vascular dementia. J Neurol Sci,2007,15:257(1-2):44-48

[86] Rockwood K, Wenzel C, Hachinski V, Hoganm DB, MacKnight C, McDowell I. Prevalence and outcomes of vascular cognitive impairment. Neurology , 2000,54:447-451

[87] Kalaria RN,Maestre GE, Arizaga R,et al. Alzheimer′s disease and vascular dementia in developing countries: prevalence, management, and risk factors[J]. Lancet Neurol, 2008, 7: 812-826

[88] Pohjasvaara T,Erkinjuntti T,Vataja R, Kaste M. Dementia three months after stroke. Baseline frequency and effect of different definitions of dementia in the Helsinki Stroke Aging Memory Study (SAM) cohort. Stroke, 1997, 28:785-792

[89] Vermeer SE, Prins ND, den Heijer T, Hofman A, Kloudstaal PJ, Breteler MM. Silent brain infarcts and the risk of dementia and cognitive decline. N Engl J Med, 2003,348:1215-1222

[90] Prins ND, van Dijk EJ,den Heijer T,et al. Cerebral white matter lesions and the risk of dementia. Arch Neurol, 2004,61:1503-1504

[91] Gorelick PB. Status of risk factors for dementia associated with stroke. Stroke, 1997,28:459-463

[92] Skoog I. Status of risk factors for vascular dementia. Neuroepidemiology, 1998,17:2-9

[93] Moroney JT,Bagiella E,Desmond DW, Paik MC, Stern Y, Tatemichi TK. Risk factors for incident dementia after stroke. Role of hypoxic and ischemic disorders. Stroke, 1996, 27: 1283-1289

[94] Viswanathan A,Rocca WA,Tzourio C. Vascular risk factors and dementia: how to move forward Neurology, 2009,72(4):368-374

[95] Iadecola C. The overlap between neurodegenerative and vascular factors in the pathogenesis of dementia. Acta Neuropathol,2010,120(3):287-296

[96] Jellinger KA. The pathology of "vascular dementia": a critical update. J Alzheimers Dis,2008,14:107-123

[97] Jellinger KA. Morphologic diagnosis of " vascular dementia "-a critical update. J Neurol Sci,2008,270:1-12

[98] Jokinen H, Kalska H, MäntyläR, et al. Cognitive profile of subcortical vascular disease. J Neurol Neurosurg Psychiatry,2006,77:28-33

[99] Micieli G. . Vascular dementia. Neurol Sci,2006,Suppl 1:S37-39

[100] Erkinjuntti T. Cerebrovascular dementia: pathophysiology, diagnosis and treatment. CNS Drugs, 1999, 12:35-48

[101] 冯涛.血管性痴呆和血管性认知障碍的临床研究进展.中国卒中杂志,2006,1(10):736-740

[102] Erkinjuntti T, Inzitari D, Pantoni L, et al. Research criteria for subcortical vascular dementia in clinicaltrials. J Neural Transm, 2000,59:23-30

[103] Chui HC, Victoroff JI, Margolin D, Jagust W, Shankle R, Katzman R. Criteria for the diagnosis of ischemic vascular dementia proposed by the State of California Alzheimer's Disease Diagnostic and Treatment Centers. Neurology, 1992, 42: 473-480

[104] Erkinjuntti T. Types of multi-infarct dementia. Acta Neurol Scand , 1987,75:391-399

[105] Snowdon DA, Greiner LH, Mortimer JA, Riley KP, Greiner PA, Markesbery WR. Brain infarction and the clinical expression of Alzheimer disease. The Nun Study. J Am Med Assoc, 1997,277:813-817

[106] Rockwood K, Howard K, MacKnight C, Darvesh S. Spectrum of disease in vascular cognitive impairment. Neuroepidemiology, 1999, 18: 248-254

[107] 中华医学会神经病学分会痴呆与认知障碍学组写作组.血管性认知障碍诊治指南.中华神经科杂志,2011,44(2):142-147

[108] 冯涛.血管性痴呆的生物学标记物研究进展.中国卒中杂志,2009,4(07):601-606

[109] Stefani A,Bernardini S,Panella M,et al. AD with subcortical white matter lesions and vascular dementia:CSF markers for differential diagnosis. J Neurol Sci,2005,237:83-88

［110］Paraskevas GP, Kapaki E, Papageorgiou SG, et al. CSF biomarker profile and diagnostic value in vascular dementia[J]. Eur J Neurol, 2009, 16:205-211

［111］Oh ES, Troncoso JC, Fangmark Tucker SM. Maximizing the potential of plasma amyloid-beta as a diagnostic biomarker for Alzheimer's disease [J]. Neuromolecular Med, 2008, 10:195-207

［112］Bibl M, Esselmann H, Mollenhauer B, et al. Blood-based neurochemical diagnosis of vascular dementia: a pilot study[J]. J Neurochem, 2007, 103:467-474

［113］Kerrouche N, Herholz K, Mielke R, et al. 18FDG PET in vascular dementia: differentiation from Alzheimer's disease using voxel-based multivariate analysis[J]. J Cereb Blood Flow Metab, 2006, 26:1213-1221

［114］Waragai M, Mizumura S, Yamada T, et al. Differentiation of early-stage Alzheimer's disease from other types of dementia using brain perfusion single photon emission computed tomography with easy Z-score imaging system analysis[J]. Dement Geriatr Cogn Disord, 2008, 26:547-555

［115］Ishii S, Shishido F, Miyajima M, et al. Comparison of Alzheimer's disease with vascular dementia and non-dementia using specific voxel-based Z score maps[J]. Ann Nucl Med, 2009, 23:25-31

［116］Staekenborg SS, van Straaten EC, van der Flier WM, et al. Small vessel versus large vessel vascular dementia: risk factors and MRI findings[J]. J Neurol, 2008, 255:1644-1651

［117］Bastos-Leite AJ, van der Flier WM, van Straaten EC, et a The contribution of medial temporal lobe atrophy and vascular pathology to cognitive impairment in vascular dementia [J]. Stroke, 2007, 38:3182-3185

［118］Wiederkehr S, Simard M, Fortin C, et al. Comparability of the clinical diagnostic criteria for vascular dementia: a critical review. part Ⅰ. J Neuropsychiatry Clin Neurosci, 2008, 20:150-161

［119］Wetterling T, Kanitz RD, Borgis KJ. The ICD-10 criteria for vascular dementia. Dementia, 1994, 5:185-188

［120］Bacchetta JP, Kovari E, Merlo M, et al. Validation of clinical criteria for possible vascular dementia in the oldest-old. Neurobiol Aging, 2007, 28:579-585

［121］Wiederkehr S, Simard M, Fortin C, et al. Validity of the Clinical Diagnostic Criteria for Vascular Dementia: A Critical Review. Part Ⅱ. The Journal of Neuropsychiatry and Clinical Neurosciences, 2008, 20:162-177

［122］冯涛 | FENG Tao. 血管性痴呆国际诊断标准的解读与比较[J]. 中国卒中杂志, 2009, 4(01):62-66

［123］王荫华 | WANG Yin-hua. 老年期痴呆临床诊断和鉴别诊断的思路与步骤[J]. 中华神经科杂志, 2010, 43(02):84-86

［124］Roman GC. Vascular dementia prevention: a risk factor analysis. Cerebrovascular Dis, 2005, 20 Suppl 2: 91-100

［125］O' Brien JT, Erkinjuntti T. Reisberg B. Vascular cognitive impairment, Lancent Neurol, 2003, 2:89-98

［126］Tzourio C, Anderson C, Chapman N. Effects of blood pressure lowering with perindopril and indapamide therapy on dementia and cognitive decline in patients with cerebrovascular disease. Arch Inter Med, 2003, 163:1069-1075

［127］Sulam M, Siddique T, Cohen B. Cholinergic denervation in a pure multi-infarct state: observations on CADASIL. Neurology, 2003, 60:1183-1185

［128］Wartz RH, Sahlas DJ, Black SE. Strategic involvement of cholinergic pathways and executive dysfunction: does location of white matter? signal hyperintensities matter J Stroke Cerebrovasc Dis, 2003, 12: 29-36

［129］lack S, Román GC, Geldmacher DS, Salloway S, Hecker J, Burns A, Perdomo C, Kumar D, Pratt R, Donepezil 307 Vascular Dementia Study Group. Efficacy and tolerability of donepezil in vascular dementia: positive results of a 24-week, multicenter, international, randomized, placebo-controlled clinical trial. Stroke, 2003, 34:2323-2332

［130］Ilkinson D, Doody R, Helme R, Taubman K, Minzer J, Kertesz A, Pratt R, Donepezil 308 Study Group. Donepezil in vascular dementia: a randomized, placebo-controlled study. Neurology, 2003, 61:479-486

［131］Erkinjuntti T, Kurz A, Small GW, Bullock R, Lilienfeld S, Damaraju CV. An open-label extension trial of galantamine in patients with probable vascular dementia and mixed dementia. Clin Ther, 2003, 25: 1765-1782

［132］Moretti R, Torre P, Antonello RM, Cazzato G, Bava A. Rivastigmine in subcortical vascular dementia: an open 22-month study. J Neurol Sci, 2002, 203:141-146

［133］Orgogozo J-M, Rigaud A-S, Stöffler A, Möbius H-J, Forette F. Efficacy and safety of memantine in patients with mild to moderate vascular dementia: a randomized, placebo-controlled trial (MMM 300). Stroke, 2002, 33:1834-1839

［134］Wilcock G, Möbius HJ, Stöffler A, on behalf of the MMM 500 group. A double-blind, placebo-controlled multicentre study of memantine in mild to moderate vascular dementia (MMM 500). Internat Clin Psychopharmacol, 2002, 17:297-305

［135］Antoni L, Bianchi C, Beneke M, Inzitari D, Wallin A, Erkinjunti T. The Scandinavian Multi-Infarct Dementia Trial: a double-blind, placebo-controlled trial on nimodipine in multi-infarct dementia. J Neurol Sci, 2000, 175:116-123

［136］Weinmann S, Roll S, Schwarzbach C. Effects of Ginkgo biloba in dementia: systematic review and meta-analysis, BMC Geriatr, 2010, 10:14

第 6 章

中枢神经系统感染性疾病

第一节 概 述

中枢神经系统感染（infections of the central nervous system，ICNS）系指生物病原体引起的脑和脊髓的实质、被膜及血管的炎症性或非炎症性疾病。这些致病源包括细菌、病毒、真菌、螺旋体、衣原体、支原体、立克次体、寄生虫和朊蛋白等。根据发病情况和病程分为急性、亚急性和慢性感染。

中枢神经系统感染性疾病常见，临床依据其受累部位可分为：①脑炎、脊髓炎或脑脊髓炎；②脑膜炎、脊膜炎或脑脊膜炎；③脑膜脑炎；④硬膜下（外）积脓或脓肿；⑤血栓性静脉炎。中枢神经系统感染的途径有：①血行感染，病原体通过昆虫叮咬、动物咬伤、注射或输血等随血流进入颅内；病原体亦可先侵犯其他部位如呼吸道、消化道或颜面部，再进入血液经动脉、静脉（逆行）引发中枢神经系统感染。②直接感染，病原体通过穿透性颅脑外伤或邻近组织的感染直接蔓延进入颅内。③逆行感染，嗜神经病毒如单纯疱疹病毒、狂犬病病毒进入体内后潜伏于周围神经节，然后经神经轴突逆行侵入颅内。

中枢神经系统感染常见的临床表现有发热、头痛、呕吐、痫样发作、精神症状、意识障碍、局灶性神经功能缺损和脑膜刺激征。近年来，由于应用免疫抑制药治疗如癌症、器官移植以及获得性免疫缺陷综合征（AIDS）的患者增多，中枢神经系统感染性疾病的发病率有所增加。鉴于这类疾病是可治疗性的，早期诊断并给予及时有效的治疗可以挽救患者的生命。因此，尽早识别感染、明确相应的病原体和适当的针对性治疗十分重要。

中枢神经系统感染常用的诊断方法包括：①脑脊液检查。外观、压力、常规、生化、细胞学检查。②病原学检测。涂片、培养、特异性抗体、病毒DNA（聚合酶链反应，PCR）检测。③脑电图检查。④影像学技术。颅脑或脊髓的 CT 和 MRI（包括增强）。近年来，随着分子生物学和影像学技术的不断发展，对中枢神经系统感染性疾病的早期诊断和鉴别诊断水平不断提升，但临床诊断仍需结合患者病史、查体和脑脊液检查。中枢神经系统感染性疾病的预防和治疗策略是综合性的，主要涉及疫苗、流行病学、耐药致病菌、抗病原体制剂的药动学和药效学以及发病机制等方面。

对神经系统感染性疾病的早期处理可遵循以下原则（图 6-1）。

1. 一旦考虑细菌性脑膜炎的可能性，应立即给予经验性治疗。

2. 对近期有过脑外伤、接受免疫抑制治疗、存在恶性病变或中枢神经系统肿瘤或有局灶性神经系统病变（包括视盘水肿、意识水平降低）的患者均应在腰穿检查前行颅脑 CT 或 MRI 检查。对这类患者经验性抗生素治疗不可延误，应在神经影像检查和腰穿前给予，不必等待检查结果。

3. 病毒性脑膜炎患者很少出现明显的意识障碍（如嗜睡、昏迷）、癫痫或局灶性神经功能缺损。如出现上述症状均应住院进一步检查，并给予细菌性及病毒性脑膜脑炎的经验性治疗。

4. 对无免疫功能低下、意识水平正常且未经过抗感染治疗的患者，脑脊液检查结果符合病毒性脑膜炎，若 48h 之内病情无好转，则需要及时再次评估，包括神经系统及全身查体，复查影像学、腰穿及必要的实验室检查。

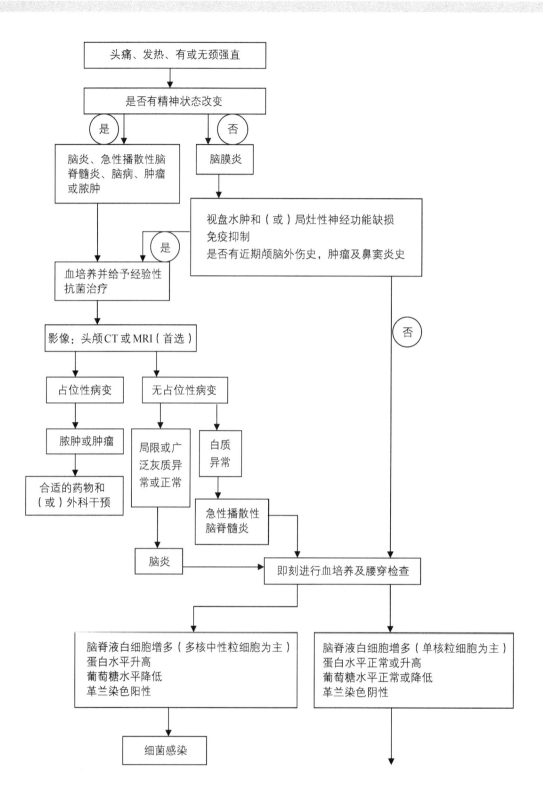

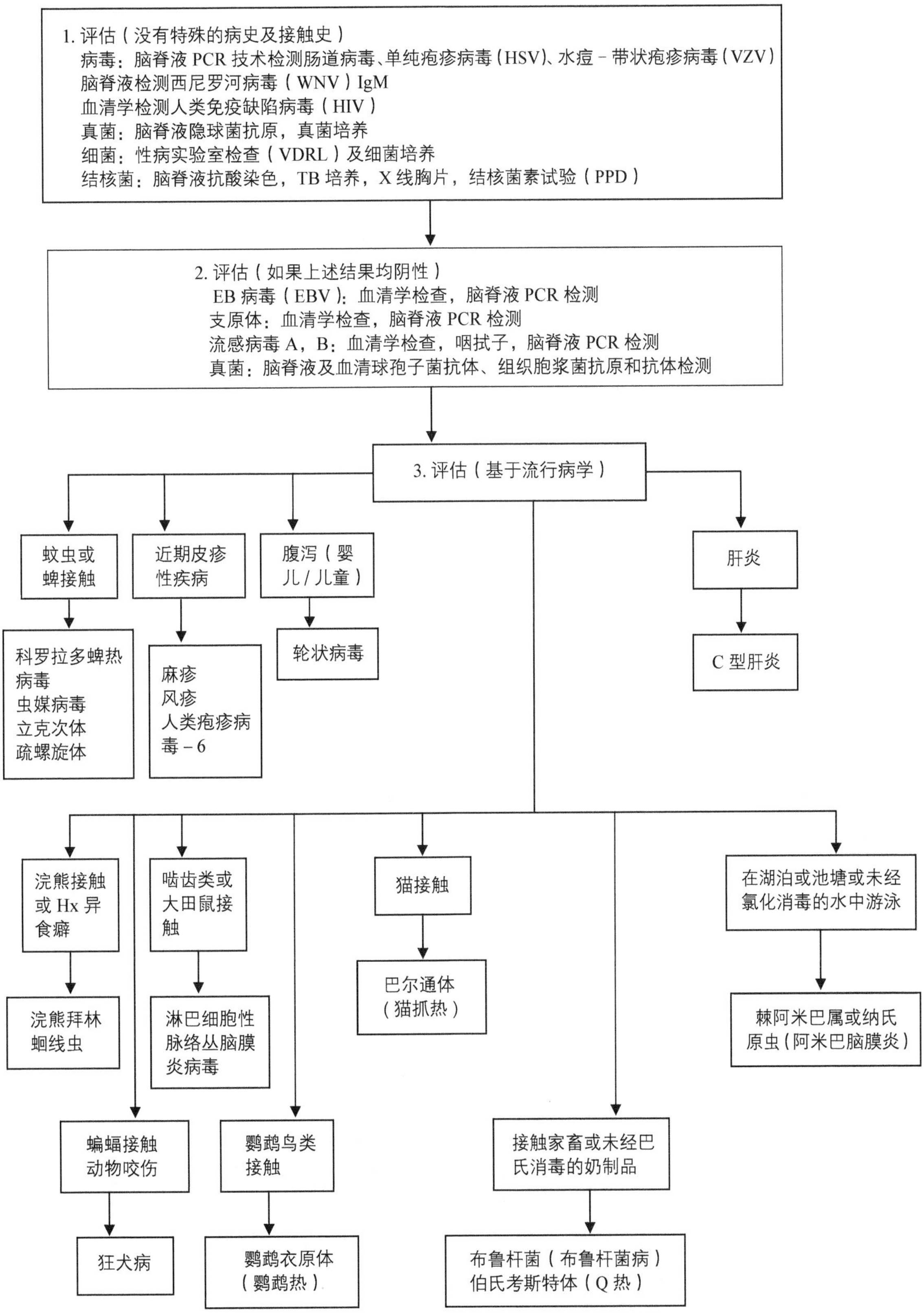

```
┌─────────────────────────────────────────────────────────────────────────┐
│ 1. 评估（没有特殊的病史及接触史）                                          │
│   病毒：脑脊液 PCR 技术检测肠道病毒、单纯疱疹病毒（HSV）、水痘 - 带状疱疹病毒（VZV）│
│   脑脊液检测西尼罗河病毒（WNV）IgM                                          │
│   血清学检测人类免疫缺陷病毒（HIV）                                         │
│   真菌：脑脊液隐球菌抗原，真菌培养                                          │
│   细菌：性病实验室检查（VDRL）及细菌培养                                    │
│   结核菌：脑脊液抗酸染色，TB 培养，X 线胸片，结核菌素试验（PPD）             │
└─────────────────────────────────────────────────────────────────────────┘
```

```
┌─────────────────────────────────────────────────────────────────────────┐
│ 2. 评估（如果上述结果均阴性）                                              │
│   EB 病毒（EBV）：血清学检查，脑脊液 PCR 检测                               │
│   支原体：血清学检查，脑脊液 PCR 检测                                       │
│   流感病毒 A，B：血清学检查，咽拭子，脑脊液 PCR 检测                         │
│   真菌：脑脊液及血清球孢子菌抗体、组织胞浆菌抗原和抗体检测                    │
└─────────────────────────────────────────────────────────────────────────┘
```

3. 评估（基于流行病学）

- 蚊虫或蜱接触
  - 科罗拉多蜱热病毒
  - 虫媒病毒
  - 立克次体
  - 疏螺旋体
- 近期皮疹性疾病
  - 麻疹
  - 风疹
  - 人类疱疹病毒 - 6
- 腹泻（婴儿 / 儿童）
  - 轮状病毒
- 肝炎
  - C 型肝炎

- 浣熊接触或 Hx 异食癖
  - 浣熊拜林蛔线虫
- 啮齿类或大田鼠接触
  - 淋巴细胞性脉络丛脑膜炎病毒
- 猫接触
  - 巴尔通体（猫抓热）
- 在湖泊或池塘或未经氯化消毒的水中游泳
  - 棘阿米巴属或纳氏原虫（阿米巴脑膜炎）

- 蝙蝠接触动物咬伤
  - 狂犬病
- 鹦鹉鸟类接触
  - 鹦鹉衣原体（鹦鹉热）
- 接触家畜或未经巴氏消毒的奶制品
  - 布鲁杆菌（布鲁杆菌病）
  - 伯氏考斯特体（Q 热）

图 6-1　中枢神经系统感染性疾病的诊断流程

（李继梅）

第二节　单纯疱疹病毒性脑炎

【概述】

单纯疱疹病毒性脑炎（herpes simplex virus encephalitis，HSE）是病毒性脑炎的最常见类型。病毒性脑炎通常以脑实质受累为主，并经常累及脑膜（脑膜脑炎），有时还可累及脊髓及神经根（脑脊髓炎、脑脊髓脊神经根炎）。

数百种病毒均可导致脑炎，但多数病例集中于某些病毒。导致脑炎的病毒与导致脑膜炎的大致相同，但其发病率不同。免疫功能正常的曾被称为"散发性脑炎"，患者最常见的是单纯疱疹病毒感染，而带状疱疹病毒及肠道病毒相对少见。流行性脑炎常由虫媒病毒所致。历史上，美国的虫媒病毒性脑炎以圣·刘易斯脑炎病毒、加利福尼亚脑炎病毒属感染为主。但2002年西尼罗河病毒为流行性脑炎的主要病原，致4 156例发病，284例死亡。近年不断有新的病毒性脑炎的病原体出现，如最近马来西亚报道了257例由Nipah病毒导致的脑炎，死亡率为40%，该病毒属副黏病毒属。

HSE是由单纯疱疹病毒（herpes simplex virus，HSV）引起的中枢神经系统感染性疾病。本病见于世界各地，无季节性，可发生于任何年龄。单纯疱疹病毒1型引起的脑炎多见于年长儿童及成年人；单纯疱疹病毒2型多见于新生儿及婴儿，源于产道感染。国外HSE的发病率为4～40/10万，患病率为10/10万。我国尚无确切发病率统计，据首都医科大学附属北京友谊医院神经内科的病毒血清学研究，该病在病毒性脑炎中约占24.4%。

【病因与发病机制】

HSE亦称急性坏死性脑炎、急性包涵体脑炎。其病原HSV属疱疹病毒科α亚科，病毒体直径为120～150nm，由一个包含DNA的核心和一个20面体的核衣壳组成，其外包绕一层无定形的蛋白质，最外面还有一层包膜。HSV引起神经系统损害是由于病毒在神经组织（复制）增殖，或神经组织对潜伏性病毒的反应所致。HSV分两种类型，即HSV-1与HSV-2。近90%的人类HSE由HSV-1型引起，6%～15%为HSV-2型所致。约70%的病例是由于潜伏感染病毒的活化导致了发病，仅25%的病例为原发感染所致。病毒经呼吸道感染机体后长期潜伏于周围神经节，如三叉神经半月神经节、舌下神经核的运动神经元内。当各种原因如曝晒、发热、恶性肿瘤或使用免疫抑制药使机体免疫功能下降时，之前存在的抗体受到抑制，潜伏的病毒再度活化，复制增殖，经三叉神经或其他神经轴突进入脑内，在脑脊液或脑中传播引起脑炎。最常侵犯的部位是颞叶皮质、额眶部皮质及边缘结构。HSV-2病毒感染则多见于新生儿，感染源来自母体生殖道的分泌物，经血行播散导致脑炎、脑膜炎或脊髓炎。母体存在原发性感染者，在分娩时胎儿感染的危险性约为35%。病灶多位于一侧或双侧颞叶，也可侵犯其他脑区，表现为弥散性多发性脑皮质的出血性坏死。

【病理】

HSE的主要病理改变是脑组织水肿、软化以及出血性坏死（图6-2）。肉眼观察可见大脑皮质出血性坏死，颞叶、额叶、边缘系统病变突出为本病的重要病理学特征。约50%的病例坏死仅限于一侧，即使双侧发生病变，也多以一侧占优势。约1/3病例的脑坏死只限于颞叶，亦可波及枕叶、下丘脑、脑桥与延髓。常因继发颞叶沟回疝致死。镜下可见的特征性病理改变是神经细胞和胶质细胞核内有嗜酸性Cowdry A包涵体，包涵体内含HSV DNA颗粒和抗原。脑实质出血性坏死（即在坏死组织中有灶性出血）是本病另一重要病理特征。可见神经细胞广泛变性和坏死，小胶质细胞增生。大脑皮质的坏死以皮质浅层和第3、5层的血管周围最重。血管壁变性、坏死，软脑膜充血，脑膜和血管周围有大量淋巴细胞浸润呈袖套状。

HSE的组织病理学改变十分明显，但在脑脊液中却难以发现病毒。在感染HSV的实验动物中发现，当病毒滴度下降时，其脑部病理变化最为严重。有学者报道免疫状况受到抑制者在罹患HSV后，其病理改变的程度明显轻于免疫状况正常的HSE患者，这提示免疫病理学机制与HSE的病理改变相关。

【临床表现】

HSE起病形式的缓急、临床症状的轻重取决于感染病毒的数量、病毒的毒力和宿主的功能状态。当机体以细胞免疫为主的防御机制较强而病毒复制的数量、毒力相对较弱时，往往起病较缓，临床症状较轻；反之则起病急，病情凶险，进展亦快。

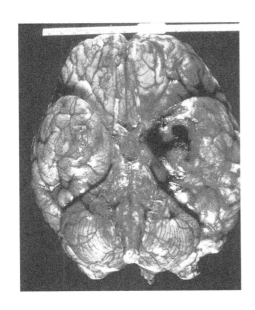

图6-2 单纯疱疹病毒脑炎大脑底面左侧颞
出血、血肿

HSE一般为急性起病,少数表现为亚急性、慢性或复发性。可发生于任何年龄,50%发生于20岁以上的成年人,无性别差异。前驱症状有上呼吸道感染、腹痛腹泻、发热、头痛、肌痛、全身不适、乏力、嗜睡等。约1/4患者的口唇、面颊及其他皮肤黏膜移行区出现单纯疱疹。症状可持续1~2周,继之出现脑部症状。90%的患者出现提示单侧或双侧颞叶受累的症状和体征,包括严重的幻嗅及幻味、嗅觉丧失,不寻常或奇怪的行为,人格改变,记忆障碍。精神症状突出,发生率可达69%~85%,表现为注意力涣散、反应迟钝、言语减少、情感淡漠、行动懒散等,也可出现木僵或缄默。也有患者表现为动作增多、行为奇特及冲动行为,记忆力及定向力障碍明显,可有幻觉、妄想或谵妄,部分患者因精神行为异常为首发或唯一症状而就诊于精神科。神经症状表现为失语、偏瘫、多种形式的痫性发作(全身强直痉挛性发作及部分性发作)、凝视障碍、展神经麻痹及其他脑神经体征。少数患者出现锥体外系症状,如肢体震颤。重症患者可出现各种程度的意识障碍,甚至昏迷,常因严重脑水肿产生颅内压增高,甚至脑疝形成,提示脑实质出血性坏死发展迅速且严重。部分患者可有脑膜刺激征和颈项强直,当累及脑干时呈脑干炎样的表现。在疾病早期即可出现去大脑强直或呈去皮质状态。轻型患者可仅表现头痛、发热,轻度脑膜刺激征或轻微神经功能缺失症状。Van der Poel JC曾于1995年报道HSV-1感染后出现"前岛盖综合征"(ante-rior opercular syndrome),表现为咀嚼肌、面肌、咽肌和舌肌功能障碍,是病毒特征性地侵犯前岛盖区域所致。当临床出现以上症状时,须考虑HSE的可能性。本病病程数日至2个月。以往报道预后差,病死率高达40%~70%,现因特异性抗HSV药物的应用,多数患者得到早期有效治疗,病死率有所下降。

【实验室检查】

血常规检查白细胞及中性粒细胞增多,血沉加快。

所有怀疑病毒性脑炎的患者均应行脑脊液(CSF)检查,除非有颅内压过高表现的禁忌证。腰椎穿刺常显示脑脊液压力增高,细胞计数轻度或中度增多,甚至多达$1\ 000\times10^6$/L,以淋巴细胞为主,如有血细胞或CSF黄变则提示有出血性坏死性脑炎的可能。蛋白质含量轻度增高,糖和氯化物正常。极少数患者最初腰穿检查白细胞正常,但复查时会增多。

由于HIV感染、应用糖皮质激素或其他免疫抑制药、化疗或淋巴系统恶性肿瘤的免疫功能严重低下患者,CSF可能没有炎性反应。仅10%脑炎患者CSF细胞数超过500/μl。

大约20%的脑炎患者存在非创伤性CSF红细胞增多(>500/μl)。这种病理现象多在出血性脑炎时发生,多为HSV、科罗拉多蜱热病毒感染,偶尔为加利福尼亚脑炎病毒感染。危重的HSV性脑炎患者CSF葡萄糖水平减低,应除外细菌性、真菌性、结核性、寄生虫、钩端螺旋体、梅毒、结节病或肿瘤性脑膜炎的可能性。

对HSV脑炎的研究提示,CSF聚合酶链反应(PCR)技术的敏感性(约98%)和特异性(约94%)与脑组织活检相当或较其更优越。注意对CSF进行HSV PCR检查的结果应与以下因素结合起来判别:患者罹患该疾病的可能性、症状发作与进行检查之间的时间间隔,以及之前是否应用过抗病毒治疗。如果临床表现及实验室检查均支持HSV脑炎,但CSF HSV PCR为阴性时,只能判断该患者HSV脑炎的可能性较小,但并不能作为排除诊断。病程与疱疹病毒脑炎患者CSF HSV PCR阳性率相关,有一项研究表明,开始抗病毒治疗的第1周内CSF PCR可持续阳性,8~14d时下降到不足50%,15d以后则为21%以下。

HSV脑炎患者CSF中可检测到针对HSV-1糖蛋白及糖蛋白抗原的抗体,早期CSF中HSV抗原阴性可作为排除本病的依据之一。可采用 Western 印迹法、间接免疫荧光测定及 ELISA 法检测 HSV 特异性 IgM、IgG 抗体。有报道用双份血清和双份 CSF 进行 HSV-1 抗体的动态测定,发现 CSF 抗体有升高趋势,滴度达 1:80 以上。血与 CSF 抗体比<40,或 CSF 抗体有 4 倍以上升高或降低者有助于 HSE 的诊断。检查 HSV 抗体及抗原的最佳时期是在病程的第 1 周,因此限制了该检查对急性期诊断的作用。但是,CSF HSV 抗体检查在有些病程>1 周、CSF PCR 阴性的患者仍有作用。

1. 脑电图检查　HSE 早期即出现脑电图异常,>90%的 PCR 证实,HSV 脑炎患者均有 EEG 异常,表现为弥漫性高幅慢波,也可见局灶性异常,常有痫性波。左右不对称,以颞叶为中心的周期性同步放电(2~3Hz)最具诊断价值。这种典型的周期性复合波在第 2~15 天很典型,经病理证实的 HSV 脑炎患者 2/3 均有上述改变。

2. 影像学检查　HSE 在发病 5~6d 后头颅 CT 显示一侧或双侧颞叶、海马和边缘系统出现局灶性低密度区,严重者有脑室受压、中线结构移位等占位效应(图 6-3)。若低密度区中间出现点状高密度区,则提示出血性坏死、更支持 HSE 诊断。在早期 MRI T_2 加权像可见颞叶中、下部,向上延伸至岛叶及额叶底面有周边清晰的高信号区。虽然 90%的患者存在颞叶异常,大约 10% PCR 证实 HSV 脑炎患者 MRI 检查正常。CT 较 MRI 敏感性较差,大约 33%的患者为正常。常规 MRI 检查以外的 FLAIR 像及弥散加权像可以提高其敏感性。

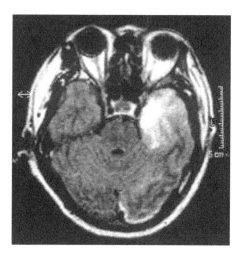

图 6-3　单纯疱疹病毒脑炎 MRI FLAIR 像

脑组织活检目前只在 CSF PCR 检查阴性,无法确定诊断,且有 MRI 异常、临床症状进行性恶化、阿昔洛韦及支持治疗无效的患者中进行。脑组织活检发现神经细胞核内嗜酸性包涵体(Cowdry A 型)或电镜下发现 HSV 病毒颗粒可确诊。在活检获取的脑组织中分离出 HSV 曾一度认为是诊断 HSV 脑炎的金标准。如果已行脑活检,应对脑组织进行病毒培养,并行组织学及超微结构的检查。应在临床上及实验室检查提示病变最严重的部位取材。虽然脑活检并非无创性检查,但死亡率很低(<0.2%),出现严重并发症的可能性在 0.5%~2.0%。潜在性可能导致死亡的原因还有可能继发于全身麻醉、局部出血、水肿,与手术相关的癫痫、伤口裂开或感染。

【诊断】

由于 HSE 病情严重、进展迅速,且有效的抗病毒药物已用于临床,所以早期迅速做出诊断非常重要。

临床诊断可参考以下标准:①口唇或生殖道疱疹史;②急性或亚急性起病、发热,明显精神行为异常、抽搐、意识障碍及早期出现的局灶性神经系统损害体征和(或)伴脑膜刺激征;③脑脊液中未检出细菌、真菌,常规及生化检查符合病毒性感染特点,如红细胞增多更支持本病的诊断;④脑电图以额、颞叶为主的脑弥漫性异常;⑤头颅 CT 或 MRI 发现颞叶局灶性出血性脑软化灶;⑥双份血清,脑脊液标本特异性抗体(IgG)检测,恢复期标本 HSV-1 抗体有 4 倍或 4 倍以上升高或降低者,以及脑脊液标本中 HSV-1 的 IgM 抗体阳性者;⑦特异性抗病毒药物治疗有效也可间接支持诊断。

确诊需如下检查:①脑脊液中发现 HSV 抗原或抗体;②脑组织活检或病理发现组织细胞核内包涵体,或经原位杂交法发现 HSV 病毒核酸;③CSF PCR 检测发现该病毒 DNA;④脑组织或 CSF 标本 HSV 分离、培养和鉴定阳性。

【鉴别诊断】

1. 带状疱疹病毒脑炎　本病临床少见。带状疱疹病毒主要侵犯和潜伏在脊神经后根、神经节的神经细胞或脑神经的感觉神经节的神经细胞内,极少侵犯中枢神经系统。本病是由带状疱疹病毒感染后引起的变态反应性脑损害,临床表现为意识模糊、共济失调及局灶性脑损害的症状体征。病变程度相对较轻,预后较好。由于患者多有胸腰部带状疱疹病史,头颅 CT 无出血性坏死表现,血清及脑脊液检出该病毒抗原、抗体和病毒核酸阳性，可资鉴别。

2. 肠道病毒性脑炎 40%～60%的病毒性脑膜炎、大多数的麻痹性脊髓灰质炎和少数的脑炎是由肠道病毒引起。已知人类肠道病毒有 70 多种，B组柯萨奇病毒和艾柯病毒最常见的神经系统感染都是脑膜炎。多见于夏秋季，可为流行性或散发性。临床表现为发热、意识障碍、共济失调、反复痫样发作及肢体瘫痪等。肠道病毒性脑炎的诊断除上述临床表现外，脑脊液常规和生化检查并无特异性，病原学诊断需要进行病毒分离和血清学试验。病程初期的胃肠道症状、脑脊液中的病毒分离或 PCR 检查阳性可帮助鉴别。

3. 巨细胞病毒性脑炎 本病临床少见，正常人在新生儿期后很少发生巨细胞病毒（CMV）脑炎，多见于免疫缺陷如 AIDS 或长期应用免疫抑制药的患者，常伴发系统性疾病。临床呈亚急性或慢性病程，表现为意识模糊、记忆力减退、情感障碍、头痛、畏光、颈强直、失语、痫样发作和局灶性脑损害的症状体征等。约 25%的患者颅脑 MRI 可有弥漫性或局灶性白质异常。CMV 脑炎的临床表现、CSF 和影像学改变均无特异性，诊断困难，特别是老年患者。当晚期 HIV 感染患者出现亚急性脑病，CSF 中性粒细胞增多，糖降低，MRI 表现为脑室周围异常信号时，CMV 脑炎诊断可明确。进一步实验室检查包括病毒分离、脑电图检查、影像学检查和 PCR 技术等。因患者有 AIDS 或免疫抑制病史，体液检查找到典型的巨细胞，PCR 检查 CSF 病毒阳性而易于鉴别。

4. 化脓性脑膜炎 特点为全身感染症状重、CSF 白细胞显著增多，细菌培养或涂片检查可发现致病菌。可寻找原发性化脓性感染灶，抗生素治疗有效。脑脓肿表现颅内压明显增高，加强 CT 显示环形增强有助于鉴别诊断。

5. 结核性脑膜炎 常合并活动性肺结核或肺外结核，或有与开放性肺结核患者的密切接触史。患有免疫缺陷疾病或服用免疫抑制药物。早期表现为结核中毒症状。神经系统症状符合脑膜炎的临床表现，如发热、颅高压和脑膜刺激征。结核菌素试验阳性，CSF 呈非化脓性细菌性炎症改变，如细胞数增多（<1 000/mm³），糖和氯化物降低，涂片、培养发现结核杆菌。CSF 细胞学检查呈混合细胞反应（mixed lymphocyte reaction，MLR），脑脊液单核细胞内结核分枝杆菌早期分泌抗原（ESAT-6）

染色阳性；CSF 结核抗体阳性或 PCR 阳性，脑活检证实存在结核性肉芽肿改变。脑 CT 或 MRI 符合结核性脑膜炎的特点（脑积水、弥漫脑水肿、颅底脑膜强化）。抗结核治疗有效。

6. 新型隐球菌性脑膜炎 与结核性脑膜炎临床表现及脑脊液常规生化改变极为相似，但新型隐球菌性脑膜炎起病更为缓慢，脑压增高显著、头痛剧烈，可有视觉障碍，而脑神经一般不受侵害，症状可暂行缓解。脑脊液涂片墨汁染色找到隐球菌孢子，或沙氏培养生长新型隐球菌即可确诊。

7. 抗 NMDA（anti-NMDAR encephalitis）受体脑炎 抗 NMDA 受体（N-甲基－M－天冬氨酸受体）脑炎是一种与 NMDA 受体相关且对治疗有良好反应的脑炎，属于副肿瘤性边缘叶脑炎中的一种，临床特点为显著的精神症状、抽搐发作、记忆障碍以及意识水平降低，伴有发热并且常出现低通气现象。血及脑脊液中可以检测到抗 NMDA 受体的抗体。对于年轻女性患者，具有特征性的上述临床表现，特别是伴有卵巢畸胎瘤、脑脊液和（或）血清抗 NMDA 受体抗体阳性可明确诊断。

8. 急性播散性脑脊髓炎（ADEM） 急性起病，病前可有上呼吸道感染史。表现为轻至中度发热，常有精神症状，意识障碍及局灶神经功能缺失症，易与 HSE 混淆。因其病变主要在脑白质，痫样发作甚为少见。影像学显示皮质下白质多发低密度灶，多在脑室周围，分布不均，大小不一，新旧并存，脱髓鞘斑块有强化效应。免疫抑制治疗有效，病毒学与相关检查阴性为其特征。

9. 桥本脑病（Hashimoto Encephalopathy）是一种与桥本甲状腺炎有关的复发或进展性脑病。表现为急性、亚急性反复发作的卒中样短暂性神经功能缺损，隐袭，逐渐进展的痴呆、精神异常和昏迷，与甲状腺功能减退的黏液水肿所出现的精神神经症状不同。该病的发生与甲状腺功能的状态无关，患者的甲状腺功能可以正常、亢进或减退，但血中抗甲状腺抗体滴度升高是必要指标。发病机制不明，尚无确切的诊断标准，需排除多种原因造成的其他脑病，类固醇治疗常可使病情明显好转。

10. 线粒体脑病（MELAS 型） 本病患者临床可出现反复发热、头痛、抽搐、逐渐进展的智能低下至痴呆、视听功能障碍及颈项强直，与 HSE 的表现十分相似，但很少出现意识障碍。在脑电图弥散性慢波基础上，尚有普遍或局灶性的暴发放电，应该想到线粒体脑肌病的可能。患者 MRI 平扫的影像学表现为受累部位皮质的层状坏死,并且坏死部位不按照血管分布。乳酸性酸中毒是本病的主要临床表现之一,肌肉活检和基因检测对 MELAS 综合征的诊断具有十分重要的意义。

11. 脑肿瘤　HSE 有时以局灶症状为突出表现,伴颅内压增高时类似于脑肿瘤。但是脑肿瘤无论原发性或转移性病程相对较长,CSF 蛋白明显增高,脑 CT 增强扫描有强化效应,MRI 可明确肿瘤的部位与大小甚至病变性质。

【治疗】

早期诊断和治疗是降低本病死亡率的关键,包括病因治疗、免疫治疗和对症支持治疗。

1. 抗病毒治疗:阿昔洛韦(无环鸟苷,aciclovir):HSV 编码一种酶(胸腺嘧啶脱氧核苷激酶),可以使阿昔洛韦磷酸化生成 5′-单磷酸阿昔洛韦。然后宿主细胞的酶使该物质再次磷酸化生成三磷酸衍生物。这种三磷酸化阿昔洛韦可以产生抗病毒作用,其作用方式是移植病毒 DNA 聚合酶,使病毒合成 DNA 链时提前终止。未被感染的细胞不能使阿昔洛韦磷酸化成为 5′-单磷酸阿昔洛韦,故阿昔洛韦的抗病毒作用具有特异性。三磷酸化的阿昔洛韦特异性抑制病毒的 DNA 聚合酶而不抑制宿主细胞的酶,也加强了其特异性。病毒脱氧核苷激酶或 DNA 聚合酶的改变可导致阿昔洛韦抵抗。到目前为止,在免疫功能正常的患者中,阿昔洛韦抵抗性病毒株尚未成为严重的临床问题。但是,已有报道在免疫抑制的患者 CNS 以外的部位分离出致病力强、阿昔洛韦抵抗的 HSV 病毒株,包括 AIDS 患者,此时可考虑更换其他抗病毒药物。本病预后与治疗是否及时、充分及疾病的严重程度有关,所以早期诊断和治疗极为重要。

当临床表现强烈提示或不能排除单纯疱疹病毒脑炎时,即应给予阿昔洛韦治疗。该药血-脑脊液屏障穿透率为 50%,对细胞内病毒复制有明显抑制作用。治疗应遵循全程、足量的原则。成年人剂量为 30mg/(kg·d),分 3 次静脉滴注,14~21d 为 1 个疗程,少于 10d 则容易复发。若病情较重,可延长治疗时间或再治疗 1 个疗程。本品毒性很小,不

良反应主要有头痛、恶心和呕吐。此外,皮疹、疲乏、发热、脱发和抑郁少见。免疫抑制患者用药后偶有肝功能异常和骨髓抑制。在正规给予阿昔洛韦治疗后若患者 CSF HSV PCR 持续阳性,则应在复查 CSF PCR 后再延长阿昔洛韦治疗 7d。新生儿的 HSV 脑炎应每 8h 给予阿昔洛韦 20mg/kg(每日总剂量 60mg/kg),最少治疗 21d。

2. 免疫治疗:可选用干扰素、转移因子、免疫球蛋白等。肾上腺糖皮质激素对减轻炎症反应和减轻炎症区域的水肿有一定效果,但目前尚存在争议,对症状较重的患者,可早期酌情使用。

3. 全身支持治疗:对重症及昏迷患者至关重要。需维持营养、水电解质和酸碱平衡,保持呼吸道通畅,加强护理,预防压疮及呼吸道感染等并发症。

4. 对症治疗:对高热患者应给予物理降温或药物降温;对出现抽搐者及时使用抗癫痫药物;如患者出现精神症状,可适当使用抗精神病药物。

5. 中药可用牛黄安宫丸、紫雪等。

6. 恢复期予以按摩、针灸、理疗、脑细胞活化剂及神经功能训练有助于肢体功能恢复。对复发性病例应规划开展新疗程的治疗。

由于 HSE 病情严重、死亡率高,在性传播疾病中,生殖器疱疹和新生儿疱疹病例也日益增多,因而促进了 HSV 疫苗的研制工作。利用 HSV 糖蛋白制备的病毒亚单位疫苗和核酸疫苗在动物实验中显示有明显抗 HSV 感染的保护作用,但是,对于人类 HSV 感染的确切预防作用还须进一步观察研究。

【预后】

HSE 后遗症的发生率及严重程度与患者的年龄、开始治疗时患者的意识水平直接相关。近期一些应用定量 CSF HSV PCR 的临床试验提示治疗后的临床表现还与发病时 CSF 的 HSV DNA 拷贝数量有关。一般病程数周至数月,病死率 19%~50%,5%~10% 的患者有复发。存活者中仍有部分患者残留偏瘫、失语、癫痫、智能低下等后遗症,甚至极少数维持于植物状态。

(王佳伟)

第三节　细菌性脑膜炎

【概述】

细菌性脑膜炎(bacterial meningitis)是由细菌感染(结核杆菌、布氏杆菌除外)所致的脑膜化脓性炎症。各个年龄段均可发病,以儿童最多见;患者常急性起病,主要表现为发热、头痛、畏光等,多有明显的脑膜刺激征和脑脊液异常改变。

细菌性脑膜炎在欧美国家的发病率为 4.6～10/10 万人，而发展中国家约为 101/10 万人。21 世纪之前，流感嗜血杆菌曾是儿童细菌性脑膜炎最常见致病菌，约占所有病例的 50%，但随着流感嗜血杆菌疫苗的应用，其发病率明显降低。目前，社区获得性细菌性脑膜炎主要的病原为肺炎链球菌（约 50%）、脑膜炎双球菌（约 25%）、B 族链球菌（约 15%）和单核细胞增多性李斯特菌（约 10%），而流感嗜血杆菌仅占细菌性脑膜炎的 10% 以下。

【病因及发病机制】

任何细菌感染均能引起脑膜炎，其病原菌与患者的年龄存在一定关系。

肺炎链球菌是 20 岁以上成年人脑膜炎患者最常见的病原体，约占报道病例数的 50%。许多因素可以导致患肺炎链球菌性脑膜炎的危险性增加，其中最重要的是肺炎链球菌性肺炎。其他危险因素包括急性或慢性鼻窦炎或中耳炎、酗酒、糖尿病、脾切除、低免疫球蛋白血症、补体缺乏及伴有颅底骨折及脑脊液鼻瘘的脑外伤等。

脑膜炎双球菌感染占全部细菌性脑膜炎病例的 25%（每年 0.6/100 000），但占 20 岁以下病例数的 60%。皮肤出现瘀点或紫癜性损害可以特异性提示脑膜炎双球菌感染。一些患者呈暴发性起病，症状出现后几个小时内进展至死亡。感染可以由鼻咽部菌群引起，并呈无症状的带菌状态，但也可以引起侵害性的脑膜炎症。鼻咽部菌群是否会造成严重的脑膜炎症，取决于细菌的毒力和宿主的免疫状态，包括产生抗脑膜炎双球菌抗体的能力及补体通过经典途径和旁路溶解脑膜炎双球菌的能力。缺失补体任何成分包括裂解素的个体，均对脑膜炎球菌感染高度易感。

对于患有慢性或消耗性疾病，如糖尿病、肝硬化、酗酒及慢性泌尿系统感染等的患者，肠道革兰阴性杆菌正逐渐成为其罹患脑膜炎的主要致病菌之一。革兰阴性脑膜炎也可由神经外科手术引起，尤其是颅骨切除术是常见原因。

曾认为 B 族链球菌是新生儿脑膜炎的主要因素，但已有报道称 B 族链球菌可导致 50 岁以上患者发生脑膜炎。

单核细胞增多性李斯特菌正逐渐成为新生儿、孕妇、60 岁以上及存在免疫力低下人群患脑膜炎的主要病因。该种感染系摄入污染李斯特菌属的食物所致。通过污染的凉拌菜、牛奶、软奶酪及各种"即食"食品包括肉类熟食及未加工的热狗所传播的人类李斯特菌感染均见诸报道。

另外，颅脑手术后脑膜炎患者常见病原体亦包括克雷伯菌、葡萄球菌、不动杆菌和铜绿假单胞菌感染。

细菌主要通过血液循环进入脑膜，然后透过血-脑屏障而引起脑膜炎。脑膜炎球菌多在鼻咽部繁殖、肺炎链球菌多通过呼吸道或中耳感染、流感嗜血杆菌则先引起呼吸道感染，局部感染的细菌侵入血液循环后先发生菌血症，重症感染者可在皮肤、黏膜上出现斑疹，直径为 1～10mm，严重者会因并发肾上腺髓质出血和弥散性血管内凝血（DIC）而死亡。当病原菌透过血-脑屏障时即可引发化脓性脑膜炎。而克雷伯菌、葡萄球菌、铜绿假单胞菌等多通过手术、外伤等直接侵入颅内导致颅内细菌感染。

【病理变化】

细菌性脑膜炎感染初期仅有软脑膜和脑表浅血管充血扩张，随后炎症沿蛛网膜下腔蔓延，使大量脓性渗出物覆盖脑表面，也沉积于脑沟、脑裂、脑池、脑基底部、颅后窝、小脑周围和脑室腔内。随着炎症的加重，浅表软脑膜和室管膜被纤维蛋白渗出物所覆盖，逐渐加厚而呈颗粒状，形成粘连后影响脑脊液吸收及环流受阻，导致脑积水。在炎症晚期，脑膜增厚，易于出血，严重者并发脑炎；有的脑膜炎因脓性渗出物包绕血管，引起血管炎，造成脑梗死，也可造成静脉窦血栓形成、硬膜下积液、脑脓肿等。

镜检可见患者软脑膜充血，软脑膜及蛛网膜下腔内大量中性粒细胞渗出，有时还可见少量淋巴细胞、巨噬细胞和纤维素渗出，炎症细胞沿着皮质小血管周围的 Virchow-Robin 间隙侵入脑内，并有小胶质细胞反应性增生。在亚急性或慢性脑膜炎患者中可以出现成纤维细胞增生，故而蛛网膜粘连，软脑膜增厚，如，粘连封闭第四脑室的正中孔、外侧孔或者中脑周围的环池，就会造成脑室系统的扩大，形成脑积水。

【临床表现】

本病多急性起病，早期先出现畏寒、发热等全身症状，并迅速出现头痛、呕吐、畏光等，随后出现颈项强直、意识障碍。其中临床经典的三联征包括发热、头痛、颈项强直，另外意识障碍是成年患者最常见的表现之一；而年幼儿童则常表现为易激惹、淡漠、囟门凸出、进食差、发绀、眼睛瞪视及癫痫发作等。急性细菌性脑膜炎的临床特点及其出现的百分比，见表 6-1。

表 6-1 细菌性脑膜炎的常见症状和体征及出现的百分比

症状	百分比
发热	75%～95%
头痛	80%～95%
畏光	30%～50%
呕吐	儿童90%,成年人10%
体征	
颈抵抗	50%～90%
意识障碍	75%～85%
Kernig 征	5%
Brudzinski 征	5%
神经系统局灶性体征	20%～30%
皮疹	10%～15%

Van 等报道了急性细菌性脑膜炎患者中颈项强直、发热、意识障碍等 3 项表现的出现率,在 696 例成年人化脓性脑膜炎患者中,44% 的患者同时出现,如 3 种表现均不存在则可基本排除化脓性脑膜炎的诊断,其敏感性达 99%。另外,颈抵抗这一最常见的体征也仅占所有患者的 50%～90%,在有意识障碍的患者中更不容易查出。同时,颈抵抗也常见于蛛网膜下腔出血、破伤风或其他合并高热的脑内感染患者。但在普通内科非脑膜炎住院患者中,有 13% 的成年人、35% 的老年人出现颈抵抗。在肯尼亚一项针对儿童的研究中,40%（30%～76%）出现颈抵抗的患者最后诊断为化脓性脑膜炎。即使增加 Kernig 征或者 Brudzinski 征检查也不能增加诊断的敏感性,因为前两者的敏感性均不到 10%。

所有患者中 15%～30% 出现神经系统局灶性体征或癫痫发作,但这些表现也可见于结核性或隐球菌性脑膜炎中。10%～15% 的细菌性脑膜炎患者可出现皮肤瘀点或者紫癜。大多数皮疹与脑膜炎球菌感染有关,仅有少部分患者见于肺炎球菌、葡萄球菌或流感嗜血杆菌感染时,部分患者特别是脑膜炎球菌感染的患者可出现感染后关节炎。

细菌性脑膜炎可伴多种颅内合并症,如婴幼儿的慢性硬膜下积液、成年人的硬膜下脓肿,以及脑脓肿、脑梗死等。

【辅助检查】

1. 常规检查 急性期患者血液中白细胞增多,以中性粒细胞为主,可达 80%～90%,血沉加快。病变初期未经治疗时的血涂片可见病原菌,血培养大多可查到阳性结果。

2. 脑脊液检查 细菌性脑膜炎的脑脊液检查具有白细胞增多、葡萄糖降低和蛋白质增高等特点。腰椎穿刺可发现颅内压增高,脑脊液外观浑浊或呈脓性,常规检查白细胞增多,一般在（250～10 000）×10^6/L,以中性粒细胞为主;蛋白增高,通常超过 1g/L,而糖和氯化物降低;脑脊液 pH 降低,乳酸、LDH、溶菌酶含量以及免疫球蛋白 IgG、IgM 均明显增高。脑脊液培养是确诊的金标准。

脑脊液培养发现病原菌的概率较高,社区获得性细菌性脑膜炎需做需氧培养,而神经外科术后脑膜炎时厌氧培养显得就尤为重要。一项 875 例细菌性脑膜炎的研究中,在给予抗生素治疗前脑脊液培养的阳性率达 85%,其中流感嗜血杆菌性脑膜炎阳性率 96%、肺炎球菌性脑膜炎阳性率 87%、脑膜炎球菌性脑膜炎阳性率 80%;但腰椎穿刺前已经给予抗生素治疗的患者,脑脊液培养阳性率则降低到 62%。另一项来自巴西 3 973 例细菌性脑膜炎的报道则显示,应用抗生素前脑脊液培养的阳性率仅为 67%。尽管脑脊液培养阳性率高且意义重大,但培养并鉴定致病菌常需 48h,故仍需其他快速的检测方法。

脑脊液革兰染色可以快速鉴定怀疑细菌性脑膜炎患者的致病菌,社区获得性脑膜炎患者检查致病菌的阳性率为 60%～90%,特异性大于 97%,但针对不同病原菌其阳性率差别很大。肺炎链球菌阳性率为 90%、流感嗜血杆菌阳性率为 86%、脑膜炎球菌阳性率为 75%、革兰阴性杆菌阳性率为 50%、单核细胞增多性李斯特菌阳性率约为 33%。

3. 病原菌抗原检查 采用特异性病原菌抗原的测定更有利于确诊。对流免疫电泳法检测抗原对流脑 A、C 族、肺炎链球菌和流感嗜血杆菌脑膜炎脑脊液中多糖抗原阳性检出率达 80% 以上。乳胶颗粒凝集试验可用于测定肺炎链球菌型脑膜炎和流脑患者脑脊液中多糖抗原,但检查前给予抗生素治疗会导致阳性率明显降低。

4. 头颅 CT 检查 对于急性细菌性脑膜炎的诊断,CT 提供的特异性信息极少。在病变早期多无阳性发现,病变进展期患者可以出现基底池、脉络膜丛、半球沟裂等部位密度增高。合并脑炎时可见脑实质内局限性或弥漫性低密度灶,以额叶常见。增强扫描可见脑膜呈带状或脑回状强化。后期由于蛛网膜粘连,出现继发性脑室扩大和阻塞性脑积水,并发硬膜下积液,于颅骨内板下呈新月形低密度灶。

5. 头颅 MRI 检查 MRI 在发现病变、明确病变范围及受累程度明显优于 CT 检查。正常脑膜

MRI 表现为非连续的、薄的短线状低信号结构，MR 平扫对脑膜显示不敏感，增强后硬脑膜因缺乏血-脑屏障可被强化，表现为薄而不连续的线状强化。细菌性脑膜炎所致脑膜强化与脑膜炎感染方式和程度有关。血源性感染主要表现软脑膜——蛛网膜下腔型强化，而外伤或术后导致的脑膜炎则主要表现为硬脑膜——蛛网膜下腔强化，与硬膜外炎症直接累及有关。另外 MRI 可表现为脑实质的长 T_1、长 T_2 改变，与炎性渗出刺激血管导致血管痉挛或者血栓形成有关。脑皮质的梗死引起脑膜结构的破坏，加速脑炎和脓肿在软脑膜下皮质和邻近脑白质的形成，表现为局限性脑组织水肿和占位效应。

【诊断】

根据急性起病，出现发热、头痛、颈项强直等临床表现，结合脑脊液中以中性粒细胞为主的化脓性炎症改变，一般不难诊断。但对于老年人或婴幼儿脑膜刺激征不明显的病例，应给予高度注意，必要时需多次腰穿检查。

【鉴别诊断】

急性细菌性脑膜炎需要与结核性、真菌性和病毒性脑膜炎、脑炎、脑脓肿等疾病相鉴别，在诊断为细菌性脑膜炎后则应尽快明确其具体致病菌。

肺炎链球菌、流感嗜血杆菌和脑膜炎球菌是最常见的急性细菌性脑膜炎的病因。然而，另外一些感染也可导致具有类似临床表现的脑膜炎，见表 6-2。这些感染常与特殊人群有关，如猪链球菌是东南亚地区最常见的细菌性脑膜炎病因，但在其他地区罕见。HIV 感染是影响急性脑膜炎病因的重要因素。肺炎链球菌是 HIV 感染患者出现急性细菌性脑膜炎的最常见原因，但结核杆菌、新型隐球菌在 HIV 感染患者中也较常见，并且单靠临床表现很难将其鉴别开。该两类疾病所致脑膜炎症状多于发病后数天及数周出现，但也有部分患者会出现暴发性疾病，并出现明显颈抵抗和快速进展到昏迷。

【治疗】

一旦怀疑为细菌性脑膜炎，应尽可能快的给予抗菌治疗。首先要选择敏感抗生素给予足量足疗程治疗，另外治疗感染性休克、维持血压和电解质平衡、防止脑疝等对症支持治疗同样重要。发现脑膜炎球菌感染应及时上报传染病，并及时将患者转入传染科或传染病院治疗。

1. 抗生素治疗

（1）抗生素的选择（表 6-3）：抗生素的选择由感染的病原体决定，但绝大多数细菌性脑膜炎急期治疗都根据经验选择抗生素，患者的年龄和病史尤为重要；如病原菌暂时不能明确，则应先选用广谱抗生素。一旦培养出病原菌，则需要尽快根据培养和药敏结果调整抗生素，并根据病原菌和病情按

表 6-2 脑膜炎的常见感染病源及地域分布

细菌性

肺炎链球菌（最常见病因，与 HIV 感染相关）

流感嗜血杆菌 B 型

脑膜炎球菌（血清型 A、W-135、C、X 型等在非洲多见；血清 B、C 型在欧洲、北美、澳大利亚和东亚多见）

猪链球菌（东南亚最常见病因）

金黄色葡萄球菌（不常见）

B 组链球菌（新生儿常见病因）

单核细胞增多性李斯特菌（新生儿、老年人、免疫功能障碍者多见）

非斑疹伤寒沙门菌（多见于非洲 HIV 感染人群）

结核杆菌（HIV 感染者多见）

苍白密螺旋体

真菌

新型隐球菌

寄生虫

广州管圆线虫和棘颚口线虫（多见于东南亚，为嗜酸性脑膜炎）

犬弓蛔线虫（遍布世界）

病毒

疱疹病毒（单纯疱疹和水痘-带状疱疹）

肠病毒

计划完成全部疗程。治疗化脓性脑膜炎的理想药物应具备3个条件：①容易透过血-脑屏障；②杀菌力强；③不良反应小。血-脑屏障通透性与药物的理化性质有关，低分子量、低离子化和脂溶性药物容易通过血-脑屏障。应该注意的是，脑膜发生炎症时血-脑屏障被破坏，抗菌药物也容易透入而起效，随着炎症改善血-脑屏障逐渐恢复，进入脑脊液的药量也会相应减少，所以在疾病好转过程中不宜减少给药量。

社区获得性细菌性脑膜炎的常见病原菌为肺炎链球菌和脑膜炎双球菌。故在未确定病原体之前，对于年龄＞3个月的患儿可给予广谱头孢霉素（头孢噻肟或头孢曲松）治疗，这类抗生素治疗谱包括脑膜炎双球菌、肺炎链球菌、B族链球菌和嗜血流感杆菌，并且血-脑屏障通过率高。头孢吡肟为广谱的第四代头孢菌素，在体外对肺炎链球菌、脑膜炎双球菌的抗菌活性与头孢曲松或头孢噻肟相似，并且对肠道菌属和铜绿假单胞菌有更强的活性。在临床试验中，头孢吡肟治疗青霉素敏感的肺炎球菌和脑膜炎双球菌性脑膜炎疗效与头孢噻肟相当，但对于由对青霉素及头孢菌素耐药的肺炎球菌、肠道菌属及金黄色葡萄球菌所致的脑膜炎疗效尚未被确立。而对于年龄＜3个月的患儿、60岁以上老年人及怀疑有细胞介导的免疫功能损害（如慢性疾病、器官移植术后、恶性肿瘤、应用免疫抑制药等）的患者，经验治疗则首选氨苄西林，以增强对可能的单核细胞增生性李斯特菌的杀菌性。治疗革兰阴性球菌的有效抗生素也是头孢噻肟和头孢曲松，氨基糖苷类抗生素可以作为合并用药。院内获得性脑膜炎，特别是神经外科手术后继发性脑膜炎，最常见的病原菌是葡萄球菌和革兰阴性菌。在这些患者中经验性治疗应联用万古霉素和头孢他啶。头孢他啶是头孢菌素中唯一对中枢神经系统中金黄色葡萄球菌感染有足够活性的药物，故接受神经外科手术或者中性粒细胞减少的患者，应用头孢

他啶取代孢曲松或头孢噻肟。美罗培南是一种碳青霉烯类抗生素，在体外试验中对单核细胞增多性李斯特菌有很强的抗菌活性，并已证实对金黄色葡萄球菌性脑膜炎有效，对青霉素耐药的肺炎球菌也有很好的效果。在试验性肺炎球菌性脑膜炎脑脊液培养中，美罗培南与头孢曲松疗效相当，但逊于万古霉素。应用美罗培南治疗脑膜炎的临床试验的患者数量尚不能完全说明该种抗生素的效果有效。

（2）抗生素的使用疗程：抗生素治疗的疗程亦取决于病原体。对于肺炎链球菌和流感嗜血杆菌，一般建议10～14d治疗；对于脑膜炎球菌，7d治疗即可；对于单核细胞增多性李斯特菌和B族链球菌，则需要14～21d抗生素治疗；而革兰阴性杆菌，则至少需要3周以上治疗才能治愈。

（3）抗生素的使用剂量和频次表6-4。

2. 地塞米松的使用 糖皮质激素具有抗炎和抑制炎性因子作用，故部分学者主张在治疗细菌性脑膜炎时给予激素治疗以降低患者神经损伤和耳聋的发生，但由于激素的免疫抑制作用，使其在化脓性脑膜炎治疗中是否应用的问题一直未有定论。两项针对激素治疗化脓性脑膜炎的meta分析相异，与其入组病例资料有关，但也显示出激素治疗细菌性脑膜炎的不确定性。

激素疗效的不同可能与患者感染的病原菌有关。研究显示激素治疗流感嗜血杆菌的疗效较好，而治疗肺炎链球菌脑膜炎疗效则不肯定。通常应在给予抗生素前20min给予地塞米松，其原理是在巨噬细胞和小胶质细胞受到内毒素活化作用之前应用，才能抑制肿瘤坏死因子（TNF）的产生。若TNF已被诱导产生，地塞米松则无法发挥这种作用。地塞米松可能会减少万古霉素进入脑脊液，且在肺炎链球菌性脑膜炎实验模型中发现会延迟脑脊液的无菌化。所以，在使用万古霉素时是否使用地塞米松应权衡其利弊。

表6-3　在细菌性脑膜炎及局灶性中枢神经系统感染中应用的经验性抗生素

适应证	抗生素
新生儿	氨苄西林＋头孢噻肟
1～3月龄的婴儿	氨苄西林＋头孢噻肟或头孢曲松
＞3月龄至＜60岁应用免疫功能健全者	头孢噻肟或头孢曲松＋万古霉素
＞60岁或者伴有酗酒等其他代谢性疾病的任何年龄患者	氨苄西林＋头孢噻肟或头孢曲松＋万古霉素
院内获得性脑膜炎，外伤后或神经外科术后继发性脑膜炎，中性粒细胞减少患者，或伴有细胞介导的免疫功能缺损患者	氨苄西林＋头孢他啶＋万古霉素

目前应用激素治疗细菌性脑膜炎有不同方案。常用的是 0.4mg/kg 地塞米松，每 12h 给药一次连用 2d；或者 0.15mg/kg，每 6h 给药一次，连用 4d。大剂量短程治疗可以取得较好效果而又能降低激素副作用，是目前激素应用的主要方法。

3. 对症支持治疗　在选择合适抗生素的同时，应该尽快完善相关检查，明确患者合并疾病，并给予临床评估，根据患者情况及时给予对症支持治疗，包括：①对于高颅压的患者应及时给予脱水降颅压治疗；②保证呼吸道通畅，必要时给予气管内插管；③保证水、电解质和酸碱平衡，尤其患者合并高热或应用脱水药物时应记出入量，给予常规监测；④加强护理，并做好密切接触者的预防，防止交叉感染（表 6-5）。

【预后】

流感嗜血杆菌、脑膜炎双球菌及 B 族链球菌性脑膜炎的病死率为 3%～7%，单核细胞增多性李斯特菌性脑膜炎为 15%，肺炎链球菌性脑膜炎为 20%。总体上，细菌性脑膜炎患者死亡风险若合并如下情况下会增加：①就诊时已有意识水平下降；②就诊 24h 内有癫痫发作；③颅内压升高；④年幼（婴儿）或年龄＞50 岁；⑤合并有危重情况如休克和（或）需要机械通气；⑥治疗不及时。脑脊液葡萄糖水平低（＜2.2mmol/L）及脑脊液蛋白含量过高（＞3g/L）提示预后不佳，病死率升高。幸存者中大约 25% 会有中度或重度后遗症，常见的后遗症包括智能减退、记忆受损、癫痫发作、听力减退及眩晕和步态异常。

鉴于改善细菌性脑膜炎的预后很大程度上取决于能否及时给予敏感抗菌药物治疗，故在治疗过

表 6-4　治疗细菌性脑膜炎主要的抗生素使用剂量和频次

	儿童用量（≤14 岁）	成年人用量（＞14 岁）	用法	备注
头孢曲松	100mg/(kg·d)(1/d)	2g/d(1/d)	肌内注射或静脉	首选
头孢噻肟	225～300mg/(kg·d)(3～4/d)	8～12g/d(4～6/d)	肌内注射或静脉滴注	与头孢曲松类似
青霉素	0.3mU/(kg·d)(4～6/d)	24mU/d(6/d)	静脉滴注	大多数流感嗜血杆菌耐药，肺炎链球菌的耐药性也在增加
氨苄西林或阿莫西林	300mg/(kg·d)(4/d)	12g/d(6/d)	肌内注射、静脉滴注或口服	耐药性同青霉素，主要用于李斯特菌感染
氯霉素	100mg/(kg·d)(4/d)	100mg/(kg·d)(4/d)	肌内注射、静脉滴注或口服	流感嗜血杆菌及肺炎链球菌中耐药性较高
万古霉素	40mg/(kg·d)(2～4/d)	2g/d(2～4/d)	静脉滴注	主要用于葡萄球菌感染
头孢他啶	50mg/(kg·d)(2～3/d)	4～6g/d(3/d)	静脉滴注	主要用于杆菌感染

表 6-5　对与患者密切接触者的预防

B 族流感嗜血杆菌
　①所有家族接触者都应该给予利福平治疗，20mg/(kg·d)治疗 4d。最大剂量 600mg/d
　②既往未应用疫苗的年龄在 12～48 个月的婴儿应给予 1 次疫苗预防
　③既往未应用疫苗的年龄在 2～11 个月的婴儿应给予 3 次疫苗预防
脑膜炎球菌感染
　①利福平：成年人剂量 600mg，每日 2 次，口服，连用 2d；儿童剂量 10mg/kg
　②头孢曲松：成年人剂量 250mg，每日 1 次，静脉注射；儿童剂量 125mg
　③环丙沙星：成年人给予 500mg，每日 1 次，口服；儿童慎用
肺炎球菌脑膜炎
　不推荐常规给予抗生素预防
其他类型化脓性脑膜炎
　不需要给予预防治疗

程中应密切观察患者病情变化,特别注意患者体温波动、意识情况、血液白细胞数量等变化。如经验用药 3d 以上仍无缓解,则应该重新评估目前诊断

及应用的抗生素,及时更换抗菌药物治疗。

(谢琰臣　李继梅)

第四节　结核性脑膜炎

【概述】

结核性脑膜炎(tuberculous meningitis,TBM)是结核杆菌导致脑膜和脊髓膜非化脓性炎症。各个年龄段均可发病,以青少年最多;患者亚急性或慢性起病,出现发热、头痛、脑膜刺激征及神经功能缺损症状等。

全球结核性脑膜炎的平均发病率为 1.37/10 万人,其中发病率最高的国家依次为印度、中国、印度尼西亚、尼日利亚和南非。我国结核性脑膜炎的发病率为 0.34～3.19/10 万人,19 世纪 80 年代发病率曾逐渐降低。但近年来随着耐药菌的出现以及 HIV 感染患者的增加,目前结核性脑膜炎在包括我国在内的世界范围内重新呈现上升趋势。

【发病机制】

结核性脑膜炎占全身性结核病的 6% 左右,绝大多数病例是由人型结核分枝杆菌致病,少数病例是由牛型结核分枝杆菌所致。通常通过血液播散后在脑膜和软脑膜下种植,形成结核结节,之后结节破溃,大量结核菌进入蛛网膜下腔,形成粟粒性结核或结核瘤病灶,最终导致结核性脑膜炎。另外部分患者由于颅骨或脊柱骨结核病灶直接破入颅内或椎管内而发病。患者免疫力低下或发生变态反应是造成结核性脑膜炎的重要条件。

【病理生理】

结核性脑膜炎的病理生理机制,见图 6-4。结核杆菌进入蛛网膜下腔后引起局灶性 T 淋巴细胞依赖性免疫应答,以导致干酪样肉芽肿炎性反应为特点。肿瘤坏死因子-α(TNF-α)在其中发挥重要作用。研究显示,脑脊液(CSF)中 TNF-α 浓度与疾病的严重程度密切相关,给予抗生素或抗 TNF-α 抗体能够改善结核性脑膜炎模型兔的预后。

结核性脑膜炎的主要病理变化在软脑膜上,亦常伴有轻重程度不一的脑实质炎症或是结核病灶。患者软脑膜和蛛网膜下腔内有大量炎性渗出物,主要为单核细胞、淋巴细胞和纤维素,在病情进展的结核性脑膜炎中常见有结核性肉芽肿,病灶中心是干酪样坏死,周围是上皮细胞、朗格汉斯多核巨细胞和淋巴细胞浸润,并可见有成纤维细胞增生。此外,小动脉可见血管周围炎和动脉内膜炎性增生,部分病例有血栓形成和脑组织软化。

【临床表现】

结核性脑膜炎患者前驱症状包括周身不适、疲劳、食欲减退、体重减轻、发热、肌痛等非特异性症状。

结核性脑膜炎主要累及外侧裂、大脑基底池、脑干和小脑,并由此引发相应临床表现。①由于炎性渗出物阻塞脑脊液循环从而导致脑积水及压迫脑神经;②炎性肉芽肿常融合成为结核球并在不同部位导致不同神经功能缺损;③闭塞性血管炎可导致脑梗死及卒中样症状。这些症状的严重程度与颅内炎症反应情况有关,并与患者预后密切相关。

故患者发病早期表现为头痛(96%)、发热(91.1%)、颈项强直(91.1%)和呕吐(81.2%)等,但是在老年患者中,其脑膜炎症状并不是很突出。随着病情进展,患者逐渐出现神经系统功能缺失症状。其中 73.5% 的患者出现高颅压,主要由于交通性脑积水所致;10%～47.4% 的患者发生抽搐,主要为结核病变对大脑皮质直接刺激及脑水肿引起;20%～31.5% 的患者出现脑神经损害,主要为渗出物包绕、压迫所致,其中以视力减退、面瘫、听力受损最为常见;11.3%～45% 的患者发生偏瘫,多由于动脉炎所致;8.2%～19.2% 的患者出现四肢瘫或截瘫;部分结核性脑膜炎患者表现不典型症状,如基底核受累会导致运动障碍,13.3% 的患者可出现震颤、不自主运动等。少数结核性脑膜炎可累及脊髓,常导致截瘫,发生率低于 10%。另外,结核性脑膜炎尚可以造成代谢异常,50% 的患者可出现低钠血症。

以 Glasgow 昏迷评分和是否存在神经系统局灶性体征为标准,结核性脑膜炎的严重程度可以分为 3 期,见表 6-6。

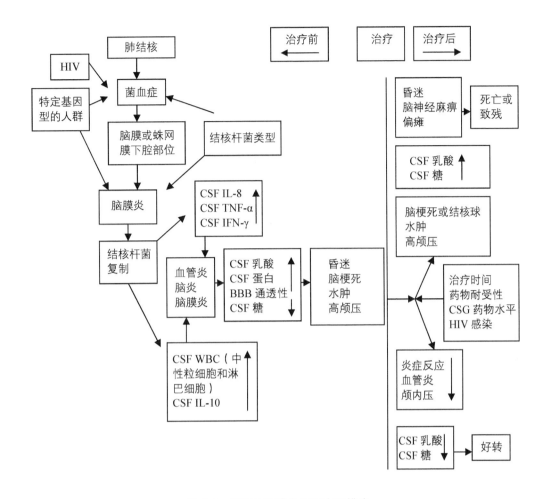

图 6-4 结核性脑膜炎病理生理模式

IL＝白介素；IFN＝干扰素；WBC＝总白细胞；BBB＝血-脑屏障

表 6-6 英国医学研究委员会修订的结核性脑膜炎严重程度分级标准

Ⅰ期:意识清醒,无神经系统定位体征
Ⅱ期:Glasgow 昏迷评分 10～14 分,伴或不伴局灶性神经系统定位体征;或 Glasgow 评分 15 分,伴神经系统定位体征
Ⅲ期:Glasgow 评分低于 10 分,伴或不伴有神经系统定位体征

【辅助检查】

1. 脑脊液检查 常规及生化检查:①外观。无色透明或微混,静置 24h 后约 50％可见薄膜形成(因析出纤维蛋白所致)。②细胞。白细胞呈中度增加,大多数(10～500)×10⁶/L,个别可达 1000×10⁶/L;分类示以淋巴细胞为主,但早期可见多核细胞增多。③糖。大多明显降低,通常在 2.22mmol/L 以下。Donald 强调如 CSF 糖浓度低于血糖的 0.4 则对诊断结核性脑膜炎更有意义。④蛋白质。一般在 1～5g/L,晚期有椎管梗阻者可高达 10～15g/L,并出现 CSF 黄变。⑤氯化物。早期常明显

降低,可能与患者血清中氯化物降低有关。⑥乳酸盐。CSF 中乳酸盐的含量是鉴别细菌性脑膜炎和病毒性脑膜炎的重要方法,通常以 0.3g/L(儿童)和 0.35g/L(成年人)为鉴别浓度,结核性脑膜炎患者 CSF 中乳酸盐明显增高。

脑脊液病原学检查:①细菌培养和抗酸染色涂片镜检。传统方法特异性高,但阳性率较低,涂片镜检阳性率仅为 15％～30％,而结核杆菌培养的阳性率仅为 30％～40％,且耗时长,很难满足临床诊断要求。Kennedy 等通过 Ziehl-Neelsen 染色显示能提高发现结核杆菌敏感性到 80％,使得病原学检

查再次受到关注。②聚合酶链反应（PCR）。通过基因扩增方式检测结核基因序列，敏感性91％～95％，特异性100％，准确性95％～98.4％。一项针对PCR诊断结核性脑膜炎的meta分析显示，其敏感性为56％（95％CI为46～66）、特异性为98％（95％CI为97～99），结果显示该方面的敏感性仍然偏低，并不明显优于病原学检查。对病原学检查和PCR技术进一步观察发现，治疗前应用Ziehl-Neelsen染色和PCR技术诊断结核性脑膜炎的敏感性分别为52％和38％，治疗5～15d后两种检查方法分别为2％和28％。结果提示在治疗前应用Ziehl-Neelsen染色较为恰当，而治疗后应用PCR技术更合适。

2. X线胸片或胸部CT检查　约50％的结核性脑膜炎患者有活动性肺结核或者陈旧肺结核征象，其中粟粒性结核强烈提示患者可能合并多脏器病灶。故怀疑该病时，应尽快完善相关检查。

3. 影像学检查　头颅CT对于结核性脑膜炎的诊断无特异性。Kumar的研究显示结核性脑膜炎常表现为颅底脑膜增强、脑积水、结核瘤及脑梗死等，并发现颅底脑膜增强加上结核瘤对于结核性脑膜炎诊断的敏感性达89％、特异性达100％。脑MRI检查比CT更为敏感，可以清楚的显示脑干和小脑病理改变、结核瘤、梗死及脑膜增强情况，但是亦无特异性改变。隐球菌性脑膜炎、病毒性脑炎、脑膜转移瘤、淋巴瘤等在影像学上与结核性脑膜炎有时很难鉴别。

【诊断】

结核性脑膜炎的诊断需要结合患者病史、头痛、脑膜刺激征及CSF改变等可作出诊断；但由于结核性脑膜炎患者症状常不典型，且病情进展后病死亡率高，故对于不能除外的患者应多次、多方式完善相关检查以免漏诊。

对结核性脑膜炎患者特点进行分析显示，有5项特点提示为结核性脑膜炎：①症状超过6d；②视神经炎；③局灶性神经功能缺损④运动异常；⑤脑脊液中性粒细胞数量低于淋巴细胞数量的50％。符合其中2项时诊断的敏感性为98％、特异性为44％；符合其中3项及以上指标时特异性可达98％。Thwaites等亦建立了一个结核性脑膜炎诊断指标（表6-7），对结核性脑膜炎的诊断敏感性达86％、特异性达79％。

【鉴别诊断】

主要和隐球菌性脑膜炎、病毒性脑炎、细菌性脑膜炎、脑膜癌病、淋巴瘤等相鉴别。

表 6-7　结核性脑膜炎的诊断指标

参数	分数
年龄	
≥36 岁	2
<36 岁	0
血液白细胞计数	
≥15 000×10⁶/L	4
<15 000×10⁶/L	0
病史	
≥6d	5
<6d	0
脑脊液白细胞总数	
≥750×10⁶/L	3
<750×10⁶/L	0
CSF 中性粒细胞	
≥90％	4
<90％	0

诊断指标：总分≤4 支持结核性脑膜炎；总分>4，不支持结核性脑膜炎诊断

【治疗】

对于结核性脑膜炎的治疗原则是：早期治疗、联合用药、足够剂量和疗程、分阶段治疗。

1. 抗结核治疗　联合用药应首选杀菌药、配用抑菌药，分阶段治疗指分别给予强化期治疗和巩固期治疗，总疗程9～12个月。常用的杀菌药有异烟肼（H）、利福平（R）、链霉素（S）和吡嗪酰胺（Z）四种；抑菌药有乙胺丁醇（E）。儿童因乙胺丁醇有视神经毒性、孕妇因链霉素有听神经毒性，故尽量不应用。目前研究认为异烟肼是不可缺少的一种抗结核药物。主要的一线药物及其用法，见表6-8。

一般主张应至少选用3种药物联合治疗，常用异烟肼、利福平和吡嗪酰胺。其中异烟肼在治疗前2周起主要作用，因为异烟肼主要作用于快速复制期的结核杆菌；随后利福平和吡嗪酰胺起主要作用，利福平主要作用于低复制或无复制的结核杆菌，而吡嗪酰胺则作用于对细胞内的结核杆菌。1期患者可给予3HRZ/7HR方案治疗，即应用异烟肼、利福平加吡嗪酰胺治疗3个月后，继续给予异烟肼、利福平治疗7个月。2期或3期患者则可给予3HRZS/7HRE方案，即给予异烟肼、利福平、吡嗪酰胺加链霉素治疗3个月后，继续给予异烟肼、利福平和乙胺丁醇治疗7个月。治疗过程中应注意药物副作用，包括肝功能异常（异烟肼、利福平和

表 6-8　ATS/IDSA/CDC 委员会治疗指南(2003)

药物	成年人日用量	儿童日用量	用药途径	用药时间	作用
异烟肼(H)	5mg/(kg·d)	10~15mg/kg	qd,p.o	9~12 个月	细胞内外杀菌
利福平(R)	10mg/(kg·d)	10~20mg/kg	qd,p.o	9~12 个月	细胞内外杀菌
吡嗪酰胺(Z)	40~55kg:1 000mg	20~30mg/kg	tid,p.o	2 个月	细胞内杀菌
	56~75kg:1 500mg				
	76~90kg:2 000mg				
乙胺丁醇(E)	40~55kg:800mg	15~20mg/kg	qd,p.o	2 个月	抑菌药
	56~75kg:1 200mg				
	76~90kg:1 600mg				
链霉素(S)	750mg	20~30mg/kg	qd,i.m	3~6 个月	细胞外杀菌

注:ATS=美国胸科协会;IDSA=美国感染性疾病协会;CDC 疾病控制中心

吡嗪酰胺)、多发性神经炎(异烟肼)、视神经炎(乙胺丁醇)、癫痫发作(异烟肼)和耳聋性(链霉素)等。为预防异烟肼引起的多发性神经炎,可治疗同时给予维生素 B_6。

2. 糖皮质激素治疗　在足量应用抗结核治疗的基础上,应用糖皮质激素可降低结核性脑膜炎患者粘连性蛛网膜炎和椎管梗阻等并发症的发生率,并减轻脑水肿。既往研究结果显示能改善患者生存率,其治疗方法包括:成年人应用地塞米松治疗,用法是第 1 周 0.3mg/(kg·d),i.v、第 2 周 0.2mg/(kg·d),i.v、第 3 周 0.1mg/(kg·d)p.o、第四周 3g/d p.o,并在第 5 周逐渐减药到停药。儿童给予泼尼松治疗,用法是 4mg/(kg·d)p.o,连用

4 周,第 5 周逐渐减量并停药。

重症患者还可以给予鞘内注射地塞米松 5~10mg、α-糜蛋白酶 4000U、透明质酸酶 1500U,每周 3 次,以防治颅内粘连。

3. 多药耐受性结核性脑膜炎的治疗　如果结核性脑膜炎患者患病之前与多药耐受性肺结核患者有密切接触史或者尽管给予足量治疗但患者临床症状几乎无变化,则应考虑为多药耐受性结核性脑膜炎。2007 年的资料显示,当年全球约有 50 万病例为多药耐受性结核性脑膜炎患者,且在 HIV 感染患者中更为普遍。对于这部分患者的治疗,建议一般起始即使用五种药物联合治疗(表 6-9)。

表 6-9　多药耐受性结核性脑膜炎的治疗策略

药物	用法	最大剂量
强化治疗期:4 个月		
阿米卡星或卡那霉素	静脉注射或肌内注射 15~30mg/kg	1 000mg
乙硫异烟胺	15~20mg/kg	1 000mg
吡嗪酰胺	20~30mg/kg	1 600mg
氧氟沙星	7.5~15mg/kg	800mg
乙胺丁醇或环丝氨酸	10~20mg/kg	1 000mg
巩固治疗期:12~18 个月		
乙硫异烟胺	5~10mg/kg	750mg
氧氟沙星	7.5~15mg/kg	800mg
乙胺丁醇或环丝氨酸	10~20mg/kg	1 000mg

【预后】

结核性脑膜炎患者的预后主要与是否能够及早规范治疗密切相关,另外受患者年龄、病情及颅内高压严重程度、脑神经受累情况以及是否合并其他部位感染等影响。Ramachandram 等发现治疗

起始时间不同预后差异很大,1 期患者病死率为 9%,2 期患者病死率为 25%,3 期患者病死率为 73%,故早期规范治疗是非常必要的。

(谢琰臣　李继梅)

第五节　隐球菌性脑膜炎

隐球菌性脑膜炎是由新型隐球菌感染脑膜和脑实质所致的中枢神经系统的亚急性或慢性炎症性疾病,是深部真菌病中较常见的一种类型。

【流行病学】

1. 非艾滋病并发的隐球菌感染　在艾滋病流行之前,新型隐球菌感染是系统性真菌感染的一个少见病因,仅侵犯免疫受损的患者,如白血病、器官移植、皮质激素治疗或免疫抑制治疗的患者。一项306例非艾滋病感染隐球菌的患者研究,发现28%使用激素,18%器官移植,18%慢性器官功能衰竭(肝、肺和肾),18%恶性肿瘤,13%风湿性疾病。20世纪70年代以来,随着全球各种器官移植数量的增加以及采取免疫抑制治疗肿瘤和其他系统性疾病的发展是非艾滋病患者隐球菌感染增加的主要原因之一。

据统计有2.6%~5%的移植患者发生隐球菌感染,其中中枢神经系统感染的比率为25%~72%。隐球菌感染的器官移植患者的病死率为10%~25%,而累及神经系统时的死亡率约为40%。

1992~1994年美国对4个地区1 250万人进行了隐球菌感染的社区流行病学调查,结果显示非艾滋病患者隐球菌感染的年发病率为0.2~0.9/100 000。

2. 艾滋病并发的隐球菌感染　艾滋病流行于20世纪80年代以后,随着艾滋病患者的不断增多,美国、欧洲和澳大利亚的学者相继发现隐球菌感染是艾滋病患者最主要的机会性感染之一。据统计5%~10%的艾滋病患者患有隐球菌感染。20世纪90年代中期,随着氟康唑广泛用于念珠菌病,以及高效抗反转录病毒疗法的出现和应用,发达国家隐球菌感染的年发病率显著下降。在美国的亚特兰大,艾滋病患者中隐球菌感染的发病率从1992年66/1 000人下降到2000年的7/1 000人。

但在非洲和东南亚等发展中国家,艾滋病患者中隐球菌感染比欧美等发达国家更为严重。泰国1994—1998年,确诊的艾滋病患者中19%患有隐球菌感染。在南部非洲,新型隐球菌脑膜炎目前已成为社区获得性脑膜炎最常见的病因,占确诊脑膜炎的20%~45%,高于结核性和细菌性脑膜炎。因此在艾滋病患者中防治隐球菌感染仍是一个长期艰苦的工作。

【病原学】

新型隐球菌是一种广泛存在于土壤中的圆形或卵圆形形状的溶组织酵母型真菌,菌体直径4~6μm,易在干燥的碱性和富含氮类物质的土壤中繁殖,特别是在含有鸽子、火鸡和其他鸟类粪便的土壤中。含有致病菌的尘土是人类新型隐球菌感染的主要传染源。在健康人群的皮肤和胃肠道也可以分离出新型隐球菌,但其并不致病。新型隐球菌在适宜生长的人体组织内迅速以出芽的方式进行繁殖,体积可以增大到7~20μm,并形成荚膜,致病力和耐药性显著增加,在此繁殖过程中不形成菌丝和孢子。

目前致病性隐球菌有两种类型,C. neoformans和C. gattii,5种血清型(以荚膜多糖为抗原分为A型、B型、C型、D型及AD型)。其中C. neoformans的血清型包括A型、D型以及AD型,C. gattii则包括B型、C型(表6-10)。C. neoformans广泛分布于世界各地的土壤和鸟粪中,与免疫力低下的患者的发病相关,据统计所有艾滋病患者并发的隐球菌感染都是由该种病原菌引起。其中临床最常见的类型是C. grubii(血清型A型),世界范围内超过95%的隐球菌感染病例与之有关;C. neoformans(血清型D型)所致病例仅出现在一些欧美国家,如丹麦、德国、意大利、法国、瑞士和美国。截至目前,C. gattii(血清型B型、C型)的分布与桉树一致,主要分布在热带和亚热带地区,如澳大利亚、东南亚、非洲中部以及美国的热带、亚热带地区,主要侵犯免疫功能正常的人体。

【发病机制】

细胞免疫是人体抵御新型隐球菌感染的最重要的机制。新型隐球菌脑膜炎通常发生在机体细胞免疫功能降低的情况下,特别是恶性肿瘤、糖尿病、严重烧伤、器官移植、自身免疫性疾病和艾滋病患者,长期使用肾上腺皮质激素、滥用抗生素、大剂量免疫抑制和抗肿瘤制剂治疗是新型隐球菌脑膜炎的高危因素。

新型隐球菌可经呼吸道、消化道进入人体,偶可经外伤后的皮肤组织的伤口直接侵入。其中新型隐球菌随灰尘进入人体呼吸道是最主要的感染途径。

正常人吸入少量隐球菌后,可迅速被清除,大

表 6-10　目前致病性隐球菌的分类

名称	变异型	血清型	分子型
Cryptococcus neoformans	Grubii	A	VNⅠ、VNⅡ
	neoformans	D	VNⅣ
	—	AD	VNⅢ
Cryptococcus gattii	—	B	VGⅠ、VGⅡ、VGⅢ、VGⅣ
	—	C	

量吸入后则可在人体内形成带有荚膜的致病性隐球菌,可在肺部形成胶陈状的结节性病灶。许多情况下,隐球菌能够在淋巴结或肺部病灶中保持静止数年,当机体细胞免疫功能受到抑制时,新型隐球菌可经血液循环迅速在全身播散,进入中枢神经系统,并在脑膜和脑实质内大量繁殖,出现各种炎症。

致病的新型隐球菌由菌体和荚膜组成。其致病力与荚膜多糖、黑色素、漆酶、磷脂酶等毒性因子有关。毒性因子通过抑制机体吞噬作用、增加新型隐球菌膜通透性、诱导免疫耐受、削弱免疫应答等方式使隐球菌在体内能生长繁殖并达到致病作用,还能够通过细胞毒性效应干扰宿主的防御,并产生神经毒性。此外,新型隐球菌能够在 37℃ 的环境中生长也是其致病的一个重要因素。

新型隐球菌感染的临床表现取决于病菌(致病性、数量)以及机体(免疫功能)。新型隐球菌 C. gattii 型可以直接侵袭宿主组织引发疾病。而宿主免疫功能降低时,新型隐球菌感染出现中枢神经系统并发症的可能性明显增加。

【病理生理】

病理:肉眼观察新型隐球菌脑膜炎尸检脑标本,可见明显的脑肿胀和脑膜充血,蛛网膜下腔可见黄白色胶陈样渗出物。脑内肉芽肿表面为结节状,质坚硬,部分呈囊状。切面呈灰白色、黄白色,纤维交错,其间可见半透明小囊腔。

镜下检查病变主要有两种形式:化脓性病变和炎性肉芽肿。新型隐球菌脑膜炎病变早期,主要表现为化脓性病变,由大量繁殖的隐球菌及其引起的炎性细胞(单核细胞、淋巴细胞)浸润构成渗出物积聚在颅底和蛛网膜下腔。新型隐球菌还可进入颅内血管周围间隙增殖,形成多发性的小囊肿和脓肿。此外,还可导致脑实质内小血管内皮炎症,引发局部脑组织缺血和坏死。新型隐球菌脑膜炎病变晚期,主要表现为炎性肉芽肿,由单核细胞、上皮样细胞及多核巨细胞等构成,中央可形成胶陈样坏死,累及脑膜和脑实质。在受累的大脑、小脑、中脑、延髓、蛛网膜下腔等处,均可有大小不等的局灶性肉芽肿形成。

病理切片中的新型隐球菌及其变种的形态:一般新型隐球菌呈圆形或椭圆形,直径 $2\sim20\mu m$,多数聚集成堆,少数分散在组织内。新型隐球菌可出现在巨噬细胞的内外,在渗出性或坏死性病灶中隐球菌数目很多,菌体大小不等,小的居多,易见到单芽生的无性繁殖方式。而在肉芽肿病灶中,则很少发现,如有则菌体较大,少见芽生状态,可见一侧胞壁塌陷呈碗形或盔形的退变菌体。

【临床表现】

新型隐球菌能够感染人体任何一种器官,但肺脏和中枢神经系统最易感染。肺脏通常是新型隐球菌感染的入侵部位,临床表现多样,可无肺部症状,也可表现为重症肺炎。

脑膜炎是中枢神经系统感染最常见的临床表现。根据其侵犯中枢神经系统的不同部位,临床表现各异。新型隐球菌可感染蛛网膜下腔,临床表现为脑膜炎的症状和体征,如头痛、发热、恶心、呕吐、颈项强直,查体可见视盘水肿,脑膜刺激征阳性等。新型隐球菌感染脑实质,临床表现为癫痫发作、精神障碍、偏瘫以及意识障碍等。因此,新型隐球菌脑膜炎称为新型隐球菌脑膜脑炎更为合适。临床上新型隐球菌脑膜炎最常见的表现是脑膜炎症状,脑炎症状少见。新型隐球菌脑膜炎常见的并发症是颅内压增高,可导致患者视、听神经功能丧失。因梗阻性脑积水所致的认知功能障碍、共济失调步态较为少见。

艾滋病患者并发新型隐球菌脑膜炎与免疫缺陷有关,通常发生在 CD4 计数 $<100/\mu l$ 的患者。如果在抗反转录病毒治疗见效之前停用抗真菌治疗,新型隐球菌脑膜炎复发的危险明显增加,并可能出现中枢神经系统以外的病灶。与非艾滋病患者相比,其临床发病更为急骤,血清新型隐球菌抗

原滴度更高,且脑脊液中炎性反应不明显(WBC<20/μl)。

以下是新型隐球菌脑膜炎的临床特点。

1. 年龄和性别 可见于任何年龄组,30～60岁成年人发病多见,男女均可患病。

2. 伴随疾病状态 大部分患者有恶性肿瘤、免疫功能低下、慢性消耗性疾病、严重烧伤、器官移植、艾滋病以及抗生素滥用、长期使用大剂量免疫抑制药和抗肿瘤制剂的病史,部分患者有养鸽或与鸽粪密切接触史。

3. 起病方式 通常隐袭起病,表现为亚急性或慢性过程,病情缓慢进展,逐渐加重。免疫力低下患者可急性起病,占 10%。

4. 神经系统症状和体征 主要表现为颅内压逐渐增高所致的持续性加重的头痛、恶心、频繁呕吐、视物模糊,可伴颈部疼痛和活动受限,部分患者可出现精神行为异常、发作性抽搐,病情进展迅速的患者可出现嗜睡、昏睡等意识障碍,如颅内压进一步增高,患者意识障碍加重,甚至进入昏迷状态,大小便失禁。神经系统查体表现为颈项强直,Kerning's征阳性,视力、听力减退,眼底检查可发现视盘水肿,边界不清,可合并视网膜出血和渗出。长期颅内压增高的患者可出现单侧或双侧动眼神经、展神经麻痹、四肢腱反射低下、双侧病理征阳性等神经系统定位损害体征。病情进一步进展,患者可因颅内压增高引发脑疝死亡。

5. 其他系统症状和体征 新型隐球菌脑膜炎还可伴有其他系统的病变,包括呼吸道、皮肤、前列腺、泌尿道、眼、骨骼以及血液系统。其中呼吸系统表现多样,可无任何症状,也可出现重症肺炎、ARDS。皮肤可出现斑丘疹。

6. 病程迁延 多数患者在确诊之前已经被怀疑为中枢神经系统感染,并按相应的诊断进行过抗病毒、抗菌或抗结核治疗,但病情迁延、反复,不易确诊。

【辅助检查】

1. 常规检查 血液白细胞计数轻度或中度增多,大部分病例在(1～2)×10¹⁰/L,少数可达 2×10¹⁰/L 以上。部分患者血沉加快。中后期可出现血红蛋白及红细胞计数减少。

2. 病原菌检查 针对新型隐球菌的特异性诊断性检查包括脑脊液涂片、病原体培养及血清学检查。在各种标本中如能找到新型隐球菌,对诊断有决定意义。

(1)脑脊液检查新型隐球菌:脑脊液涂片,墨汁染色后进行镜检。一般新型隐球菌在镜下可见圆形或椭圆形的双层厚壁孢子,外有一层宽阔荚膜,边缘清楚完整,菌体内可见单个出芽。如脑脊液涂片、墨汁染色阴性,可离心沉淀(3 000r/min,10 min)后重复检查。脑脊液墨汁染色阳性,可进行菌体计数,判断预后及疗效;还可进行培养,筛查抗真菌药物的敏感性。70%～90%的艾滋病患者脑脊液墨汁染色呈阳性,而在非艾滋病患者的阳性率仅为50%,需要多次重复试验以提高阳性率。

检测脑脊液抗新型隐球菌抗体有助于诊断或判断病情,抗体滴度升高表明病情好转。检测方法有凝集反应、间接荧光试验、补体结合试验、间接血凝试验以及酶联免疫法。

(2)血清学检查:针对新型隐球菌荚膜上的多糖抗原,可通过胶乳凝集试验检测,这是一种简便、快速、有效诊断隐球菌性脑膜炎的实验室方法。它以胶乳颗粒为载体,表面联接有抗新型隐球菌抗体,形成致敏胶乳悬液,当与患者脑脊液标本作用时,如标本中含有一定量的隐球菌荚膜多糖抗原,则可产生肉眼可见的凝集反应颗粒。

3. 脑脊液常规检查 艾滋病相关的新型隐球菌脑膜炎的脑脊液白细胞计数偏少,甚至在正常范围。非艾滋病的新型隐球菌脑膜炎的脑脊液白细胞计数增多,以淋巴细胞为主。新型隐球菌脑膜炎患者的脑脊液压力增高,一般为 1.96～4.9kPa。外观正常或微混。糖和氯化物早期变化不明显,中后期可明显减少,特别是糖含量可显著降低,甚至为 0。

4. 神经影像学检查 脑 CT 和 MRI 可以显示脑膜周围的感染灶、合并脑实质性疾病的表现或脑水肿。神经影像学检查能够确定患者颅内病变的部位,对病变性质有一定的提示,但对病原体的确定没有特异性。

【诊断】

艾滋病患者诊断新型隐球菌脑膜炎并不困难,原因在于患者免疫功能低下,脑脊液中新型隐球菌数量多,墨汁染色通常为阳性,而且脑脊液和血清中新型隐球菌抗原检查的敏感性和特异性都非常高。而在非艾滋病患者中,如果脑脊液涂片墨汁染色、培养和抗原检查均阴性时,诊断新型隐球菌脑膜炎较为困难,特别是免疫功能正常的患者,这需要重复腰椎穿刺以及多次的脑脊液培养。在准备进行腰椎穿刺之前,应当优先进行头颅影像学检查,如 CT 或 MRI 等,以了解患者当前颅内组织结构状况。

以下为新型隐球菌脑膜炎的诊断要点。

亚急性或慢性起病的头痛患者,伴有低热、恶心、呕吐和脑膜刺激征。

腰椎穿刺检查提示颅内压增高,脑脊液常规和生化检查证实存在脑膜炎症改变,脑脊液墨汁染色发现带有荚膜的新型隐球菌。

神经影像学(CT 或 MRI)发现患者脑实质内散在局限性炎性病灶和(或)广泛的脑膜增强反应。

【鉴别诊断】

新型隐球菌性脑膜炎与患者的免疫状态有关,确诊的艾滋病患者较易诊断,但如果患者免疫正常,临床就需要与具有脑膜和脑实质损害的其他中枢神经系统感染性疾病、脑血管病以及脑膜癌病进行鉴别。

1. 结核性脑膜炎　为结核杆菌感染所致的急性、亚急性或慢性脑膜和脑实质炎症,临床典型表现发热、头痛、呕吐,查体可见脑膜刺激征,脑脊液早期呈单核细胞增多为主的炎性改变,生化检查葡萄糖和氯化物显著降低。常伴有中枢神经系统外的结核病灶。但对临床表现不典型的结核性脑膜炎患者,应与新型隐球菌性脑膜炎鉴别。如发热及全身中毒症状明显,病情发展迅速,有脑实质损害,脑外结核病灶,CSF 中蛋白质含量明显升高者结核性脑脑膜炎可能性较大。颅内高压症状显著、头痛剧烈、早期出现视力改变或眼球突出、眼底检查示中、重度视神经盘水肿而发热和全身中毒症状相对较轻,CSF 中蛋白质含量正常或轻度升高者或发病前有机体免疫力低下诱发因素者要考虑隐球菌性脑膜炎。脑脊液结核特异性抗体阳性可协助临床诊断。试验性抗结核治疗 1～2 周,结核性脑膜炎患者的临床症状可获明显改善。

2. 细菌性脑膜炎　为各种化脓性细菌或厌氧菌所致的急性脑膜或脑实质的化脓性炎症。临床表现为发热、头痛、呕吐、癫痫发作、意识障碍等症状,查体可发现脑膜刺激征。病情发展迅速。脑脊液外观浑浊,呈化脓性炎性表现。已经抗生素治疗或已形成脑脓肿的患者,脑脊液化脓性炎症表现不典型,蛋白质明显增高,应与新型隐球菌脑膜炎鉴别。细菌性脑膜炎脑脊液细菌涂片和培养可发现相应的致病菌,使用广谱高效易透过血-脑屏障的抗生素治疗,可显著缓解细菌性脑膜炎患者的病情。

3. 病毒性脑(脑膜)炎　为各种病毒所致的急性脑膜或脑实质炎症。临床表现多样,首发症状常为发热、头痛、呕吐、癫痫发作、精神行为异常等症状的组合,查体可发现脑膜刺激征,脑脊液外观清亮,呈无菌性炎症表现。如脑脊液压力增高,蛋白质明显增高,应与新型隐球菌脑膜炎鉴别。但病毒性脑膜炎脑脊液检查可有特异性病毒抗体滴度的增高,正规抗病毒治疗有效。

4. 脑寄生虫病　最常见脑囊虫病。为猪绦虫囊尾蚴寄生在脑膜、脑实质和脑室内,导致脑膜炎症、癫痫发作和颅内压增高的神经系统寄生虫感染。主要流行在我国北部地区。脑囊虫病具有特征性的神经影像学改变,脑 CT 平扫新发病者可见颅内单发或多发的低密度病灶,注射造影剂后病灶及脑膜有环形强化。陈旧性病灶患者可见颅内多发性钙化灶。头部 MRI 显示脑实质内多发的囊性病灶,有些病例囊内可见头节。此外,囊虫血清学检查也有助于诊断。

5. 脑静脉窦血栓形成　是少见的脑血管病类型,临床表现以高颅压、局灶性神经系统症状和体征为主。病因可分为感染性和非感染性两大类。临床症状多样,体征多变,诊断较为困难。但感染性静脉窦血栓形成,常有相应初始的颅内感染灶可循,如鼻部、眼眶周围和颜面部的感染,化脓性中耳炎、乳突炎等。非感染性静脉窦血栓形成则以产妇、婴幼儿多见,部分患者伴有严重脱水、恶病质等。对脑脊液检查以及脑 CT、MRI 无法确定的不典型颅内静脉窦血栓形成的患者,脑血管造影检查具有确诊价值。

6. 脑膜癌病　又称癌性脑膜炎,以脑和脊髓的软脑(脊)膜内转移性肿瘤细胞广泛性或局限性浸润为特点,可伴有脑和脊髓实质内转移性的肿瘤结节。部分患者可能以脑膜癌病为恶性肿瘤的首发症状,需要与新型隐球菌脑膜炎鉴别。脑膜癌病患者脑 CT、MRI 检查注射造影剂后可见脑膜增强的改变,脑脊液肿瘤细胞学检查阳性可明确诊断。

【治疗】

新型隐球菌性脑膜炎是致命性的疾病,免疫功能正常的患者未经治疗能够生存数年,但艾滋病患者仅能生存数周。

新型隐球菌性脑膜炎的治疗应为综合性治疗,包括抗真菌药物治疗、免疫治疗和对症治疗。

1. 抗真菌药物治疗

(1)药物种类:目前抗真菌药物分为大环多烯

类、吡咯类、核苷类似物、丙烯胺类以及棘白菌素类等。

大环多烯类包括两性霉素 B（amphotericin B，AmB）及其新剂型，其作用机制是与真菌细胞膜中的麦角固醇结合，干扰细胞代谢、增加细胞膜通透性，从而达到杀死真菌细胞的作用。由于多烯类药物与真菌细胞的麦角固醇的结合力大于与哺乳动物细胞的结合力，因此对哺乳动物的毒性较低。AmB 对隐球菌有强大灭菌作用，至今仍是治疗新型隐球菌脑膜炎的首选药物之一，但其不易透过血-脑屏障，静脉用药时脑脊液浓度仅为血药浓度的 2%～3%，因此治疗脑膜炎常需配合鞘内注射，而且该药严重的肝肾毒性、寒战、高热及静脉炎、低钾血症等不良反应，限制了它的应用。为此又研制出了两性霉素 B 的新剂型，包括两性霉素 B 脂质体（amphotericin B liposomes，AmBisome）、两性霉素 B 脂质复合物（amphotericin B lipid complex，ABLC）、两性霉素 B 胶体分散剂（amphotericin B colloidaldispersion，ABCD）等。这些新剂型都含有脂性物质，由于脂性物质的存在，使 AmB 选择性分布在体内，可直接结合在真菌感染部位，同时更多地储存在肝、脾、肺等网状内皮系统丰富的组织并缓慢释放，减少了 AmB 在肾组织中的分布，而且脂性物质还可提高 AmB 对真菌麦角固醇的亲和力，使疗效增强而毒性减低。

吡咯类包括咪唑类和三唑类。咪唑类中有酮康唑、克霉唑、咪康唑、益康唑等，治疗深部真菌感染疗效差，不良反应多见，目前仅作为局部用药，用于浅表真菌感染或皮肤黏膜念珠菌感染。三唑类中氟康唑（fluconazole，FCZ）和伊曲康唑（itraconazole，ICZ）已经广泛用于临床，第二代三唑类药物如伏立康唑（Voriconazole）和泊沙康唑（posaconazole）也已上市，它们作用于细胞色素 P450 依赖性酶羊毛甾醇 14α-去甲基酶，抑制麦角固醇的合成，导致甲基化的固醇堆积，使敏感真菌细胞膜失去完整性和活性，最终导致与膜相关的细胞功能发生改变。该类药物不良反应发生率低，患者耐受性好，被广泛用于系统性真菌感染的预防性治疗，也是治疗艾滋病患者并发新型隐球菌脑膜炎的有效药物，能有效防止复发。

核苷类似物以 5-氟胞嘧啶（flycytosine，5-FC）为代表，该药低浓度为抑菌药，高浓度为杀菌药。其作用机制是通过氟胞嘧啶透性酶作用进入真菌细胞，在真菌细胞内胞嘧啶脱氨酶作用下转化为氟尿嘧啶，代替脲嘧啶进入真菌细胞的 DNA 中，抑制真菌细胞核酸的合成，导致菌体死亡。由于哺乳动物细胞没有胞嘧啶透性酶，因而 5-FC 对真菌有选择性毒性作用。不良反应主要有恶心、呕吐及肝、肾、造血系统损害等。5-FC 单独使用时活性低，易发生耐药而且大剂量有骨髓毒性，故临床一般与 AmB 或 FCZ 联合使用。

临床应用最广泛的丙烯胺类为特比萘芬，作用机制为特异性地抑制角鲨烯环氧化酶，阻止麦角固醇合成，角鲨烯堆积于膜内，导致胞膜脆性增加而破裂，细胞死亡。

此外，卡泊芬净（caspofungin）等棘白菌属类抗真菌药对新型隐球菌无效，临床不推荐使用。

（2）药物治疗方案：新型隐球菌脑膜炎的治疗应当根据患者当时的全身状况，分为急性期、巩固治疗期和维持治疗期。

目前急性期推荐两性霉素 B 联合 5-氟胞嘧啶治疗。两性霉素 B 可破坏隐球菌的细胞膜，利于 5-氟胞嘧啶的渗入，继而抑制隐球菌的核酸合成，达到杀灭隐球菌的目的，两药合用有协同杀菌的作用，可减少两性霉素 B 的用量以减少其严重的毒副作用，防止 5-氟胞嘧啶耐药菌株的产生。Brouwer 等随诊了 2 周以上的脑脊液隐球菌计数，并以此为指标对两性霉素 B 联合 5-氟胞嘧啶与两性霉素 B 单用，两性霉素 B 联合氟康唑，以及三药联用等其他方案进行了比较。结果两性霉素 B 联合 5-氟胞嘧啶杀灭脑脊液隐球菌的能力最强。Sloan 等总结了截止 2008 年以前的艾滋病并发新型隐球菌脑膜炎的成年患者使用抗真菌药物的随机对照试验，共 6 个试验入选，相比较的抗真菌药物包括氟康唑与氟康唑联合 5-氟尿嘧啶，两性霉素 B 与两性霉素 B 联合 5-氟尿嘧啶，两性霉素 B 与两性霉素 B 脂质体，结果推荐两性霉素 B 联合 5-氟尿嘧啶这一治疗方案，因为使用这一方案治疗 2 周后，患者脑脊液无菌率更高。而两性霉素 B 与两性霉素 B 脂质体的疗效相当，两性霉素 B 脂质体的不良反应发生率更低。

2000 年美国感染疾病学会在隐球菌脑膜炎治疗指南中建议，对艾滋病患者，推荐急性期使用两性霉素 B[0.7～1mg/（kg·d）]联合 5-氟胞嘧啶 [100mg/（kg·d）]，治疗 2 周。巩固治疗期推荐氟康唑口服 400～800mg/d，治疗至少 10 周。随后建议终身口服氟康唑 200～400mg/d。

对于无免疫功能低下者，两性霉素 B[0.7～

1mg/(kg·d)]联合 5-氟胞嘧啶[100mg/(kg·d)],治疗 6～10 周。对于 HIV 阴性的免疫功能低下患者(如器官移植等),疗程则相应延长,推荐急性期使用两性霉素 B[0.7～1.0mg/(kg·d)]治疗 2 周,然后氟康唑 400～800mg/d,治疗 8～10 周,并根据以后病情继续口服氟康唑 200mg/d 至 6～12 个月。

两性霉素 B 的新剂型适用于不能耐受两性霉素 B 不良反应的患者,疗效好且毒副作用小。推荐两性霉素 B 脂质体的剂量为 4mg/(kg·d),两性霉素 B 脂质复合物为 5mg/(kg·d),疗效与两性霉素 B 相似,而肾毒性更小。Chen 等进行了两性霉素 B 脂质体治疗的多中心随机对照试验研究,在 312 例患者中应用两性霉素 B 脂质体 4mg/(kg·d)与常规剂量的两性霉素 B 相比,两组的隐球菌清除率分别为 73% 和 38%,脑脊液中达到稳态浓度的时间分别为 7～14d 和 21d。殷凯生等采用两性霉素 B 脂质体治疗深部真菌病,结果显示其安全性优于两性霉素 B。

2010 年美国感染疾病学会更新了治疗指南,推荐的分级系统,见表 6-11。对艾滋病并发隐球菌脑膜炎的患者急性期推荐使用两性霉素 B[0.7～1mg/(kg·d)]联合 5-氟胞嘧啶[100mg/(kg·d)]。对可能发生肾功能障碍的患者推荐使用两性霉素 B 脂质体[3～4mg/(kg·d)]或两性霉素 B 脂质复合物[5mg/(kg·d)]代替两性霉素 B,治疗至少 2 周。巩固治疗期推荐使用氟康唑 400mg/d 口服,治疗 8 周以上。维持期推荐使用氟康唑口服 200mg/d 至少 12 个月以上(表 6-12)。

对接受器官移植并发隐球菌脑膜炎的患者急性期推荐使用两性霉素 B 脂质体[3～4mg/(kg·d)]或两性霉素 B 脂质复合物[5mg/(kg·d)],联合 5-氟胞嘧啶[100mg/(kg·d)]治疗至少 2 周。巩固治疗期推荐使用氟康唑口服 400～800mg/d,治疗 8 周。随后进入维持期使用氟康唑口服 200～400mg/d 6～12 个月(表 6-13)。

对非艾滋病和未接受器官移植并发隐球菌脑膜炎的患者急性期推荐使用两性霉素 B[0.7～1mg/(kg·d)]联合 5-氟胞嘧啶[100mg/(kg·d)],开始治疗 2 周后,如脑脊液隐球菌培养阴性且未出现新的神经系统并发症的脑膜炎患者治疗预期为 4 周。如出现新的神经系统并发症,急性期治疗延长至少 6 周以上。巩固治疗期推荐使用氟康唑口服 400mg/d,治疗 8 周。随后进入维持期使用氟康唑口服 200mg/d 6～12 个月(表 6-14)。

在临床实践中,新型隐球菌脑膜炎患者在上述治疗 2 周后,其神经系统症状和体征多数好转。治疗 2 周时,80% 以上的患者脑脊液中处于无菌状态,但隐球菌多糖荚膜抗原仍为阳性。2 周时脑脊液隐球菌培养仍阳性的患者在 10 周时治疗失败的风险是 2 周时脑脊液隐球菌培养阴性的患者的 5 倍。

对上述治疗耐药的患者,可使用其他抗真菌药物治疗,如伏立康唑和泊沙康唑等。

美国感染疾病学会 2010 年更新的隐球菌脑膜炎治疗指南,见表 6-11,表 6-12,表 6-13,表 6-14。

表 6-11　美国感染疾病学会-美国公共卫生事业局临床指南推荐的分级系统

类别,分级	定义
推荐强度	
A	高质量证据推荐使用
B	质量中等的证据推荐使用
C	质量低的证据无法进行推荐
证据质量	
Ⅰ	来自至少 1 项的高质量随机对照试验
Ⅱ	来自至少 1 项设计良好的非随机化临床试验;来自多个中心的队列或病例对照分析研究;多时间序列或非对照性试验的结果引人瞩目
Ⅲ	来自以临床经验、描述性研究或专家委员会报告为依据的权威专家意见

表 6-12 美国感染疾病学会关于艾滋病患者并发隐球菌脑膜炎的治疗指南

治疗方案	疗程	证据等级
急性期		
两性霉素 B[0.7～1mg/(kg·d)]联合 5-氟胞嘧啶[100mg/(kg·d)]	2 周	A-I
可能发生肾功能障碍的患者,使用两性霉素 B 脂质体[3～4mg/(kg·d)]或两性霉素 B 脂质复合物[5mg/(kg·d)],联合 5-氟胞嘧啶[100mg/(kg·d)]	2 周	B-II
不能耐受 5-氟胞嘧啶的患者,使用两性霉素 B[0.7～1mg/(kg·d)]或两性霉素 B 脂质体[3～4mg/(kg·d)]或两性霉素 B 脂质复合物[5mg/(kg·d)]	4～6 周	B-II
急性期可考虑选择的方案		
两性霉素 B 联合氟康唑		B-I
氟康唑联合 5-氟胞嘧啶		B-II
氟康唑		B-II
伊曲康唑		C-II
巩固治疗期		
氟康唑 400mg/d	8 周	A-I
维持治疗期		
口服氟康唑 200mg/d	≥1 年	A-I
维持期可考虑选择的方案		
口服伊曲康唑 400mg/d	≥1 年	C-I
每周静脉滴注两性霉素 B 1mg/kg	≥1 年	C-I

表 6-13 美国感染疾病学会关于接受器官移植的患者并发隐球菌脑膜炎的治疗指南

治疗方案	疗程	证据等级
急性期		
两性霉素 B 脂质体[3～4mg/(kg·d)]或两性霉素 B 脂质复合物[5mg/(kg·d)],联合 5-氟胞嘧啶[100mg/(kg·d)]	2 周	B-III
急性期可考虑选择的方案		
两性霉素 B 脂质体[6mg/(kg·d)]或两性霉素 B 脂质复合物[5mg/(kg·d)]	4～6 周	B-III
两性霉素 B[0.7mg/(kg·d)]	4～6 周	B-III
巩固治疗期		
氟康唑 400～800mg/d	8 周	B-III
维持治疗期		
氟康唑 200～400mg/d	6～12 个月	B-III

表 6-14　美国感染疾病学会关于非艾滋病患者或未接受器官移植患者并发隐球菌脑膜炎的治疗指南

治疗方案	疗程	证据等级
急性期		
两性霉素 B[0.7～1mg/(kg·d)]联合 5-氟胞嘧啶[100mg/(kg·d)]	≥4 周	B-Ⅱ
两性霉素 B[0.7～1mg/(kg·d)]	≥6 周	B-Ⅱ
如有可能,两性霉素 B 脂质体[3～4mg/(kg·d)]或两性霉素 B 脂质复合物[5mg/(kg·d)]联合 5-氟胞嘧啶	≥4 周	B-Ⅲ
两性霉素 B[0.7mg/(kg·d)]联合 5-氟胞嘧啶[100mg/(kg·d)]	2 周	B-Ⅱ
巩固治疗期		
氟康唑 400～800mg/d	8 周	B-Ⅲ
维持治疗期		
氟康唑 200mg/d	6～12 个月	B-Ⅲ

2011 年 1 月美国胸科学会发表了成年人肺部真菌感染的治疗指南,其中对中枢神经系统新型隐球菌感染的患者推荐使用两性霉素 B[0.7～1mg/(kg·d)]联合 5-氟胞嘧啶[100mg/(kg·d)],治疗 2 周,然后口服氟康唑或伊曲康唑(400mg/d),治疗 8～10 周(A-Ⅰ)。不能使用唑类药物的患者,推荐使用两性霉素 B[0.7～1mg/(kg·d)]联合 5-氟胞嘧啶[100mg/(kg·d)],治疗 6～10 周(A-Ⅰ)。如有可能,应监测 5-氟胞嘧啶血药浓度(50～100mg/ml)来调整剂量。对难治性或不能使用氟康唑或伊曲康唑的患者,建议根据具体情况使用伏立康唑或泊沙康唑(C-Ⅲ)。CD4 细胞计数少于 $200/\mu l$ 的艾滋病患者,应使用氟康唑(200mg/d)进行维持治疗(A-Ⅰ)。为防止艾滋病患者发生免疫重建炎症综合征(immune reconstitution inflammatory syndrome,IRIS),高效抗反转录病毒治疗应在抗新型隐球菌治疗 8～10 周后进行(B-Ⅱ)。

2. 抗真菌药物联合免疫治疗　新型隐球菌脑膜炎患者多数存在免疫功能障碍,在抗真菌药物治疗的同时应当联合免疫治疗是今后治疗的方向之一,如抗真菌药物与细胞因子或特异性抗体联合治疗。对艾滋病相关感染患者早期进行高效抗反转录病毒治疗(即 HAART 疗法)也属于免疫治疗。动物实验表明,α-干扰素、白细胞介素-2、粒细胞巨噬细胞集落刺激因子(GM-CSF)和粒细胞集落刺激因子(G-CSF)等与抗真菌药物具有协同作用,对耐药菌株仍有较好的杀菌效果,有望成为抗真菌药物治疗的重要辅助手段。

3. 并发症的处理　新型隐球菌脑膜炎常见并发症为颅内压增高,因此需要对其进行颅内压监测,并采取相应的处理(表 6-15)。

2011 年美国胸科协会在成年人新型隐球菌脑膜炎并发颅内压增高的处理建议,如果脑 CT 或 MRI 没有发现占位性病变时,推荐进行脑脊液引流(A-Ⅰ)。建议重复腰穿引流脑脊液,脑室-腹腔分流术以及使用甘露醇等治疗(A-Ⅲ)。不推荐使用乙酰唑胺和利尿治疗。对绝大多数患者不建议常规使用皮质类固醇,但对某些特殊患者,如 C.gattii 感染患者为防止失明以及发生免疫重建炎症综合征的患者可以考虑使用皮质类固醇(C-Ⅲ)。

表 6-15　美国感染疾病学会关于艾滋病并发隐球菌脑膜炎出现颅内压增高时的处理指南

检查	处理	推荐等级
治疗前		
局灶性神经系统体征,反应迟钝	腰穿前进行神经影像学检查,除外腰穿禁忌证	B Ⅱ
脑脊液压力正常	开始抗真菌药物治疗,2 周后复查腰穿	A Ⅰ
脑脊液压力>250mm H_2O	腰穿引流脑脊液,使压力≤200 mm H_2O,或脑脊液初压的 50%	A Ⅱ
复查脑脊液压力增高	每日重复引流脑脊液,直至压力稳定	A Ⅱ
脑脊液压力持续增高	腰穿引流脑脊液,脑室-腹腔分流术	B Ⅱ

4. 艾滋病并发新型隐球菌脑膜炎的预防 艾滋病患者是新型隐球菌脑膜炎的高危人群。目前许多随机对照试验结果表明在 CD4 细胞计数减少的艾滋病患者中使用氟康唑(200～400mg/d)或伊曲康唑(200mg/d)进行一级预防,可显著降低新型隐球菌脑膜炎的发病率。因此临床推荐 CD4 细胞计数减少的艾滋病患者进行一级预防。

【预后】

隐球菌病作为一种深部真菌病,主要侵犯中枢神经系统,约占隐球菌感染的 80%,预后严重,病死率高。

治疗隐球菌能否成功的最重要的预测因素是患者基础疾病是否能够成功控制。实际上,癌症患者的生存时间要短于艾滋病患者。对接收器官移植的隐球菌感染患者,预后仍有争议,一些研究认为患者预后与没有基础疾病的患者相似,而另一项研究报告接受器官移植的隐球菌感染患者的死亡率为 42%。

隐球菌脑膜炎的预后研究提示,预后不良与脑脊液墨汁染色强阳性、多糖抗原滴定水平高(1:1024)以及脑脊液中炎性反应低下($<20/\mu l$),存在意识障碍等因素有关。此外,预后也与国家的医学水平、经济状况有关。在发达国家,隐球菌脑膜炎在病后 6～12 个月的病死率为 10%～25%,而在医疗资源受限的不发达国家,病后 6 个月的病死率高达 100%(表 6-15)。

(陈 葵 李继梅)

第六节 朊蛋白病

【概述】

朊蛋白病(prion 病)是近年来提出的一组疾病的名称,过去也称之为"慢病毒感染"类疾病,这是一类可侵袭人类及多种动物中枢神经系统(CNS)的退行性脑病。由于该类疾病具有传染性,具有相似的神经病理学改变,也称为可传播性海绵状脑病(transmissible spongiform encephalopathies,TSE)或朊蛋白病。这组疾病潜伏期长,致死率 100%,并可在同种动物间传播。自 1730 年首次报道羊瘙痒病以来,目前已经在人类以及 20 余种动物中发现有自然发生或感染的 TSE,其中包括人类的克-雅病(Creutzfeldt-Jacob disease,CJD)、家族性致死性失眠症(fatal familial insomnia,FFI)、库鲁病(kuru)、吉斯特曼-施特劳斯综合征(Gerstmann-Straussler-Scheinker syndrome,GSS)以及动物中的羊瘙痒病、牛海绵样脑病(疯牛病)、骡和麋鹿慢性消耗病、貂可传播性海绵样脑病、猫海绵样脑病等。

朊病毒(prion)是目前已知的唯一不含核酸、具有自我复制能力的感染性蛋白粒子。由细胞表面的正常朊蛋白(prion protein)转变而成的异常形式,具有感染性,可抵抗朊蛋白酶的水解作用(蛋白酶抗性)。人类朊蛋白由第 20 号染色体短臂上的 PRNP 基因编码。朊病毒对于外界灭活的抵抗能力强,对煮沸、冷冻、乙醇、过氧化氢、高锰酸钾、碘、氧乙烯蒸气、去垢剂、有机溶剂、甲醛、紫外线、γ 射线和标准的高压灭菌均有抗性。

CJD 首次报道于 1922 年,是由德国科学家 Creutzfeldt 和 Jacob 先后发现的一类感染人类的朊蛋白病,包括散发型、家族或遗传型、医源型和变异型。散发型 CJD 是人类最常见的朊蛋白病,典型表现是持续进展的痴呆和肌阵挛,该病潜伏期长,通常在发病 1 年内死亡,病死率为 100%。

这类疾病发病机制的关键是宿主正常的、能被蛋白酶水解的朊蛋白 PrP^C(cellular PrP,PrP^C)转变成异常的、不能被蛋白酶水解的致病性朊蛋白 PrP^{Sc}(scrapie PrP,PrP^{Sc}),见表 6-16,以此方式增殖并以淀粉样纤维和无定型积聚物的形式在脑组织沉积;PrP^{C}与 PrP^{Sc}两者的氨基酸序列相同,但由于空间构象的转化,理化性质差异很大。PrP^{C}空间构象为 α-螺旋结构,几乎不含有 β-片层结构;PrP^{Sc}以 β 片层结构为主,不溶于变性剂,以多聚体形式沉积在组织中,能部分抵抗蛋白酶 K 的水解,并通过使正常的 PrP^{C}蛋白转化成 PrP^{Sc}的过程使朊蛋白病具有可传播性。朊蛋白的这种 α-螺旋向 β 片层结构的构象转化是理解朊蛋白病的基础(图 6-5)。

散发性 CJD(Sporadic CJD,sCJD)是人类最常见的朊蛋白病。sCJD 占人类朊蛋白病的 85% 左右,遗传性 CJD 占 10%～15%(表 6-17)。家族性 CJD(Familial CJD,fCJD),GSS 和 FFI 均是由 PrP 基因突变导致的显性遗传性朊蛋白病。1996 年出现了与疯牛病发病相关的新变异性 CJD(new variant

表 6-16　朊蛋白病相关词汇

prion,朊病毒	朊蛋白病的感染因子,是不含核酸、具有自我复制能力的一种感染性蛋白粒子,由细胞表面的正常朊蛋白转变而成的异常形式,具有感染性,并可抵抗蛋白酶的水解作用(蛋白酶抗性)
prion protein,朊蛋白	一种正常的细胞蛋白,由 253 个氨基酸组成,分子量 30～33kD。主要在 CNS(脑和脊髓)的神经元以及胶质细胞中表达,在机体其他组织包括外周组织、淋巴组织等细胞中也有表达
scrapie prion protein,PrP^{Sc}	羊瘙痒因子样朊蛋白,是朊蛋白的致病性异构体。该蛋白质是羊瘙痒病朊蛋白纯化制剂中唯一可以辨别的大分子物质
cellular prion protein ,PrP^C	是朊蛋白细胞型异构体,即细胞型朊蛋白(正常朊蛋白),PrP^C 是 PrP^{Sc} 的前体
PrP27-30	PrP^{Sc} 的一个片段,蛋白酶 K 部分水解后产生的 NH_2-末端片段
PRNP	人类 20 号染色体上编码 PrP 蛋白的基因
朊蛋白杆状体	主要由 PrP27-30 组成的朊蛋白聚集物。由 PrP^{Sc} 的变性剂提取物和部分蛋白水解物组成。在形态学和组织化学上与多种淀粉样蛋白不能区别
PrP 淀粉样蛋白	动物和人类朊蛋白病脑组织中富含 PrP 的淀粉样蛋白,通常在斑块中聚集
sporadic CJD,sCJD	散发型克-雅病
iatrogenic CJD,iCJD	医源型克-雅病
Familial or genetic CJD,fCJD	家族型或遗传型克-雅病
variant CJD,vCJD	变异型克-雅病
Gerstmann-Sträussler-Scheinker syndrome,GSS	吉斯特曼-施特劳斯综合征
fatal familial insomnia,FFI	致死性家族性失眠症
transmissible spongiform encephalopathy，TSE	可传播性海绵状脑病

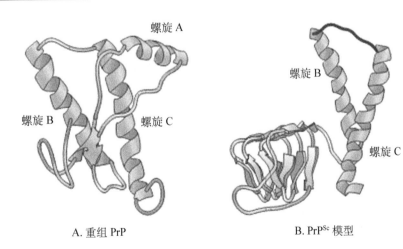

图 6-5　朊蛋白结构

A.叙利亚仓鼠重组 PrP(90-231)NMR 结构。推测重组 PrP(90-231)的 α 螺旋结构与 PrP^C 相似。重组 PrP(90-231)被认为是 PrP^{SC} 结合 PrP^C 的界面。图示:α 螺旋 A(残基 144～157),B(172～193)和 C(200～227)。平带代表 β 股 S1(129～131)和 S2(161～163)。B.PrP^{SC} 理论结构模式。90～160 区域形成 β 螺旋模式,而 COOH 末端螺旋 B 和 C 结构保留与在 PrP^C 一致的结构中

表 6-17　朊蛋白病

疾病	宿主	发病机制
人类		
库鲁病	Fore 部落	通过食人宗教仪式感染
iCJD	人类	通过朊病毒污染的 hGH 和硬脑膜移植物等感染
vCJD	人类	通过食用污染的牛肉感染
fCJD	人类	PRNP 种系突变
GSS	人类	PRNP 种系突变
FFI	人类	PRNP 种系突变(D178N,M129)
sCJD	人类	体细胞突变或 PrP^C 自发性转化为 PrP^{Sc}
sFI	人类	体细胞突变或 PrP^C 自发性转化为 PrP^{Sc}
动物		
羊瘙痒病	绵羊	遗传易感绵羊
BSE	牛	朊病毒污染的肉骨粉(MBM)
TME	水貂	患朊蛋白病的羊或牛
CWE	黑尾鹿、麋鹿	不详
FSE	猫	朊病毒污染牛肉
外源性有蹄类脑病	郊区角羚,尼亚簌羚,或羚羊	朊蛋白污染的肉骨粉(MBM)

注:BSE,牛海绵状脑病;CWE,慢性消耗性疾病;sFI,散发性致死性失眠症;FSE,猫海绵状脑病;hGH,人生长激素;MBM,肉骨粉;TME,传染性水貂脑病

CJD,vCJD)。这几种疾病类型在发病年龄、临床表现、临床病程及病理学特征等方面都有所差异。

尽管感染性朊蛋白病在所有朊蛋白病病例中不足 1%,而且感染过程在疾病的自然过程中并不起决定性作用,但是朊病毒的可传播性仍是重要的生物学特征。流行于新几内亚 Fore 部落的 Kuru 病缘于进食死亡宗教仪式中亡者的脑组织而致病。自 20 世纪 50 年代停止食人风俗以来,除一些潜伏期超过 40 年的新发病例外,Kuru 病几近消失。医源性 CJD(iatrogenic CJD,iCJD)可能是患者偶然接触朊病毒所致。见于欧洲青少年的变异型 CJD(variant CJD,vCJD)则是食用感染牛海绵状脑病(bovine spongiform encephalopathy,BSE)的牛肉所致。

朊病毒还可以导致 6 种动物疾病(表 6-17)。绵羊和山羊的羊瘙痒病是最早认识的朊蛋白病。目前认为水貂脑病、BSE、猫海绵状脑病和外源性有蹄类动物脑病都是发生在进食朊病毒感染的食物之后。20 世纪 80 年代晚期,在英国出现 BSE 流行,其原因归咎于工业化所致的同类相食。BSE 起源于散发性 BSE 奶牛还是起源于羊瘙痒病尚不清楚。慢性消耗性疾病(chronic wasting disease,CWD)是北美地区鹿和麋鹿流行的朊蛋白病,起源尚不清楚。

【流行病学】

CJD 见于全世界。sCJD 的年发病率约为 1/

1 000 000。动物 TSE 的发病率也很低,在 20 世纪 80 年代以前,未在野生或饲养的动物中出现大规模暴发流行。但自 1986 年英国首次报道疯牛病以来,疯牛病的阴云已经从欧洲蔓延到了世界各地,疯牛病的危害早已从单纯的畜牧业疾病扩展到危及多种产业、人类健康、社会稳定甚至人类生存的大问题。尽管有很多关于 CJD 地域聚集性的文献报道,但 CJD 病例的 PrP 基因突变仍不尽相同。科学家试图找出散发性和家族性 CJD 的共同病原学因素,但均未成功。流行病学研究未能证明进食羊瘙痒病感染的绵羊和山羊肉是人类 CJD 的病因,尽管这种潜在的接种渠道一直备受关注。研究发现高达 90% 的受检麋鹿(麋鹿群中被淘汰的)可以发现 CWD 朊病毒,所以对患 CJD 的猎鹿人要特别注意。研究表明叙利亚仓鼠经口感染朊病毒即可致病,但是与经颅接种途径相比,这一途径几乎是无效的。

【发病机制】

最初,根据朊蛋白病的病理改变局限于 CNS 这一病理学基础而将朊蛋白病归类于病因不明的神经系统变性病。研究发现,库鲁病和 CJD 可以传播给类人猿,并将这类疾病视为由慢病毒引起的 CNS 感染性疾病。尽管文献报道确有些 CJD 病例具有家族聚集性的特征,但是这一发现随着 CJD 传播给动物的研究变得模糊起来。事实上,遗传性

CJD 的概念随着 PrP 基因突变的发现才逐渐清晰。朊病毒这一概念解释了一种疾病如何既具有遗传性又具有感染性。此外，不论是散发性、显性遗传性，还是获得性感染，所有朊蛋白病的核心标志都与 PrP 的异常代谢有关。

朊病毒区别于其他病毒的显著特征是两种 PrP 的异构体都是由染色体基因编码。人类的 PrP 基因称为 PRNP 基因，位于 20 号染色体短臂上。由于 PrP^{Sc} 只能被蛋白酶部分水解从而产生一个约 142 个氨基酸的有蛋白酶抗性的较小片段，称之为 PrP27-30；而在同等条件下，PrP^{C} 完全水解（图 6-6）。在变性剂存在条件下，PrP27-30 聚集为淀粉样物质。通过部分蛋白酶水解和变性剂处理形成的朊蛋白杆状体与 CNS 中 PrP 淀粉样斑块聚集形成的纤维样物无明显差别。脑组织中的 PrP 杆状体和淀粉样纤维的超微结构形态相似，并且刚果红染色后出现蓝绿色双折光现象。

1. 种属屏障　一般而言，朊蛋白病不能从一个种属传播给另一个种属，因为并非所有的脑内接种的动物都发病，那些发病的动物只有经过相当长的潜伏期、几乎接近自然生命周期才发病。这种传播的"种属屏障"与被接种宿主的 PrP^{C} 氨基酸序列和接种的朊蛋白的 PrP^{Sc} 氨基酸序列之间的相似度有关。宿主和供体的 PrP 的序列相似度的重要性证明，在朊蛋白转化过程中，PrP^{C} 与 PrP^{Sc} 直接发生相互作用。

2. 散发性和遗传性朊蛋白病　以下几种不同的说法或许能够解释散发性朊蛋白病的起源。

（1）体细胞突变可能为发端，继之发生与遗传性朊蛋白病中的种系突变相似的改变。在这种情况下，突变的 PrP^{Sc} 必须能以野生型 PrP^{C} 为靶的，这一过程仅发生在某些突变时。

（2）在种群中，在罕见情况下，分隔野生型 PrP^{C} 和 PrP^{Sc} 的屏障被突破。

（3）PrP^{Sc} 可能在某些正常细胞中以极低的浓度存在，并发挥某种重要的目前还不清楚的功能。在某些代谢改变状态下，细胞清除 PrP^{Sc} 的机制可能受损，PrP^{Sc} 形成的速率超过细胞的清除能力。

第 3 种可能的机制具有说服力，因为它提示 PrP^{Sc} 不仅仅是一种错误折叠的蛋白质，如第 1 种和第 2 种机制也提到的，而是具有功能的选择性折叠的分子。

已发现导致人类 PRNP 基因非保守替换的 30 多种突变，可根据这些突变将人类遗传性朊蛋白病进行分类。错义突变和 PRNP 基因八肽重复区扩展应对朊蛋白病家族型负责。PRNP 基因的 5 种不同突变在遗传学上与遗传性朊蛋白病有关。尽管家族之间的表型差别巨大，但是研究发现特异的表型似乎与某些突变有关。经典的 sCJD 的临床表型没有明显差别，并常见于密码子 180、183、200、208 和 232 替换突变。密码子 102、105、117、198 和 217 替换突变与朊蛋白病 GSS 变异型有关。正常

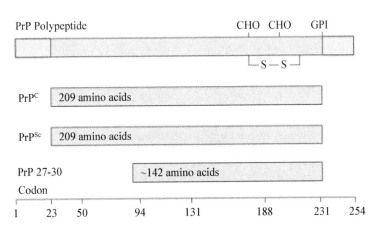

图 6-6　朊蛋白异构体

由 254 个氨基酸组成的叙利亚仓鼠 PrP 示意图。经氨基末端和羧基末端加工后，PrP^{C} 和 PrP^{Sc} 均由 209 个残基组成。PrP^{Sc} 经蛋白酶部分作用后其氨基末端被水解，形成由约 142 个氨基酸组成的 PrP27-30

的人 PrP 序列包括 5 个八肽重复序列。2～9 个八肽重复区插入突变可以出现多种表型，包括临床上与 sCJD 几无差别的表型和多年病程的缓慢进展性痴呆等多种类型。178 密码子由天冬氨酸替换为天冬酰胺，且同一等位基因 129 位氨基酸的多态性为甲硫氨酸，临床上表现为 FFI。如果同一等位基因 129 位残基的多态性为缬氨酸，临床上则表现为经典型 CJD。

3. 人类 PRNP 基因多态性　多态性决定散发性、遗传性和感染性朊蛋白病的易感性。129 位点甲硫氨酸/缬氨酸多态性不仅调节某些遗传性朊蛋白病的发病年龄，而且决定其临床表型。纯合型 129 密码子易于罹患 sCJD，这一发现支持朊蛋白产生的模式，即同源性蛋白质之间更易发生 PrP 的相互作用。

4. 医源性朊蛋白病

（1）角膜移植：将没有明显 CJD 临床表现的供体的角膜移植给正常受体，可经过很长的潜伏期后发病。

（2）采用污染的皮质脑电图电极：文献报道由于使用未正确消毒的脑电图电极而导致两例年轻的难治性癫痫患者罹患 CJD，应用这些电极试验性接种给大猩猩，大猩猩于接种 18 个月后发病。

（3）外科手术：由于对 CJD 患者进行手术（如脑活检）可能污染手术室的一些设备和装置，因此在以后的外科手术过程中可能将朊病毒意外接种给其他患者。致病因子直接进入脑组织，潜伏期平均为 18～22 个月，临床表现以痴呆为主。

（4）硬脑膜移植：采用硬脑膜移植后发病的 CJD 患者至少有 120 例。所有的硬脑膜均来自同一厂家，其生产程序不能使朊病毒充分灭活。还有 1 例 CJD 病例发生于应用心包膜移植物进行耳鼓成形修复术后。

（5）人生长激素（human growth hormone，hGH）和垂体促性腺激素治疗：文献报道超过 120 个年龄段为 10～41 岁的患者由于使用了被污染的人垂体组织制备的 hGH 而罹患 CJD，表现为致死性小脑功能障碍和痴呆。这些患者每隔 2～4d 接受 hGH 注射 1 次，共历经 4～12 年。如果这些患者确系注射朊病毒污染的 hGH 而导致 CJD 的发病，其潜伏期可能为 4～30 年。还有文献报道 4 例接受人垂体促性腺激素的妇女发生 CJD 病。

（6）输血：已证实输血可以感染 CJD。

5. 变异型 CJD　1996 年在英国和法国出现了 20 多例累及年轻人的 vCJD。vCJD 具有特殊的临床和病理特征，根据 vCJD 的发病具有严格的地域性及其发病时间，以进食被 BSE 神经组织污染的牛肉和牛肉制品可能性最大。已报道的 vCJD 病例有 140 余例，其中 90％以上在英国。发病年龄多在 50 岁以下，平均死亡年龄为 29 岁，但病程比较长（14 个月）。早期主要是感觉症状（寒冷感、感觉异常和疼痛）和（或）精神症状（退缩、抑郁和妄想）。神经系统检查可见小脑体征、眼球运动异常（主要为上视困难）和不随意运动（肌阵挛、舞蹈症和肌张力不全）。自 2001 年开始，vCJD 发病率开始下降。尽管本病最终受累范围的流行病学还不清楚，但可以肯定的是朊病毒污染的肉类已不再进入人类的食品供应范围。

最引人注目的证据是：vCJD 可以由 BSE 朊病毒导致，而 BSE 朊病毒是从表达牛 PrP 的转基因小鼠中获得的。BSE 和 vCJD 朊病毒均可有效地传播给这些转基因小鼠，并且潜伏期相似。与 sCJD 不同，vCJD 朊病毒不能有效地传播给表达人类-小鼠 PrP 嵌合体的转基因小鼠。应用非转基因小鼠进行的早期研究提示由于 vCJD 和 BSE 的发病均经过相似的、非常长的潜伏期，提示两者的来源可能相同。

【神经病理学】

通常，CJD 患者脑大体解剖无异常。存活年久的患者可有不同程度的脑萎缩。

光镜下，CJD 的病理学特征是海绵样变性和胶质细胞增生。缺乏炎症反应也是 CJD 及其他朊蛋白病作为变性疾病的重要病理学特征。海绵样变性的特点是神经元之间的神经毡上有许多 $1～5\mu m$ 的空泡（图 6-7）。总体而言，海绵样变见于大脑皮质、壳核、尾状核、丘脑和小脑分子层。星型胶质细胞增生是朊蛋白病共有的非特异性的特征。CJD 患者脑组织的灰质可见广泛分布的纤维型胶质细胞增殖。充满胶质细胞终丝的星形细胞突起形成广泛的神经网络。

淀粉样斑块见于约 10％的 CJD 病例。纯化的人类和动物 CJD 朊病毒部分水解变性后，表现出淀粉样物质的超微结构和组织化学特点。接种日本 CJD 病例组织的第 1 代小鼠脑组织最终可见到淀粉样斑块。这些斑块可与抗 PrP 血清发生反应并着色。

GSS 病例的淀粉样斑块的形态学改变与库鲁病和羊瘙痒病改变大相径庭。GSS 斑块由中央高

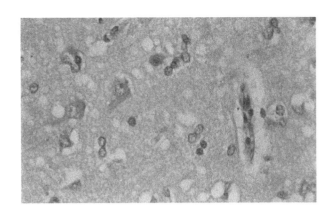

图 6-7 CJD 病患者脑组织海绵样变

密度淀粉样核心和周围的较小的淀粉样颗粒组成。在超微结构上,形成淀粉样纤维的放射状纤维网络。不伴或仅伴轻微的炎性改变。这种斑块分布于全脑,但最常见于小脑。通常位于靠近血管的区域。一些 GSS 病例可见嗜刚果红的血管病变。

vCJD 的病理特征是"花瓣样"斑块("florid" plaques)。这种斑块由中央的 PrP 淀粉样核心和外周的形似花朵翼瓣的空泡组成(图 6-8)。

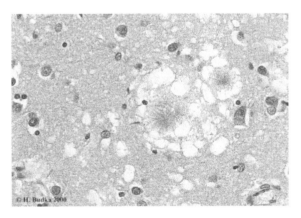

图 6-8 vCJD 的病理特征"花瓣样"斑块

【临床表现】

sCJD 平均发病年龄为 65 岁。约 1/3 的患者出现非特异性前驱症状,包括疲劳、睡眠障碍、体重减轻、头痛、不适感和不可名状的疼痛。大部分病例很快出现高级皮质功能减退表现,这种功能减退通常在数周或数月内进展为明显而复杂的痴呆状态,以记忆减退、判断能力受损和全面性实质性智能功能下降为特点。一些患者还出现视觉障碍,小脑体征也很常见,如眼球震颤、共济失调、步态不稳等。通常在出现小脑功能损害后迅速出现进行性痴呆。神经系统体征中锥体束损害症状通常较轻,可出现轻偏瘫、肌张力增高、腱反射亢进及病理征阳性,也可出现锥体外系症状,如肌强直、面具脸或舞蹈样动作手足徐动等。

大多数 CJD 患者(约 90%)在疾病的不同时期均可出现肌阵挛。与其他不自主运动不同,肌阵挛在睡眠中仍持续存在。高声刺激或强光刺激诱发的惊吓样肌阵挛较常见。需要说明的是肌阵挛并不是 CJD 特异的临床表现,也不局限于 CJD。痴呆合并肌阵挛也见于 Alzheimer 病(AD),隐球菌性脑炎或肌阵挛性癫痫。

晚期患者可出现尿失禁、无动性缄默、昏迷或去皮质状态。sCJD 的病程较短,在出现临床症状或体征后 90% 的患者死于 1 年之内,5% 死于 1～2 年,偶有患者可存活长达 5 年之久。最常见的直接死亡原因是肺炎。

文献报道,CJD 意外传播给人类而致病的潜伏期为 1.5～2.0 年。而其他病例潜伏期可长达 30 年。

【实验室检查】

1. 脑电图 对 CJD 的诊断非常有帮助。在病程早期,脑电图通常正常或只出现散在 θ 波。随着病情进展逐渐出现周期性高波幅 3 相复合波(图 6-9)或双相尖波,这种时程<200 ms、每隔 1～2 s 出现一次的刻板周期性发作高度提示 CJD 的诊断,敏感性为 66%,特异性为 74%。其他可能出现周期性 3 相复合波的疾病还有 AD、多发性脑脓肿、某些中毒性脑病(如锂剂)、缺氧性脑病、肝性脑病、进行性多灶性白质脑病和路易体病等。

2. 影像学检查 头颅 MRI 是目前 CJD 病例生前诊断的重要的无创性检查。sCJD 病例 MRI 之 DWI 及 FLAIR 相可见尾状核头及壳核高信号(图 6-10),可见大脑皮质"缎带样"高信号(图 6-11)。vCJD 患者 MRI(T_2 加权像和质子密度像)检查可以见到丘脑枕核对称性高信号,称为"枕征"(pulvinar sign)(图 6-12)。在丘脑背内侧核也常可见到高信号,其影像如同"曲棍球棒"(hockey-stick)(图 6-13)。

3. CSF 检测 除轻度蛋白增高外基本正常。部分 CJD 患者的 CSF 中应激蛋白 14-3-3(14-3-3 蛋白是一种正常神经元蛋白,在发生神经元受损时反应性的释放入 CSF 中)升高,其敏感性和特异性分别为 94% 和 84%。但因 CSF14-3-3 蛋白阳性也可见于急性脑卒中(脑梗死或出血,蛛网膜下腔出血)、单纯疱疹等病毒性脑炎、缺氧性脑病、恶性胶

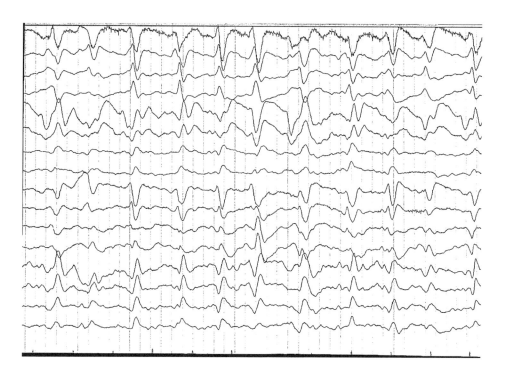

图 6-9　EEG 显示特征性的周期性三相复合波发放

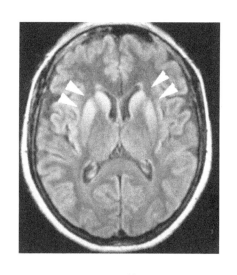

图 6-10　MRI 轴位 FLAIR

双侧尾状核头及壳核高信号（箭头所指），提示 sCJD

质瘤、脑膜癌病和副肿瘤性脑病等疾病，故送检病例及结果分析应密切结合临床。部分 CJD 患者血清的 S-100 蛋白升高，但与 14-3-3 蛋白一样，这种改变并非特异性的。

4. PRNP 基因的检测　sCJD 或家族性朊蛋白病的诊断都必须进行。PRNP 基因序列为野生型，且没有暴露于外源性朊蛋白的病史，则可以诊断 sCJD。编码非保守序列氨基酸置换的 PRNP 基因序列突变支持家族性朊蛋白病的诊断。

5. PrP^{Sc} 的检测　是诊断 CJD 和其他人类朊蛋白病的唯一特异性方法。人类脑组织活检检测到 PrP^{Sc} 即可诊断 CJD。由于 PrP^{Sc} 并非均匀分布于全部 CNS，未能在有限的标本中（如脑活检组织）检测到 PrP^{Sc} 并不能除外朊蛋白病。尸检有充足的脑组织样本，应同时进行 PrP^{Sc} 的免疫测定及脑组织切片的免疫组织化学检测。另一种可能性是应用类似方法检测肌肉、淋巴组织或鼻黏膜中的 PrP^{Sc}。能否应用构象依赖性免疫测定法检测血液中的 PrP^{Sc} 的蛋白酶敏感型来进行朊蛋白病的生前诊断尚不确定。

【诊断】

1. sCJD 诊断标准

（1）病史：

①具有进行性痴呆症状。

②临床病程短于 2 年。

③常规检测不提示其他疾病。

④无明确医源性接触史。

（2）临床表现：

①肌阵挛。

②视觉或小脑功能障碍。

③锥体/锥体外系功能异常。

④无动性缄默。

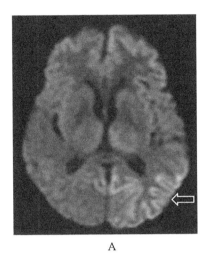

A

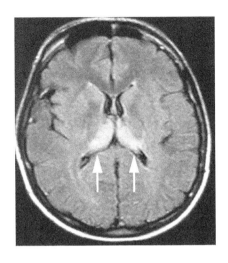

图 6-12　MRI 轴位 FLAIR
双侧丘脑枕核对称性高信号即 vCJD 的"枕征"
（pulvinar sign）（箭头所指）

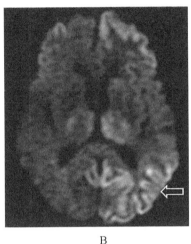

B

图 6-11　MRI 轴位 DWI
皮质高信号即"皮质缎带（ribbon）征"（箭头所指），提示 sCJD

（3）辅助检查：

①在病程中出现典型的脑电图改变（周期性 3 相波）。

②头颅 MRI 成像可见壳核/尾状核异常高信号，或者弥散加权像显示对称性灰质"缎带（ribbon）征"。

（4）实验室检测：

①脑脊液 14-3-3 蛋白检测为阳性。

②脑组织病理学检测显示具有典型/标准的神经病理学改变，即出现海绵状病变。

③脑组织免疫组织化学检测存在蛋白酶抗性朊蛋白（PrP^{Sc}）的沉积。

④脑组织 Western 印迹法检测存在蛋白酶抗性朊蛋白。

疑似诊断：符合（1）加（2）中的任意两项。

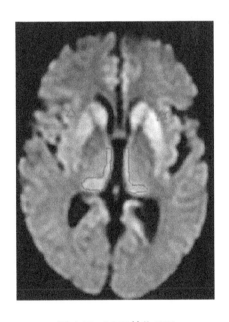

图 6-13　MRI 轴位 DW
双侧尾状核、豆状核、丘脑弥散受限，双侧丘脑呈"曲棍球棒"（"hockey-stick"）改变

临床诊断：在疑似诊断的基础上，符合（3）中的任意一项或（4）①。

确诊诊断：符合（4）中②、③、④任意一项。

2.iCJD 诊断标准　确诊诊断：①在 sCJD 诊断的基础上具有①接受由人脑提取的垂体激素治疗的病人出现进行性小脑综合征；或②确定的暴露危险，例如曾接受过来自 CJD 病人的硬脑膜移植、角膜移植等手术。

3.fCJD 诊断标准

（1）疑似诊断：在 sCJD 诊断的基础上，一级亲属中存在确诊病例。

（2）确诊诊断：在 fCJD 疑似诊断的基础上，具有特定的 PRNP 基因突变。

4.GSS 诊断标准

（1）疑似诊断：在 sCJD 的诊断的基础上，出现①进行性小脑共济失调。②一级亲属中存在确诊病例。

（2）确诊诊断：在 GSS 疑似诊断的基础上，具有特定的 PRNP 基因突变。

5.FFI 诊断标准

（1）疑似诊断：在 sCJD 的诊断基础上，出现①进行性加重的睡眠功能障碍。②自主神经功能紊乱。③一级亲属中存在确诊病例。

（2）确诊诊断：在疑似诊断的基础上，具有特定的 PRNP 基因突变。

6.vCJD 诊断标准　根据患者的流行病学史、临床症状、临床辅助检测、实验室及基因学检测综合判断，病例确诊依赖于病变组织中检测出具有蛋白酶抗性的 PrP^{Sc} 和（或）出现海绵样变。

（1）病史：

①进行性神经精神障碍。

②病程≥6 个月。

③常规检查不提示其他疾病。

④无明确医源性接触史。

（2）临床表现：

①早期精神症状（抑郁、焦虑、情感淡漠、退缩和妄想等）。

②持续性疼痛感［疼痛和（或）感觉异常］。

③共济失调。

④肌阵挛、舞蹈症和肌张力障碍。

⑤痴呆。

（3）辅助检查：

①早期脑电图无典型的 3 波（晚期可能出现 3 相波）。

②MRI、DWI、FLAIR 成像可出现双侧丘脑枕（后结节）高信号。

（4）扁桃体活检（图 6-14）：不应作为常规检查，在脑电图出现典型的 3 相波形后不应进行。对临床表现与 vCJD 相似，而 MRI 未出现双侧丘脑枕（后结节）高信号病例的诊断有意义。

（5）实验室检测：

①大脑和小脑广泛的空泡样变。

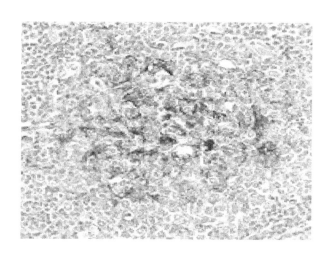

图 6-14　vCJD 患者扁桃体活检 PrP 免疫染色阳性

②脑组织免疫组织化学检测具有"花瓣样"的蛋白酶抗性朊蛋白（PrPSc）斑块沉积。

③脑组织 Western 印迹法检测存在蛋白酶抗性朊蛋白。

疑似诊断：符合（1）加（2）中的任意 4 项加（3）①。

临床诊断：在疑似诊断的基础上符合（3）；或在疑似诊断的基础上符合（4）。

确诊诊断：在临床诊断的基础上符合（5）中①、②、③任意一条。

【鉴别诊断】

临床上出现痴呆、肌阵挛、周期性脑电异常发放、无发热，60 岁左右的患者通常提示 CJD。CJD 的异常临床表现局限于 CNS。发热、血沉加快、外周血白细胞增多、脑脊液淋巴细胞增多通常提示患者可能患有其他引起 CNS 功能异常的疾病。

许多疾病可能在某种程度与 CJD 相仿。AD 有时也伴有肌阵挛，但通常病程迁延且缺乏运动和视觉功能异常，可资鉴别。

颅内血管炎可以出现几乎所有的与 CJD 相关症状和体征，有时候没有全身性异常表现。颅内血管炎很少出现肌阵挛，但局灶性癫痫可能使两种疾病混淆；再者，CJD 病程早期通常没有肌阵挛。随病程进展逐渐出现显著头痛、脑脊液异常，局灶性 MRI 或血管造影检查异常均支持血管炎的诊断。

CNS 淋巴瘤或少见的弥漫性颅内肿瘤（大脑胶质瘤病）可能与 CJD 混淆。神经梅毒和隐球菌性脑膜脑炎患者在相对快速进展的病程中可能出现痴呆和肌阵挛，但 CSF 改变易于与 CJD 鉴别。成年人型脑白质营养不良(蜡样脂褐质沉积症)和伴肌阵挛癫痫的 Lafora 小体病也可出现痴呆、肌阵挛和共济失调,但是与 CJD 相比,病程进展相对较缓,惊厥发作更为显著。一些疾病与 CJD 相仿,但根据发病时的临床状况很容易鉴别。这些疾病包括缺氧性脑病、亚急性硬化性全脑炎、进行性风疹全脑炎、单纯疱疹病毒性脑炎(见于免疫能力低下的宿主)、透析性脑病、尿毒症和肝性脑病。起病不典型的 CJD,可能在短期内与帕金森病、进行性核上性麻痹和进行性多灶性白质脑病相似。

某些药物中毒特别是锂剂和铋剂可能导致脑病和肌阵挛出现。罕见疾病如桥本脑病,对临床表现为亚急性进行性脑病和肌阵挛、脑电图出现周期性 3 相复合波、疑似 CJD 的病例应注意除外这些疾病。桥本脑病可以根据血液抗甲状腺球蛋白或抗甲状腺过氧化物酶抗体及糖皮质激素治疗有效等确诊。与 CJD 不同,症状波动是桥本脑病的一个典型表现。

艾滋病痴呆综合征在发病、早期病程、体格检查、CT 改变、常规 CSF 检查缺乏异常改变等方面与 CJD 相似。对缺乏全身性免疫功能缺陷的极少数患者(<10%),应注意询问危险因素并进行血清 HIV 抗体检测以确诊。

【预防和治疗】

目前尚无预防和治疗 CJD 的有效方法。文献报道两性霉素 B、四环素等药物可以部分延缓实验接种动物的发病潜伏期。对症治疗可用巴氯芬(baclofen)治疗痉挛性张力增高,氯硝西泮治疗肌阵挛癫痫。

研究发现酚噻嗪和丫类能抑制培养细胞中的 PrP^{Sc} 的形成,据此进行了应用喹吖因(quinacrine,米帕林)治疗 CJD 的临床研究。已发现改良喹吖因化合物比其母体药物更有效。改善这些小分子物质的效力能否为包括 AD,帕金森病和肌萎缩侧索硬化症(ALS)等在内的神经变性病提供新的治疗方法的总体思路尚有待确定。

1. CJD 患者的护理　尽管不认为 CJD 是接触传染或传染病,但该病是可以传播的。经气溶胶偶然传播接种的危险性极低;但是,产生气溶胶的操作应当在合乎标准的生物安全柜内进行。美国疾病预防控制中心和国立卫生院推荐使用生物安全 2 级水平(P2)操作及相应的装备和设施。CJD 患者的首要护理问题是:健康护理人员经针头刺伤造成的不慎感染。从未有过经空气传播朊病毒的报道。对 CJD 患者进行脑电图和肌电图检查后,不应重复使用该用过的电极。

对病理医师和停尸间工作人员而言,没有理由拒绝为临床诊断 CJD 的患者进行尸检。本文描述的标准微生物操作要点和特别推荐的去污染方法可满足护理 CJD 患者的人员的预防和处理感染性标本的需要。

2. CJD 朊病毒去污染　朊病毒可以抵抗常规灭活措施,消毒朊病毒的最优条件尚有争议。一些研究推荐室温下用 1 N 的 NaOH(氢氧化钠)处理 CJD 污染物质,但这种消毒方法也可能并不充分。推荐使用的消毒方法是 132℃高压灭菌 5h 或应用 2 N 的 NaOH 处理数小时。"消毒"意味着完全破坏朊病毒,任何残留的感染能力都是危险的。

(赵伟秦)

第七节　脑寄生虫感染

神经系统寄生虫感染(nervous system parasitic infection)是指寄生虫病原体引起脑、脊髓和周围神经的损害。本节主要介绍几种以脑损害为主的常见中枢神经系统寄生虫感染。

一、脑囊虫病

脑囊虫病(cerebral cysticercosis)系猪肉绦虫的幼虫(囊虫或囊尾蚴)寄生于脑内引起的一种疾病,是我国中枢神经系统最常见的寄生虫病。

【流行病学】

据估计,全球感染猪囊尾蚴的患者不少于 2 千万,每年因此病而死亡的人数不少于 5 万人。从世界分布看,脑囊虫病常见于热带和不发达地区,如墨西哥、中南美洲、东南亚、中国和印度。在我国以东北、华北、山东等地区多见,西北地区及云南省次之,长江以南少见。

【病因及发病机制】

人既是猪肉绦虫的终宿主(猪肉绦虫病),也是中间宿主(囊虫病)。囊虫病是因食入猪肉绦虫卵所致。吞食猪肉绦虫卵为主要传播途径,其方式有:①异体感染,因摄入污染绦虫卵的食物而感染;②自身感染,包括两种方式,即内源性自身感染和外源性自身感染。前者是指猪肉绦虫病患者因恶心、呕吐使绦虫孕节反流入胃,虫卵在胃、十二指肠被消化液作用,六钩蚴逸出而致感染;后者是指因患者的手被自己粪便中的绦虫卵污染而食入胃中所致的感染。经由多种途径进入胃的绦虫卵,在十二指肠中孵化成囊尾蚴,钻入肠壁经肠膜静脉进入体循环和脉络膜而进入脑实质、蛛网膜下腔和脑室系统,以及骨骼肌和视网膜、玻璃体等部位,引起各种脑、肌肉和眼部损害。

囊尾蚴引起脑病变的发病机制主要有:①囊尾蚴对周围脑组织的压迫和破坏;②作为异种蛋白引起的脑组织变态反应与炎症;③囊尾蚴阻塞脑脊液循环通路引起颅内压增高。

【病理】

囊尾蚴的囊内含有清亮的囊液,并有偏心存在的头节,囊的直径为 4～5mm,囊壁厚 0.05～0.1mm,头节为 2～3mm,囊虫数目不一,可累及脑实质、脑室、脑膜或同时受累,多呈圆形。脑实质内的囊虫多位于大脑灰白质交界区。脑室内的囊虫可单发或多发,吸附于脑室壁,造成室管膜炎和相邻部位胶质增生。囊虫多位于第四脑室,直径可达 3～4cm,易堵塞脑室通路,并释放毒素刺激脉络丛增加脑脊液的分泌,造成脑积水和颅内压增高。累及脑膜时多散在于软脑膜和蛛网膜下腔,常位于脑底池和外侧裂池,形状较大,直径最大可达 5cm,并引起脑膜炎症造成粘连,影响脑脊液循环。蛛网膜炎性改变亦可累及血管,导致脑梗死。

【临床表现】

中枢神经系统囊虫病多见于青壮年。男性多于女性,男女比例为(2～5):1。脑囊虫病约占囊虫病的 80% 以上,临床表现复杂多样,主要取决于虫体寄生的部位、数量、囊尾蚴生存状态、周围组织反应情况以及脑脊液循环障碍的程度。通常有 3 大症状:痫样发作、颅内压增高及精神障碍。可以同时合并眼囊虫病和或皮肌型囊虫病。

中枢神经系统囊虫病据其临床表现可分为以下几种类型。

1. 脑囊虫病

(1)癫痫型:最多见,脑囊虫病患者常因癫痫发作而就诊。发作类型主要有全身性强直阵挛发作(大发作)及其连续状态,部分性运动发作和复合性部分性发作(精神运动性发作)等。一名患者可有两种以上发作形式。癫痫发作多在出现皮下囊虫结节半年之后,亦可多年后始有发作。

(2)颅内压增高型:主要表现为头痛、呕吐、视力减退、视盘水肿及脑脊液压力增高等,可伴有癫痫发作、意识障碍甚至昏迷。如出现偏瘫、偏盲、失语等局限性神经体征可称为类脑瘤型。少数患者在当头位改变时突然出现剧烈眩晕、呕吐、意识改变甚至呼吸循环功能障碍,称 Brun 综合征。囊虫寄生于脑室内的征象,称为脑室型。

(3)脑膜脑炎型:系囊虫刺激脑膜和脑弥散性水肿所致。急性或亚急性起病,主要表现为头痛、呕吐,发热,常伴有精神障碍、颈项强直,脑脊液呈炎性改变。

(4)精神障碍型:以精神错乱、幻听、幻视、语言障碍等为突出症状,严重者可出现痴呆。

(5)混合型:具有两种以上类型的表现。

2. 脊髓囊虫病　脊髓囊虫病临床上较少见,囊虫在椎管内压迫脊髓而引起类似前角灰质炎或侧索硬化的症状。

【实验室及辅助检查】

1. 血常规　白细胞总数多正常,嗜酸性粒细胞增多,可达 15%～50%。

2. 脑脊液　腰椎穿刺脑脊液压力常升高,白细胞数可正常或轻度增多,且嗜酸性粒细胞占多数,蛋白定量正常或轻度升高,糖、氯化物正常。

3. 免疫学检查　酶联免疫吸附试验(ELISA)、间接血凝试验及补体结合试验检测血清和(或)脑脊液囊虫 IgG 抗体对诊断本病有定性意义,以 ELISA 法敏感性和特异性最高。

4. 脑电图　主要在额、中央、顶、颞区出现较多量的不规则混杂慢波,有癫痫发作者可描记出尖波、棘波、棘慢综合波等。癫痫型患者阳性率较高,另外脑电图监测对观察治疗效果及判定预后有一定的价值。

5. 头颅 CT　典型影像显示脑内单发或多发圆形低密度灶,为 0.5～1.5cm,病灶内可见囊虫头节,增强后呈结节状或点环状强化。囊虫死亡钙化后呈高密度灶。脑表面或脑池内可见葡萄状囊肿,脑室内为囊性病灶。

6. 头颅 MRI　对本病诊断有非常重要意义,可清晰反映囊虫所在部位、病程和数目。可分为脑实质型、脑室型、脑膜型和混合型四种。

(1)脑实质型:根据脑囊虫发育的不同阶段的病理变化,可分为活动期、蜕变死亡期、非活动期和混杂期。①活动期 MRI 表现为脑实质内多个散在分布的小圆形或卵圆形长 T_1、长 T_2 囊状信号,囊壁较薄,囊壁内偏于一侧可见一点状头节,FLAIR 像头节显示清晰,Gd-DTPA 增强扫描见囊壁及头节轻度增强(图 6-15);②蜕变死亡期表现为稍长 T_1 和稍长 T_2 异常信号,增强后明显环状强化,病灶周边的水肿区无增强,此期头节消失,囊壁变厚,周围水肿明显;③非活动期指囊虫钙化,表现为 T_1、T_2 加权像均为低信号,增强后病灶不强化或轻度环状强化;④混杂期为上述 3 期病灶合并存在。

(2)脑室型:虫体较大,囊壁较薄,呈长 T_1、长 T_2 异常信号,FLAIR 像囊壁及头节显示清晰,常伴有梗阻性脑积水。

(3)脑膜型:表现为脑表面或脑池内葡萄串囊状信号影。增强后可见软脑膜或纤维分隔轻度强化或不强化。

(4)混合型:以上各型混合存在。

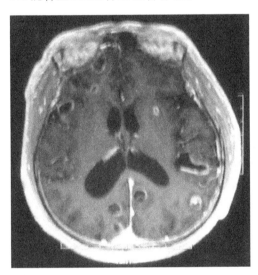

图 6-15 脑囊虫病头颅 MRI 增强
脑内多发长 T_1 囊性病灶,部分囊内可见头节,囊壁和头节可见增强(首都医科大学附属北京友谊医院)

【诊断】

2000 年 8 月,在秘鲁举行的专家研讨会上对脑囊虫病提出了严密的修订标准,包括绝对标准、主要标准、辅助标准和流行性标准等。绝对标准是脑囊虫病的确诊标准;主要标准为高度提示诊断,但不能证实诊断;辅助标准是该病常见的但并非特异性表现;流行病学标准是支持诊断的间接证据。根据以上标准可做出确定诊断或可能诊断。但是该标准繁复,笔者认为不适合神经内科临床应用。

我国学者一直非常重视脑囊虫病的临床与科研,分别于 1985 年、1993 年、1995 年、2001 年召开全国脑囊虫病会议,每次会议均对临床诊断标准进行修订与完善。与上述国际标准相比,我国的脑囊虫病的诊断标准临床操作性强,也更适应我国的国情,故在此推荐我国 2001 年全国脑囊虫病会议制订的诊断标准:①有相应的临床症状和体征,如癫痫发作、颅内压增高、精神障碍等脑部症状和体征,基本上排除了需与之鉴别的其他疾病。②免疫学检查阳性[血清和(或)脑脊液囊虫 IgG 抗体或循环抗原阳性];脑脊液常规生化正常,或有炎性改变,白细胞增多,特别是嗜酸性粒细胞增多。③头颅 CT 或 MRI 显示囊虫影像改变。④皮下、肌肉或眼内囊虫结节,经活检病理检查证实为囊虫者。⑤患者来自绦囊虫病流行区,粪便有排绦虫节片或食"米猪肉"史,可作为诊断的参考依据。

凡具备 4 条以上者即可确诊;或者具备①、②、③或①、②、⑤或①、③、⑤条者亦可确诊。

【鉴别诊断】

中枢神经系统囊虫病临床表现复杂多样,病程长,鉴别诊断范围较广。主要与以下疾病鉴别。

1. 原发性癫痫及其他原因所致的继发性癫痫。

2. 多发囊虫病变应与多发性脑转移瘤、多发性腔隙性脑梗死及中枢神经系统结核鉴别。

3. 脑膜脑炎型脑囊虫病应与结核性、病毒性及真菌性脑膜脑炎鉴别。

4. 脑室系统肿瘤及其他原因所致的梗阻性脑积水鉴别。

5. 孤立脑囊虫应与巨大单发蛛网膜囊肿或脑脓肿鉴别。

6. 脊髓型囊虫病应与其他原因所致的脊髓病变鉴别。

总之,根据临床特征、血清及脑脊液囊虫免疫学检查、头颅 CT 及 MRI 平扫及增强检查、皮肤肌肉及眼部有无囊虫等检查可以进行有效的鉴别。

【治疗】

1. 治疗方法

(1)病因治疗。常用的药物如下。

① 阿苯达唑:广谱抗蠕虫药物。作用机制可能与其抑制虫体对糖原的吸收和抑制丁烯二酸还原酶有关。疗效确切,显效率达 85% 以上,不良反应轻,为目前治疗脑囊虫病的首选药物。现常采用多疗程治疗,常用剂量为 15~20mg/(kg·d),连服 10d。脑型患者 3~5 个疗程,疗程间隔 2~3 个月。常见的毒性作用及不良反应有皮肤瘙痒、荨麻疹、

头晕、发热、癫痫发作和颅内压增高。

②吡喹酮：广谱抗蠕虫药物，对囊虫亦有良好的治疗作用。常用的剂量为 180mg/kg,3d 分服。服药后囊虫可出现肿胀、变性及坏死，导致囊虫周围脑组织的炎症反应及过敏反应，严重者甚至发生颅内压增高危象。

③甲苯达唑：常用的剂量为 100mg,tid,连续3d,常见的毒性作用及不良反应有腹痛、腹泻、皮肤瘙痒和头痛等。

④治疗中应注意的几个问题：a. 脑囊虫病患者必须住院治疗；b. 囊虫病合并猪肉绦虫病者，通常先驱绦治疗，以免发生严重反应而影响囊虫病的治疗；c. 杀虫治疗前务必检查有无眼囊虫病，如有眼囊虫病，须先行眼科手术治疗摘除囊虫，因杀虫治疗过程中囊虫死亡所引起的过敏、免疫反应可致失明；d. 为了减免杀虫治疗过程中囊虫在体内大量死亡所引起的过敏反应，应酌情应用肾上腺皮质激素等；e. 根据病情脱水降低颅内压治疗，如发生严重颅内压增高，除及时停用抗囊虫药物及脱水、抗过敏处理外，还可进行颞肌下去骨片减压术，以防止颅内压增高所导致的脑疝形成。

（2）对症治疗：癫痫型脑囊虫病根据癫痫发作类型选择抗癫痫药物。不能简单地以癫痫症状存在作为持续应用抗囊虫治疗的依据，若临床和影像学检查显示病原学治愈时，应停用抗囊虫药物，仅采用抗癫痫治疗。

（3）手术治疗：确诊为脑室型者应手术治疗摘除脑囊虫。其次，对神经系统体征及影像证实病灶十分局限的患者亦可考虑手术治疗。

（4）驱绦虫治疗：对肠道仍有绦虫寄生者，为防止自身再次感染，应行驱绦虫治疗。常用的药物为南瓜子、槟榔，服药后应予泻药一次以排出节片及虫卵，应注意检查头节是否排出。

2. 脑囊虫病疗效判定标准

（1）近期疗效（1～2 年）

①痊愈：神经系统症状、体征消失，血及脑脊液中囊虫循环抗原转阴，脑脊液压力、常规、生化检查均正常；头颅 CT 或 MRI 检查原囊虫病灶全部消失；皮肤、肌肉囊虫结节全部消失；患者能从事正常工作。

②显著好转：癫痫发作显著减少，程度减轻，其他脑部症状显著好转；血及脑脊液中囊虫循环抗原转阴或滴度明显下降；脑脊液压力、常规及生化检查较治疗前显著好转；脑 CT 或 MRI 显示原囊虫病灶大部分消失或 CT 显示转为高密度影；皮肤肌肉囊虫结节消失 90％以上；患者基本恢复正常工作。

③好转：癫痫发作减少，程度减轻，其他脑部症状和体征有所好转；血及脑脊液囊虫循环抗原滴度下降；脑脊液压力、常规及生化检查较治疗前好转；颅脑 CT 或 MRI 检查原囊虫病灶减少或 CT 显示部分转化为高密度影；皮肤肌肉囊虫结节消失 50％以上；患者生活能自理或能从事一般工作。

④无效：癫痫发作不减少或加重，其他脑部症状未见好转；血及脑脊液囊虫循环抗原无改变；脑脊液压力、常规及生化检查未见好转；头颅 CT 或 MRI 检查原囊虫病灶基本同治疗前；皮肤肌肉囊虫结节消失 50％以下；患者失去工作能力。

（2）远期疗效（3 年以上）：脑囊虫病的远期疗效评定应以 3 年以上为限，其他指标同近期疗效。并需排除脑囊虫再感染的可能性。

【预防】

脑囊虫病的传染源是猪肉绦虫，故预防囊虫病的首要措施是根治患者猪肉绦虫，以预防他人和自身感染囊虫病。

二、脑棘球蚴病

脑棘球蚴病又称脑包虫病（cerebral echinococcosis），主要由细粒棘球属绦虫（犬绦虫）的幼虫即棘球蚴寄生于大脑和脊髓，引起颅内感染性的疾病，占整个包虫囊肿的 1％～4％。

【流行病学】

本病主要见于畜牧地区，我国好发于西北、内蒙古、西藏、四川西部、陕西、河北等地，牧民、皮毛加工者、在农牧区生活儿童多见。

【病因和发病机制】

细粒棘绦虫的成虫寄生于犬科动物小肠内，虫卵随粪便排出体外，污染地面、水草、蔬菜等，被人、羊、马、猪、猫等中间宿主吞食后，细粒棘球蚴绦虫卵在人体肠内孵化成六钩蚴，穿越肠壁经门静脉系统，侵入肝、肺和脑等，少数随血流经椎静脉入颅。脑包虫病好发于顶叶、额叶、大脑、小脑、脑室和颅底等处。包虫偶见于脊髓马尾。

脑棘球蚴病可分 2 型：①原发型，幼虫经肝、肺和颈内动脉而入颅。多见于儿童，常单发。②继发型，较少见，常由原发性包虫囊肿破裂至左心房或左心室，其子节或头节经血流入颅，多发病灶多见，伴脑栓塞，多见于成年人。

【病理改变】

包虫囊肿包膜为微白色半透明膜，囊液为无色透明，外观与 CSF 很相似，但含毒性蛋白。囊壁分内外两层，内层即包虫囊，含有大小不等的子囊；外层为宿主组织形成的一层纤维包膜，两者之间仅有轻度粘连，其中含有血管，供给营养。包虫死后，囊液变浊，囊壁可钙化。包虫囊大小不一，取决于寄生虫的种系及其寄住的组织与宿主等多种因素。囊肿生长速度每年为 1～5cm 直径。母囊可产生子囊及头节，由于虫体繁殖力强，子囊和头节可多达数百，形成巨大囊肿。

【临床表现】

1. 原发型　多为慢性进行性加重病程。常见头痛、呕吐、视盘水肿等高颅压表现，癫痫发作、肢体无力、偏瘫、截瘫、麻木、复视、共济运动障碍等局灶性神经功能缺损等表现。

2. 继发型　根据病情进展情况分为 3 期：①原发包虫破入心内期，可出现过敏反应、呼吸急迫、心血管功能障碍等表现，部分患者在本期死亡，多数病例可恢复。②潜伏静止期：1～5 年进入脑内的包虫不断发育成长，症状轻微。③颅内压升高期：因包虫长大出现高颅压症状及局灶性神经功能缺损表现。

【实验室及其他检查】

1. 血常规　多数可见嗜酸粒细胞增多。

2. 脑脊液　脑脊液压力增高，嗜酸粒细胞增多，蛋白增高、糖、氯化物正常。

3. 免疫学检查　包虫囊液皮内试验（casoni 试验）阳性，血清和脑脊液补体结合试验、间接血凝试验多阳性。

4. 颅骨 X 线检查　颅骨内板变薄有弧形整齐的脑回或包块的压迹。儿童颅骨径增大、颅缝增宽，偶有钙化。

5. 脑血管造影　病变区无血管，围绕包虫囊的血管极度移位、变直，环绕成球形。

6. 脑 CT　多为边界清楚锐利的巨大的脑内囊肿，可见囊内囊，囊内密度与脑脊液相似，囊周无明显水肿，占位效应明显。囊壁可轻度强化。

7. 脑 MRI　边界清楚锐利的圆形水样信号囊肿，母囊内可见子囊，囊壁多为连续性低信号，囊壁可见强化，囊周不同程度水肿，MRI 对囊壁及多房性的显示较易做出诊断。

【诊断与鉴别诊断】

根据患者来自畜牧区，有犬、羊等密切接触史，

可同时患有肝、肺包囊虫病，加上脑部症状（或脊髓压迫征）即可考虑本病可能。包虫囊液皮试阳性、脑脊液和血清免疫学试验阳性具有诊断意义。头颅 CT、MRI 和脑血管造影具有定位诊断价值。

脑棘球蚴病需与脑肿瘤、脑脓肿、脑囊肿等占位性病变的临床表现和体征类似，结合包虫免疫学检查、头部 CT、MRI 可帮助鉴别。

【治疗】

1. 手术治疗　手术切除是主要治疗方法，以完整摘除囊肿为原则。若囊肿破裂，囊液外溢，不仅可引起过敏性休克反应，且囊液中的头节扩散，导致囊肿复发。因此，术前定位要准确，手术切口和骨窗要足够大，切忌用穿刺探查或抽吸囊液减压。切除时宜用加压注水漂浮法，术时一旦囊液污染切口，可用过氧化氢溶液处理。

2. 药物治疗　用于术前治疗、术后复发或不能再手术者。

（1）阿苯哒唑：剂量 20mg/（kg·d），分 2 次口服，30d 为 1 个疗程。半个月后可重复治疗，需 3～4 个疗程。

（2）吡喹酮：术前用药，防止囊液中头节播散所引起的继发性棘球蚴病或预防复发。治疗剂量与囊肿大小有关。

3. 对症治疗　降颅压、抗癫痫等治疗。

三、曼氏裂头蚴病

曼氏裂头蚴病（sparganosis mansoni）系曼氏迭宫绦虫幼虫-曼氏裂头蚴（sparganum mansoni）寄生于人眼部、皮下组织或脑、肾、肺等脏器所致的人兽共患寄生虫病。前者由寄生于小肠的成虫引起，产生的症状轻微；后者则由其幼虫-裂头蚴引起，裂头蚴可在体内移行，并侵犯多种组织器官，产生的症状远较成虫严重。

【流行病学】

曼氏裂头蚴病多见于东亚和东南亚各国，全球均有报道，我国见于上海、广东、台湾、四川和福建等 23 个省市自治区。

【病因及发病机制】

曼氏迭宫绦虫又称孟氏裂头绦虫，成虫主要寄生在猫科动物，偶然寄生于人体。其生活史中需要 3 个宿主。终宿主主要是猫和犬，此外还有虎、豹、狐等食肉动物。第 1 中间宿主是剑水蚤，第 2 中间宿主主要是蛙、蛇、鸟类和猪等。多种脊椎动物可作其转续宿主。人可成为它的第 2 中间宿主，转续

宿主甚至终宿主。

曼氏裂头蚴长带形，白色，约 300mm × 0.7mm，头部膨大，末端钝圆，体前段无吸槽，中央有一明确凹陷，是与成虫相似的头节，体部不分节但具横皱褶。人体感染的途径有两种，即裂头蚴或原尾蚴经皮肤或黏膜侵入，或误食头蚴或原尾蚴。具体方式可归纳为以下 3 类。

1.局部贴生蛙肉为主要感染方式，约占患者 50%以上。在我国某些地区，民间传说蛙有清凉解毒作用，因此常用生青蛙肉敷贴伤口，包括眼、口、外阴等部位。若蛙肉中有裂头蚴即可经伤口或正常皮肤、黏膜侵入人体。

2.生食或半生食蛙、蛇、鸡或猪肉、马肉。民间有吞食蛇或蛙治疗疮疖和疼痛的习俗，或食用未煮熟的肉类，被吞食的裂头蚴即穿过肠壁入腹腔，然后移行到其他部位。

3.误食感染的剑水蚤。饮用生水或游泳时误吞湖水、塘水，使受感染的剑水蚤有机会进入人体。据报道原尾蚴有可能直接经皮侵入，或经眼结膜侵入人体。

【病理】

病理上特征表现为：①蚴虫虫体为实体，无体腔，具特征性体壁；②蚴虫体内散在分布的同心圆形或椭圆形的石灰小体及单个肌纤维；③脑内有新旧不一的多发性嗜酸性肉芽肿或脓肿，内有大量坏死组织，可见窦道痕迹。对囊肿周围组织进行病理切片检查，常可见炎性细胞和较多嗜酸性粒细胞浸润。

【临床表现】

裂头蚴寄生人体引起曼氏裂头蚴病。本病潜伏期与感染方式有关：局部侵入者潜伏期短，一般 6～12d，个别可达 2～3 年；经消化道感染者潜伏期长，多为 1 至数年。其严重性因裂头蚴移行和寄居部位不同而异。常见寄生于人体的部位依次是：眼睑部、四肢、躯体、皮下、口腔颌面部和内脏。被侵袭部位可形成嗜酸性肉芽肿，致使局部肿胀，甚至发生脓肿，囊肿直径为 1～6cm，囊腔内盘曲的裂头蚴可 1～10 条。

根据临床表现，可归纳为以下 5 型：①眼裂头蚴病；②皮下裂头蚴病；③口腔颌面部裂头蚴病；④脑裂头蚴病；⑤内脏裂头蚴病。

随着 CT、MRI 及超声检查等现代影像学技术的普及，近年来，中枢神经系统裂头蚴病的发现有逐渐增加的趋势。脑裂头蚴病临床表现酷似脑瘤，常有阵发性头痛、癫痫发作，严重时昏迷或伴喷射状呕吐，视物模糊，肢体麻木甚至瘫痪等。极易误诊。

【辅助检查】

酶联免疫吸附试验、免疫印迹试验及金标免疫渗滤法（DIGFA）等方法都逐步用于裂头蚴病的诊断及流行病学调查，敏感性和特异性有待提高。

脑 CT 显示有相当诊断价值的三联征：白质低密度伴邻近脑室扩大、不规则或结节状强化及细小针尖样钙化，此三联征总的出现率为 67%。随访 CT 检查中发现强化结节位置改变或情况进展，则提示为幼虫存活。

脑 MRI 显示病灶多为单发病灶，多位于大脑半球表浅部位，T_1WI 显示稍低不均匀信号，T_2WI 表现为团片状不均匀高信号，伴周围脑实质不同程度水肿，可见细长通道伴串珠样改变。增强后裂头蚴病灶表现为多环、套环、不规则缠绕状强化灶，出现特征性类似"绳结样"改变。

【诊断及鉴别诊断】

曼氏迭宫绦虫成虫感染可以用粪检虫卵确诊。曼氏裂头蚴病则主要靠从局部检出虫体作出诊断。询问病史有一定参考价值。

需要鉴别的疾病有：①细菌性脑脓肿。裂头蚴呈单环囊状时与脑脓肿无法鉴别。脑脓肿呈多环时一般数目不多，且多为环靠环，很少形成"绳结状"改变。而裂头蚴多为多个小环相套。②其他寄生虫感染。血吸虫卵可形成单环脓肿，病灶较小，患者多来自疫区，有相关病史；弓形虫感染可形成脑内多发、单环小脓肿，多分散分布；囊虫为多发脑内小囊泡，强化后为单环强化。③肿瘤性病变。胶质瘤一般发生于较深部脑白质内，低级别的一般无强化，高级别恶性胶质瘤呈不规则花环样强化；淋巴瘤常位于近中线区，且一般呈明显结节状强化。

【治疗】

曼氏裂头蚴病最主要的治疗手段是手术摘除，术中注意务将虫体尤其是头部取尽，方能根治，也可用 40%乙醇和 2%普鲁卡因 2～4ml 局部封闭杀虫。成虫感染可用吡喹酮、阿苯达唑等药驱除。

预防应加强宣传教育，改变不良习惯，不用蛙肉、蛇肉、蛇皮贴敷皮肤、伤口，不生食或半生食蛙、蛇、禽、猪等动物的肉类，不生吞蛇胆，不饮用生水等是预防本病的有效措施。

四、脑型血吸虫病

脑型血吸虫病（cerebral schistosomiasis）是指

血吸虫虫卵异位于脑而引起的中枢神经系损伤。

【流行病学】

在我国仅有日本血吸虫病流行。国内神经系统血吸虫病的发病率占血吸虫病患者的 1.74%～4.29%。

【病因及发病机制】

日本血吸虫成虫雌雄同体,寄生于人体门脉肠系膜静脉系统。血吸虫成虫或虫卵寄生于肺、脑、脊髓、心包、皮肤、生殖系统等部位,称为异位血吸虫病,以肺和脑的损害最为常见。虫卵到达大脑的途径尚不完全清楚。可能有以下几种形式:①来自寄生于颅内静脉窦中的成虫;②来自体循环;③通过脊椎静脉系统抵达脑部。

虫卵的主要致病因子是可溶性虫卵抗原(soluble egg antigen,SEA)。SEA 被巨噬细胞吞噬后,产生一系列免疫反应,使巨噬细胞、成纤维细胞聚集于虫卵周围,与嗜酸粒细胞、淋巴细胞构成虫卵肉芽肿。随着吞噬细胞对免疫复合物的吞噬和溶酶释放,引起组织坏死而形成嗜酸性脓肿。随着虫卵内毛蚴死亡,对宿主组织的刺激因素逐渐减小,坏死组织被逐渐吸收而形成假结核结节和瘢痕纤维结节。

【病理】

脑组织内的虫卵主要沉积于大脑枕叶、顶叶及额叶。受损的脑组织均可出现局限性脑膜炎及邻近脑实质的炎性改变。镜下可见虫卵引起的脑部损害,急性期及早期均以嗜酸性及假结核性虫卵肉芽肿多见;晚期以假结核性及纤维性虫卵肉芽肿多见。血吸虫病累及脊髓者极为少见。

【临床表现】

神经系统血吸虫病因感染的轻重、人体对感染的反应和病变部位不同,其临床表现轻重不等,症状多样,可分为急性和慢性两类。

1.急性血吸虫病的神经系统表现 多发生于无免疫力的初次感染者。患者多为青壮年和儿童,常有明确疫水接触史,好发于夏季,潜伏期 30～60d。患者多有发热,以脑膜脑炎为主要特征。轻者有嗜睡、定向力障碍、意识不清及精神异常;重者出现昏迷、抽搐、大小便失禁和瘫痪。查体可见双侧锥体束征、视盘水肿和脑膜刺激征,一般随体温恢复正常而开始好转或消失。

2.慢性血吸虫病的神经系统表现

(1)癫痫型:是脑型血吸虫病最常见的症状,多由于虫卵引起的局限性脑膜脑炎或瘢痕结节所致。

癫痫发作形式多样。多数患者发作后可出现短暂性偏瘫,但无颅内压升高。

(2)脑瘤型:通常由于颅内血吸虫肉芽肿所致。其临床表现与颅内肿瘤相似,除颅内压增高症状外,常伴有明显的定位症状。

(3)脑卒中型:多由于血吸虫虫卵引起脑血管栓塞所致,有时亦可因血管的炎性变化损害管壁造成颅内出血或蛛网膜下腔出血。其临床表现与急性脑血管病相似。

(4)脊髓压迫症型:少见。由于脊髓内或脊膜酸性和假结核性虫卵肉芽肿压迫所致。临床表现与其他原因所致脊髓压迫症相似,主要为腰段脊髓症状,很少累及胸段脊髓。

【实验室及辅助检查】

1.血常规检查 嗜酸性粒细胞显著增多,一般在 20%～40%。

2.腰穿检查 可出现颅内压力增高,脑脊液白细胞数轻度增多,一般为(10～100)×10^6/L,以嗜酸性粒细胞增多明显,蛋白质含量正常或轻度升高。脑脊液中偶可检出虫卵。

3.病原学检查 脑型血吸虫病患者多伴有肠道病变,可取患者的粪便直接涂片检出虫卵或沉淀孵化法孵化出毛蚴。直肠镜或乙状结肠镜下取肠黏膜活检。如行手术治疗,可取脑组织进行病理检查。

4.免疫学检查

(1)皮内试验:阳性率 90%,与肺吸虫患者有较高的交叉反应率。

(2)抗体检测:常用方法有环卵沉淀试验、间接血凝试验、ELISA 试验等。

(3)抗原检测:血清或脑脊液中抗原检测阳性具有确诊意义。检测循环抗原不仅能反映活动性感染,而且可以评价疗效和估计虫卵。

5.头颅 CT

(1)急性型表现类似脑炎,脑实质内大小不一、程度不同的低密度水肿区,边缘模糊,无强化效应。

(2)慢性型呈局限性肉芽肿,等密度、稍高密度或混杂密度,周边有大片"指套样"水肿,增强时明显均一强化,有时见局限性脑萎缩。

(3)虫卵堵塞脑供血动脉引起脑组织缺血性坏死出现梗死样低密度灶。

6.头颅 MRI 肉芽肿型 T_1WI 见不规则"佛手样"或"指套样"低信号水肿区,T_2WI 病变呈明显高信号,增强后病灶内见散在不规则点片状强化。其他类型病变出现类似脑炎或梗死样表现。

【诊断】

主要依赖于流行病学调查、病史、临床表现、实验室检查和特殊辅助检查及病原治疗效果,其中流行病学调查尤为重要。凡有疫水接触史或已确诊血吸虫病,脑部症状出现在感染血吸虫后,结合外周血或脑脊液中嗜酸性粒细胞、病原学、免疫学检测及头颅 CT、MRI 等辅助检查,排除其他病因导致的神经系统症状后,临床上诊断可以成立。

【鉴别诊断】

急性型应与病毒性脑膜脑炎、中毒性脑病和脑血管病鉴别;慢性型应与脑脓肿、脑结核球、脑肿瘤和原发性癫痫鉴别。

【治疗】

脑型血吸虫病的治疗分为病原学治疗、对症治疗和外科治疗。

1. 抗血吸虫治疗

(1)吡喹酮,为本病首选的治疗药物。本药主要作用于虫体表皮,破坏其吸收和防卫功能,显著降低血吸虫对葡萄糖的摄取。目前常用治疗方法为:①治疗急性血吸虫病,总量 120mg/kg(儿童140mg/kg),4～6d 分服,2～3/d;②治疗慢性血吸虫病,总量 60mg/kg(儿童 70mg/kg),2d 服完,2～3/d。吡喹酮宜饭后或餐中服用。不良反应一般轻微且持续时间短,主要为头痛、头晕、肌肉酸痛、乏力、多汗等。严重心律失常、严重肝肾功能障碍者慎用。

(2)青蒿素及其衍生物蒿甲醚、青蒿琥酯,不仅可以杀灭疟原虫,也可以杀灭日本血吸虫。对不同发育期的血吸虫均有较好的杀灭作用,并可用于血吸虫传播季节及短期接触疫水的预防。

2. 对症治疗 如有颅内压增高或癫痫等症状,应同时应用脱水药或抗癫痫治疗。对于脑型血吸虫病,特别是急性患者,应加用肾上腺皮质激素治疗。

3. 外科治疗 下列情况可采取外科手术治疗:①有较大的血吸虫虫卵肉芽肿,造成明显的颅内压增高或脊髓压迫症状,应手术切除肉芽肿。②脑部炎症水肿反应引起急性颅内压增高,脑脊液循环受阻或形成脑疝者,应进行手术减压,手术后再行药物治疗。

【预防】

综合预防,包括控制传染源、消灭钉螺、粪便管理、健康教育与健康促进、个人防护及监测等。

五、脑型肺吸虫病

脑型肺吸虫病(cerebral paragonimiasis)是指肺吸虫(并殖吸虫)侵入人体后,移行入脑导致的中枢神经系统损害。

【流行病学】

脑型肺吸虫病的发病率占肺吸虫病的 20%～26%。在我国东北地区和华东、华中、华南、西南等22 个省市、自治区均有流行。

【病因及发病机制】

人和动物因为生食或半生食含有肺吸虫活囊蚴的石蟹或喇咕而感染。肺吸虫病的致病原因主要是童虫或成虫在人体组织与器官内移行、寄居造成的机械性损伤及其代谢产物引起的免疫病理反应。

【临床表现】

肺吸虫病常累及全身多个器官,临床症状甚为复杂。肺部主要症状有咳嗽,初为干咳,随病程进展而痰量渐增并带有血液。痰血混合常呈铁锈色或棕褐色,烂桃样血痰为本病最典型症状,系肺部坏死组织随痰咳出所致。血痰中可查见并殖吸虫卵。中枢神经系统肺吸虫病以儿童、青少年多见。

1. 脑膜脑炎型 此型见于虫体刚侵犯颅内或从囊肿样病变中穿出。起病较急,表现为头痛、呕吐、颈项强直、Kernig 征阳性。脑型患者往往有蛛网膜下腔出血表现。腰穿脑脊液压力增高不明显,脑脊液细胞计数增多,特别是嗜酸性粒细胞增多明显,可见红细胞,蛋白含量轻度增高,有时脑脊液可查见虫卵。

2. 假瘤型 此型见于虫体在颅内停留较久后,出现圆形或卵圆形囊肿型肉芽肿。其表现类似于脑肿瘤。表现为颅内压增高症状和局灶性损害症状。腰穿脑脊液压力轻度增高,脑脊液细胞计数增多不明显,蛋白含量轻度增高。

3. 萎缩型 此型见于虫体离去或死亡较久后,病变纤维化。此时主要表现为智能减退,精神异常,癫痫部分性发作或全身性发作、偏瘫、偏身感觉障碍等局灶性脑损害症状。缺乏急性脑膜脑炎及颅内压增高症状。腰穿脑脊液压力不高,细胞计数及蛋白含量均在正常范围。

4. 脊髓型 少见,早期下肢麻木、刺痛或伴有腰痛,继之发生一侧或双侧下肢瘫痪,大小便失禁等脊髓压迫症状。

【实验室检查】

1. 血常规 白细胞总数增多,一般为(10～

30)×10⁹/L，急性期可达 40×10⁹/L。嗜酸粒细胞增多，一般为 5%～20%，急性期可达 80% 以上。血沉明显加快。

2.病原学诊断　检查痰液或粪便、脑脊液中的虫卵。脑脊液中的虫卵可用离心沉淀法进行检查。

3.免疫学诊断

(1)皮内试验：常用于普查，阳性符合率可达 95% 以上。

(2)检测抗体：常用斑点酶联免疫吸附试验、ELISA 法、间接血凝试验等检测血清及脑脊液抗体。

(3)检测循环抗原：诊断结果敏感、特异，且可用于观察疗效。

4.影像学检查

(1)X 线检查：胸部 X 线平片检查对合并肺吸虫病患者有较高诊断价值。

(2)头颅 CT：脑型肺吸虫病的 CT 表现主要可分为脑炎型和囊肿型两种变化。前者表现为边缘模糊、大小不一的低密度区；后者表现为单发或多发性大小不等的囊性低密度区。

(3)头颅 MRI：与 CT 表现相似且更为灵敏，但对钙化灶的发现不如 CT。T₂WI 见稍低信号环形囊壁，中心呈高信号坏死灶，周围见高信号水肿带。增强检查见环形及小斑絮样强化，并见多个环形"皂泡样"强化灶聚集。

【诊断】

在流行地区有生食或半生食石蟹、喇蛄或饮生溪水史，出现高颅压、癫痫发作及其他神经系统表现者，特别是早期出现咳嗽、咳铁锈色痰、游走性皮下包块者应考虑本病。血嗜酸粒细胞持续增多、肺吸虫皮内试验、血清或脑脊液抗体及循环抗原检测阳性，可确诊。

【鉴别诊断】

本病应与蛛网膜下腔出血、脑脓肿、结核性脑膜炎、脑肿瘤、脑囊虫病等鉴别。

【治疗】

1.病因治疗

(1)吡喹酮：为本病首选治疗药物，推荐剂量 75～100mg/(kg·d)，2～3 次分服，2～3d 疗法较好。脑型患者应治疗 2 个疗程。

(2)硫氯酚(bitin，别丁)：成年人 3g/d，儿童 50mg/(kg·d)，隔日用药，25～30d 为 1 个疗程。疗效不如吡喹酮，且疗程长，不良反应较多，仅在吡喹酮药源有困难地区使用。

2.手术治疗　手术治疗指征为病变较大、重症高颅压、已经形成包囊或囊肿者及用药后病情继续发展者。

3.对症治疗　患者如有颅内压增高或癫痫等症状，应同时应用脱水药或抗癫痫治疗。

【预防】

预防本病的关键是改进饮食卫生，革除生食或半生食石蟹、喇蛄或饮生溪水的习惯。

六、广州管圆线虫病

广州管圆线虫病(angiostrongylus myleoencephalitis)又称嗜酸性粒细胞增多性脑膜脑炎或嗜酸性粒细胞增多性脑脊髓膜炎。主要是因进食生的或半生的含有广州管圆线虫(angiostrongylus cantonensis)幼虫的螺肉而感染，幼虫寄生在中枢神经系统引起脑膜炎、脊髓膜炎、脑炎或脊髓炎主要临床表现为发热、头痛及感觉异常，脑脊液嗜酸性粒细胞增多。

【流行病学】

本病曾在亚太中部及东南亚地区相继发现并局部暴发。在我国主要流行于台湾省，近年在东南沿海地区和北京有局部暴发。

【病因及发病机制】

人生食或半生食含有广州管圆线虫第三期幼虫的螺肉或被其污染的蔬菜而感染。广州管圆线虫成虫寄生于终末宿主鼠类的右心及肺动脉内。雌虫产卵，卵随血流进入肺部毛细血管，孵化为第一期幼虫，由肺泡脱出，沿气管上升至咽部被咽下，经胃肠道随粪便排出体外。第一期幼虫被中间宿主(某些水生或陆生螺等)吞食，经两次蜕皮发育成第三期幼虫，第三期幼虫对鼠类及人类均有感染力。含第三期幼虫的螺被人食入后，幼虫钻入胃肠壁的血管或淋巴管并随血流散布全身，主要聚集于脑内，再蜕皮两次发育为第五期幼虫即童虫，10 余日后移至蛛网膜下腔内。

【病理】

病变主要集中于中枢神经系统，特别是小脑、脑桥及延髓。幼虫移行的机械性刺激和抗原性作用使病变部位产生炎症及过敏性反应，在脑膜、蛛网膜及脑内的虫体周围可见由嗜酸性粒细胞、夏科-雷登结晶及巨噬细胞形成的嗜酸性粒细胞肉芽肿。脑膜可见增厚粘连。

【临床表现】

1.潜伏期　3～36d，平均 2 周左右。

2. 前驱期 症状不典型,可见低热、头痛、头晕、乏力等,轻症患者可自愈。

3. 急性期 发热、头痛为最常见的症状,可伴恶心呕吐。颈项强直感,多数患者可有不同部位的感觉异常,如麻木、疼痛、烧灼感等,为本病特征性表现。部分患者可有癫痫发作、精神异常、嗜睡等症状。病情凶险者可昏迷。此外还可出现畏光、复视、眼肌麻痹等眼部表现,咳嗽、肺部阴影等肺部表现。轻症病程1周左右,较重者可持续1周至2个月,甚至更长时间。

4. 恢复期 患者临床症状逐渐缓解,本期可持续数周。感觉异常可能持续更长时间。

【实验室检查】

1. 血液检查 嗜酸性粒细胞百分比或绝对值轻至中度增高。

2. 脑脊液检查 脑脊液压力升高,嗜酸性粒细胞增多,蛋白升高,氯化物可轻度降低或正常。少数病例可检出广州管圆线虫幼虫或成虫。

3. 免疫学检查 常用 ELISA 和金标法检测广州管圆线虫 IgG、IgM 抗体和循环抗原(CAg)检测患者的血清或脑脊液。

4. 病原学检查 从脑脊液、眼或其他部位查见本虫的幼虫或成虫,但阳性概率很小。

5. 影像学检查 肺部 X 线片及 CT 可显示肺部小结节影等表现;头颅脑脊髓膜内多发长条形影或结节状强化病灶和软脑膜强化为主要表现。

【诊断与鉴别诊断】

1. 诊断标准

(1)流行病学史阳性。

(2)临床表现:起病较急,发热、头痛、颈项强直,不同部位的感觉异常,畏光、复视等。

(3)血常规检查:血液检查,嗜酸性粒细胞百分比或绝对值轻至中度增高。

(4)脑脊液检查:脑脊液压力升高,嗜酸性粒细胞增多。

(5)免疫学检查:血清或脑脊液的广州管圆线虫 IgG、IgM 抗体和循环抗原(CAg)阳性。

(6)影像学检查:肺部 X 线片及 CT 及头颅 MRI,如有前述阳性所见可支持诊断。

(7)病原学检查:从脑脊液、眼或其他部位查见本虫的幼虫或成虫,可作出病原学诊断。

以上各项,具备第(1)~(4)项可作出临床诊断,具备第7项为病原学确诊,第(5)~(6)项为辅助诊断项目。

2. 鉴别诊断 本病需与结核性脑膜脑炎、病毒性脑膜脑炎、流行性脑脊髓膜炎、神经性头痛及其他中枢神经系统寄生虫病鉴别。

【治疗方案】

1. 病原学治疗 阿苯达唑(丙硫咪唑)20mg/(kg·d),分3次服用,连服7~10d。

2. 对症、支持治疗 视病情应用甘露醇降低颅内压;酌情应用肾上腺皮质激素;酌情应用镇痛药;神经营养药物。

3. 需注意的问题 ①杀虫治疗前需明确有无眼部广州管圆线虫寄生,如有,先行眼科治疗后再予药物治疗;②颅内压高于 300mmHg 者,须先行降低颅内压治疗,待颅内压降至一定水平后再行杀虫治疗。

【预后】

绝大多数病人预后良好,极个别感染虫体数量多者病情严重可致死或留有后遗症。

【预防措施】

开展卫生宣教工作;切忌生食或半生食螺肉;食品管理部门加强对螺类食物的监测和管理;加强灭鼠工作。

(郭燕军　李继梅)

第八节　艾滋病的神经系统损害

【概述】

艾滋病即获得性免疫缺陷综合征(acquired immunodeficiency syndrome,AIDS),是由人类免疫缺陷病毒(human immunodeficiency virus,HIV)引起。该病毒是一种嗜神经病毒,可高选择性地侵袭和定位于神经系统。30%~40%的 AIDS 患者存在神经系统受累,且其中的10%~27%以神经系统损害为首发症状。尸检发现,80%以上的 AIDS 患者存在神经系统的病理改变。神经系统损害包括 HIV 自身引起的神经系统疾病、HIV 相关性肿瘤、神经系统机会性感染、HIV 相关的脑卒中和治疗药物的神经系统副作用(表6-18)。自1981年首次报道以来,HIV 感染几乎遍及全球,而且发病率逐年上升,估计目前全球约有4 000多万人受到感染,已成为严重威胁人类健康和生存的全球性问题。截至2009年底,估计中国现存活的艾滋病病毒感染者和艾滋病患者总共约 74 万,女性占 30.5%;其中艾滋病患者 10.5 万。

表 6-18　HIV 感染的神经系统损害

HIV 感染
　无菌性脑膜炎
　HIV 相关的神经认知障碍(HIV-associated neurocognitive disorder,HAND)
　脊髓疾病
　　空泡样脊髓病
　　单纯性感觉性共济失调
　　感觉异常/感觉迟钝
　周围神经病
　　远端对称性多发性周围神经病
　　急性炎症性脱髓鞘性多发性神经病(AIDP,吉兰－巴雷综合征)
　　慢性炎症性脱髓鞘性多发性神经病(CIDP)
　　多发性单神经炎
　肌病
HIV 相关性肿瘤
　原发性中枢神经系统(CNS)淋巴瘤
　Kaposi 肉瘤
机会性感染
　隐球菌感染
　弓形体病
　进行性多灶性白质脑病
　巨细胞病毒感染
　复发性美国锥虫病,又名 Chagas 病
　梅毒
　结核分枝杆菌感染
　人类 T 淋巴细胞病毒(HTLV)-1 感染
HIV 相关的脑卒中
　缺血性脑卒中
　出血性脑卒中
HIV 治疗药物相关并发症
　齐多夫定治疗引起的肌病
　核苷类似物反转录抑制药(NRTI)相关的多发性神经病

AIDS 的分类非常复杂,美国疾病预防与控制中心(CDC)的分类系统是以 HIV 感染相关的临床症状和 CD4$^+$ T 淋巴细胞计数为基础。该系统将 CD4$^+$ T 淋巴细胞计数分为少于 $200/\mu l$、$(200\sim499)/\mu l$ 和大于 $500/\mu l$ 3 级,根据临床症状分为无症状、症状性和 AIDS 指示菌情况 3 类,用 9 个相互排除的类型来表示。该系统将 CD4$^+$ T 淋巴细胞计数<$200/\mu l$ 的 HIV 感染者均定义为 AIDS 患者,无论其是否出现临床症状或机会性感染。

【病因与发病机制】

AIDS 的致病因子为 HIV,该病毒属于人类反转录病毒科,慢病毒亚科。电镜显示 HIV 病毒体为 20 面体结构,包含众多的外部刺突和两个主要的包膜蛋白,为外部的 gp120 和跨膜的 gp41。HIV 有两个亚型,HIV-1 和 HIV-2。HIV-1 是全世界范围内 HIV 疾病最常见的病因。病毒一般不直接损害神经组织,而是经过包括免疫介导的间接损伤、限制性持续性的胞内感染、由受染单核细胞和巨噬细胞释放的细胞因子、兴奋性毒性氨基酸、胞内钙超载、自由基、脂质炎性介质、HIV 基因产物,如套膜糖蛋白 gp120 的间接细胞毒性等引起组织的炎症损害。促进 HIV 感染后疾病发作的因素是 HIV 的生物学变异、增强毒力的病毒株、宿主免疫机制及伴随的巨细胞病毒、单纯疱疹病毒、乙型肝炎和丙型肝炎病毒、人类单疱病毒-6 型或人类嗜 T 淋巴细胞病毒-1 型(HTLV-1)感染的相互作用。

HIV 由皮肤破损处或黏膜进入人体后,能选择性地侵犯有 CD4$^+$ 受体的 T 淋巴细胞以及单核-巨噬细胞,使其质和量进行性缺乏而导致显著的免疫缺陷。当 CD4$^+$ T 淋巴细胞数减低到一定水平,患者将极易罹患一系列机会性疾病,尤其是卡氏肺囊虫肺炎、弓形体病、病毒、真菌及分枝杆菌感染等以及 Kaposi 肉瘤和淋巴瘤等。AIDS 的主要传播途径为性接触(包括同性、异性和双性性接触)、血液及血制品(包括共用针具静脉摄毒、介入性医疗操作等)和母婴传播(包括产前、产中和产后)三种途径。

【病理】

HIV 进入颅内的确切机制仍未明确,但是至少与病毒感染的能力及免疫活化的巨噬细胞所诱导的黏附分子部分相关。虽有少见的 HIV 感染神经元和星形胶质细胞的报道,目前仍没有令人信服的证据表明,除单核细胞、巨噬细胞外的其他脑细胞能在体内产生生产性感染。HIV 感染患者表现为白质损害及神经元丢失。这可能通过病毒蛋白,尤其是 gp120 和 Tat 促发内源性神经毒素从巨噬细胞释放,少数是从星形胶质细胞释放所造成。HIV-1 感染患者可发现反应性神经胶质细胞和小胶质细胞的增生。90% 的 HIV 患者存在脑脊液异常,甚至在 HIV 感染的无症状期也有脑脊液改变,包括淋巴细胞增多(50%～65%)、蛋白增高(35%)、检测到病毒 RNA(75%);90% 的患者具有抗 HIV 抗体鞘内合成的证据。

【临床表现】

HIV 感染的临床症状是一个疾病谱,包括与原发感染相关的急性综合征到无症状期和继发性疾病,症状多种多样。患者多为青壮年,发病年龄 80％在 18～45 岁。常有一些非特异性症状,如发热、体重减轻、盗汗、食欲减退、腹泻、消化不良、皮肤病变及持续广泛性全身淋巴结肿大等,并往往患有一些罕见的疾病如肺孢子虫肺炎、弓形体病、非典型性分枝杆菌与真菌感染等;并发恶性肿瘤,可出现头痛、意识障碍、痴呆、抽搐等神经系统受损症状。下面主要介绍 HIV 自身引起的神经系统病变、HIV 相关性肿瘤、神经系统机会性感染、HIV 相关的脑卒中和治疗药物的神经系统副作用(表 6-18)。

(一)HIV 感染自身引起的神经系统疾病

1. 无菌性脑膜炎和脑炎　无菌性脑膜炎可见于 HIV 感染的任何时期(除极晚期外)。急性原发感染的患者可出现发热、咽炎、淋巴结病、头痛、关节痛、畏光、嗜睡和假性脑膜炎的综合征;有时可出现急性脑病;极少数可出现脊髓病变,表现为横贯性脊髓炎或神经病。脑神经可受累,主要累及第Ⅶ对,第Ⅴ对和(或)第Ⅷ对亦可受累。脑脊液变化包括淋巴细胞增多、蛋白升高和葡萄糖正常。这些表现临床上很难与其他病毒性脑膜炎区分,通常在 2～4 周自行缓解。有些患者可转为慢性。无菌性脑膜炎很少与 AIDS 的发展相平行,这表明 HIV 感染所致的无菌性脑膜炎是一种免疫介导的疾病。

2. AIDS 相关的神经认知障碍　HIV 相关的神经认知障碍(HAND)可分为无症状性的神经认知缺损(asymptomatic neurocognitive impairment,ANI)、轻度神经认知障碍(minor neurocognitive impairment,MND)和 HIV 相关性痴呆(HIV-associated dementia,HAD)。ANI 为亚临床的认知障碍,MND 为轻度认知障碍,出现日常生活功能轻度受损。HAD 亦称为 HIV 脑病或 AIDS 痴呆叠加,出现显著认知障碍并导致患者的日常生活功能严重受损。表现为注意力减退、健忘和执行复杂任务困难以及情感淡漠、缺乏始动性,有些患者甚至发展为植物状态。与皮质性痴呆(如 Alzheimer 病)不同,HAD 很少出现高级皮质功能障碍如失语、失用和失认。HAD 还可能出现运动障碍的症状如步态不稳、平衡障碍、震颤及快速轮替运动困难。脊髓受累患者可出现肌张力增高及深反射亢进。后期可合并大小便失禁。HAD 通常是 HIV 感染的

晚期合并症,数月内缓慢进展,但也可见于 CD4+ 计数 350/μl 者。仅有 3％的 HIV 感染者以 HAD 为首发的 AIDS 定义疾病。HAND 风险与 CD4+ 计数减少和脑脊液中病毒载量有关。

3. HIV 脊髓病　AIDS 性脊髓病主要有 3 种。①空泡样脊髓病变,其特征是亚急性起病,常表现为显著的步态不稳和痉挛状态,随后出现大小便障碍。体检可见腱反射亢进和病理反射。病理改变则与恶性贫血伴发的亚急性联合变性相似。虽然 AIDS 患者存在维生素 B$_{12}$ 缺乏,但不是绝大多数患者的病因。②脊髓后索受累,表现为完全性感觉性共济失调。③感觉系统受累,表现为下肢感觉异常和感觉迟钝。20％AIDS 患者出现脊髓疾病,并常作为 HAD 的部分症状。事实上,90％HIV 相关脊髓病的患者有某些痴呆的证据,表明其存在相同的病理过程。

4. HIV 性周围神经病　可发生于疾病的任何阶段,有多种形式。最常见的是远端感觉性多神经病,这可能是 HIV 感染的直接结果。通常表现为亚急性起病的双足和下肢的烧灼样疼痛感。体检可发现袜套样感觉缺失,包括针刺觉、温度觉和触觉,伴有踝反射消失。常见痛觉过敏。运动系统改变轻微,仅表现为足底内侧肌肉无力。电生理检查表明 2/3 的 AIDS 患者有周围神经的病变。神经传导正常或仅有轻微的轴索改变。HIV 感染早期亦可发生类似吉兰－巴雷综合征的 AIDP。另外一些病人表现为类似 CIDP 的渐进性或复发缓解性炎性神经病。患者通常表现为进行性肌无力,反射消失和轻微感觉异常,脑脊液检查有单核淋巴细胞增多,周围神经活检可见血管周围浸润,提示自身免疫为其病因。

5. HIV 性肌病　HIV 相关性肌病的临床和组织病理学特点与原发性多发性肌炎有显著差别,常被称作 HIV 多发性肌炎。该病可发生于 HIV 感染的任何阶段,但很少作为 HIV 的首发症状。HIV 多发性肌炎严重程度各异,从无症状性的肌酸激酶水平升高到亚急性的近端肌无力和肌痛均可发生。无症状的患者可出现显著的肌酸激酶水平升高,尤其多见于运动后,其临床症状和实验室指标异常的病理机制不明。肌电图表现为异常的自发性电活动和短时程多运动电位。肌活检提供了免疫性肌病的最佳证据。炎性或非炎性的各种不同的病理过程均可发生于严重的肌病患者,包括肌纤维坏死伴炎细胞改变,杆状体、胞质体和线粒体

异常。

(二)HIV 性相关肿瘤

1. 系统性淋巴瘤　淋巴瘤是 HIV 感染的晚期表现,随着 HIV 感染时间的延长和免疫功能的降低而呈指数性增加;至少 6% 的 AIDS 患者在病程中可能罹患淋巴瘤,其发生率是正常人群的 120 倍。其临床表现各异,可表现为不明原因的持续发热,生长迅速的口腔黏膜损害以及局灶性癫痫。至少 80% 的患者存在淋巴结外病变,CNS 最常受累,其中约 60% 为原发性 CNS 淋巴瘤。淋巴瘤在血友病患者的发生率最高,加勒比海或非洲的异性间获得性感染的 AIDS 患者发病率最低。通常发生于 $CD4^+$ T 细胞计数 200/μl 的患者。其发生率并不随着高效抗反转录病毒疗法(highly active antiretroviral therapy,HAART)的广泛应用而降低。

2. CNS 淋巴瘤　通常出现在 HIV 感染的晚期。各年龄组均可受累,表现为局灶性神经功能受损,包括头痛、脑神经受损和(或)局灶性癫痫。头颅 MRI 或 CT 可见数个(1~3 个)3~5cm 的病灶。典型的 CNS 淋巴瘤位于深部脑白质,常邻近脑室;呈环形增强,但增强不如脑弓形体病明显。通常 EB 病毒检测为阳性。诊断时 $CD4^+$ T 细胞计数的中位数是 50/μl。腰椎穿刺对于系统性淋巴瘤患者分级具有重要性。

(三)HIV 相关的机会性感染

机会性感染从广谱上来说包括继发于 AIDS 患者所发生的细菌性、病毒性、真菌性和寄生虫的各种感染。多数感染发生的危险与 $CD4^+$ T 细胞计数呈正相关。

1. 隐球菌病　隐球菌感染是 AIDS 患者脑膜炎的首要感染原因。发生于 2% 的患者,通常发生在 $CD4^+$ T 细胞计数 100/μl 的患者。其显著特点是临床症状和体征相对缺乏,可出现发热、头痛、认知减退、嗜睡或易激惹、脑神经麻痹及步态异常以及精神异常;其他单侧体征少见。随着感染进展,可出现深昏迷和脑干受压的体征。脑膜刺激征常轻微或缺如;确诊时 1/3 病例已经出现了视盘水肿。神经影像学检查多正常。脑脊液为轻度异常,但腰穿压力升高。脑脊液白细胞数 10/μl 和压力 >250mmH₂O 为预后不佳的标志。隐球菌脑膜脑炎若未及时治疗常常是致命的,死亡发生在症状出现 2 周至数年,病死率为 10%~30%。

2. 弓形体病　是 AIDS 患者最常见的继发性 CNS 感染的病因,但随着 HAART,其发生率逐渐

下降。本病最常见于加勒比海和法国。弓形体病通常属 HIV 感染的晚期合并症,常发生于 $CD4^+$ T 细胞计数 200/μl 的患者。脑弓形体病是由滞留在细胞内的寄生虫-鼠弓形虫引起的。最常见的临床表现是发热、头痛和局灶性神经功能缺失。患者可出现抽搐、偏瘫、失语或脑水肿,特征性地表现为意识模糊、痴呆和嗜睡,可发展为昏迷。血清抗体阳性者的发病率是阴性者的 10 倍以上。对于诊断为 HIV 感染的患者,应在其最初发展阶段即监测鼠弓形虫抗体。对那些血清阴性者应教育其用各种方法减少患原发感染的风险,包括避免食用未熟透的肉类,接触土壤后应仔细洗手等。脑 MRI 表现为多灶性损害及环形强化,即可怀疑该病。除弓形体病外,HIV 感染者出现单个或多个增强病灶的疾病还包括原发性 CNS 淋巴瘤及较为少见的分枝杆菌、真菌或细菌性脓肿。确定诊断需要脑活检。

3. 进行性多灶性白质脑病　JC 病毒为一种人类多瘤病毒,是进行性多灶性白质脑病(progressive multifocal leukoencephalopathy,PML)的病因,也是 AIDS 患者重要的机会性感染的致病因素。典型病例为慢性病程,有或无精神状态的改变,伴有多灶性神经功能受损,共济失调、视野缺失、失语和感觉障碍均可发生。它是 AIDS 的晚期合并症,可见于 4% 的 AIDS 患者。MRI 的典型改变是多发不增强的白质病灶,可融合;多发于枕叶和顶叶皮质下白质内,大脑半球、小脑和脑干均可受累。病灶在 T_1 加权像上为低信号,T_2 加权像上为高信号。在没有 HAART 之前,PML 患者多于症状发生后 3~6 个月死亡。作为一种免疫再激活综合征,PML 可能在 HAART 开始后反而恶化。无特异性治疗。

4. 巨细胞病毒感染　AIDS 患者感染巨细胞病毒(cytomegalovirus,CMV)后可出现视网膜炎、脑炎或多发性神经根炎。继发于 CMV 的脊髓炎和多发性神经根炎常见于 HIV 感染的病程晚期($CD4^+$ 计数 50/μl),起病突然,表现下肢和骶部感觉异常,行走困难,上升性的感觉减退及尿潴留。临床病程在数周内快速进展。脑脊液检查提示显著的淋巴细胞增多,脑脊液 PCR 可检测到 CMV DNA。用更昔洛韦和膦甲酸治疗迅速好转,及时应用更昔洛韦和膦甲酸治疗是减少永久性神经损害程度的重要措施。

5. Chagas 病(美国锥虫病)　再发性美国锥虫病可表现为急性脑膜脑炎,伴有局灶性神经系统体

征、发热、头痛及癫痫发作。脑 CT 或 MRI 表现为单个或多个低密度区,典型者可见环形强化和水肿。病灶主要见于皮质下区域,这一特征有助于与弓形体病和 CNS 淋巴瘤的深部损害相鉴别。克氏锥虫无鞭毛体及锥虫可通过活检或脑脊液标本鉴别。其他脑脊液变化还包括蛋白增高和淋巴细胞轻度增高。血液检查可直接检出虫体。

(四)HIV 相关的脑卒中

HIV 感染可增加缺血性和出血性脑卒中的风险,并多见于青年的 HIV 感染人群。卒中多发生于 CD4$^+$ 淋巴细胞计数少于 $200/\mu l$ 的 AIDS 进展的情况下。在 40% 的神经系统并发症中,仅有 1.3% 为脑血管病并发症。AIDS 人群缺血性脑卒中的常见病因是炎症性脑膜炎、血管炎、血液高凝和原发性 HIV 血管病。出血性卒中多继发于凝血障碍、血小板减少、颅内肿瘤或 CNS 感染。随着广泛应用 HAART,HIV 的神经系统并发症包括脑卒中均有所减少,然而,由于高龄 HIV 人群的增加以及蛋白抑制药对血脂的副作用,HIV 合并脑卒中的变化仍不大。

(五)治疗的合并症

HIV 相关治疗最常见的神经系统并发症是多发性神经病和肌病。

1. 神经病变　随着对 HIV 感染进行 HAART 治疗的不断完善,其神经系统并发症大大减少。但随生存率的提高和神经毒性药物的长期应用,HIV 感染者中周围神经疾病的发生率却大大增加了。核苷类似体反转录抑制药均可伴发剂量依赖性的多发性神经病。其临床症状与那些 HIV 相关的多发性神经病相同,表现为烧灼样疼痛和痛觉过敏,从双足开始,逐渐发展为手套、袜套样感觉异常。体检发现有针刺觉、温度觉和触觉缺失及踝反射消失。与 HIV 相关性神经病相比,治疗药物相关的神经病起病更急,进展更为迅速,疼痛更为剧烈。常用加巴喷丁对症治疗。阿米替林和拉莫三嗪亦可用于缓解疼痛。其他药物,如异烟肼、甲硝唑和氨苯砜等,亦可伴发神经疾病。异烟肼性神经病是一种远端感觉性多发性神经病,与维生素 B_6 缺乏有关,因此,应用异烟肼的患者应额外口服维生素 B_6。甲硝唑也伴发远端对称性感觉性多发性神经病。氨苯砜相关性神经病是一种远端轴索性神经病,选择性地影响运动纤维。治疗如有可能首先要停用这些药物,并对症止痛。

2. 肌病　与 HIV 多发性肌炎类似的肌病,可见于长期应用核苷类反转录酶抑制药(nucleoside reverse transcriptase inhibitors,NRTIs)齐多夫定的患者。临床表现为进行性的近端肌无力及显著的肌萎缩,常伴有肌肉疼痛。其毒副作用为剂量依赖性,与其干扰线粒体聚合酶功能相关。停用相关药物后肌病多为可逆性。血清肌酸激酶水平常升高,肌电图表现非特异性肌损害。肌肉活检对鉴别 HIV 多发性肌炎和齐多夫定肌病最为有用,HIV 多发性肌炎常伴随炎性改变,而齐多夫定肌炎的组织学特征是出现不整边红纤维。

【诊断】

艾滋病性神经系统损害的诊断需根据流行病学资料、临床表现、免疫学和病毒学检查综合判定。对认知功能减退者可用简易精神状态检查量表(MMSE)进行客观的筛查,但是 MMSE 分值的改变对早期轻度的 HAD 不敏感。脑 MRI 和 CT 显示进行性脑萎缩有助于艾滋病合并痴呆的诊断;确诊主要靠脑活检、HIV 抗原及抗体测定。脊髓病可做钆增强的脊髓 MRI 检查。腰椎穿刺可除外或确定机会性感染的存在;脑脊液细胞数和蛋白水平非特异性增高,脑脊液中可检测出 HIV RNA,并可培养出 HIV 病毒。脑脊液检查也可帮助诊断周围神经病,尤其是 CMV 所致的多发性神经病。EMG 和神经传导速度检查有助于诊断脊髓病、周围神经病和肌病,必要时辅以肌肉和神经组织活检。对隐球菌脑膜炎特异性诊断依赖组织学方法,印度兰墨汁染色发现隐球菌,脑脊液真菌培养或脑脊液及血清检出特异性隐球菌抗原可确诊。70%～90% 罹患隐球菌脑膜炎的 AIDS 患者其印度蓝墨汁染色为阳性。90% 的患者血清或脑脊液乳胶凝集反应可检测到包膜抗原。活检对确定 CNS 隐球菌脑膜炎有帮助。

【鉴别诊断】

AIDS 的神经系统损害表现复杂多样,临床需要与以下疾病相鉴别:长期应用免疫抑制药、血液或组织细胞恶性肿瘤等引起的获得性免疫缺陷区别;与特发性 CD4$^+$ T 淋巴细胞减少症相鉴别;其他病原微生物引发的脑膜炎、脑炎、各种亚急性进展性痴呆综合征、亚急性联合变性、其他原因导致的脊髓病、周围神经病和肌病。

【治疗】

本病治疗原则是积极抗 HIV 治疗,增强患者免疫功能和处理机会性感染及肿瘤等神经系统并发症。对许多 HAD 患者抗反转录病毒的联合治疗是有益的;而脊髓病变患者对抗反转录病毒药物反应不佳,主要为支持治疗。由双脱氧核苷终止引起的远端对称性多发性神经病很难治愈,治疗为对症性,加巴喷丁、卡马西平、三环类抗抑郁药或镇痛药可能对感觉迟钝有效。神经生长因子可能对联合 HAART 的副作用有效。血浆置换或静脉注射免疫球蛋白对有些 HIV 性周围神经病有效。由于糖皮质激素的免疫抑制作用,可用于其他治疗无效的严重 CIDP 患者。HIV 多发性肌炎的治疗与原发性肌炎相同,包括糖皮质激素、硫唑嘌呤、环磷酰胺和静脉注射免疫球蛋白。HIV 患者应慎用免疫抑制药。原发性 CNS 淋巴瘤的治疗仍面临巨大挑战。姑息治疗如放疗,可使疾病缓解。此类患者预后不佳,生存中位数为 1 年。

隐球菌脑膜脑炎治疗为静脉注射两性霉素 B,0.7mg/kg 或尿苷嘧啶 25mg/kg,qid 共两周,然后口服氟康唑 400mg/d,共 10 周,再口服氟康唑 200mg/d,直到经 HAART 后 $CD4^+$ T 细胞计数增加到 $200/\mu l$ 达 6 个月为止。

弓形体病标准化治疗是磺胺嘧啶和乙胺嘧啶及甲酰四氢叶酸合用至少 4～6 周。可替代的治疗方案包括克林霉素与乙胺嘧啶合用;阿托喹酮加乙胺嘧啶;阿奇霉素加乙胺嘧啶加利福布汀。复发感染常见,推荐既往有弓形体脑炎病史的患者接受磺胺嘧啶、乙胺嘧啶和亚叶酸钙的维持治疗。$CD4^+$ T 细胞计数<$100/\mu L$ 及弓形体 IgG 抗体阳性的患者需接受弓形体病的一级预防。幸运的是,每日服用 1 粒用于预防卡氏肺孢子虫病的增效甲氧苄啶/磺胺甲噁唑(TMP/SMX)即可提供足够的保护作用。二级预防可间断进行,目标是经有效抗病毒治疗使 $CD4^+$ T 细胞计数增加至 $200/\mu l$ 达 6 个月以上。

Chagas 病的治疗方案为苯并咪唑(2.5mg/kg,bid)或硝呋噻氧(2mg/kg,qid)应用至少 60d,然后维持治疗,持续终身。治疗方案为其中一种药物 5mg/kg,每周用药 3 次。脑弓形虫病的患者应用 HAART 后,可间断治疗 Chagas 病。

【预后】

艾滋病病毒在人体内的潜伏期平均为 9～10 年。一旦出现临床症状,50% 的 AIDS 病人会在 1～3 年死亡。

(张拥波)

第九节　神经系统螺旋体感染

螺旋体(Spirochaeta)是细长、柔软、弯曲呈螺旋状的运动活泼的单细胞原核生物。全长 3～$500\mu m$,具有细菌细胞的所有内部结构。在生物学上的位置介于细菌与原虫之间,螺旋体广泛分布在自然界和动物体内,分五个属:疏螺旋体属(Borrelia)、密螺旋体属(Treponema)、钩端螺旋体属(Leptospira)、脊螺旋体属(Cristispira)和螺旋体属(Spirochaeta)。前 3 个属中有引起人类罹患回归热、梅毒、钩端螺旋体病的致病菌,后 2 个属不致病。疏螺旋体属有 5～10 个稀疏而不规则的螺旋,其中回归热疏螺旋体(Borreliarecurrentis)引起回归热,奋森氏疏螺旋体(Borreliavincenti)常与梭形杆菌共生,共同引起咽喉炎和溃疡性口腔炎等。Lyme 病螺旋体(Lyme disease spirochete)是疏螺旋体的一种,引起以红斑性丘疹为主的皮肤病变,是以蜱为传播媒介、以野生动物为储存宿主的自然疫源性疾病。该螺旋体是 20 世纪 70 年代分离出的新种,属于疏螺旋体中最长(20～$30\mu m$)和最细(0.2～$0.3\mu m$)的一种螺旋体。密螺旋体属有 8～14 个较细密而规则的螺旋,对人有致病的主要是梅毒螺旋体(Treponema pallidum)、雅司螺旋体(Treponema pertenue)、品他螺旋体(Treponema aarateum),后两亦通过接触传播但不是性病。钩端螺旋体属螺旋数目较多,螺旋较密,比密螺旋体更细密而规则,菌体一端或两端弯曲呈钩状,部分能引起人及动物的钩端螺旋体病。

一、钩端螺旋体病

钩端螺旋体病(Leptospinosis)是由各种不同类型的致病性钩端螺旋体(简称钩体)引起的急性传染病。主要在热带和亚热带流行,洪水灾害和多雨季节是容易感染的机会。接触带菌的野生动物、家畜以及被污染的土壤或水源,钩体通过暴露部位的皮肤、消化道、呼吸道等途径进入人体而获得感染。属于人畜共患病,疫水、鼠类和猪为主要的传染源。

因个体免疫水平的差别以及受染菌株的不同,临床表现轻重不一。典型者起病急骤,早期(1～3d)出现高热、倦怠无力、全身酸痛、结膜充血、腓肌压痛和表浅淋巴结肿大等;出现症状后 3～5d 的免疫反应期可伴有肺弥漫性出血以及明显的肝、肾、中枢神经系统损害。

在无菌性脑膜炎病例中,钩体病脑膜炎型占5%～13%。临床上以脑炎或脑膜炎症状为特征,剧烈头痛、全身酸痛、呕吐、腓肠肌痛、腹泻、烦躁不安、神志不清、颈项强直、克氏征阳性等。1/3的患者脑脊液中细胞计数增多,蛋白反应呈弱阳性;糖和氯化物往往正常;钩体免疫试验阳性。

多数患者最后恢复,少数可出现后发热、眼葡萄膜炎以及脑动脉闭塞性炎症等。闭塞性脑动脉炎,又称烟雾病(moyamoya disease,MMD),是钩体病神经系统中最常见和最严重并发症之一。烟雾病是一组以双侧颈内动脉末端及其大分支血管进行性狭窄或闭塞,且在颅底伴有异常新生血管网形成为特征的闭塞性疾病,除钩体感染以外,还有其他不明原因也可导致的上述表现,因此也称为Moyamoya综合征,“烟雾”名称的来源是在脑血管造影时显示脑底部由于毛细血管异常增生而呈现一片模糊的网状阴影,有如吸烟所喷出的一股烟雾。本病的实质是脑底部动脉主干闭塞伴代偿性血管增生。

MMD1957年由日本学者 Takeuchi 和 Shimizu 报道。我国自1958年以来在湖北、广东、浙江等流行地区的农村儿童和青壮年中散发流行了一种原因不明的脑动脉炎,1973年明确由钩体感染引起。MMD的发病率占钩体病的0.57%～6.45%。15岁以下儿童占90%,余为青壮年。男女发病率无差别。发病高峰较当地钩体病流行推迟1个季度,即10～12月份起病。最长为病后9个月出现神经系统症状。表现为偏瘫、失语、多次反复短暂肢体瘫痪。脑血管造影证实颈内动脉床突上段和大脑前中动脉近端有狭窄,多数在基底节区有一特异的血管网。尸检脑组织中偶可找到钩体,预后较差。除上述神经系统后发症外,尚有周围神经受损、脊髓损害的报道。肺弥漫性出血、肝衰竭、肾衰竭常为致死原因。

诊断主要依据流行病学、临床表现、病原学检测等辅助检查。本病临床表现非常复杂,因而早期诊断较困难,容易漏诊、误诊。此外,尚需与细菌性败血症、流行性乙型脑炎、病毒性肝炎、流行性出血热等鉴别。

治疗主要是对症治疗和支持疗法。强调早期应用有效的抗生素。如治疗过晚,脏器功能受到损害,治疗作用就会减低。青霉素应早期使用,重症病例合用肾上腺皮质激素。其他抗生素如四环素、庆大霉素、链霉素、红霉素、氯霉素、多西环素(强力霉素)、氨苄西林等亦有一定疗效。

预防主要是管理传染源,切断传染途径,保护易感人群。本病因临床类型不同,病情轻重不一,因而预后有很大的不同。轻型病例或亚临床型病例,预后良好,病死率低;而重症病例如肺大出血、休克、肝肾功能障碍、微循环障碍、中枢神经严重损害等其病死率高。

二、莱 姆 病

【概述】

莱姆病(Lyme disease)是由伯氏疏螺旋体(Borrelia burgdorferi)感染所致的一种传染性疾病,其传播媒介为蜱,鹿和鼠是蜱的宿主。1975年,Steere A C首先在美国康涅狄格州莱姆镇儿童中发现的蜱传螺旋体感染性人畜共患病。1977年美国研究人员从莱姆病患者的血液、皮肤病灶和脑脊髓液中分离出了莱姆病病原螺旋体,并报道了该病的临床表现。1980年,将该病命名为莱姆病。1982年,Burgdorferi W 及其同事从蜱体内分离出螺旋体,莱姆病的病原从而被确定。1984年,Johnson R C 根据分离的莱姆病病原螺旋体的基因和表型特征,认为该螺旋体是疏螺旋体属内的一个新种,正式将其命名为伯氏疏螺旋体。目前,世界上的莱姆病螺旋体分离株可分为10个基因型,在流行病学方面,螺旋体基因型与地理位置、传播媒介及宿主动物种类密切相关。世界上已有70多个国家报道发现该病,且发病率呈上升趋势,新的疫源地不断被发现。现已证实我国29个省(市、区)的人群中存在莱姆病的感染,并从病原学上证实其中至少有19个省(市、区)存在该病的自然疫源地。

【病因与发病机制】

莱姆病的病因为人感染了由蜱传播的伯氏包柔螺旋体。伯氏包柔螺旋体为革兰阴性病原体,对潮湿和低温条件抵抗力强,一般的灭菌处理即可杀灭。

当人接触成虫蜱时可感染伯氏包柔螺旋体,但由蜱的若虫传播给人最常见。人在被带菌蜱叮咬后,伯氏包柔螺旋体随唾液进入人的皮肤,经3～30d潜伏期后进入血液,此时机体产生针对伯氏包柔螺旋体鞭毛蛋白的抗体 IgG 和 IgM,进而诱发机体的特异性免疫反应,从而造成多系统损害。

【临床表现】

本病从临床表现和时间上可分为 3 期。

1. 第 1 期　通常为蜱叮咬后 3～32d 发病，以游走性环形红斑为主要表现，红斑中心为蜱叮咬处。随后可出现小一些的第 2 批环形红斑中心硬结。本期可出现头痛、肌痛、颈僵、甚至脑神经麻痹（几乎总是面神经麻痹），但通常脑脊液检查正常。环形红斑通常 3～4 周后消退。

2. 第 2 期　在环形红斑出现后数周转入第 2 期，本期神经系统表现和心脏症状突出。心脏情况通常为传导阻滞，也可出现心肌炎、心包炎伴左心室功能不全；神经系统主要为脑膜炎表现，如头痛、颈僵、发热等，多神经炎或多发单神经炎也可出现。表现为严重的根痛症状和局灶性力弱；脑神经（通常为面神经）受累常见。神经系统表现出现之前也可无游走性环形红斑或明确的蜱叮咬史。

3. 第 3 期　本期的特征性表现是慢性关节炎，伴人类白细胞抗原（HLA）基因 HLA-DR2 抗原阳性。通常在初次感染后数月出现，也可与神经系统症状同时出现。关节炎可能与自身免疫性因素有关，虽然没能从关节腔积液中分离出螺旋体，但抗生素治疗也有效。

【实验室检查】

血常规正常，血沉快，脑电图改变一般无特异性，脑脊液检查初期正常，数周后细胞计数增多，淋巴为主，蛋白升高，寡克隆区带阳性，而髓鞘碱性蛋白（MBP）通常阴性。血和脑脊液中偶尔可分离到病原体，早期的方法包括间接免疫荧光抗体试验（IFA）和变异的荧光抗体试验（FIAX）。现大部分已经被酶联免疫吸附试验（ELISA）、酶联荧光试验（EI FA）、蛋白印迹法（WB）、免疫层析法及斑点实验、蛋白质芯片技术等所代替。血和脑脊液中螺旋体特异性抗体 IgG 和 IgM 滴度升高对诊断有重要意义。IgG 和 IgM 滴度以 1：64 以上为阳性，90% 以上患者在 1：128 以上。当血和脑脊液中抗体滴度升高时，脑 CT 和 MRI 检查可发现白质内异常信号。

【诊断】

诊断依据典型的流行病学资料、临床表现和血清学检查综合判断。血或脑脊液中分离到伯氏包柔螺旋体或特异性抗体阳性均有助于确诊。

【鉴别诊断】

本病累及范围广泛，包括皮肤、关节、心脏等，应注意与风湿、类风湿、结缔组织病、回归热等鉴别；神经系统表现应与其他类型脑膜炎、多发性或单发性神经根神经炎、周围神经病、面神经炎、多发性硬化等鉴别。血清或 CSF 中特异性抗体检测有助于鉴别。

【治疗】

1. 病因治疗

(1)抗生素：多西环素、阿莫西林、克拉霉素常用于莱姆病早期出现游走性环形红斑时的治疗，四环素和阿奇霉素也可使用。对于有神经系统受累表现者，通常给予第三代头孢菌素静脉滴注，如头孢曲松钠、头孢呋辛酯等，从大部分临床观察看，疗程 2～3 周足够。抗生素的使用将神经症状的持续时间由平均 30 周缩短到 7～8 周。

(2)疫苗：美国 FDA 已批准一个针对伯氏包柔螺旋体的疫苗，该疫苗针对抗螺旋体外表面蛋白 A（OspA），第 2 个针对相同抗原的疫苗也在审批中。这两个疫苗都需要进行 3 次接种，有 80% 保护作用。单次接种后的保护时期不能明确，接种对象主要为在蜱流行区从事户外工作的人群，对 12 岁以下儿童不推荐使用。

2. 对症治疗　对有心脏和神经系统损害的患者，可以短期使用激素治疗。

三、神 经 梅 毒

【概述】

神经梅毒（neurosyphilis）是指由苍白密螺旋体（Treponema pallidum）侵犯脑、脑膜或脊髓所导致的一组综合征，分为先天性与后天性梅毒两类。先天性梅毒系母体内的梅毒病原经胎盘传给胎儿所致，后天性梅毒患者通过性行为感染给对方。

随着青霉素的使用，梅毒的发生率一度下降，由 1942 年的 5.9/10 万人降至 1961 年的 0.1/10 万人。而随着艾滋病患者和免疫力低下患者的增多，其发生率又有上升趋势，由 1981 年的 13.7/10 万人上升至 1989 年的 18.4/10 万人。

【病因及病理】

神经梅毒病因为苍白密螺旋体感染。在未经治疗的早期梅毒患者中，有 10% 最终发展为神经梅毒。在 HIV 感染者中，梅毒血清学检查阳性者占 15%，大约 1% 患有神经梅毒。

在神经梅毒早期，主要以梅毒性脑膜炎为主，此时可见脑膜有淋巴细胞和单核细胞浸润，在炎症反应的同时还可侵犯脑神经并导致轴索变性。炎症通常侵犯脑膜小血管，促使内皮细胞增生导致血管闭塞从而引起脑和脊髓的缺血坏死。在脑膜炎症后,淋巴细胞和浆细胞进一步向皮质及皮质小血管迁移,导致皮质神经元缺失和胶质细胞增生。此型在患者皮质中可以检测到梅毒螺旋体,而其他类型的神经梅毒中少见。在脊髓结核患者中,脊膜和小血管炎症伴随后根和后索变性,偶尔也可累及脑神经。麻痹性痴呆型以皮质损害为主,进展缓慢。

【临床表现】

梅毒的表现与感染期及感染途径有密切关系,一般分为获得性(后天性)梅毒、先天性梅毒;按病期分为1期、2期(早期)及3期(晚期)梅毒。神经梅毒可分为以下8种临床类型,但以无症状性神经梅毒、梅毒性脑膜炎和梅毒性血管炎3种类型最为常见。

1. 无症状型神经梅毒(asymptomatic neurosyphilis) 病人无症状,诊断依据血和脑脊液的梅毒血清学检查结果,如脑脊液中细胞数超过5×10^6/L,则称作无症状性梅毒性脑膜炎,MRI扫描可见脑膜强化。

2. 梅毒性脑膜炎(meningeal neurosyphilis) 通常在感染后1年以内出现。临床表现与病毒性脑膜炎类似,表现为发热、头痛、呕吐、脑膜刺激征阳性,可见脑神经受累,尤以第Ⅶ、Ⅷ对脑神经受累常见,出现面瘫和听力丧失。神经系统体检也可无阳性体征。如脑脊液循环通路受阻则可导致阻塞

性或交通性脑积水。此型神经梅毒症状可自行消退。

脑脊液检查可见压力增高,细胞数增高到500×10^6/L左右,蛋白含量增高超过100mg/dl,糖降低,但通常不低于25mg/dl。血及脑脊液的梅毒试验呈阳性。

3. 脑血管型神经梅毒(cerebralvascular neurosyphilis) 梅毒感染还可引起脑梗死,临床表现与常见脑梗死一致,但患者年龄通常比动脉硬化性脑梗死患者更年轻,并且更具备患性病的危险因素。临床体检可发现同时存在脑膜受累表现(脑膜血管梅毒),在脑梗死发生前数周可出现头痛和人格改变等前驱症状,而脑梗死症状可在数天内逐渐加重。头部MRI检查可见脑膜强化。脑血管梅毒症状一般在一期梅毒感染后5~10年出现。诊断依据是血和脑脊液梅毒试验阳性。

4. 麻痹性神经梅毒(paretic neurosyphilis) 也称作麻痹性痴呆或梅毒性脑膜脑炎。螺旋体感染导致慢性脑膜脑炎。病理检查可见软脑膜增厚,呈乳白色不透明状,与大脑皮质粘连;脑回萎缩,脑沟增宽,脑室扩大。脑室壁覆盖有沙粒样物质,称作颗粒性室管膜炎(granular ependymitis)。

此型神经梅毒一般于初期感染后2~30年发病,发病年龄以35~45岁多见,大多隐袭起病。临

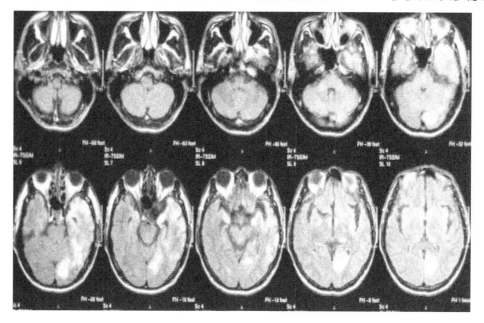

图6-16 某患者MRI

患者,男,37岁,主因"发热、言语不能、精神异常伴一过性右侧肢体无力3d"入院。MRI T_2加权像示:左侧颞叶、枕叶、左侧丘脑及双侧海马区异常信号

(由首都医科大学附属北京友谊医院神经内科 韩燕飞 提供)

床特征为进行性痴呆如记忆减退、判断力减低和情绪不稳。早期表现为性格改变,焦虑不安、易激动或抑制退缩,不修边幅,欣快和夸大妄想常较突出,时间及空间定向障碍,记忆力、计算力、认知能力减退日趋严重,逐渐发展为痴呆。随着精神障碍加重的同时,可见阿-罗氏瞳孔(Argyll-Robertson pupils),表现为瞳孔对光反射消失而辐辏运动时瞳孔可缩小。约 2/3 的患者出现面肌和舌肌细小或粗大的震颤、腱反射亢进和病理征阳性,此外还可并发卒中样发作和癫痫。如症状继续进展,最终发展为痴呆状态、痉挛性瘫痪或去皮质状态。如不治疗,存活期仅 3～5 年。

脑脊液改变同前。梅毒血清学检查阳性。

5. 脊髓结核(tabes dorsalis)　也称作运动性共济失调,病变以脊髓后索和后根为主。表现为肢体闪电样剧烈疼痛、腱反射消失、进行性共济失调、深感觉障碍、括约肌功能障碍,男性患者阳萎常见。其中以下肢腱反射消失、深感觉减退和阿-罗氏瞳孔最突出。94% 的脊髓结核患者瞳孔不规则,双侧不等大,对光反射迟钝。其中 48% 呈阿-罗氏瞳孔。

其他临床表现还有消瘦、肌张力减低、视神经萎缩和其他脑神经损害,营养障碍表现为 Charcot 关节和足部穿通性溃疡,肠道、膀胱以及生殖系统症状亦常见。脊髓结核本身很少导致死亡,而无张力性膀胱可导致泌尿系感染甚至死亡。疾病进程可自行停止或经治疗后得到控制,但剧痛和共济失调可持续存在。

6. 脊膜脊髓炎和脊髓血管神经梅毒　传统所见横贯性脊髓炎(脊膜脊髓炎)常累及脊髓的感觉和运动通路以及膀胱控制中枢。本综合征须与脊髓结核(脊髓实质损害)鉴别。目前尚不能肯定脊髓梅毒是否可导致运动神经元病,而且对于梅毒可引起脊髓前动脉综合征"Erb 痉挛性截瘫"的说法也存在争议。

7. 梅毒瘤(树胶肿 Gumma)　即硬脑膜肉芽肿,是梅毒性脑膜炎的一种局灶性表现,目前少见。

8. 先天性神经梅毒(congenital neurosyphilis)　梅毒螺旋体在妊娠 4～7 个月即可由母亲传给胎儿。随着梅毒检测和治疗技术的发展,先天性神经梅毒的发生率逐渐降低,目前少见。其临床表现与成年人各型神经梅毒综合征相似,但脊髓结核少见,其他表现还包括脑积水和 Hutchinson 三联征(间质性角膜炎、牙改变和听力丧失)。

【实验室检查】

1. 一般检查　脑脊液细胞计数增多,至少在 5×10⁶/L 以上,蛋白含量通常升高而糖含量减低或正常。γ 球蛋白升高,寡克隆区带阳性,但所有这些检查均无特异性。

2. 病原学检查

(1)非螺旋体抗体检测试验:梅毒的辅助检查主要为梅毒血清学检查(serologic test of syphilis, STS)。STS 主要检测两种抗体。非螺旋体抗体主要针对心磷脂、卵磷脂和胆固醇复合物,是 Wasserman 补体结合试验、更灵敏的 Kolmer 试验、性病检查试验(venereal disease research laboratory, VDRL)及快速血浆抗体试验(rapid plasma reagin, RPR)等检测的基础。RPR 不适用于脑脊液检测。

(2)螺旋体抗体检测试验:另一特异性更高的检测是荧光密螺旋体抗体(fluorescent treponemal antibody FTA)试验。主要有螺旋体固定试验(TPI)和螺旋体抗体吸附试验(FTA-ABS)。血浆 FTA-ABS 检测阳性高度提示梅毒诊断,但却不能反应疾病活动性。另外,该试验高度灵敏,在 1ml 脑脊液中混有 0.8μl 血即可呈阳性,因此不适用于脑脊液检查。

(3)基因检测:还可采用聚合酶链反应(PCR)检测梅毒核酸,但未大范围开展。

【诊断】

神经梅毒的临床诊断必须同时满足以下四点:①先天或后天感染史;②临床表现符合神经梅毒;③血中梅毒螺旋体抗体滴度异常;④脑脊液中非螺旋体抗体试验阳性。四点全部符合,方可确诊神经梅毒。

【鉴别诊断】

神经梅毒侵犯部位广泛,脑实质、脑脊髓膜、脊髓、周围神经以及脑血管等均可受累,临床应注意与各种类型的脑膜炎、脑炎、脑血管病(Moyamoya、Takayasu 动脉炎等血管炎)痴呆、脊髓或周围神经病鉴别。病史和病原学检查有助于鉴别。

【治疗】

神经梅毒的治疗应从早期梅毒开始,首选青霉素治疗。早期梅毒治疗方案较简单,苄星青霉素 G 240WU,每日肌内注射,10d 为 1 个疗程,间隔 2 周再重复 1 个疗程。

苄星青霉素 G 对神经梅毒疗效差,推荐使用水溶性青霉素 G 1200WU 或 2400WU/d,连用 10～14d 为 1 个疗程。或者给予 240WU 每日肌内注射,配合丙磺舒 2g 口服。丙磺舒可通过减少肾脏排泄而增强青霉素的血清效价比。对于青霉素过敏者,可给予多西环素 300mg/d,分次口服,连续治疗 30d,或使用四环素 500mg 口服,每日 4 次。

患者须在治疗后的 1 个月、3 个月、6 个月、12 个月、18 个月、24 个月复查血及脑脊液,直到血清学检查转阴;2 年后,每年复查血及脑脊液,如有阳性发现,重复治疗,直到连续 2 次脑脊液常规、生化检查正常且梅毒试验阴性。治疗失败率不足 4%。

以下情况认为治疗失败,须重复治疗:①临床症状持续存在;②VDRL 显示抗体呈 4 倍升高;③1 期梅毒治疗 1 年后或 2 期梅毒治疗 2 年后 VDRL 试验仍为阳性。一般认为只有当早期梅毒治疗 2 年后脑脊液仍然正常者,才有可能控制神经梅毒的发病。

(王佳伟)

■ 参考文献

[1] Stephen H,Scott J,Joey E,et al. Harrison's Neurology in Clinical Medicine. McGraw-Hill Education,2006

[2] 王维治.神经病学.北京:人民卫生出版社,2006

[3] Arii J,Goto H,Suenaga T,Oyama M, et al. Non-muscle myosin IIA is a functional entry receptor for herpes simplex virus-1. Nature. 2010 Oct 14;467 (7317):859-862

[4] Granerod J,Ambrose HE,Davies NW, et al;UK Health Protection Agency (HPA)Aetiology of Encephalitis Study Group. Causes of encephalitis and differences in their clinical presentations in England:a multicentre, population-based prospective study. Lancet Infect Dis. 2010 Dec;10(12):835-844.Epub 2010 Oct 15

[5] Kirk R. Daffner,M. D.,Janet C. Sherman,Ph. D.,R. Gilberto Gonzalez,M. D.,Ph. D.,and Robert P. Hasserjian, M. D. Case 35-2008-A 65-Year-Old Man with Confusion and Memory Loss. N Engl J Med 2008;359:2155-2164November 13,2008

[6] Kalamvoki M,Roizman B. Circadian CLOCK histone acetyl transferase localizes at ND10 nuclear bodies and enables herpes simplex virus gene expression. Proc Natl Acad Sci U S A. 2010 Oct 12;107(41):17721-17726. Epub 2010 Sep 27

[7] Urato AC. Maternal and neonatal herpes simplex virus infections. N Engl J Med. 2009 Dec 31;361(27):2678; author reply 2679

[8] 罗学毛,龙晚生,胡茂清等.细菌性脑膜炎的 MRI 诊断.中国 CT 和 MRI 杂志,2009:15-17

[9] van de Beek D,de Gans J,Spanjaard L,et al. Clinical features and prognostic factors in adults with bacterial meningitis. N Engl J Med 2004;351: 1849-1859

[10] Scarborough M,Thwaites GE. The diagnosis and management of acute bacterial meningitis in resource-poor settings. Lancet Neurol. 2008,7:637-648

[11] Gjini AB,Stuart JM,Lawlor DA,et al. Changing epidemiology of bacterial meningitis among adults in England and Wales 1991-2002. Epidemiol Infect. 2006,134:567-569

[12] Franco-Paredes C,Lammoglia L, Hernándezl,et al. Epidemiology and outcomes of bacterial meningitis in Mexican children:10-year experience (1993-2003). Int J Infect Dis. 2008,12 (4):380-386

[13] Dery M,Hasbun R. Changing epidemiology of bacterial meningitis. Curr Infect Dis Rep,2007,9(4):301-307

[14] Chang WN,Lu CH,Huang CR,et al. Changing epidemiology of adult bacterial meningitis in southern taiwan:a hospital-based study. Infection. 2008, 36:15-22

[15] Campagne G,Schuchat A,Djibo S,et al. Epidemiology of bacterial meningitis in Niamey, Niger, 1981-96. Bull World Health Organ. 1999, 77:499-508

[16] 谢琰臣.细菌感染性疾病.见:贾建平,主编.神经内科疾病临床诊疗规范教程.北京:北京大学医学出版社,2010:250-268

[17] Roos Karen L,Tyler Kenneth L. Meningitis, encephalitis, brain abscess, and empyema. Hauser Stephen L. Harrison's neurology in clinical medicine. McGraw-Hill,2008,423-456

[18] Brouwer MC,Tunkel AR,van de Beek D. Epidemiology, diagnosis, and antimicrobial treatment of acute bacterial meningitis. ,2010,23:467-492

[19] Chaudhuri A,Martinez-Martin P,Kennedy PG,et al. EFNS guideline on the management of community-acquired bacterial meningitis:report of an EFNS Task Force on acute bacterial meningitis in older children and adults. Eur J Neurol,2008,15:649-659

[20] Beckham JD,Tyler KL;IDSA. Initial management of acute bacterial meningitis in adults:summary of IDSA guidelines. Rev Neurol Dis, 2006, 3: 57-60

[21] 丛志强.结核性脑膜炎神经系统表现及诊断.中国实用内科杂志,1996, 16:688-689

[22] 丛志强,工海萍.结核性脑膜炎治疗中的几个问题.临床神经病学杂志, 1999,12:370-372

[23] 王成璋.绍兴县 1980-2000 年结核性脑膜炎流行情况分析.海峡预防医学杂志,2002,8:57

[24] Be NA,Kim KS,Bishai WR,et al. Pathogenesis of central nervous system tuberculosis. Curr Mol Med. 2009,9:94-99

[25] British Thoracic Society. Chemotherapy and management of tuberculosis in the United Kingdom:recommendations 1998. Thorax,1998,53:536-548

[26] Centers for Disease Control. Treatment of tuberculosis. MMWR Recomm Rep,2003,52:1-77

[27] Prasad K, Singh MB. Corticosteroids

for managing tuberculous meningitis. Cochrane Database Syst Rev. 2008, 23:CD002244

[28] Ravishankar B, Mangala, Prakash GK, et al. Cerebral salt wasting syndrome in a patient with tuberculous meningitis. J Assoc Physicians India. 2006, 54:403-404

[29] Thwaites GE, Tran TH. Tuberculous meningitis: many questions, too few answers. Lancet Neurol. 2005, 4: 160-170

[30] 谢琰臣.细菌感染性疾病.见:贾建平,主编,神经内科疾病临床诊疗规范教程.北京:北京大学医学出版社,2010:250-268

[31] Garg RK. Tuberculous meningitis. Acta Neurol Scand. 2010,122:75-90

[32] Singh N, Lortholary O, Dromer F, et al. Central Nervous System Cryptococcosis in Solid Organ Transplant Recipients: Clinical Relevance of Abnormal Neuroimaging Findings. Transplantation 2008,86(5):647-651

[33] Hajjeh RA, Conn LA, Stephens DS, et al. Cryptococcosis: population-based multistate active surveillance and risk factors in human immunodeficiency virus-infected persons. Cryptococcal Active Surveillance Group. J Infect Dis 1999,179(2):449-454

[34] Chayakulkeeree M, Perfect JR. Cryptococcosis. Infect Dis Clin North Am 2006,20(3):507-544

[35] Bicanic T, Harrison TS. Cryptococcal meningitis. British Medical Bulletin 2004,72:99-118

[36] Brouwer AE, Rajanuwong A, Chierakul W, et al. Combination antifungal therapies for HIV associated cryptococcal meningitis: a randomised trial. Lancet 2004,363(9423):1764-1767

[37] Sloan D, Dlamini S, Paul N, et al. Treatment of acute cryptococcal meningitis in HIV infected adults, with an emphasis on resource-limited settings. Cochrane Database Syst Rev 2008,8(4):CD005647

[38] Saag MS, Graybill RJ, Larsen RA, et al. Practice guidelines for the management of cryptococcal disease. Clin Infect Dis 2000,30:710-718

[39] Baddour LM, Perfect JR, Ostrosky-Zeichner L. Successful use of amphotericinB lipid complex in the treatment of cryptococcosis. Clin Infect Dis 2005,40(Suppl 6):S409-413

[40] Chen SC. Cryptococcsis in Australia and the treatment of cryptococcal and other fungal infections with liposomal amphotericin B. J Antimicrob Chemother 2002,49(S1):S57-61

[41] 殷凯生,王彤,廖万清,等.国产注射用两性霉素B脂质体治疗深部真菌病的疗效与安全性的临床研究.中华医院感染学杂志,2004,14(8):850-854

[42] Perfect JR, Dismukes WE, Dromer F, et al. Clinical practice guidelines for the management of cryptococcal disease: 2010 update by the Infectious Diseases Society of America. Clinical Infectious Diseases 2010:50:291-322

[43] Limper AH, Knox KS, Sarosi GA, et al. An official American Thoracic Society statement: treatment of fungal infections in adult pulmonary and critical care patients. Am J Respir Crit Care Med 2011,183(1):96-128

[44] Chang LW, Phipps WT, Kennedy GE, et al. Antifungal interventions for the primary prevention of cryptococcal disease in adults with HIV. Cochrane Database of Systematic Reviews 2005,3. Art. No.:CD004773. DOI:10.1002/14651858.CD004773.pub2

[45] Stephen L Hauser. Harrison's Neurology in clinical neurology(16th Edition). United States:McGraw-Hill,2006.

[46] Donald Collie. Creutzfeldt-Jakob Disease,Pract Neurol 2002,2:168-172

[47] 刘焯霖,梁秀玲,张成.神经遗传病学.2版.北京:人民卫生出版社,2002

[48] Lewis P Rowland. Merritt's Neurology (10th Edition). New York:lippincott Williams and Wilkins,2000

[49] Prusiner SB. Prions. Proc. Natl. Acad. Sci,1998,95:13363-13368

[50] 郭燕军,韩俊,姚海兰,等.四环素对朊病毒羊瘙痒因子263K蛋白酶抗性和感染性的研究.中华神经科杂志,2005,38(5):313-316

[51] Hyare H, Thornton J, Stevens J, et al. High-b-Value Diffusion MR Imaging and Basal Nuclei Apparent Diffusion Coefficient Measurements in Variant and Sporadic Creutzfeldt-Jakob Disease. AJNR Am J Neuroradiol, 2010, 31:521-526

[52] Will RG,Ironside JW,Zeidler M,et al. A new variant of Creutzfeldt-Jakob disease in the UK. Lancet 1996;347:921-925

[53] Del Brutto OH,Rajshekhar V,White Jr, et al. Proposed diagnosic criteria for neurocysticerosis. Neurology, 2001, 57:177-182

[54] 马云祥.关于脑囊虫病"三个标准"的由来、演变及商榷.河南预防医学杂志.2004,15(1):59-63

[55] 甘绍伯.全国囊虫病学术研讨会会议纪要.中国寄生虫病防治杂志,2002,18(1):134

[56] 蒲传强,吴卫平,朗森阳.神经系统感染免疫病学.北京:北京科学技术出版社,2003

[57] 吴恩惠,戴建平,张云亭.中华影像医学.中枢神经系统卷.北京:人民卫生出版社,2004

[58] 李梦东,王宇明.实用传染病学.3版.北京:人民卫生出版社,2004

[59] 贺联印,许炽彪.热带医学.2版.北京:人民卫生出版社,2004

[60] Chan KH,Chi JG,Cho SY,et al. Cerebral sparganosis:analysis of 34 cases with emphasis on CT features. Neuroradiology. 1992,34:1-8

[61] Moon WK, Chan KH, Cho SY, et al. Cerebral sparanosis:MR imaging versus CT features. Radiology. 1993, 188:751-757

[62] 吕铁,李克,陈宏.脑曼氏裂头蚴的特征性MRI表现.中国医学计算机成像杂志,2007;13(2):78-80.

[63] 首都医科大学附属北京友谊医院,北京热带医学研究所.广州管圆线虫病诊疗方案(试行).中华内科杂志.2006;45(12):1051-1052

[64] Wang N,Wang L,Wu Z,et al. Estimating the number of people living with HIV/AIDS in China:2003-09. Int J Epidemiol. 2010,39 Suppl 2:ii21-28

[65] 中华医学会感染病学分会艾滋病学组制订.艾滋病诊疗指南.中华传染病杂志,2006,24(2):133-144

[66] Dobbs MR, Berger JR. Stroke in HIV infection and AIDS. Expert Rev Cardiovasc Ther. 2009,7(10):1263-1271

[67] Singer EJ, Valdes-Sueiras M, Commins D, et al. Neurologic presentations of AIDS. Neurol Clin. 2010, 28(1):253-275

[68] Lindl KA, Marks DR, Kolson DL, et al. HIV-associated neurocognitive disorder:pathogenesis and therapeutic opportunities. J Neuroimmune Pharmacol. 2010,5(3):294-309

[69] Letendre SL, Ellis RJ, Ances BM, et al. Neurologic complications of HIV disease and their treatment. Top HIV Med. 2010,18(2):45-55

[70] 王得新主译,李继梅、赵伟秦副主译. 哈里森临床神经病学[M]. 北京:人民卫生出版社,2010:392-402

[71] 王维治. 神经病学[M]. 北京:人民卫生出版社,2006 年

[72] 牛庆丽,殷 宏,罗建勋. 国内莱姆病研究进展. 动物医学进展,2009,30(10):89-89

[73] Kovacik WP Jr, Scholten JC, Culley D, Hickey R, Zhang W, Brockman FJ. Microbiology. Microbial dynamics in upflow anaerobic sludge blanket (UASB) bioreactor granules in response to short-term changes in substrate feed. 2010 Aug; 156 (Pt 8):2418-27. Epub 2010 Apr 29

[74] Halperin JJ. Neurologic Manifestations of Lyme Disease. Curr Infect Dis Rep. 2011 Apr 12

[75] Bhate C, Schwartz RA.. Lyme disease:Part I. Advances and perspectives. J Am Acad Dermatol. 2011 Apr; 64(4):619-636;quiz 637-638

[76] van Burgel ND, Brandenburg A, Gerritsen HJ, Kroes AC, van Dam AP

[77] High sensitivity and specificity of the C6-peptide ELISA on cerebrospinal fluid in Lyme neuroborreliosis patients. Clin Microbiol Infect. 2011 Jan 17

第 7 章

中枢神经系统脱髓鞘疾病

第一节 概 述

中枢神经系统（CNS）脱髓鞘疾病是一组脑和脊髓以髓鞘破坏或脱髓鞘病变为主要特征的疾病，脱髓鞘是其病理过程中具有特征性的突出表现。该类疾病是病理学概念而非病因学分类。导致中枢神经系统脱髓鞘的原因很多，包括感染、自身免疫、缺血、营养不良等。CNS 脱髓鞘病主要包括三类：炎性脱髓鞘病、髓鞘营养不良性疾病（脑白质营养不良）及继发性脱髓鞘疾病。

CNS 特发性炎性脱髓鞘病是一组在病因上与自身免疫相关，在病理上以 CNS 髓鞘脱失及炎症为主的疾病。由于临床表现、影像所见、组织病理有所不同，形成了一组不同特征的脱髓鞘疾病谱。包括多发性硬化（MS）、视神经脊髓炎（NMO）、同心圆硬化（Balo 病）、急性播散性脑脊髓炎（ADEM）、假瘤样炎性脱髓鞘病（tumor-like inflammatory demyelinating diseases）等。

临床孤立综合征（clinically isolated syndrome, CIS）是近年来被高度关注的概念，定义是指 CNS 首次发生的、单时相的、单病灶或多病灶的脱髓鞘病，包括视神经炎、脑干脱髓鞘病、脊髓脱髓鞘病，是多发性硬化的早期表现。据报道，30%～70% 的 CIS 可发展为临床确诊的 MS（CDMS）。CIS 的提出使预防多发性硬化复发的治疗提前，CIS 给予疾病修正治疗（disease modifying treatment, DMT）如 β-干扰素可延缓发展为 CDMS 的时间，降低发展为 CDMS 的比率。

MS 是中枢神经系统特发性炎性脱髓鞘病的典型代表，对其研究最为深入。诊断方面，随着 MRI 新技术的广泛使用，不仅提高了诊断的准确性，而且也可动态观察疾病的活动性，为治疗效果评价提供了较为客观的指标。近年来，新的诊断标准不断确立，包括 1983 年 Poser 的标准、2001 年 McDonald 标准、2005 年及 2010 年修订的 McDonald 标准。治疗方面，以 β-干扰素及 Glatiramer Acetate 为代表的疾病修正治疗能降低 MS 复发次数，并能减少 MRI T_2 病灶负荷，已有大宗的临床试验报道。新的药物如 mitoxantrone、natalizumab 等已经证实对 MS 也有效果，有待大样本试验研究。

髓鞘营养不良性疾病多数与遗传性代谢障碍有关。包括异染性白质脑病、肾上腺脑白质营养不良、球样细胞脑白质营养不良、嗜苏丹脑白质营养不良、Canavan 病（中枢神经系统海绵变性）、Alexander 病（类纤维蛋白白质营养不良）、Pelizaeus-Merzbacher 病等。此类疾病目前没有特效治疗，病情呈进行性加重，最后致残或死亡。

继发性脱髓鞘疾病一般有明确的病因，包括脑桥中央髓鞘溶解症、Binswanger 病（缺血性动脉硬化性皮质下脑病）、进行性多灶性白质脑病、放射性脑病等。

第二节 多发性硬化

【定义】

多发性硬化（MS）是一种中枢神经系统炎性脱髓鞘疾病。临床表现各种各样，取决于 CNS 硬化斑块的部位。具有反复发作（时间上多发性）和多部位受累（空间上多发性）的临床特点，疾病晚期往往造成患者残疾，影响生活质量。

【流行病学】

MS 的发病率、患病率与地区的纬度有关。纬度越大 MS 发病率越高。MS 患病率高的地区是北欧、中欧、前苏联欧洲部分的中西部、美国北部、加拿大南部、新西兰和澳大利亚西南部地区；低发病区是亚洲、非洲大部分地区、阿拉斯加、墨西哥、南美洲北部的加勒比海地区。苏格兰北部、雪特兰岛及奥克尼群岛的患病率高达 100～300/10 万人，是迄今为止患病率最高的地区。我国是 MS 的低发区，遗憾的是尚无详细的流行病学资料。从笔者收治的患者分布来看，主要来自于东北三省、内蒙古、山西等地区。

人种不同对发病亦有一定影响。北美及欧洲的高加索人 MS 的患病率高于非洲黑种人及亚洲人。尽管 MS 在有色人种中患病率低，但在世界各地的分布也是不均匀的，即高纬度地区其患病率高，低纬度患病率低。人种不仅影响 MS 易感性，而且也影响 MS 的表现形式包括临床表现、病变部位、病程及预后。在日本及中国，MS 患者常有视神经及脊髓的严重受累，而小脑受累少见。CSF 中 IgG 指数升高及出现寡克隆区带者较少见。头部 MRI 多数正常。

MS 的发病年龄通常在 15～50 岁，2/3 的患者发病年龄为 20～40 岁。一般女性多见，女：男＝2：1。

移民能改变 MS 的危险性，移民者 MS 患病率与其所移居地相同。易感个体在早期（通常小于 15 岁）由 MS 高发病区移居到低发区其患 MS 的危险性随之降低，在此时间后从高发区移居到低发区并不影响患 MS 的危险性。

MS 的发病也与遗传因素有关。MS 在患者亲属中的患病率较普通人群高；单卵双胞胎的患 MS 概率是双卵双胞胎的 6～10 倍；MS 与某些 HLA 基因型相关联。

【病理】

基本病理改变为髓鞘脱失及炎性细胞浸润。采用淀粉样前体蛋白（APP）免疫组化技术分析，MS 病灶早期即有轴索的明显损害，其神经功能缺损可能与此关系更密切，因此目前日益受到重视。

【病因及发病机制】

MS 的发病可能与遗传、环境等多种因素有关，在这些因素的作用下触发了异常的免疫应答过程，出现免疫调节机制的紊乱，引起中枢神经系统多发性局灶性髓鞘脱失。

MS 首次发病前 10％～40％有感染诱因，近 30％的患者病情加重与上呼吸道感染或肠道病毒感染有关。但至今尚未找到病毒直接致病的证据。

外伤、妊娠和分娩、感染、疫苗接种等均可促发 MS，IFN-γ 也可使 MS 病情恶化。美国神经病学学会（AAN）指南（2002）提到，前驱感染（甚至是普通的上呼吸道感染如感冒）可使 MS 恶化的危险性增加（A 级推荐）。对于疫苗接种的建议为：①MS 患者应遵循 CDC 的免疫接种适应证（流感：A 级推荐；乙型肝炎、水痘、破伤风：C 级推荐；其他疫苗：U 级推荐，专家意见）。②出现明显的 MS 临床复发表现时应推迟接种，一般为复发后的 4～6 周。但对此没有证据（U 级推荐，专家意见）。③对于外伤后需要接种破伤风疫苗的患者，即便是在 MS 复发期，建议按时接种，但对此无确切的证据（U 级推荐，专家意见）。④对于 MS 患者接种流感疫苗的好处，专家各持己见。建议应根据个体情况，权衡利弊（U 级推荐，专家意见）。⑤对于依赖轮椅和卧床的肺功能受限患者，建议接种肺炎球菌疫苗，但没有证据（U 级推荐，专家意见）。

【临床表现】

MS 的临床表现多种多样，取决于病灶部位。因为 MS 是一种脱髓鞘疾病，因此其神经功能障碍主要是神经纤维走行的白质病变所致。典型 MS 症状包括：核间性眼肌麻痹、Lhermitte 征、震颤、步态不稳、感觉障碍、疼痛、肌无力、视力下降、复视、眩晕、言语障碍、吞咽困难等。MS 很少出现皮质症状（失语、失用、失认、痴呆、癫痫发作、视野缺损、意识障碍）、精神症状、锥体外系症状等。典型 MS 发作形式为急性起病，数天至 1～2 周进展，3～4 周开始缓解。

【辅助检查】

主要的辅助检查手段包括脑或脊髓 MRI、诱发电位（视觉诱发电位、脑干听觉诱发电位、体感诱发电位）及 CSF 免疫学检查等。这些检查有助于确定病灶部位、发现亚临床病灶及鉴别诊断。

1. MRI MRI 在 MS 诊断中具有非常重要的价值。它不仅有助于 MS 的诊断，也有助于了解病灶的活动性，是新药临床试验的重要评价指标。MS 在 MRI 典型表现为病变大小＞3mm（T_2 像），圆形或椭圆形，分布于近皮质、天幕下、脑室周围，多发 T_2 像高信号病灶，部分伴有 Gd 强化，强化呈环状或半环。但也有呈肿瘤样的不典型表现。

2003 年，AAN 指南介绍了 MRI 在可疑 MS 患者的使用价值。①强有力证据支持:基于一致的Ⅰ级、Ⅱ级及Ⅲ级证据,在 CIS 患者,MRI T₂ 像发现3个以上白质病灶是未来 7～10 年发展为 CDMS 的极为敏感的预测指标(>80%)(A 级推荐)。小于 3 个(1～3 个)的白质病灶也可能对未来发展为 MS 具有同样的预测价值,但这种关系需要进一步阐明;CIS 后(及基线 MRI 评价后)3 个月以上出现新的 T₂ 病灶或 Gd 增强病灶对以后发展为 CDMS 具有高度预测价值(A 级推荐);在具有以上 MRI 异常表现的 CIS 患者,诊断为其他疾病而非 MS 的可能性很低(A 级推荐)。②良好证据支持:基线MRI 发现 2 个以上 Gd 增强病灶对未来发展为CDMS 具有很高预测价值(B 级推荐)。③证据不足以支持:从已有的证据中难以确定 MRI 特征对诊断原发进展型 MS(PPMS)有帮助(U 级推荐)。

2. 诱发电位 2002 年,AAN 指南介绍了诱发电位在 MS 诊断中的应用价值:①视觉诱发电位(VEP)检查很可能对发现患者发展为 CDMS 的危险性增加有帮助(指南,Ⅱ级);②体感诱发电位(SEP)检查可能对发现患者发展为 CDMS 的危险性增加有帮助(选择,Ⅱ级);③目前证据尚不能推荐脑干听觉诱发电位(BAEP)作为一项判断患者发展为 CDMS 的危险性增加的有用检查(指南,Ⅱ级)。

3. CSF 免疫学检查 CSF 检查对 MS 诊断及鉴别诊断均有益。一般而言,MS 患者 CSF 白细胞<50/mm³,蛋白质<100mg/dl,寡克隆区带(OB)可以阳性,24h 鞘内 IgG 合成率增加。值得注意的是,OB 并非 MS 的特异性指标,其他慢性感染也可以阳性,在临床高度怀疑 MS 的患者,OB 阳性更支持诊断。遗憾的是,多发生于亚洲的视神经脊髓炎(NMO)其 OB 阳性率低。

【临床分型】

MS 通常分为 4 型:①复发缓解型(relapsing-remitting,RR),急性发病历时数天到数周,数周至数月多完全恢复,两次复发间病情稳定,对治疗反应最佳,最常见,50% 的患者经过一段时间可转变为继发进展型。②继发进展型(secondary-progressive,SP),复发-缓解型患者出现渐进性神经症状恶化,伴有或不伴有急性复发。③原发进展型(primary-progressive,PP),发病后病情呈连续渐进性恶化,无急性发作。进展型对治疗的反应较差。④进展复发型(progressive-relapsing remitting,PR),发病后病情逐渐进展,并间有复发。

【诊断】

MS 临床表现多样,缺乏特异性。诊断难度较大,主要依赖临床,缺乏特异性生物学检测指标。诊断的关键点是排除其他疾病。随着 MRI 技术的广泛使用,诊断的准确性也大大提高,但是仍有很多患者难以及早确诊。

早在 20 世纪 60～70 年代,基于临床表现建立了几个诊断标准,包括 Schumacher(1965)、McAlpine(1972)、Rose(1976)等,这些标准的最大缺点是无影像及实验室诊断依据,容易将其他疾病误诊为MS。80 年代后诊断标准不断完善。

1. Poser 诊断标准(1983)(表 7-1) 该标准将诊断分为四种情况:临床确定、实验室确定、临床可能、实验室可能,该标准引入诱发电位、脑脊液免疫学指标作为重要的诊断依据,应用较为广泛,但是在亚洲,OB 阳性率低,对实验室确定及实验室可能的诊断帮助不大。

表 7-1 Poser 诊断标准(1983)

临床类别	发作次数	临床证据	实验室证据	脑脊液 OB
临床确定				
1	2	2		
2	2	1	和 1	
实验室确定				
1	2	1	或 1	+
2	1	2		+
3	1	1	1	+
临床可能				
1	2	1		
2	1	2		
3	1	1		
实验室可能				
1	2			+

在上述诊断标准中,临床证据是指出现神经系统症状及体征,可有客观证据,也可无客观证据。可以完全是病人的主观感觉或在病史中提供的,也可为经医生检查发现的阳性体征。神经系统检查提供的客观体征可提示中枢神经系统存在一个或以上的受损部位(大脑、脑干、小脑、视神经、脊髓)。在两个临床证据中,其中一个可以用病史来代替,此病史足以提示多发性硬化的一个典型病损部位并且无别的疾病可以解释(如 Lhermitte 征、手失去功能、视神经炎、一过性轻截瘫、典型的复视、肢体麻木)。

病变的亚临床证据是指通过各种检查发现的中枢神经系统病变。这些检查包括诱发电位、影像学检查等。

对于发作次数的判定(时间),两次发作间隔必须是 1 个月以上,每次发作历时必须超过 24h。对于病灶多发性判定(空间)是指症状和体征不能用单一的病灶解释。如同时发生双侧视神经炎或两眼在 15d 内先后受累,应视为单一病灶。只有中枢神经系统明确存在不同部位(大脑、脑干、小脑、视神经、脊髓)的损害,才能认为是两个以上的病灶。

标准中的实验室证据系指脑脊液寡克隆区带阳性或鞘内 IgG 合成率增加。其他检查都属于临床检查的附加部分。

2. McDonald 诊断标准(2001)(表 7-2) 该标准将诊断分为确诊 MS(完全符合标准,其他疾病不能更好地解释临床表现)、可能 MS(不完全符合标准,临床表现怀疑 MS)及非 MS(在随访中发现其他能更好解释临床表现的疾病诊断)。该诊断的特点是突出了 MRI 在 MS 诊断中的作用,特别是 MRI 病灶在时间及空间上的多发性,对于 MS 早期诊断更有价值,为及早应用疾病修正治疗(disease modifying treatment,DMT)提供了充分证据,而且特别提出了原发进展型 MS 的诊断。但是该诊断定义的脑部病灶的数目值得商榷,所定义的脊髓病灶长度不超过 3 个脊柱节段在亚洲应用时不完全相符。

表 7-2 McDonald 诊断标准(2001)

临床表现	所需的附加证据
2 次以上发作(复发) 2 个以上临床病灶	不需附加证据 (可有附加证据但必须与 MS 相一致)
2 次以上发作(复发) 1 个临床病灶	MRI 显示病灶在空间上呈多发性 或 1 个 CSF 指标阳性及 2 个以上符合 MS 的 MRI 病灶 或累及不同部位的再次临床发作
1 次发作 2 个以上客观临床病灶	MRI 显示病灶在时间上呈多发性 或第二次临床发作
1 次发作 1 个客观临床病灶(单一症状)	MRI 显示病灶在空间上及空间上呈多发性 或 1 项 CSF 指标阳性及 2 个以上符合 MS 的 MRI 病灶 或第二次临床发作
提示 MS 的隐袭进展的神经功能障碍(原发进展型 MS)	CSF 检查阳性 及病灶在空间上呈多发性:MRI 上有 9 个以上脑部 T_2 病灶,或 2 个以上脊髓病灶,或 4~8 个脑部病灶及 1 个脊髓病灶,或一个 CSF 指标阳性及 2 个以上符合 MS 的 MRI 病灶,或 4~8 个脑部病灶及 VEP 阳性,或小于 4 个脑部病灶加 1 个脊髓病灶及 VEP 阳性 及 MRI 显示病灶在时间上呈多发性 或病情持续进展超过 1 年

与 Poser 标准相似,McDonald 标准将发作定义为具有 MS 所见到的神经功能障碍,临床表现包括主观描述或客观体征,最少持续 24h,应排除假性发作或单次发作性表现。两次发作间隙大于 30d。

MRI 病灶空间多发性的证据(必须具备下述 4 项中的 3 项):①1 个 Gd 强化病灶或 9 个长 T_2 信号病灶(若无 Gd 强化病灶);②1 个以上幕下病灶;③1 个以上邻近皮质的病灶;④3 个以上室旁病灶

（1个脊髓病灶等于1个脑部病灶）。

MRI病灶在时间上呈多发性的证据：①临床发作后至少3个月行MRI检查在与临床发作病灶不同的部位发现Gd强化病灶；②在3个月检查无Gd强化病灶，再过3个月复查显示Gd强化病灶或新发现的T_2病灶。

对于2次以上发作、2个以上临床病灶的患者，在诊断MS应注意MRI、CSF、VEP至少应该有一项异常，如果上述检查均无异常，诊断应谨慎，必须排除其他疾病。

3. McDonald诊断标准（2005）（表7-3） 对2001年颁布的McDonald标准进行了修改：首先在MRI病灶中，将脊髓病灶与天幕下病灶视为具有同等价值，1个脊髓增强病灶等同于1个脑部增强病灶，1个脊髓T_2病灶可代替1个脑内病灶；其次，对于MRI时间多发性的证据，临床发作30d后出现新的T_2病灶；再次，病灶的大小必须在3mm以上；最后，CSF阳性不再作为PPMS必不可少的条件。

4. McDonald诊断标准（2010）（表7-4） 2010年修订的McDonald诊断标准能够较为快速诊断MS，与过去标准相比其敏感性及特异性相同，简化了诊断过程，要求MRI检查次数减少（取消了MRI检查时间间隔的限制），对MRI时间上及空间上多发性的标准也进行了修改。

5. 中国MS诊断及治疗专家共识（2006，2010）

MS的诊断必须以患者的病史、症状和体征为基础；当临床证据尚不足以作出诊断时，应寻找其他亚临床的证据，如MRI、诱发电位（主要是VEP）、脑脊液寡克隆区带（OB）等。CT检查不能支持诊断。推荐应用2005年改版的McDonald标准。

在MS诊断中应该强调如下几点：①脑内病灶的数目是观察的一个方面，更重要的是观察病变的分布、病灶的活动性及病灶特点，病灶有时间上或空间上多发，不能用其他病因来解释，尤其要重点观察近皮质病灶、脑室旁病灶、幕下病灶、胼胝体病灶；②CSF OB/24IgG合成率应统一检测方法，实现检测的标准化，使各组间资料具有可比性；③为了排除其他疾病，应根据患者的发病特点拟定不同的辅助检查项目，包括自身抗体、抗中性粒细胞胞质抗体（ANCA）、类风湿因子、抗O、血管紧张素转化酶（ACE）、血沉、特殊感染检查（HIV、梅毒、HBV、HCV）、脑血管病相关检查（TCD、血脂、血糖、血管B超、DSA）等；④为了及早给予疾病修正（DMT）治疗治疗，可以采用国外的临床孤立综合征（clinically isolated syndrome，CIS）诊断，但必须对内涵进行限定。

表7-3 McDonald诊断标准（2005）

临床表现		附加证据
发作	病灶	
≥2次	≥2个	不需要
≥2次	1个	MRI显示病灶在空间上呈多发性 或两个以上与MS临床表现一致的MRI病灶加CSF阳性 或下一次不同部位的发作
1次	≥2个	MRI显示病灶在时间上多发 或下一次临床发作
1次	1个	MRI显示病灶在空间上呈多发性，或≥2与MS临床表现一致的MRI病灶加CSF阳性 MRI显示病灶在时间上多发，或下一次临床发作
PPMS（隐袭神经疾病进展提示MS）		1年疾病进展（回顾性或前瞻性决定），以及具备2项以上下列证据：头颅MRI阳性：9个T_2病灶或4个以上T_2病灶并VEP阳性；脊髓MRI阳性：2个T_2病灶；CSF阳性

表 7-4　McDonald 诊断标准(2010)

临床表现	诊断 MS 必需的进一步证据
≥2 次临床发作[1] ≥2 个病灶的客观临床证据或 1 个病灶的客观临床证据并有 1 次先前发作的合理证据[2]	无[3]
≥2 次临床发作[1] 1 个病灶的客观临床证据	空间的多发性需具备下列 2 项中的任何一项: MS 4 个 CNS 典型病灶区域(脑室旁、近皮质、幕下和脊髓)[4]中至少 2 个区域有≥1 个 T_2 病灶 等待累及 CNS 不同部位的再次临床发作[1]
1 次临床发作[1] ≥2 个病灶的客观临床证据	时间的多发性需具备下列 3 项中的任何一项: 任何时间 MRI 检查同时存在无症状的钆增强和非增强病灶 随访 MRI 检查有新发 T_2 病灶和(或)钆增强病灶,不管与基线 MRI 扫描的间隔时间长短 等待再次临床发作[1]
1 次临床发作[1] 1 个病灶的客观临床证据(临床孤立综合征)	空间的多发性需具备下列 2 项中的任何一项: MS 4 个 CNS 典型病灶区域(脑室旁、近皮质、幕下和脊髓)[4]中至少 2 个区域有≥1 个 T_2 病灶 等待累及 CNS 不同部位的再次临床发作[1] 时间的多发性需符合以下 3 项中的任何一项: 任何时间 MRI 检查同时存在无症状的钆增强和非增强病灶 随访 MRI 检查有新发 T_2 病灶和(或)钆增强病灶,不管与基线 MRI 扫描的间隔时间长短 等待再次临床发作[1]
提示 MS 的隐袭进展性神经功能障碍(PPMS)	回顾性或前瞻性调查表明疾病进展持续 1 年并具备下列 3 项中的 2 项[4]: MS 特征病灶区域(脑室旁、近皮质或幕下)有≥1 个 T_2 病灶以证明脑内病灶的空间多发性 脊髓内有≥2 个 T_2 病灶以证明脊髓病灶的空间多发性 CSF 阳性结果[等电聚焦电泳证据表明有寡克隆区带和(或)IgG 指数增高]

诊断分级:①MS,临床表现符合上述诊断标准且无其他更合理的解释;②可能的 MS,疑似 MS 但不完全符合上述诊断标准;③非 MS,用其他诊断能更合理地解释临床表现。

(1)一次发作(复发、恶化)被定义为:①具有 CNS 急性炎性脱髓鞘病变特征的当前或既往事件;②由患者主观叙述或客观检查发现;③持续至少 24h;④无发热或感染征象。临床发作需由同期的客观检查证实;即使在缺乏 CNS 客观证据时,某些具有 MS 典型症状和进展的既往事件亦可为先前的脱髓鞘病变提供合理支持。患者主观叙述的发作性症状(既往或当前)应是持续至少 24h 的多次发作。确诊 MS 前需确定:①至少有 1 次发作必须由客观检查证实;②既往有视觉障碍的患者视觉诱发电位阳性;③MRI 检查发现与既往神经系统症状相符的 CNS 区域有脱髓鞘改变。

(2)根据 2 次发作的客观证据所做出的临床诊断最为可靠。在缺乏神经系统受累的客观证据时,对 1 次先前发作的合理证据包括:①具有炎性脱髓鞘病变典型症状和进展的既往事件;②至少有 1 次被客观证据支持的临床发作。

(3)不需要进一步证据,但仍需借助影像学资料并依据上述诊断标准做出 MS 相关诊断。当影像学或其他检查(如 CSF)结果为阴性时,应慎重诊断 MS 或考虑其他可能的诊断。诊断 MS 前必须满足:①所有临床表现无其他更合理的解释;②有支持 MS 的客观证据。

(4)不需要钆增强病灶。对有脑干或脊髓综合征的患者,其责任病灶不在 MS 病灶数统计之列。

【鉴别诊断】

应与 MS 相鉴别的疾病包括①炎症性疾病：系统性红斑性狼疮、干燥综合征、结节性多动脉炎、白塞病、原发性中枢神经系统血管炎和副肿瘤性脑脊髓炎；②血管性疾病：大动脉狭窄、线粒体脑病和CADASIL；③肉芽肿性疾病：结节病、Wegener's肉芽肿、淋巴瘤样肉芽肿病；④感染性疾病：病毒性脑炎、神经 Lyme 病、艾滋病、人 T 细胞白血病病毒Ⅰ型感染、神经梅毒、进行性多病灶脑白质病、Whipple's 病和亚急性硬化性全脑炎；⑤遗传性疾病：肾上腺脑白质营养不良、异染性脑白质营养不良、脊髓小脑性共济失调和遗传性痉挛性截瘫；⑥营养缺乏性疾病：亚急性联合变性和叶酸缺乏；⑦非器质性疾病：癔症、抑郁和神经症；⑧其他：Arnold-Chiari 畸形、脊髓肿瘤和血管畸形。

【治疗】

目前尚无特效疗法。20 世纪 70 年代采用ACTH 及皮质类固醇治疗。80 年代采用免疫抑制药（环磷酰胺、环孢素、硫唑嘌呤、甲氨蝶呤等）治疗。90 年代开始使用疾病修正治疗（DMT）如 β-干扰素及醋酸格里默（glatiramer acetate），DMT 的诞生大大改变了 MS 治疗现状，可明显降低缓解复发型 MS 的发作次数。以后又有米托蒽醌（mitoxantrone）、那他珠单抗（natalizumab）等进入临床。目前正在进行新型口服免疫抑制药或单抗如 Fingolimod、Cladribine、Teriflunomide、Laquinimod、Fumarate、Alemtuzumab、Rituximab 等治疗 MS 的临床试验。本文主要介绍 MS 治疗指南中推荐的一些治疗方法。

1. 美国神经病学学会颁布的 MS 治疗指南（2002）

（1）糖皮质激素

①依据几项Ⅰ级及Ⅱ级研究结果，糖皮质激素治疗能促进急性发病的 MS 患者的神经功能恢复。急性发病的 MS 患者可考虑用糖皮质激素治疗（A级推荐）。

②短期使用糖皮质激素后对神经功能无长期效果（B 级推荐）。

③目前尚无令人信服的证据表明，糖皮质激素用药剂量或用药途径影响临床效果（C 级推荐）。

④依据一项Ⅱ级研究结果，规律的激素冲击对复发缓解型 MS 患者的长期治疗有用（C 级推荐）。

（2）β-干扰素（IFN-β）

①依据几项Ⅰ级研究结果，IFN-β 能降低 MS患者的发作次数（A 级推荐）。IFN-β 治疗减轻MRI 显示的疾病严重性如 T_2 信号显示的病灶体积减小，也可能延缓肢体残疾的进展（B 级推荐）。

②对于极有可能发展为临床确诊 MS 或已经是复发缓解型 MS 或继发进展型 MS 患者使用IFN-β 治疗是十分恰当的（A 级推荐）。IFN-β 对继发进展型 MS 但无复发的患者疗效不肯定（U 级推荐）。

③尽管目前尚无足够证据证实，但 IFN-β 较其他疗法更适合于治疗某些 MS 患者如发作次数多或疾病早期的患者（U 级推荐）。

④依据Ⅰ级、Ⅱ级研究及几项一致的Ⅲ级研究结果，IFN-β 治疗 MS 可能存在剂量反应曲线（B 级推荐）。然而这种明显的剂量效应关系部分是由于各研究间应用 IFN-β 的次数（而非剂量）不同所致。

⑤依据几项Ⅱ级研究结果，IFN-β 用药途径可能对临床疗效影响不大（B 级推荐）。可是药物副作用因用药途径不同而各异。虽无详细的研究，但不同类型 IFN-β 临床效果并无差别（U 级推荐）。

⑥依据几项Ⅰ级研究结果，MS 患者的 IFN-β治疗受中和抗体产生的影响（A 级推荐）。IFN-β1a产生中和抗体的发生率较 IFN-β1b 低（B 级推荐）。中和抗体的生物学效应尚不清楚，可能会降低IFN-β 的临床治疗效果（C 级推荐）。尚不清楚皮下用药或肌内注射 IFN-β 在免疫原性方面有无差别（U 级推荐）。在使用 IFN-β 治疗的个体测定中和抗体的临床用途尚不明了（U 级推荐）。

（3）醋酸格里默（Glatiramer acetate）

①依据Ⅰ级研究结果，Glatiramer acetate 在复发缓解型 MS 患者能减少临床及 MRI 病灶发作次数（A 级推荐）。Glatiramer acetate 治疗能减轻MRI 显示的疾病严重性如 T_2 信号显示的病灶体积缩小，也可能延缓复发缓解型 MS 患者残疾的进展（C 级推荐）。

②对于复发缓解型 MS 患者使用 Glatiramer acetate 治疗是十分恰当的（A 级推荐）。尽管认为Glatiramer acetate 对进展型 MS 患者也有作用，但无令人信服的证据证实（U 级推荐）。

（4）环磷酰胺

①依据Ⅰ级研究结果，环磷酰胺冲击治疗似乎不能改变进展型 MS 的病程（B 级推荐）。

②依据一项Ⅱ级研究结果，较年轻的进展型MS 患者采用环磷酰胺冲击并追加治疗有一些效果（U 级推荐）。

（5）甲氨蝶呤：依据一项局限而模棱两可的Ⅰ级证据，甲氨蝶呤对改变进展型MS患者的病程可能有帮助（C级推荐）。

（6）硫唑嘌呤

①依据几项似乎有矛盾的Ⅰ级、Ⅱ级研究结果，硫唑嘌呤可能降低MS患者的复发率（C级推荐）。

②对残疾的进展无效（U级推荐）。

（7）环孢素

①依据Ⅰ级研究结果，环孢素对进展型MS具有一些治疗效果（C级推荐）。

②该治疗常出现的不良反应尤其是肾脏毒性以及较小的治疗效果使得该治疗难以被接受（B级推荐）。

（8）静脉免疫球蛋白

①至今对静脉免疫球蛋白的研究普遍病例数较小，缺乏临床及MRI预后的完整资料，有些采用的方法有疑问。因此仅显示静脉免疫球蛋白可能降低复发缓解型MS的发作次数（C级推荐）。

②静脉免疫球蛋白对延缓疾病进展效果甚微（C级推荐）。

（9）血浆交换

①依据一致的Ⅰ级、Ⅱ级、Ⅲ级研究结果，血浆交换对进展型MS的治疗效果很小或无效（A级推荐）。

②依据一项小样本Ⅰ级研究结果，血浆交换对以前无残疾患者的急性期严重脱髓鞘有治疗效果（C级推荐）。

2. AAN指南（2003）——米托蒽醌在MS治疗中的应用 基于一项Ⅰ级及几项Ⅱ级或Ⅲ级研究证据，米托蒽醌对临床恶化的MS患者的疾病进展有一定效果（B级推荐），然而这种药物应限制使用，因为毒性较大。对于疾病迅速进展而其他治疗无效的患者应该使用。

基于几个结果一致的Ⅱ级及Ⅲ级研究证据，米托蒽醌可降低复发型MS患者的临床发作次数，降低发作相关的MRI结局（B级推荐）。然而其潜在毒性相当程度上限制了在复发型MS患者的使用。

因为米托蒽醌的潜在毒性，应在有使用细胞毒性化疗药物经验的医生严密观察下使用（A级推荐）。米托蒽醌治疗的患者应常规监测心、肝、肾功能（A级推荐）。

3. 欧洲神经病学协会联盟（EFNS）MS复发治疗指南（2005） 来自几个Ⅰ级临床试验研究及

Meta分析的一致证据表明，糖皮质激素对MS复发治疗有效，因此，在MS时，每天应静脉至少500mg的甲泼尼龙，连用5d（A级推荐）。静脉用甲泼尼龙（1g/d,3d），口服减量用于治疗急性视神经炎（B级推荐）。

没有证据表明，静脉或口服甲泼尼龙在治疗效果及副作用方面有显著差异，但延长治疗时间，口服治疗可能副作用发生率增高。因为已有的临床试验病例数少，静脉或口服用药的效果差异不能排除。然而，针对特定的糖皮质激素最佳剂量，激素冲击治疗后是否缓慢减量尚未在RCT充分阐述。这提示需要新的随机对照试验评价风险/效益比及特定激素在治疗MS复发时的不良反应，剂量，用药途径。

尚无充分的数据确定对甲泼尼龙治疗反应较好的病人亚组，但在临床，MRI，CSF提示疾病活动性高的患者更有效（C级推荐）。在对甲泼尼龙治疗反应差的患者，应考虑使用较高剂量[达2g/（kg·d），5d]（C级推荐）。

炎性脱髓鞘病患者包括MS患者在甲泼尼龙治疗无效时，可能从血浆交换中获得益处，但仅有1/3的患者有反应。这种治疗仅限于严重复发的患者（B级推荐）。

在静脉甲泼尼龙治疗后应考虑采用加强的多学科康复治疗计划，这可能更进一步促进患者恢复（B级推荐）。

4. 中国多发性硬化专家共识（2006,2010）

（1）急性期治疗

①糖皮质激素（具有循证医学证据的治疗药物）：激素治疗的原则为大剂量，短疗程，不主张小剂量长时间应用激素。适用于MS的糖皮质激素为甲泼尼龙。有报道在激素冲击的同时加用丙种球蛋白，但研究结论认为与单用激素相比无明显优势，因此不推荐联合用药。

②血浆置换：在MS的疗效不肯定，一般不作为急性期的首选治疗，仅在没有其他方法时作为一种可以选择的治疗手段。

③静脉注射大剂量免疫球蛋白（intravenous immunoglobulin,IVIg）：从目前的资料看，IVIg的总体疗效仍不明确，仅作为一种可选择的治疗手段。用量是0.4g/kg，连续用5d为1个疗程，如果没有疗效，则不建议患者再用；如果有疗效但疗效不是特别满意，可继续每周用1d，连用3~4周。没有充足的证据证实长期治疗对患者有益。

④急性期的对症治疗：疼痛可用卡马西平、安定类药等，对比较剧烈的三叉神经痛、神经根性疼痛，还可应用加巴喷丁等。精神症状可按精神疾病治疗，特别有严重抑郁者应预防自杀，并选择氟西汀、盐酸帕罗西汀等抗抑郁药物。疲劳是 MS 患者较明显的症状，可用金刚烷胺。膀胱直肠功能障碍建议配合药物治疗或借助导尿等处理。

（2）缓解期治疗

①β-干扰素（具有循证医学证据的治疗药物）：用于治疗 MS 的 β-干扰素有 β1a-干扰素和 β1b-干扰素。临床研究证实，β-干扰素能减少复发次数，并降低 MRI 上 T_2 病灶负荷。一旦开始 β-干扰素的治疗，如果疗效肯定且患者可以耐受，则应长期连续治疗。

②醋酸格里默（具有循证医学证据的治疗药物）：人工合成的 4 种氨基酸随机组合的多肽。也可减少复发次数。

③那他珠单抗（具有循证医学证据的治疗药物）：针对白细胞黏附分子 α-4 整合素的单克隆抗体。那他珠单抗的 Ⅰ 期、Ⅱ 期、Ⅲ 期临床试验都证实了其良好的疗效。但临床应用时发现可能引起进行性多灶性白质脑病（PML），对于那他珠单抗的疗效和安全性仍需要更多的临床研究证实。

④其他治疗药物：目前没有证据证实 IVIg、环磷酰胺和硫唑嘌呤哪种药物对 MS 的疗效更好，但如果在缓解期无法应用 β-干扰素，以上药物可以作为治疗的选择，具体选择何种药物应根据患者情况，药物副作用等综合考虑，权衡利弊。对年轻的育龄女性，不主张用免疫抑制药。

5. AAN 指南（2007）：β-干扰素中和抗体对临床及影像影响的评价

（1）证据

①IFN-β 治疗 MS 均伴有中和抗体的产生（NAbs）（A 级证据）。

②中和抗体的存在（特别是高滴度时）伴有 IFN-β 疗效的降低（B 级证据）。

③IFN-β1a 治疗产生中和抗体的概率比 IFN-β1b（B 级证据）。

④因为现有资料差别很大、大多数患者即使持续治疗中和抗体也消失，因此不同类型 IFN-β 的血清中和抗体滴度及持续时间的差异很难确定，IFN-β 中和抗体的血清阳性率很可能受一种以上的因素影响：类型、剂量、用药途径或使用频率（B 级证据）。

⑤每周 1 次肌内注射 IFN-β1a 免疫原性较每周多次皮下注射的 IFN-β 制剂（IFN-β1a 或 IFN-β1b）为低（A 级证据）。

⑥因为在许多持续治疗的患者中和抗体也可消失，因此这些差异的持续时间也难确定（B 级证据）。

⑦虽然持续高滴度中和抗体（≥100～200NU/ml）伴有 IFN-β 治疗效果的降低，但没有足够的资料提示中和抗体检测能够就何时检测、采用何种方法检测、需要多少次检测以及采用多少的阳性界值提供特别的推荐（U 级证据）。

（2）推荐：由于证据缺乏，不能就该问题提供任何推荐。

【病程及预后】

病程短者可于数月内死亡，长者可达 30 年以上，无症状的缓解期可持续几十年。起病的前几年复发率最高，约 20% 的病人首次起病后一直呈慢性、进行性加重。据统计，起病 15 年后约 30% 的病人仍可工作，40% 可以步行。1991 年 Sadovinck 等分析加拿大和英国的 3 126 例 MS 患者，自 1972～1988 年共死亡 145 例（4.64%），其中 119 例（82.1%）明确死因，56 例（47.1%）死于 MS 的合并症，18 例（15.1%）死于自杀，19 例（15.9%）死于恶性肿瘤，13 例（10.9%）死于心肌梗死，7 例（5.9%）死于卒中，余 6 例（5.1%）为其他。

第三节　视神经脊髓炎

【概述】

视神经脊髓炎（neuromyelitis optica，NMO）最早是由 Devic 于 1894 年提出，是指双侧视神经炎和脊髓炎在短期内相继发生的单相性疾病。对 NMO 是独特的脱髓鞘疾病还是 MS 的一个亚型一直存在争议。日本学者曾提出视神经脊髓型 MS（OSMS）的概念，但西方学者仍提出 NMO 应独立于经典的 MS。近年来发现，两者在临床、影像、实验室指标等方面有诸多不同。NMO 好发于女性，在复发病例中女性是男性的 3 倍多，平均发病年龄近 40 岁，比经典型 MS 晚 10 年。NMO 的视神经炎首次发作达到高峰时，约 40% 的患眼几近失明。

但大多数患者治疗后视力有改善,尤其是单时相病程患者。视神经炎可为单侧或者双侧受累。少数患者双侧视神经炎同时发生,但要比 MS 常见。NMO 的急性视神经症状重,伴或不伴有球后疼痛。可有不同形式的视野缺损。复发的视神经炎常会遗留一定的视力损伤。典型急性脊髓炎可为脊髓完全横断的表现,从数小时至数天内两侧脊髓的运动、感觉和括约肌功能的严重受损,而类似表现在经典的 MS 少见。从视力损伤来看,NMO 较重,且恢复差,而 MS 相对不重,很少双侧同时受累,且恢复要好一些。脊髓病变在 MS 常单侧,症状多不对称。而 NMO 常双侧受累,症状相对较对称。从影像上,MS 患者的脊髓病灶很少超过 2 个椎体,且多位于脊髓周边,而 NMO 常常大于 3 个椎体,病灶多位于脊髓中央。

【诊断】

1999 年 Wingerchuk 提出了 NMO 诊断标准(表 7-5)。

表 7-5 NMO 诊断标准(1999)

必要条件	视神经炎
	急性脊髓炎
	无除视神经和脊髓以外的中枢神经系统受累的证据
支持条件	主要条件
	发作时头颅 MRI 阴性
	脊髓 MRI 病灶长度 3 个椎体节段以上
	CSF 白细胞>50/mm³ 或中性粒细胞>5/mm³
	次要条件
	(1)双侧视神经炎
	(2)严重视神经炎,至少单眼视力低于 20/200
	(3)一个以上肢体严重的持续的无力(肌力≤2 级)

Misu 于 2002 年提出的 NMO 诊断标准为:临床上选择性累及脊髓和视神经;随访超过 5 年重复 MRI 检查未发现视神经和脊髓之外的病变。

近年来,对 NMO 又有一些新的认识,首先 NMO 也可以出现视神经和脊髓以外其他中枢神经系统结构的累及包括脑干、小脑、大脑半球等,但不满足 MS 的 MRI 标准。有学者提出,NMO-IgG 已经被证实是视神经脊髓炎较为特异的一项免疫标记物。近来发现,NMO-IgG 其实就是水通道蛋白-4(aquaporin-4)的抗体。基于以上发现,Winger-

chuck 于 2006 修改了 NMO 诊断标准(表 7-6)。

表 7-6 NMO 修订诊断标准(2006)

必要条件	视神经炎
	急性脊髓炎
支持条件	脊髓 MRI 异常延伸 3 个椎体节段以上
	头颅 MRI 不符合 MS 诊断标准
	NMO-IgG 血清学检测阳性

【治疗】

NMO 的治疗不论是预防复发还是发作急性期治疗仍然是经验性治疗,许多证据来自病例系列、个案报道及个人临床经验。

1. 急性期治疗 NMO 病情通常较重,需要尽早开始治疗。静脉用激素是一线治疗手段,常规方案为甲泼尼龙 1 000mg 连续用 5d,随后用短疗程口服泼尼松逐渐减量。激素治疗如果对临床恶化疗效甚微或没有立即效果,可再用血浆交换补救。

2. 预防复发的治疗 NMO 患者最终发展为永久的神经功能残疾。视神经脊髓以外的症状通常轻微,不会有持久性后遗症,继发进展性病程少见。因此针对预防复发的治疗主要是保护 NMO 患者的神经功能,并尽早治疗。最佳的预防方案尚未确定,因为没有随机对照双盲试验。过去 15 年间,许多 NMO 患者均采用标准的 MS 免疫调节治疗,可能是因为 NMO 被视为严重 MS。虽然没有正规的临床试验研究,但是来自北美神经科医生的报道显示,干扰素及醋酸格里默对预防 NMO 复发无效。

许多神经科医生预防 NMO 复发的方法是硫唑嘌呤[2～3mg/(kg·d)]联合应用口服泼尼松[1mg/(kg·d)]。在一项 7 例 NMO 的病例组研究中,采用了前述的方法,许多患者采用维持量 75～100mg 的硫唑嘌呤及 10mg/d 泼尼松。治疗开始后 18 个月没有发作,神经功能损害评分也有所改善。在临床实践中,一旦硫唑嘌呤起效,应将泼尼松在几个月内缓慢减量停药,并单用硫唑嘌呤以达到临床缓解的目标。避免长期应用激素的目的是防止激素依赖。因为越来越多的证据显示,NMO 主要由体液免疫机制所致,因此,抗 CD20 的单抗(针对外周 B 细胞)——Rituximab 可能是最具吸引力的潜在治疗方法。许多临床医师采用骁息(Mycophenolate mofetil)代替硫唑嘌呤。其他的治疗药物包括米托蒽醌、甲氨蝶呤、环磷酰胺、IVIg等。未来的研究重点将放在调节或抑制体液免疫的治疗方法上。

第四节 急性播散性脑脊髓炎

【概述】

急性播散性脑脊髓炎(acute disseminated encephalomyelitis,ADEM)指感染后、疫苗接种后或特发性脑脊髓炎,其中以继发于 EB 病毒、巨细胞病毒和支原体肺炎病毒等感染者最多见。

【流行病学】

儿童的发病率高于成年人,平均发病年龄 5~8 岁。ADEM 患者无性别差异。冬春两季是 ADEM 的高发季节。2004 年在美国圣迭哥郡的一项研究表明,这一地区 20 岁以下人群 ADEM 的年发病率为 0.4/100 000,其中 5% 的患者在发病前 1 个月前接受了疫苗接种,93% 的患者在 21d 内有前驱感染症状。我国目前仍缺乏详细的流行病学数据。

【病因及发病机制】

发病机制仍不清楚,推测与病毒感染有关。病毒感染后至发病有一定潜伏期,病理改变也与病毒直接感染不同,CSF 或脑内很少找到病毒,因此认为是一种感染后免疫介导疾病。在疫苗接种后 ADEM 的病因学中分子模拟学说占主导地位。

【病理学】

病理特点为广泛分布于脑脊髓白质的大量脱髓鞘病灶,轴索相对保留。此外,脑皮质和深部灰质亦可受累。病灶直径常在 1mm 以下,以小静脉为中心,软脑膜和血管周围淋巴细胞和单核细胞浸润。

【临床表现】

典型的 ADEM 为单相病程,感染潜伏期 2d 至 4 周。疾病进展可很迅速,从起病到病情达到高峰一般需要数小时到数天,平均 1 周左右。常见症状和体征包括:单侧或双侧锥体束征、偏瘫、共济失调、脑神经麻痹、视神经炎引起的视力减退、癫痫、脊髓受累、语速变慢、含糊或失语和偏身感觉障碍等。不同程度的意识障碍(可以从精神状态差到昏迷)是 ADEM 最具特征性的症状。头痛和长期发热在儿童 ADEM 患者中多见,而偏身感觉障碍则在成年人 ADEM 患者中更多见。癫痫常见于小于 5 岁的幼儿,在成年人中极为罕见。ADEM 除了常见的病情迅速进展,出现昏迷或去大脑强直等表现外,有时也可以见到亚临床类型,即仅表现为兴奋、头痛和幻觉等非特异性症状。

也有 5%~20% 的 ADEM 呈多相病程,MRI 显示的病变区域和神经系统检查均发现与前次发作不同的表现。

【辅助检查】

1. 头颅或脊髓 MRI MRI 是 ADEM 非常重要的诊断手段。典型 MRI 表现为包括大脑半球、小脑、脑干和脊髓在内的累及皮质下、白质和灰白质交界处区的异常信号影,病灶在 T_2 和 Flair 序列最明显,表现为斑片状、边界不清的高信号,且较大、多发和不对称。丘脑和基底节区灰质常对称受累,脑室旁白质也常受累。病灶局限于胼胝体的少见。脑内病灶可呈环形、半环形、点状、结节状强化。脊髓内病灶可呈不同程度增粗和强化,胸段脊髓最常见。对疑诊患者的随诊对确诊很重要。

2. 脑脊液检查 脑脊液检查可见蛋白和白细胞升高。30% 早期 ADEM 患者 OB 阳性,但通常存在时间短暂。

【诊断】

国际上尚未确立诊断标准。主要诊断依据为:病前有疫苗接种、感染发疹史;临床上有脑和(或)脊髓的多灶性、弥漫性症状和体征;MRI 显示脑和脊髓白质内存在散在多发病灶;糖皮质激素治疗有效。

【鉴别诊断】

需要与病毒性脑炎、多发性硬化、中毒性脑病、多发脑梗死等疾病鉴别。

【治疗】

目前尚缺乏标准化治疗方案,也缺乏相关的随机对照试验研究。常用治疗方法有糖皮质激素、IVIg 和血浆置换等。普遍采用大剂量甲泼尼龙或地塞米松治疗。同时需加用抑酸、补钾、补钙等治疗。IVIg 在治疗包括儿童 ADEM 在内的病例报道中被证实有效,有时还被用于激素无效或复发型 ADEM。血浆置换治疗 ADEM 的报道最少,可能与该技术要求条件较为苛刻有关。血浆置换还可能引起症状性低血压、严重贫血和肝素相关性血小板减少症等副作用。

【预后】

多数成年患者一般恢复良好。病情危重者预后差。儿童患者可遗留持久的行为异常、智能障碍和癫痫。

第五节 同心圆硬化

同心圆硬化,又称 Balo 病,是一种罕见的中枢神经系统炎性脱髓鞘性疾病。其病理特征性改变是病变区髓鞘脱失带与髓鞘相对正常带并存,呈同心圆性层状交替排列,形似树木年轮。青壮年多见,急性或亚急性起病,临床表现各种各样。由于本病临床表现缺乏特异性,以往患者生前难以诊断,往往通过死亡后病检确诊。随着 MRI 的广泛使用,使同心圆硬化的生前无创诊断成为可能。

【病因与发病机制】

有关 Balo 病的病因及发病机制仍不清楚。可能与 HHV-6 病毒感染后的免疫反应或感染后局部保护性预处理有关。

近年来,许多学者借助 MRI 及病理比对研究观察同心圆病灶,发现脱髓鞘区在 MRI T_1 加权像上为低信号、在 T_2 加权像上为高信号,而等信号区代表髓鞘相对保存的白质,增强扫描时,在 T_1 加权像上等信号区会出现增强带,于是推测在疾病的早期先有同心圆中心的脱髓鞘病灶,以后其周围出现炎症性的环,并在一定程度上能限制病变的发展,病变逐步向外发展形成新的脱髓鞘带和炎症带,从而产生脱髓鞘和相对髓鞘保存交替的同心圆病灶。

以往许多研究发现这种同心圆病灶往往和其他多发性硬化病灶同时并存,并且同心圆样病灶随着时间改变会转变为典型的多发性硬化的改变,因此有学者认为,Balo 病和多发性硬化是同一疾病的不同表现,而不是两个独立的疾病实体。

【病理】

本病特征性病理改变是同心圆病灶,它主要位于大脑白质(额叶、顶叶多见,颞叶及枕叶次之)、脑干、小脑和脊髓很少受累。大体标本上这种同心圆病灶触之发软,为多个散在、大小不一的圆形或不规则形浅灰或灰黄色软化灶,呈灰白相间的多层同心圆排列。镜下,同心圆样病灶可见髓鞘脱失区与髓鞘相对正常区呈同心圆性层状交互排列;髓鞘脱失区髓鞘崩解、脱失,少突神经胶质细胞明显减少、脱失,伴有大量的吞噬细胞及小血管周围淋巴细胞浸润;这种同心圆病灶中髓鞘保存区其实也有一定的结构异常,所以说同心圆的灰白相间排列只不过是髓鞘坏变的程度不同而已。

【临床表现】

青壮年发病较多。男女均可发病。急性或亚急性发病,呈进行性病程,病死率较高。多以精神、行为异常起病,也可先有沉默寡言、头痛、头晕、疲乏无力后才出现精神、行为异常症状。

临床表现各种各样,如头痛、缄默、反应迟钝、重复语言、幻觉、失语、吞咽困难、偏瘫或四肢瘫等,严重者可以有去皮质状态。

【辅助检查】

血、尿、粪常规检查均正常。

血沉正常或轻度加快。

脑脊液压力、常规、生化检查基本正常,个别病例压力稍高,脑脊液中可以有髓鞘蛋白增高及寡克隆区带阳性。

脑电图可以出现中、高度弥漫性异常。

诱发电位检查可以正常或异常。视觉诱发电位可见一侧或双侧 P100 延长;脑干诱发电位可以出现 Ⅰ-Ⅴ、Ⅲ-Ⅴ 波峰间期延长。

CT 扫描显示大脑白质中多个、散在类圆形低密度灶,急性期病灶在增强扫描时可见强化。

MRI 在 T_1 加权像上是低信号和等信号交互排列的环,层次分明,在 T_2 加权像上是高信号和等信号交互排列的环。增强扫描时,在 T_1 和 T_2 加权像上等信号区会出现强化。MRI 上大脑白质内煎蛋样(fried egg-like)及同心圆层状改变是重要的诊断指标。

【诊断与鉴别诊断】

本病临床表现无特异性,难以与急性播散性脑脊髓炎和病毒性脑炎相鉴别。确定诊断需要借助头颅 MRI 或脑活检。

【治疗】

目前主要采用类固醇激素治疗,在一定程度上能够很好地稳定病情、缓解症状。

第六节　肿瘤样脱髓鞘病

肿瘤样脱髓鞘病的病理机制目前尚未十分清楚,有关其是否属于一种独立的疾病仍然存在争论。命名上包括脱髓鞘假瘤(demyelinating pseudotumor lesion)、瘤样脱髓鞘病变(tumor-like demyelinating lesion)、假瘤样脱髓鞘病(Pseudotumor demyelinating disease)。

【病理所见】

其病理学特点为:①血管周围淋巴细胞和浆细胞套袖样浸润;②巨噬细胞吞噬的髓鞘残片大部分降解为中性脂肪而成泡沫状;③反应性星形细胞增生;④髓鞘脱失,而轴索相对保留。与胶质细胞瘤的鉴别点为:①小血管周围有以淋巴细胞为主的炎性细胞浸润;②病灶内聚集大量巨噬细胞。

【临床表现】

部分病人有前驱感染史,少数病人有疫苗接种史。各年龄段均可发病。男女发病比例相似,多数病人急性或亚急性起病,少数慢性起病。临床有头痛、恶心、呕吐等颅内压增高症状及脑实质受损的局灶性定位症状及体征如肢体乏力、麻木、视物不清、言语障碍等,个别有癫痫、精神症状。

【影像学所见】

大部分病例脑白质内出现孤立的(少数为多发性)病灶。病变累及皮质下白质,多发生于大脑半球,也可以出现在脊髓。病变可有肿瘤样占位效应、明显周围水肿,病灶周边呈环形强化。2/3 的病例急性期在 MRI 或 CT 增强扫描中显示开环强化(半月征)。

CT 扫描显示单发圆形或片状影,多呈低密度影,少数呈等低混杂密度或高密度影,周围有低密度水肿带,有占位效应。

MRI 影像病变边界不清,T_1 加权像多呈均匀长 T_1 信号,少为短 T_1 及长 T_2 混杂信号,T_2 加权像多为均匀长 T_2 信号。增强扫描显示均匀强化或周边花环状强化,其中非闭合性环形增强或称半月征是肿瘤样脱髓鞘病的较为特征性的改变。

【诊断及鉴别诊断】

假瘤样脱髓鞘病临床诊断比较困难,容易误诊误治。其主要原因有:①临床表现无特异性,病情呈逐渐加重,无缓解复发;②影像学不典型:病灶单一,有占位效应,累及灰质,部分呈环形强化;③无特异性实验室检查方法;④对该病认识不足。

假瘤样脱髓鞘病应注意与星形胶质细胞瘤、进行性多灶性白质脑病、原发性中枢神经系统淋巴瘤等相鉴别。

对于大脑半球存在具有占位效应的孤立病灶时,应考虑到脱髓鞘病变的可能。对于临床和影像学都很难与肿瘤鉴别的病例,推荐进行立体定向脑组织活检。对于高度怀疑假瘤性脱髓鞘病的患者,也可先给予激素治疗,动态复查头 MRI,若临床及影像不改善,再行活检病理检查。在进行病理学诊断时,应特别注意观察血管周围有无淋巴细胞及吞噬细胞浸润,并进行免疫组化及髓鞘染色,以明确病变性质。神经外科医师应及时与神经内科及神经放射科医师会诊,尽量避免不适当手术或放疗。

【治疗】

主要应用皮质类固醇激素治疗。常用甲泼尼龙冲击疗法 1 000mg/d,连续 3~5d,后改为口服泼尼松 1mg/kg,逐渐减量至停药,强调个体化治疗。

第七节　脑白质营养不良

脑白质营养不良(leukodystrophy)系指一大组以中枢神经系统髓鞘形成障碍为特征的疾病,包括异染性脑白质营养不良(溶酶体病)、肾上腺脑白质营养不良(过氧化物体病)、Cananvans 病、Krabbes 病、Pelizaeus-Merzbacher 病(髓鞘蛋白编码基因缺陷)以及其他不明原因的脑白质病(Alexander 病)等。其发病除与遗传因素有关外,也与环境因素有关。

随着 MRI 技术广泛应用,脑白质营养不良的诊断明显增多。采用分子生物学技术,一些既往较少认识的脑白质营养不良的基因已经定位克隆,其基因产物的性质已经明确。已经能够对这些疾病进行临床生化诊断、产前诊断、携带者筛查及遗传咨询等。神经病理研究证实该组疾病多数属于髓鞘形成障碍疾病(dysmyelinating disease)。

脑白质营养不良好发于儿童,其病情呈进行性进展,早期症状容易被忽视。主要临床表现为肌张力、姿势、运动、步态、语言、认知等方面的异常。诊断依据包括:临床特点、阳性家族史、特异性生化检查、神经影像学检查。与脑白质营养不良相关检查包括:CSF 检查、ACTH 试验、外周淋巴细胞(或脑组织)中沉积物检查、血浆中极长链脂肪酸(VL-CFA)、血清中芳香硫脂酶 A、组织活检(皮肤、神经、肌肉或脑组织)、分子遗传学分析。本文主要介绍临床常见的两种类型。

一、异染性脑白质营养不良

异染性脑白质营养不良(metachromatic leukoencephalopathy)又称为脑硫脂沉积病(sulfatidosis),系常染色体隐性遗传性疾病,突变基因位于 22q13.31,由芳基硫脂酶 A 缺乏所引起。

1. 病因　目前发现有 3 种不同的缺陷能够引起脑硫脂沉积及脑白质营养不良:①芳基硫脂酶 A 缺乏;②其他多种硫酸酯酶的缺乏;③脑硫酸酯酶激活蛋白(saposin-b)的缺乏。实际上目前普遍认为异染性脑白质营养不良主要由芳基硫脂酶 A 缺乏所致。

2. 发病机制　硫酸脑苷脂分布于神经组织髓鞘、肾小管上皮细胞等细胞膜中。正常情况下,芳基硫酸脂酶 A 催化硫酸脑苷脂水解,将半乳糖硫酸脑苷脂分解为半乳糖脑苷脂和硫酸。此酶缺乏时引起硫酸脑苷脂沉积,导致中枢神经系统髓鞘脱失。病理组织采用甲苯染色时可见神经细胞、胶质细胞和巨噬细胞中有红黄色的异染物质沉积,肝、肾组织亦可同时受累。

3. 临床表现　临床主要分为三型:晚发婴儿型、少年型、成年型。其中晚发婴儿型最常见。在晚发婴儿型中,患儿自 1~2 岁逐渐出现四肢无力、步态困难、共济失调或肢体强直、进行性痴呆、视神经萎缩、深腱反射消失、神经传导时间延长及脑脊液蛋白增高等。多数病儿常常合并肺炎,生存期一般不超过 5 岁。

少年型常于 5~10 岁发病,早期注意力不集中、学习退步、记忆力减退、逐渐行为异常,甚至出现精神症状,体征上可见共济失调、痉挛步态、腱反射亢进及病理征阳性,最后发展为植物状态。大多数患者发病后仅能存活 5~10 年。

成年型多于 16 岁以后发病,临床表现类似少年型,主要表现为行为异常、人格改变、精神症状及智能下降,少数患者出现癫痫发作,并易发生癫痫

持续状态。此型患者存活期可达 10~20 年。

4. 诊断　本病诊断十分困难,特别是成年型患者诊断更为困难。尿、血液白细胞中芳基硫酯酶 A 活性降低为诊断本病的重要指标。病人皮肤成纤维细胞培养芳基硫酯酶 A 活性降低更为敏感。周围神经活检、直肠黏膜活检发现异染色性类脂质颗粒有助于本病。头颅 MRI 显示脑室旁白质大片状脱髓鞘改变也有重要诊断价值。

本病需与 Pick 病、Alzheimer 病等鉴别。

5. 辅助检查　尿、血液白细胞中芳基硫酯酶 A 活性降低。周围神经活检、直肠黏膜活检发现异染色性类脂质颗粒。CT 检查见基底节和小脑有钙化,片状低密度影。头颅 MRI 显示脑室旁片状长 T_1 长 T_2 信号影。

6. 治疗　本病目前尚无特效疗法,主要是对症治疗。有报道骨髓移植可以延缓病情发展,但不能从根本上治愈患者,需要进一步进行疗效及安全性评价。国外正在进行基因治疗该病的动物实验,但还需要很长的路要走。

7. 预防　预防措施包括避免近亲结婚、携带者基因检测及产前诊断(羊水细胞内芳基硫酸酯酶 A 活性检测)等。

二、肾上腺脑白质营养不良

肾上腺脑白质营养不良(adrenoleukodystrophy,ALD)其病理特点是中枢神经进行性脱髓鞘以及肾上腺皮质萎缩或发育不良,生化代谢特点是血浆中极长链脂肪酸(very long chain fatty acid,VLCFA)异常增高,主要是细胞中过氧化物酶体存在结构的或活性缺陷,故属于过氧化物酶体病(peroxisomal disease)。过氧化物酶体(peroxisome)是一种细胞器,主要功能是催化脂肪酸的 β-氧化,将极长链脂肪酸分解为短链脂肪酸。

肾上腺脑白质营养不良在遗传方式上可分两种:一种是较多见的 X-连锁隐性遗传,起病于成年人的变异型称为肾上腺脊髓神经病(adreno myelo-neuropathy,AMN);另一种是常染色体隐性遗传,发生于新生儿,称为新生儿肾上腺脑白质营养不良。

1. X-连锁肾上腺脑白质营养不良　致病基因位于 Xq28,本病存在 VLCFA 乙酰酰辅酶 A 合成酶缺乏,生化特点是 VLCFA 分解障碍。病理改变为中枢神经系统白质广泛性脱髓鞘,肾上腺皮质有萎缩和发育不良。神经系统和肾上腺的病变部位

有巨噬细胞浸润，胞质内有特异的板层状包涵体，是胆固醇酯化的 VLCFA 沉积。

本病起病年龄不一，可见于儿童和成年人。临床症状轻重不等，有的可能长期不出现症状。儿童起病的 X-连锁 ALD 最为多见，多在 5～13 岁的男孩起病。神经症状和肾上腺症状可同时出现，或相继出现，并可能单独存在。神经系统表现可有多动、攻击性行为、智力低下、学习困难、记忆力障碍、步态不稳、痉挛性瘫痪等。尚可见全面性或部分性癫痫发作、视听障碍等。末梢神经受累不明显。肾上腺皮质功能不全时，表现为轻重不等的皮肤和黏膜色素增加、变黑，伴有易疲劳、食欲缺乏、体重减轻和低血压等。病程为进行性，一般在 3～5 年发展为植物状态。

成年人起病的 X-连锁肾上腺脊髓神经病发生于 20 岁以后的男性。主要表现为进行性脊髓病（痉挛性截瘫、下肢感觉异常、括约肌功能障碍）及末梢神经受累。肾上腺皮质功能不全的症状较重，可出现于早期，并可有性腺功能减退，血中睾酮减低。

儿童型和成人型之间的过渡类型的临床症状和起病年龄介于两者之间，有中等程度的肾上腺功能不全。女性杂合子一般无症状，但可能在 30 岁以后出现痉挛性轻瘫。

CT 和 MRI 显示大脑白质病变。在儿童起病的 ALD，CT 显示侧脑室三角区对称性低密度影。MRI 显示在顶叶深部白质和相邻的中脑部位有长 T_2 信号。早期诱发电位和神经传导速度正常。成年人 AMN 脑白质改变不明显，CT 可能为正常。神经传导速度减慢，脑干听觉诱发电位有异常。在 X 连锁 ALD，脑脊液可有蛋白和细胞数稍增高，鞘内有 γ 球蛋白产生。

血浆和皮肤成纤维细胞中 VLCFA 增高，特别是 C26 脂肪酸增高，C26/C22 比值增加。在发生肾上腺皮质功能不全的阿狄森危象时，血中皮质醇减低，在不发生危象时，需用 ACTH 刺激试验才能发现肾上腺储备减少。产前诊断可测羊水细胞中 VLCFA 含量。对于男性阿狄森病，即使未见神经系统症状，也应检测 VLCFA，以免漏诊本病。

2. 新生儿肾上腺脑白质营养不良　新生儿肾上腺脑白质营养不良是常染色体隐性遗传病，基因位点尚不明确。肝细胞过氧化物酶体的数目减少和体积减小。病理改变严重，脑白质广泛脱髓鞘，灰质亦有轻度变性，可见含脂类的巨噬细胞浸润。肾上腺皮质萎缩，胞质内有板层状包涵体。肝大，胆道发育不良。新生儿期首发症状为肌张力减低、惊厥、发育迟缓。常见白内障、眼震、色素性视网膜病。多数病儿在 1 岁内可有某些发育进步，但以后发育倒退，进行性痉挛性瘫痪、震颤、共济失调、听觉和视觉障碍。有的可见肾上腺功能不全的症状。多在 5 岁以内死亡。脑脊液常见蛋白增高。血浆和成纤维细胞 VLCFA 水平增高。

肾上腺脑白质营养不良治疗比较困难。发生肾上腺皮质功能不全时，可用激素替代疗法，给予类固醇激素，但对于神经系统症状进展并无影响。限制饮食中 VLCFA 的摄入，虽可使 VLCFA 减少，但不能缓解临床症状。血浆交换能短暂去除 VLCFA，不能从根本上解决问题，骨髓移植虽能使体内产生一些正常白细胞，能够降低血中 VLCFA 浓度，改善部分临床症状，但骨髓移植技术难度大、费用高、疗效有限等有待进一步研究。

应加强遗传咨询，对高危妊娠做产前诊断（测羊水细胞的 VLCFA），阳性者进行选择性人工流产。

（张星虎）

■ 参考文献

[1] 陈楠，李坤成，刘佳宾，秦文. Balo 同心圆硬化的磁共振表现特征及其病理基础. 中国医学影像技术，2008，24（4）：514-516

[2] 戚晓昆. 中枢神经系统炎性脱髓鞘病的研究进展（述评）. 中国神经免疫学和神经病学杂志，2003，10（3）：141-143

[3] 王国栋，赵永波. 脑白质营养不良. 国外医学神经病学神经外科学分册，

2003，30（1）：70-74

[4] 魏岗之，赵筱玲. 第二十章. 脑白质营养不良. 王新德总主编：神经病学（第 16 卷 神经系统脱髓鞘性疾病. 魏岗之主编）. 北京：人民军医出版社，2003（2）：217-234

[5] 张星虎，王拥军，王毅珍. 第三章. 多发性硬化的流行病学. 王新德总主编：神经病学（第 16 卷神经系统脱髓鞘性疾病。魏岗之主编）. 北京：人民

军医出版社，2003（2）：41-47

[6] 中华医学会神经病学分会. 中华神经科杂志编辑部. 中国多发性硬化及相关中枢神经系统脱髓鞘病的诊断及治疗专家共识（草案）. 中华神经科杂志，2006，39（12）：862-864

[7] 中华医学会神经病学分会神经免疫学组. 中国免疫学会神经免疫分会. 中国多发性硬化诊断和治疗专家共识. 中华神经科杂志，2010，43（7）：

516-521

[8] Frohman EM, Goodin DS, Calabresi PA,et al. The utility of MRI in suspected MS. Neurol,2003,61:602-611

[9] Goodin DS, Frohman EM, Garmany GP,et al. Disease modifying therapies in multiple sclerosis. Report of the therapeutics and technology assessment subcommittee of the American academy of neurology and the MS council for Clinical Practice Guidelines. Neurology,2002,58:169-178

[10] Goodin DS, Arnason BG, Coyle PK,et al. The use of mitoxantrone (Novantrone) for the treatment of multiple sclerosis. Neurol 2003;61:1332-1338

[11] Johnson KP. Natalizumab (Tysabri) Treatment for Relapsing Multiple Sclerosis. The Neurologist 2007, 13: 182-187

[12] Lennon VA, Wingerchuck DM, Kryzer TJ,et al. A serum antibody marker of neuromyelitis optica: distinction from multiple sclerosis. Lancet 2004,364:2106-2112

[13] Leake JAD, Albani S, Kao AS, et al. Acute disseminated encephalomyelitis in childhood: epidemiologic, clinical

and laboratory features. Pediatr Infect Dis J 2004,23:756-764

[14] McDonald WI,Compston A,Edan G,et al. Recommended diagnostic criteria for multiple sclerosis:Guidelines from the international panel on the diagnosis of multiple sclerosis. Ann Neurol, 2001,50:121-127

[15] Miller A. Revised Diagnostic Criteria for Multiple Sclerosis. Ann Neurol. 2011,69:292-302

[16] Misu T,Fujihara K,Nakashima I,et al. Pure optic-spinal form of multiple sclerosis in Japan. Brain,2002,125(11):2460-2468

[17] Pittock SJ, Lennon VA, Krecke K, et al. Brain Abnormalities in Neuromyelitis Optica. Arch Neurol. 2006,63:390-396

[18] Polman CH,Reingold SC,Edan G,et al. Diagnostic criteria for multiple sclerosis:2005 revision to the "McDonald criteria". Ann Neurol 2005,58:840-846

[19] Poser CM,Paty DW,Scheinberg L,et al. New diagnostic criteria for multiple sclerosis:guidelines for research protocols. Ann Neurol, 1983,13:227-231

[20] Rolak LA,Fleming JO. The Differential Diagnosis of Multiple Sclerosis. The Neurologist 2007,13:57-72

[21] Rutschmann OT,McCrory DC,Matchar DB. Immunization and MS. Neurol 2002,59:1837-1843

[22] Sellebjerg F, Barnes D, Filippini G, et al. EFNS guideline on treatment of multiple sclerosis relapses:report of an EFNS task force on treatment of multiple sclerosis relapses. Eur J Neurol 2005,12(12):939-946

[23] Victor M, Ropper AH. Principles of Neurology. The McGraw-Hill Companies. 2001

[24] Wingerchuk DM, Hogancamp WF, O'Brien PC,et al. The clinical course of neuromyelitis optica (Devic's syndrome). Neurology. 1999, 53 (5):1107-1114

[25] Wingerchuk DM, Lennon VA, Pittock SJ, et al. Revised diagnostic criteria for neuromyelitis optica. Neurol,2006,66:1485-1489

[26] Wingerchuk DM. Diagnosis and Treatment of Neuromyelitis Optica. The Neurologist 2007,13:2-11

第 8 章

运动障碍疾病

第一节 概 述

运动障碍性疾病（movement disorders）又称锥体外系疾病（extrapyramidal diseases），是一组以随意运动减少、肌张力异常和不自主运动为特征的神经系统疾病。包括帕金森病及其他帕金森综合征、小舞蹈病、亨廷顿病、肝豆状核变性、肌张力障碍、秽语抽动综合征、迟发性运动障碍、特发性震颤等。

运动障碍性疾病大多与基底节病变有关。基底节是从端脑衍生的一些皮质下核团的总称，包括尾状核、壳核、苍白球、黑质和丘脑底核。苍白球也称旧纹状体，尾状核和壳核合称为新纹状体。苍白球分内侧部和外侧部，黑质又分为致密部和网状部。苍白球内侧部和黑质网状部合称为 GPi-SNr 复合体。

基底节对运动功能的调节起重要作用。新纹状体是基底节接受大脑感觉运动皮质发出的投射纤维的核团。内侧苍白球/黑质网状部（GPi-SNr 复合体）是基底节发出传出纤维的核团。新纹状体接受的投射纤维经直接通路和间接通路到达 GPi-SNr 复合体。直接通路是指从新纹状体直接传至 GPi-SNr 复合体，间接通路是指从新纹状体经外侧苍白球、丘脑底核抵达 GPi-SNr 复合体。GPi-SNr 复合体发出的传出纤维再经丘脑返回至大脑感觉运动皮质。直接通路可使大脑皮质产生易化作用，间接通路则使大脑皮质产生抑制作用，两者共同调节基底节环路的平衡。此外，黑质致密部发出的多巴胺能神经纤维也投射至新纹状体，它们也参与基底节输出的调节。间接通路的过度激活会使 GPi-SNr 复合体活动增强，抑制丘脑及丘脑皮质投射的活动，以至于出现运动减少。间接通路的过度抑制则可造成运动增多。反之，直接通路的过度激活或抑制则可造成运动过多或减少。

运动障碍性疾病的临床表现大致可分为三类：即肌张力异常，运动迟缓和异常不自主运动。肌张力异常包括肌张力增高或减低。异常不自主运动包括震颤、舞蹈症、投掷症、手足徐动症和肌张力障碍。不自主运动一般在清醒时出现，情绪激动时增加，安静时减少，睡眠时消失。肌张力减低常与不自主运动（运动过多）并存。病人表现为不规则且无节律的连续活动和缓慢复杂的不随意运动，典型病例为亨廷顿病。肌张力增高常与运动迟缓并存，典型病例为帕金森病。运动障碍疾病的肌张力增高出现于四肢的伸肌和屈肌以及躯干的屈肌，不伴腱反射亢进，在做被动运动时，肌张力增高始终保持一致，类似弯曲软铅管的感觉，故称之为"铅管样强直"。而锥体束受损所致的肌张力增高常伴腱反射亢进，病理征阳性。肌张力增高出现于上肢的屈肌和下肢的伸肌，在被动运动开始时最明显，之后迅速降低，类似关闭有弹性的小刀故称"折刀样强直"。运动障碍性疾病一般不伴有肌无力和感觉障碍。

运动障碍性疾病多可依据详细的病史、体格检查，结合家族史情况即可作出临床诊断，有些则需要进行相关的实验室检查作出判断。如肝豆状核变性需检测血清铜、铜蓝蛋白水平来确诊。运动障碍性疾病的病因大多未明，治疗主要是对症治疗。如帕金森病可通过左旋多巴制剂替代治疗。肉毒素可用于治疗局限性肌张力障碍。

（陈 彪 马敬红）

第二节　帕金森病

帕金森病(Parkinson's disease,PD)是一种常见的神经系统变性疾病,1817年英国医生James Parkinson首先对其进行了详细的描述。临床上主要以静止性震颤、运动迟缓、肌强直和姿势步态障碍为主要特征,同时可伴有抑郁、便秘和睡眠障碍等非运动症状。

【流行病学】

帕金森病是仅次于阿尔茨海默病的最常见的神经系统变性性疾病,平均发病年龄为60岁左右。全球大约有500万PD患者,我国大约有170万。帕金森病的人群患病率约为0.3%。随着年龄的增长帕金森病的患病率不断增加,60~64岁的患病率为0.6%,85~89岁患病率则升至3.5%。我国65岁以上人群PD的患病率大约是1.7%,接近西方国家的水平。PD的发病率分布在4.5~21/10万。美国PD的发病率在20/10万,日本报道的发病率为10.2/10万。男女患病率差异不大。

【病因及发病机制】

帕金森病的确切病因至今未明。遗传因素、环境因素、年龄老化、氧化应激等均可能参与PD多巴胺能神经元的变性死亡过程。其中,年龄老化是目前唯一公认的PD发病的危险因素。

1. 年龄老化　PD的发病率和患病率均随年龄的增长而增加。PD多在60岁以上发病,这提示衰老与发病有关。资料表明随年龄增长,正常成年人脑内黑质多巴胺能神经元会渐进性减少。但65岁以上老年人中PD的患病率并不高,因此,年龄老化只是PD发病的危险因素之一。

2. 遗传因素　遗传因素在PD发病机制中的作用越来越受到学者们的重视。自20世纪90年代后期第一个帕金森病致病基因α-突触核蛋白(α-synuclein,PARK1)的发现以来,目前至少有6个致病基因与家族性帕金森病相关(表8-1)。但帕金森病中仅5%~10%有家族史,大部分还是散发病例。遗传因素也只是PD发病的因素之一。

3. 环境因素　20世纪80年代美国学者Langston等发现一些吸毒者会快速出现典型的帕金森病样症状,且对左旋多巴制剂有效。研究发现,吸毒者吸食的合成海洛因中含有一种1-甲基-4苯基-1,2,3,6-四氢吡啶(MPTP)的嗜神经毒性物质。该物质在脑内转化为高毒性的1-甲基-4苯基-吡啶离子MPP^+,并选择性的进入黑质多巴胺能神经元内,抑制线粒体呼吸链复合物Ⅰ活性,促发氧化应激反应,从而导致多巴胺能神经元的变性死亡。由此学者们提出,线粒体功能障碍可能是PD的致病因素之一。在后续的研究中人们也证实了原发性

表 8-1　帕金森病致病基因

	遗传方式	发病年龄	病理	位点	基因
PARK1	显性	40岁	黑质变性伴路易小体	4q21	α-synuclein
PARK2	隐性	20~40岁	黑质变性无路易小体	6q25	Parkin
PARK3	显性	60岁	黑质变性伴路易小体,一些存在老年斑和神经纤维缠结	2p13	?
PARK4	显性	30岁	黑质变性伴路易小体,海马神经元内空泡形成	4q21	α-synuclein 二倍和三倍体
PARK5	显性	0~50岁	无病理报道	4p14	UCH-L1
PARK6	隐性	30~40岁	无病理报道	1p35-37	PINK1
PARK7	隐性	30~40岁	无病理报道	1p38	DJ-1
PARK8	显性	0~60岁	α-synuclein 或 tau 病理改变	12 cen	LRRK2
PARK9	隐性	20~40岁	无病理报道	1p36	ATP13A2
PARK10	显性(?)	50~60岁	无病理报道	1p32	?
PARK11	显性(?)	晚发	无病理报道	2q34	?
PARK12	X-连锁	晚发	无病理报道	Zq21	?
PARK13	显性(?)	晚发	无病理报道	2p12	HTRA2

PD 患者线粒体呼吸链复合物 I 活性在黑质内有选择性的下降。一些除草剂、杀虫剂的化学结构与 MPTP 相似。随着 MPTP 的发现,人们意识到环境中一些类似 MPTP 的化学物质有可能是 PD 的致病因素之一。但是在众多暴露于 MPTP 的吸毒者中仅少数发病,提示 PD 可能是多种因素共同作用下的结果。

4. 其他 除了年龄老化、遗传因素外,脑外伤、吸烟、饮咖啡等因素也可能增加或降低罹患 PD 的危险性。吸烟与 PD 的发生呈负相关,这在多项研究中均得到了一致的结论。咖啡因也具有类似的保护作用。严重的脑外伤则可能增加患 PD 的风险。

总之,帕金森病可能是多个基因和环境因素相互作用的结果。

【病理生理】

帕金森病突出的病理改变是中脑黑质多巴胺(dopamine,DA)能神经元的变性死亡、纹状体 DA 含量显著性减少以及黑质残存神经元胞质内出现嗜酸性包涵体,即路易小体(Lewy body)。出现临床症状时黑质多巴胺能神经元死亡至少在 50% 以上,纹状体 DA 含量减少在 80% 以上。除多巴胺能系统外,帕金森病患者的非多巴胺能系统也有明显的受损。如 Meynert 基底核的胆碱能神经元,蓝斑的去甲肾上腺素能神经元,脑干中缝核的 5-羟色胺能神经元,以及大脑皮质、脑干、脊髓以及外周自主神经系统的神经元。纹状体多巴胺含量显著下降与帕金森病运动症状的出现密切相关。中脑-边缘系统和中脑-皮质系统多巴胺浓度的显著降低与帕金森病患者出现智能减退、情感障碍等密切相关。

【临床表现】

帕金森病起病隐袭,进展缓慢。首发症状通常是一侧肢体的震颤或活动笨拙,进而累及对侧肢体。临床上主要表现为静止性震颤、运动迟缓、肌强直和姿势步态障碍。近年来,人们越来越多的注意到抑郁、便秘和睡眠障碍等非运动症状也是帕金森病患者常见的主诉,它们对患者生活质量的影响甚至超过运动症状(表 8-2)。

1. 静止性震颤(static tremor) 约 70% 的患者以震颤为首发症状,多始于一侧上肢远端,静止时出现或明显,随意运动时减轻或停止,精神紧张时加剧,入睡后消失。手部静止性震颤在行走时加重。典型的表现是频率为 4～6Hz 的"搓丸样"震颤。部分患者可合并姿势性震颤。

表 8-2 帕金森病的临床表现

运动症状	非运动症状
静止性震颤	自主神经功能障碍
搓丸样震颤	便秘
肌强直	排尿障碍
铅管样强直	出汗异常
齿轮样强直	皮脂溢
行动迟缓	直立性低血压
小写征	感觉症状
面具脸	疼痛
流涎	嗅觉障碍
摆臂减少	视物模糊
下肢拖曳	睡眠障碍
翻身困难	REM 睡眠行为异常
姿势步态障碍	白天睡眠增多
跌倒	生动的梦境
慌张步态	失眠
冻结现象	下肢不宁综合征
	神经精神症状
	认知损害
	幻觉
	焦虑抑郁

2. 肌强直(rigidity) 检查者活动患者的肢体、颈部或躯干时可觉察到有明显的阻力,这种阻力的增加呈现各方向均匀一致的特点,类似弯曲软铅管的感觉,故称为"铅管样强直"(lead-pipe rigidity)。患者合并有肢体震颤时,可在均匀阻力中出现断续停顿,如转动齿轮,故称"齿轮样强直"(cogwheel rigidity)。在疾病的早期,有时肌强直不易察觉到,此时可让患者主动活动一侧肢体,被动活动的患侧肢体肌张力会增加。

3. 运动迟缓(bradykinesia) 运动迟缓指动作变慢,始动困难,主动运动丧失。患者的运动幅度会减少,尤其是重复运动。根据受累部位的不同运动迟缓可表现在多个方面。面部表情动作减少,瞬目减少称为面具脸(masked face)。说话声音单调低沉、吐字欠清。写字可变慢变小,称为"小写征"(micrographia)。洗漱、穿衣和其他精细动作可变的笨拙、不灵活。行走的速度变慢,常曳行,手臂摆动幅度会逐渐减少甚至消失。步距变小。因不能主动吞咽至唾液不能咽下而出现流涎。夜间可出现翻身困难。在疾病的早期,患者常常将运动迟缓误认为是无力,且常因一侧肢体的酸胀无力而误诊为脑血管疾病或颈椎病。因此,当患者缓慢出现一侧肢体的无力,且伴有肌张力的增高时应警惕帕金森病的可能。

4. 姿势步态障碍 姿势反射消失往往在疾病的中晚期出现,患者不易维持身体的平衡,稍不平整的路面即有可能跌倒。姿势反射可通过后拉试验来检测。检查者站在患者的背后,嘱患者做好准备后牵拉其双肩。正常人能在后退一步之内恢复正常直立。而姿势反射消失的患者往往要后退三步以上或是需人搀扶才能直立。PD 患者行走时常常会越走越快,不易正步,称为慌张步态(festinating gait)。晚期帕金森病患者可出现冻结现象,表现为行走时突然出现短暂的不能迈步,双足似乎粘在地上,需停顿数秒钟后才能再继续前行或无法再次启动。冻结现象常见于开始行走时(始动困难)、转身,接近目标时,或担心不能越过已知的障碍物时,如穿过旋转门。

5. 非运动症状 帕金森病不仅存在多巴胺能系统的受损,胆碱能、肾上腺素能、5-羟色胺能系统等也有不同程度的受累。因此患者可出现抑郁、焦虑、睡眠障碍、认知障碍等非运动症状。疲劳感也是帕金森病常见的非运动症状。近年来,帕金森病的非运动症状越来越受到关注。抑郁、便秘、睡眠障碍、嗅觉障碍等非运动症状可在 PD 的运动症状之前出现,也可伴发在疾病的进程中。非运动症状对患者的生活质量影响很大,甚至超过运动症状。

【实验室检查】

常规血、脑脊液检查无异常。原发性帕金森病患者的头颅 CT、MRI 也无特征性改变。嗅觉检查多可发现 PD 患者存在嗅觉减退。以 ^{18}F-多巴作为示踪剂行多巴摄取功能 PET 显像可显示多巴胺递质合成减少。以 ^{125}I-β-CIT、^{99}mTc-TRODAT-1 作为示踪剂行多巴胺转运体(DAT)功能显像可显示功能显著降低,在疾病早期甚至亚临床期即能显示降低。

可疑甲亢引起的震颤时应检查 T_3、T_4、TSH。对于 40 岁以下以帕金森样症状起病者,应查血清铜蓝蛋白、血清铜和尿铜测定,以除外 Wilson 病。

【诊断及鉴别诊断】

1. 诊断 帕金森病的诊断主要依靠病史、临床症状及体征。根据隐袭起病、逐渐不对称性进展的特点,临床表现为静止性震颤和行动迟缓,排除非典型帕金森病样症状即可作出临床诊断。对左旋多巴治疗有效则更加支持诊断。英国脑库帕金森病诊断标准见表 8-3。帕金森病的严重程度一般可采用 H&Y(Hoehn & Yahr)分级来评估(表 8-4)。

表 8-3 UK 脑库帕金森病临床诊断标准

第一步:诊断帕金森综合征

　运动减少:随意运动在始动时缓慢,重复性动作的运动速度及幅度逐渐降低至少具有以下一个症状

　肌肉强直

　静止性震颤(4~6Hz)

　直立不稳(非原发性视觉、前庭功能、小脑及本体感觉功能障碍造成)

第二步:帕金森病排除标准

　反复的脑卒中病史,伴阶梯式进展的帕金森症状

　反复的脑损伤史

　确切的脑炎病史

　动眼危象

　在症状出现时,正在接受神经安定药治疗

　1 个以上的亲属患病

　病情持续性缓解

　发病 3 年后,仍是严格的单侧受累

　核上性凝视麻痹

　小脑征

　早期即有严重的自主神经受累

　早期即有严重的痴呆,伴有记忆力、语言和行为障碍

　锥体束征阳性(Babinski 征+)

　CT 扫描可见颅内肿瘤或交通性脑积水

　用大剂量左旋多巴治疗无效(除外吸收障碍)

　MPTP 接触-一种阿片类镇痛药的衍生物

第三步:帕金森病的支持诊断标准。具有三个或以上者可确诊帕金森病

　单侧起病

　存在静止性震颤

　疾病逐渐进展

　症状持续的不对称,首发侧较重

　对左旋多巴的治疗反应非常好(70%~100%)

　应用左旋多巴导致的严重异动症

　左旋多巴的治疗效果持续 5 年以上(含 5 年)

　临床病程 10 年以上(含 10 年)

符合第一步帕金森综合征诊断标准的患者,若不具备第二步中的任何一项,同时满足第三步中三项及以上者即可临床确诊为帕金森病

表 8-4 帕金森病 H&Y 分级

0=无体征

1.0=单侧患病

1.5=单侧患病,并影响到中轴的肌肉

2.0=双侧患病,未损害平衡

2.5=轻度双侧患病,姿势反射稍差,但是能自己纠正

3.0=双侧患病,有姿势平衡障碍,后拉试验阳性

4.0=严重的残疾,但是能自己站立或行走

5.0=不能起床,或生活在轮椅上

2. 鉴别诊断 帕金森病主要需与其他原因所致的帕金森综合征相鉴别。帕金森综合征是一个大的范畴,包括原发性帕金森病、帕金森叠加综合征、继发性帕金森综合征和遗传变性性帕金森综合征。帕金森叠加综合征包括进行性核上性麻痹(progressive supranuclear palsy,PSP)、多系统萎缩(multiple system atrophy,MSA)、皮质基底节变性(corticobasal degeneration,CBD)和路易体痴呆(dementia with Lewy bodies,DLB)等。症状体征不对称、静止性震颤、对左旋多巴治疗敏感多提示原发性帕金森病。

(1)进行性核上性麻痹(PSP):多于 40 岁以后起病,约 70% 的患者以运动不能-僵直为首发症状,且症状多双侧对称,中轴肌张力增高较四肢明显。姿势不稳也是 PSP 的一个突出症状,约 49% 的患者在患病第 1 年即出现跌倒。病程 3～4 年后,多数患者已不能独立行走。核上性凝视麻痹是 PSP 特征性的临床表现,约 75% 以上的患者可出现此体征,尤其是下视困难更具有诊断意义。起病 1 年内出现跌倒结合核上性凝视麻痹对于 PSP 的诊断具有很高的价值。PSP 的患者也可出现自主神经功能障碍及小脑症状,但不如 MSA 多见。病程早期患者即可出现吞咽困难、构音障碍及认知损害。PSP 患者的肌张力障碍主要累及躯干伸肌和颈肌,使患者躯干笔直,颈后仰,与 PD 典型的屈曲样姿势不同。面部肌肉强直、紧张性增高可使患者呈现张口惊讶状,与 PD 的面具脸不同。眼睑痉挛也是 PSP 肌张力障碍的一种表现形式,患者可出现睁眼和(或)闭眼不能。多数无静止性震颤,对左旋多巴治疗无效。

(2)多系统萎缩(MSA):MSA 在临床上表现有帕金森综合征、自主神经功能障碍和小脑损害的症状。以帕金森综合征为突出表现的称为 MSA-P 型,以小脑损害为突出表现的称为 MSA-C 型。约 61% 的 MSA 患者以运动不能-僵直为首发症状。约 22% 以小脑症状为首发症状。大多数 MSA 患者有自主神经功能障碍,尤以排尿障碍最常见,直立性低血压也较常见,男性患者可出现阳萎。小脑症状可表现为头晕、步态不稳、眼球震颤等。尽管姿势不稳在 MSA 中也较常见,但在患病第 1 年即出现跌倒者仅占 21%。核上性凝视麻痹在 MSA 中不如 PSP 常见,出现率不足 20%。认知损害也不如 PSP 和 PD 常见。大多数患者对左旋多巴治疗无效,仅少部分患者可有一定的效果,但疗效多

在 1 年内消退。静止性震颤少见。

(3)皮质基底节变性(CBD):本病最突出的临床特征之一是症状不对称性,患者常感一侧上肢活动变笨,累及一侧下肢则可出现步态障碍。随着疾病进展,可渐累及对侧肢体,但个别病人可终身不对称。失用和异己肢现象也是 CBD 突出的临床症状,患者随意运动和模仿动作困难,不能完成原来能熟练完成的动作。患肢可出现无目的的强握摸索,有时可越过中线干扰对侧肢体的运动,也可表现为视患肢为外来的。患肢的活动不灵活往往是肌张力增高、肌张力障碍、行动迟缓、失用和肌阵挛多种因素共同作用的结果。约 1/3 的 CBD 患者在疾病早期可对左旋多巴制剂有一定的效果。对于单侧起病的帕金森样症状患者,若伴有失用和异己肢现象应高度提示 CBD 的可能。

(4)路易体痴呆(DLB):本病的临床表现包括波动性认知障碍、帕金森综合征和视幻觉。DLB 的认知损害常表现为执行功能和视空间功能受损,而近记忆力损害在早期不明显。认知损害呈波动性,可持续几分、几小时或几天后又恢复正常。帕金森综合征主要表现为行动迟缓、肌张力增高,静止性震颤少见。视幻觉在疾病早期即可出现,内容具体,早期有自知力。表现为帕金森样症状的患者若在疾病早期即出现认知损害和与药物无关的视幻觉时应警惕 DLB 的可能。反复跌倒、晕厥、短暂意识丧失、对神经安定药敏感则更支持诊断。

(5)继发性帕金森综合征:此综合征是由药物、感染、中毒、脑卒中、外伤等明确的病因所致。通过仔细的询问病史及相应的实验室检查,此类疾病一般较易与原发性帕金森病鉴别。药物是最常见的导致继发性帕金森综合征的原因。用于治疗精神疾病的神经安定药(吩噻嗪类和丁酰苯类)是最常见的致病药物。需注意的是,有时这类药物也用于治疗呕吐等非精神类疾病,如应用异丙嗪止吐。其他可引起或加重帕金森样症状的药物包括利舍平、氟桂利嗪、甲氧氯普胺、锂剂等。

(6)特发性震颤(essential tremor,ET):此病隐袭起病,进展很缓慢或长期缓解。约 1/3 的患者有家族史。震颤是唯一的临床症状,主要表现为姿势性震颤和动作性震颤,即身体保持某一姿势或做动作时易于出现震颤。震颤常累及双侧肢体,头部也较常受累。频率为 6～12Hz。情绪激动或紧张时可加重,静止时减轻或消失。此病与帕金森病突出的不同在于起病时多为双侧症状,不伴有运动迟

缓,无静止性震颤,疾病进展很慢,多有家族史,有相当一部分患者生活质量几乎不受影响。

(7)其他:遗传变性性帕金森综合征往往伴随有其他的症状和体征,因此一般不难鉴别。如肝豆状核变性可伴有角膜色素环和肝功能损害。抑郁症患者可出现表情缺乏、思维迟滞、运动减少,有时易误诊为帕金森病,但抑郁症一般不伴有静止性震颤和肌强直,对称起病,有明显的情绪低落和快感缺乏可资鉴别。

【治疗】

(一)治疗原则

1. 综合治疗　药物治疗是帕金森病最主要的治疗手段。左旋多巴制剂仍是最有效的药物。手术治疗是药物治疗的一种有效补充。康复治疗、心理治疗及良好的护理也能在一定程度上改善症状。目前应用的治疗手段只能改善症状,不能阻止病情的进展,也无法治愈。

2. 用药原则　用药宜从小剂量开始逐渐加量。以较小剂量达到较满意疗效,不求全效。用药在遵循一般原则的同时也应强调个体化。根据患者的病情、年龄、职业及经济条件等因素采用最佳的治疗方案。药物治疗时不仅要控制症状,也应尽量避免药物副作用的发生,并从长远的角度出发尽量使患者的临床症状能得到较长期的控制。

(二)药物治疗(图8-1)

1. 保护性治疗　原则上,帕金森病一旦确诊就应及早予以保护性治疗。目前临床上作为保护性治疗的药物主要是单胺氧化酶B型(MAO-B)抑制药。近年来研究表明,MAO-B抑制药有可能延缓疾病的进展,但目前尚无定论。

2. 症状性治疗　早期治疗(Hoehn-Yahr Ⅰ～Ⅱ级)。

(1)何时开始用药:疾病早期病情较轻,对日常生活或工作尚无明显影响时可暂缓用药。若疾病影响患者的日常生活或工作能力,或患者要求尽早控制症状时即应开始症状性治疗。

(2)首选药物原则:<65岁的患者且不伴智能减退可选择:①非麦角类多巴胺受体(DR)激动药;②MAO-B抑制药;③金刚烷胺,若震颤明显而其他抗PD药物效果不佳则可选用抗胆碱能药;④复方左旋多巴＋儿茶酚-氧位-甲基转移酶(COMT)抑制药;⑤复方左旋多巴。④和⑤一般在①、②、③方案

治疗效果不佳时加用。但若因工作需要力求显著改善运动症状,或出现认知功能减退则可首选④或⑤方案,或可小剂量应用①、②或③方案,同时小剂量合用⑤方案。≥65岁的患者或伴智能减退:首选复方左旋多巴,如④和⑤;必要时可加用DR激动药、MAO-B或COMT抑制药。苯海索因有较多副作用尽可能不用,尤其老年男性患者,除非有严重震颤且对其他药物疗效不佳时。

中期治疗(Hoehn-Yahr Ⅲ级):早期首选DR激动药、MAO-B抑制药或金刚烷胺/抗胆碱能药物治疗的患者,发展至中期阶段,原有的药物不能很好地控制症状时应添加复方左旋多巴治疗;早期即选用低剂量复方左旋多巴治疗的患者,至中期阶段症状控制不理想时应适当加大剂量或添加DR激动药、MAO-B抑制药、金刚烷胺或COMT抑制药。

晚期治疗(Hoehn-Yahr Ⅳ～Ⅴ级):晚期患者由于疾病本身的进展及运动并发症的出现治疗相对复杂,处理也较困难。因此,在治疗之初即应结合患者的实际情况制订合理的治疗方案,以期尽量延缓运动并发症的出现,延长患者有效治疗的时间窗。

(三)常用治疗药物(表8-5)

1. 抗胆碱能药物　主要是通过抑制脑内乙酰胆碱的活性,相应提高多巴胺效应。临床常用的是盐酸苯海索,1～2mg,3/d。此外有丙环定、甲硫酸苯扎托品、东莨菪碱等。主要适用于震颤明显且年龄较轻的患者。老年患者慎用,闭角型青光眼及前列腺肥大患者禁用。

2. 金刚烷胺　可促进多巴胺在神经末梢的合成和释放,阻止其重吸收。50～100mg,2～3/d。对少动、僵直、震颤均有轻度改善作用,对异动症可能有效。肾功能不全、癫痫、严重胃溃疡、肝病患者慎用。

3. 单胺氧化酶B(MAO-B)抑制药　通过不可逆地抑制脑内MAO-B,阻断多巴胺的降解,相对增加多巴胺含量而达到治疗的目的。MAO-B抑制药可单药治疗新发、年轻的帕金森病患者,也可辅助复方左旋多巴治疗中晚期患者。它可能具有神经保护作用,因此原则上推荐早期使用。MAO-B抑制药包括司来吉兰和雷沙吉兰。司来吉兰的用法为2.5～5mg,每日2次,早晨、中午服用,晚上使用易引起失眠;雷沙吉兰的用法为1mg,每日1次,早

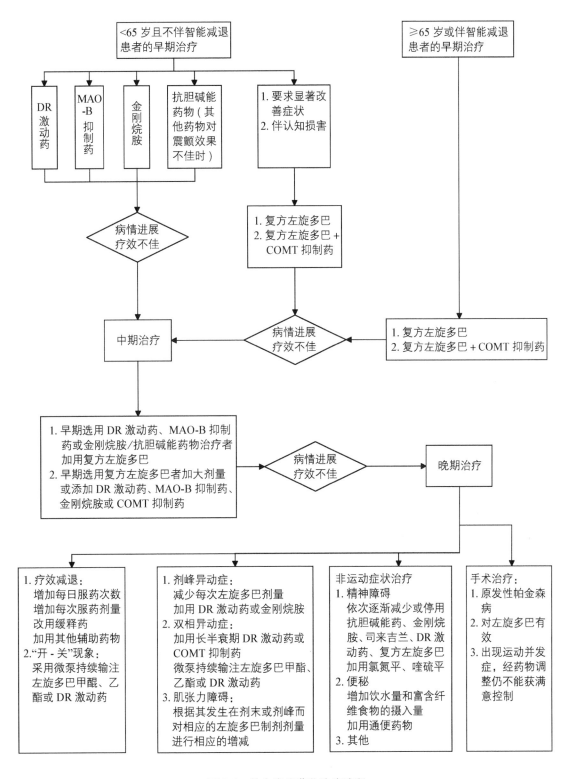

图 8-1 帕金森病药物治疗流程

晨服用。胃溃疡者慎用,禁与 5-羟色胺再摄取抑制药(SSRI)合用。

4. DR 激动药 可直接刺激多巴胺受体而发挥作用。目前临床常用的是非麦角类 DR 激动药。适用于早期帕金森病患者,也可与复方左旋多巴联用治疗中晚期患者。年轻患者病程初期首选MAO-B 抑制药或 DR 激动药。激动药均应从小剂量开始,逐渐加量。使用激动药症状波动和异动症的发生率低,但直立性低血压和精神症状发生率较高。常见的副作用包括胃肠道症状,嗜睡,幻觉等。

表 8-5　帕金森病常用药物的用法及用量

药物名称	用法用量	用药须知
左旋多巴/苄丝肼 (Levodopa/Benserazide)	初始剂量为 62.5~125mg,2~3/d,第 2 周起每周日服量增加 125mg,直至有效剂量	餐前1h 或餐后 1.5h 服药;逐渐缓慢增加剂量直至获较满意疗效 可能出现心律失常、直立性低血压、失眠、不安等
左旋多巴/卡比多巴 (Levodopa/Carbidopa)		长期治疗可能出现疗效减退和异动症 活动性消化道溃疡者慎用,闭角型青光眼、精神病患者禁用
吡贝地尔缓释药 Piribedil	初始剂量 50mg,每日 1 次,第 2 周增至 50mg,每日 2 次,有效剂量 150mg/d,分 3 次口服,最大不超过 250mg/d	可能出现胃肠道反应,直立性低血压或血压不稳,昏睡或突然进入睡眠状态 心血管休克;心肌梗死急性期禁用
罗匹尼罗 Ropinirole	初始剂量 0.25mg,每日 3 次,每隔 1 周可增加 0.75mg/d,直至 3mg/d。常用剂量 3~6mg	可能出现突发的入睡状态 肾功能损害者减量慎用
普拉克索 Pramipexole	初始剂量 0.125mg,每日 3 次,第 2 周增至 0.25mg,每日 3 次,以此类推。一般有效剂量 0.50~0.75mg,每日 3 次,最大不超过 4.5mg/d	同上
司来吉兰 Selegiline	2.5~5mg,每日 2 次,早、中午服用	避免晚上使用,以免引起失眠 可能出现口干、转氨酶升高、睡眠障碍 有消化性溃疡,闭角型青光眼者禁用 禁与 5-羟色胺再摄取抑制药(SSRI)合用
雷沙吉兰 rasagiline	1mg,每日 1 次,早晨服用	同上
恩他卡朋 Entacapone	每次 100~200mg,与每剂复方左旋多巴同服。若每日服用复方左旋多巴次数较多,也可少于复方左旋多巴的服用次数	需与左旋多巴同时服用才能发挥作用 副作用有腹泻、头痛、多汗、口干、肝酶升高、腹痛、尿色变黄等
托卡朋 Tolcapone	每次 100mg,每日 3 次,第一剂与复方左旋多巴同服,此后间隔 6h 服用,可以单用,每日最大剂量为 600mg	可能出现胃肠道反应、直立性低血压、幻觉、肝毒性和暴发性肝衰竭 如左旋多巴已经超过 600mg/d,需减少左旋多巴的用量;用药期间需密切监测肝功能
金刚烷胺 Amantadine	50~100mg,2~3/d	对少动、僵直、震颤均有轻度改善作用,对异动症可能有效 肾功能不全、癫痫、严重胃溃疡、肝病患者慎用
盐酸苯海索 Trihexyphenidyl	1~2mg,3/d	副作用:口干、便秘、尿潴留、心悸、心律失常、兴奋和精神异常 闭角型青光眼、前列腺肥大、麻痹性肠梗阻患者禁用 对无震颤的患者一般不用

非麦角类 DR 激动药有普拉克索、罗匹尼罗、吡贝地尔、罗替戈汀和阿扑吗啡。目前国内上市的非麦角类 DR 激动药:①吡贝地尔缓释片:初始剂量 50mg,每日 1 次,第 2 周增至 50mg,每日 2 次,有效剂量 150mg/d,分 3 次口服,最大不超过 250mg/d。

②普拉克索:初始剂量 0.125mg,每日 3 次,第 2 周增至 0.25mg,每日 3 次,以此类推。一般有效剂量 0.50~0.75mg,每日 3 次,最大不超过 4.5mg/d。麦角类受体激动药包括溴隐亭、培高利特、α-二氢麦角隐亭、卡麦角林和麦角乙脲。因麦角类 DR 激

动药可能会导致心脏瓣膜病变和肺胸膜纤维化,现已不主张使用。

5. 复方左旋多巴(包括左旋多巴/苄丝肼和左旋多巴/卡比多巴) 左旋多巴是多巴胺的前体。外周补充的左旋多巴可透过血-脑屏障,在脑内经多巴脱羧酶的脱羧转变为多巴胺,从而发挥替代治疗的作用。苄丝肼和卡比多巴是外周脱羧酶抑制药,可减少左旋多巴在外周的脱羧,增加左旋多巴进入脑内的含量以及减少其外周的副作用。

初始剂量为 62.5～125mg,2～3/d,逐渐缓慢增加剂量直至获较满意疗效,不求全效。剂量增加不宜过快,用量不宜过大。餐前 1h 或餐后 1.5h 服药。老年患者可尽早使用,年龄小于 65 岁,尤其是青年帕金森病患者应首选单胺氧化酶 B 抑制药或多巴胺受体激动药,当上述药物不能很好控制症状时再考虑加用复方左旋多巴。活动性消化道溃疡者慎用,闭角型青光眼、精神病患者禁用。

6. 儿茶酚-氧位-甲基转移酶(COMT)抑制药

通过抑制 COMT 酶减少左旋多巴在外周的代谢,从而增加脑内左旋多巴的含量。COMT 抑制药包括恩他卡朋和托卡朋。帕金森病患者出现症状波动时可加用 COMT 抑制药以减少"关期"。恩他卡朋每次 100～200mg,与每剂复方左旋多巴同服。若每日服用复方左旋多巴次数较多,也可少于复方左旋多巴的服用次数。恩他卡朋需与左旋多巴同时服用才能发挥作用。托卡朋每次 100mg,每日 3 次,第一剂与复方左旋多巴同服,此后间隔 6h 服用,可以单用,每日最大剂量为 600mg。COMT 抑制药的副作用有腹泻、头痛、多汗、口干、氨基转移酶升高、腹痛、尿色变黄等。托卡朋有可能导致肝功能损害,须严密监测肝功能,尤其在用药后前 3 个月。

(四)并发症的诊断、治疗和预防

1. 运动并发症的诊断与治疗 中晚期帕金森病患者可出现运动并发症,包括症状波动和异动症。症状波动(motor fluctuation)包括疗效减退(wearing-off)和"开-关"现象(on-off phenomenon)。疗效减退指每次用药的有效作用时间缩短。此时可通过增加每日服药次数或增加每次服药剂量,或改用缓释药,或加用其他辅助药物。"开-关"现象表现为突然不能活动和突然行动自如,两者在几分钟至几十分钟内交替出现。多见于病情严重者,机制不明。一旦出现"开-关"现象,处理较困难。可采用微泵持续输注左旋多巴甲酯、乙酯或

DR 激动药。

异动症又称运动障碍(dyskinesia)表现为头面部、四肢或躯干的不自主舞蹈样或肌张力障碍样动作。在左旋多巴血药浓度达高峰时出现者称为剂峰异动症(peak-dose dyskinesia),在剂初和剂末均出现者称为双相异动症(biphasic dyskinesia)。足或小腿痛性肌痉挛称为肌张力障碍(dystonia),多发生在清晨服药之前,也是异动症的一种表现形式。剂峰异动症可通过减少每次左旋多巴剂量,或加用 DR 激动药或金刚烷胺。双相异动症控制较困难,可加用长半衰期 DR 激动药或 COMT 抑制药,或微泵持续输注左旋多巴甲酯、乙酯或 DR 激动药。肌张力障碍可根据其发生在剂末或剂峰而对相应的左旋多巴制剂量进行相应的增减。

2. 运动并发症的预防 运动并发症的发生不仅与长期应用左旋多巴制剂有关,还与用药的总量、发病年龄、病程密切相关。用药总量越大、用药时间越长、发病年龄越轻、病程越长越易出现运动并发症。发病年龄和病程均是不可控的因素,通过优化左旋多巴的治疗方案可尽量延缓运动并发症的出现。新发的患者首选 MAO-B 抑制药或 DR 激动药以推迟左旋多巴的应用;左旋多巴宜从小剂量开始,逐渐缓慢加量;症状的控制能满足日常生活需要即可,不求全效;这些均能在一定程度上延缓运动并发症的出现。但需要强调的是,治疗一定要个体化,不能单纯为了延缓运动并发症的出现而刻意减少或不用左旋多巴制剂。

(五)非运动症状的治疗

1. 精神障碍的治疗 帕金森病患者在疾病晚期可出现精神症状,如幻觉、欣快、错觉等。而抗PD 的药物也可引起精神症状,最常见的是盐酸苯海索和金刚烷胺。因此,当患者出现精神症状时首先考虑依次逐渐减少或停用抗胆碱能药、金刚烷胺、司来吉兰、DR 激动药、复方左旋多巴。对经药物调整无效或因症状重无法减停抗 PD 药物者,可加用抗精神病药物,如氯氮平、喹硫平等。出现认知障碍的 PD 患者可加用胆碱酯酶抑制药,如石杉碱甲,多奈哌齐,卡巴拉汀。

2. 自主神经功能障碍的治疗 便秘的患者可增加饮水量,多进食富含纤维的食物。同时也可减少抗胆碱能药物的剂量或服用通便药物。泌尿障碍的患者可减少晚餐后的摄水量,也可试用奥昔布宁、莨菪碱等外周抗胆碱能药。直立性低血压患者应增加盐和水的摄入量,可穿弹力袜,也可加用 α-

肾上腺素能激动药米多君。

3. **睡眠障碍** 帕金森病患者可出现入睡困难、多梦、易醒、早醒等睡眠障碍。若 PD 的睡眠障碍是由于夜间病情加重所致,可在晚上睡前加服左旋多巴控释剂。若患者夜间存在下肢不宁综合征影响睡眠可在睡前加用 DR 激动药。若经调整抗 PD 药物后仍无法改善睡眠时可选用镇静催眠药。

(六)手术治疗

手术方法主要有两种,神经核毁损术和脑深部电刺激术(DBS)。神经核毁损术常用的靶点是丘脑腹中间核(Vim)和苍白球腹后内侧部(PVP)。以震颤为主的患者多选取丘脑腹中间核,以僵直为主的多选取苍白球腹后内侧部作为靶点。神经核毁损术费用低,不需要术后经常调整,且也有一定疗效,因此在一些地方仍有应用。脑深部电刺激术因其微创、安全、有效,已作为手术治疗的首选。帕金森病患者出现明显疗效减退或异动症,经药物调整不能很好地改善症状者可考虑手术治疗。手术对肢体震颤和肌强直的效果较好,而对中轴症状如姿势步态异常、吞咽困难等功能无明显改善。手术与药物治疗一样,仅能改善症状,而不能根治疾病,也不能阻止疾病的进展。术后仍需服用药物,但可减少剂量。继发性帕金森综合征和帕金森叠加综合征患者手术治疗无效。早期帕金森病患者,药物治疗效果好的患者不适宜过早手术。

【预后】

帕金森病是一种慢性进展性疾病,具有高度异质性。不同病人疾病进展的速度不同。目前尚不能治愈。早期患者通过药物治疗多可很好的控制症状,疾病中期虽然药物仍有一定的作用,但常因运动并发症的出现导致生活质量的下降。疾病晚期由于患者对药物反应差,症状不能得到控制,患者可全身僵硬,生活不能自理,甚至长期卧床,最终多死于肺炎等并发症。

【案例分析】

李某,女,51 岁,会计。

主诉:肢体抖动 4 年,乏力、动作迟缓 3 年。

现病史:4 年前无明显诱因出现右上肢间断抖动,静止和精神紧张时明显,活动后可减轻,当时未予重视。3 年前感右手写字变笨,写字不如以前工整,右上肢动作不如左侧灵活,自觉右上肢有酸困乏力的感觉。做精细动作时右手感费劲,影响工作。情绪低落,睡眠差,入睡困难,易醒。到当地医院就诊,考虑"神经症",间断服用西酞普兰和舒乐

安定,效果欠佳,随即转到我院就诊。考虑为"帕金森病",给予泰舒达 50mg,bid,po,右上肢抖动和乏力感均明显减轻。情绪有所好转,但睡眠仍较差。2 年前右上肢抖动加重,且渐感右下肢发僵、乏力,行走时拖步。1 年前左侧肢体也开始出现类似症状,但仍以右侧明显。翻身穿衣费力,日常生活动作慢,已无法工作,提前退休。便秘明显,大便 2~3 天一次。此次为进一步治疗来我院。病程中无摔倒,无吞咽困难,无头晕,无小便失禁,无大汗等现象。

既往史:便秘,失眠十余年,否认煤气中毒、头颈外伤及化学毒物接触史。

个人史:已婚,配偶及子女均体健,否认家族中有同类疾病患者。

查体:神清,语音略低。高级皮质功能正常。脑神经(一),面部表情少。四肢肌力 5 级,颈肌肌张力略高,四肢肌张力增高,右侧明显。右上肢可见静止性震颤。双上肢快复、轮替动作迟缓、笨拙。感觉正常,四肢腱反射可对称引出,姿势反射正常。双侧病理征(一)。

辅助检查:血、尿、粪常规,肝、肾功能未见异常。心电图、胸部 X 线片、腹部 B 超无异常;TCD:各血管血流频谱形态及血流速度正常;颈部血管彩超:右侧颈动脉斑块形成。

诊断:原发性帕金森病。

治疗:加用美多巴 62.5mg,tid,症状改善不理想,逐渐增加到 125mg,tid,症状有改善,服药半小时后症状可明显减轻,肢体僵硬、抖动和动作缓慢部分缓解。

诊疗思路:

1. 病例特点

(1)该患为中年女性,隐袭起病。单侧起病,后累及对侧。

(2)主要表现为肢体的静止性震颤、行动迟缓,查体可见静止性震颤和肢体的肌张力增高,且症状不对称,右侧为著。

(3)伴有抑郁、睡眠障碍和便秘,无认知障碍,无早期的摔倒、无吞咽困难,无小便失禁、大汗等明显的自主神经症状。

(4)服用多巴胺受体激动药治疗有效。

2. 定位定性诊断 定位:该患者主要表现为运动迟缓和静止性震颤,定位于锥体外系受损。定性:结合帕金森病诊断标准,患者有运动减少、运动迟缓,表现为右手写字笨拙,右上肢做精细动作时

费力,右下肢行走时拖步,加上静止性震颤和肌强直,第一步可确立帕金森综合征的诊断。患者无脑卒中、脑炎等病史,无核上性凝视麻痹,无早期严重的自主神经症状,无早期认知、行为障碍,无锥体束征等非典型帕金森病的症状,也即无诊断标准中第二步中的任何一项。因此基本可排除继发性和帕金森叠加综合征的可能。患者单侧起病,存在静止性震颤,疾病逐渐进展,症状持续的不对称,首发侧较重,满足诊断标准第三步中的4项,因此,可临床确诊原发性帕金森病。治疗中服用多巴胺受体激动药和左旋多巴制剂有效也支持这一诊断。

3. 鉴别诊断 需要与本病鉴别的疾病包括特发性震颤,继发性帕金森综合征和帕金森叠加综合征。

(1)特发性震颤:该患者的震颤为静止性震颤,与特发性震颤典型的姿势性震颤不同。该患有行动迟缓,肌张力增高,同时伴有抑郁、睡眠障碍、便秘等非运动症状,而这些在特发性震颤中均不会出现,因此考虑此病的可能性不大。

(2)继发性帕金森综合征:此综合征多是由明确的病因所致,如脑卒中、脑外伤、服用神经安定药等。症状和体征多是双侧对称,震颤少见。该患者无脑卒中等病史,以震颤起病,单侧起病,多巴胺受体激动药和左旋多巴制剂治疗有效,故考虑继发性帕金森综合征的可能性不大。

(3)帕金森叠加综合征:此综合征包含多种疾病,各有其特点。进行性核上性麻痹一般在起病早期即出现姿势不稳易跌倒,颈肌和躯干的肌张力明显增高,突出的特点是眼球上下视受限,尤其是下视不能。另外,还会较早出现言语障碍、反应迟钝。这些特点均与该患者不符,故考虑此病的可能性不大。多系统萎缩可出现行动迟缓和肢体僵直,但震颤少见,症状多为双侧对称,可伴有突出的自主神经症状如便秘、出汗异常、小便失禁等,同时可有小脑体征。这些均与该患者不符,故考虑此病的可能性不大。大多数帕金森叠加综合征对多巴胺受体激动药和左旋多巴制剂治疗无反应,而该患者经这两类药物治疗后有效,此点也不支持该诊断。

4. 辅助检查 帕金森病的诊断一般依靠病史、症状和体征即可做出临床诊断。对于新发的患者,症状体征轻微难以确诊时,可行嗅觉检查以协助诊断。约90%以上的帕金森病患者存在嗅觉障碍。而其他帕金森综合征嗅觉不受影响。对于年轻的帕金森病患者(年龄<40岁者),应行肝功能、

铜蓝蛋白测定,以除外肝豆状核变性。当可疑有脑卒中等原因引起的继发性帕金森综合征或怀疑帕金森叠加综合征时可行头部磁共振检查。怀疑甲亢所致的肢体震颤时可行甲状腺功能检查。

5. 治疗 该患者为中年女性,年龄51岁。诊断之初主要表现为右上肢的静止性震颤和活动笨拙,症状轻微,根据帕金森病诊疗指南,65岁以下患者可首选多巴胺受体激动药或单胺氧化酶B抑制药。该患年龄较轻,长期应用左旋多巴制剂易较早出现运动并发症,故在多巴胺受体激动药有效的情况下可暂不使用。患者病程第3年时出现双侧症状,第4年时症状加重明显,日常生活受到影响,已不能工作,原有的多巴胺受体激动药已不能很好地控制患者的临床症状,故此时开始加用左旋多巴制剂。宜从小剂量开始,逐渐增加剂量,直至达到较满意疗效。该患自62.5mg,tid开始,因症状改善仍不理想,遂逐渐增加到125mg,tid,症状有改善。此时虽没有完全控制患者所有的症状,但以完全能够满足患者的日常需要,患者对疗效也较满意,故不再增加剂量。一味地增加左旋多巴制剂的剂量,虽然能在一定程度上更好的改善患者的症状,但却可能因为用药剂量过大而使患者较早的出现难以控制的运动并发症。因此从长期的治疗策略来看,左旋多巴制剂不宜加用过早,剂量不易增加过快。当然,这只是总体的原则,实际应用时还要依据患者的具体情况具体分析,进行个体化的治疗。

6. 治疗并发症 长期应用左旋多巴制剂易出现运动并发症,包括症状波动和异动症。症状波动:包括疗效减退和"开-关"现象。疗效减退指每次用药的有效作用时间缩短。此时可通过增加每日服药次数或增加每次服药剂量,或改用缓释药,或加用其他辅助药物。"开-关"现象指症状在突然缓解(开期)和加重(关期)之间波动。此现象多见于疾病的晚期,处理困难。异动症:表现为头面部、四肢或躯干的不自主舞蹈样或肌张力障碍样动作。在左旋多巴血药浓度达高峰时出现者称为剂峰异动症,在剂初和剂末均出现者称为双相异动症。足或小腿痛性肌痉挛称为肌张力障碍,也是异动症的一种表现形式。剂峰异动症可通过降低每剂药的剂量而缓解,但有可能加重帕金森病的症状。双相异动症控制较困难。肌张力障碍可根据其发生在剂末或剂峰而对相应的左旋多巴制剂剂量进行相应的增减。

(陈 彪 马敬红)

第三节　肝豆状核变性

【流行病学】

肝豆状核变性（hepatolenticular degeneration）亦称 Wilson 病（WD），是一种常染色体隐性遗传性铜代谢病，在世界各地广泛存在。世界范围发病率约为 1/30 000，致病基因携带者频率为 1/90，在亚洲一些国家，如中国、日本和韩国，发病率可能更高。该病起病隐匿，进行性发展，临床表现复杂多样，常易误诊。

【病因与发病机制】

1993 年，WD 致病基因 ATP7B 被定位于 13q14.3，共有 21 个外显子，编码 P 型 ATP 酶，N-末端有 6 个铜结合位点，此酶参与铜跨膜转运的代谢过程。近年来，随着国内外学者对不同种族的 WD 患者进行广泛的基因突变研究，截止 2010 年底，已发现了 370 多种突变形式，以点突变为主，除了极少数的高频突变热点，大部分为低频散在分布；以复合杂合突变（compound heterozygous mutation）为主，纯合突变少见。不同种族人群的基因突变热点不同，His1069Gln 突变是高加索人群的热点突变，频率高达 10%～70%；Arg778Leu 突变是东亚人群的热点突变，频率达到 13%～38%。

由于 ATP7B 基因突变，其编码的 ATP7B 蛋白功能发生改变，导致血清铜蓝蛋白合成减少以及胆道排铜障碍，蓄积体内的铜离子在肝、脑、肾、骨关节及角膜等部位沉积，引发进行性加重的肝硬化、锥体外系症状和精神症状、肾功能损害、骨关节病及角膜色素环（K-F 环）等。铜蓝蛋白（ceruloplasmin，CP）的前体并不结合铜，它在肝细胞内经内质网运输到高尔基体并与 ATP7B 的 6 个铜结合成为完整铜蓝蛋白，没有结合铜的前体蛋白分泌入血后即被迅速降解。ATP7B 基因突变导致 ATP7B 蛋白缺陷时，大量铜蓝蛋白前体无法与铜结合成为铜蓝蛋白。因此，绝大多数 WD 患者出现血清铜蓝蛋白降低。

【病理】

神经系统的主要病理变化在豆状核与尾状核，大脑皮质、黑质、齿状核等处亦可累及。神经元变性和数目减少，星形胶质细胞显著增生，局部发生软化甚至形成空洞。肝通常缩小、质地坚硬、表面有结节，属大结节性肝硬化，红氨酸染色（rubeanic acid stain）可见黑褐色铜颗粒沉着。脾可肿大充血。角膜后弹力层切片镜检可见到细小的金黄色铜颗粒。

【临床表现】

本病多在 5～35 岁发病，但也有 3 岁以内及 65 岁以后才发病的病人。男女均可发病。主要表现如下。

1. 肝症状　主要表现为肝功能异常、急慢性肝炎、肝硬化（代偿或失代偿）、脾大、腹水、暴发性肝衰竭（伴或不伴溶血性贫血）等肝损害症状。

2. 神经症状和精神症状　①帕金森综合征：震颤、肌强直、运动迟缓等；②运动障碍：写字困难、扭转痉挛、手足徐动、舞蹈症状、姿势异常、步态异常、共济失调等；③口咽部肌张力障碍：流涎、讲话困难、声音低沉、吞咽障碍等；④精神症状：亢奋或淡漠、坐立不安、失眠、躁狂、抑郁、幻觉、妄想、打人骂人等。

3. 角膜 K-F 环　双眼角膜缘可见到棕绿色环，7 岁以下患儿少见。

4. 其他症状　血尿、蛋白尿等肾损害症状；关节酸痛、X 形腿或 O 形腿等骨关节病变；部分病人皮肤黝黑、出现不明原因的牙龈出血或皮肤出血点。

【实验室及辅助检查】

1. 铜代谢相关生化检查

（1）血清铜蓝蛋白（CP）：正常为 200～500mg/L，患者＜200mg/L。血清 CP＜80mg/L 是诊断 WD 的强烈证据。WD 患者在妊娠期、接受雌激素治疗、同时患有类风湿关节炎等时，血清 CP 可能大于 200mg/L。而出生后至 2 岁的婴幼儿、20% 的 WD 基因携带者以及慢性肝炎、重症肝炎、慢性严重消耗性疾病患者的血清 CP 亦可小于 200mg/L，在临床上需注意鉴别。

（2）24h 尿铜：正常＜100μg，患者≥100μg。

（3）肝铜量：正常＜40～55μg/g（肝干重），患者＞250μg/g（肝干重）。

2. 血尿常规　肝硬化伴脾功能亢进时其血常规可出现血小板、白细胞和（或）红细胞减少；尿常规镜下可见血尿、微量蛋白尿等。

3. 肝检查

（1）肝功能：血清转氨酶、胆红素升高和（或）白蛋白降低。

（2）肝脏 B 超：常显示肝实质光点增粗甚至结节状改变。

（3）肝穿刺活检：早期表现为脂肪增生和炎症，后期为肝硬化改变。

4. 脑影像学检查　MRI 比 CT 特异性高。颅脑 MRI 主要表现为豆状核（尤其壳核）、尾状核、中脑、脑桥、丘脑、小脑及额叶皮质 T_1 加权像低信号和 T_2 加权像高信号，壳核和尾状核在 T_2 加权像显示高低混杂信号，还可有不同程度的脑沟增宽、脑室扩大等。

【诊断】

1. 临床诊断要点　儿童青少年出现 X 形腿或 O 形腿以及突发的精神异常，体检发现不明原因的肝肾功能异常和脾功能亢进者，均应高度疑诊 WD，避免漏诊。临床诊断要点如下：①神经精神症状；②肝病史或肝病症状；③血清铜蓝蛋白显著降低和（或）肝铜增高；24h 尿铜增高；④角膜 K-F 环阳性；⑤阳性家族史。

符合①或②＋③＋④或⑤时均可确诊 WD；符合③＋④或⑤时可考虑症状前 WD。符合 5 条中任何 2 条，诊断为"可能 WD"，需进一步追踪观察，建议进行下列基因检测，进一步明确诊断。

2. 基因诊断

（1）间接基因诊断：在有先证者的情况下，可采用多态标记连锁分析对家系中其他成员进行间接基因诊断。

（2）直接基因诊断：对临床可疑但家系中无先证者的患者，应直接检测 ATP7B 基因突变进行基因诊断。我国 WD 患者的 ATP7B 基因有 3 个突变热点，即 R778L、P992L 和 T935M，占所有突变的 60% 左右，根据这 3 个热点可建立 PCR-限制性酶切分析和等位基因特异性 PCR 等简便快速的基因诊断方法。对未检出热点突变的可疑 WD 患者需进行 ATP7B 基因全长编码区及其侧翼序列的突变筛查。

3. 症状前诊断　对 WD 的亲属尤其是同胞最好进行筛查，包括病史、体检、实验室检查，有条件者应尽可能进行基因诊断。如检查发现有类似 WD 的铜生化异常或角膜 K-F 环，即使没有明显的临床症状，也应进行症状前随访和相应的治疗。

【鉴别诊断】

主要与下列疾病相鉴别：急慢性肝炎和肝硬化、扭转痉挛、舞蹈症、帕金森病、其他原因的精神异常、血小板减少性紫癜、溶血性贫血、类风湿关节炎、骨关节畸形及肾炎、肾病综合征等。

【治疗】

治疗原则：早期治疗及症状前治疗，终身治疗，按患者的临床亚型及基因型给予个体化治疗，药物治疗过程中需定期检测各项指标。

（一）饮食治疗

低铜饮食对 WD 患者至关重要，需终身给予低铜饮食。

1. 避免进食含铜量高的食物：各种动物的内脏和血；贝壳类（蛤蜊、蛏子、淡菜、河蚌）；软体动物（乌贼、鱿鱼、牡蛎）；螺类；虾蟹类；坚果类（花生、核桃、芝麻、莲子、板栗）；各种豆类及其制品；蕈类（香菇及其他菇类）；腊肉、鹅肉；燕麦、荞麦、小米、紫菜、蒜、芋头、山药、百合、猕猴桃；巧克力、可可、咖啡、茶叶；以及龙骨、牡蛎、蜈蚣、全蝎等中药。

2. 尽量少食含铜量较高的食物：鸭肉、马铃薯全麦粉、糙米、黑米、海带、竹笋、芦荟、菠菜、茄子、香蕉、柠檬、荔枝、桂圆等。

3. 适宜的低铜食物：橄榄油、牛奶、鱼类、瓜果类、新鲜青菜、精白米、鸡肉、牛羊肉、苹果、桃子、梨、银耳、葱等。

4. 建议高氨基酸或高蛋白质饮食。

5. 勿用铜制的餐具及用具。

（二）药物治疗

WD 的治疗目前仍然主要是药物治疗。药物治疗的目的是促进体内长期蓄积的大量铜离子排出体外，同时尽量减少外源性铜（主要指食物中的铜）吸收。急性病程的患者首次使用驱铜药后大多需要 3～6 个月，各受累器官的功能障碍才能渐渐恢复。国内治疗 WD 的药物仍然主要是青霉胺、DMPS、Na-DMS、DMSA 等驱铜药物及锌制剂等阻止铜吸收的药物。

1. 驱铜药物

（1）D-青霉胺（penicillamine，PCA）：PCA 是一种强效的带有巯基的金属络合剂，可络合铜、铁、汞、铅、砷等重金属，减少了铜在体内多个器官的沉积，从而减轻对器官的损害。对确诊的 WD 患者即可开始用青霉胺治疗。

①用法：先行青霉素皮试，阴性才可服用。因大部分患者在服用治疗量 PCA 的早期经常发生原有症状加重，故大多采用 125mg/d 甚至更低剂量开始，每 4 天递增 125～250mg，直至 24h 尿铜较用药前增高 1 倍以上，总量一般不超过 2 000mg/d。小儿剂量为 20～30mg/(kg·d)。青霉胺的维持量一

般成年人为 750～1 000mg/d；儿童为 600～800mg/d。服药时间至少在餐前 1h 或于餐后 2h 或睡前服，同时注意不要与锌剂或其他药物混服。急性且症状较重的患者最好持续用药半年甚至 1 年，待症状好转，24h 尿铜量降至轻度增高（300～400μg），可考虑降低剂量或转为间歇服药，例如服 2 周停 2 周，或服 10d 停 10d。

WD 患者妊娠期间最好只用锌剂治疗，如必须服用青霉胺量，则其剂量应不大于 1 000mg/d。若须行剖腹产，应在妊娠最后 6 周到伤口完全愈合，青霉胺的用量不能超过 250mg/d。一般认为，服用青霉胺的妇女不宜哺乳。

②不良反应：比较大，主要有两方面：①37%～50%患者在用药早期会发生短暂的神经症状加重，其中约 50%的患者加重的神经症状不可逆。因此，对具有严重神经症状的患者，尤其是肢体僵硬、痉挛或畸形的患者慎用或不用 PCA。②服药早期有恶心、纳差、呕吐、皮疹、发热、淋巴结肿大、蛋白尿等；长期服药的副作用有：类风湿关节炎、红斑狼疮、重症肌无力、多发性肌炎等自身免疫性疾病，以及粒细胞缺乏和再生障碍性贫血等。据统计，10%～30%的患者因各种不良反应而不能耐受青霉胺。最严重的不良反应为过敏反应，多在用药后数日内出现高热和皮疹，应立即停药，偶有皮疹进展为剥脱性皮炎，应紧急处理。症状较轻者可采用抗过敏治疗，过敏症状消除后再从小剂量开始，同时口服小剂量泼尼松，采用这种脱敏治疗处理后，大多数患者可继续使用 PCA。PCA 的不良反应虽然较多较重，但其排铜效果确切，对 WD 的某些类型疗效好，且药源充足、价廉、使用方便，在我国目前仍作为治疗 WD 的首选药物之一。

（2）二巯丁二钠（sodium dimercaptosuccinate，Na-DMS）和二巯丁二酸胶囊（dimercaptosuccinic acid，DMSA）　这两种药物均具有两个-SH 基，在体内能与游离铜结合成毒性较小的硫醇化合物，从尿排泄。推荐用于有轻-中度肝损害症状和神经精神症状的 WD 患者，尤其 DMSA 可替代青霉胺过敏患者作长期口服维持；或与青霉胺交替服用，减轻青霉胺的长期服药不良反应及长期用药后的衰减作用。

①用法：Na-DMS 常规用量为 1g 静脉注射（不宜静脉滴注），每日 2 次，连续注射 6d 为 1 个疗程，轻症患者一般用 8 个疗程；中至重患者多采用大剂量静冲击疗法：第 1 天每次 1g，每 6h 1 次；第 2 天每次 1g，每 8h 1 次；第 3 天后每次 1g，每日 2 次，6d 为 1 个疗程。两疗程间休息 2～4d，共注射 8～10 个疗程。儿童用量为每次 20mg/kg。此后可改为 DMSA 口服 0.75～1.0g，每日 2 次，儿童 70mg/（kg·d）分 2 次用，可长期维持治疗。

②不良反应：胃肠道反应，如恶心、呕吐、腹胀、食欲减退、口臭等；过敏反应，主要表现发热、药疹等；牙龈、皮肤黏膜出血，主要为药物引致血小板减少所致。约 55%的患者治疗早期发生短暂的神经症状加重。

（3）二巯丙磺酸钠（sodium dimercaptosulphonate，DMPS）　本药具有 2 个巯基，能将与酶系统已结合的金属离子夺出，结合成一种稳定和无毒的环状络合物，络合后自肾脏排出，解除金属离子对细胞酶系统的抑制作用。推荐用于有轻、中、重度肝损害症状和神经精神症状的 WD 患者。

①用法：DMPS 1g 或 5mg/kg 溶于 5%葡萄糖溶液 500ml 中缓慢静脉滴注，每日 1 次，6d 为 1 个疗程，一般连续注射 6～10 个疗程。尿排铜量较高，平均较治疗前增高 3～4 倍以上，临床疗效显著。

②不良反应：不良反应较少，早期可出现食欲减退及轻度恶心、呕吐；少数患者有头晕、头痛、乏力、全身酸痛、面色苍白、心悸等。部分病例发生皮疹、发热、结膜充血，牙龈和鼻黏膜出血、偶见剥脱性皮炎、过敏性休克等过敏反应。少数患者可产生外周血白细胞减少，个别引起粒细胞减少症。约 5%患者于治疗早期可发生短暂神经症状加重。

2. 阻止铜吸收的药物　主要是锌制剂，常用有葡萄糖酸锌（zinc gluconate）、硫酸锌（zinc sulfate）、醋酸锌（zinc acetate）和甘草锌（licorzine）等。锌剂对 WD 的疗效确切，副作用少，药源较广且价廉，已成为治疗 WD 的首选药物之一。其缺点是起效较慢，一般 4～6 个月起效，严重病例不宜作为首选。锌制剂治疗 WD 的作用机制主要有：①促进肠黏膜细胞内金属巯蛋白（metallothionein，MT）的合成，MT 对铜的亲和力大于锌，铜与 MT 结合后滞留在肠黏膜细胞内，随细胞的脱落经肠道排出体外；②竞争性抑制铜在肠道的吸收，使粪铜排出增加；③锌剂可以阻止脂质过氧化而增加体内的谷胱甘肽，逆转 WD 患者体内的氧化型与还原型谷胱甘肽的失衡。锌剂主要用于症状前患者、儿童不典型 WD 患者、妊娠患者、不能耐受青霉胺治疗者以及各型 WD 的维持治疗。

(1)用法:成年人的推荐剂量为 150mg/d(以锌元素计),分 3 次服;5 岁以下 50mg/d,分 2 次服;5～15 岁 75mg/d,分 3 次服。葡萄糖酸锌每片 70mg 相当于锌元素 10mg,硫酸锌 50mg 含锌元素 11.4mg。为避免食物影响锌的吸收,最好在餐前 1h 或餐后 1h 服药,尽量少食粗纤维以及含多量植物酸的食物,因可干扰锌的吸收。另外,锌制剂与驱铜药物的服药时间需间隔 2h。

(2)不良反应:锌剂不良反应较小,主要有:胃肠道的刺激,如恶心、呕吐、上腹痛、腹泻;口唇及四肢麻木感;免疫功能降低;血清胆固醇紊乱等。硫酸锌口服偶有发生黑粪,血红蛋白及白细胞减少、前列腺增生等。锌剂对妊娠的影响较小,美国 FDA 对妊娠妇女使用醋酸锌的规定为 A 级,即已证实无风险。

(三)对症治疗

1. 震颤　静止性且幅度较小的震颤,首选苯海索 1mg/次,每日 2 次开始,渐加至 2mg/次,每日 3 次,如症状缓解不明显,可加用复方多巴类制剂。以意向性或姿势性震颤为主、尤其是粗大震颤者,首选氯硝西泮 0.5mg/次,每日 1 次或每日 2 次,逐渐加量,不超过 2mg/次,每日 3 次。

2. 肌张力障碍　轻者可单用苯海索,帕金森综合征者可用复方多巴制剂,从小剂量起,渐加至有效量。也可单用或合用多巴胺受体激动药,如吡贝地尔 50mg/次,每日 1～2 次。以扭转痉挛、强直或痉挛性斜颈为主者,除上述药物外,还可选用氯硝西泮等,也可选用巴氯芬 5mg/次,每日 2 次开始,可逐渐加至 10～20mg/次,每日 3 次;或乙哌立松 50mg/次,每日 3 次,儿童酌减。经上述治疗无效的局限性肌张力障碍并造成肢体畸形者可试用

局部注射 A 型肉毒毒素。

3. 舞蹈样动作和手足徐动症　可选用氯硝西泮;对无明显肌张力增高者也可用小剂量氟哌啶醇,逐渐增量,合用苯海索。

4. 精神症状　可选用奋乃静或利培酮等,配用苯海索。对严重躁狂者可选用氯氮平或奥氮平。对淡漠、抑郁的患者可用抗抑郁药物。

5. 肝脏损害　绝大多数患者需长期护肝治疗。

6. 白细胞和血小板减少　给予升白细胞药物,仍不能纠正时应减用或停用 PCA,改用其他驱铜药物。如仍无效,可施行脾切除术。

7. 暴发性肝衰竭　迅速清除体内沉积的铜(血液透析、新鲜冷冻血浆进行血浆置换),尽快给予肝脏移植手术。

(四)肝移植治疗

肝移植治疗的适应证为:①暴发性肝衰竭;②对络合剂无效的严重肝病者,如肝硬化失代偿期患者。对有严重神经或精神症状的患者因其损害已不可逆,不宜做肝移植治疗。

(五)康复及心理治疗

经治疗后,多数 WD 患者症状减轻,病情稳定后正常上学或回到工作岗位。部分患者因肢体活动不够灵活,或行走步态异常,或语言障碍,或情绪障碍等,不愿与人交往,终日在家呆坐或看电视和玩电脑,这对疾病的康复非常不利。应鼓励和帮助患者以乐观精神主动积极参加各种活动,下地劳动或做家务,练习写字、朗读、唱歌、做手工等,进而学习用电脑读书和工作。实践证明经过康复锻炼的患者大多数能成为对社会有用的人才。

(吴志英)

第四节　亨廷顿病

亨廷顿病(Huntington disease,HD)又称亨廷顿舞蹈病,是一种成年人常见的常染色体显性遗传性疾病。1872 年美国医生 George Huntington 对此病的临床表现及遗传方式做了系统的描述故得名。亨廷顿病起病隐袭,临床上主要表现为舞蹈症、痴呆和精神异常。其在世界范围内分布,可见于各种种族,尤其是白种人。在欧美,患病率为 4～8/10 万。

【病因及发病机制】

亨廷顿病的致病基因 IT15(interesting tran-script15)定位于 4p16.3,它是由多个三核苷酸重复序列 CAG 组成。正常人 CAG 的拷贝数一般在 11～34,而亨廷顿病病人拷贝数则异常增多,多在 37～86。拷贝数越多,发病年龄越早,临床症状越重。青少年亨廷顿病的拷贝数多在 55 以上。患者的后代中发病年龄有逐渐提前的倾向,称为早发现象(anticipation),父系遗传的早发现象更明显些,这是因为三核苷酸重复序列在配子中不稳定,当传递给子代时,其数量往往会增多,而在精子中则更为突出。IT15 的基因产物为 huntingtin,是一种多

聚谷氨酰胺多肽。多聚谷氨酰胺的异常增加导致了疾病的发生。

【病理生理】

本病的病理改变主要位于纹状体和大脑皮质。大体标本显示纹状体和大脑皮质萎缩,尤以尾状核最明显。组织学检查可发现大脑皮质、尾状核、壳核神经元大量变性、丢失,伴胶质细胞增生。晚期纹状体神经细胞可完全被胶质细胞替代,此时舞蹈样症状消失,患者处于少动强直状态。亨廷顿病患者纹状体 γ-氨基丁酸及其合成酶明显减少,而多巴胺浓度正常或略增加。

【临床表现】

本病的好发年龄为 35~50 岁,起病隐袭,缓慢进展。病程一般为 15 年,起病越早进展越快。此病为常染色体显性遗传,外显率完全,绝大多数患者有阳性家族史。

1. 锥体外系症状 本病最具特征性的症状为舞蹈样不自主运动。早期可仅累及肢体的远端,表现为手指、足趾或面部小肌肉的不自主运动,如弹钢琴样动作、挤眉、扮鬼脸、持物易掉落。累及下肢可出现步态不稳如醉酒样步态。最终舞蹈样症状可累及全身的各个部分,并在清醒状态下持续存在。语言与吞咽功能逐渐受到影响以至于常出现呛咳。随着疾病进展,舞蹈样动作逐渐减轻,运动迟缓、肌强直等症状逐渐明显。

2. 精神症状和痴呆 精神症状常在疾病的早期出现,且常先于运动症状。抑郁是最常见的精神症状。自杀多发生在症状出现的早期或自理能力逐渐减退阶段。此外,患者还可出现烦躁不安、易激惹、强迫观念、强迫行为、淡漠等精神异常的表现,甚至出现精神分裂症样的症状。早期表现为精神症状的患者随着舞蹈样动作和认知功能损害的出现才得以诊断。痴呆可出现在运动症状之前,也可出现在疾病的晚期。执行功能受损在 HD 痴呆中较为突出。

3. 其他神经系统表现 多数患者有快速眼球运动受损。晚期患者可有痫性发作。20 岁以前起病者称为青少年亨廷顿病,首发症状多表现为行为异常和学习能力下降,运动症状多表现为少动强直和行动迟缓,癫痫发作常见。75% 以上的青少年 HD 系父系遗传。

【实验室检查】

1. 基因检测 CAG 重复序列拷贝数大于 40 即具有诊断价值。拷贝数 37~39 则可能外显率不完全或发病晚。

2. 影像学检查 CT 或 MRI 显示大脑皮质和尾状核萎缩,脑室扩大。MRI T_2 像示壳核信号增强。PET ^{18} 氟-脱氧葡萄糖代谢检测显示尾状核、壳核代谢明显减低。

【诊断及鉴别诊断】

1. 诊断 根据隐袭起病、舞蹈样不自主运动、精神症状和痴呆,结合阳性家族史多可作出诊断。基因检测可进一步确诊此病。有条件的实验室可通过羊膜腔穿刺术进行产前诊断。

2. 鉴别诊断 本病应与神经棘红细胞增多症、小舞蹈病、迟发性运动障碍、肝豆状核变性和老年性舞蹈病等鉴别。

【治疗】

随着基因诊断的开展,目前已可以发现临床前患者,但目前尚无预防和延缓疾病进展的治疗措施。因此,基因诊断应慎重。对于舞蹈样症状可选用多巴胺受体阻滞药如氟哌啶醇、奋乃静、硫必利等药物治疗,也可选用中枢多巴胺耗竭药丁苯那嗪。

【预后】

本病病程一般 15 年,目前尚无法治愈。患者最终卧床,生活完全需要照料,最常见的死因是肺炎,其次是自杀。

(陈　彪　马敬红)

第五节　小舞蹈病

小舞蹈病(chorea minor)又称 Sydenham 舞蹈病(Sydenham chorea)、风湿性舞蹈病,是儿童舞蹈样症状最常见的致病原因,是风湿热在神经系统的常见表现。1684 年 Thomas Sydenham 首先对其进行了描述。本病多见于儿童,主要表现为肢体、躯干及面部不规则、无目的地舞蹈样不自主运动、肌张力降低、肌力减退和精神症状。所有种族均可发病。随着抗生素的应用及卫生条件的提高,本病的发病率已有明显下降。北美洲和西欧已很少见到此病的报道。

【病因及发病机制】

小舞蹈病是由 A 型 β-溶血性链球菌感染所致的一种自身免疫性疾病。链球菌感染后产生的抗体与尾状核、丘脑基底核及其他部位神经元上的抗原发生交叉反应,引起免疫炎症反应而致病。几乎所有患者的血液和脑脊液中可检测到抗神经元抗体,且抗体的滴度随着病情的加重而升高,病情的好转而降低。但临床上较少应用此检查。本病为非致死性疾病,因而病理研究很少。

【临床表现】

本病多见于 5～15 岁儿童,5 岁以前和 15 岁以后发病者均少见。男女患病比例约为 1:3。病前常有上呼吸道感染、咽喉炎等 A 型 β-溶血性链球菌感染史。一般在感染后 1～6 个月或更长时间出现舞蹈样症状。大多数为亚急性起病。

1. 舞蹈症　主要累及面部和肢体远端。面部可出现挤眉、撅嘴、吐舌等怪异表情。肢体可出现无目的、快速、不规则的舞蹈样运动,动作较飘逸连贯。不自主舞蹈样动作可干扰随意运动,致使持物容易掉落,动作笨拙、步态颠簸。约 80% 的病人舞蹈样动作累及双侧肢体,约 20% 仅单侧受累。舞蹈症常在发病 2～4 周加重,3～6 个月自然缓解,应用抗生素可缩短病程。

2. 肌无力和肌张力减低　由于肌力和肌张力的减低,患儿可出现特征性的旋前肌征,即嘱其举臂过头时,手掌旋前。当手臂前伸时,呈曲腕,掌指关节过伸,称为舞蹈病手姿。检查者嘱患儿紧握其第 2、第 3 手指时,能感到紧握程度不恒定,时紧时松,变幻无常,称为挤奶妇手法(milkmaid grip)或盈亏征(wax-waning sign)。

3. 精神症状　患儿可出现情绪不稳、易激惹、注意力下降、性格改变、行为异常、强迫观念和强迫行为,且精神症状可先于舞蹈样症状出现。随舞蹈样动作的逐渐减轻,精神症状也会很快缓解。

4. 其他　患儿可在舞蹈样动作的同时或先后出现低热、心瓣膜炎等其他急性风湿热的表现。约 20% 的病人可合并心脏病,通常为心内膜炎。也有以小舞蹈病作为风湿热的唯一表现。

【实验室检查】

1. 血清学检查　白细胞增多,血沉加快,C 反应蛋白效价升高,抗链球菌溶血素"O"滴度升高。但由于链球菌前驱感染多发生在病前数月,因此在出现舞蹈样症状时链球菌相关检查可为阴性。

2. 影像学检查　一些患儿在急性期头颅 CT 可显示尾状核区密度减低,MRI 显示尾状核、壳核、苍白球增大,呈长 T_1、长 T_2 信号。随病情好转,基底节异常信号可逐渐消退。影像学检查正常并不排除小舞蹈病的诊断。

3. 其他检查　脑电图可出现弥漫性慢波,但无特异性。脑脊液检查多无异常。咽拭子链球菌培养对诊断帮助不大,培养阳性仅说明为带菌状态,且小舞蹈病患儿培养常为阴性。

【诊断及鉴别诊断】

1. 诊断　小舞蹈病的诊断通常依据临床症状,根据儿童亚急性起病的舞蹈样不自主运动,伴肌力、肌张力减低和(或)精神症状,多可作出诊断。链球菌前驱感染史通常不易获得。实验室检查阴性不能排除小舞蹈病的诊断。

2. 鉴别诊断　本病应与青少年型亨廷顿病、胶原血管病、非典型癫痫发作、神经棘红细胞增多症、肝豆状核变性和其他原因引起的症状性舞蹈病鉴别。

【治疗】

一旦确诊本病,即应开始抗链球菌治疗。可给予青霉素或其他链球菌敏感的头孢类抗生素治疗。由于约 20% 的患儿会复发,另外为预防风湿热的其他并发症的出现,一般建议长期预防性应用抗生素,可选用苄星青霉素每月 1 次肌内注射。对于舞蹈样症状首选丙戊酸钠治疗,其次可选用卡马西平、氟哌啶醇、地西泮、硝西泮和丁苯那嗪。

【预后】

本病为自限性疾病,未经治疗通常 6～7 个月可自愈。无并发症的患儿通常能痊愈。约 20% 的患儿会在数月或数年后复发。

(陈　彪　马敬红)

第六节　肌张力障碍

肌张力障碍(dystonia)是最常见的运动障碍性疾病之一。它是主动肌与拮抗肌收缩不协调或过度收缩引起的以肌张力异常的动作和姿势为特征的运动障碍病。四肢、躯干以及面部肌肉均可受累。情绪激动、紧张时加重,安静、睡眠时减轻或消失。触觉或本体感觉有时可使肌张力障碍减轻,称为"感觉诡计"(sensory tricks)。如痉挛性斜颈的患者用手轻触下颌可减轻症状,平躺可减轻躯干肌张力障碍等。肌张力障碍常起始于身体的某一部位,进而扩展到身体的其他部位,或是始终局限在某一部位。肌张力障碍可依据发病年龄、发生部位以及病因来分类。根据发病年龄的不同可分为儿童型、少年型和成年型肌张力障碍。根据发生部位可分为局限性、节段性、偏身性和全身性肌张力障碍。根据病因可分为原发性和继发性肌张力障碍。

【病因及发病机制】

原发性肌张力障碍多数为散发性,病因不明。少数家族性呈常染色体显性或隐性遗传,或X染色体连锁遗传。其中,DYT1基因突变是常染色体显性遗传的原发性肌张力障碍中最常见的致病基因。多巴胺反应性肌张力障碍的致病基因定位于三磷酸鸟苷环水解酶-1基因(GCH-1)。

继发性肌张力障碍是指有明确病因所致的症状性肌张力障碍。肝豆状核变性,一氧化碳中毒,代谢障碍(如大脑类脂质沉积),脑血管病,外伤,服用多巴胺耗竭药如吩噻嗪类及丁酰苯类均可伴发肌张力障碍。

【临床表现】

1. 扭转痉挛(torsion spasm) 临床上表现为四肢、躯干甚至全身的剧烈不随意的扭转运动和姿势异常,它是原发性肌张力障碍中最具特征性的一种表现类型。儿童期起病者多有阳性家族史。绝大多数早期发病者和以肢体为首发症状的原发性肌张力障碍由DYT1基因突变所致。病初多是局限性的肌张力障碍,以后逐渐波及全身,出现扭转痉挛。通常起病年龄越早则病情越重、越易累及全身的多个部位。首发症状多是一侧或双侧下肢僵硬感,略感行动不便,足呈跖曲内翻,足跟不易着地。随病情进展,上肢受累时可影响书写等精细活动,行走时上肢常移向背后。颈部受累可出现斜颈。严重时四肢和躯干均出现不自主的扭转动作,引起脊柱前凸、侧凸和骨盆扭转,以至于无法完成随意动作。常染色体显性遗传的家族成员中,肌张力障碍的表现形式多种多样,可以表现为扭转痉挛也可表现为眼睑痉挛、斜颈等局限性肌张力障碍。局限性肌张力障碍多自上肢开始。

成年起病的扭转痉挛多是散发,且症状常从上肢或躯干开始,一般不会严重致残。

2. 痉挛性斜颈(spasmodic torticollis) 是最常见的局限性肌张力障碍,多见于20~60岁。颈部的胸锁乳突肌、斜方肌、肩胛提肌最易受累,导致头向一侧扭转或阵挛性倾斜。受累肌肉可出现疼痛。一般在疼痛部位注射肉毒素疗效显著。有时患者将手放置于枕部或下颌可缓解颈部的肌张力障碍。

3. Meige综合征 可表现为单纯的眼睑痉挛、眼睑痉挛合并口-下颌肌张力障碍和口-下颌肌张力障碍三种类型。眼睑痉挛系眼轮匝肌收缩所致,多双侧受累。50岁以后起病者多见。最初仅表现为瞬目动作增多,随后可发展为不自主眼睑闭合,且闭合时间逐渐延长,可造成功能性失明。精神紧张、阅读、注视时可加重眼睑痉挛,说话、唱歌、咀嚼、睡眠可减轻。有时用手指轻触眼眶外侧可缓解症状。口-下颌肌张力障碍为口、下颌肌受累,表现为撇嘴、缩唇、咬牙、吐舌等,影响说话及进食。说话、咀嚼可触发、触摸下巴可减轻症状。

4. 书写痉挛(writer's cramp) 指在书写时出现的肌张力障碍,多累及主侧手。患者书写时无法正常持笔,手臂僵硬,当从事其他与书写无关的活动时则肌张力正常。

【诊断及鉴别诊断】

1. 诊断 根据患者不自主运动及异常的姿势,诊断通常不难。但应注意患者的起病缓急、病前有无其他诱因等以便与其他类型的继发性肌张力障碍相鉴别。

2. 鉴别诊断 扭转痉挛需与舞蹈症、僵人综合征鉴别,痉挛性斜颈需与局部疼痛刺激所致的症状性斜颈鉴别。另外,肌张力障碍诊断明确后,还应与继发性的肌张力障碍相鉴别。

【治疗】

目前肌张力障碍的治疗手段包括药物治疗、A型肉毒素局部治疗和外科手术治疗。

药物治疗首选抗胆碱能药物,如苯海索。其次可选用地西泮、氯硝西泮、氟哌啶醇、巴氯芬等。如果考虑多巴胺反应性肌张力障碍的诊断,应首选左旋多巴制剂,往往很小的剂量即能收到满意的疗效。对于全身性肌张力障碍、不能耐受或不接受肉毒素治疗的局限性肌张力障碍患者可选用药物治疗。

局限性或节段性肌张力障碍首选A型肉毒素局部注射治疗。注射选取痉挛最严重的部位,一般疗效可维持3~6个月,需反复注射。对于全身性肌张力障碍也可选取痉挛最重的部位进行局部注射治疗。

对药物或肉毒素注射治疗不满意的患者部分可考虑外科手术治疗。

【预后】

病程可持续数十年,部分病人在发病 1 年内缓解,但多在数年后复发。部分病人可致残。

（陈　彪　马敬红）

■ 参考文献

[1] de Lau LM,Breteler MM. Epidemiology of Parkinson's disease. Lancet Neurol,2006,5(6):525-535

[2] Zhang ZX,Roman GC. Worldwide occurrence of Parkinson's disease: an updated review. Neuroepidemiology, 1993,12(4):195-208

[3] Zhang ZX,Roman GC,Hong Z,et al. Parkinson's disease in China: prevalence in Beijing, Xian, and Shanghai. Lancet,2005,365(9459):595-597

[4] Gasser T. Update on the genetics of Parkinson's disease. Mov Disord. 2007. 22 Suppl 17:S343-350

[5] Pankratz N,Foroud T. Genetics of Parkinson disease. Genet Med, 2007, 9 (12):801-811

[6] Olanow CW, Stern MB, Sethi K. The scientific and clinical basis for the treatment of Parkinson disease (2009). Neurology,2009,72(21 Suppl 4):S1-136

[7] Bensimon G,Ludolph A,Agid Y,Vidailhet M, Payan C, Leigh PN. Riluzole treatment, survival and diagnostic criteria in Parkinson plus disorders: the NNIPPS study. Brain. 2009, 132 (Pt 1):156-171

[8] 帕金森病治疗指南,2 版. 中华神经科杂志,2009,45(5):352-355

[9] Olanow CW, Rascol O, Hauser R, et al. A double-blind, delayed-start trial of rasagiline in Parkinson's disease. N Engl J Med. 2009, 361 (13): 1268-1278

[10] 贾建平. 神经病学,6 版. 北京:人民卫生出版社,2008

[11] Ala A,Walker AP,Ashkan K,et al. Wilson's disease. Lancet. 2007,369: 397-408

[12] Bull PC,Thomas GR,Rommens JM,et al. The Wilson disease is a putative copper transporting P-type ATPase similar to the Menkes gene. Nat Genet. 1993,5:327-335

[13] Tanzi RE, Petrukhin K, Chernov I, et al. The Wilson disease gene is a copper transporting ATPase with homology to the Menkes disease gene. Nature Genet. 1993,5:344-350

[14] Figus A,Angius A,Loudianos G,et al. Molecular pathology and haplotype analysis of Wilson disease in Mediterranean population. Am J Hum Genet. 1995,57:1318-1324

[15] Thomas GR,Forbes JR,Roberts EA,et al. The Wilson disease gene:spectrum of mutations and their consequences. Nat Genet. 1995,9:210-217

[16] Shah AB,Chernov I,Zhang HT,et al. Identification and analysis of mutations in the Wilson disease gene (ATP7B): population frequencies,genotype-phenotype correlation,and functional analyses. Am J Hum Genet. 1997, 61: 317-328

[17] Czlonkowska A, Rodo M, Gajda J, et al. Very high frequency of the His1069Glin mutation in Polish Wilson disease patients. J Neurol. 1997,244: 591-599

[18] Chuang LM, Wu HP, Jang MH, et al. High frequency of two mutations in codon 778 in exon 8 of the ATP7B gene in Taiwanese families with Wilson disease. J Med Genet. 1996,33:521-523

[19] Nanji MS,Nguyen VT,Kawasoe JH,et al. Haplotype and mutation analysis in Japanese with Wilson disease. Am J Hum Genet. 1997,60:1423-1429

[20] 王柠,吴志英,慕容慎行,等. 经 DNA 测序证实的肝豆状核变性基因突变热区的研究. 中华神经科杂志,1998, 31:16-18

[21] Kim EK. Identification of three novel mutations and a high frequency of the Arg778Leu mutation in Korean patients with Wilson disease. Hum Mutat. 1998,11:275-278

[22] Wu ZY, Wang N, Lin MT, Fang L, Murong SX, Yu L. Mutation analysis and the correlation between genotype and phenotype of Arg778Leu mutation in Chinese patients with Wilson disease. Arch Neurol,2001,58:971-976

[23] Roberts EA, Schilsky ML. Diagnosis and Treatment of Wilson Disease: An Update. Hepatology. 2008, 47: 2089-2111

[24] 中华医学会神经病学分会帕金森病及运动障碍学组. 中华医学会神经病学分会神经遗传病学组. 肝豆状核变性的诊断与治疗指南. 中华神经科杂志,2008,8:566-569

[25] 吴志英. 肝豆状核变性诊治中的若干问题及建议. 中华医学杂志,2009,89 (47):3313-3315

[26] 贾建平. 神经病学,6 版. 北京:人民卫生出版社,2008

[27] 刘道宽,等. 锥体外系疾病. 上海:上海科学技术出版社,2000

[28] Lewis P. Rowland, etc. Merritt's Neurology. 11th edition,2005

[29] Raymund AC Roos. Huntington's disease:a clinical review. Orphanet J of rare diseases.2010,5:40

[30] Scott G. Weiner, Patricia A. Normandin. Sydenham Chorea: A Case Report and Review of the Literature. Pediatric Emergency Care, 2007, 23 (1):20-24

第 9 章

癫　痫

第一节　概　述

癫痫是多种原因引起的慢性脑部疾病,是神经科的常见病和多发病。国际范围内的患病率为5‰~10‰,发病率为每年 20~70/10 0000。而根据我国近年来的大规模流行病学调查,癫痫患病率为 7‰,5 年活动性的患病率为 4.6‰,发病率为每年 28.8/10 000。癫痫的病程长,致残率高,死亡危险性为一般人群的 2~3 倍。临床反复出现的癫痫发作给患者造成巨大的生理和心理痛苦,也严重影响了患者的教育、就业、婚姻生育等,导致生活质量低下,同时,也对家庭和社会带来严重而深远的影响。

癫痫发作和癫痫综合征:不同大脑区域神经元的过度同步异常兴奋以及这种兴奋循着复杂的神经网络途径进行扩散和传播,导致了癫痫发作症状的多样性,而癫痫综合征则是基于病因、临床症状、脑电特征以及治疗和预后反应等的概念。癫痫的临床表现是如此地复杂,需要寻找规律去认识,并区分不同的类型。目前癫痫领域存在的问题很大一部分是诊断和分类诊断的问题,对于癫痫发作和非癫痫发作的识别不清,对于癫痫的类型区分不清,以及对于癫痫综合征的认识不足,导致了治疗效果差,甚至是错误的治疗。统一的分类不仅便于临床掌握和交流,也便于对于癫痫进行深入的基础和临床研究。从最初 20 世纪 70 年代 Gastaut 提出系统化的癫痫分类方案之至 2010 年的最新国际抗癫痫联盟(ILAE)分类建议,对于癫痫发作和癫痫综合征的分类就在不停地发展之中,不断有新的发作类型和综合征类型被描述,体现了人们认识的不断深入。

脑电生理:电生理异常是癫痫的核心问题,能够记录这种脑电生理异常的脑电图是癫痫最重要的检查手段。自 1935 年失神发作的特征性脑电图被发现以来,人们对于癫痫的认识由于脑电图的帮助进入了崭新的时代。通过癫痫性放电的出现方式、出现部位,以及异常放电模式等的细致分析,脑电生理不仅有助于判别是否癫痫,而且提供了分类的信息,并且能够加深我们对于不同临床发作类型和综合征类型的理解。目前,脑电图的理论已经发展的比较成熟,而脑电图的数字化、录像脑电图检测等技术方面的问题已经使临床的应用更为便利。常规的头皮电极能够满足于临床的一般需要,针对需要外科治疗的病例,颅内电极的临床应用一方面有助于更好地发现放电起源,放电特征以及记录和研究放电的异常传播,探讨癫痫发作电生理异常的机制,同时能够精确进行脑功能定位,近年来也有了快速进展。

神经影像学:神经影像学的出现和发展为癫痫的诊疗带来了另外一个突破性的进展。特别是高分辨率的头颅 MRI 检查,有助于发现癫痫相关病理灶,为病因的诊断和治疗提供了重要的帮助。目前,在体发现常见的癫痫病理灶,包括海马硬化、脑发育异常、脑肿瘤以及多种因素造成的脑损伤等,已经成为可能。但是,由于部分患者的病变部位轻微,如局灶性皮质发育不良,需要借助特殊序列以及参数调整,以突出病变特征。另外一方面,癫痫本质上反映了脑功能的异常,因此,除了了解结构影像学之外,功能影像学也有很大的价值,在近年来研究和应用也较为活跃。但是,功能学的检查尚不具有诊断癫痫的特异性,但有助于了解在癫痫诊断以后的功能变化,在癫痫术前评估中,能够有助于癫痫源和功能区的定位。

癫痫的药物治疗：除了少数已经很好地被认识，并且预后良好的年龄相关性特发性癫痫类型，如果发作稀少，可以不采取治疗而随诊观察，绝大多数癫痫患者，需要积极而适宜的正规治疗。尽管现在有多种治疗手段出现，但药物治疗是癫痫治疗的主流。习惯上将 20 世纪 90 年代后上市的药物称为抗癫痫新药。目前临床可以应用的抗癫痫药物有 10 余种，越来越多的抗癫痫药物对全面控制癫痫提供了更多的机会。在追求疗效的同时，药物不良反应也是一个需要重视的问题，患者面临着种种可能的不良作用威胁，极为罕见的是，有些不良作用甚至有致命性。总体来说，70%～80% 的患者经过适宜的抗癫痫药物能够达到长期完全缓解。根据发作类型和根据综合征类型选择药物，单药治疗目前依然是开始癫痫治疗的标准，40%～50% 的病例通过单药治疗能够缓解，但很多时候我们不得不采用具有不同机制的 2 种甚至 2 种以上的药物联合，使另外大约 30% 的患者能够获得良好的控制，但多药联合治疗易于产生更多的不良反应。大量的随机对照双盲试验（RCT）有助于我们选择更适宜的治疗，但是，应该强调的是，由于多种原因，RCT 试验所得的证据并非完美，同时，同一发作类型或者同种综合征类型的不同患者，对于相同药物的反应也有个体差异性。因此，对于 RCT 的结论，既不能刻板遵照，也不能不予重视，客观评价现有的证据，在循证医学的基础上进行个体化的治疗。

癫痫的外科手术治疗：近年来，癫痫外科手术已经在我国蓬勃发展起来。根据国际的研究，癫痫外科的治疗并不仅仅限于药物难治的类型，对于某些有很好手术效果的类型，即适合于手术治疗的类型，经过适当的时间观察，也主张采取积极的手术态度，对此也有循证医学的证据。手术成败的关键在于术前全面而准确的癫痫源和功能区定位。目前运用的定位手段包括对于发作症状学的细致分析，寻找定侧和定位的线索；对于发作期和发作间歇期脑电变化细致分析，了解发作起源和扩散的信息；对于结构影像学和功能影像学的细致分析，寻找即使是细微的异常改变等。癫痫源是一个理论的概念，在临床实践中，人们已经观察到：发作间歇期的电生理异常与发作期的电生理异常的差别，提示发作间歇期的癫痫样放电区域（激动区）与发作期异常放电的起源部位（发作起始区）并不完全一致；产生发作症状的区域（发作症状区）并不一定等

同于发作起始区；在原发的癫痫源之外，部分病例还存在可能的继发性癫痫源等。内外科以及多科充分协作，对于癫痫源理论认识的深入，无疑能够有效提高手术的成功率，并且有效地扩大手术适应证的范围。

癫痫发作的异常放电的出现和传播并非孤立，临床电生理和功能影像学研究提示癫痫涉及了复杂的神经网络结构参与，其中，不同的结构之间存在互相影响，通过对于其中一部分进行干预，进而调节癫痫源的兴奋性和抑制癫痫发作，是目前刺激治疗的理论基础。作为一种姑息手段，尽管难以全面控制发作，但对于不适合手术或者不能接受手术治疗的药物抵抗性癫痫患者，有机会通过刺激治疗手段而获得较好的发作减少和减轻的效果。其中，迷走神经刺激术已经用于临床，有一定的疗效。

癫痫的社会心理影响：癫痫患者的生活质量下降，特别是具有长期病程的成年癫痫患者，面临生活窘迫的困境，这在东西方社会都是一个普遍存在的问题。对此，既存在疾病本身生物学的因素，也存在治疗所带来不良因素影响，而更多的因素来自于患者在日常生活、学习和就业以及工作中长期所遭受的挫折感。尽管有效地控制发作是改善癫痫患者生活质量的根源，也是我们临床工作者的目标，但是，依然要重视患者的认知功能、社会心理问题，并积极地去改善。

癫痫发作（epileptic seizure）：是因脑部神经元异常过度超同步化放电所造成的一过性症状和（或）体征。由于异常放电大脑中的起源部位不同以及传播通路不同，癫痫发作的临床表现多种多样，可以是运动、感觉、认知、精神或自主神经，并伴有或不伴有意识或者警觉程度的变化。癫痫发作有以下本质特征：①癫痫发作是一过性的临床现象，绝大多数的癫痫发作持续时间短于 5min；②尽管癫痫发作症状多种多样，但是在个体患者，发作呈现相对的刻板性；③癫痫发作总是伴有脑电的发作性异常放电，尽管有时不能从头皮电极可靠地记录。

癫痫（epilepsy）：是一种慢性脑部疾病，其特点是持续存在能够产生癫痫发作的脑部持久性改变，并出现相应的神经生物、认知、心理及社会等方面的后果。尽管 ILAE 的新的定义建议，诊断癫痫至少需要有 1 次癫痫发作，但目前普遍观点倾向于，诊断癫痫以出现 1 次以上的癫痫发作为宜，能更好地反映反复癫痫发作的倾向。癫痫的具体特征包

括:①癫痫的电生理基础是脑部神经元异常过度超同步化放电;②癫痫是脑部慢性的功能障碍,表现为反复出现的癫痫发作。单次/单簇的癫痫发作,因为不能证实存在反复发作特征,诊断为癫痫发作,而不诊断为癫痫。有病理性诱因,如发热、酒精戒断、低血糖或者高血糖等原因造成的癫痫发作,去除以上诱因后,发作也随之消失,不诊断为癫痫;③慢性脑功能障碍是癫痫的发病基础,除了会造成反复的癫痫发作以外,还会对大脑的其他功能产生不良影响,同时长期的癫痫发作也会对患者的躯体、认知、精神心理和社会功能等多方面的产生不良影响。

第二节　癫痫发作

一、大脑的功能解剖与发作症状

由于癫痫发作症状与大脑功能密切相关。一方面,对于功能解剖的属性,能够有助于解释和理解癫痫发作症状,而另外一方面,对于癫痫发作的研究和分析,也有助于加深对于大脑功能解剖的认识。特别是在局灶性发作的癫痫源定位中,更强调对神经功能解剖知识的掌握。

通过观察由于多种原因造成特定部位脑损伤而导致的神经功能缺损、神经心理学检查,以及电生理手段和功能影像学检查是研究脑功能的主要手段。Broca 和 Wernical 根据对于脑损伤患者的观察,定位了相关的语言区,而 20 世纪初,Broadman 通过病理手段,描绘了大脑皮质的细胞构层分区(图 9-1A、B),为进一步研究脑功能提供了指导。20 世纪 40 年代,以 Penfield 为代表的癫痫病学家,开始运用皮质脑刺激技术对脑功能定位,对于深化脑功能解剖认识有很大帮助(图 9-1C)。目前已经识别了部分脑功能区,而仍然存在所谓的静区(图 9-1D、E)。相信,随着研究的深入,既往所认为的静区所负载的功能,主要是参与了高级皮质功能的过程,也逐步被认识。

癫痫发作症状即癫痫发作的具体表现。对于癫痫发作症状的全面细致的观察和描述,是深入认识癫痫、鉴别癫痫发作与非癫痫发作和分类癫痫发作的基础,特别是在定位局灶性癫痫发作的起源部位中,能够提供重要的价值。目前,随着录像脑电图记录技术的广泛应用,人们有更多的机会去观察和分析发作症状。癫痫发作涉及了大脑皮质、皮质下结构,以及局灶性或者双侧性神经网络。由于过度异常放电可以起源于不同的大脑区域,并循着复杂的神经网络途径进行扩散和传播,临床发作症状也异常复杂。癫痫发作症状既可能代表了发作起源区的异常功能表现,也可能代表了异常放电传播的结果,并反映了不同脑区通过神经网络共同作用的结果。因此,即使相同部位起源的癫痫发作,由于不同的传导,也可能出现不同的发作症状,而不同部位起源的发作,也可能传播到相同的功能区,而出现相似的症状。同时,随着发作中的时间进程,症状也往往发生改变。

在部分性发作中,产生癫痫发作症状的脑功能区域,也称之为发作症状区。但是,发作症状区,并不等同于发作起源区域。癫痫发作的起源既可以起源于脑功能区,也可能来自附近的区域,由于异常放电的传导所致。目前,主要借助于对于发作症状的观察和皮质电刺激的结果,人们已经认识到某些功能区受累出现的常见表现。

二、癫痫发作的分类

由国际抗癫痫联盟(ILAE)发布的癫痫发作、癫痫综合征的分类,将繁杂的癫痫发作症状,依照某种规律标准进行分类,为临床实践和研究提供了框架。癫痫发作多年来经历了多次修订,目前世界范围内广泛应用的癫痫发作分类方案仍是 1981 年由 ILAE 发布,在我国也已经普遍应用至今。

近年来,近来随着临床电生理、功能和结构影像学、遗传学等方面的发展,在 2001 年 ILAE 分别对癫痫发作和癫痫综合征的分类提出了新的建议,并在 2006 年进行修订。2010 年 ILAE 提出了新的方案,但是癫痫发作和癫痫的分类还没有最终完善,仍然是在不断发展和完善之中。相对于 2001 年和 2006 年的建议,2010 年发作方案的组织逻辑性较好,并保持了与 1981 年分类的延续性。

(一)1981 年 ILAE 分类中的癫痫发作

根据发作的临床-脑电图改变特征,原则性采用二分法,即发作起源症状和 EEG 改变提示由于"大脑半球部分神经元首先受累"的发作为部分性(partial seizure)或局灶性发作;而由于"双侧大脑半球同时受累"的发作,则称之为全面性发作(generalized seizure)。

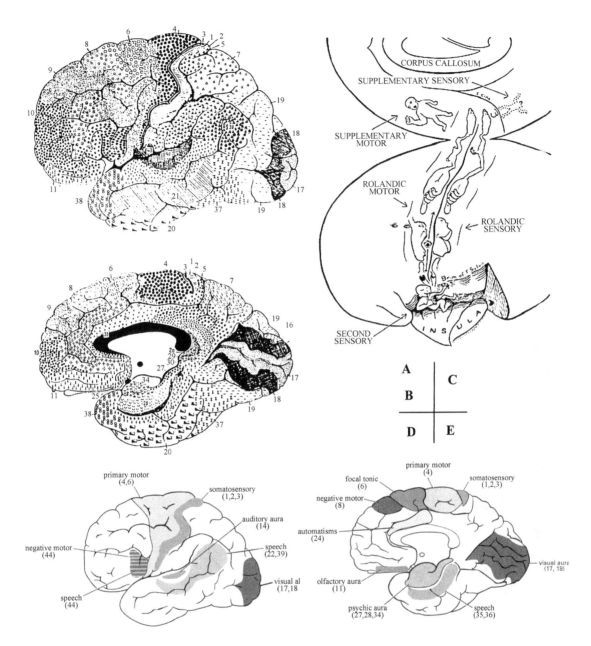

图 9-1　A，B. Broadman 描绘的脑皮质细胞构层分区（Broadman，1909）；C. Penfield 描绘的原发性运动区和原发性躯体感觉区的功能分布（Penfield，1954）；D，E. 主要的脑功能区

全面性发作：临床的发作表现提示全面性放电，脑电图的本质特征在于无论是发作间歇期或者发作期，异常放电均是以双侧半球同步对称的方式出现。意识障碍出现并且可能是最初的表现，运动症状为全身性或者双侧性。全面性发作既可以为单纯的发作性意识障碍，如失神发作；也可以以突出运动症状为主要表现（强直、阵挛、肌阵挛、失张力）。

1. 全面性发作（表 9-1）

（1）失神发作（absence seizure）：典型失神表现为动作突然中止，凝视，呼之不应，可有眨眼，不伴

有或者仅伴有轻微的运动症状，结束也突然，持续5～20s 多见，易为过度换气诱发。发作时 EEG 伴规律性的双侧半球的 3Hz 的棘慢波复合波节律。多发生于儿童和青少年，见于儿童失神癫痫、青少年失神以及青少年失神肌阵挛等。非典型失神的意识障碍发生与结束较缓慢，发作持续时间较典型失神发作长，可伴有轻度的运动症状或者自动症表现，发作时 EEG 提示为慢（1.0～2.5Hz）的棘慢波复合波节律。主要见于 L-G 综合征，也可见于其他多种儿童癫痫综合征。

表 9-1　全面性发作分类(1981,ILAE)

临床发作类型	发作期脑电图类型	发作间歇期脑电图类型
A1. 失神发作 　a)仅有意识障碍 　b)有轻微的阵挛成分 　c)有失张力成分 　d)有强直成分 　e)有自动症 　f)有自主神经发作成分 　(b-f 可以单独或者联合出现)	为规则和双侧对称的 3Hz 棘慢复合波,但也可以见多棘慢波复合波	背景活动往往正常。阵发性 3Hz 棘慢复合波电活动往往规则和对称
A2. 不典型失神发作 可以有 　a)肌张力的变化比典型失神更为突出 　b)发作起始和终止并不突然	主要为不规则棘慢复合波节律,<3Hz	背景活动往往不正常。阵发性电活动往往不规则和不对称
B. 肌阵挛发作	多棘慢波或者为棘慢波,或者尖慢波	同发作期
C. 阵挛发作	快活动(10Hz 或者频率更高),慢波活动,偶尔为棘慢波模式	棘慢或者多棘慢波放电
D. 强直发作	低电压快活动或者 9～10Hz 的快节律放电频率逐渐下降而波幅逐渐升高	或多或少的尖慢波节律性放电,有时不对称,并且背景活动相对于年龄段为异常
E. 强直-阵挛发作	节律性 10Hz 或者以上的电活动,在强直发作期频率逐渐降低而波幅逐渐升高。在阵挛期出现慢波节律	多棘慢波或者棘慢波,或者偶尔出现尖慢波放电
F. 失张力发作	多棘慢波或者电抑制或者低电压快活动	多棘慢波,低波幅活动或电抑制

　　(2)强直发作(tonic seizure):表现为发作性躯体以及肢体双侧性肌肉的强直性持续收缩,躯体通常轴性伸展前屈或者背屈,持续时间在 2～60s,多持续 10 余秒,强直发作可以导致跌倒。发作时 EEG 显示双侧的低波幅快活动或者爆发性高波幅棘波节律。主要见于 L-G 综合征、大田原综合征等。

　　(3)阵挛发作(clonic seizure):为发作性全身或者双侧肢体肌肉规律的交替性收缩与松弛,导致肢体表现为节律性抽动。发作期 EEG 为快波活动或者棘慢/多棘慢波复合波节律。单纯的阵挛发作婴儿期多见。

　　(4)全面性强直-阵挛发作(generalized tonic-clonic seizure,GTCS):以突发意识丧失,并序贯出现全身强直、阵挛为特征,典型的发作过程可分为"强直期—阵挛期—痉挛后期"。一次发作持续时间一般小于 5min,常伴有舌咬伤、大小便失禁等,并容易因窒息而造成伤害。发作期脑电活动多以全面的低波幅棘波节律或者电抑制(强直期)起始,

棘波节律波幅逐渐增高,频率逐渐减慢,并出现棘慢复合波等(阵挛期)。发作后呈现电抑制现象。

　　(5)肌阵挛发作(myoclonic seizure):表现为快速、短暂、触电样肌肉收缩,持续时间短于 400～500ms,可累及全身肌肉,也可以肌群受累为主,常成簇发生,节律不规则。发作期 EEG 表现为爆发新出现的全面性多棘慢复合波,与发作具有锁时关系。肌阵挛发作既可以见于预后良好的癫痫患者,如青少年肌阵挛癫痫,也可见于预后差、有弥散性脑损害的患者,如进行性肌阵挛癫痫等。

　　(6)失张力发作(atonic seizure):是由于双侧性身体肌肉张力突然丧失,导致不能维持原有的姿势,出现跌倒、肢体下坠等表现,发作时间相对短,持续时间多在 1s 以内。EEG 表现为全面性爆发出现的多棘慢复合波节律、低波幅电活动或者电抑制。同时记录的肌电图有助于诊断和与其他发作类型鉴别诊断。

　　2.部分性/局灶性(partial/focal)发作　部分

性发作(表 9-2)：是指开始的临床症状和脑电图改变提示局限于一侧大脑半球的部分神经元最早受到激活而出现的发作。进一步，部分性发作依据在发作中是否有意识障碍划分简单部分性发作和复杂部分性发作，以及简单和复杂部分性发作进展为继发性全面强直-阵挛发作。

　　(1)简单部分性发作(simple partial seizure，

SPS)：发作时意识保留。简单部分发作的持续时间往往为数秒至数十秒。脑电图变化为局灶起源的异常电活动，短暂的简单部分性发作通过头皮电极有时记录不到异常放电。简单部分发作内容丰富多样，根据发作起源的部分不同，包括运动性、感觉性、自主神经性和精神性发作。

表 9-2　部分性发作的分类(1981,ILAE)

临床发作类型	发作期 EEG 类型	发作间歇期 EEG 表现
A. 简单部分性发作(意识无障碍) 　1. 具有运动症状 　　a)局灶性运动(不扩散) 　　b)局灶性运动(杰克逊扩散) 　　c)偏转性 　　d)姿势性 　　e)语音性(出声或者语言剥夺) 　2. 具有躯体感觉或者特殊感觉症状(简单幻觉,如针刺感、闪光、蜂鸣声等) 　　a)躯体感觉 　　b)视觉 　　c)听觉 　　d)嗅觉 　　e)味觉 　　f)眩晕感 　3. 具有自主神经症状或者体征(包括上腹部感觉、苍白、出汗、面红、立毛和瞳孔扩大等) 　4. 具有精神症状(高级皮质功能障碍)。这些症状很少在没有意识障碍的情况下发生,更多见于复杂部分性发作中 　　a)言语障碍 　　b)记忆障碍(例如,c)似曾相识感) 　　d)认知障碍(例如,做梦样状态,e)时间感觉的扭曲) 　　f)情感障碍(恐惧、发怒等) 　　g)错觉(例如视物变大症) 　　h)结构性幻觉(例如音乐、风景)	起始于对侧相对应皮质区的局灶性放电。(并不总是能被头皮脑电图记录到)	主要为发作症状对侧局灶性异常放电
B. 复杂部分性发作(具有意识障碍) 　1 简单部分性发作后出现意识障碍 　　a)具有简单局灶特征(A1-A4),然后出现意识障碍 　　b)具有自动症 　2 开始即有意识障碍 　　a)仅有意识障碍 　　b)具有自动症	单侧或者常常为双侧性放电,弥散性或者局灶性,多位于颞叶或者额颞区	单侧或者为双侧全面性不同步,局灶常常位于颞区或者额区
C　部分性发作进展为继发性全面性发作(主要是 SGTCS,或者强直发作、阵挛发作。异常放电也快速或者继发全面化) 　1 简单部分性发作(A)进展为全面性发作 　2 复杂部分性发作(B)进展为全面性发作 　3 简单部分性发作进展为复杂部分性发作再进展为全面性发作		

①运动性发作:发作累及躯体的某一部位,相对局限或伴有不同程度的扩散。

A. 仅为局灶性运动性发作:指局限于身体某一部位的发作,其性质多为阵挛性,即局灶性抽搐。身体任何部位均可见到局灶性抽搐,但多见于面部或者手部,因其在皮质相应的功能区面积较大。

B. 杰克逊发作:开始为身体某一部分抽搐,随后按照一定车次序逐渐向周围扩散。其扩散的顺序与大脑皮质运动区所支配的部位有关。如异常放电在原发性运动区由上至下传播,临床发作表现为从拇指向躯体、面部扩散。

C. 偏转性发作:眼、头其至躯干向一侧偏转,有时身体可旋转一圈。发作往往累及了额叶的眼区。

D. 姿势性发作:也称为不对称强直发作。发作呈现特殊的姿势,如击剑样姿势,表现为一侧上肢外展,一侧上肢屈曲,头眼偏转注视外展的上肢。发作往往累及了上肢外展对侧的辅助运动区。

E. 发音性发作:可表现为重复语言、发出声音或者言语中断。其发作可以起源于额叶或者颞叶区。

②感觉性发作:发作起源于相应的感觉皮质,其性质为躯体感觉性或者特殊感觉性发作。

A. 躯体感觉性发作:其性质为体表感觉异常,如麻木感、针刺感、电击感以及烧灼感等。发作可以局限于身体某一部位,也可以逐渐向周围部位扩散(感觉性杰克逊发作)。放电起源于对侧中央后回皮质。

B. 视觉性发作:可以表现为简单视觉症状,如视野中暗点、黑矇、闪光等症状,发作起源于枕叶皮质。

C. 听觉性发作:多表现为重复的噪声或者单调声音,如蝉鸣、嘤嘤以及嗞嗞声等。发作起源于颞上回。

D. 嗅觉性发作:常表现为不愉快的嗅幻觉,如烧橡胶的气味等。放电起源于钩回的前上部。

E. 味觉性发作:以苦味或金属味常见。单纯的味觉性发作少见,放电起源于岛叶或者周边。

F. 眩晕性发作:常表现为坠入空间的感觉或者空间漂浮的感觉。放电多起源于颞顶叶交界皮质区。因单纯的眩晕性发作临床较少见,而眩晕的原因众多,对于诊断眩晕性发作必须谨慎。

③自主神经性发作:症状复杂多样,常表现为上腹部不适感或者压迫感、气往上涌感、肠鸣、恶心、呕吐、口角流涎、面色或者口唇苍白或潮红、出汗以及竖毛等。其放电起源于岛叶以及边缘系统多见。

④精神性发作:主要表现为高级皮质功能障碍,很少单独出现,多为继发或者作为复杂部分性发作的一部分。

A. 情感性发作:常表现为愉悦或者不愉悦的感觉,如欣快感、恐惧感、愤怒感等。恐惧感是最多见的症状,发生突然,患者突然表情惊恐,甚至因为恐惧而逃离。发作常伴有自主神经症状,如瞳孔散大,面色苍白等。放电多起源于边缘系统以及颞叶基底以及外侧。

B. 记忆障碍性发作:是一种记忆失真,主要表现为似曾相识感、似曾不相识感、记忆性幻觉等,放电起源于颞叶、海马等。

C. 认知障碍性发作:常表现为梦样状态、时间失真感、非真实感等。

D. 发作性错觉:由于知觉歪曲而使客观事物变形。如视物变大或者变小,变远或者变近,物体形态变化;声音变大或者变小,变远或者变近等。放电多起源于颞叶以及颞顶枕交界处。

E. 结构性幻觉发作:表现为一定程度整合的认知经历,为复杂性幻觉。幻觉可以是躯体感觉性、视觉性、听觉性等,发作内容复杂,包括风景、任务以及音乐等。

(2)复杂部分性发作(complex partial seizure, CPS):发作时伴有不同程度的意识障碍,意识障碍可以是最早的临床症状,也可能是简单部分发作进展为复杂部分性发作(出现意识障碍)。尽管大多数的复杂部分性发作均起源于颞叶内侧或者边缘系统结构,但是复杂部分发作并不等同于颞叶发作,也可以起源于其他部位,如额叶等。发作期的脑电图变化为脑局部的异常放电,并可以扩散到附近脑区以及对侧大脑。

复杂部分性发作可以仅表现为简单部分性发作后出现意识障碍,或者突发的意识障碍。复杂部分性临床表现类似失神发作,但是,成年人的"失神样发作"往往均为复杂部分性发作,EEG可提供鉴别。

自动症(automatism):是一种癫痫发作的特殊的临床表现,是在意识障碍的状态下,出现的不自主、无目的的动作或行为,多出现在复杂部分性发作中或者发作后,也可以出现于其他的状态,例如,全面性强直阵挛发作后、非典型失神发作。常见的自动症包括①口咽自动症:最为常见,表现为不自主的舔唇、咂嘴、咀嚼、吞咽或者进食样动作,有时伴有流涎、清喉等动作;②姿势自动症:表现为躯体和四肢的大幅度扭动,常伴有恐惧面容和喊叫,容易出现于睡眠中,多见于额叶癫痫;③手部自动症:简单重复的手部动作,如摸索、擦脸、拍手、解衣扣等;④行走自动症:无目的地走动、奔跑等;⑤言语自动症:表现为自言自语,语言多为重复简单,或者单个词语或者不完整句子,语义不清。

(3)继发性全面强直阵挛发作(secondary general tonic-clonic seizure,SGTCS):简单或者复杂部分性发作均可以继发全面性发作。最常见的为继发全面性强直-阵挛性发作。发作时 EEG 可见局灶性异常放电迅速泛化为双侧半球全面性放电。SGTCS 本质上是部分性发作的全面化,患者发作前多有先兆或其他形式的发作。

3. 不能分类的癫痫发作 由于资料的缺乏或者不完整而不能分类,或者发作表现不符合现有的分类方案的癫痫发作,考虑为不能分类的癫痫发作,包括许多新生儿发作,例如节律性眼球运动、咀嚼和游泳样运动。

4. 反射性发作 反射性发作是指癫痫发作具有特殊的触发因素。每次发作均可以由某种特定感觉刺激所诱发,诱发因素包括视觉、思考、音乐等非病理性因素。可以是单纯的感觉刺激,也可以是复杂的智能活动刺激,如我国特有的麻将性癫痫。而病理性因素,如发热、酒精戒断等因素诱发的发作则不属于反射性发作。类似于自发性发作,反射性发作可以表现为全面性或者部分性。

(二)2010 年 ILAE 分类中的癫痫发作

癫痫的分类(表 9-3)很大程度上取决于临床观察和专家意见。而随着录像脑电图监测的普遍应用、现代影像学进展、基因技术和分子生物学的进展,分类的变迁也反映了这种趋势。目前,一个固定的分类并不现实,而随着研究的进一步深入,2010 年 ILAE 的分类在今后也会进一步的修订。

在新的分类建议中,引入了神经网络的概念,重新阐述了全面性和局灶性发作:①全面性发作定义为发作起源于双侧分布网络中的某一点,并快速扩散至双侧神经网络。这种双侧性的网络可以包括皮质和皮质下结构,但并非意味着包括整个脑皮质。尽管个体发作可以表现为局灶或者偏侧特征,但在发作与发作之间,并不固定。全面性发作可以不对称。②局灶性发作定义为发作起源于一侧半球的网络。这种网络可以是明确的局灶性或者弥散性,局灶性发作也可以起源于皮质下结构。对于每一种发作类型,发作起源在发作之间保持固定,并存在可以累及对侧半球的优先传导模式。然而,部分患者可以有多于一种发作类型和神经网络,但每一发作类型都有一个固定起始点。

与 1981 年发作分类方案相比,主要有以下变化:①新生儿发作不再作为一个单独的实体。新生儿发作也应在目前的框架中分类诊断。②对既往失神发作的亚分类做了简化和改动。肌阵挛失神和眼睑肌阵挛类型现在得到公认。③这次分类包括了痉挛,由于痉挛可以延续到或者在婴儿期以后发生,"癫痫性痉挛"的概念代替了"婴儿痉挛",但是,目前的知识并不能将"婴儿痉挛"明确划分为局灶性或者全面性。癫痫性痉挛(spasm):表现为突然、短暂的躯干肌和双侧肢体强直性屈性或伸展性收缩,多表现为发作性点头,偶有发作性后仰,肌肉收缩在 0.5~2s 松弛,常成簇发作。常见于婴儿痉挛,偶见于其他癫痫综合征。④取消了局灶性发作的不同亚型之间的区分。但是,对个体患者以及特殊的目的(如癫痫性和非癫痫发作的鉴别、随机临床试验以及手术治疗等),认识到意识或警觉性障碍以及其他特征,仍然非常重要(表 9-4)。⑤肌阵挛-失张力发作类型被认可。

表 9-3 癫痫发作分类(ILAE,2010)

全面性发作
强直-阵挛发作(多种联合出现形式)
失神
典型
不典型
失神伴有特异性表现
肌阵挛失神
眼睑肌阵挛
肌阵挛
肌阵挛-失张力
肌阵挛强直
阵挛
强直
失张力
局灶性发作
未确定全面性或局灶性发作
癫痫性痉挛

注:不能明确诊断为以上分类的发作,在获得进一步充分的信息之前,应考虑为不能分类

表9-4 根据发作中意识障碍的程度描述的局灶性发作(ILAE,2010)

不伴有意识或者警觉性障碍

伴有可以观察到的运动或者自主神经成分(与"简单部分性发作"的概念大体一致,如根据发作表现而描述的局灶运动性、自主神经性能够精确地反映这个概念)T

仅累及主官感觉或者精神现象(与"先兆"的概念大体一致)

伴有意识或者警觉性障碍(与"复杂部分性发作"的概念大体一致)

累及双侧的惊厥性发作(包括强直、阵挛或强直和阵挛成分)这种表达可以替换"继发全面性发作"的概念

三、癫痫持续状态

癫痫持续状态(status epilepticus,SE)是一种以持续的癫痫发作为特征的病理状态,是神经科的常见急症,持续的癫痫发作不仅可导致脑部神经元死亡,还可由于合并感染、电解质紊乱、酸碱平衡失调、呼吸循环衰竭、肝肾功能障碍等因素导致患者死亡。幸存者也常常遗留严重的神经功能障碍。根据是否有惊厥,可以分为惊厥性癫痫持续状态(convulsive status epilepticus,CSE)和非惊厥性癫痫持续状态(non-convulsive status epilepticus,NCSE)。其中,CSE的死亡率和致残率更高。

既往国内沿用的定义为出现两次以上的癫痫发作,而在发作间歇期意识未完全恢复;或者一次癫痫发作持续30min以上。ILAE在2001年建议,癫痫持续状态是"超过这种发作类型大多数患者发作持续时间后,发作仍然没有停止的临床征象或反复的癫痫发作在发作间期中枢神经系统的功能没有恢复到正常基线"。而基于癫痫持续状态的临床控制和对脑的保护,对于发作持续时间也有较多的争议,发作持续5min以上可以考虑为癫痫持续状态是较为积极的观点。

四、局灶性发作中的定位体征

癫痫发作是发作性脑功能异常的结果,而局灶性发作的症状能够提示相对应的脑功能异常区域。因此,在局灶性发作中,对于发作症状的仔细分析,能够获得发作症状的脑皮质功能区域定位信息(发作症状区)。目前,在长期的临床实践中,人们已经陆续识别了较多发作症状的定侧、定位价值,这对于难治性癫痫手术治疗的癫痫源定位有很大帮助。

下列表格列出了部分先兆(表9-5)、发作期症状(表9-6)、发作后症状(表9-7)提示的定位定侧价值。

表9-5 先兆的定侧定位

类型	癫痫灶定侧	可能的定位
一侧体感先兆	对侧	初级体感中枢
一侧听觉先兆	对侧	颞上回
一侧视野初级视觉先兆	对侧	距状回
复杂视觉先兆	不提示定侧	颞顶枕交界
发作性尿意/勃起	非优势半球	岛叶/内侧额、颞叶?
发作性立毛	同侧,右侧多见	扣带回,杏仁核?

表9-6 发作期症状的定侧定位

类型	癫痫灶定侧	可能的定位
强迫性偏转	偏转对侧	额叶眼区
一侧阵挛	对侧	原发性运动区
一侧强直	对侧	辅助运动区,原发性运动区
4字征(SGTC前)	(伸直肢体)对侧	辅助运动区或额叶前部(不对称传播)
一侧肌张力障碍性姿势	对侧	基底节
SGTC不对称结束	(末次阵挛肢体)同侧	可能为发作侧运动区功能耗竭
发作时一侧眨眼	同侧>对侧	不明
一侧运动不能	对侧	负性运动区

（续　表）

类型	癫痫灶定侧	可能的定位
发作时吐痰	非优势半球	岛叶受累可能
发作时呕吐	非优势半球	岛叶受累可能
一侧肢体自动症对侧肌张力障碍姿势	（MTLE）自动症同侧	扣带回前部/基底节区
自动症伴反应保留	（MTLE）非优势侧	不明
情感性面部不对称	（强直侧）对侧	不明
发作性发声	右侧半球	额叶 Broca 区
发作性失语/语言障碍	优势半球	语言区

表 9-7　发作后症状的定侧定位

类型	癫痫灶定侧	可能的定位
发作后一侧一侧 Todd'麻痹	对侧	初级运动区（功能耗竭?）
发作后偏盲	对侧	初级视皮质区（功能耗竭?）
发作后失语/语言障碍	优势半球	语言区（功能耗竭?）
发作后定向力障碍	非优势半球	不明
发作后情感淡漠	非优势半球	不明
发作后饮水	非优势半球	边缘系统,下丘脑?
发作后擦鼻子	（MTLE）同侧	不明
发作性眼震	快相对侧	扫视区受累可能?

五、癫痫发作的鉴别诊断

临床上存在多种多样的发作性事件,既包括癫痫发作,也包括非癫痫发作。非癫痫发作比较癫痫发作在各个年龄段都可以出现,其发病机制与癫痫发作完全不同,并非大脑的过度同步放电所致,脑电图不伴有与发大脑的异常放电。但非癫痫性发作症状与癫痫发作一样,在临床上,都有发作性的特点,发作的表现与癫痫发作有时也非常类似,并非常容易混淆。

非癫痫发作也包括多种的原因,其中一些是疾病状态,如晕厥、精神心理障碍、睡眠障碍等,另外一些是生理现象,多在婴儿或者儿童出现。鉴别发作性事件是否癫痫发作,一方面依靠临床的表现特征,既要对癫痫发作的特征,如发作的一过性、刻板性以及反复性,发作常见的持续时间有充分理解,同时也要掌握癫痫发作症状的表现,注意区分临床发作现象的细节和表现。另外一方面,EEG 检查对于区分能够提供关键的信息。

常见的非癫痫发作如晕厥、短暂脑缺血发作（TIA）、癔症性发作、睡眠障碍、偏头痛、生理性发作性症状等。其中发作性运动障碍是近年来新认识的疾病,多于青少年期发病,于突然惊吓或者过度运动诱发,多出现手足一侧肢体肌张力障碍,舞蹈样不自主运动,意识正常,持续时间短暂,既往认为是运动诱发性癫痫,现在认为不属于癫痫的范畴。

第三节　癫痫综合征

明确了一次发作性临床事件是癫痫发作以后,并不能提供关于病情的严重程度、预后、治疗时间长短的信息,以及不能给予遗传学检查和咨询等方面的重要指导,而这些对于患者的家庭、社会生活、教育和职业的选择都有明显的影响。因此,对于癫痫类型的诊断应该深化,综合征的诊断能有助于科学地分析潜在的疾病特征,以及临床病理和遗传特征,进一步为采用合理的临床治疗提供帮助。

1989 年的癫痫分类主要采用了两分法。

第一步分为具有全面性发作的癫痫类型（全面性癫痫）和具有部分性发作的癫痫类型（部位相关性、部分性或者局灶性癫痫）。

第二步将已知病因（症状性或者继发性癫痫）与特发性（原发性癫痫）以及隐源性癫痫分开。

一、癫痫综合征分类(表 9-8)

癫痫综合征是指一组体征和症状组成的特定癫痫现象。对癫痫综合征和癫痫疾病的认识是癫痫病学发展的最重要里程碑。国际上第一次尝试进行的癫痫综合征分类的方案报道于 1970 年。ILAE 的分类和名词委员会在 1985 年提出的癫痫和癫痫综合征的分类和有关定义,在 1989 年做了修订。

表 9-8　癫痫综合征分类(1989,ILAE)

部位相关性(局灶性、部分性)癫痫 特发性(年龄依赖) ・良性儿童癫痫伴有中央颞部棘波 ・儿童癫痫伴有枕部阵发性活动 ・原发性阅读性癫痫 症状性 ・儿童慢性进展性部分性癫痫持续状态(Kozhevnikov 型综合征) ・以特定因素诱发发作为特征的综合征 ・颞叶癫痫 ・额叶癫痫 ・顶叶癫痫 ・枕叶癫痫 隐源性 隐源性癫痫被猜测属于症状性,但是病因未知 全面性癫痫和综合征 特发性(年龄依赖性,根据发病的先后次序排列) ・良性新生儿家族性惊厥 ・良性新生儿惊厥	・婴儿期良性肌阵挛癫痫 ・儿童失神癫痫 ・青少年失神癫痫 ・青少年肌阵挛癫痫 ・觉醒期 GTCS 癫痫 ・不同于上述其他特发性全面性癫痫 ・由特定刺激模式诱发发作的癫痫 隐源性或者症状性(按发病年龄的先后次序排列) ・West 综合征(婴儿痉挛症) ・Lennox-Gastaut 综合征 ・肌阵挛-站立不能发作癫痫 ・肌阵挛失神癫痫 症状性 非特异性病因 ・早发性肌阵挛脑病 ・伴抑制爆发的早期婴儿脑病 ・不同于上述的症状性全面性癫痫 特异性综合征 ・癫痫发作伴随许多疾病状态。在此组,包括那些以癫痫发作为一种症状或者突出症状的疾病	不能分类为局灶性或者全面性的癫痫和综合征 继有全面性发作又有局灶性发作 ・新生儿发作 ・婴儿期严重肌阵挛癫痫 ・慢波睡眠中持续棘慢复合波的癫痫 ・获得性癫痫性失语(Landau-Kleffner 综合征) ・不同于上述,但未能确定的癫痫 局灶性或者全面性的特征不明确有全面性强直-阵挛发作,但是临床和脑电图资料不能提供区分全面性或者局灶性的所有病例。例如,许多有睡眠大发作的病例难以判断全面性或者局灶性起源 特殊的综合征 状态相关的发作 ・热性惊厥 ・孤立发作或者孤立癫痫持续状态 ・仅由于存在急性代谢性或者中毒

2010 年的 ILAE 国际分类中,提出了"临床-电综合征"的概念,尝试代替"癫痫综合征"。"临床-电综合征"(表 9-9):是基于典型的发病年龄、特异性的 EEG 表现、发作类型识别的明确综合征,并常常与其他特征共同产生一个明确诊断。而这个综合征的诊断能够提示治疗以及预后。同时放弃了将癫痫综合征根据病因进行分类,而是强调了临床电综合征的年龄相关性。

表 9-9　临床电综合征和癫痫分类(2010,ILAE)

根据发病时间持续的临床电生理综合征	特定的综合征
新生儿期	良性家族性新生儿癫痫(BFNE) 早发性肌阵挛脑病(EME) 大田原综合征
婴儿期	婴儿期癫痫伴游走性局灶发作 West 综合征 婴儿期肌阵挛癫痫 良性婴儿癫痫 良性家族性婴儿癫痫 Dravet 综合征 非进行性疾病中的肌阵挛脑病

（续　表）

根据发病时间持续的临床电生理综合征	特定的综合征
儿童期	全面性癫痫伴热性惊厥附加症（可于婴儿期发病）
	Panayiotopoulos 综合征
	癫痫伴有肌阵挛-失张力发作
	伴中央颞区棘波的癫痫（BECTS）
	常染色体显性遗传夜发性额叶癫痫（ADNFLE）
	晚发性儿童枕叶癫痫（Gastaut 型）
	肌阵挛失神癫痫
	Lennox-Gastaut 综合征（LGS）
	癫痫性脑病伴慢波睡眠中持续棘慢复合波（ECSWS）
	Landau-Kleffner 综合征（LKS）
	儿童失神癫痫
青少年-成人期	青少年失神癫痫（JAE）
	青少年肌阵挛癫痫（JME）
	仅有全面性强直阵挛发作的癫痫
	进行性肌阵挛癫痫（PME）
	常染色体显性癫痫伴听觉症状（ADEAF）
	其他家族性颞叶癫痫
年龄非特性癫痫	家族性局灶癫痫伴可变局灶
	反射性癫痫
相对明确的诊断实体	伴海马硬化的内侧颞叶癫痫
	Rasmussen 综合征
	痴笑发作伴下丘脑错构瘤
	偏侧惊厥-偏瘫癫痫
	不能归属于上述任何诊断实体的癫痫可以首先根据存在或者缺乏的已知的结构或代谢异常，并根据主要的发作起源方式区分（局灶或全面）
由于代谢或者结构性病因的癫痫	皮质发育异常（偏侧巨脑征，灰质异位等）
	神经皮肤综合征（结节性硬化，sturge-weber 等）肿瘤
	感染
	外伤
	血管瘤
	围生期损伤
	卒中等
病因未知的癫痫	
可不诊断为癫痫的发作	良性新生儿发作
	热性惊厥

二、部分癫痫综合征介绍

1. 早发性肌阵挛脑病（EME）　罕见。发生在出生后的数天至数周，超过 60% 的病例在出生后 10d 内发病。无性别差异。病因是多因素，最常见的为严重的遗传性代谢障碍。表现为难治性频繁的游走性或节段性肌阵挛发作，脑电图表现为爆发抑制异常模式，多出现在睡眠期，或在睡眠期增强。病情严重，精神运动发育迟滞，缺乏有效的治疗，预后不良。与大田原综合征是癫痫性脑病的最早形式。

2. 大田原综合征（Oahara 综合征）　罕见。出生数天至数月发病，多发病于出生后 10d 左右。为症状性或者隐源性的病因，最常见病因为脑的发育性异常，如偏侧巨脑回、脑穿通畸形、无脑回畸形等，代谢性因素少见。影像学检查有帮助。临床表现以强直发作为主要特征，表现为持续 1～10s 的躯干向前强直性屈曲组成，发作频繁，单独或者丛集出现。肌阵挛发作罕见。脑电图也表现为清醒期和睡眠期的爆发抑制异常模式。患儿精神运动发育迟滞,缺乏有效的治疗,预后不良。

3 Dravet 综合征(婴儿严重肌阵挛癫痫) 临床相对少见。大多数 Dravet 综合征由 SCN1A 基因的新发严重突变(错义、框移和无义突变)所致。发病高峰在出生后 5 个月。发病前发育正常,多具有热敏感性,最初的发作可以表现为热性惊厥,少部分病例在疫苗接种后特别是百白破疫苗后出现首次发作,随着病程的进展,并有多种其他的发作形式,包括全身强直-阵挛、肌阵挛发作、非典型失神发作以及发作具有局灶性特征等,出现进行性精神运动发育迟滞,对于药物的反应性差,而作用于钠离子通道的抗癫痫药物,如卡马西平、奥卡西平以及拉莫三嗪等加重发作。脑电图正常背景活动随着病程进展逐渐变慢,以全面性 θ 和 δ 波为主。阵发性的多棘波或棘慢波逐渐增多,并占优势,多呈短暂爆发,通常不对称,局灶或多灶性的尖波或棘慢波常见。

4. 婴儿痉挛症(West 综合征) 是一种多种原因导致的特异性癫痫性脑病,具有严格的年龄依赖性,多在 3 个月至 1 岁发病,70%的患儿在出生后 6 个月内发病,但出生后 3 个月内发病者少见。男婴儿占轻微优势。大多数可以找到明确的脑损伤因素,例围生期损伤、遗传代谢疾病、发育异常等,结节性硬化是常见病因之一。临床表现为频繁"点头"的癫痫性痉挛为特征性发作形式,为躯体和肢体突发而短暂的强直性收缩,持续时间介于肌阵挛和强直发作之间,往往呈丛集性发作特征。脑电图特征为高度失律,背景活动紊乱,脑电活动高波幅不同步,以及有多灶性的尖慢/棘慢复合波等。本综合征预后差,精神运动发育迟滞,为难治性类型,随着年龄增长,可以转化为 LGS。ACTH 是首选治疗药物。

5. Lennox-Gastaut 综合征(LGS) 也为年龄相关性癫痫,多于 3～8 岁发病,3～5 岁为发病高峰。男孩占轻度优势。病因与 West 综合征类似,多种脑损伤性因素都可以导致,少部分由 West 综合征演变而来。临床表现为多种形式的频繁癫痫发作,包括强直发作、非典型失神发作、肌阵挛发作和失张力发作等多种形式发作,发作时容易猝倒。发作间歇期脑电图表现为背景活动异常基础上的,慢棘慢复合波节律(1～2.5Hz),睡眠中可有快波节律。患儿智能发育迟滞。预后差,在丙戊酸基础

用药上,添加其他药物联合治疗,但也为药物难治性类型,是癫痫性脑病的一种。临床需要与肌阵挛-失张力癫痫鉴别。与 West 综合征相似,如有肯定的局灶性病变并导致发病,可以考虑手术切除治疗。胼胝体部分切开术有助于缓解跌倒发作。

6. 失神癫痫 根据发病年龄不同,可以分为儿童失神癫痫(CAE)和青少年失神癫痫(JAE)。CAE 是儿童期最常见的癫痫类型之一,多在 4～10 岁发病,5～6 岁为发病高峰。女性患儿有轻度发病优势。临床以典型失神发作为核心特征,表现为突发突止的短暂意识障碍,未经治疗的病例发作频繁,但缺乏其他的发作类型。充分的过度换气几乎均可以诱发发作,患儿体格智能发育正常,丙戊酸是治疗的首选,预后良好。脑电图为 3Hz 的棘慢波综合。JAE 发病年龄多为 9～13 岁,主要表现为失神发作,大多数患者具有全身强直阵挛发作,大约 1/5 的患者有肌阵挛发作。未经治疗的病例,发作可能持续多年。

7. 青少年肌阵挛癫痫(JME) 也为常见的癫痫类型,具有遗传背景,青少年起病,高峰为 14～15 岁,智能体格发育正常。JME 以多在觉醒后出现肌阵挛发作为主要特征,波及下肢可以出现跌倒。绝大多数患者会有全面性强直阵挛发作,少部分病例有典型失神发作。疲劳、睡眠剥夺以及饮酒往往是明显的触发因素。脑电图特征为双侧性多棘慢波或者棘慢复合波。避免触发因素,丙戊酸为首选治疗。本类型预后良好,未经治疗的病例发作可能持续多年。

8. 儿童良性癫痫伴有中央颞部棘波(BECTS) 是儿童期最常见的癫痫类型之一,具有遗传背景。5～10 岁发病最为多见,7～9 岁是发病高峰。临床核心特征是大多数病例仅在睡眠中发作,发作稀疏,经常是单次的局灶性发作,主要为单侧面部运动感觉症状,口-咽-喉表现,语言剥夺以及唾液分泌过多,偶尔全面化。患儿发育正常,预后良好,青春前期有自我缓解的趋势。脑电图的特征在于一侧中央颞部棘波,多为双相形态,并且在睡眠中频繁出现。少部分发作非常稀少的病例,不需要治疗。对于发作相对较多的病例,可以选择丙戊酸或者卡马西平等,后者偶尔可以导致发作增多以及负性肌阵挛。

9. 儿童良性枕叶癫痫 是年龄相关性的预后良好的癫痫类型,患儿生长发育正常。根据发病时间,可以分为早发型(Panayioltopoulos 型)和晚发

型(Gastaut 型)。Panayioltopoulos 型起病年龄在 1～14 岁,高峰为 4～5 岁。无性别差异。其主要表现为局灶性发作,以自主神经发作,如发作性呕吐和自主神经发作持续状态为特征,以及头眼的偏转。脑电图显示功能性棘波,主要是多灶性高波幅尖慢复合波,在后头部更为突出。Gastaut 型或称为特发性晚发型儿童枕叶癫痫,发病年龄在 3～15 岁,平均为 8 岁,无性别差异。发作症状表现为简单视幻觉、视盲,并常伴有眼睛偏转、发作后头痛以及呕吐。发作往往频繁,多在清醒中发作。脑电图显示一侧或者双侧枕区的癫痫样放电,预后相对良好,有自限性。

10. Rasmussen's 综合征　是一种严重的,主要影响一侧大脑半球伴有药物难治性的癫痫,也是癫痫性脑病的一种。发病可能与病毒感染以及自身免疫异常有关。多起病于 1～15 岁,突出症状为难以控制的癫痫发作,多为单纯部分性运动性发作起病,易出现部分性局灶性运动发作持续状态(EPC),也可继发其他类型发作。随着病情进展,患者出现轻偏瘫和神经心理恶化和认知、语言缺陷。影像学可以发现一侧或者局部大脑萎缩,脑电图呈现背景活动异常,一侧为主的癫痫样放电,病灶处神经外科活检显示慢性脑炎证据。早期的手术治疗能够缓解发作,改善预后。

11. 颞叶癫痫(TLE)　是指发作起源于颞叶的癫痫类型,是最常见的癫痫综合征之一。根据发作起源的解剖部位可以分为内侧颞叶癫痫(MTLE)和外侧颞叶癫痫(LTLE),前者更为多见。MLTE 的病因多样化,多种损伤性因素,如脑炎、局部肿瘤等都可以导致发病,其中海马硬化是最多见的病理改变,患者往往幼年有热性惊厥的病史,在儿童期可以发病,对治疗的反应好,但在青春期前发作再次出现,并趋于多种抗癫痫药物难治,病情迁延。MTLE 的发作症状包括以自主神经症状(胸腹部不适感,胃气上涌感)以及精神症状(似曾相识/似曾不相识)等为特点的简单部分性发作,多伴有自动症的复杂部分性发作等。而 LTLE 的病因包括皮质发育不良、血管畸形以及肿瘤等,发作多以幻听为首发症状。对于药物治疗效果不好以及有特殊性病变的患者,手术治疗有较好的疗效。脑电图显示颞区的癫痫样放电。

12. 额叶癫痫(FLE)　是癫痫发作起源于额叶结构的癫痫类型。病因复杂。常染色体显性遗传夜发性额叶癫痫(ADNFLE)在 7～12 岁为发病高峰,临床表现为睡眠中频繁的癫痫发作,一夜可以几次到数十次,具体发作类型为运动性部分性发作,过度运动为主。脑电图大多正常或者存有额区的癫痫样放电。预后良好。而大多数额叶癫痫为症状性或者隐源性。任何导致额叶损伤的因素都有可能造成癫痫发作。由于额叶结构复杂,起源于不同亚区的发作可有不同的发作症状表现。例如,起源于原发运动区的发作以阵挛为主要表现,起源于辅助运动区的发作表现为不对称强直,起源于运动前区的发作可以表现为过度运动,起源于眶额回的发作也可以类似于颞叶发作的起源等。额叶发作发作时间相对短,持续 10 余秒以及数十秒,丛集发作,发作后意识恢复快以及多余睡眠中发作等。脑电图记录到额区的局灶性癫痫性放电对于诊断有帮助,而发作期记录到的节律性演变性放电节律有助于定位。

13. 获得性癫痫性失语　又称 Landau-Kleffner 综合征(LKS),本病少见,是一种部分可逆的癫痫性脑病。2～8 岁发病,5～7 岁为发病高峰。男性患儿多于女性患儿。所有的患儿都有获得性的语言功能衰退,首发症状通常为听觉性词语失认,逐渐进展,出现言语表达障碍、错语、重复语言等,最终发展为完全性词聋,以及各种类型失语。多伴有行为和心理的障碍,多动-注意力缺陷常见。大约 3/4 的病例伴有稀少的癫痫发作,其形式包括部分性发作和全面性发作。脑电图以睡眠中连续出现的棘慢复合波节律为特征,多为双侧性,颞区占优势。本病为年龄依赖性,在一定的阶段对于抗癫痫药物的反应性差,青春前期趋于缓解,但可能遗留一定的语言功能缺陷,部分患者可以尝试激素以及免疫球蛋白治疗。本病的临床与慢波睡眠中持续棘慢复合波的癫痫性脑病(ECSWS)有重叠,区别点在于 LKS 的获得性失语为临床核心表现,后者其他认知行为异常表现突出,前者癫痫发作缺乏或者稀少,而后者癫痫发作出现率高。脑电图前者慢波睡眠中的持续放电颞区明显,而后者额区更为突出,获得性的失语并非特征性的临床表现。

14. 进行性肌阵挛癫痫(PME)　青少年期发病多见,患者临床以进行性加重的肌阵挛发作为特征,以及全身强直阵挛发作,并出现进行性认知功能衰退、小脑性共济失调以及锥体束症状等。脑电图呈现背景活动异常基础上的全面性以及多灶性棘慢/多棘慢波复合波。进行性肌阵挛见于蜡样褐脂质沉积症、Lafora 病等几种遗传代谢病。

第四节　癫痫的病因

对癫痫病因的寻找是癫痫诊断中的重要步骤和重要内容,特别是对于新出现的癫痫发作和具有部分性发作的病例。寻找癫痫病因对于选择治疗、判断预后都有帮助。

对于癫痫的病因,一方面,病史、家族史等都能提供帮助。例如,家族的遗传背景可以提供遗传倾向,有头颅外伤的病史、有中枢神经系统感染的病史可以提供明确的病因。另外一方面,现代高分辨率的影像学对于病因也有很好的提示,能够发现结构性异常,例如,对于皮质发育畸形的发现、对于新生肿物的发现等。

一、癫痫病因的分类

传统上,从病因的角度,癫痫可以分为特发性癫痫、症状性癫痫以及隐源性癫痫。

1. 特发性(idiopathic)　是指除了存在或者可疑的遗传因素意外,缺乏其他的病因。多在青春期前起病,预后良好,但并不是临床查不到病因的就是特发性癫痫。现在的研究显示,特发性癫痫多为中枢神经系统的离子通道病。

2. 症状性(symptomatic)　由于各种原因造成的中枢神经系统病变或者异常,包括脑结构异常或者影响脑功能的各种因素。在这一类,癫痫发作是其中的一个症状或者主要症状。值得注意的是,少部分遗传性疾病,但是造成了发育的异常、代谢的异常或者其他的进行性病程,仍然为症状性癫痫的范畴。随着医学的进步和检查手段的不断发展和丰富,能够寻找到病因的癫痫病例越来越多。

3. 隐源性(cryptogenic)　可能为症状性。尽管临床的某些特征提示为症状性的,但是,目前的手段难以寻找到病因。

在2010年ILAE的建议中,对于癫痫病因,进一步划分为遗传性(Genetic)、结构/代谢性(Structural/Metablic)和未知病因(Unknown causes)型。

二、与癫痫发作或癫痫综合征相关的疾病分类

与癫痫发作或癫痫综合征相关的疾病分类,见表9-10。

表9-10　与癫痫发作或者癫痫综合征相关的常见疾病分类

疾病分组	具体的疾病	疾病分组	具体的疾病
进行性肌阵挛癫痫	蜡样褐脂质积症 Sialidosis(涎酸沉积症) Lafora 病 Univerricht-Lundborg 病 神经轴索营养不良 肌阵挛癫痫伴破碎红纤维 （MERRF) 齿状核红核苍白球路易体萎缩	遗传性代谢性疾病	非酮性高甘氨酸血症 甘氨酸血症 丙酸血症 亚硫酸盐氧化酶缺乏症 果酸,二磷酸酶缺乏症 其他有机酸尿症 吡哆醇依赖症 氨基酸尿症(枫糖尿症,苯丙酮尿症,其他)
神经皮肤病变	结节性硬化 神经纤维瘤病 伊藤(Ito)黑色素减少症 表皮痣综合征 Sturge-Weber 综合征		尿素循环障碍 糖类代谢异常 生物素代谢异常 叶酸和维生素代谢异常 葡萄糖转运蛋白缺乏病
皮质发育异常所致的畸形	孤立的无脑回畸形 Miller-Dieker 综合征 X-连锁无脑回畸形 皮质下带状灰质异位 局灶性灰质异位 半侧巨脑回 双侧大脑外侧裂周围综合征 单侧多处小脑回畸形 裂脑畸形 局灶或多灶性皮质发育不良		糖原贮积病 延胡索酸酶缺乏 过氧化物体病 综合征 线粒体病(丙酮酸脱氢酶缺乏症,呼吸链缺陷)

（续 表）

疾病分组	具体的疾病	疾病分组	具体的疾病
其他大脑畸形	Aicardi 综合征 PEHO 综合征 肢端胼胝体综合征 其他	出生前或围生期缺 血或缺氧性损伤或 大脑感染造成的非 进行性脑病	脑穿通畸形 脑室周围白质软化 小头畸形 弓形虫原虫病、脑血管意外、HIV 等造成大脑钙化和其他损伤
肿瘤	胚胎发育不良神经上皮肿瘤 （DNET） 神经节细胞瘤 神经胶质瘤 海绵状血管瘤 星形细胞瘤 丘脑下部错构瘤（伴有痴笑 发作） 其他	出生后感染 其他出生后因素	脑囊虫病 疱疹性脑炎 细菌性脑膜炎 其他 头部外伤 乙醇或其他药物滥用 卒中 其他
染色体异常	部分性 4P 单体或 Wolf- Hirschhorn 综合征 12P 三体征 15 染色体倒位复制综合征 环状 20 染色体 其他	其他	腹部疾病（癫痫伴有枕叶钙化 和腹部疾病） Northern 癫痫综合征 Coffin-lowry 综合征 Alzheimer 病 Alper 病
伴复杂发病机制的 单基因孟德尔遗传 病	脆性 X 综合征 Angelman 综合征 Rett 综合征 其他		

三、常 见 病 因

(一)遗传因素

遗传因素是导致癫痫,特别是经典的特发性癫痫的重要原因。分子遗传学研究发现,大部分遗传性癫痫的分子机制为离子通道或相关分子的结构或功能改变。已经发现的主要遗传性癫痫的致病基因见表 9-11。鉴于癫痫遗传学的快速发展,癫痫的诊断将有可能由表型逐步向表型＋基因型诊断方向发展,癫痫的基因型诊断不仅可以进行遗传咨询,而且有可能指导临床治疗。

(二)主要的癫痫结构性异常病因

1. 海马硬化(hipocampal sclerosis,HS) 尽管对于海马硬化是病因还是疾病的结果还存在争议,但海马硬化是最常见的癫痫性异常病理改变之一。目前通过高分辨率的头颅 MRI,已经能够在体诊断。在影像学上,表现为海马萎缩,内部细微结构丧失,在 FLAIR 相海马信号增高,脑室颞角扩大

等(图 9-2)。

组织学上,海马硬化特征表现为 CA1、CA3、CA4 区神经元脱失和胶质细胞增生,而 CA2 区神经元相对保留。对于海马硬化,可以根据神经元的脱失程度和胶质细胞增生分类(wyler),或者根据内部区域神经元脱失和胶质细胞增生的差异性分类,如可以分为 CA1 为主型(神经元脱失主要局限于 CA1 区);经典硬化型(A1、CA3、CA4 区脱失,而 CA2 区相对保留);endfolium 型(神经元脱失主要限于 CA3,CA4 区)以及全面硬化型(CA1-4 神经元均脱失)。

2. 大脑皮质发育不良(malformation of cortical development,MCD) MCD 是在宫内大脑皮质形成过程中障碍而导致的皮质异常。遗传因素以及非遗传性因素干扰了神经干细胞增殖、迁移和分化的不同阶段过程,导致了不同类型的皮质异常,形成了非常广泛的疾病谱,如小头畸形、脑室周围灰质异位结节、偏侧巨脑症、脑穿通畸形、皮质下灰

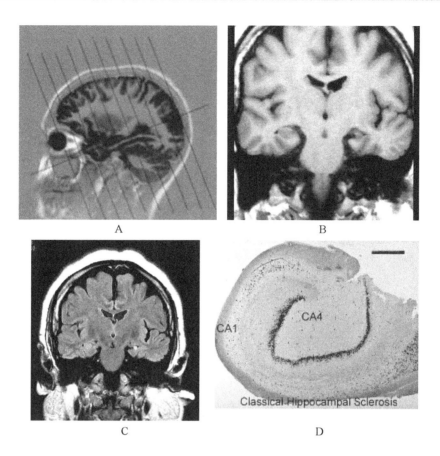

图 9-2 海马萎缩的磁共振和病理表现

A. 垂直于海马长轴的定位相；B. T₁ 显示左侧海马萎缩；C.FLAIR 显示左侧
海马萎缩伴信号增强；D. 海马硬化的组织病理学表现，经典性海马硬化显示
CA1 区和 CA3 和 CA4 区神经元脱失（neun 染色）

表 9-11 部分单基因和多基因遗传性癫痫的致病基因

癫痫类型	致病基因	基因产物
单基因遗传性癫痫		
良性家族性新生儿癫痫	KCNQ2，3	M 型钾通道 Q$_{2,3}$亚单位
良性家族性新生儿婴儿癫痫	SCN2A	Ⅱ 型钠离子通道 α 亚单位
全面性癫痫伴热性惊厥附加症	SCN1B,SCN1A,SCN2A,AGBAG2	钠通道 β 亚单位，Ⅰ，Ⅱ 型钠通道 α 亚单位，GABAa 受体亚单位
婴儿重症肌阵挛癫痫	SCN1A	Ⅰ 型钠通道 α 亚单位，
常染色体显性遗传夜发性额叶癫痫	CHRNA4，CHRNB2	烟碱型乙酰胆碱受体 α$_4$，β$_2$ 亚单位
青少年肌阵挛癫痫	GABRA1	GABAa 亚单位
常染色体遗传性伴听觉特征的部分性癫痫	LGI1	富亮氨基酸胶质瘤失活蛋白
多基因性全面性癫痫		
特发性全面性癫痫	CLCN2,GABRD	氯离子通道 GABAδ 亚单位
儿童失神癫痫	CACNA1H	T 型钙通道
青少年肌阵挛癫痫	BRD2	转录调控因子
	EFHC1，2	钙感受器等

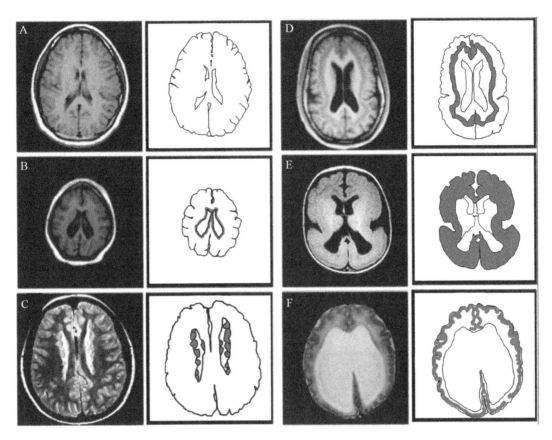

图 9-3　**A.** 正常大脑；**B.** 小头畸形；**C.** 脑室周围灰质异位结节；**D.** 皮质下带状灰质异位；**E.** 经典型无脑回畸形（无脑回畸形 1 型）；**F.** 卵石样无脑回畸形（无脑回畸形 2 型）

质异位带以及无脑回畸形等（图 9-3）。

　　大脑皮质发育异常患儿，多伴有体格发育迟缓、智能发育迟缓和癫痫发作。其中，癫痫发作往往趋于难治性，也是婴幼儿期、儿童期难治性癫痫的主要病因之一。

　　局灶性皮质发育不良（FCD）是 MCD 中的一种类型，与癫痫关系密切。80%～90% 在 10 岁以前发病，表现为趋于药物难治的局灶性发作，病变局灶的病例手术治疗有较好的效果，是儿童难治性癫痫手术治疗最常见的组织病理发现之一。病变发生于新皮质，中央沟附近多见。影像学，可以观察到局部皮质增厚、信号增高，灰白质边界模糊以及 transtmental 征（从皮质到脑室的逐渐减少的异常信号，为神经元在发育期迁移过程中遗留所致）等（图 9-4）。有时病变轻微，影像学难以发现。而脑电图可以呈现发作间歇期阵发性或者节律/半节律性放电。

　　组织学上，FCD 表现为皮质构层异常和细胞异常（图 9-5）。皮质构层异常为皮质 Ⅰ～Ⅵ 呈排列紊乱，锥体神经元散在于 Ⅱ～Ⅵ 层或者呈现异常线性排列，Ⅰ 层即分子层细胞增多。细胞异常表现出现

非成熟细胞、异形细胞、巨细胞以及气球样细胞。根据 2011 年的国际分类，FCD 划分为 3 型：①Ⅰa 为皮质的垂直构层异常（神经元异常的垂直于皮质表面的线状排列）；Ⅰb 型为皮质的水平构层异常；Ⅰc 型兼有上述两种特征。②Ⅱa 为伴有异形细胞；Ⅱb 为伴有异形细胞和气球样细胞。③Ⅲa 型为伴有海马硬化的颞叶皮质构层异常；Ⅲb 为胶质肿瘤或者神经胶质细胞混合瘤附近的皮质构层异常；Ⅲc 型为血管畸形附近的皮质构层异常；Ⅲd 型为其他在早期获得性病变，如外伤、缺血性损害以及脑炎等附近的皮质构层异常。

　　3. 肿瘤　生长缓慢的低级别脑肿瘤更容易导致癫痫。而神经胶质混合细胞肿瘤，主要包括神经上皮发育不良肿瘤（DNT）、神经节细胞肿瘤等，属于发育性肿瘤，尽管从肿瘤分级的角度属于 Ⅰ～Ⅱ 级，但是造成药物难治的一个重要原因。特别是青少年、儿童和婴幼儿难治性患者中最常见的肿瘤类型。在影像学上，神经胶质混合细胞肿瘤多位于皮质，可有囊性改变、钙化，有轻度增强。

　　其他常见病因包括血管发育异常、各种原因造成的损伤等。

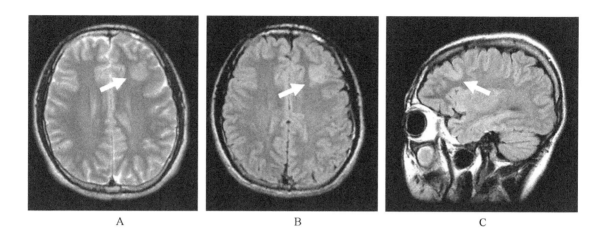

图 9-4　局灶性皮质发育不良(FCD)
A. 额叶局灶皮质增宽,灰白质信号不清;B. FLAIR 轴位;C. FLAIR 矢状位示相同部位局灶性皮质信号增强

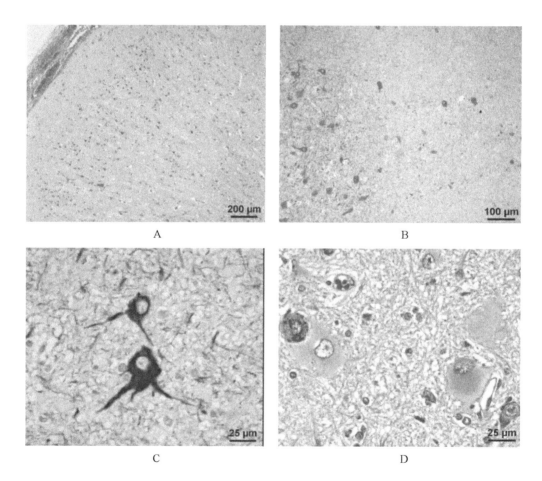

图 9-5　FCD 的病理
A. 神经元呈现异常柱状排列(KB 染色);B. 未成熟神经元以及白质中神经元异位(neurofilament 染色);C. 异形细胞(neurofilament 染色);D. 气球样细胞和异形细胞(KB 染色)

第五节 癫痫的诊断

一、癫痫的诊断依据

在癫痫发作和非癫痫发作的鉴别诊断中,临床病史能够提供关键的价值。完整的病史包括发作史、出生史、生长发育史、热性惊厥史,包括脑炎、头颅外伤等脑损伤史,家族史等。

临床发作史是癫痫病学的核心内容,也是诊断癫痫发作和癫痫最重要的依据。完整而详细的发作史对区分是否为癫痫发作、哪一种类型的癫痫发作、是否可以诊断为癫痫以及进一步划分癫痫的类型都有极大的帮助。由于癫痫发作的不可预期性,绝大多数癫痫患者都是在发作间歇期就诊。因此,获得详细的病史和发作细节非常关键。临床上医生必须花费较长的时间详细了解患者发作史。由于发病时患者多有意识障碍,患者叙述不清发作的情况,甚至自己根本不知道发作。最好能询问发作的目击者,获得可靠的资料。

另外,需要详细询问患者的出生史、既往史、家族史以及生长发育史。对于癫痫的准确诊断、分类诊断、病因诊断有帮助。

体格检查的阳性或者阴性发现对于已经诊断癫痫病例的病因,以及癫痫发作和癫痫综合征的分类有提示价值。

在现代医学的认识水平下,不能仅满足于模糊和笼统的癫痫诊断,癫痫诊断的层次包括①癫痫发作的鉴别诊断:区分发作性事件是不是癫痫发作;②癫痫发作的分类诊断:是哪一种类型的癫痫发作;③癫痫综合征的分类诊断:区分是哪一种类型的癫痫综合征;④癫痫的病因诊断:具体的病因是什么。

另外,在有条件的情况下,可以对癫痫造成的躯体、社会心理影响进行评估。

二、脑电图在癫痫诊断中的应用

1. 脑电图　脑电图是通过放置适当的电极,借助电子放大技术,将脑部神经元的自发性生物电活动放大 100 万倍,将脉冲直流电转变为交流电并记录下来的脑电活动。现在认为脑电图的电位变化来自于皮质大锥体细胞顶树突的兴奋性和抑制性突触后电位总和,脑电位的节律变化则是丘脑和脑干网状结构系统与大脑皮质的相互作用的结果。

经过 80 余年的发展,脑电图已经广泛应用于临床。数字化以及计算机技术的发展使 EEG 能够更好地满足临床需要,也使长程脑电图、录像脑电图以及多导睡眠脑电图检测更为方便。

脑电图反映脑的电活动,是诊断癫痫发作和癫痫的最重要的手段,并且有助于癫痫发作和癫痫的分类。临床怀疑癫痫的病例必须进行脑电图检查。在应用中必须充分掌握不同癫痫发作和癫痫类型的脑电图特征性表现,熟悉脑电图的检查程序,熟悉不同的脑电图伪差,分辨在不同生理状态下的脑电图改变,分辨正常异常脑电图表现与生理变异,以及掌握脑电图检查的价值和局限。

诱发试验是一组脑电图描记中的特殊程序,其目的是在进行临床脑电图记录时,通过一定的方法,增强或者引出异常的脑电活动。通过诱发试验获得的信息对一部分疾病,特别是癫痫的诊断,有很大的价值。其中,过度换气是一种常用的诱发试验,有时可诱发出伴有临床发作的爆发性电活动。过度换气对失神发作效果最显著,多数失神癫痫儿童经过过度换气可显示典型的 3Hz 节律性棘慢复合波节律,并在临床上常伴有短暂失神发作。另外,闪光刺激对于肌阵挛发作以及光敏性癫痫患者有很高的价值。可疑癫痫患者的脑电图描记最好要包括睡眠描记,因为睡眠 EEG 与清醒描记 EEG 具有显著的区别,并且一些异常放电活动仅出现或者主要出现于睡眠期,对于癫痫的诊断也具有极其重要的价值。

脑电活动的异常包括特异性和非特异性发现。非特异性脑电异常模式与一定的临床状态缺乏紧密的相关性,难以提示特定的疾病或者病因。特异性异常则是表现为癫痫样放电异常模式,对于诊断癫痫具有特异性。

(1)癫痫样放电(epileptiform discharges)(图 9-6):癫痫的脑电图表现根据是否伴有临床发作,可以分为发作期和发作间歇期的异常。发作间歇期的癫痫样放电往往单发或者散发出现,而发作期的脑电图表现往往为爆发性出现节律性电活动,其频率、波幅、波形特征以及空间分布随时间进程而演变。根据部位的不同,癫痫样放电可以区分为局灶性或者全面性。

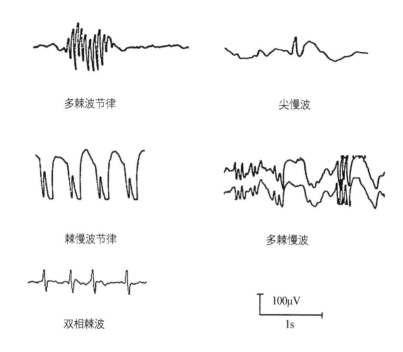

多棘波节律　　　　　　　　　尖慢波

棘慢波节律　　　　　　　　　多棘慢波

100μV

1s

双相棘波

图 9-6　癫痫样放电

① 发作间歇期癫痫样放电(interictal epileptiform discharges,IEDs)特征:发作间歇期癫痫样放电是与正常脑电活动有明显区别的脑电活动,主要包括突出于背景的棘波(时限小于 70ms 或者 80ms)、尖波(时限在 70/80ms 至 200ms)、尖慢波复合波、棘慢/多棘慢复合波等。

在细胞水平,发作性去极化漂移(PDS)是癫痫样放电的基础。由于癫痫发作具有不确定性,因此,很难在常规脑电图检查时捕获临床发作时的脑电变化。因此,临床对于癫痫的诊断主要依靠发作间歇期癫痫样放电进行。发作间歇期癫痫样放电的阳性率在 40% 左右,但如果包含了适当的诱发方式,如睡眠诱发和蝶骨电极,并随着描记时间的延长,阳性率能够大大提高。IEDs 具有以下的特征。

a. 出现方式:明显突出于背景脑电活动;呈现一过性出现,大多数的 IEDs 是单个或者孤立的反复出现,但偶尔表现为连续节律性出现;在相同的部位反复出现。

b. 波形特点:IEDs 可以分为尖样波或者复合波,如尖波、棘波、棘慢波复合、多棘慢波复合等。

c. 极性:头皮 IEDs 的极性为负性。

d. 出现范围:局灶性 IEDs 出现在一定的局灶范围,往往能被附近的数个电极同时记录到。如果是全面性放电则往往累及双侧的电极。

全面性癫痫样放电反映的是大脑弥散的功能失常,全面性放电具有广泛性特点。典型全面性的发作间歇期癫痫样放电模式包括:阵发性棘慢复合波活动或节律、不典型棘慢复合波、阵发性快节律以及高度失律。脑电图呈现 3Hz 和大于 3Hz 的阵发性棘慢复合波节律往往提示特发性因素,而慢的棘慢复合波多代表了症状性或者隐源性的类型。

间歇期局灶性癫痫样放电多以散在的单个慢波、尖慢波以及棘波或者尖波出现,偶尔呈现连续出现甚至呈现一定的节律。出现在局部,并可以扩散至相邻的区域,最常见出现于前颞区,放电来源于边缘系统结构,即内侧颞叶结构。有时局灶性放电快速向对侧传播,会造成双侧同步化,呈现为全面性放电的形态。

②发作期异常放电:发作期的放电包含了起源、逐渐进展和发作后表现。进展包含了波幅的演变、频率的演变、波形的演变和放电区域的演变等几个方面。发作起始的异常电活动可以为快波的节律也可以为棘慢/尖慢复合波节律或者慢波节律,也可为突然发生背景电活动的抑制。并且,随着发作的放电部位则通常由局部向周围扩散、也可以扩散到为一侧性或者双侧性。

③脑电图在癫痫诊治中的应用价值与局限。脑电图在癫痫诊治中的价值如下。

a. 脑电图发现的癫痫样放电,在临床资料提示癫痫的情况下,支持癫痫的诊断。

b. 能够较好地反映异常放电的起源和传播。

c. 大多数的癫痫发作和癫痫综合征有相对特异的脑电图特征,脑电图有助于癫痫发作类型和癫痫综合征类型的区分。

d. 有助于判断治疗反应,作为减药、停药的参考。

在临床实践中需要注意,脑电图的发现必须密切结合临床所见,脑电图的判读也是与临床所见相互验证的过程,孤立解释脑电图的发现容易导致错误的结论。

a. 不能仅仅根据脑电图发现癫痫样放电就诊断癫痫,很少一部分正常人也存在癫痫样放电。

b. 脑电图的正常也不意味着排除癫痫。既包括多种原因造成的假阴性,又存在放电部位隐蔽或者异常放电稀疏,很难通过 EEG 记录到的情况。

c. 大多数情况下,癫痫异常放电的频率与临床的严重程度并不一致。

d. 存在典型癫痫样放电的同时,也存在大量的不典型脑电图表现,需要仔细甄别。

e. 需要细致排除伪差影响,并甄别癫痫样放电与脑电活动的正常变异。

(2) 颅内脑电图:在难治性癫痫的术前评估中,少部分患者由于无创性检查,包括头皮脑电图、影像学等,不能提供准确的定位信息,则需要通过外科手术,进行颅内脑电图记录。选择组织相容性好的不锈钢以及铂或者铂铱合金电极,应用硬膜下电极包括条形和栅状用以记录来自大脑凸面、基底部以及内侧部的放电,或者针对深部脑组织结构植入深部电极,已经逐渐成为颅内电极临床应用的主流。而由于术中皮质电极记录时间限制,并受麻醉和手术操作刺激影响,所记录到的结果并不能完全真实地反映自然的脑电活动,故手术植入电极后返回脑电监测病房,进行慢性植入电极记录,目前在国际范围内广泛采用。

相对于头皮电极,由于避免了颅骨、头皮等组织的衰减效应,颅内电极能够近距离记录脑电活动,空间分辨率有了很大的提高,所识别的是<1cm^2 范围内的脑电信号,并且能在异常放电出现尚未广泛传播之前的早期阶段记录到,而近年新发展的微电极技术甚至可以记录到单个或者数个神经元的放电。并且颅内脑电图也能够基本免除眼动、肌电以及动作等各种伪差的干扰。

由于所有颅内脑电图的记录都来自于患者,对正常脑生理性电活动、生理变异性脑电活动以及异常脑电活动的颅内信号识别,现在仍然缺乏严格的标准。颅内记录的发作期癫痫放电的起始特征、波幅、频率和部位的演变与头皮脑电的分析存在一定差别,多年的观察也总结了多种癫痫发作的相对特异放电模式。值得注意的是,对于颅内电生理的解释必须要有充分的经验,即使是观察到较为经典的放电模式,也可存在误导的可能。

传统的脑电图信号仅能在 0.5～70Hz 相对窄的频带范围分析。而随着数字技术的进步,颅内电极记录为研究宽频带脑电图的特征提供了基础。近年来发现的在超高频段的高频震荡(high frequency oscillation,HFO)和低频段的放电模式,为传统的癫痫源定位提供了新的思路和手段。例如,200Hz 以上的病理性高频振荡(fast ripple),很可能反映了非常局限部位的异常神经细胞的同步化点燃,其并不传导的特性,为癫痫源定位提供了较为可靠的指标。另一方面,低频带的活动,如发作性直流电漂移(ictal direct current shift)则是由于发作时局部神经元高度同步化放电导致细胞外液钾离子浓度升高,星形胶质细胞受刺激而产生的缓慢电位。负性发作性直流电漂移往往提示了发作起源的核心区。这些新近发现的非传统性脑电活动的发生机制和临床价值仍在进一步研究之中,但无疑能够为癫痫源定位提供关键的信息。

植入颅内电极的另外一个重要目的是脑功能区定位(cortical mapping),以明确与癫痫源关系,从而避免或者减少手术后神经功能缺损的发生。值得提出的是,作为一种侵袭性检查,颅内电极临床应用的费用较高,其植入和监测过程中也存在出现颅内感染、颅内出血、颅内压增高以及脑脊液漏等并发症的风险。值得注意的是,仅在存在经过非侵袭性手段提供初步假定目标区域的前提下,才可以进行植入颅内电极进行记录。如果电极未能覆盖或者部分覆盖癫痫源区,则易于导致记录失败或者误导结果。尽管随着操作技术、操作程序的改进以及预防手段的增多,颅内电极植入并发症的发生率呈现逐步下降,在成熟的癫痫中心罕有致残和致死的病例的报道,但是植入前仍必须充分谨慎地判断颅内电极植入所带来的利益与风险。

2. 脑磁图(magnetoencephalography,MEG)是一种无创性的脑功能检测技术,其原理是检测皮质神经元容积传导电流产生的磁场变化,与脑电图检查可以互补,有条件的单位可应用于癫痫源的定位以及功能区定位,并不是常规检查。

3．影像学检查

（1）神经结构影像学：能够可靠地发现大脑的结构性异常，如占位性病变、血管畸形、海马硬化等，寻找癫痫的潜在病因（图9-2）。

①头颅CT：能够发现较为粗大的结构异常，但难以发现细微的结构异常。多在急性的癫痫发作时、在发现大脑有可疑的钙化和无法进行MRI检查的情况下应用。

②头颅MRI：MRI在临床中的应用，很大程度地促进了对癫痫患者的诊断和治疗。MRI具有很高的空间分辨率，能够发现一些细微的结构异常，对于病因有很高的提示价值。

值得注意的是，在癫痫的诊断中，MRI检查应注意：在对于可疑内侧颞叶癫痫患者，建议采用海马相，冠状位应垂直于海马长轴；应该有良好的信噪比，良好的灰白质信号对比，以及良好的病变组织与正常组织的信号对比，以反映细微病变。

（2）神经功能影像学检查：神经功能影像学在临床上有助于通过揭示大脑的代谢或灌注异常以及神经生化物质的改变等，无创性地了解大脑功能。神经功能影像学的应用主要是在癫痫的诊断确立以后，针对拟行手术治疗的难治性癫痫患者进行癫痫源定位。

①单光子发射计算机断层扫描（SPECT）：是通过向体内注射能够发射伽马射线的放射性示踪药物后，检测体内伽马射线的发射，来进行成像的技术，反映脑灌注。目前广泛地应用于难治性癫痫的术前定位中。癫痫源在发作间歇期SPECT为低灌注，发作期为高灌注。

②正电子发射断层扫描（PET）：正电子参与了大脑内大量的生理动态，通过标记示踪剂反映其在大脑中的分布。可以定量分析特定的生物化学过程，如可以测定脑葡萄糖的代谢及不同神经递质受体的分布。在癫痫源的定位中，目前临床常用示踪剂为^{18}F标记2-脱氧葡萄糖（FDG），观测局部脑代谢变化。理论上讲，发作间歇期癫痫源呈现低代谢，发作期呈现高代谢。

③磁共振波谱（MRS）：癫痫源部位的组织具有生化物质的改变，利用存在于不同生化物质中的相同的原子核在磁场下其共振频率也有差别的原理，以光谱的形式区分不同的生化物质并分析，能够提供癫痫的脑生化代谢状态的信息，并有助于定位癫痫源。其中^{1}H存在于一些具有临床意义的化合物中，脑内有足够浓度的质子可以被探测到，因此临床应用最多的是磁共振质子波谱（^{1}HMRS）。

④功能磁共振（fMRI）：能够在不应用示踪剂或者增强剂情况下无创性的描述大脑内神经元激活的区域，是血氧水平依赖技术。主要应用于脑功能区的定位。

4．其他检查

（1）血液学检查：即时完成血液常规、血糖、电解质、血钙等方面的检查，能够帮助寻找病因。另用血液学检查还用于对于药物治疗不良反应的检测，常用的监测指标包括血常规和肝、肾功能等。

（2）尿液检查：包括尿常规以及遗传代谢病的筛查，如怀疑苯丙酮尿症，则应进行尿三氯化铁试验。

（3）脑脊液检查：主要为排除颅内感染等疾病。除常规、生化、细菌培养涂片外，还应做支原体、弓形虫、巨细胞病毒、单纯疱疹病毒、囊虫病等病因检查及注意异常白细胞的细胞学检查。

（4）遗传学检查：尽管目前发现一部分癫痫与遗传相关，特别是某些特发性癫痫类型，但是目前医学发展的阶段还不能利用遗传学的手段诊断癫痫。通过遗传学检测预测癫痫的发生风险和通过遗传学的发现指导治疗的研究也在进一步的探索之中。

（5）其他的检查：针对临床可疑的病因，可以根据临床需要或者现实条件进行相对应的其他特异性检查，例如，对于怀疑有中毒导致癫痫发作的病例，可以进行毒物筛查，怀疑存在代谢障碍的病例，进行有关的代谢方面检查等。

第六节　癫痫的治疗

正确的癫痫发作以及综合征的分类诊断是治疗成功的前提。抗癫痫药物（Anti-Epileptic Drugs，AEDs）治疗是癫痫治疗的主流手段。癫痫的药物治疗是一个预防性的连续治疗方案，目的是达到癫痫发作完全控制，并且临床没有明显的不良反应。癫痫的药物治疗需要医师对于AEDs有全面而熟悉地掌握，包括药物作用机制、药动学、药物剂量、适应证、药物的相互作用和急性和慢性的不良反应。

经过合理的药物治疗，有70%左右的患者可以达到发作完全缓解。在余下的药物难治性患者中外科手术治疗能为 15%～30% 的患者提供发作完全缓解的机会。

在治疗中,也应该充分重视特殊的癫痫人群,儿童、老年人、女性(特别是孕龄期女性)以及有身心残障的患者需要针对自身的特点而选择合理和针对性的治疗方案。

一、癫痫的药物治疗

(一)抗癫痫药物介绍

近一个多世纪来,AEDs 有了很大的发展(图 9-7),使癫痫的治疗有了根本改变。其中,在 1990 年前上市的一般称之为传统抗癫痫药物,包括目前临床应用的苯巴比妥(PB)、苯妥英(PHT)、苯二氮䓬类、卡马西平(CBZ)以及丙戊酸(VPA)等,而 1990 年后上市的一般称之为抗癫痫新药,目前在我国上市的有托吡酯(TPM)、拉莫三嗪(LTG)、奥卡西平(OXC)以及左乙拉西坦(LVT)等。

(二)药物作用机制(表 9-12)

AEDs 主要通过作用于离子通道或通过神经递质受体间接作用于离子通道来降低神经元兴奋性。离子通道可分为电压门控和配体门控离子通道。电压门控离子通道靶点中,钠离子通道的作用尤其重要,是卡马西平、苯妥英等多种 AEDs 的作用靶点;乙琥胺及丙戊酸的作用位点是 T 型电压门控钙离子通道。γ-氨基丁酸(GABA)是脑内重要的神经递质,通过控制 Cl^- 离子通道发挥抑制作用,GABA 受体是许多 AEDs 的作用靶点,包括丙戊酸、苯巴比妥等。现有 AEDs 的作用靶点还包括兴奋性神经递质谷氨酸受体,突触囊泡蛋白 2A(SV2A)及以电压门控钙离子亚通道。

(三)药物不良作用

AEDs 均可能产生不良反应。其严重程度与药物以及个体患者相关。药物的不良反应是导致药物治疗失败的一个主要原因。治疗癫痫,应充分了解抗癫痫药物可能出现的副作用。相对来说,抗癫痫新药较传统抗癫痫药物的不良反应较少。

大部分 AEDs 的不良反应轻微,但是少数也可危及生命。常见的不良反应(表 9-13)包括以下 4 类。

1. 剂量相关的不良反应　是对中枢神经系统的影响。例如,苯巴比妥的镇静作用,卡马西平、苯妥英引起的头晕、复视、共济失调等与剂量有关。从小剂量开始缓慢增加剂量,尽可能不超过说明书推荐的最大治疗剂量,可以减轻这类不良反应。

2. 特异体质的不良反应　一般出现在开始治疗的前几周,与剂量无关。部分特异体质的不良反应虽然罕见,但可能危及生命。主要有皮肤损害、严重的肝毒性、血液系统损害等。部分严重者需要立即停药,并积极对症处理。

3. 长期的不良反应　与累积剂量有关。

4. 致畸作用　癫痫女性后代的畸形发生率是正常妇女的 2 倍左右。大多数研究认为,AEDs 是致畸的主要原因。

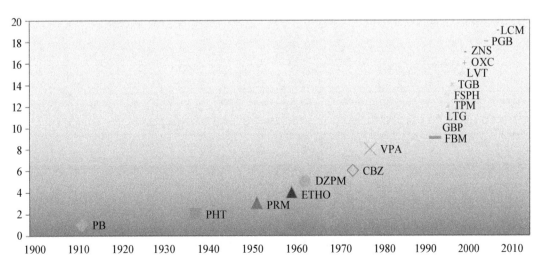

图 9-7　AEDs 的发展史

表 9-12　抗癫痫药物的主要作用机制

AED	主要的作用机制
卡马西平	阻滞电压依赖性 Na^+ 通道（↓Na^+）
氯巴占	通过 GABA 增强抑制功能（↑GABA）
氯硝西泮	通过 GABA 增强抑制功能（↑GABA）
乙琥胺	阻滞 T 型钙离子通道（↓Ga^{2+}）
加巴喷丁	多种机制（调节 Ga^{2+} 通道和神经递质释放）
拉莫三嗪	阻滞电压依赖性 Na^+ 通道（↓Na^+）
左乙拉西坦*	新颖的机制，与囊泡蛋白 SV2A 结合，通过调节 SV2A 的活性而发挥作用
奥卡西平	阻滞电压依赖性 Na^+ 通道（↓Na^+）
苯巴比妥	多种机制（↓Na^+；↓Ga^{2+}；↑GABA；↓谷氨酸）
苯妥英	阻滞电压依赖性 Na^+ 通道（↓Na^+）
噻加宾	通过 GABA 增强抑制功能（↑GABA）-GABA 摄入神经元以及胶质细胞的蛋白抑制药
托比酯	多种机制（↓Na^+；↓Ga^{2+}；↑GABA；↓谷氨酸）
丙戊酸	多种机制（↓Na^+；↓Ga^{2+}；↑GABA；↓谷氨酸）
氨己烯酸	通过 GABA 增强抑制功能（↑GABA）-选择性并且不可逆的 GABA 转运抑制药，因此能增加整个大脑的 GABA 水平
唑尼沙胺	多种机制（↓Na^+；↓Ga^{2+}）

表 9-13　抗癫痫药物主要的不良反应

AED	主要的不良反应	严重以及有时会危及生命的不良反应
卡马西平	特异体质性皮疹,镇静,头痛,共济失调,眼球震颤,复视,震颤,阳萎,低钠血症,心律失常	Stevens-Johnson 综合征,AHS,肝功能异常,血液系统异常
氯巴占	严重镇静,疲劳,嗜睡,行为和认知损害,不宁,攻击性,唾液过度分泌,共济障碍,药物依赖性和撤药综合征	无
氯硝西泮	同氯巴占	无
乙琥胺	特异体质性皮疹,胃肠道紊乱,厌食,体重减轻,困倦,视幻觉,头痛	Stevens-Johnson 综合征,AHS,肾和肝功能异常,血液系统异常
加巴喷丁	体重增加,肢端性水肿,行为改变	无
拉莫三嗪	特异体质性皮疹,抽动症,失眠,头晕,复视	Stevens-Johnson 综合征,AHS,肝功能异常
左乙拉西坦	易激惹,行为改变,失眠,无力,头晕	无
奥卡西平	特异体质性皮疹,头痛,头晕,无力,恶心,嗜睡,共济失调,复视,低钠血症	AHS,血液系统异常
苯巴比妥	特异体质性皮疹,严重困倦,镇静,认知和注意力障碍,儿童的亢奋激惹	Stevens-Johnson 综合征,AHS,血液系统异常
苯妥英	特异体质性皮疹,共济失调,困倦,倦怠,镇静,脑病,牙龈增生,多毛症,致畸性,佝偻病,骨质疏松	Stevens-Johnson 综合征,AHS,肝功能异常,血液系统异常
噻加宾	昏睡,无力	无
托吡酯	瞌睡,厌食,疲乏,紧张,注意力和集中力障碍,记忆力障碍,精神运动迟缓,代谢性酸中毒,体重降低,语言障碍,肾结石,急性闭角型青光眼和其他眼部疾病,感觉异常	肝功能异常,无汗症
丙戊酸	恶心,呕吐,消化不良,体重增加,震颤,脱发,女性激素分泌紊乱	肝功能和胰腺功能异常
氨己烯酸	疲乏,困倦,体重增加,行为改变	不可逆的视野缺损
唑尼沙胺	特异体质性皮疹,困倦,厌食,激惹,光敏感,体重减轻,肾结石	Stevens-Johnson 综合征,AHS,无汗症

二、抗癫痫药物治疗原则

(一) 开始抗癫痫药物治疗

癫痫药物治疗是系统而规范的治疗方案,开始抗癫痫药物治疗意味着需要长期每天服药。是否需要开始药物治疗,需要充分评价,需要基于对再次发作的可能性和治疗可能产生风险两者之间仔细地评估。选择抗癫痫药应该遵循最大的疗效和最小可能发生不良反应的原则。

在开始对一位新诊断癫痫的抗癫痫药物治疗以前,应该考虑以下方面:①患者具有肯定的癫痫发作。需要排除了其他与癫痫发作相似的其他发作症状。如果发作的性质难以确定,则应该进行一段时期的观察,再做决定。②如果癫痫再发的风险高于抗癫痫药物的不良作用的风险,应开始治疗。一般认为在出现第二次自发发作之后进行 AEDs 治疗。部分患者尽管有 2 次以上的自发性发作,但是发作的间隔时间在 1 年以上,由于发作期太长,对疗效判断以及利益风险的权衡,可以向患者及家属说明情况,暂时推迟治疗。③部分患者仅有 1 次发作后,可以考虑药物治疗:并非真正首次发作,在此之前,有被忽视的其他发作形式。部分性发作,有明确病因,影像学异常,脑电图有肯定的癫痫样放电等,预示再次发作的可能性大。虽然为首次发作,但其典型的临床和脑电图特征符合癫痫综合征的诊断,如 LGS 以及婴儿痉挛等,可以在首次发作后开始 AEDs 治疗。④有明确的触发因素,如停服某种药物、酒精戒断、代谢紊乱、睡眠剥夺或者有特定触发因素的反射性癫痫等,可能随潜在的代谢性疾病的纠正或者去除病因而使发作消失,并不需要立刻开始 AEDs 治疗。

(二) 药物治疗的选择

1. 单药治疗　选择适当的抗癫痫药物进行单药治疗,优势在于有利于减少 AED 的不良反应,减少抗癫痫药物之间和抗癫痫药物以及非抗癫痫药物之间的相互作用,方便对疗效和不良作用的判断,方案简单,经济负担轻,并且有更好的耐受性。

要充分重视循证医学提供的证据。选择一线的抗癫痫药物开始癫痫治疗,以小剂量开始,并逐渐达到推荐剂量。如果加量至尚能耐受的剂量水平仍然没有获益,则需要转换为另外一种一线抗癫痫药物或者联合用药。

2. 药物的选择　大多数癫痫患者的长期预后与发作初期是否得到正规的抗癫痫治疗有关。在开始治疗之前应该充分向患者本人以及家属解释长期治疗的意义以及潜在的风险,以获得他们对治疗方案的认同,有利于保持良好的依从性。

根据发作类型和综合征类型分类选择药物是癫痫治疗的基本原则。

(1)卡马西平、丙戊酸、拉莫三嗪、托吡酯、苯巴比妥、左乙拉西坦、左尼沙胺、加巴喷丁和奥卡西平可用于部分性发作和部分性癫痫的单药治疗。苯妥英尽管疗效确切,但由于其具有非线性药动学特点,容易引起不良反应,药物之间相互作用多,长期使用副作用明显,已经逐步退出一线用药。

(2)丙戊酸、拉莫三嗪、左乙拉西坦、托吡酯可以用于各种类型的全面性发作和全面性癫痫的单药治疗。

(3)丙戊酸、拉莫三嗪、托吡酯和左乙拉西坦是广谱的 AEDs,对局灶性和全面性发作均有效,可作为发作分类不明确时的选择。

3. 合理的多药联合治疗　尽管单药治疗有明显的优势,但是有 20%～50% 的癫痫患者接受单药治疗,仍然未能很好地控制发作,在这种情况下,可以考虑多药治疗(联合治疗或称为添加治疗)。但是,合用的药物越多,相互作用就越复杂,不良反应的发生率就越高。因此建议最多不要超过 3 种 AEDs 联合应用。

优先选择一种 AED 的需要考虑:①多种不同作用机制的药物联合应用:尽量选择与目前应用的 AED 具有不同作用机制的药物。如果添加的药物与现在应用的药物有相同的作用机制,那么不太可能有较好的疗效,不良反应将增加。②避免有相同不良反应、复杂相互作用和酮酶诱导的药物合用。③如果联合治疗仍然不能获得更好的疗效,建议转换为患者最能耐受的治疗,选择疗效与不良反应之间的最佳平衡点,并考虑手术治疗的可能性。

4. 药物相互作用　传统抗癫痫药物有复杂的药动学,例如,苯妥英、卡马西平、苯巴比妥以及扑米酮是肝酶诱导药,与许多常用的药物,如华法林、口服避孕药、钙通道拮抗药和一些化疗药物等产生相互作用,通过提高药物代谢酶的活性,造成药物代谢加快,从而降低了合并用药的血浆浓度,使联合用药复杂化。而丙戊酸是肝酶抑制药,能够抑制或者阻滞药物代谢的酶,从而造成同时应用的其他药物代谢速度下降,导致其血浆浓度增高。

新的抗癫痫药物有较少的或者无明显的药物相互作用(表 9-14)。

表 9-14　代谢途径,抗癫痫药物对于肝酶的影响以及药物-药物之间的相互作用(DDI)

AEDS	代谢途径	肝酶诱导或者肝酶抑制
卡马西平	肝	酶诱导(CYP2C,CYP3A,CYP1A2,=,UGTs)
氯巴占	肝	无
氯硝西泮	肝	无
乙琥胺	肝	无
加巴喷丁	肾	无
拉莫三嗪	肝	酶诱导(UGTs)
左乙拉西坦	肾	无
奥卡西平	肝	酶诱导(CYP3A4,UGTs)和酶抑制(CYP2C19)
苯巴比妥	肝	酶诱导(CYP2C,CYP3A,,=,UGTs)
苯妥英	肝	酶诱导(CYP2C,CYP3A,CYP1A2,=,UGTs)
噻加宾	肝	无
托比酯	肝<肾	酶诱导(CYP3A4,UGTs)和酶抑制(CYP2C19)
丙戊酸	肝	酶抑制(CYP2C9,=,UGTs)
氨基己酸	肾	无
唑尼沙胺	肝	无

5. 治疗药物监测(therapeutic drug monitoring,TDM)　治疗药物监测是对治疗目标范围进行检测的手段。血药浓度的参考范围是从大多数人获得满意的癫痫发作控制效果时的浓度范围。

总体来说,TDM 对于下述情况有价值:①获得成功稳定控制发作的患者中,明确基础的有效浓度,目的在将来发作缓解后再发、妊娠、需要与其他非抗癫痫药物合用时,提供参考;②评价疗效差可能的原因,如怀疑患者依从性差;③评价潜在中毒的原因;④评价疗效丧失潜在的原因;⑤判断继续调整药物剂量的余地。

尽管 TDM 具有指导价值,需要注意的是,因为患者个体之间有很大的差异,抗癫痫药物的有效剂量应该依靠临床标准判断。

(三) 抗癫痫药物的调整

1. AEDs 对中枢神经系统的不良影响在开始治疗的最初几周内最为明显,以后大部分逐渐消退,减少治疗初始阶段的不良作用可以提高患者的依从性。药物治疗应该从较小的剂量开始,缓慢地增加剂量直至发作控制或达到最大可耐受剂量。

2. 治疗过程中患者如果出现剂量相关的副作用,可暂时停止增加剂量或酌情减少当前剂量,待副作用消退后再继续增加至目标剂量。

3. 合理安排服药次数,既要方便治疗,提高依从性,又要保证疗效。如果发作或药物的不良反应表现为波动形式,则可以考虑选择缓释剂型或者调整服药时间和频率。

4. 患者发作完全缓解超过 3~5 年;患者患有年龄相关性的癫痫综合征,并且已经到了发作自发缓解的年龄。中止抗癫痫药物应该非常缓慢,减药剂量和减药的时间间隔更长。减药速度越快,出现复发的概率就越大。苯巴比妥与苯二氮䓬类药物更需要避免快速撤药。

在撤药以前,需要对患者进行全面的评估。患者即使存在非常轻微以及不频繁的发作,也提示了活动性的癫痫,不能停药。如果患者在撤药的过程中出现以上的发作表现,则很可能需要恢复先前的治疗。

(四) 特殊人群的药物治疗

1. **儿童癫痫的药物治疗**　儿童正处于生长发育和学习的重要阶段,在选择抗癫痫药物时,应充分考虑到药物可能对认知功能的影响。苯巴比妥、苯二氮䓬类以及托吡酯等,有导致认知功能的风险。

2. **孕龄女性**　一方面,服用酶诱导类的 AEDs,能够减弱避孕效果。另一方面,服用 AEDs 的女性患者,其畸形率较正常高。因此,孕龄妇女应避免服用能够增加胎儿畸形风险的 AEDs,如苯妥英、丙戊酸,而新型抗癫痫药物相对安全。服用 AEDs 的女性癫痫患者,应该在孕前 3 个月每天服用叶酸 5mg,并且服用 AEDs 的女性所分娩的新生儿,建议出生后予以肌内注射维生素 K 1mg。

3. **老年人癫痫**　针对老年人新发癫痫以及癫痫延续到老年期的患者,由于老年人在生理和病理方面的改变，在药物治疗应注意其特殊性。老年人体内 AEDs 蛋白结合率减少，药物分布容积减少，同时肝脏和肾脏药物清除率减低，因此，药物剂量应该减少至成年人的 1/2 左右。同时，由于老年人共患病多，应尽可能选择非酐酶诱导或者抑制的药物，减少药物之间的相互作用。同时，老年人对于 AEDs 的不良反应更为敏感，应减少或者避免应用对认知功能有影响的药物，同时避免造成或者加重骨质疏松的药物。由于老年人容易出现卡马西平以及奥卡西平导致的低钠血症，也应减少使用相关药物。根据推荐，拉莫三嗪以及左乙拉西坦在老年人中的应用有很好的安全性。

(五)癫痫持续状态(status epilepticus，SE)的治疗

癫痫持续状态时神经科的急症，迅速明确的诊断是控制发作的前提。治疗原则包括：尽快终止发作，一般应在 SE 发生的 30min 以内终止发作；保护脑神经元；查找病因，去除促发因素。

1. 全面性惊厥性癫痫持续状态的治疗

(1)一般措施：保持呼吸道通畅；给氧；监护生命体征：呼吸、血压、血氧及心脏功能等；建立静脉输液通道；对症治疗，维持生命体征和内环境的稳定；根据具体情况进行实验室检查，如全血细胞计数、尿常规、肝功能、血糖、血钙、凝血象、血气分析等。

(2)药物治疗

①在 30min 内终止发作的治疗

a. 地西泮：为首选药物，起效快，1～3min 即可生效，但作用持续时间短。其副作用是呼吸抑制，建议给予患者心电、血压、呼吸监测。成年人首次静脉注射 10～20mg，注射速度＜2～5mg/min，如癫痫持续或复发，可于 15min 后重复给药，或用 100～200mg 溶于 5%葡萄糖溶液中，于 12h 内缓慢滴注。

b. 丙戊酸：丙戊酸注射液 15～30mg/kg 静脉推注后，以 1mg/(kg・h)的速度静脉滴注维持。

c. 劳拉西泮：静脉注射成年人推荐用药剂量 4mg，缓慢注射，注射速度＜2mg/min，如癫痫持续或复发，可与 15min 后按相同剂量充分给药。如再无效果，则采取其他措施。12h 内用量不超过 8mg，18 岁以下患者不推荐。作用时间较地西泮长，副作用类似于地西泮。

d. 苯妥英：成年人静脉注射每次 150～250mg，注射速度＜50mg/min，必要时 30min 后可以再次静脉注射 100～150mg，一日总量不超过 500mg。静脉注射速度过快易导致房室传导阻滞、低血压、心动过缓，甚至心搏骤停、呼吸抑制，有引起结节性动脉周围炎的报道。注意监测心电图及血压。无呼吸抑制以及对意识影响作用。

e. 水合氯醛：10%水合氯醛 20～30ml 加等量植物油保留灌肠。

②发作超过 30min 的治疗

a. 请专科医生会诊、治疗，如有条件进入监护病房。

b. 必要时请麻醉科协助诊治，可酌情选用下列药物：咪达唑仑、异丙酚、硫喷妥等。

c. 对有条件者，进行 EEG 监护。

(3)维持治疗：在应用上述方法控制发作后，应立即应用长效 AEDs 苯巴比妥 0.1～0.2g 肌内注射，每 6～8h 一次，以巩固和维持疗效。同时，根据患者发作类型选择口服 AEDs，必要时可鼻饲给药，达到有效血浓度后逐渐停止肌内注射苯巴比妥。

(4)病因治疗：积极寻找病因，并针对病因治疗。

2. 非惊厥癫痫持续状态的治疗　静脉注射地西泮，用法同惊厥性癫痫持续状态。

三、癫痫的外科治疗

近 10 余年来，由于人们对于癫痫理解的加深，神经结构和功能影像学、EEG 监测技术以及外科技术的快速发展，外科手术治疗成为治疗难治性癫痫的有力手段。根据循证医学推荐等级为 1 的一项外科治疗内侧颞叶癫痫的随机对照试验研究，结果显示 64%接受手术治疗的患者失能性发作消失，而随机分组后继续药物治疗的患者，仅有 8%达到了这个效果。接受手术治疗的患者中，其生活质量和社会功能都得到了很大的改善。

尽管癫痫外科手术的效果、安全性都有很大的提高，但是癫痫外科手术的临床应用仍然不足。既要反对适应证选择不严格，评估不充分的盲目态度，又要反对过分保守，适合手术的患者迟迟得不到有效的治疗。早期成功的手术治疗，也能够预防或者逆转由于长期未控制的发作造成的社会心理功能障碍。

(一)癫痫外科治疗适应证

成功的癫痫外科手术涉及了诸多的环节，但手术患者的选择和手术时机的把握依然是手术成功的关键因素。尽管现在我们仍然缺乏严格的选择患者标准，但是随着技术的进步和接受外科治疗病例的快速上升，在把握"药物难治性""有较频繁的失能性（disabling）发作"以及"具有可切除癫痫灶"的总体原则下，认识的角度也呈现多样化。

1. 药物难治性癫痫　药物难治性癫痫普遍被定义为至少应用两种一线适宜于本癫痫类型的抗癫痫药物，单药或者联合治疗，至少 2 年的治疗观察，症状仍达不到持续的缓解。

为提高医疗质量、促进临床研究，ILAE 进一步阐述了耐药性癫痫的定义。此定义包含 2 个层面的意义：①抗癫痫药物的疗效分类；②耐药性癫痫的核心定义为两种正确选择、可耐受的抗癫痫药物经足够疗程及剂量的单药或联合用药仍未能控制发作的癫痫。

2. 适合外科治疗癫痫综合征（Surgically Remediable Epileptic Syndromes）　"适合于外科治疗的癫痫综合征"的概念，是针对局灶性癫痫，其特征包括具有相对明确的病理生理机制，经几种抗癫痫药物治疗失败后，进一步药物治疗的预后差，而手术治疗效果很好。适合手术治疗癫痫综合征的提出，强调了对上述癫痫类型，可以适当早期地采用手术治疗。

主要的适合外科治疗癫痫综合征主要包括以下几种类型，而全面性癫痫不适合手术切除治疗：①伴有海马硬化的内侧颞叶癫痫（MTLE），是主要的类型。MTLE 也是人类癫痫最常见的类型，也是最多见的难治性类型。早期就可以通过无创性手段确立诊断，在定侧定位准确的情况下，采用外科手术治疗的效果良好。②某些局灶性癫痫，具有明确易于切除的结构性损害。③婴幼儿期，可以通过大脑半球切除术治疗的癫痫类型。

（二）术前评估

应该在具有相关资质的中心进行手术前评估和手术治疗。术前评估的目的在于两个方面：准确定位癫痫源，使手术治疗有最佳的疗效；定位功能区，减少和避免手术可能带来的神经功能缺损。准确定位癫痫源和功能区是手术成功的关键。

手术前评估应该包括临床资料、神经影像学、神经生理学以及神经心理学方面。具体说来，术前评估分为两个步骤。

步骤一：无创性评估。①通过对发作症状学、头皮脑电图、结构以及功能影像学、神经心理学等细致分析，有条件的单位可以应用脑磁图，对癫痫源和功能区评估；②在成熟的癫痫中心，70％左右的患者，通过无创性评估可以准确定位癫痫源，进行手术治疗。

来自于无创性阶段的评估，如果各项检查结果不一致，癫痫源定位不明确，或者功能区与癫痫源临近，需要进一步精确评价，则考虑进入有创性评估阶段。

步骤二：有创性评估。①颅内脑电图：需要通过手术的方式，植入颅内电极，精确定位癫痫源和功能区；②有条件的可以应用异戊巴比妥实验，对语言区和记忆功能定侧。

（三）外科手术方式

总体来说，根据外科治疗目标，外科手术可以分为以下几种。

1. 切除性手术（curative）　是指局灶切除癫痫源的外科程序，目的在于消除癫痫源从而消除发作；是最普通，也是所有癫痫外科治疗中最有价值的方法。

适合切除手术的类型包括局灶性癫痫，并且局灶单一，癫痫灶定位明确的患者。切除手术能够显著的控制发作。目的是尽可能切除整个癫痫灶，并最终消除发作，如内侧颞叶癫痫的选择性海马切除（图 9-8）。

脑半球切除术的主要适应证是由于一侧大脑半球严重损伤出现难治性发作，并造成对侧的严重神经功能障碍的情况。在手术前，应对打算切除半球的对侧半球功能进行充分评估。在过去的 50 年内，脑半球切除术的手术方法得到了一定程度的改进，切除一侧脑组织越来越少，而采用功能性半球切除的逐渐增多。

2. 姑息性手术（palliative）　是通过离断神经连接的方式（如胼胝体切开以及多处软膜下横切），减少发作的强度和某种类型发作的频率。

胼胝体切开术（corpus callosotomy）是用手术的方法将部分胼胝体离断（图 9-8）。是改善由于强直、失张力发作导致猝倒、脑外伤的主要手段。接受治疗的患者 60％～80％发作能够减少 50％以上，偶尔发作能够完全缓解。同时，手术后，特别是早期进行手术治疗的患者，其行为以及认知功能也能够获得整体的改善。

多处软膜下横切术（multiple subpial transections，MST）：主要的适应证是针对癫痫源累及了功能区皮质，如语言区皮质以及运动感觉皮质的难治性局灶性癫痫和 LKS 综合征。通过外科手术方法,在位于功能皮质的癫痫源内,间隔一定的距离,离断水平的纤维联系,能够长期破坏皮质内神经网络的神经元共同放电以及放电传播的环路,这种手术方法可以减少异常放电的过度同步化和减少癫痫发作的传播,而同时保留了脑生理功能。

3.电刺激术 目前临床已经应用的如迷走神经电刺激(图9-8),可选择性应用于无法精确定位或不能接受手术切除治疗的患者。

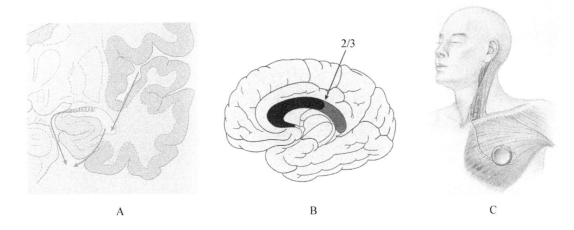

A   B   C

图9-8 A.经外侧裂选择性海马切除;B.胼胝体切开术;C.迷走神经刺激术

(吴立文 任连坤)

■ 参考文献

[1] 王文志,吴建中,王德生,等.中国五省农村人群癫痫流行病学抽样调查.中华医学杂志,2002,10;82:449-452

[2] Fisher RS, van Emde Boas W, Blume W,et al.Epileptic seizures and epilepsy:definitions proposed by the International League Against Epilepsy (ILAE) and the International Bureau for Epilepsy (IBE). Epilepsia,2005,46:470-472

[3] Commission on Classification and Terminology of the International League Against Epilepsy. Proposal for revised clinical and electrographic classification of epileptic seizures. Epilepsia, 1981,22:489-501

[4] Engel J. A proposed diagnostic scheme for people with epileptic seizures and with epilepsy:report of the ILAE Task Force on Classification and Terminology. Epilepsia,2001,42:796-803

[5] Engel J Jr.Report of the ILAE classification core group. Epilepsia, 2006, 47:1558-1568

[6] Berg AT, Berkovic SF, Brodie MJ, et al. Revised terminology and concepts for organization of seizures and epi-lepsies:report of the ILAE Commission on Classification and Terminology, 2005-2009. Epilepsia, 2010, 51: 676-685

[7] Commission on Epidemiology and Prognosis, International League Against Epilepsy. Guidelines for epidemiologic studies on epilepsy. Epilepsia,1993,34:592-596

[8] Blume WT, Lüders HO, Mizrahi E, et al. Glossary of descriptive terminology for ictal semiology:report of the ILAE task force on classification and terminology. Epilepsia,2001,42:1212-1218

[9] Loddenkemper T, Kotagal P. Lateralizing signs during seizures in focal epilepsy.Epilepsy Behav,2005,7:1-17

[10] 李世绰,吴立文.临床诊疗指南.癫痫病分册.中华医学会.北京:人民卫生出版社,2007

[11] Classification and Terminology of the International League Against Epilepsy. Proposal for revised classification of epilepsies and epileptic syndromes. Epilepsia,1989,30:389-399

[12] 癫痫:发作和综合征的诊断与治疗.原著:Panayiotopoulos,任连坤中国协和医科大学出版社,2008

[13] Epileptic syndromes in infancy, childhood and adolescence. 4th edition. Roger J, Bureau M, Dravet Ch, et al, 2005,John libbery

[14] 吴立文.临床脑电图图谱.北京:中国协和医科大学出版社,2007

[15] Reid CA,Berkovic SF,Petrou S.Mechanisms of human inherited epilepsies. Prog Neurobiol,2009, 12;87:41-57

[16] Blümcke I, Thom M, Aronica E, et al. The clinicopathologic spectrum of focal cortical dysplasias:a consensus classification proposed by an ad hoc Task Force of the ILAE Diagnostic Methods Commission. Epilepsia, 2011,52(1):158-174

[17] Pollard JR, French J. Antiepileptic drugs in development. Lancet Neurol, 2006,5:1064-1067

[18] Toledano R, Gil-Nagel A. Adverse effects of antiepileptic drugs. Semin Neurol,2008,28:317-327

[19] French JA, Pedley TA. Clinical practice. Initial management of epilepsy. N Engl J Med,2008, 10,359:166-176

[20] Patsalos PN, Berry DJ, Bourgeois BF, et al. Antiepileptic drugs--best practice guidelines for therapeutic drug

monitoring: a position paper by the subcommission on therapeutic drug monitoring, ILAE Commission on Therapeutic Strategies. Epilepsia, 2008, 49:1239-1276

[21] Patsalos PN, Fröscher W, Pisani F, et al. The importance of drug interactions in epilepsy therapy. Epilepsia, 2002, 43:365-385

[22] Cross JH. Neurodevelopmental effects of anti-epileptic drugs. Epilepsy Res, 2010,88:1-10

[23] Harden CL, Meador KJ, Pennell PB, et al. Practice parameter update: management issues for women with epilepsy--focus on pregnancy (an evidence-based review): teratogenesis and perinatal outcomes: report of the Quality Standards Subcommittee and Therapeutics and Technology Assessment Subcommittee of the American Academy of Neurology and American Epilepsy Society. Neurology, 2009, 14,73:133-141

[24] Brodie MJ, Elder AT, Kwan P. Epilepsy in later life. Lancet Neurol, 2009, 8: 1019-1030

[25] Luders HO. Textbook of Epilepsy Surgery. Informa Healthcare,2008

[26] Wiebe S, Blume WT, Girvin JP, et al: Effectiveness and Efficiency of Surgery for Temporal Lobe Epilepsy Study Group. A randomized, controlled trial of surgery for temporal-lobe epilepsy. N Engl J Med,2001,345:311-318

[27] Kwan P, Arzimanoglou A, Berg AT, et al. Definition of drug resistant epilepsy: consensus proposal by the ad hoc Task Force of the ILAE Commission on Therapeutic Strategies. Epilepsia, 2010,51:1069-1077

第 10 章

头 痛

第一节 概 述

头痛是常见的临床症状,一般是指外眦、外耳道与枕外隆突连线以上部位的疼痛,而连线以下至下颌部的疼痛则称为面痛。据统计 $50\% \sim 96\%$ 的人在其一生中有过头痛或头痛的体验。头面部及颅内外组织的痛觉主要有三叉神经、面神经、舌咽神经、迷走神经以及 C1~3 神经等支配并沿相应的神经结构传导至中枢。

【病因】

头痛不是一种单纯的疾病,而是由许多病因引起的综合征,其常见病因见表 10-1。

【发病机制】

1.神经刺激 病变刺激头部的三叉、迷走、颈神经均可引起头痛,国际分类中的神经痛就主要指病变直接作用于头部感觉神经引起的疼痛。

2.血管病变 各种病因致血管牵拉、移位、挤压,动、静脉扩张都可引起头面痛的发生,偏头痛、蛛网膜下腔出血等引起的头痛就常与这种血管病变有关,颞浅动脉炎所致的头痛则与血管的炎症和痉挛有关。

3.脑膜病变 炎性渗出、出血对脑膜神经或血管的刺激、脑水肿对脑膜的牵拉也是引起头痛发生的重要原因。

4.生化因素 P 物质、肠道活性多肽、前列腺素、组胺等可通过刺激神经末梢,引起动脉扩张导致头面痛的发生。

5.精神因素 患者无颅内结构损伤,但有明显的精神症状。

【分类】

头痛的分类较为复杂,按国际头痛协会(IHS)2004 年制定的国际头痛疾病分类标准第 2 版(ICHD-Ⅱ,2004)将头痛分为 14 类。

1.原发性头痛包括 4 类:①偏头痛;②紧张型头痛;③丛集性头痛和其他三叉自主神经性头痛;④其他原发性头痛。

表 10-1 头痛的常见原因

急性头痛	亚急性头痛	慢性头痛
常见原因	巨细胞动脉炎	偏头痛
蛛网膜下腔出血	颅内占位性病变(肿瘤、硬膜下血肿、脑脓肿等)	丛集性头痛
其他出血性脑血管病	疱疹后神经痛	紧张型头痛
脑炎或脑膜炎	高血压性头痛	药物依赖性头痛
眼源性头痛(如青光眼、急性虹膜炎)		颈脊髓病引起的头痛
头外伤		鼻窦炎
神经痛(如枕神经炎)		精神性头痛
少见病因		
中毒后头痛,腰穿后头痛,高血压脑病等		

2. 继发性头痛包括 10 类：①归因于头颅和（或）颈部外伤的头痛；②归因于颅内或颈部血管疾病的头痛；③归因于颅内非血管性疾病的头痛；④归因于某物质或该物质戒断的头痛；⑤归因于感染的头痛；⑥归因于内稳态紊乱的头痛；⑦归因于头颅、颈部、眼、耳、鼻、鼻窦、牙、口腔或其他头面部结构疾病的头痛；⑧归因于精神疾病的头痛；⑨脑神经痛和与中枢性疾病有关的头痛；⑩其他类头痛。

【诊断】

1. 仔细的病史询问　头痛的预后差别很大，有些患者头痛数十年不会引起严重后果，而有些患者的头痛可在几小时或几天内引起死亡。因而，对头痛患者一定要仔细询问病史寻找病因，根据诊断需要进行合理检查，特别注意以下几点。

（1）是否真正的头痛：头痛是一种主观症状，也是一种比较含糊的症状，每位患者所反映的头痛含义可能都有不同，患者常将头晕、头部沉重感也称为头痛，需注意区别。

（2）头痛或是面痛：头痛与面痛在医学上有明显的区别，病因各异。但患者并不熟悉这种情况，常将发生在面部的疼痛称为头痛，误导医生。因而，在作出头痛的诊断前，要仔细询问病史，将医学上的头痛与面痛分开。

（3）起病缓急：突然起病的头痛可能系蛛网膜下腔出血、脑膜炎、脑外伤、高血压脑病或青光眼；数周到数月内逐渐加重者要考虑颅内占位性病变；反复发作性的慢性头痛主要见于偏头痛、丛集性头痛；持续多年的头痛常为紧张型头痛。

（4）诱发因素：紧张型头痛病前可有精神创伤、紧张等诱因存在；进食或咀嚼常诱发舌咽神经痛；乙醇、硝酸甘油引起的头痛常与丛集性头痛有关；口服避孕药易诱发偏头痛的产生；性交后头痛常在性交后发生。

（5）头痛部位：额部疼痛一般由幕上病变所致，但也见于鼻窦炎或颅内压升高；枕部头痛常反映颅后窝病变；单侧头痛见于丛集性头痛、偏头痛、青光眼、颞动脉炎等；紧张型头痛常为双侧；同时合并单侧眼痛要注意有无青光眼或急性虹膜炎、视神经病变；占位性病变引起的头痛多为局灶性，随着颅内压增高，可出现双侧枕部或额部的疼痛等。

（6）头痛的性质：搏动性疼痛是偏头痛和高血压性头痛的常见表现；烧灼、针刺样疼痛主要见于神经痛；胀痛、钝痛、持续性疼痛是紧张型头痛和颅内压增高的表现。

（7）伴随症状：头痛伴有恶心、呕吐主要见于高颅压、颅内感染、脑出血、颅内占位性病变、偏头痛、丛集性头痛、头外伤后综合征等；头痛与体位有关要考虑低颅内压性头痛的可能；头痛伴有体重减轻则可能系癌肿、巨细胞动脉炎或抑郁症；伴有寒战、发热可能与全身感染或脑膜炎有关；伴视神经功能障碍提示偏头痛、视神经病变（青光眼等）；伴畏光则主要见于偏头痛和蛛网膜下腔出血；发作性头痛伴有血压增高、心动过速和出汗是嗜铬细胞瘤的特征。

2. 全面细致的体格检查　对头痛患者应进行详细体格检查。体温升高往往提示有全身或脑部感染的可能性，如脑膜炎、脑脓肿、脑炎等；血压测定可发现高血压性头痛；心率加快见于紧张型头痛或其他重症疾病引起的头痛；任何形式的呼吸困难都可能通过升高颅内压致痛；眼压测定有助于青光眼诊断；有脑膜刺激征提示蛛网膜下腔出血、脑膜炎；颞动脉增粗变硬是巨细胞动脉炎的表现；压迫颈动脉头痛减轻可能系偏头痛；有肢体瘫痪、锥体束损伤的头痛要注意颅内占位性病变的可能。

3. 必要的辅助检查　X线片对明确鼻窦炎、颈椎病的诊断有帮助，对某些发育障碍引起的头痛，如额窦发育不全引起的头痛也有帮助；疑有颅内占位性病变者需做头颅 CT 扫描或 MRI 检查。

第二节　偏　头　痛

【概述】

偏头痛是一种常见的反复发作的原发性头痛。其特点是发作性单侧头痛，少数表现为双侧头痛，常伴有恶心和呕吐，有些患者头痛发作前可有视觉、感觉和运动等先兆，可自发性缓解、反复发作、间歇期正常，可有家族史。有研究表明成年人偏头痛的患病率为 7.7%～18.7%。其中中年男性为 1%～19%，成年女性为 3%～29%。

【病因】

偏头痛的病因尚未完全明了，可能与以下因素有关。

1. 遗传因素　不少患者有偏头痛的阳性家族史，其亲属出现偏头痛的概率明显高于一般人群，但未发现典型的孟德尔遗传模式，提示可能系多基因遗传的复合性疾病,并与环境因素相关。某些亚型,如有先兆的偏瘫型偏头痛,则呈常染色体显性遗传,有 3 个基因位点被确定,一个位于 Chrl9 p13,系电压门控钙通道基因;另 2 个位于 1 号染色体短臂附近。

2.内分泌功能异常　偏头痛主要发生在中青年妇女,青年妇女的偏头痛发作多数出现在月经期或月经前后,至更年期后有自发性缓解的趋势,这些现象提示偏头痛的发生可能与内分泌的改变有关。

3.饮食与精神因素　某些食物可诱导偏头痛的发生,包括含酪氨酸、苯丙胺的食物(如奶酪)、肉(如腊肉、火腿)、巧克力、红酒以及某些食物添加剂、香料等,利舍平等药物也有诱导偏头痛发作的作用,紧张、焦虑、应激等情绪障碍也可诱发。

【发病机制】

偏头痛的发病机制尚不十分明确,目前主要有以下几种学说。

1.血管学说　由 Wolff 等提出,已被广泛接受。偏头痛发作的早期先有颅内血管痉挛收缩,局部血流量改变,并引起相应的神经缺失症状,如一过性闪光、盲点、眼肌麻痹、失语、肢体运动感觉障碍等先兆症状。发作期主要为颅外动脉继颅内动脉痉挛后出现反应性扩张,动脉张力低,引起充血高灌注,产生头痛。偏头痛后期主要为动脉壁水肿,血管狭窄,变成持续性头痛,同时因管腔狭窄,头、颈部肌肉缺血、收缩,出现肌肉收缩性疼痛。但此学说不能解释偏头痛的单侧性特征,不能解释局灶症状、头痛、CBF 变化的复杂关系。

2.皮质扩散抑制(CSD)　CSD 由巴西生理学家 Leao 首先提出,它是指各种因素刺激大脑皮质后出现的从刺激部位向周围组织波浪式扩展的皮质电活动抑制,其扩散速度缓慢,约 3mm/min。随着 CSD 的扩散,脑血流降低区域也逐渐扩大,CSD 到达区域出现局灶性神经症状与体征。这一理论可以充分解释偏头痛发作的神经功能缺损,可能是偏头痛的一个重要发病机制。但不能解释使用血管收缩药为何能缓解头痛。

3.神经递质假说　在偏头痛前期血小板聚集明显增加,释放 5-HT,从而引起血管张力性收缩,脑血流量减少,发生前驱症状,此后由于血小板聚集力下降,5-HT 耗竭,导致颅外动脉扩张,血流量增加,出现剧烈头痛。近几年研究则认为是血栓烷

A(TXA)和前列环素(PGI)在局部的平衡障碍所致。TXA 是强烈的血管收缩药和血小板聚集药,PGI 是强力的血管扩张药和抑制血小板聚集药,偏头痛前驱期是 PGI 相对减少而 TXA 相对增加引起,头痛期是相反的变化所致。

4.三叉神经血管学说　颅内疼痛敏感组织主要为脑膜、脑膜上的血管,其上分布着来自三叉神经的无髓鞘纤维。目前普遍认为这些传入神经纤维兴奋是诱发偏头痛疼痛的原因。三叉神经血管系统或中枢神经内源性疼痛调节系统存在功能缺陷,分布于硬膜的三叉神经无髓纤维受到刺激时,释放血管活性物质,如降钙素基因相关肽(CGRP)、P 物质(SP)、神经激肽 A 等,产生神经源性炎症,使血管扩张、血浆成分外渗、肥大细胞脱颗粒和血小板激活,从而导致头痛。动物模型已经证实,高选择性曲普坦类抗偏头痛药物可以抑制三叉血管末梢释放神经肽,抑制血浆蛋白外渗和脑膜血管扩张,还对传入三叉神经二级神经元的冲动具有抑制作用,其药理作用也支持了三叉神经血管学说。

5.自主功能障碍　自主功能障碍很早即引起了学者们的重视。瞬时心率变异及心血管反射研究显示,偏头痛患者存在交感功能低下。24h 动态心率变异研究提示,偏头痛患者存在交感神经、副交感神经功能平衡障碍。也有学者报道偏头痛患者存在瞳孔直径不均,提示这部分患者存在自主功能异常。有人认为在偏头痛患者中的猝死现象可能与自主功能障碍有关。

6.离子通道障碍　很多偏头痛综合征所共有的临床特征与遗传性离子通道障碍有关。偏头痛患者内耳存在局部细胞外钾的积聚。当钙进入神经元时钾退出。因为内耳的离子通道在维持富含钾的内淋巴和神经元兴奋功能方面是至关重要的,脑和内耳离子通道的缺陷可导致可逆性毛细胞除极及听觉和前庭症状。偏头痛中的头痛是继发现象,这是细胞外钾浓度增加的结果。偏头痛综合征的很多诱发因素,包括紧张、月经,可能是激素对有缺陷的钙通道影响的结果。

此外,还有低镁学说、高钾诱导的血管痉挛学说、免疫理论等,都对偏头痛的发病机制有一定的阐释。所以,关于其确切的发病机制还有待进一步的深入研究。

【偏头痛分类】

见表 10-2。

表 10-2 国际头痛协会(IHS)头痛分类 ICHD-Ⅱ,2004

无先兆性偏头痛
有先兆性偏头痛
　伴典型先兆的偏头痛性头痛
　伴典型先兆的非偏头痛性头痛
　典型先兆不伴头痛
　家族性偏瘫性偏头痛(FHM)
　散发性偏瘫性偏头痛
　基底型偏头痛
常为偏头痛前驱的儿童周期综合征
　周期性呕吐
　腹型偏头痛
　儿童良性发作性眩晕
视网膜性偏头痛
偏头痛并发症
　慢性偏头痛
　偏头痛持续状态
　无梗死的持续先兆
　偏头痛性梗死
　偏头痛诱发的癫痫发作
很可能的偏头痛
　很可能的无先兆性偏头痛
　很可能的有先兆性偏头痛
　很可能的慢性偏头痛

【临床表现】

偏头痛发病常见于青春期,80%以上的患者在30岁以前发生。

1. 无先兆性偏头痛　此型最多见,无明显前驱症状,常有家族史。头痛反复发作,每次持续4～72h(其时间为未治疗或治疗不成功的时间;如患者在偏头痛发作期间入睡并且睡醒后偏头痛消失,计算偏头痛发作时间要计算到患者醒来的时间)。儿童发作时间一般为1～72h。头痛通常呈搏动性,位于额颞部,呈单侧。但在儿童通常为双侧,在青春期后期或成年人早期出现偏头痛的成年模式——单侧头痛。但无论单侧或双侧枕部头痛在儿童均少见,诊断时应慎重,因为许多病例是由结构性损害引起。疼痛程度多为中或重度;常规体力活动如散步或上楼梯可加重疼痛;常伴有恶心、呕吐和(或)畏光、畏声。

2. 有先兆性偏头痛　此型较普通型少见,多有家族史,其最大特点是头痛前有先兆症状。先兆症状是复杂的神经症状,出现在偏头痛发作之前或头痛发作时,是一种逐渐发展的可逆性局灶症状,持续时间通常在5～20min或以上,少于60min。

先兆为以下各种症状的组合:疲劳、注意力涣散、颈部僵硬、对光或声音敏感、恶心、闪光视野、打哈欠或面色苍白。其中视觉先兆最常见,通常表现为暗点、闪光、黑矇,部分由短暂的单眼盲或双眼的一侧视野偏盲。其他可有嗜睡、烦躁和偏侧肢体感觉或运动障碍。不太常见的是语言障碍,但有时难以分类。先兆症状通常一个随着另一个顺序出现,以视觉症状开始,随后是感觉症状和言语障碍,但是也可有相反或其他的顺序。

头痛常在先兆开始消退时出现。疼痛多始于一侧眶上、眶后部或额颞区,逐渐加重而扩展至半侧头部,甚至整个头部及颈部。头痛为搏动性,呈跳痛或钻凿样,程度逐渐加重发展成持续性剧痛。常伴恶心、呕吐、畏光、畏声。有的病人面部潮红,大量出汗,眼结膜充血;有的病人面色苍白,精神委靡,厌食。一次发作可持续1～3d,通常睡觉后头痛明显缓解,但发作过后连续数日倦怠无力。发作间歇期一切正常。少数情况下,该头痛缺乏偏头痛的特点甚至完全不出现头痛。

3. 特殊类型的偏头痛

(1)偏瘫型偏头痛:临床少见。偏瘫可为偏头痛先兆,单独发生,亦可伴偏侧麻木、失语,偏头痛消退后偏瘫持续10min至数周。可分为家族型(多呈常染色体显性遗传)和散发型(表现典型、普通型与偏瘫型偏头痛交替发作)。

(2)基底型偏头痛:或称基底动脉偏头痛。较多见于儿童和青春期女性,出现头重脚轻、眩晕、复视、眼球震颤、耳鸣、构音障碍、双侧肢体麻木及无力、共济失调、意识改变、跌倒发作和黑矇等脑干和枕叶症状,提示椎-基底动脉缺血。多见闪光、暗点、视物模糊、黑矇、视野缺损等视觉先兆,先兆持续20～30min,然后出现枕部搏动性头痛,常伴恶心、呕吐。

(3)眼肌麻痹型偏头痛:较少见,偏头痛发作时或发作后头痛消退之际,头痛侧出现眼肌瘫痪,动眼神经最常见,可同时累及滑车和展神经,持续数小时至数周。多有无先兆偏头痛病史,应注意排除颅内动脉瘤和糖尿病性眼肌麻痹。

(4)儿童周期综合征:为周期性发作的短暂性神经系统功能紊乱症状,与头痛有密切关系,故称之为偏头痛等位征,多见于儿童。表现为儿童良性发作性眩晕、周期性呕吐、腹型偏头痛等,发作时不伴有头痛,随时间推移可发生偏头痛。

(5)视网膜性偏头痛:此为有先兆偏头痛的一种亚型,由于视网膜小动脉收缩而损害单眼视力,伴或不伴闪光幻觉,随后出现头痛。临床上应与短暂性脑缺血发作相鉴别。

4. 偏头痛并发症

(1)偏头痛持续状态:偏头痛发作持续时间在72h 以上(其间可能有短于 4h 的缓解期)的称偏头痛持续状态。

(2)偏头痛性脑梗死:有以下 3 类。①卒中和偏头痛共存(即卒中的发生在时间上与偏头痛相隔很远);②具有偏头痛临床特征的卒中;③偏头痛诱发的卒中(即在偏头痛发作过程中诱发的卒中),这是由于偏头痛先兆期长时间的血流降低易使相应的缺血脑区发生梗死。

【诊断和鉴别诊断】

反复发作的单侧或双侧头痛,具有搏动性,伴有恶心、呕吐、畏光、畏声,头痛时日常活动受限,要考虑偏头痛的存在,如有家族史更支持诊断。

根据国际头痛协会建议,偏头痛的诊断标准见表 10-3。

表 10-3 偏头痛的诊断标准

1. 无先兆的偏头痛诊断标准
   A. 至少有 5 次发作符合下列 B~D 项的条件
   B. 每次头痛发作持续 4~72h(未经治疗或治疗失败)
   C. 头痛至少具备下列 2 项特征
   ①单侧性
   ②搏动性
   ③中至重度头痛,影响日常活动
   ④活动后头痛加重
   D. 头痛发作时至少伴有下列 1 项
   ①恶心和(或)呕吐
   ②畏光、畏声
   E. 不是归因于其他疾病
2. 有先兆的偏头痛诊断标准
   A. 符合下述 B~D 项的特征,至少发作 2 次
   B. 至少具备以下 1 项先兆,但没有运动障碍症状
   ①完全可逆的视觉症状
   ②完全可逆的感觉症状
   ③完全可逆的言语功能障碍
   C. 至少具备以下 2 项
   ①同向视觉症状和(或)单侧感觉症状
   ②至少一个先兆症状发生超过 4min 或数个症状连续出现超过 4min
   ③先兆症状持续时间不超过 60min
   D. 在先兆症状同时或在先兆症状发生后 60min 内出现头痛,头痛符合无先兆偏头痛诊断标准中的 B~D 项
   E. 不能归因于其他疾病

需与下列疾病鉴别。

1. **紧张型头痛** 又称肌收缩型头痛。其临床特点是:头痛部位较弥散,可位前额、双颞、顶、枕及颈部。头痛性质常呈钝痛,头部压迫感、紧箍感,患者常述犹如戴着一个帽子。头痛常呈持续性,可时轻时重。多有头皮、颈部压痛点,按摩头颈部可使头痛缓解,多有额、颈部肌肉紧张。多少伴有恶心、呕吐。

2. **丛集性头痛** 又称组胺性头痛,Horton 综合征。表现为一系列密集的、短暂的、严重的单侧钻痛。与偏头痛不同,头痛部位多局限并固定于一侧眶部、球后和额颞部。发病时间常在夜间,并使患者痛醒。发病时间固定,起病突然而无先兆,开始可为一侧鼻部烧灼感或球后压迫感,继之出现特定部位的疼痛,常疼痛难忍,并出现面部潮红,结膜充血、流泪、流涕、鼻塞。为数不少的患者出现Horner 征,可出现畏光,不伴恶心、呕吐。诱因可为发作群集期饮酒、兴奋或服用扩血管药引起。发病年龄常较偏头痛晚,平均 25 岁,男女之比约 4∶1。罕见家族史。

3. **痛性眼肌麻痹** 又称 Tolosa-Hunt 综合征。是一种以头痛和眼肌麻痹为特征,涉及特发性眼眶和海绵窦的炎性疾病。病因可为颅内颈内动脉的非特异性炎症,也可能涉及海绵窦。常表现为球后及眶周的顽固性胀痛、刺痛,数天或数周后出现复视,并可有第Ⅲ、Ⅳ、Ⅵ对脑神经受累表现,间隔数月或数年后复发,需行血管造影以排除颈内动脉瘤。皮质类固醇治疗有效。

4. **颅内占位所致头痛** 占位早期,头痛可为间断性或晨起为重,但随着病情的发展多成为持续性头痛,进行性加重,可出现颅内高压的症状与体征,如头痛、恶心、呕吐、视盘水肿,并可出现局灶症状与体征,如精神改变、偏瘫、失语、偏身感觉障碍、抽搐、偏盲、共济失调、眼球震颤等,典型者鉴别不难。但需注意,也有表现为十几年的偏头痛,最后被确诊为巨大血管瘤者。

5. **血管性头痛** 如高血压或低血压、未破裂颅内动脉瘤或动静脉畸形、慢性硬膜下血肿等均可有偏头痛样头痛,部分病例有局限性神经体征,癫痫发作或认知功能障碍,颅脑 CT、MRI 及 DSA 可显示病变。

6. **偏头痛性梗死** 极个别情况,偏头痛可继发缺血性卒中,偏头痛渐进性病程和自发消退 2 个特点可与脑卒中区别。

【治疗】

偏头痛的治疗目的是终止头痛发作、缓解伴发症状和预防复发。因此分为发作期的治疗和预防性治疗。

一、急性期药物治疗

（一）急性期治疗目的

对患者头痛发作时的急性治疗目的是：快速止痛；持续止痛，减少本次头痛再发；恢复患者的功能；减少医疗资源浪费。

（二）急性期治疗有效性的指标

多数大型随机、双盲、对照试验采用的急性期治疗有效性标准包括以下方面：2h 后无痛；2h 后疼痛改善，由中重度转为轻度或无痛（或 VAS 评分下降 50％以上）；疗效具有可重复性，3 次发作中有 2 次以上有效；在治疗成功后的 24h 内无头痛再发或无需再次服药。

对多次发作的疗效评估包括头痛对患者功能损害的评估，如 MIDAS 和 HIT-6。

（三）药物及评价

偏头痛急性期的治疗药物分为非特异性药物和特异性药物两类。

1. 非特异性药物　非特异性药物包括：①解热镇痛药，如对乙酰氨基酚、阿司匹林、布洛芬、萘普生等非甾体抗炎药（NSAIDs）及其复方制剂；②巴比妥类镇静药；③可待因、吗啡等阿片类镇痛药及曲马朵。

（1）解热镇痛药：大量研究表明，解热镇痛药及其咖啡因复合物对于成年人及儿童偏头痛发作均有效，故对于轻、中度的偏头痛发作和既往使用有效的重度偏头痛发作，可作为一线药物首选。这些药物应在偏头痛发作时尽早使用。

可单选阿司匹林（ASA）300～1 000mg，或布洛芬 200～800mg，或萘普生 250～1 000mg，或双氯芬酸 50～100mg，或安替比林 1 000mg，或托芬那酸 200mg。对乙酰氨基酚口服、静脉注射或皮下注射均有效，但不推荐单独使用（B 级）。上述药物与其他药合用，如 ASA 与甲氧氯普胺合用、对乙酰氨基酚与利扎曲坦合用、对乙酰氨基酚与曲马朵合用等，效果优于单用。另有研究发现，伐地昔布 20～40mg 和罗非昔布 25～50mg 治疗偏头痛急性发作有效。常用解热镇痛类药的效果及不良反应见表 10-4。

阿司匹林（acetylsalicylic acid，ASA）：剂型有口服剂、肛门栓剂及注射制剂。口服：1 次 300～1 000mg。呕吐的患者可使用栓剂，直肠给药，1 次 300～600mg。口服本药 1 000mg 2h 后头痛有效缓解率为 52％（Ⅰ级证据），疗效与口服 50mg 舒马曲坦相当。泡腾片是近年来开发应用的一种新型片剂，每片 0.3g，0.5g，服用时放入温水 150～250ml 中溶化后饮下，因其含碳酸氢钠和有机酸，遇水可放出大量二氧化碳而呈泡腾状，二氧化碳部分溶解于饮水中，喝入时有汽水般的感觉，特别适用于儿童、老年人以及吞服药丸困难的患者。阿司匹林赖氨酸盐（赖安匹林），可用于静脉或肌内注射，剂量有 0.9g（相当于阿司匹林 0.5g）及 0.5g（相当于阿司匹林 0.28g），肌内注射或静脉滴注每次 0.9～1.8g。静脉注射赖安匹林 2h 后，头痛消除率为 43.7％，疗效低于皮下注射舒马曲坦 6mg，但两者用药 24h 后，头痛复发率无差异，而赖安匹林耐受性更好。阿司匹林的常见不良反应有胃肠道症状、过敏反应、耳鸣、听力下降、肝肾功能损害及出血危险等，损害多是可逆性的；与食物同服可减少对胃肠道的刺激，这样尽管会降低药物吸收的速率，但不影响吸收量。对本药或同类药过敏者、活动性溃疡、血友病或血小板减少症、哮喘、出血体质者，孕妇及哺乳期妇女禁用。本品使布洛芬等非甾体抗炎药血浓度明显降低，两者不宜合用。

布洛芬（ibuprofen）：治疗偏头痛以口服为主（Ⅰ级证据）。口服：1 次 200～800mg。对于轻中度头痛患者，口服 200mg 或 400mg，用药 2h 后头痛有效缓解率无差异，但对于重度头痛患者，口服 400mg 更有效，且能有效缓解畏光、畏声等症状。用药 2h 后头痛有效缓解率与口服舒马曲坦 50mg 基本相当。与安慰剂相比，本药能有效缓解头痛，缩短头痛持续时间，但 24h 持续消除头痛方面并不优于安慰剂。常见的不良反应及禁忌证同 ASA。

萘普生（naproxen）：剂型有口服剂、肛门栓剂及注射液。口服：250～1 000mg；直肠给药：1 次 250mg；静脉给药：1 次 275mg，均可缓解头痛及其伴随症状（Ⅰ级证据），疗效与口服舒马曲坦 50mg 类似。若头痛无缓解，可与舒马曲坦 50mg 合用，两者合用不增加不良反应发生。本药常见的禁忌证及不良反应同 ASA，但不良反应的发生率及严重程度均较低，较适用于不能耐受阿司匹林、吲哚美辛等解热镇痛药的患者。

双氯芬酸（diclofenac）：剂型有口服剂、肛门栓剂及注射液。口服吸收迅速且完全，起效较快，最好于饭前整片（粒）吞服。口服：1 次 50～100mg，但有研究发现服用 100mg 疗效并不优于 50mg。服用胶囊起效更快，且胶囊疗效优于片剂（Ⅰ级证据）。本品疗效与口服舒马曲坦 100mg 类似，且改善恶心等偏头痛伴随症状优于后者，而发生不良反应更少。直肠给药：1 次 50mg。肌内注射：双氯芬酸钠 75mg，10min 后起效，30min 后头痛消除率达 88%，2h 后头痛缓解率与肌内注射曲马朵 100mg 类似。本药引起的胃肠道不良反应少于阿司匹林、吲哚美辛等药物。但应注意肝损伤及粒细胞减少等不良反应。

对乙酰氨基酚（paracetamol）：剂型有口服剂、肛门栓剂及注射液。1 000mg 或 15mg/kg 口服或静脉注射或皮下注射治疗偏头痛发作有效（Ⅰ级证据），但镇痛作用弱于阿司匹林，不推荐单独使用，可与利扎曲坦、曲马朵等合用。本药可用于对阿司匹林过敏、不耐受或不适于应用阿司匹林的患者。

上述药物可与其他药联用，后者明显优于单用，包括阿司匹林与甲氧氯普胺合用，对乙酰氨基酚与利扎曲坦合用，对乙酰氨基酚与曲马朵合用等。为了防止药物过度应用性头痛，服用单一的解热镇痛药时，应该限制在每月不超过 15d，服用联合镇痛药应该限制在每月不超过 10d。

布洛芬可用于年龄大于 6 个月儿童。双氯芬酸可用于体重大于 16kg 的儿童。萘普生可用于 6 岁以上或体重 25kg 以上的儿童。10 岁以上的儿童可单用 ASA 或对乙酰氨基酚或两者与甲氧氯普胺合用，也可单用麦角胺。

（2）其他药物：甲氧氯普胺、多潘立酮等止吐和促进胃动力药物不仅能治疗伴随症状，还有利于其他药物的吸收和头痛的治疗，单用也可缓解头痛（表 10-5）。

苯二氮䓬类、巴比妥类镇静药可促使镇静、入睡，促进头痛消失。因镇静药有成瘾性，故仅适用于其他药物治疗无效的严重患者。

阿片类药物有成瘾性，可导致 MOH 并诱发对其他药物的耐药性，故不予常规推荐。仅仅适用于其他药物治疗无效的严重头痛者，在权衡利弊使用。肠外阿片类药物，如布托啡诺，可作为偏头痛发作的应急药物，即刻镇痛效果好（Ⅲ级证据）。

2. 偏头痛特异性药物治疗

（1）曲坦（triptan）类药物：曲坦类药物为 5-羟色胺 1B/1D 受体激动药，能特异地控制偏头痛的头痛。目前国内有舒马曲坦、佐米曲坦和利扎曲坦，那拉曲坦、阿莫曲坦、依来曲坦和夫罗曲坦国内

表 10-4　解热镇痛药治疗偏头痛发作的效果及不良反应

解热镇痛药	剂量（mg）	证据级别	推荐强度	不良反应及禁忌证
阿司匹林	300～1 000	Ⅰ	A	不良反应：主要有胃肠道的副作用及出血危险 禁忌证：对本药或同类药过敏者、活动性溃疡、血友病或血小板减少症、哮喘、出血体质者，孕妇及哺乳期妇女
布洛芬	200～800	Ⅰ	A	同阿司匹林
萘普生	250～1 000	Ⅰ	A	同阿司匹林。2 岁以下儿童禁用
双氯芬酸	50～100	Ⅱ	A	不良反应主要有胃肠道的副作用、肝损伤及粒细胞减少等
对乙酰氨基酚	1000	Ⅱ	A	警惕肝、肾衰竭
阿司匹林、对乙酰氨基酚、咖啡因复合剂	250 200～250 50	Ⅰ	A	同阿司匹林和对乙酰氨基酚

表 10-5　止吐和促胃动力药治疗偏头痛发作的效果及不良反应

药物	证据级别	剂量（mg）	不良反应	禁忌证
甲氧氯普胺	Ⅰ	10～20 口服 20 直肠	锥体外系症状	<10 岁儿童，肌张力障碍，癫痫，妊娠，哺乳期
	Ⅱ	10 肌内注射或静脉注射		
多潘立酮	Ⅰ	20～30 口服	同甲氧氯普胺	<10 岁儿童

尚未上市。曲坦类的疗效和安全性均经大样本、随机安慰剂对照试验证实。药物在头痛期的任何时间应用均有效,但越早应用效果越好。出于安全考虑,不主张在先兆期使用。与麦角类药物相比,曲坦类治疗24h内头痛复发率高(15%～40%),但如果首次应用有效,复发后再用仍有效,如首次无效,则改变剂型或剂量可能有效。患者对一种曲坦类无效,仍可能对另一种有效。

舒马曲坦:剂型包括口服剂(片剂、速释剂)、皮下注射剂、鼻喷剂及肛门栓剂,其中100mg片剂是所有曲坦类的疗效参照标准。皮下注射舒马曲坦6mg,10min起效,2h头痛缓解率达80%。疗效明显优于ASA 1 000mg皮下注射,但不良反应亦多。鼻喷剂20mg较片剂起效快,有效率与口服50mg或100mg相当,鼻喷剂疗效可能存在种族差异。在伴有呕吐的患者中应使用栓剂,其效果与口服50mg或100mg相当。应用25mg或50mg无效者中,超过50%对100mg速释剂有效。口服舒马曲坦50mg与ASA泡腾片1 000mg疗效相当,口服100mg则与口服ASA 900mg加甲氧氯普胺10mg合剂疗效相似。

佐米曲坦:有2.5mg和5mg的口服和鼻喷剂。药物亲脂性,可透过血-脑屏障,生物利用度高。口服40～60min后起效,鼻喷剂比口服剂起效快,35mg起效更快并可维持6h。口服2.5mg与口服ASA900mg加甲氧氯普胺10mg合剂疗效相似或稍优。偏头痛发作早期,鼻喷5mg,1h内可明显减轻头痛。口服2.5mg后,2h的头痛消失率与阿莫曲坦12.5mg、依来曲坦40mg、舒马曲坦50mg相当,优于那拉曲坦2.5mg;2h的疼痛减轻和消失率与利扎曲坦10mg相当。口服5mg后,2h的疼痛消失率与舒马曲坦50mg或100mg相当。

利扎曲坦:有5mg和10mg的普通和糯米纸囊口服剂型。推荐10mg为起始剂量,若头痛持续,2h后可重复一次。口服作用快速,头痛消失与疗效维持在所有曲坦类药物中最显著,头痛复发率较舒马曲坦、佐米曲坦和那拉曲坦低。10mg疗效略优于舒马曲坦100mg,但副作用随剂量增大而增加。

其他:那拉曲坦和夫罗曲坦均为2.5mg的口服剂。在所有曲坦类药物中,两者的起效时间最长,约需4h,且疗效不如舒马曲坦50mg或100mg,但不良反应较少,药物的半衰期长达6h。阿莫曲坦有6.25mg和12.5mg两种片剂,口服40～60min起效,量效关系明显。6.25mg和12.5mg副作用无差异。12.5mg较麦角胺咖啡因合剂治疗有效,与利扎曲坦10mg、舒马曲坦100mg疗效相似,但副作用更低。与醋氯芬酸100mg合用比单用有效,皮肤异常性疼痛对其疗效无影响。依来曲坦有20mg和40mg两种口服剂型,40mg无效可增至80mg,但副作用与剂量相关。在所有曲坦类药物制剂中,80mg效果最好,不良反应也最大。

(2)麦角胺类:麦角胺类药物治疗偏头痛急性发作的历史很长,但判断其疗效的随机对照试验却不多。试验多使用麦角胺咖啡因(分别2mg和200mg或1mg和100mg合剂)。一项研究是对比其与ASA联合甲氧氯普胺,发现其对头痛、恶心、呕吐症状的缓解不及后者。与卡马匹林合用甲氧氯普胺的对照研究也显示麦角胺咖啡因用药2h后的头痛及恶心的缓解率低于后者。与曲坦的对比观察证实其疗效不及曲坦类。麦角胺具有药物半衰期长、头痛的复发率低的优势,适用于发作持续时间长的患者。另外,极小量的麦角胺类即可迅速导致MOH,因此应限制药物的使用频度,不推荐常规使用。

(3)降钙素基因相关肽(CGRP)受体拮抗药:CGRP受体拮抗药(gepant类药物)通过将扩张的脑膜动脉恢复至正常而减轻偏头痛症状,且该过程不导致血管收缩。部分对曲坦类无效或者对曲坦类不能耐受的患者可能对gepant类药物有良好的反应。两项大规模随机双盲安慰剂(或曲坦)对照试验显示telcagepant(MK-0974)有良好的临床疗效,300mg口服后2h的头痛缓解率与利扎曲坦10mg、佐米曲坦5mg相当,不良反应的发生率略高于安慰剂。

3.复方制剂 麦角胺咖啡因复方制剂可治疗某些中-重度的偏头痛发作(Ⅱ级证据)。其他常用的复方制剂有:ASA、对乙酰氨基酚及咖啡因的复方制剂,对乙酰氨基酚与咖啡因的复方制剂,双氯酚酸与咖啡因的复方制剂,咖啡因、布他比妥和(或)颠茄的复方制剂等。其中合用的咖啡因可抑制磷酸二酯酶,减少cAMP的分解破坏,使细胞内的cAMP增加,从而发挥广泛的药理作用,包括收缩脑血管减轻其搏动幅度,加强镇痛药的疗效等。要注意,合用的咖啡因会增加药物依赖、成瘾及MOH的危险。

4.成年人偏头痛急性期治疗药物推荐 见表10-6。

表 10-6　成年人偏头痛急性期治疗药物推荐

药物	推荐剂量(mg)	推荐等级	注意事项
NSAID			
阿司匹林	1 000 口服 1 000 静脉	A	胃肠道不良反应,出血风险
布洛芬	200~800	A	胃肠道不良反应,出血风险
萘普生	500~1 000	A	胃肠道不良反应,出血风险
双氯芬酸	50~100	A	包括双氯芬酸钠和双氯芬酸钾
对乙酰氨基酚	1 000 口服或肛栓剂	A	肝及肾衰竭者慎用
阿司匹林+ 对乙酰氨基酚+ 咖啡因复合制剂	250+200~250+50	A	同 ASA 和对乙酰氨基酚:胃肠道不良反应,出血风险;肝及肾衰竭者慎用
安乃近	1 000 口服 1 000 静脉	B	粒细胞缺乏症风险 低血压风险
安替比林	1 000 口服	B	肝及肾衰竭者慎用
托芬那酸	200 口服	B	胃肠道不良反应,出血风险
曲坦类			
舒马曲坦	25、50、100 口服,包括速释制剂;25 肛栓剂;10 或 20 鼻喷剂;6 皮下制剂	A	禁忌证:高血压、冠心病、心绞痛、心肌梗死、雷诺综合征、周围动脉粥样硬化性疾病、TIA 或卒中、妊娠、哺乳期、12 岁以下儿童、严重肝、肾功能不全、存在多种血管危险因素。不能与麦角类或 MAO 抑制药(停用未满 2 周)同服 以下比较都以 100mg 舒马曲坦为对象
佐米曲坦	2.5、5 口服,包括口腔崩解片;2.5、5 鼻喷剂	A	禁忌证同舒马坦
那拉曲坦	2.5 口服	A	禁忌证同舒马曲坦;较舒马坦效弱但持续时间长
利扎曲坦	10 口服,包括膜片	A	禁忌证同舒马曲坦;此外服普萘洛尔时,使用 5mg
阿莫曲坦	12.5 口服	A	禁忌证同舒马曲坦 可能较舒马曲坦不良反应少
依来曲坦	20、40 口服	A	禁忌证同舒马曲坦 若 40mg 无效,可用 80mg
夫罗曲坦	2.5 口服	A	禁忌证同舒马曲坦 较舒马曲坦效弱但持续时间长
麦角类			
酒石酸麦角胺	2 口服	B	禁忌证:妊娠、哺乳期、12 岁以下儿童、控制不良的高血压、冠心病、心绞痛、心肌梗死、雷诺综合征、周围血管粥样硬化性疾病、TIA 或卒中、严重肝、肾功能不全、存在多种血管危险因素
双氢麦角碱	2 口服或肛栓剂	B	同上
止吐药			
甲氧氯普胺	10~20 口服;20 肛栓剂;10 肌内注射、静脉或皮下使用	B	禁忌证:运动障碍、14 岁以下儿童及妊娠期妇女、癫痫、催乳素瘤
多潘立酮	20~30 口服	B	禁忌证:10 岁以下儿童 其他不良反应类似甲氧氯普胺,但较甲氧氯普胺轻微

5. 急性期治疗药物的选择和使用原则　急性期治疗药物的选择应根据头痛严重程度、伴随症状、既往用药情况和患者的个体情况而定。药物选择有两种方法：①阶梯法，即每次头痛发作时均首选 NSAIDs 类药物，若治疗失败再加用偏头痛特异性治疗药物；②分层法，基于头痛程度、功能损害程度及之前对药物的反应，若为严重发作则使用特异性治疗药物，否则使用 NSAIDs 类药物。不同治疗策略的致残性（the disability in strategies of care,DISC）研究对上述不同治疗策略进行比较后发现，分层治疗在 2h 镇痛率及每次残疾时间方面均优于阶梯法，且事后分析证明其最具经济性。

药物使用应在头痛的早期足量使用，延迟使用可使疗效下降、头痛复发及不良反应的比例增高。有严重的恶心和呕吐时，应选择胃肠外给药。甲氧氯普胺、多潘立酮等止吐和促进胃动力药物不仅能治疗伴随症状，还有利于其他药物的吸收和头痛的治疗。

不同曲坦类药物在疗效及耐受性方面略有差异。对某一个体患者而言，一种曲坦无效，可能另一曲坦有效；一次无效，可能另一次发作有效。由于曲坦类药物疗效和安全性优于麦角类，故麦角类药物仅作为二线选择。麦角类有作用持续时间长、头痛复发率低的特点，故适于发作时间长或经常复发的患者。

为预防药物过量性头痛（MOH），单纯 NSAIDs 制剂不能超过 15d/月，麦角碱类、曲坦类、NSAIDs 复合制剂则不超过 10d/月。

二、预防性药物治疗

（一）预防性治疗的目的
对患者进行预防性治疗目的是降低发作频率、减轻发作程度、减少功能损害、增加急性发作期治疗的疗效。

（二）预防性治疗的有效性指标
预防性治疗的有效性指标包括偏头痛发作频率、头痛持续时间、头痛程度、头痛的功能损害程度及急性期对治疗的反应。

（三）预防性治疗的指征
总的来说，何时开始预防性治疗并没有普遍适用的指征，最重要的因素是患者生活质量受影响的程度，而非刻板地根据发作频率或严重程度来决定。通常，存在以下情况时应与患者讨论使用预防

性治疗：①患者的生活质量、工作或学业严重受损（须根据患者本人的判断）；②每个月发作频率在 2 次以上；③急性期药物治疗无效或患者无法耐受；④存在频繁、长时间或令患者极度不适的先兆，或为偏头痛性脑梗死、偏瘫性偏头痛、基底型偏头痛亚型；⑤连续 3 个月每月使用急性期治疗 6~8 次或以上；⑥偏头痛发作持续 72h 以上；⑦患者倾向（尽可能少的发作）。

（四）预防性治疗药物的评价
目前应用于偏头痛预防性治疗的药物主要包括：β受体阻滞药、钙离子通道阻滞药、抗癫痫药、抗抑郁药、NSAID 及其他种类的药物。

1. β受体阻滞药　β受体阻滞药在偏头痛预防性治疗方面效果明确，有多项随机对照试验结果支持。其中证据最为充足的是非选择性β受体阻滞药普萘洛尔和选择性β受体阻滞药美托洛尔。另外，比索洛尔、噻吗洛尔和阿替洛尔可能有效，但证据强度不高。β受体阻滞药的禁忌证包括反应性呼吸道疾病、糖尿病、直立性低血压及心率减慢的某些心脏疾病。不适于运动员，可发生运动耐量减少。有情感障碍患者在使用β受体阻滞药可能会发生心境低落、甚至自杀倾向。

2. 离子通道阻滞药　非特异性钙离子通道阻滞药氟桂利嗪对偏头痛预防性治疗证据充足，剂量为每日 5~10mg，女性所需的有效剂量低于男性。环扁桃酯的研究结果不一致，设计较好的研究结果为阴性，因此不推荐。多项尼莫地平预防偏头痛的研究，结果均未能显示其疗效优于安慰剂，不值得推荐。

3. 抗癫痫药　丙戊酸（至少每日 600mg）的随机对照试验结果证实其对偏头痛预防有效。需定时检测血常规、肝功能和淀粉酶，对于女性患者更需注意体重增加及卵巢功能异常（如多囊卵巢综合征）。托吡酯（每日 25~100mg）是另一个有试验证据支持的抗癫痫药物。托吡酯对慢性偏头痛有效，并可能对 MOH 有效。

拉莫三嗪不能降低偏头痛发作的频率，但可能降低先兆发生的频率。加巴喷丁在一项随机双盲安慰剂对照试验中显示有效。开放性、非对照的试验结果提示左乙拉西坦可能有助于降低头痛频率。奥卡西平试验证明无效。

4. 抗抑郁药　唯一在所有研究中均被证实有效的药物是阿米替林，4 项较早的安慰剂对照试验结果均为阳性，使用剂量为每日 10~150mg。但这

些试验的样本量均较小,且副作用明显。阿米替林对偏头痛的预防作用有限,但特别适用于合并有紧张型头痛或抑郁状态(常存在慢性疼痛)的患者。主要不良反应为镇静作用。每日 1 次用法可增加患者的依从性。大剂量使用时需进行心电图检查。

两项小样本对照试验显示选择性血清素重摄取抑制药(SSRI)非莫西汀有效。3 项氟西汀的试验显示有效,1 项则显示无效。氯米帕明及舍曲林的对照试验结果显示无效。其他抗抑郁药仅有开放性或非对照性试验。文拉法辛与阿米替林的双盲对照试验结果证实疗效相当,另有 2 项开放性研究结果阳性。

5. NSAIDs　ASA 对偏头痛预防治疗的研究结果不一。两项大型队列研究发现每日 200～300mg 的 ASA 可降低偏头痛发作的频率。ASA 与有确定疗效药物的对比试验显示其效果相当或较差,而在与安慰剂的对照试验中却从未被证实有效。三项对照试验证明萘普生每日 1 000mg 优于对照。另外,两项安慰剂对照试验显示托芬那酸有效。其他曾做过试验的药物包括酮洛芬、甲芬那酸、吲哚布芬、氟比洛芬和罗非考昔,但试验均有样本量过小且设计不足之嫌。

6. 其他药物　抗高血压药物赖诺普利及坎地沙坦各有一项对照试验结果显示对偏头痛预防治疗有效,但仍需进一步证实。

大剂量维生素 B_2(每日 400mg)及辅酶 Q_{10} 的对照试验结果显示有效。口服镁盐的结果矛盾,一项结果阴性,另一项结果为阳性。款冬根的提取物(Petasites hybridus)经 2 项对照试验显示有效,剂量为每日 75mg。野甘菊提取物(Tanacetum parthenium)有数项对照试验,结果不一,但最近完成的设计良好的试验显示其无效,系统分析结果亦为阴性。但由于存在阳性对照研究结果,故只能作为三线药物。

早期的可乐定、苯噻啶及二甲麦角新碱的试验提示能预防偏头痛发作。但近期设计较好的试验未能证明可乐定有效。二甲麦角新碱有效,但因严重的不良作用,仅推荐作为短期使用(治疗期最长 6 个月),经 4～6 周的洗脱期后可重新使用。苯噻啶的头晕及增加体重的不良反应明显妨碍了其临床应用。麦角类也被用于偏头痛预防治疗,双氢麦角

碱的证据较弱,几项试验结果相左。双氢麦角隐亭在 1 项小样本对照试验中显示有效,且耐受性好,但效果仍需进一步证实。基于以上证据不推荐此三类药物用于预防偏头痛治疗。

早期一些试验提示肉毒毒素 A 注射可能对偏头痛有预防性作用,但对所有七项对照研究的系统分析却未能显示其较安慰剂具有显著疗效。然而,针对慢性偏头痛的预防性研究结果却提示其对慢性偏头痛有效。近期一项随机双盲对照试验显示肉毒毒素 A 较安慰剂疗效显著。多中心的随机双盲安慰剂对照试验也取得了阳性结果。比较肉毒毒素 A 注射与托吡酯、丙戊酸预防慢性偏头痛的随机双盲试验均认为其效果相当,且肉毒毒素的耐受性更好。

经随机双盲安慰剂对照试验证明无效的其他治疗包括半胱氨酸-白三烯受体拮抗药孟鲁司特、乙酰唑胺(50mg/d)及神经激肽-1 受体拮抗药拉奈匹坦。

7. 预防性治疗药物推荐　见表 10-7。

8. 预防性治疗药物选择和使用原则　医师在使用预防性治疗药物之前须与患者进行充分的沟通,根据患者的个体情况进行选择,注意药物的治疗效果与不良反应,同时注意患者的共病、与其他药物的相互作用、每日用药次数及经济情况。通常首先考虑证据确切的一线药物,若一线药物治疗失败、存在禁忌证或患者存在以二、三线药物可同时治疗的合并症时,方才考虑使用二线或三线药物。避免使用患者其他疾病的禁忌药,及可能加重偏头痛发作的治疗其他疾病的药物。长效制剂可增加患者的顺应性。

药物治疗应小剂量单药开始,缓慢加量至合适剂量,同时注意副作用。对每种药物给予足够的观察期以判断疗效,一般观察期为 4～8 周。患者需要记头痛日记来评估治疗效果,并有助于发现诱因及调整生活习惯。偏头痛发作频率降低 50% 以上可认为预防性治疗有效。有效的预防性治疗需要持续约 6 个月,之后可缓慢减量或停药。若发作再次频繁,可重新使用原先有效的药物。若预防性治疗无效,且患者没有明显的不良反应,可增加药物剂量;否则,应换用第二种预防性治疗药物。若数次单药治疗无效,才考虑联合治疗,也应从小剂量开始。

表 10-7 偏头痛预防性治疗药物推荐

药物	每日剂量(mg)	推荐级别	副作用	禁忌证
β受体阻滞药				
美托洛尔	50~200	A	常见:心动过缓、低血压、嗜睡、无力、运动耐量降低	哮喘、心力衰竭、房室传导阻滞、心动过缓;
普萘洛尔	40~240	A	少见(<1%发生率):失眠、噩梦、阳	慎用于使用胰岛素或降糖药者
比索洛尔	5~10	B	萎、抑郁、低血糖	
钙离子通道阻滞药				
氟桂利嗪	5~10	A	常见:嗜睡、体重增加 少见:抑郁、锥体外系症状	抑郁、锥体外系症状
抗癫痫药				
丙戊酸	500~1 800	A	恶心、体重增加、嗜睡、震颤、脱发、肝功能异常	肝病
托吡酯	25~100	A	共济失调、嗜睡、认知和语言障碍、感觉异常、体重减轻	对有效成分或磺酰胺过敏
加巴喷丁	1 200~2 400	B	恶心、呕吐、抽搐、嗜睡、共济失调、眩晕	加巴喷丁过敏
抗抑郁药				
阿米替林	50~100	B	口干、嗜睡,体重增加	青光眼、前列腺瘤
NSAIDs				
萘普生	250~500bid	B		
阿司匹林	300	B		
其他药物				
坎地沙坦	16	B		
赖诺普利	20	B		
镁盐	24mmol	B		
维生素 B_7	400	B		
辅酶 Q_{10}	300	B		
二甲麦角新碱	4~12 2~6(法) 每6个月停用1个月	B	常见:恶心、眩晕、失眠 少见:腹膜后纤维变性	高血压、冠状动脉供血不足、动脉病、胃溃疡、肝或肾衰竭

第三节 丛集性头痛

【概述】

丛集性头痛(cluster headache,CH)是少见的原发性神经血管性头痛之一,其特点为短暂、剧烈和爆炸样头痛反复密集发作,多发生于一侧眼眶、球后和额颞部,每次持续15~180min,频率从隔日一次到每日8次。常伴有同侧眼球结合膜充血、流泪、鼻塞和(或)Horner综合征。丛集期持续数周至数月。好发于男性。无家族遗传史。

【病因及发病机制】

丛集性头痛的病因不清楚,由于其发作有明

显的周期性,曾提出过生物钟学说,认为是体内生物钟紊乱引起头痛的发生。以后发现用组胺可诱导头痛,发作时血中组胺也升高,用组胺刺激三叉神经末梢能引起头痛的复发,认为是组胺代谢障碍引起的头痛。继后进行的研究发现病变处肥大细胞数量增多、活性增强,稳定肥大细胞的药物能缓解头痛,提出了肥大细胞功能障碍学说,但以后的研究发现偏头痛的患者也有肥大细胞的功能障碍,因而不能用肥大细胞学说来解释丛集性头痛的发生。发病机制:其急性发作涉及下丘脑后部灰质兴奋。大约 5% 的患者可能是遗传性(常染色体显性遗传),在丛集期慢性及亚急性患者发作规律,可被乙醇、组胺或硝酸甘油诱发。

【临床表现】

发病年龄通常为 20~50 岁,平均 30 岁。男性发病率是女性的 4~7 倍。

通常发生于一侧眼眶、球后和额颞部。

如不治疗疼痛可持续 15~180min。

常伴有同侧结膜充血和(或)流泪、鼻充血和(或)流涕、眼睑水肿、前额和面部出汗、瞳孔缩小和(或)上睑下垂及感觉躁动或不安。

在最严重发作期间,患者因疼痛极度痛苦,常不能平卧休息。

发作频率从隔日一次到每日 8 次不等,通常连续发作,持续数周或数月,然后被通常持续数月或数年的缓解期所分割。当持续期为 7~365d,而至少有 2 个大于 1 个月的无痛缓解期时,称为阵发性丛集性头痛;而发作超过 1 年不缓解或缓解期小于 1 个月,则称为慢性丛集性头痛。

【诊断】

按国际头痛学会的头痛分类法,丛集性头痛必须符合下述标准(表 10-8)。

表 10-8 丛集性头痛标准

至少有以下特点的发作过 5 次
重度、单侧眼眶、眶上,和(或)颞部疼痛,持续 15~180min (若不治疗)
头痛侧至少伴随以下症状之一:结合膜充血、流泪、鼻塞、流涕、前额及面部出汗,瞳孔缩小、眼裂下垂、眼睑水肿
发作频度,隔日一次至 8/d

【鉴别诊断】

应注意偏头痛和丛集性头痛的鉴别。偏头痛多见于女性患者,发作前可有典型视觉先兆,而丛集性头痛多见于男性,常伴有自主症状和体征。偏头痛无明显节律性,而丛集性头痛周期性发作。丛集性头痛的疼痛呈烧灼样或针刺样,而偏头痛则呈搏动性痛,偏头痛多在白天发作,而丛集性头痛多在睡眠时发作。大多数偏头痛有阳性家族史而丛集性头痛遗传因素尚不确切。

【治疗】

治疗原则与偏头痛相同。发作时一方面要终止头痛,另一方面预防再发。发作时皮下注射舒马曲坦可在几分钟内终止发作。部分患者吸纯氧(8~10L/min),连续 15min 也可使头痛缓解。也可采用 2%~4% 的利多卡因点鼻,滴于下鼻甲的最尾侧部分,能够产生蝶腭神经节阻滞作用,达到止痛效果,终止一次发作。上述药物治疗无效可选用泼尼松 40~80mg/d,连用 1 周,有效后在 1 周内逐渐减量至停药,可使部分患者的头痛戏剧性好转,无效则 48h 后换药。

有些用于预防偏头痛复发的药物,如 5-羟色胺拮抗药、美西麦角、双氢麦角碱、钙通道阻滞药也可用来阻止丛集性头痛的复发。

第四节 紧张型头痛

【概述】

紧张型头痛(tension type headache,TTH)是原发性头痛中最常见的类型,约占 40%。主要表现为双侧紧束样或压迫性头痛,常为轻度或中度头痛,不伴有恶心或呕吐,部分患者头部触诊时可有颅周压痛。

【病因及发病机制】

紧张型头痛的病因和发病机制尚不完全清楚,可能与多种因素有关。如颅周肌肉或肌筋膜结构收缩或血流下降,可导致颅周肌肉和皮肤的痛阈值降低,肌筋膜痛敏感性增加;细胞内外钾离子转运障碍;一氧化氮(NO)、5-羟色胺(5-HT)、乳酸、神经肽等物质含量的变化等。此外,情绪障碍如紧张、焦虑、抑郁、应激等因素可导致持续性头部及颈肩部肌肉收缩,但这也可能是继发现象。

【紧张型头痛的分类】

1.偶发性紧张型头痛

(1)伴有颅周压痛的偶发性紧张型头痛。

(2)不伴颅周压痛的偶发性紧张型头痛。

2.频发性紧张型头痛

(1)伴有颅周压痛的频繁发作性紧张型头痛。

(2)不伴颅周压痛的频繁发作性紧张型头痛。

3.慢性紧张型头痛

(1)伴有颅周压痛的慢性紧张型头痛。

(2)不伴颅周压痛的慢性紧张型头痛。

4.很可能的紧张型头痛

(1)很可能的偶发性紧张型头痛。

(2)很可能的频繁发作性紧张型头痛。

(3)很可能的慢性紧张型头痛。

【临床表现】

可发生于任何年龄,但多见于青年,女性较多。

没有先驱表现或先兆。

头痛多为钝痛、刺痛,非搏动性,程度较轻,患者常诉紧缩、压迫、绷紧或紧箍感。

头痛部位通常位于顶、颞、额或枕部,每次头痛部位不固定。

发作频率不尽相同,可每月发作小于 1d,亦可每月发作大于 15d,头痛持续时间通常 30min 到 7d。

日常活动如行走或爬楼梯不加重头痛。

无恶心和呕吐(可以有厌食),但可以有畏光、畏声表现,但畏光或畏声中不超过一个。

部分患者头部触诊可有颅周压痛。在发作性紧张型头痛患者中,头痛常在特定情况下发生,如恼怒、心烦等。当发展为慢性紧张型头痛时,可每日发作,常在起床后不久即发生,持续一整天,入睡后消失,与白天的工作、社交活动中的心境无关。

【诊断】

根据病史及临床表现,并排除脑部、颈部疾病如颅内占位性病变、炎症、外伤以及颈椎病等,通常可确诊。最新 HIS(2004)诊断标准如下(表 10-9)。

慢性紧张型头痛可以说是从频发紧张型头痛演化而来。需要注意的是,如慢性偏头痛一样,慢性紧张型头痛也可以因为镇痛药物摄入过量所致。

【鉴别诊断】

1.颈源性头痛　多见于中老年人,常为颈枕部发作性头痛,头颈转动或前屈后仰时易诱发,可伴眩晕,肩臂麻木或疼痛,体格检查颈部活动受限,颈椎旁压痛,颈椎 X 线片可见骨质增生、颈椎间孔狭窄等。颈椎 MRI 检查可发现颈椎间盘脱出。

表 10-9　HIS(2004)诊断标准

发作性紧张型头痛

　头痛发作每次持续 30min 至 7d

　至少具备下述特征的 2 项:①非搏动性,压迫性或钝痛等;②轻至中度疼痛,不影响日常活动;③双侧分布;④日常活动不会加重头痛

　具备下述 2 项:①无恶心、呕吐;②畏光、畏声中不超过一项

　具备上述①～③项,至少发作 10 次以上,其中偶发性紧张型头痛平均每月发作＜1d,每年发作＜12d;频发性紧张型头痛平均每月发作≥1d,而＜15d,至少 3 个月以上,每年发作≥12d,而＜180d

　不能归因于其他疾病

慢性紧张型头痛

　头痛发作每次持续 30min 至 7d

　至少具备下述特征的 2 项:①非搏动性,压迫性或钝痛等;②轻至中度疼痛,不影响日常活动;③双侧分布;④日常活动不会加重头痛

　具备下述 2 项:①畏光、畏声、轻度恶心中不超过一项;②无中至重度恶心和呕吐

　具备上述①～③项,至少发作 10 次以上,平均每月发作≥15d,3 个月以上,每年发作≥180d

　不能归因于其他疾病

2.枕神经痛　疼痛可为一侧或双侧枕及上颈部阵发或持续性疼痛,有时可扩展至乳突后,疼痛较浅表,剧烈呈电击样或烧灼样,查体发现枕神经出口处有压痛点。

【治疗】

紧张型头痛多采用对症治疗,强调个体化综合治疗。用于治疗偏头痛的许多药物也可用于紧张型头痛。

药物选择见表 10-10。

预防头痛可选用 5-羟色胺再摄入抑制药如氟西汀(fluoxetine)、舍曲林(sertraline)或阿米替林等,虽然很多患者对苯二氮䓬类药物反应良好,但考虑到这类药物潜在的副作用,仍需慎用。精神治疗、心理疗法对部分患者有效。按摩、热水浴也能改善症状。

表 10-10 紧张性头痛的药物选择

急性期	非类固醇类抗炎药或对乙酰氨基酚(扑热息痛)类
焦虑	抗焦虑药,如阿普唑仑、氯氮䓬(利眠宁)等
抑郁症状	阿米替林 25mg 每晚 1 次,口服,每 2~4d 增加 25mg,直至 50~250mg/d
肌紧张	盐酸乙哌立松(妙纳)50mg,每日 3 次口服

(周盛年)

■ 参考文献

[1] 潘殿卿.现代临床神经病学.北京:中国科学出版社

[2] 粟秀初,黄远桂,赵钢.新编神经病学.2 版.西安:第四军医大学出版社

[3] 张星虎,赵志刚.治疗指南.北京:神经病学分册.化工工业出版社

[4] 李大年.现代神经内科学.济南:山东科技出版社

[5] 李守社,郭春杰.脑神经疾病的临床诊治.北京:军事医学科学出版社

[6] 吕传真.神经病学.2 版.上海:上海科学技术出版社

[7] 贾建平.神经病学.北京:人民卫生出版社

第 11 章

头晕和眩晕

头晕(dizziness)和眩晕(vertigo)是常见的临床问题,患病率和发病率高,是最主要的门诊就诊原因之一。研究报道在普通人群中,30%有过中重度的头晕,其中 25%为眩晕;人群的前庭性眩晕终身患病率为 7.8%、年患病率为 5.2%、年发病率为 1.5%。头晕与眩晕的发病随年龄增长而增大,老年人群中高发,与心血管、神经感觉、精神疾病及药物有关。

头晕与眩晕的病因多种表现多样,且并无客观检查能可靠地诊断和鉴别诊断各种头晕与眩晕,但不同病因导致的头晕和眩晕的治疗及预后却截然不同。因此,如何根据常见的头晕与眩晕病因及临床特征,在繁忙的日常医疗工作中快速进行筛选及初步诊断就显得非常重要,它不仅能有效地提高对头晕与眩晕的诊断水平,更能显著地减少患者的疾病负担。

一、头晕和眩晕的定义

在韦氏医学字典中,头晕定义为"由视觉、脑部、内耳平衡及胃肠道疾病所导致的无痛性头部不适。头晕是个难以界定的医学术语,非专业人员常用之以描述从头重脚轻、不稳到眩晕等多种情况"。眩晕(vertigo)来自拉丁语,vertere 表示"旋转",后缀 igo 表示"状态",故指自身或周围环境旋转的感觉。在维基百科全书中,头晕指"空间知觉和平衡的损害,它是不精确的,被用以表示眩晕、晕厥前(presyncope、near faint)、失衡(disequilibrium 或 imbalance 或 unsteadiness)或非特异性的头重脚轻(lightheadness)"。眩晕是"头晕的一种,是种运动感,常由前庭系统功能异常所导致,常伴随有恶心、呕吐、站立和行走困难"。

目前,《西氏内科学》及《Adams 神经病学原理》等权威教科书都约定俗成地按照 Drachman 等

1972 年的方法,统一定义头晕为非特异性的症状,包括了眩晕、晕厥前、失衡和非特异的头重脚轻。

二、头晕和眩晕的问诊

眩晕是特异性症状,是患者感到周围环境在运动(主要是旋转,三维空间上任何方向均可)或自身有旋转感,是种运动错觉或幻觉,其主要病因是前庭系统功能障碍。晕厥前是一过性"马上要失去知觉、要晕倒"的感觉,主要病因基本类同于晕厥。失衡主要是站立或行走时不稳、失去平衡控制的感觉,与多种神经系统、内科疾病、精神及疾病有关。"头重脚轻"感最无特异性,有头或身体浮动感,也可为漂浮感,其病因多样。

头晕与眩晕是因人而异的主观感受,缺乏客观旁证,因而患者自身的描述就成为诊断的重要依据。医生应该掌握对头晕和眩晕症状的问诊技巧,首先要对患者的症状诉说进行分析,一定要问"你的头晕(或头晕或其他诉说)到底是什么意思?"或"请详细地描述你的头晕"。不少患者(特别是老年人或受教育程度不高者)不会或轻视对症状的准确描述,因此医生必须耐心地倾听并适当予以引导,以求最大可能地明确症状性质。仔细的病史询问的意义在于它可以区分 90%以上的症状是眩晕或是非眩晕的头晕,可以明确 70%~80%的头晕及眩晕的病因。

值得注意的是,头晕或眩晕的症状并无病因的特异性,即不与病因一一对应。同一疾病可以有多种或不同的症状,如偏头痛相关性眩晕(MRV)患者可以同时有位置性眩晕、不稳和非旋转性的头晕;良性发作性位置性眩晕(BPPV)患者主要是眩晕,但也可同时有不稳和非旋转性的头晕,更有些患者只诉说为"跌倒"而无旋转感;椎-基底动脉系统 TIA 或梗死患者可以有眩晕,也可以仅是无旋

转感的头晕。同一症状可以有不同的病因,如眩晕多半是前庭系统疾病所致,但精神障碍患者也可以有典型的眩晕表现,还有研究发现不少心肌梗死患者的发病就表现为典型的眩晕。因此,绝不能简单地认为不同症状就是不同系统的疾病。

通过结构性问询,除明确患者为眩晕或非特异性的头晕外,还要完整地了解患者的临床特征。如对眩晕,特别应注意以下方面。①起病形式:突然起病多为前庭周围性病变,慢性或亚急性起病则多为前庭中枢性病变。②症状程度和伴随自主神经症状:前庭周围性病变的眩晕程度多偏重且多伴明显的恶心、呕吐,而前庭中枢性者则偏轻且伴随的自主神经症状轻或无。③病程:BPPV 的持续时间数秒,不超过 1min;梅尼埃病、短暂性缺血发作(TIA)和偏头痛相关眩晕多为数分钟至数小时;前庭神经元炎和中枢性病变多持续数小时至数天;精神障碍者的头晕多持续数周至数月。医生必须对各种疾病有较好的认识,因为不同疾病导致的眩晕持续时间绝非固定亦非诊断的重要依据,其他的表现也很重要。④发作频度:单次发作者多为前庭神经元炎或血管病,反复发作性眩晕应首先考虑梅尼埃病或偏头痛;伴有神经系统其他表现的反复发作眩晕应考虑为后循环 TIA;反复发作性位置性眩晕应首先考虑 BPPV。⑤伴随症状:伴耳闷或耳痛见于听神经瘤、中耳炎、梅尼埃病;伴头痛见于偏头痛和听神经瘤;伴耳鸣见于梅尼埃病、听神经瘤、迷路炎;伴听力减退见于迷路炎、梅尼埃病、听神经瘤、周围淋巴漏、卒中;伴面瘫见于听神经瘤、耳疱疹感染;伴失衡见于卒中、迷路炎、前庭神经元炎;伴畏光畏声见于偏头痛;伴局灶神经系统体征见于卒中、肿瘤和多发性硬化。⑥诱发及缓解因素:头位变化见于 BPPV、前庭神经元炎、肿瘤、周围淋巴漏、多发性硬化;自发眩晕见于前庭神经元炎、卒中、肿瘤、偏头痛、梅尼埃病、多发性硬化;上呼吸道感染后见于前庭神经元炎;应激见于精神性和偏头痛;耳压、外伤或持续用力后眩晕见于周围淋巴漏。

对于非眩晕的头晕,应特别注意患者的个人史、系统疾病史(高血压、糖尿病、各种心脏病、体位性血压波动、服用药物、贫血、甲状腺疾病等)、精神状态(抑郁、焦虑、躯体化障碍等)及神经系统疾病(深感觉障碍、共济失调、多系统变性等)。

三、头晕和眩晕的检查

应对所有患者进行必要的体格检查。在繁忙的门诊中,虽无法开展完整的体检,但应针对性地检查生命体征、心脏、脑神经、共济运动、深感觉、听觉等。对所有眩晕患者或有体位相关性头晕患者均应做 Dix-Hallpike 检查。

对可能前庭周围性病变者应针对性进行前庭功能和纯音测定。对怀疑前庭中枢性病变者则应进行神经影像学检查,特别推荐 MRI 检查而不推荐常规 CT 检查,因为受骨质干扰,CT 极难发现各种颅后窝的病变。

相反,不加选择地开展前庭功能或神经影像学检查,不仅不能帮助诊断,反而会混淆诊断思路,导致误诊。有研究证明在不加区分的头晕患者与年龄匹配的正常人群间,MRI、听力计及前庭功能等检查的结果无显著区别,检查的阳性率不到 1%。

许多临床错误诊断的根源恰恰就来源于没有很好地问诊却过度依赖辅助检查,同时对各种辅助检查的特异性和局限性缺乏充分的认识。如不对 BPPV 患者进行 Dix-Hallpike 检查,却进行大量的颈椎影像学检查,然后用中老年人群中常见的颈椎退行性改变来解释眩晕,想当然地诊断为颈椎病、颈性眩晕或椎-基底动脉供血不足(VBI)。再如,不认真了解精神障碍性头晕患者的抑郁、焦虑状态,却开展头颅 CT、MRI 或经颅多普勒超声检查,然后用影像学所见的、老年人群中常见的白质病变或腔隙梗死来解释头晕。

四、头晕和眩晕的常见病因

临床医生必须了解头晕或眩晕的常见病因,而不能仅对本专业的疾病有所了解。知道哪些疾病是最常见的眩晕病因、哪些疾病是非眩晕性头晕的最主要病因,才能在繁忙的临床工作中保持清晰的诊断思路和方向,迅速识别和诊断疾病,避免因不能区分常见病和少见病而导致误诊、诊断延误及过度检查。

在所有头晕与眩晕中,前庭周围性病因占 40%～50%、前庭中枢性占 10%、精神性占 15%、晕厥前和失衡等占 25%。眩晕占所有头晕的 40%～50%,其病因可分为前庭周围性和前庭中枢性,前者明显多,是后者的 4～5 倍。在前庭周围性病因中,BPPV(占 1/2)、前庭神经元炎(占 1/4)、梅尼埃病是最主要病因,可能占了前庭周围性眩晕的 90%。前庭中枢性眩晕的病因很多,但均少见,包括血管性、外伤、肿瘤、脱髓鞘性和神经变性性疾病,要注意除偏头痛外,前庭中枢性眩晕或头晕几乎都伴随有其他的神经系统症状和体征,罕见仅以眩晕或头晕为惟一表现。

头晕作为非特异性症状,其病因众多,绝非只限于神经科或耳科疾病。大量流行病学研究提示大多数慢性、持续性头晕的病因主要与精神障碍(如抑郁、焦虑、惊恐、强迫或躯体化障碍)有关,而短暂或发作性头晕则与系统疾病(如贫血、感染和发热、低血容量、直立性低血压、糖尿病、药物不良反应等)有关。

一项研究分析 100 例头晕患者的不同头晕症状的比例,发现眩晕占 54%、晕厥前占 16%、失衡占 17%、头重脚轻占 16%。在神经科耳科联合门诊调查,812 例连续头晕患者的病因中,前庭周围性病因占 64.7%,其中最多见为 BPPV、偏头痛相关性眩晕、前庭神经元炎和梅尼埃病;精神心理性占 9.0%,前庭中枢性仅占 8.1%,不明原因达 13.3%。对 12 项共有 4536 例连续的头晕或眩晕患者的不同研究的系统分析显示,前庭周围性病因占 44%(BPPV 占 16%、前庭神经元炎 9%、梅尼埃病 5%、其他 14%)、前庭中枢性病因占 10%(脑卒中 6%、肿瘤不到 1%)、精神疾病占 16%、晕厥前 6%、失衡 5%、其他病因(药物、代谢、感染、外伤等)占 16%、病因不明占 13%。对比在全科医生或头晕门诊处就诊的患者的病因,前庭周围性最常见(43%对 46%)、非前庭非精神性病因次之(34%对 20%)、精神性病因不少见(21%对 20%)、前庭中枢性病因最少(9%对 7%)。

对 5353 例神经科头晕专病门诊患者的病因分析,发现前庭周围性疾病(BPPV、前庭神经元炎和梅尼埃病)占总体的 34.4%,精神障碍占 19.2%,前庭中枢性病因占 13.2%,偏头痛相关性眩晕占 10.3%。我国一项研究对头晕专病门诊的 3270 例连续患者进行病因分析,发现精神障碍性因素最多见(占 35.8%),前庭周围性病因其次(占 34.1%,其中 BPPV 占 83.9%),系统疾病、药物因素或诊断不明占 19.9%,而前庭中枢性病因仅占 10.1%。

可见前庭周围性病因和精神障碍性病因是最主要的头晕病因,前者是眩晕的首要病因,后者是非眩晕性头晕的首要病因。在我国三级医院门诊中,精神障碍性头晕和 BPPV 所占比例更是高于国外资料,原因是我国缺乏完善的全科医疗系统,大量的 BPPV 和精神障碍性头晕患者未能达到及时正确诊断。

五、急诊的头晕和眩晕

上述的传统的"以症状性质为核心"的识别和诊断思路,虽然已在临床中广泛使用,但却缺乏有效性的论证。近来的一些研究提出此种方法可能存在问题,甚至可能是导致急诊患者误诊的原因,如对多项研究的系统分析发现真正的眩晕完全可以由心血管系统急症所致。

因此,对到急诊就医的头晕和眩晕患者,应本着首先排除危重疾病的目的,参考"4T"原则:

1. 症状分类(triage) 是否存在导致头晕的严重病因存在,如异常生命体征、意识障碍、突发或严重的头颈痛、预示不佳的异常神经系统体征(复视、构音障碍、吞咽障碍)或心血管体征(胸痛、呼吸困难、晕厥)。

2. 症状持续时间(time) 将无上述特别症状的患者按照头晕症状持续时间分为发作性和持续性。持续时间为数秒至数小时的严重疾病包括 TIA、心血管疾病(心律失常、心肌梗死、动脉夹层、肺栓塞)、神经体液肿瘤(胰岛细胞瘤、嗜铬细胞瘤)。持续时间数天至数周的严重疾病包括脑卒中、脑干脑炎、Wernicke 综合征、细菌性中耳炎或迷路炎。

3. 诱发因素(trigger) 对头晕症状持续小于 24h 或发作性者了解是否有诱因,通常有诱因者的病因为良性。

4. 迹象体征(telltale sign) 对头晕症状持续时间长者,要注意有无提示卒中的迹象体征,如前庭眼反射正常、垂直眼运动异常或方向不固定的眼震。

六、头晕和眩晕诊断的常见错误

近年来,头晕和眩晕的病因研究取得很大的进步,相关的概念、诊断及不同病因占头晕病因的构成比发生了明显变化,特别值得重视。

随着对 BPPV 的认识提高,其诊断率明显提高,已成为首位的眩晕病因。如英国在 20 世纪 80 年代对 BPPV 的认识不及美国,所报道的发病率比美国低 10%,但 20 世纪 90 年代后则完全相同。我国的情况更是典型,在 10 年前,很多医生不知道 BPPV,也很少有医生(特别是非耳科医生)诊断该病,但自神经科医生学会诊断后,许多医生可以诊断数百例 BPPV。这并非表示该病在我国流行,而是说明我们长期以来缺乏对该病的认识。

虽然以往已发现儿童期阵发性眩晕与偏头痛有关，也发现偏头痛患者到老年可以表现为眩晕而非头痛，并称之为偏头痛等位症，但对眩晕与偏头痛的关系认识不足。近年来的研究发现头晕患者中约30%有偏头痛史，偏头痛患者中也有约30%有头晕或眩晕，两者的相关性远超过与其他疾病或证候的相关性。偏头痛患者的晕动症患病率是普通人群的9倍。以往所称的良性发作性前庭病或前庭性梅尼埃病（不伴随听力或神经系统症状）也被认为就是偏头痛。随着偏头痛相关性眩晕诊断标准的推广，越来越多的患者被确诊。

一些传统的认识和诊断概念则因病因研究的进展而被认为是错误或含糊不清的，已被淘汰。如长期以来，我们将大量中老年人的慢性头晕或眩晕诊断为VBI，并想当然地认为VBI是即非正常但又未达到缺血（脑梗死或TIA）的第三种状态（所谓慢性供血不足）。虽然，随着老龄和多种血管性危险因素的影响，动脉粥样硬化这种病理生理过程会逐渐加重，脑的供血会逐渐下降，但神经元在缺血缺氧未达到一定阈值时，其功能可因侧支循环和多种代偿机制而保持正常，这是所有机体进化所获得的本能。只有缺血缺氧程度超过一定的阈值，神经元功能才会发生可逆或不可逆的功能和结果损害，出现TIA或脑梗死的症状。迄今为止，国内外并无任何经过科学验证的可靠检查方法能确定老年人的头晕或眩晕是由未达到引起TIA或脑梗死程度的脑缺血缺氧所导致。换言之，在中老年头晕和眩晕人群进行的神经影像学、神经电生理学、脑血流等检查所见的"异常"，只是与头晕和眩晕症状的"共存"现象，不能证明其是病因。而且，从VBI概念提出和演变的历史中可以清晰地看出，经典的VBI就是指椎-基底动脉系统的TIA。如国际的缺血性脑血管疾病分类和国际疾病分类中就将VBI归于TIA，而绝非指VBI是种单独且特异的疾病。当然，未来如果有经临床验证的方法能证实头晕和眩晕是由这种即非正常但又未达到缺血状态所导致，才可以作为一种诊断概念。目前使用这种缺乏验证的理论假设性的诊断会导致严重的不规范。

颈性眩晕也为许多医生所使用，但对该诊断定义的准确性、诊断标准的可靠性都缺乏可靠的临床研究，许多是用假设来代替临床证据甚至为证据所反对。其实转颈导致头晕或眩晕的病因很多，几乎各种眩晕疾病都会在转头转颈时加重。转颈可以刺激颈动脉体、颈动脉和椎动脉血管、颈部肌肉筋膜（负责头颈部深感觉），而且临床上转颈的同时几乎毫无例外地会引起转头，无法排除视觉和前庭感觉同时受到刺激。经典的颈性眩晕机制被认为是颈部疾病（肌筋膜炎症等）导致深感觉异常，转颈产生异常的颈前庭反射，出现眩晕（更多的是头晕和不稳），并非所谓"椎间盘突出刺激颈交感链"。颈性眩晕常伴有颈痛，与头颈部外伤、挥鞭样损伤、颈椎疾病相伴随，很多患者在理疗后可戏剧性地改善，原因就是颈部疾病治疗后深感觉异常消失。目前的有关颈性眩晕的研究均存在诊断无法核实、没有特异诊断方法、无法解释大量的临床不一致性等弱点，故国际上不再推荐使用这种含糊不清的定义和诊断。

七、常见眩晕的诊断标准

既然头晕的病因涉及神经科、耳鼻喉科、内科及精神科等多种疾病，就要求不同专科的医生具备多学科的知识，能对涉及眩晕或头晕的多学科疾病有必要的掌握，减少诊断错误。国内外不同学科和专业组织对常见眩晕疾病推荐了诊断标准，应该掌握。

1. BPPV（后半规管）的诊断标准

由Dix-Hallpike试验诱发的眩晕，伴有旋转与垂直性的眼震（位置性）。完成Dix-Hallpike试验动作与眩晕、眼震间有1～2s的潜伏期。诱发的眩晕和眼震具有发作性，在10～20s由增加到消退（短暂性）。由诱发位置回到坐位时再次出现眩晕和眼震（互换性）。反复多次Dix-Hallpike试验后症状减轻（疲劳性）。

2. 梅尼埃病诊断标准

以下4个特征中，必须包括第(1)及至少其他1项：

(1)眩晕发作：①旋转性；②反复性，至少2次发作；③自发性；④间断性；20min到数小时，不超过24h；⑤常伴恶心、呕吐；⑥不伴意识丧失。

(2)听力丧失：①常为波动性；②如波动不明显，至少1次听力检查下降超过10dB（即需要进行连续2次听力曲线测定）；③初为单侧耳，另侧耳也可累及；④每次常为单耳发作，即使在双耳均累及的病例；⑤早期低频下降（90%的病例），随着病情进展为高频损害。

(3)耳鸣：不总是存在；常为单侧患耳；常为低频；在不同次的发作中常呈波动性。

(4)耳闷：不总是存在；常为单侧患耳；在不同

次的发作中常呈波动性。

分级诊断。①可能梅尼埃病:梅尼埃型眩晕发作,不伴听力减退或感音神经性耳聋波动或固定,有失衡感但无典型发作;排除其他原因;②很可能梅尼埃病:1次典型的眩晕发作,至少在1次发病时听力检查证实听力下降的存在,患侧耳鸣或耳闷;排除其他原因;③临床诊断梅尼埃病:自发性发作性眩晕2次以上,持续时间>20min;至少在1次发病时,听力学检测证实听力减退存在患侧耳鸣或耳闷;排除其他原因;④病理确诊梅尼埃病:临床诊断梅尼埃病,加组织病理学证实。

3. 前庭神经元炎诊断标准

以下第(5)和第(7)为必须项:

(1)发病前1~2周常有上呼吸道感染史。

(2)好发于青壮年。

(3)多为单侧。

(4)良性病程:2d至6周,6个月内症状完全消失。慢性型症状较轻,头晕伴不稳定感在1年期间可反复发作。

(5)眩晕:通常急性起病,少数于前兆(不稳感)1~2d后起病。①多于夜间发病,醒来时觉察症状;②程度多较严重,常伴恶心、呕吐,眩晕可呈持续性,较轻者呈发作性;③头部活动可诱发或加重;④急性发作期内可伴有自发性水平或旋转性眼震,快相向健侧,7~25d消失。

(6)不伴耳蜗症状及体征:如耳鸣、耳聋。

(7)不伴脑干症状及体征,如复视、构音不良。

(8)患耳冷热试验反应减弱或消失。

4. 偏头痛相关性眩晕诊断标准(Neuhauser标准)

确定的偏头痛性眩晕:①中度以上的发作性前庭症状(旋转性眩晕、其他自身或物体运动的幻觉、位置性眩晕、不能耐受头部运动)。②至少2次眩晕发作期间伴有至少下列2项偏头痛症状:a. 偏头痛样头痛;b. 畏光;c. 畏声;d. 视觉或其他先兆。③符合国际头痛疾病分类标准的偏头痛发作(独立于眩晕发作外)。④无眩晕发作期间可能发现中枢性和(或)周围性前庭功能异常。⑤由病史、体检及其他合适检查排除其他病因。

很可能的偏头痛性眩晕:①中度以上的发作性前庭症状(旋转性眩晕、其他自身或物体运动幻觉、位置性眩晕、不能耐受头部运动)。②至少1次眩晕,发作期间有至少1项下列偏头痛症状:a. 偏头痛的头痛;b. 畏光;c. 畏声;d. 偏头痛特异性触发物如:特定食物、睡眠不规则、激素水平改变。③偏头痛预防药物有效。④符合国际头痛疾病分类标准的偏头痛发作(除眩晕发作外)。⑤无眩晕发作期间可能发现中枢性和(或)周围性前庭功能异常。⑥由病史、体检及其他合适检查排除其他病因。

可能的偏头痛性眩晕(良性复发性眩晕):①间断的眩晕,有时可有耳鸣但无听力下降;②可伴有恶心、呕吐以及共济失调;③发作时可能发现眼震;④持续数分钟或数小时至数天;⑤独立于眩晕发作外的偏头痛性头痛发作和(或)有偏头痛家族史;⑥听力检查正常,或即使偶然有耳聋也呈对称性;⑦由病史、体检及其他合适检查排除其他病因。

八、头晕和眩晕的治疗

鉴于头晕和眩晕的病因多种,临床医生应尽可能地在完成病因诊断后,按照相应疾病的治疗指南予以规范治疗。需要注意的是,用于控制眩晕症状的抗组胺、镇静、神经安定药等药物均不宜使用超过1周。应对有前庭功能损害者尽早开展前庭功能康复训练。已有多个临床试验及荟萃分析提示倍他司汀能有效改善各类眩晕综合征的症状、促进前庭功能恢复。

对部分头晕和眩晕疾病,可以开展有效的病因治疗。对于最常见的后半规管BPPV,应及时予以Epley耳石颗粒复位治疗。一次治疗无效者,可予以再次复位治疗,多个大样本临床试验和meta分析结果证实治疗有效性达80%~90%。对于水平半规管的BPPV,可以进行翻滚治疗。目前有证据支持的前庭神经元炎治疗方法是皮质激素。对发作频繁的MRV,应严格按照偏头痛的预防治疗指南,可选择氟桂利嗪、丙戊酸、托吡酯、普萘洛尔或阿米替林。在MRV发作期,有研究报道使用曲坦类有效。

对梅尼埃病应参照耳鼻喉科的治疗指南予以规范治疗。对各种血管性、肿瘤、炎症、脱髓鞘性疾病导致的前庭中枢性疾病,对各类系统疾病和精神障碍均应参照相应的治疗规范予以治疗,在此不予赘述。

(李焰生)

■ 参考文献

[1] 中国后循环缺血专家共识组.中国后循环缺血的专家共识.中华内科学杂志,2006,45:786

[2] 冯智英,李颖,邹静,等.良性发作性变位性眩晕的临床特点分析.上海交通大学学报(医学版),2009,29:86

[3] 李焰生,吴子明.头晕的诊断流程建议.中华内科杂志,2009,48:435

[4] 中华医学会神经病学会.眩晕诊治专家共识.中华神经科杂志,2010:43

[5] Drachman DA, Hart CW. An approach to the dizzy patient. Neurology, 1972, 22:323

[6] Labuguen RH. Initial evaluation of vertigo. Am Fam Physician,2006,73:244

[7] Bath AP, Walsh RM, Ranalli P, et al. Experience from a multidisciplinary "dizzy" clinic. Am J Otol,2000,21:92

[8] Kroenke K,Hoffman RM,Einstadter D. How common are various causes of dizziness? A critical review. South Med J,2000,93:160

第 12 章

神经系统变性疾病

第一节　概　　述

神经系统变性疾病是一组原因不明、慢性进行性发展的中枢神经系统疾病,迄今缺乏十分有效的治疗手段。它包括了一大类常见的慢性病,如阿尔茨海默病、帕金森病、运动神经元病、多系统萎缩等。随着医学诊断技术的不断发展和提高,人们对神经变性疾病中原有的一些疾病的病因和发病机制有了更加深入的认识和了解,由此产生了新的疾病分类,例如,原属神经变性疾病的皮质纹状体变性(又称 Creutzfeldt-Jakob 病)归于朊蛋白病、肝豆状核变性(又称 Wilson 病)归于铜代谢障碍疾病等。

现代医学认为,神经元的退化变性,与细胞内(特别是线粒体内)能量代谢障碍有着密切的联系。在临床上,神经变性疾病有着某些共同的临床特点:①发病隐袭,患者常不能回忆出准确的起病日期;②缓慢进行性发展;③病程较长,通常以年数计算;④病灶呈选择性,常常是一定解剖部位的一个或几个系统的神经元损害,如帕金森病主要累及中脑-纹状体的多巴胺能神经元,而运动神经科元病则主要累及皮质、脑干及脊髓的运动神经元;⑤症状多样化,几个系统损害的临床症状常常互相重叠;⑥实验室检查变化较少,通常缺乏具有临床诊断价值的特定生物学标记;⑦影像学改变可以正常,或从轻度至严重的脑萎缩性改变。

本章主要讨论神经系统变性病中的几个常见病:阿尔茨海默病、运动神经元病和多系统萎缩。帕金森病虽很常见,但已在其他类别里有详述,本章不做讨论。

第二节　阿尔茨海默病

【概述】

流行病学调查发现,阿尔茨海默病(AD)是痴呆最常见的原因。65 岁以后,每增加 5 岁,AD 的发病率就会增加 1 倍;85 岁以上的老年人中,约 50%患有 AD。预计 2050 年以后,AD 的患病率将是目前的 4 倍,将给患者家庭和整个社会造成越来越沉重的负担。

人们一直以来都认为痴呆是年龄增长不可避免的结局。由于缺乏对痴呆早期诊断重要性的认识,并且认为治疗措施有限,所以 AD 患者通常都难以得到最佳的诊断和治疗。研究显示,只有不到 50%的患者进行过正规的诊断,而接受正规治疗的患者就更少。

【病因、发病机制与危险因素】

AD 病因迄今不明,发病与脑内 β 淀粉样蛋白异常沉积有关。β 淀粉样蛋白是在形成 β 淀粉样前体蛋白过程中形成的,是后者的一个长约 42 个氨基酸的短片断。由于这个片断的三级结构是一个 β 皱褶层,使其具有不溶性。研究发现,β 淀粉样蛋白对它周围的突触和神经元具有毒性作用,可破坏突触膜,最终引起神经细胞死亡。

随着神经元的丢失,各种神经递质也随之缺失,其中最早也最明显的是乙酰胆碱。随着疾病逐步发展,AD 患者脑内乙酰胆碱水平迅速下降。这个发现支持了胆碱能假说:即 AD 患者乙酰胆碱的缺失与认知功能障碍密切相关。这也是目前 AD

治疗获得有限疗效的重要基础。

流行病学研究已经揭示了 AD 的几个危险因素,其中,最主要的是年龄增长、阳性家族史及载脂蛋白 E 基因型 3 个方面。载脂蛋白 E 的 5 个等位基因 ε1～ε5 均由 19 号染色体编码,最常见的是 ε3,其次是 ε4 和 ε2。ε4 与 AD 发病危险增加有关,相反,ε2 则起部分保护作用。ε4 与发病危险增加之间相关的机制尚不明确,猜测可能与载脂蛋白 E 的细胞膜修复作用有关。

【病理】

AD 可见颞、顶及前额叶萎缩。组织病理学特征主要是老年斑和神经元纤维缠结等,确诊 AD 最常用的病理标准就是在尸解的时候见到老年斑和神经元纤维缠结。

1. 老年斑　β 淀粉样结构形成的弥漫的不成熟斑,可通过银染清楚看到,但这些弥漫的斑并不足以导致痴呆。许多正常老年人也存在弥漫斑的显著沉积,这种情况被称为"病理性老化"。当这些斑成熟为"老年斑"或神经斑时,就会出现痴呆。老年斑的核心是 β 淀粉样物质,周围缠绕着无数的蛋白和细胞碎片。老年斑在大脑皮质广泛分布,通常是从海马和基底前脑开始,逐渐累及整个大脑皮质和皮质下灰质。老年斑形成的同时,伴随着广泛的进行性大脑突触的丢失,这与最早的临床表现即短时记忆障碍有关。

2. 神经元纤维缠结　神经元纤维缠结是 AD 的第二个病理性标志,其数目和分布直接影响痴呆的严重程度。神经元纤维缠结在细胞内形成,含有一个微管相关蛋白-tau 蛋白,后者对神经元细胞骨架和功能的维持起至关重要的作用。AD 患者的 tau 是高度磷酸化的,这使得它与细胞骨架分离,并形成双螺旋结构,导致细胞骨架结构分解破坏。

【临床表现】

在疾病早期,AD 患者症状轻微,呈隐袭起病。患者社交礼仪通常保持良好,一般都很善于隐藏自己的症状缺陷,因此可能蒙蔽一些经验欠丰富的医生。记忆力缺失常常容易被忽略或仅仅认为是老年人爱忘事,但会逐渐开始影响和妨碍患者的日常生活,如忘记电话号码或关煤气,经常找不到东西等,有些患者可能会因此而怀疑周围的人,以为他们找不到的东西是被人拿走了。家人会逐渐注意到患者经常有重复性的行为,如反复问同一个问题等。同时,患者的语言功能也会逐步受损,早期可出现找词和找名字困难的现象。此外,部分患者还

可出现地点定向力障碍,表现为对不熟悉的环境感到糊涂。

在疾病中期,患者无法再继续维持其日常生活和工作能力,常常会出现迷路的情形,因而需要家人的日常监护。语言功能障碍也越来越明显,如言语不流畅、理解及复述能力差。可出现不同程度的失用,如穿衣、吃饭、猜谜语及抄写几何数字等感到困难。患者对简单的计算也感到困难,或无法说出时间,情绪此时通常会受到影响,常可以见到情绪激动,具有攻击性、易激惹、挫折感和焦虑等。事实上,有一些患者并不是因为早期进行性的记忆障碍去看病,而是由于家人发现其行为改变才就诊的。精神症状表现有时可能会比较突出,一些患者会出现幻觉和错觉,最常见的是自身的视听幻觉。

在疾病晚期,患者虽可行走但为无目地地徘徊,可能出现判断力、认知力的完全丧失,因而幻觉和幻想更为常见。这些症状经常混合在一起,从而使患者行为显得复杂古怪,如无端指责配偶、不认识自己的老朋友、认为来访者是盗贼、被镜子中自己的影像吓到等。自我约束能力的丧失会使患者显得好战,或完全相反,处于一种远离社会的消极状态。最后,患者在包括个人卫生、吃饭、穿衣和洗漱等各个方面,都完全需要他人照料。在此阶段,患者常常会出现帕金森病样表现,约 20% 的患者可出现癫痫发作,随着病程进展,肌阵挛抽搐的发生率也越来越高。

【辅助检查】

迄今尚无直接诊断 AD 的特殊检测方法。① 早期 AD 患者的脑电图是正常的。② 头颅 CT 或 MRI 只是除外其他潜在颅内病变的重要的手段,但 MRI 对选择部位的体积定量可能比较有用,如海马萎缩,这是 AD 的早期征象。脑活检并不用于 AD 的诊断。③ 认知功能测试,需要对所有主要的认知领域进行评价,包括注意力、定向力、语言、记忆力、空间构造力、操作能力及执行功能,如简易精神状态检查(MMSE)、韦氏成年人智力量表(WAIS-RC)、临床痴呆评定量表(CDR)等。

【诊断与鉴别诊断】

诊断主要根据患者详细的病史、临床症状、精神量表检查等,诊断的准确性为 85%～90%。目前,临床上常用的诊断标准包括:疾病国际分类第十版(ICD-10)、美国精神病学会精神障碍诊断和统计手册(DSM-IV-R)、美国神经病学、语言障碍和卒中-老年性痴呆和相关疾病学会(NINCDS-ADR-

DA)等标准。

AD诊断标准包括:①发病年龄40～90岁,多在65岁以后;②临床症状确认痴呆;③进行性加重的近记忆力及其他智能障碍;④必须有2种或2种以上认知功能障碍;⑤无意识障碍,可伴精神、行为异常;⑥排除可导致进行性记忆和认知功能障碍的脑病。

AD应注意与以下疾病鉴别。①轻度认知障碍(MCI):一般仅有记忆力减退,无其他认知功能障碍;②抑郁症:表现心境恶劣,对各种事物缺乏兴趣,易疲劳无力,注意力难以集中而导致近记忆力减退,但抑郁症所致的所谓"假性痴呆"通常不是进行性的;③其他疾病导致的痴呆,包括健忘综合征(Korsakoff脑病)、血管性痴呆,Pick病、路易体痴呆、帕金森病痴呆等。

【治疗】

目前尚无特效治疗可以逆转或阻止AD的病情进展。对症治疗可用如下药物。

1.胆碱酯酶抑制药(AChE-I)一项使用多奈哌齐6～12个月治疗后的临床试验发现,治疗组患者的认知水平下降比安慰剂组有所减轻,但是却并不能减慢疾病的变性进程。服用此类药物的远期效果是可能延迟家庭护理的时间,如服用多奈哌齐9～12个月的临床试验显示可推迟家庭护理的时间将近20个月。多奈哌齐在5mg/d时起效,但要达到10mg/d才能达到最佳效果。常见的导致停药的不良反应是胆碱能效应,如呕吐、便秘。

2.抗精神病药、抗抑郁药及抗焦虑药对于控制AD伴发的行为异常有作用。抗精神病药可用利培酮2～4mg/d口服;抗抑郁药有氟西汀10～20mg/d,或舍曲林50mg/d口服;抗焦虑药则有丁螺环酮5mg,分3次口服。

3.神经保护性治疗:可用维生素E以及单胺氧化酶抑制药司林吉兰,有延缓AD进展的轻微疗效证据。

4.鼓励病人尽量维持生活能力,加强家庭和社会对病人的照顾和帮助,进行康复治疗和训练。

【预后】

患者最终的死亡原因多为营养不良、继发感染或心脏病。典型的AD患者病程为8～10年,但个体间存在很大的差异,有些患者可存活20年或更久。但对于绝大多数患者来说,后期都需要他人看护照料。

第三节　路易体痴呆

【概述】

路易体痴呆(DLB)是以进行性痴呆合并波动性认知功能障碍、帕金森综合征以及反复发作的以视幻觉为突出表现的精神症状等三种主征为临床特点,以神经元胞质内路易小体形成病理特征的神经系统变性疾病,是仅次于阿尔茨海默病的第二位常见痴呆。

本病最早由德国学者Lewy于1912年在一例帕金森病患者的脑干黑质细胞内发现了路易小体,但当时并未进行深入研究。直到1961年日本学者Okazaki等在一例严重痴呆患者的皮质神经元中发现了路易小体,才开始探讨其和痴呆间可能存在的关系。国外尸检统计资料显示,路易体痴呆占痴呆病因的10%～20%。本病多在老年期发病,仅少数为中青年患者,起病年龄为50～80岁,平均患病年龄74.7岁,男女患病比例接近,很少有家族遗传倾向。本病病程一般6年左右,病情进展快于阿尔茨海默病。国内尚缺相关统计资料。

【病因与发病机制】

病因迄今不清。研究发现,其临床表现和路易小体在皮质神经元的分布有密切关系。路易小体在皮质神经元的分布引起皮质的信息处理功能和传递功能障碍,导致痴呆的发生。研究证实,路易体痴呆患者脑内存在多种神经递质的功能障碍,包括乙酰胆碱、多巴胺、5-羟色胺和去甲肾上腺素等,这些递质水平显著下降导致许多神经元回路受损,如多巴胺能神经元丢失,新皮质乙酰胆碱转移酶活性下降,乙酰胆碱不足,多巴胺能-胆碱能递质失衡,使患者出现锥体外系运动功能及认知功能障碍等相关的临床症状,但路易体痴呆特征性的波动性认知功能障碍的原因仍不清楚。

【病理】

皮质和皮质下有大量的路易小体为本病特征性的病理改变,路易小体是神经元胞质内球形、嗜酸性的小体,主要由不溶性α-突触核蛋白(α-synuclein)异常聚集而形成。α-突触核蛋白在正常神经元突触中表达,目前认为与突触末梢囊泡释放有关。虽然因何引起 α-突触核蛋白的异常聚集尚未清楚,但是研究发现 α-突触核蛋白由正常可溶状态成为异常折叠的丝状蛋白的因素及过程,是发病的中心环节。路易小体中同时含有大量泛素(ubiquitin),蛋白酶对泛素依赖性蛋白质的降解作用障碍,也可能促进该病的发生,但它却并无 tau 蛋白和淀粉样蛋白。故目前多用 α-突触核蛋白免疫组化染色以显示常规 HE 染色不易发现的路易小体,用 tau 蛋白免疫组化染色以区别路易小体及神经元内小的球形神经元纤维缠结,后者的 tau 蛋白染色呈阳性。

经典型路易小体是神经元胞质内球形的嗜伊红性包涵体,直径多为 $15\sim25\mu m$,有球形玻璃样致密的核心,环绕清晰的苍白"晕环";电镜下表现为中心部位嗜锇颗粒混有"螺旋管"或"双螺旋丝",周围聚集直径为 $8\sim10$ nm 的神经丝,近周边部呈放射状排列。主要分布于脑干核团(如黑质、蓝斑)、Meynert 基底核、下丘脑的残存神经元内,可为 1 个或数个。大脑皮质型路易小体则直径较小,较少嗜伊红性包涵体,缺乏清晰的"晕环",无典型的同心圆样结构,由直径为 $8\sim10nm$ 的细纤维构成;皮质型路易小体见于较深皮质的中型、小型非锥体神经元中,多见于扣带回、脑岛皮质、杏仁核和额叶皮质。

本病大体病理与阿尔茨海默病相似,但大脑皮质萎缩相对不明显,仅呈轻、中度萎缩,枕叶相对不受累及,边缘系统萎缩严重。光镜下见黑质、蓝斑等色素细胞丢失,偶有老年斑和神经原纤维缠结,皮质、边缘系统和脑干的神经元胞质内有路易小体,其 α-突触核蛋白染色阳性而 tau 蛋白染色阴性。电镜显示更为清楚。

【临床表现】

1.进行性痴呆　进行性加重的认知功能损害常常是最早最明显的症状。路易体痴呆患者认知功能障碍的特点是以注意力、视空间能力、词语流畅性等方面差较为突出,特别是视空间损害的程度与其他认知功能损害不成比例。在总体认知功能损害程度很轻时,就可见搭积木、画钟等项目很难完成,记忆力减退的症状并不突出。路易体痴呆早期认知减退症状较轻,但其认知功能较阿尔茨海默病衰退得更快。

2.波动性认知功能障碍　路易体痴呆的认知损害其最主要特点是波动性。波动性认知功能障碍是该病早期出现且持续存在的症状,发生于 $80\%\sim90\%$ 的患者。患者认知功能在正常与异常间波动,可发生在 1d 之中,也可在数天或数周内出现波动。因为之前无先兆而且症状发生的时间不定,故症状发生时患者多被认为在撒谎。这种波动性认知功能障碍和阿尔茨海默病的"日落症候群"不同。

3.反复发作的视幻觉　70%以上的路易体痴呆患者存在视幻觉,通常在出现认知障碍的第一年内就可出现。视幻觉是最突出的精神症状,是诊断本病最重要的证据之一,而且往往成为患者最感困扰的症状。视幻觉内容形象、具体、生动,有如亲身经历,常为人或动物,往往反复出现,但需排除药物源性因素。相对于阿尔茨海默病来说,路易体痴呆的视幻觉出现的更早,而且具有鉴别诊断价值。错觉也是本病常见的精神症状,约 24% 的患者出现错觉,可能导致其行为异常,如进攻和激惹。部分患者还可合并听幻觉。

4.自发性帕金森病样症状　可出现于 70% 以上的患者,患者多表现为肌张力增高、运动迟缓、姿势步态异常、如呈拖曳步态,或走路姿势刻板,而静止性震颤相对少见。面具脸、特殊屈曲体姿、音调低沉、反复跌倒也较常见。该症状用左旋多巴治疗效果不佳。部分患者可先出现帕金森样症状而后才出现认知功能障碍。

5.对神经安定药高度敏感　约 33% 的路易体痴呆患者对神经安定药呈现高敏反应,主要表现为骤然发生的帕金森综合征加重、意识状态改变、恶性高热等,具有极高的致残率和致死率,可使患者的死亡率增加 $2\sim3$ 倍。应当注意的是,对抗精神病药物治疗的耐受性并不能除外路易体痴呆诊断,但对该类治疗的高敏感性则高度提示路易体痴呆,这也是本病区别于其他类型痴呆的特点。其原因可能与抗精神病药的抗胆碱作用阻滞了中脑-边缘系统通路和锥体外系及丘脑的多巴胺受体有关。

6.快速眼动期睡眠障碍　男性多于女性,常在痴呆及帕金森综合征起病前多年即存在。患者常经历生动而恐怖的梦境,并伴呓语、剧烈运动,醒后患者通常不能回忆,故对同睡者的询问很重要。使用氯硝西泮后症状多能改善。由于帕金森病、多系统萎缩患者也常有此症存在,有人认为这可能系突触核蛋白病的共同表现。

7.其他　约 1/3 的路易体痴呆患者有反复发生的跌倒和晕厥,并可伴有心血管自主神经功能障碍和颈动脉窦敏感性提高。短暂意识丧失持续时间很短(数分钟),常易误诊为 TIA 或癫痫。

【辅助检查】

1.神经心理学测验 路易体痴呆患者认知功能各方面均有损害,而且临床表现千差万别。相对于阿尔茨海默病,路易体痴呆患者记忆障碍可以不明显,但有明显的视知觉、视空间觉和视觉重建功能障碍。通过画五边形和画时钟测试可以发现这些功能障碍。路易体痴呆患者认知功能障碍并没有固定模式,但借助上述神经心理学测验和波动性认知功能障碍可以和阿尔茨海默病鉴别。

2.影像学检查 路易体痴呆患者海马和颞叶萎缩与阿尔茨海默病相比并不明显,其海马及颞叶中部结构相对保留、壳核萎缩、SPECT/PET 灌注及代谢低下,对路易体痴呆诊断均有一定提示意义。多巴胺转运体(DAT)功能显像技术的发展,为观察黑质纹状体多巴胺系统提供了新手段。在路易体痴呆患者中,黑质纹状体系统的多巴胺转运体摄取减少,且多巴胺系统活性的减低程度与临床认知及运动功能的缺损呈良好的相关性,而阿尔茨海默病患者多巴胺转运体显像则正常。因此,该检查可用于路易体痴呆与 AD 的鉴别诊断。

3.脑电图 早期脑电图多正常,少数背景波幅降低,颞叶 α 波减少伴短暂性慢波。由于其认知功能障碍具有波动性,脑电节律也可呈现相应的变化。多导睡眠仪(PSG)作为快速眼动期睡眠行为障碍的确诊依据,表现为快速眼动期睡眠期间间断性或持续性颏下肌和(或)肢体肌张力增高,而脑电图无痫样放电,有一定诊断价值。

【诊断与鉴别诊断】

1.诊断 1996 年第一届路易体痴呆国际工作组会议制定了路易体痴呆的诊断标准,2005 年又对该标准进行了修订。其临床诊断的必要条件是必须具备进行性认知功能减退,以致影响患者正常的社会、职业能力。

有 3 组核心症状。①波动性认知功能障碍:尤其表现为注意力和警觉随时间有显著变化;②反复发作的视幻觉:具有形象、具体、生动等特点,反复发作;③帕金森综合征:呈典型的运动迟缓,肌张力增高,姿势异常,而静止性震颤少见。

诊断标准。①可能的路易体痴呆:进行性痴呆合并上述一组临床特征;②很可能的路易体痴呆:进行性痴呆合并上述两组临床特征;③排除其他可能引起痴呆的病因。

提示路易体痴呆诊断的其他体征包括:①快速眼动期睡眠障碍;②对镇静药高度敏感性;③SPECT/PET 显像提示基底节区多巴胺转运体摄取减少。

2.鉴别诊断 路易体痴呆临床诊断的特异度和灵敏度还不高,存在许多鉴别诊断问题,其中最主要的是与帕金森病痴呆和阿尔茨海默病鉴别。

(1)帕金森病痴呆(PDD):帕金森病痴呆与路易体痴呆在临床和病理表现上均有许多重叠,除了症状出现次序、起病年龄不同以及对左旋多巴制剂反应的些微差别外,帕金森病痴呆与路易体痴呆患者在认知损害领域、神经心理学表现、睡眠障碍、自主神经功能损害、帕金森病样症状、神经阻断药高敏性及对胆碱酯酶抑制药的疗效等诸多方面均十分相似,因此,有学者指出帕金森病痴呆与路易体痴呆可能是广义 Lewy 体疾病谱中的不同表现。从临床实践的角度而言,常根据锥体外系症状和痴呆出现的时间顺序来鉴别帕金森病痴呆和路易体痴呆,如果痴呆在锥体外系症状 1 年后出现,倾向于诊断为帕金森病痴呆,反之,痴呆若发生于锥体外系症状前或者后 1 年内则倾向于诊断为路易体痴呆。然而另有专家支持以下观点:如痴呆症状出现早且为疾病的突出症状,考虑为路易体痴呆,若认知障碍是随典型的帕金森病症状出现,并且逐渐加重,则考虑为帕金森病痴呆。此外,PPD 视幻觉和错觉较少出现,且部分是药物治疗的不良反应所致。

(2)阿尔茨海默病:隐袭起病,进行性智能衰退,多伴有人格改变,无本病的波动性认知功能障碍和形象具体生动的视幻觉等症状;偶有锥体外系功能异常,常出现在病程晚期,且程度较轻。路易体痴呆患者较阿尔茨海默病相比,短中期记忆及再认功能均相对保留,而言语流畅性、视觉感知及操作任务的完成等方面的损害更严重。正电子发射计算机断层扫描(PET)研究发现路易体痴呆患者小脑半球、颞-顶-枕交界区皮质,尤其是枕叶的葡萄糖代谢降低较阿尔茨海默病更为显著,而后者主要表现为颞中和扣带回区葡萄糖代谢降低。

(3)血管性痴呆:急性起病,有局灶性神经功能缺损体征,影像学可明确显示缺血性病灶。如为多发性脑梗死,偶可呈波动性意识或认知功能障碍。

(4)Creutzfeldt-Jakob 病:早期可出现精神症状,如抑郁、焦虑、错觉,随后出现痴呆和神经系统症状体征,如肌阵挛、小脑性共济失调、锥体外系和锥体系的表现,病程进展较快,脑电图在慢波背景上出现广泛双侧同步双相或三相周期性尖慢复合波（PSWCs）。

（5）其他需要鉴别的疾病还有进行性核上性麻痹、多系统萎缩以及皮质-基底节变性等。

【治疗】

无特效治疗，以支持、对症治疗为主。了解患者以哪种症状为主，采用相应药物治疗，如帕金森样症状可从小剂量开始用抗震颤麻痹药物，痴呆可用抗胆碱酯酶药如多奈哌齐、利斯的明等，将有助于改善患者的行为障碍和认知功能。视幻觉可用奥氮平、利培酮等药物，有抑郁症状的可用选择性5-羟色胺再摄取抑制药如西酞普兰、氟西汀等。因

患者对地西泮及抗精神病药物敏感性增加，而此类药物又可使锥体外系症状加重，故需谨慎使用或不用上述药物。

由于没有明确有效的治疗药物，生活护理指导及康复，如语言、进食、走路等各种训练和指导，对改善患者生活质量十分重要。晚期卧床患者应加强护理，减少并发症的发生。

【预后】

因病程进展快，尚无有效治疗，故预后较差，后期多需长期卧床，患者多死于肺部感染、压疮和深静脉血栓形成等并发症。病程一般为 6 年。

第四节　额颞叶痴呆

【概述】

额颞叶痴呆（FTD）是中老年人缓慢出现以人格改变、言语障碍以及行为异常，神经影像学显示主要局限于额颞叶萎缩的一组痴呆综合征。目前认为，额颞叶痴呆包括病理上存在 Pick 小体的 Pick 病，以及具有类似临床表现但却无 Pick 小体的额叶痴呆和原发性进行性失语。

国内尚无额颞叶痴呆准确的流行病学资料。基于病理学的研究显示，额颞叶痴呆约占全部痴呆的 10%。比较准确的一组数据是来自荷兰 Stevens 等的报道，其研究显示额颞叶痴呆的患病率为 0.5/10 万，但在 60～70 岁年龄段，患病率可达 28/10 万。与阿尔茨海默病的患病率相比，65 岁以下患者中额颞叶痴呆的患病率与阿尔茨海默病相似，但在 70 岁及以上患者中，阿尔茨海默病的患病率远远超过额颞叶痴呆。因此，额颞叶痴呆的平均发病年龄要比阿尔茨海默病早。Westbury 等的研究显示，绝大部分额颞叶痴呆患者发病时间为 50～60 岁，常见发病年龄为 64 岁，平均发病年龄为 59 岁。

【病因、病理与发病机制】

病因未明，不过有重要证据提示该综合征与遗传有关。研究发现，40%～50% 的额颞叶痴呆患者有一个家庭成员受影响，Dutch 研究发现 38% 的额颞叶痴呆先证者其一级亲属在早年曾出现类似症状。

Pick 病是第一个被发现在病理学上具有特殊改变的额颞叶痴呆亚型。Pick 病的神经病理学特点为一侧或双侧额叶和（或）颞叶局限性萎缩，胶质细胞明显增生、肿胀和（或）嗜银包涵体（Pick 小体）。然而，多数额颞叶痴呆病例并没有发现 Pick

小体，而只有一些非特异的改变，如脑叶萎缩、神经元丢失、胶质细胞和微血管增生。在 tau 和泛素蛋白组织染色成为常规检查之前，人们将这些改变称之为缺乏特异性组织学特点的痴呆。

随着近年来研究发现，多数额颞叶痴呆病例在遗传学上连锁于 17q21-22，亦即 tau 蛋白的基因位点。Tau 基因将 Dutch 研究中的若干额颞叶痴呆家系、美国报道的遗传性言语障碍性痴呆和一种被称之为 tau 蛋白病的临床综合征联系在一起。这些 tau 蛋白病包括合并痴呆的家族型帕金森综合征、皮质-基底节变性、不含 Pick 小体的 Pick 病以及进行性核上性麻痹，并且已有这些 tau 蛋白病交叉的病例报道。由于在病理生理学上与 tau 蛋白异常有关，使额颞叶痴呆成为 tau 蛋白病中一个新的术语。2008 年 Seelaar 等回顾性报道了 364 例额颞叶痴呆患者，27% 有阳性家族史，提示为常染色体显性遗传，其中有 11% 为 tau 蛋白阳性。

然而，在部分额颞叶痴呆患者中证实了 tau 蛋白沉积和 tau 基因突变的同时，在大多数病例的病理研究中则发现缺乏 tau 蛋白异常的改变，但在这部分病例中，研究发现其胞质或胞核内存在泛素阳性包涵体或泛素阳性神经突起，这一群体被称之为泛素阳性额颞叶变性（FTLD-U）。FTLD-U 根据临床表型不同又分为几个亚型，一种分类方案是：FTLD-U 1 型与语义性痴呆有关；FTLD-U 2 型与额颞叶痴呆合并运动神经元病的病例（FTLD-MND）和行为变异型额颞叶痴呆（bvFTD）有关；FTLD-U 3 型与 bvFTD 和进行性非流畅失语有关。新近研究显示，TAR-DNA 结合蛋白（TDP-43）是大部分泛素阳性包涵体的主要成分。

此外,还有一小部分额颞叶痴呆患者病理上既无 tau 蛋白也无泛素/TDP-43。

【临床表现】

额颞叶痴呆临床可有 Pick 病、额叶痴呆和原发性进行性失语等不同亚型。

1.Pick 病　临床经过可分为 3 期,早期以明显性格改变、情感变化和行为异常为特征,表现为易激惹、暴怒、固执、情感淡漠和抑郁情绪等,逐渐出现行为异常、性格改变、举止不适当、缺乏进取心、对事物漠不关心以及冲动行为等;随着病情进展,可出现认知障碍,逐渐不能思考,注意力和记忆力减退,言语能力出现明显障碍,表现言语减少、词汇贫乏、刻板语言、模仿语言和失语症;后期可出现缄默症。

2.额叶痴呆　临床症状与 Pick 病相似,也常表现为人格和社会行为改变,可出现去抑制症状,童样戏谑,或幽默感愚笨;或相反出现感情淡漠,缺少自发性言语或行为;患者往往忽视个人卫生,失去自我行为对他人影响的感受力;部分患者表现为纯粹的额叶行为异常,如过度口述、利用行为以及不恰当的性欲;患者语言功能或输出减少(导致词哑),或言语重复、刻板,呈模仿言语。

3.原发性进行性失语　主要症状为语言功能退化,患者起初认知功能和行为能力可能看起来完全正常,但逐渐出现找词困难,语言流畅性减低,言语踌躇、理解困难、构音障碍等亦常见。它又可分为 3 个亚型:①进行性非流畅失语,表现为言语踌躇、发音困难,包括构音障碍、类 Broca 失语;②语义性痴呆,为英国 Hodges 等首先描述,特点是命名能力进行性丧失和词义理解能力丧失,这种失语通常是流畅性的,并没有构音障碍;③音韵变异型原发性进行性失语,表现为找词受损和语言重复能力受损。

4.其他　如合并运动神经元病的额颞叶痴呆,出现肌肉萎缩、无力、束颤和延髓麻痹症状,这些患者的病理为泛素阳性,目前至少有 2 个基因缺陷发现与此型有关;另外还有合并包涵体肌病的额颞叶痴呆等。

【辅助检查】

额颞叶痴呆的常规检查通常没有特异改变。与阿尔茨海默病不同,apoE4 基因与额颞叶痴呆的联系不甚紧密。

1.影像学检查　常规计算机断层扫描(CT)或磁共振成像(MRI)在额颞叶痴呆通常只能发现脑萎缩。部分患者,特别是 Pick 病患者,可呈明显的局限于一侧或双侧的额叶和(或)颞叶萎缩。颞叶萎缩在冠状位 MRI 更容易被发现。功能成像技术,特别是单光子发射型计算机断层扫描(SPECT)和正电子发射断层扫描(PET),对脑叶局限性低代谢或低灌注非常敏感。

2.其他检查　除影像学检查外,额颞叶痴呆最特异性的检查就是神经心理测试。额颞叶痴呆患者的脑电图不正常,常见一侧或双侧额叶或颞叶局限性慢波,但这种改变特异性不强,临床意义不大。

【诊断与鉴别诊断】

1.诊断　目前额颞叶痴呆的诊断主要参考1998 年 Neary 等的标准,作为临床诊断的主要依据:①中老年人(通常 50～60 岁)早期缓慢出现性格改变、情感变化和举止不当,逐渐出现行为异常;②言语障碍早期出现,如言语减少、词汇贫乏、刻板语言和模仿语言,随后出现明显的失语症,早期计算力保存、记忆力障碍较轻,视空间定向力相对保留;③晚期出现智能减退、遗忘、大小便失禁和缄默症等;④CT 和 MRI 显示额叶和(或)颞叶不对称性萎缩。

2.鉴别诊断　额颞叶痴呆需要与最常见的痴呆——阿尔茨海默病进行鉴别,具体的认知功能改变差异,是两者最重要的鉴别要点。多数额颞叶痴呆患者为非流畅性失语,事实上几乎所有患者都存在一定程度的命名和找词困难。本病患者可有行为改变和额叶释放症状,如眉弓反射阳性、努嘴、抓握以及掌颏反射阳性,患者思维能力方面往往表现为组织概括能力的下降和注意力转换延迟,但患者的视空间能力和结构性任务能力很少受影响,运动技能也常常不受累。尽管患者可能存在信息提取困难,但其记忆力常常保留。这些都有助于与阿尔茨海默病进行鉴别。

【治疗】

迄今为止,额颞叶痴呆的主要研究都还集中在诊断和发病机制上,药物治疗方面几乎是个空白。综合而言,治疗措施包括以下几个方面。

1.社会干预、咨询及语言/认知疗法,可提高患者保留功能的利用,从而减轻患者、照料者和其他家庭成员的负担。

2.治疗阿尔茨海默病的胆碱酯酶抑制药或美金刚,在额颞叶痴呆中的疗效证据尚不足,相关的临床试验尚无报道。临床根据经验可酌情使用多奈哌齐、利斯的明或加兰他敏，在个别病例报道有效。同样，美金刚也仅在个别病例报道有效。

3. 抗抑郁药可能对额颞叶痴呆患者有益，其中，选择性 5-羟色胺再摄取抑制药（SSRI）是被广泛推荐的。曲唑酮可能有助于患者的睡眠。虽然这些治疗还缺乏大规模、随机、双盲研究，但一些小型临床试验证明具有一定的疗效。

【预后】

与所有痴呆一样，额颞叶痴呆患者的预期寿命会缩短。其准确的病死率尚未可知，患者从局灶症状进展至全面痴呆的速度不一，一些患者在超过 10 年的时间里可仅表现为失语症，而另一些则可在短短数年间就进展为全面性痴呆。在一些合并运动神经元病的患者中，预期寿命则更短。

第五节　运动神经元病

【概述】

运动神经元病（motor neuron disease，MND）是一组病因未明的选择性侵犯脊髓前角细胞、脑干后组运动神经元、皮质锥体细胞及锥体束的慢性进行性变性疾病。临床特征为上、下运动神经元受损症状和体征并存，表现为肌无力、肌萎缩与锥体束征不同的组合，感觉和括约肌功能一般不受影响。在全体人群中，MND 相对少见，发病率为 1～2/10 万，但该病无论在身体还是在精神上都是最具破坏力的神经变性病之一。由于发病率有增加趋势，其社会影响也逐渐增大。

【分类】

1. 肌萎缩侧索硬化（amytrophic lateral sclerosis，ALS）。

2. 进行性肌萎缩（progressive muscle atrophy，PMA）。

3. 进行性延髓麻痹（progressive bulbar palsy，PBP）。

4. 原发性侧索硬化（primary lateral sclerosis，PLS）。

不管最初的起病形式如何，ALS、PMA、PBP 和 PLS 现在都被认为是相关的疾病实体。PMA 和 PBP 通常都会最终进展为 ALS。虽然目前这种分类完全是人为的，但仍继续为临床所广泛接受。MND 是否是一种单一病因、表型不同的疾病尚不清楚，但 ALS 肯定是 MND 中最为常见和最易识别的表型。

【病因学及发病机制】

MND 的病因尚不清楚。由于观察到家族性 ALS 和散发型 ALS 在表现型上有很强的重叠性，许多学者支持这样的假设：即 MND 是由遗传易感个体暴露于不利环境造成的。

在确定 15％ 的家族性 ALS 存在超氧化物歧化酶（SOD1）基因突变后，对 MND 遗传和病理生理学的理解有了相当大的进步。一些证据支持下列机制成为潜在的 MND 病理生理学的影响因素，它们包括神经微丝结构和功能障碍、线粒体损伤和功能障碍、谷氨酸兴奋毒性、继发于自由基毒性的氧化损伤和继发于小胶质细胞激活的神经再生受损。

【病理】

最显著特征是运动神经元选择性损害，舌下、舌咽、迷走和副神经核等最常受累，而眼外肌运动核和支配膀胱、直肠括约肌的骶髓 Onurfowicz 核一般不受累。镜下可见大脑皮质的大锥体运动神经元数量减少，轴突变短、断裂和紊乱；包括延髓以下的皮质脊髓束在内的神经纤维髓鞘分解脱失；脊髓前角 α 运动神经元和脑干的运动神经元明显减少，在残留神经元中，可见到不同时相的变性现象，包括中央染色体溶解、空泡形成、噬神经细胞以及神经细胞模糊不清。在 ALS 患者中还见到一些特异性改变如轴突肿胀、神经微丝异常等。

由于失神经支配，肌纤维萎缩，失神经支配肌肉可通过远端运动神经末梢侧支芽生恢复神经支配；反复的失神经和神经再生，在病变后期产生大小不等的失神经肌纤维聚集在一起，呈群组萎缩。

【临床表现】

多在 40 岁以后发病，男性多于女性；大多数患者以单侧上肢的下运动神经元损害症状起病，表现为手指运动不灵活和力弱，同时伴同侧伸腕困难。部分患者以整个或上肢近端无力起病；随后大、小鱼际肌和蚓状肌等手部小肌肉萎缩，渐向前臂、上臂及肩胛带肌发展，伸肌无力较屈肌显著；与此同时或以后出现下肢痉挛性瘫痪、剪刀步态、肌张力增高、腱反射亢进和 Babinski 征阳性等，少数病例从下肢起病，渐延及双上肢。上肢起病者约为下肢起病者的 2 倍。远端肌无力较近端更常见。肌束颤动是最常见症状，可在多个肢体及舌部发生。

延髓麻痹通常晚期出现，但也可于手部肌肉萎缩不久后出现。少数情况为首发症状，表现为构音障碍，讲话含糊不清，吞咽和咀嚼困难，舌肌萎缩，伴震颤。部分患者可出现假性延髓性麻痹性情感障碍，如强哭强笑等。即使脑干功能严重障碍，眼外肌也不受影响，不累及括约肌。

患者可有肢体主观感觉异常如麻木、疼痛等，但即使疾病晚期也无客观感觉障碍；部分患者的感觉异常可能与周围神经嵌压有关。

病程持续进展，最终因呼吸肌麻痹或并发呼吸道感染死亡；本病生存期短至数月，长者10余年，平均27～52个月。

【实验室及其他辅助检查】

1.神经电生理检查

（1）早期运动神经传导速度基本正常，随着病情进展，可以出现复合肌肉动作电位（CMAP）幅度下降；只有部分患者运动传导速度减慢，但不低于正常值下限的70%；感觉神经电位一般正常。

（2）肌电图呈典型失神经支配改变，如纤颤电位、束颤电位、运动单位数目减少等；病情发展过程中，失神经与神经再支配现象同时存在，出现肌肉失神经再支配，小力收缩时运动单位电位时限增宽、波幅增大、多相电位增加，大力收缩呈现单纯相电位。胸锁乳突肌和腹直肌肌电图异常对诊断有重要意义。

2.神经影像学检查 头颅CT和MRI可见大脑皮质不同程度的萎缩。40%的ALS患者头颅MRI在T_2加权上皮质出现高信号；正电子发射断层扫描（PET）可显示患者大脑葡萄糖代谢降低，尤其见于感觉运动皮质和基底节。

3.肌肉活检 早期可见散在的小范围的萎缩性Ⅰ型和Ⅱ型肌纤维，后期可见群组萎缩现象。随着无创伤性检查的发展，目前肌肉活检很少作为运动神经元病诊断依据，但由于活检能发现肌病的组织病理学特征，所以目前主要用于鉴别临床类似的疾病。

【诊断】

根据中年以后隐袭起病，慢性进行性病程，以肌无力、肌萎缩和肌束震颤，伴腱反射亢进、病理征等上、下运动神经元同时受累为主要表现，无感觉障碍，有典型神经源性改变肌电图，通常可作出临床诊断。

1994年世界神经病学联盟提出了ALS的El Escorial诊断标准，1998年又对这一诊断标准进行了补充和修订如下。

诊断ALS的依据为：①临床、肌电图或神经病理学检查有下运动神经元损害的证据；②临床检查有上运动神经元损害的依据；③症状或体征在一个部位内进行性扩展或扩展到其他部位。

同时排除以下两点：①有能解释上和（或）下运动神经元损害的其他疾病的电生理依据；②有能解释临床体征和电生理特点的其他疾病的神经影像学依据。

【鉴别诊断】

1.颈椎病性脊髓病 该病由颈椎骨质、椎间盘或关节退行性改变，造成相应部位脊髓受压，伴或不伴神经根受压的一种脊髓病变。该病与ALS均好发于中老年人，临床表现相似。但颈椎病性脊髓病无舌肌萎缩和束颤，下颌反射不活跃，无延髓性麻痹，胸锁乳突肌肌电图正常，可与本病鉴别。

2.多灶性运动神经病（multifocal motor neuropathy，MMN） 是一种以手部小肌肉无痛性不对称性无力、萎缩起病，呈缓慢进展的疾病。中青年起病，可伴束颤、逐渐波及前臂、上臂，少数患者可有舌肌受累，腱反射可活跃，肌电图检查可见周围神经节段性多灶性运动神经传导阻滞。当单个神经支配障碍形式的无力而不是节段性分布的无力出现时，应该考虑MMN。50%～60%的MMN患者血中抗神经节苷脂抗体滴度增高，免疫抑制药或免疫球蛋白治疗效果好。

3.脊髓空洞症 典型患者有节段性分离性感觉障碍，伴有肌肉萎缩及括约肌功能障碍。颈部MRI检查可明确诊断。

4.肯尼迪病 是X染色体连锁的遗传性MND，主要见于中年男性，表现为缓慢进展性的肌肉无力、萎缩和束颤，可有构音不清和吞咽困难。没有上运动神经元损害、缓慢的病程以及近端对称形式的肌无力有助于鉴别诊断。此外，肯尼迪病还有雄激素不足的表现，包括男性乳房女性化、睾丸萎缩和阳萎。

5.脊髓灰质炎后综合征 所有表现为局灶性肌无力和萎缩的患者都必须仔细询问脊髓灰质炎的病史。表面上已经治愈的既往的脊髓灰质炎的新发展可能类似于PMA，但没有显著进展的病程。

【治疗】

迄今尚无任何治疗能够改变疾病的转归。1994年美国批准使用的利鲁唑（riruzole），是目前唯一经循证医学证据支持可能对疾病有益的药物。基于对人群的长期研究显示了更多的有效性，接受治疗的患者较对照组延长了生存期。然而不幸的是,虽然利鲁唑可以延长疾病的病程近 10%,但对患者的肌力和其他症状没有任何明显的改善。

虽然对症治疗不能满足患者和医生的根本要求,但它可使患者在舒适性、功能和安全性上得到实质性的改善。另外,它能提高患者和医生对疾病的信心而不是消极的态度。呼吸肌力弱很容易导致呼吸困难,需要考虑在用力肺活量测量值下降之前使用非侵入性通气治疗。

【预后】

运动神经元病在预后方面的高恶性程度,使得患者和医生们容易对疾病产生悲观虚无主义态度。然后,虽然当前的治疗仍还是不充分的,但这些治疗仍然对于改善患者的舒适性、功能和安全性有潜在的帮助。

第六节　多系统萎缩

【概述】

多系统萎缩(MSA)是一组原因不明、累及锥体外系、锥体系、小脑和自主神经系统等多部位的神经系统变性疾病。由 Graham 和 Oppenheimer 于 1969 年首先提出。包括以帕金森样症状为主的纹状体-黑质变性(SND)、以小脑症状为主的橄榄-脑桥-小脑萎缩(OPCA)以及自主神经系统功能障碍为突出表现的 Shy-Drager 综合征(SDS)。

【病因及发病机制】

病因不明。虽然帕金森样症状是多系统萎缩最常见的临床表现,但是随着临床病理学研究的进展,人们逐渐认识到多系统萎缩是不同于帕金森病的一组疾病。1989 年 Papp 等在多系统萎缩患者脑中新发现的少突胶质细胞包涵体(oligodendro-glial cytoplasrnic inclusions,OCIs),在多系统萎缩的发病过程中起重要作用。OCIs 在多系统萎缩的不同亚类疾病中均有发现,具有较强特异性,其分布范围、密度与病变的严重程度呈正相关;同时,从病理学证实了纹状体 黑质变性、橄榄-脑桥-小脑萎缩和 Shy-Drager 综合征是具有不同临床表现的同一组疾病。OCIs 由变性的微管构成,直径 10～25nm,Gallyas 染色或改良 Bielschowskyr 银染法可见呈棕红色或棕褐色、半月形,存在于少突胶质细胞核周围或紧邻少突胶质细胞核,主要分布在大脑、小脑接近皮质的白质及脑干、基底节的白质中。OCIs 是确诊多系统萎缩的病理学指标。

此外,多系统萎缩的发病机制还可能与神经元凋亡或酶代谢异常有关。多系统萎缩的病因学研究是当今热点问题之一,目前已从细胞和分子水平探讨多系统萎缩的病因,期望有所突破。

【病理】

多系统萎缩的基本病理表现包括神经元缺失、胶质细胞增生,主要发生在下橄榄核、脑桥、小脑、黑质、纹状体和脊髓的中侧柱。1998 年,SpIllantini 等发现在胶质细胞中有 α-共核蛋白的聚集,此蛋白被认为是 OCIs 的主要成分。而 α-共核蛋白也是 Lewy 体的主要成分,可见于部分帕金森病、Lewyr 体痴呆及极少数有成簇 Lewy 体聚集的 Alzheimer 病患者。这说明多系统萎缩与这些变性疾病之间可能有一定的相关性。但 OCIs 的 α-共核蛋白与在大多数 Alzheimer 病和进行性核上性麻痹患者中发现的 tau 蛋白不同,且病理表现缺乏老年斑和神经元纤维缠结,而后两者是 Alzheimer 病的特征性病理改变,所以多系统萎缩是具有特征性病理改变的一组疾病。

【临床表现】

多系统萎缩是一种缓慢进展性疾病,主要特点如下。

1. 早期症状:男性患者最先出现的症状通常是勃起功能障碍,男性和女性患者在早期都会有膀胱功能障碍,如尿频、尿急、排尿不尽、甚至不能排尿。而对于男性患者这些症状可能被误认为是老年性或由前列腺疾病引起。其他早期症状还包括肢体僵硬、动作缓慢、行动困难、站立时头晕、眩晕、卧位时难以翻身及书写能力的改变。有些患者会变得反应迟钝或步态不稳。

2. 自主神经功能障碍:一般都有自主神经功能障碍,甚至有时只是多系统萎缩的惟一临床表现。自主神经功能障碍包括性欲减退(男性患者常见),伴有晕厥的直立性低血压,以及大、小便失禁。

3. 运动功能障碍:可表现帕金森样症状,也可表现小脑症状,易与帕金森病和 Lewy 体痴呆混淆。首发症状以帕金森样症状最常见,大约 90% 的患者如此。同时帕金森样症状也是最常见的运动障碍,约占 87%,其次是小脑症状(54%)和锥体系症状(49%),而严重的痴呆症状最少见。在多系统萎缩的晚期,帕金森样症状和小脑症状可同时出现,但如果帕金森样症状显著时有时在检查中难以发现小脑症状。

(1)以帕金森样症状为主要表现的多系统萎缩:主要表现为肌张力增高,静止性震颤可能并不显著,姿势异常较常见。以帕金森样症状为主的患者其特点是对左旋多巴的反应差,通常只有一小部分患者对左旋多巴反应好,而且经常演变为左旋多巴诱导性的运动障碍。

(2)以小脑症状为主要表现的多系统萎缩:主要表现为指鼻试验、跟膝胫试验阳性、意向性震颤、宽基底步态等。大约5%的患者以小脑症状为首发症状。50%的患者表现部分小脑症状。

4.其他的临床表现包括早期姿势异常、局灶性反射性肌阵挛、肢体挛缩及肌张力障碍、Raynaud现象、严重的吞咽困难、打鼾、叹息样呼吸、假性延髓性麻痹所致的强哭强笑、声带麻痹、构音障碍等。这些症状在帕金森病患者中相对较为少见。

5.快速眼动期睡眠障碍:新近发现多系统萎缩患者有此症状,这在多系统萎缩患者中非常普遍(90%),而且出现早于其他症状。

【临床分型】

依照主要的临床症状,可分为3个亚型。

1.以帕金森样症状为主的纹状体-黑质变性:①行动缓慢,动作僵硬;②卧位时难以翻身;③行动启动困难;④小写症。

2.以小脑症状为主的橄榄-脑桥-小脑萎缩:①动作笨拙,持物不稳;②难以扣纽扣;③在人群中易失平衡;④没有支持即不能维持平衡;⑤书写功能障碍;⑥小脑性言语不清。

3.以自主神经系统功能障碍为主的Shy-Drager综合征:①排尿障碍;②勃起功能障碍;③直立性低血压伴头晕或眩晕;④颈肩周围不适;⑤便秘;⑥手足发冷;⑦出汗障碍。

【实验室及其他辅助检查】

目前临床常用的辅助检查有如下几种。

1.卧立位血压检测 需对疑诊多系统萎缩患者常规行卧立位血压检测,分别测量平卧位及由卧位站起后不同时间的血压,同时测量心率变化,卧位时血压正常,站立时血压下降20～40mmHg或以上而心率无明显变化者为阳性。

2.影像学检查 多系统萎缩有相对特征的MRI表现,包括T_1像可见壳核、小脑、脑干萎缩,呈稍短T_1信号,T_2像见双侧壳核后外侧有裂隙状

的短T_2信号(相对于苍白球),红核和黑质间正常的长T_2信号区变窄,经尸检证实这种裂隙状的短T_2信号改变与显著的小胶质细胞、星形胶质细胞增生以及病理性铁质沉积有关,而且这种改变多不对称。至少20%的多系统萎缩患者可以有上述MRI表现。PET也可发现中枢神经系统纹状体、黑质、橄榄、脑桥和小脑等多处出现代谢降低区。

【诊断】

临床表现的多样性给多系统萎缩的诊断带来很大困难,这也是导致多系统萎缩诊断标准千变万化的原因。目前已有一个由多学科的专家组成的组织制定的多系统萎缩诊断标准。多系统萎缩的临床表现包括帕金森样症状,小脑和锥体外系体征,自主神经功能障碍症状。多系统萎缩的生前诊断依据临床表现,而且仅能做出可能或疑似诊断,确诊需病理证实。自主神经功能、神经内分泌试验、头颅MRI、括约肌肌电图可以为临床诊断提供依据。虽然大多数患者较少行质子加权像MRI和PET检查,但这两种检查也有特异性的发现。

1999年Gilman等提出多系统萎缩的4组临床特征和诊断标准。它们包括:①自主神经功能障碍或排尿功能障碍;②帕金森样症状;③小脑性共济失调;④锥体系功能障碍。

Gilman诊断标准:①可能多系统萎缩,有一组临床特征加上另外两个分属不同系统的体征;②很可能多系统萎缩,第一组临床特征加上对多巴胺反应差的帕金森样症状或小脑性共济失调;③确诊多系统萎缩需经神经病理学证实。

经尸解研究证实,此诊断标准有早期诊断价值及很高的临床诊断准确性。

【鉴别诊断】

1.老年性直立性低血压 为单纯的自主神经系统功能障碍,不伴帕金森样症状和小脑症状,与老年人血压增高以及老年人对血浆去甲肾上腺素随体位改变的反应增强有关,常由低血容量性、药物性、排尿性等低血压反应诱发。

2.帕金森病 多系统萎缩不同于帕金森病,应尽量将二者区分开:①帕金森病患者临床药物替代治疗可以延缓症状进展;②先前诊断为帕金森病的患者最终经尸检证实有10%为多系统萎缩;③如要进行手术治疗,治疗前必须明确诊断是否为帕金森病。

3.阿尔茨海默病 隐袭起病、持续进行性的智能衰退无缓解,中后期可出现性格改变。病理特征

为老年斑、神经元纤维缠结和神经元丢失。而多系统萎缩患者多不伴有智能衰退。

【治疗】

多系统萎缩尚无特效治疗方法,主要是对症治疗。

1.治疗运动障碍　患者对左旋多巴反应差,在未出现反应低下时可以使用 1~1.5g/d 的剂量,疗效有限,同时也可给予单胺氧化酶抑制药或多巴胺受体激动药,不过疗效同样有限。治疗运动障碍至今无理想方法。

2.自主神经功能障碍　如直立性低血压使用激素(氟氢可的松)或口服肾上腺素能的血管收缩药物,往往可以获得满意疗效。在一项双盲量效研究中发现米多君(midodrine,一种口服 α_1 肾上腺素受体激动药)用于治疗多系统萎缩直立性低血压有效且安全,而且其最大特点是没有兴奋心脏和中枢神经的不良反应。本品通过提高外周阻力来升高血压,对心脏无直接作用。推荐剂量开始为每次 2.5mg,一日 2~3 次,对严重难治性低血压患者,国外推荐剂量为逐步增至一日 30mg(分 3~4 次给药)。另外,穿齐腰高筒弹力裤,平卧时取头高位可能有效。

【预后】

本病一经确诊,无论治疗与否症状仍持续进展,晚期主要的临床特征均可出现,患者因咽喉肌麻痹出现饮水呛咳、误吸、睡眠呼吸暂停等症状,因活动受限需长期卧床,如护理不周易并发压疮、肺部感染、泌尿系感染、深静脉血栓,均可危及生命。据统计,在出现运动症状后 80% 的患者 5 年时间内瘫痪,只有 20% 的患者存活期可以超过 12 年,平均生存时间为 6 年。早期诊断及对症治疗可能延缓病情的进展。作为医师,应将患者随着病情进展可能面对的困境告知患者,让其提前有所准备,使患者获得更好的生活质量。

(樊东升)

第13章

神经系统遗传性疾病

第一节 概 述

造成人类疾病的因素有两大类：遗传因素和环境因素。大部分疾病是遗传因素和环境因素共同作用的结果，一些疾病完全由遗传因素引起，环境因素不起作用或几乎不起作用，这些疾病被称为遗传病，遗传病的物质基础是基因异常，即由生殖细胞或受精卵的遗传物质异常引起。随着科学水平的不断发展，临床、病理、生物化学、分子生物学各方面都有了长足的进步，对遗传病的认识也日益更新。临床医学各科的遗传病中，以神经系统遗传病的种类最多，约占全部遗传病的60%。由于相应的治疗手段缺乏，遗传性疾病对人类健康的危害更加突出。

遗传病又称之为基因病（genetic disease），遗传的研究近年来得益于分子生物学日新月异的发展，对遗传病机制的认识也水涨船高。导致遗传病的普遍机制是从突变开始，一个突变可致一个个体DNA的一种永久性的改变，基因组内核苷酸序列的变化和DNA被修饰都是表观遗传发生的机制。异常的突变蛋白质干扰了正常蛋白质的功能，这种获得的功能性突变是很多神经系统显性遗传病的发病机制。异常的突变导致基因产物（蛋白质或RNA）正常功能的丧失是隐性遗传疾病的发病机制。基因组病（genomic disorders）这一概念最早在1998年由Lupski提出，是指由于人类基因组DNA结构重组而导致表型性状改变的一类疾病。迄今神经系统遗传病已有近400种，其中已克隆的近200种，其中大约有33%已知的孟德尔遗传病表现有中枢神经系统症状；已发现的遗传代谢病约200种，其中2/3出现神经系统异常，在儿童神经系统疾病中与遗传可能相关的疾病约占60%。据估计在人类基因组所包含的数万个基因中至少有1/3在神经系统表达。

在遗传学中最基本的定律为孟德尔定律（Mendel's laws）。孟德尔根据豌豆杂交实验的结果提出的遗传学最基本的定律，包括分离定律和独立分配定律。分离定律指一对遗传因子在杂合状态下并不相互影响，而在配子形成中又按原样分配到配子中去。独立分配定律指两对或两对以上的基因在配子形成过程中的分配彼此独立，由雌雄配子的随机组合，因而在子代中出现各种性状的各种组合，而且按一定比例出现。自1990年以来已有50余种孟德尔遗传的神经遗传病的基因已明确、突变的性质也已鉴定，其中最常见的如：肝豆状核变性、假肥大型肌营养不良、遗传性共济失调、脊肌萎缩症、神经纤维瘤病Ⅰ型、Down综合征、脆性X综合征、结节性硬化等。

基因组结构变异导致表现的主要机制是基因剂量效应，普遍机制是从突变开始，包括基因拷贝数改变，这种突变对基因的功能作用取决于突变的特殊位置及大小。动态突变遗传病，如三核苷酸序列的拷贝数（CAG）n、（CGG）n、（CTG）n，n是变数，在同一家系中同一代、不同代的病人变数不同，在动态突变、代间传递时可增加，使发病年龄提前即遗传早现，或症状加重，如Huntington舞蹈病、多聚谷氨酰胺扩增性脊髓小脑共济失调（SCA），占神经系统遗传病的15%，已有31种，其中有20种相继克隆已用于临床筛查。中日友好医院自1988年至2010年收集遗传性脊髓小脑共济失调近500个家系，其中MJD/SCA3占55%～60%，湖南湘雅医院大致相同，其中SCA2、SCA1、SCA7及Huntington 舞蹈病比例较高，较少见的是 SCA8，SCA17 和 DRPLA 更为罕见。

遗传病的流行病学调查相当困难，国内尚无大范围的不同种类遗传病流调的资料。中山医科大学神经病学教研室于 1982 年仅在广东省 5 个地区共 152 138 人口中进行了神经遗传病的调查，发现罹患神经系统遗传病（不包括绝大部分遗传代谢病及多基因遗传病）158 例，患病率为 103.7/10 万，其中以癫痫、遗传性共济失调、先天愚型及遗传因素所致的脑发育不全等病例数多。不同类型遗传病在世界范围内存在地区和种族分布差异。

神经系统遗传病具有家族性、终身性和地域性特征，如马查多-约瑟夫病（Machado-Joseph disease，MJD/SCA3）起源于葡萄牙的亚速尔群岛，当地发病率为 40.8/10 万，而其中的 Flores 岛高达 9‰，而葡萄牙本土发病率 0.6/10 万，美国 1972 年后陆续报道的 3 个患病家系均来自亚速尔群岛的移民后裔，近年来在日本、巴西、欧洲其他国家、非洲等不同种族、国家和民族均有发现。1998 年中日友好医院在我国京津唐地区发现多个 MJD 家系，其中最大的黄氏家系 6 代 72 人中有 22 个病人。至今，MJD 在我国不同民族、地区都有报道，已发现家系近 1 000 个，MJD 已是我国遗传性共济失调中最常见的类型。在不同种族、地区发现相同的突变导致的相同疾病，这是一个很值得思考的问题。其他如 Huntington 病、先天性肌强直也有类似情况，遗传性运动感觉神经病在国外患病率为 40/10 万，在我国虽无明确的流调数据，在神经内科亦属常见。中山医科大学附属医院、湘雅医院、中日友好医院的神经遗传病门诊都占普通门诊的 10%～20%，近年来由于遗传代谢病尿筛查的普及，广大农村生活医疗条件的改善，使很多遗传病病人能够进城看病，分子和基因研究水平的进步，使多种以前认为少见的遗传性神经病进一步明确。21 世纪，中国神经遗传的研究又进入一个新的时代。

神经遗传病是一组非常复杂的疾病，普遍存在着临床变异与遗传异质性，但临床症状、体征是最为基本的部分，确认表型特征对于研究神经遗传病是不可缺少的。神经遗传的诊断靠的是病史、性别、年龄、症状、体征、家系谱、染色体检查、皮肤检查、生化、细胞学、细胞培养、病理、电生理以及影像学检查，最终，起决定作用的是基因检测。临床工作中，我们注意到神经系统神经遗传病的临床变异性，即同样的基因有不同的临床表现，与之相对应的是遗传异质性，即临床表型大致相同的患者或家系有着不同的基因位点。例如具有脊髓小脑共济失调这一共同症状的疾病已有 31 种，某些亚型的临床表现十分类似，仅能通过基因检测进行分辨，这是遗传异质性的典型例子。MJD/SCA3 除有脊髓小脑共济失调外，还有特殊的眼征、眼睑后退、眼球突出、水平性眼震及慢眼动即眼球丧失快速扫视动作、眼轮匝肌及面部肌肉束颤，或有周围神经病，具有以上特征的病例大多是 MJD/SCA3，但也有报道致病基因相同表现为肌张力障碍或帕金森综合征的类型，这是表型变异的例子。相当多的神经遗传病具有特征性表现，如伴有眼视网膜色素变性的共济失调以 SCA7 为典型，这样在选择基因检测时先进行了临床类型的确认可避免盲目筛查基因。

神经系统遗传病临床表现复杂，其主要表现：

1. 智能发育不全（mental retardation）　精神发育迟缓或精神幼稚症。多数为染色体疾病，如脆性 X 综合征及遗传代谢病，约 10% 为先天性氨基酸代谢异常，如常见的苯丙酮尿症。

2. 痴呆（dementia）　常见于 Huntington 舞蹈病、肝豆状核变性、肌阵挛癫痫、AD、PD、ALS 合并痴呆。

3. 行为异常（abnormal behavior）　表现为兴奋、激动、易激惹、自毁、自杀、行为异常或人格行为异常，如染色体病 XXY、XYY、Lesch-Nyhan syndrome。

4. 语言障碍（speech disorder）

（1）发音障碍。由于发音器官的神经肌肉有器质性病变所致：①痉挛性发音困难，双侧皮质脑干束受损，肌力弱或肌张力增高，常见于氨基酸代谢病或遗传性痉挛性截瘫；②麻痹性发音障碍，由于下运动神经元病变或肌病导致发音器官肌肉力弱，如眼咽型肌营养不良；③运动失调性发音困难，小脑及其相关的传导束受损致肌肉共济失调，如脊髓小脑共济失调一类神经遗传病；④运动障碍性发音困难，由于锥体外系受损，发音肌肉不自主运动及肌张力改变，如：肝豆状核变性、原发性肌张力障碍、Huntington 舞蹈病等。

（2）先天性聋哑。如遗传性神经性耳聋、CMT 伴神经性耳聋，由于听力障碍失去正常的语言能力，如狗叫综合征，是咽喉部发音不全所致。

5. 不自主运动（involuntary movement）　神经遗传病的常见症状如下。

(1)震颤。①原发性震颤：为姿势、动作性震颤，常有家族史；②意向性震颤：表现为体位性、动作接近目标时震颤，同时常伴有肢体和躯干的共济失调，常见于 SCA，损害小脑或其他神经纤维通路及脊髓后索、后根及周围神经的遗传病皆可出现共济失调（ataxia）；③混合性震颤：如肝豆状核变性的扑击样震颤，在老年人帕金森综合征常见震颤，既有动作性震颤亦有静止震颤；④节律性静止震颤为诊断帕金森病的标准之一，亦可出现在帕金森综合征的病人或多系统萎缩的病人。

(2)舞蹈动作（chorea）：为不自主的大小关节动作，常见于 HD、Wilson 病、棘红细胞增多症、高氨酸血症、异戊酸血/尿症、丙酸血症等有机酸代谢病。

(3)手足徐动（指划动作，athetosis）：常见于原发性肌张力障碍，如苍白球黑质变性、肝豆状核变性等遗传代谢疾病。

(4)扭转痉挛（torsion spasm）：亦属原发性肌张力障碍，表现为拮抗肌的协调障碍所致，多见于底节相关的遗传变性病，如 DRPLA。

(5)肌阵挛（muscle clonus）：常见于遗传性共济失调伴有软腭震颤、肌阵挛癫痫、鞘磷脂累积病、枫糖症、线粒体病或肌阵挛癫痫伴破碎红纤维（MERRF）等。

(6)肌束颤动（fascilaculation）：常见于家族性 ALS、婴儿型脊肌萎缩症、肩胛腓骨肌萎缩症。

(7)口面部不自主运动：常见于儿童多动秽语综合征、成年人的口面舌综合征（Meige 综合征）、肝豆状核变性、原发性肌张力障碍、Huntington 舞蹈病等。

(8)姿势障碍及不自主运动：常见于常染色体显性遗传 DRPLA（齿状核红核苍白球路易体萎缩）。

6. 共济失调　损害小脑或其神经传导通路，额桥小脑束、小脑红核脊髓束、小脑前庭束、小脑脊髓束及脊后索、后根及周围神经病皆可出现共济失调（ataxia）。其临床特征为隐匿性起病、慢性进行性加重、躯干性共济失调以小脑蚓部受损为主，肢体共济失调以小脑半球受损为主，眩晕、站立不稳以前庭小脑受损为主，感觉性共济失调表现为闭目难立征（Romberg 征），完成精细动作困难。

7. 其他　痉挛性截瘫以上运动神经元受损为主，有吸吮反射、掌颌反射，继而出现假性延髓性麻痹症状、吞咽困难、饮水呛咳或有不自主哭笑及大小便障碍。不少神经系统遗传病常伴有癫痫发作，尤其一些儿童的遗传代谢病，也常有骨软、骨发育异常，如黏多糖病有特殊的面孔和体态，如承蕾病等。

神经系统遗传病的临床及研究工作中特别值得注意的是其临床变异性，即同样的致病基因有着明显不同的临床表现，如 SCA3 中 90% 的病人表现为脊髓小脑共济失调，但有少数病人表现为帕金森综合征、肌张力障碍，甚至表现为痉挛性截瘫，另一方面是遗传异质性，即同样的临床表现，有着不同的致病基因，同样是脊髓小脑共济失调，但不一定都是 SCA3，有可能是 SCA1、SCA2、SCA7 等。一些细微的临床症状的差别，很容易被医生忽略，如 SCA1 及 DRPLA，有可能伴有精神发育障碍，或伴有癫痫，这是 SCA3 没有的，而 SCA3 有特殊的眼征，在 SCA2 由于眼球活动过于缓慢而遮盖了眼震，SCA7 有特殊的视网膜色素变性，为椒盐样的色素沉着。所以在临床与研究中应经常注意到神经遗传病的临床变异及遗传异质性。

神经系统遗传病根据其受累的解剖部位和功能分类：①遗传性周围神经病（包括脑神经及脊神经），例如：CMT、压迫易感神经病等；②遗传性脊髓、脑干、小脑系统疾病（遗传性脊髓小脑共济失调 SCA、遗传性痉挛性截瘫），如：SCA1-31、DRPLA；③遗传性锥体外系疾病，如：肌张力障碍、遗传性帕金森病、Segwa 综合征、Wilson 病、Huntington 舞蹈病等；④遗传性运动神经元病，如：脊肌萎缩症、Kennedy 病等；⑤遗传性肌病（各种类型的进行性肌营养不良）；⑥遗传性骨骼肌离子通道病，如：家族性周期性麻痹；⑦遗传性神经皮肤综合征，如：神经纤维瘤病；⑧染色体畸变综合征；⑨线粒体遗传病；⑩遗传性代谢性疾病；⑪朊蛋白传染病；⑫动态突变性疾病；⑬遗传性发作性疾病（癫痫、高热惊厥、遗传性 Q-T 间期延长、偏头痛）；⑭遗传性脑血管病（CADASIL）；⑮遗传性帕金森病；⑯AD；⑰多发性硬化、肌张力障碍；⑱神经系统先天性畸形。

神经系统遗传病的分类复杂，尚无统一的标准，按其症状体征分类的方法已很少应用，目前常用的分类如下：①单基因病是由于染色体上单一基因的 1 个或 2 个等位基因突变所致，即基因突变可发生在一对同源染色体其中一条染色体上，也可发生在一对染色体的等位基因上，多数按孟德尔遗传规律遗传，例如 Huntington 舞蹈病、遗传性共济失调（SCA）。②多基因病，又称基因组病、多因素病或复杂症状病,即由一个或多个基因与一种或数种环境因素共同作用产生疾病,没有严格的孟德尔遗传规律,表现为由遗传因素决定的个体对环境因素作用的易感性,在家族中有加重和发病增加的危险。③染色体病是染色体数目结构异常的疾病,又称染色体畸变综合征;人类的体细胞是二倍体细胞,有 46 条染色体,其中 44 条(22 对)称为常染色体,另两条与性别分化有关,称性染色体。性染色体在女性为 XX,男性为 XY;染色体病诊断以核型分组(显带技术)来决定。诊断技术不断提高,目前已可能检测到微小染色体缺失,因此染色体病的种类随之明显增加,常见的如 Down's 综合征。④线粒体病指线粒体 DNA(mtDNA)突变所致的一类疾病,近年来已成为遗传分子学发展的热点,与核 DNA(nDNA)有不同的遗传特点,已发现越来越多的疾病与 mtDNA 有关,线粒体病的发生是由于 mtDNA 突变或缺失所致,往往涉及多个基因,最终使线粒体功能下降,产生 ATP 减少,其中有明显的剂量效应。由于中枢神经系统和肌肉组织对 ATP 有大量需求,易导致功能损害和结构损害而致病。

神经遗传病的治疗是最大的难题,至今尚无重大的突破,因为发病机制不十分明确,即使基因已克隆但其致病基因通过什么毒性蛋白导致发病其过程不明。近年来,Jennifer 研究多种神经遗传变性病在发病过程中有共同的环节,即线粒体的损伤和异常,与氧化应激有密切关系,故应用辅酶 Q10、维生素 E、左卡尼汀及丁苯酞,在延缓病情发展方面有一定作用。其他如 B 族维生素及甲钴胺虽不是特效药,但有一定帮助。胞磷胆碱对细胞膜有一定保护作用。

伽玛氨基丁酸(GABA)及五羟色胺(Serotonin)再摄取抑制药、去甲肾上腺素再摄取抑制药,此类药物包括抗抑郁类药物,有保护神经递质的作用,故对脊髓小脑共济失调有一定的改善作用。尽管有不少对症治疗药物,但最终难以改变其结局。

近年来的研究神经营养因子对以轴索损害为主的周围神经病有一定帮助,其药理基础是因为神经营养因子-3(Neurotrophin-3,NT-3)由增长的 Schwann 细胞合成,促进神经损伤后的再生,与胰岛素样生长因子-2 和血小板衍生的生长因子协同作用使失去的 Schwann 细胞后的轴索得以修复。对 CMT1A 患者有一定的效果。但也不能不警惕由此而引发的免疫介导的脱髓鞘病发生的可能。

姜黄素也是近年来研究的热点,Khajavi 研究发现,PMP22 突变的细胞株经过姜黄素治疗后凋亡减少。口服姜黄素在一定程度上能减轻剂量依赖性震颤小鼠模型的症状。姜黄素明显减少 Schwann 细胞凋亡,增加了坐骨神经有髓鞘轴突的数量和长度,提高了 CMT 小鼠的运动能力。

关于神经系统其他变性病的干细胞治疗问题也是热点问题,目前尚在实验阶段,尚无长期有效的临床报告。

遗传性肌病的转基因治疗同样也在研究之中,由于分子生物技术的不断发展,对迪谢内(Duchenne)肌营养不良症病例中的肌营养不良蛋白免疫,将有功能的肌营养不良蛋白转基因导入到骨骼肌;治疗后肌营养不良蛋白的特异性 T 细胞被检出,这为转基因表达提供了证据,即使在骨骼肌中不能看到有功能的蛋白。在病人中检测到了循环中的肌营养不良蛋白特异性 T 细胞。回复体肌营养不良蛋白的纤维,含有自体反应性 T 细胞作用靶点的表位。为肌营养不良病人提供了自身和非自身肌营养不良蛋白的表位 T 细胞免疫治疗的可能。

神经系统遗传病的研究方法:神经遗传病的研究近年不断有新的发展,特别在研究方法及技术方面发展很快。

①基因组病的分子基础:随着微阵列芯片技术和第二代测序技术的发展,对人类全基因组的分析研究达到了更高的分辨率,亚显微结构的拷贝数变异(copy number variations,CNVs)被发现广泛存在于人类基因组中。CNVs 是指基因组存在 DNA 片段从几 Kb 到几 Mb 的缺失、重复和插入结构变异。越来越多的研究发现 CNVs 和人类进化,个体间遗传多样性(即多态),以及疾病性状和疾病易感性状有关。

②基因组结构变异的检测方法:基因组病的检测手段最初是通过 G 显带染色体核型分析。后来出现一些特定位点的检测,如 Southern 印迹杂交、荧光原位杂交、定量 PCR 等,虽然分辨率大大提高,但不能全面分析全基因组的情况。直到高通量、快速微阵列芯片技术、高通量新一代测序技术的出现,使得基因组病的研究取得了革命性的进展。

③基因组结构变异与神经系统基因组病:基因组结构变异导致临床表现的主要机制是基因剂量效应:包括基因拷贝数改变、调控元件改变、或者基因被打断。面肩肱骨型肌营养不良、脊髓小脑共济失调 20 型、遗传性压迫易感神经病、腓骨肌萎缩

症Ⅰ型、神经纤维瘤Ⅰ型、成人型脑白质营养不良、戈谢病脊肌萎缩症、佩梅病等。

神经系统复杂疾病的遗传学研究主要采用关联分析。近年来随着国际人基因组单倍型作图计划(HapMap)的完成,全基因组关联研究(GWAS)成为令人瞩目的关联分析新方法。GWAS在全基因组范围内筛选与疾病关联的单核苷酸多态(SNP)或拷贝数变异多态(CNV)以寻找疾病的易感基因,较好地克服了传统关联分析假阳性率高和可重复性低的问题。

国际顶级学术杂志上相继发表了一系列神经系统复杂疾病的GWAS。

①卒中:已在6组人群中开展了卒中GWAS,在9对染色体上发现多个与卒中关联的SNPs,但不同研究中与缺血性卒中相关的位点均不在相同染色体上,但9p21不仅与缺血性卒中相关,还与颅内动脉瘤存在关联。

②阿尔茨海默病:再次证实APOE基因ε4等位基因是晚发性AD(LOAD)的危险因子。CLU、CR1和PICALM基因有望成为LOAD新的易感基因,没有研究发现APP基因、早老素基因与LOAD的易感性相关。

③帕金森病:SNCA、LRRK2、MAPT及PARK16等家族性PD致病基因上发现与散发性PD关联的SNPs,提示常染色体显性遗传PD与散发性PD可能存在相似遗传背景和共同发病机制。

④肌萎缩侧索硬化症:4个研究小组报道了UNC13A、DPP6、FGGR、ITPR2、ELP3等5个易感基因与SALS相关。

⑤多发性硬化:与其相关联的主要有HLA(人类白细胞抗原)以及非HLA两类基因。其中IL2RA,IL7R,CLEC16A等基因的关联较明确,C7,CD6,IL12A等基因有待进一步重复验证。

GWAS是寻找复杂疾病遗传病因的新策略与新手段,不能直接阐明病理生理机制,阳性结果应进行功能验证才能真正做到对功能变异的精细定位。GWAS还可能遗漏与疾病相关的低频或罕见变异,忽略了或低估基因-基因、基因-环境相互影响。绝大多数GWAS结果尚无法直接用于指导临床诊疗,但它在药物基因组学方面的应用正在努力缩短与临床之间的距离。

第二节　遗传性共济失调

【概述】

小脑共济失调(cerebellar ataxia)指一类以小脑性共济失调为主要临床特征的疾病。其命名和分类比较混乱,根据病因和遗传学分类在目前较为公认,大体上分为非遗传性小脑共济失调和遗传性小脑共济失调,后者又根据遗传模式分为:常染色体显性(autosomal dominant cerebellar ataxia,AD-CA,即 spinocerebellar ataxia,SCA)、常染色体隐性(autosomal recessive cerebellar ataxias,AR-CA)、X连锁和线粒体遗传四大类型,在每一大类下又根据致病基因的不同分为不同的亚型。本章讨论遗传性共济失调,将重点介绍SCA和常见的ARCA,尤其是临床特征和分子生物学研究进展,对小脑性共济失调的诊治思路有一些讨论。

在诊断遗传性小脑共济失调前,我们需要详细询问病史、全面细致地进行体格检查,并需结合相应的实验室检查,在没有明确家族史的患者中,非遗传性病因必须被逐一排除(表13-1)。变性疾病以多系统萎缩多见,常在55岁以后发病,而原发性晚发小脑共济失调在40~55岁发病。酒精中毒是最常见的中毒导致小脑共济失调病因,典型症状是下肢重于上肢。谷蛋白共济失调与循环抗麸朊抗体有关,易感个体摄入谷蛋白后出现进行性小脑共济失调,以发病徐缓的步态共济失调为特征,50%的患者有感觉运动性轴索神经病,可发生于不伴有小肠谷蛋白敏感性肠病(表现为乳糜泻)的患者,HLA-DQ2在患者中高表达。副肿瘤性小脑变性常亚急性起病,最常见于小细胞肺癌、乳腺癌、卵巢癌和淋巴瘤,小脑变性可在发现肿瘤前出现,影像上小脑进行性萎缩,血液和脑脊液中检测到相应抗体(如抗-Yo抗体,抗-Hu抗体,抗-Ri抗体等)有助于诊断。

获得性共济失调多数是可治疗、部分或全部可恢复的,中毒和内分泌疾病对特异的治疗起反应,早期的共济失调伴甲状腺炎对肾上腺皮质激素治疗有反应,补充维生素B_1推荐用于酒精性小脑变性,戒酒可避免小脑进一步的变性,无谷蛋白饮食治疗相关的肠病患者有良好疗效,但还没有足够的研究证明这种饮食治疗对于神经系统症状的效应,静脉注射免疫球蛋白可以改善不伴肠病的谷蛋白

表 13-1 非遗传性小脑共济失调的常见原因

变性性共济失调
  多系统萎缩（multiple system atrophy，MSA）
  原发性晚发小脑共济失调（idiopathic late-onset cere-
    bellar ataxia，ILOCA）
获得性共济失调
  卒中（梗死，出血）
  中毒
    乙醇
    药物（抗癫痫药物，锂盐，抗肿瘤药物，环孢素，甲硝
      唑）
    重金属
    有机溶剂
  免疫介导性
    多发性硬化 Multiple sclerosis
    小脑共济失调伴抗-氨基戊二酸脱羧酶（GAD）抗体
    谷蛋白共济失调
    Miller-Fisher 综合征
    系统性红斑狼疮
    干燥综合征
    Cogan 综合征
    甲状腺炎
    副肿瘤小脑综合征
  感染/感染后疾病（脓肿，小脑炎）
  外伤
  新生性疾病（小脑肿瘤，转移性肿瘤）
  内分泌（甲状腺功能减退症）
  结构性疾病（Chiari 畸形，发育异常）

共济失调，在严格限制了谷蛋白摄入后，如果共济失调在 1 年后不改善或是快速恶化，免疫抑制药治疗应当被考虑。一旦诊断患者是副肿瘤性小脑变性，就必须仔细寻找潜在的肿瘤，治疗肿瘤可以稳定小脑变性。

一、常染色体显性遗传小脑性共济失调

常染色体显性遗传共济失调（autosomal dominant cerebellar ataxia，ADCA）是一组以小脑性共济失调为主要表现的、符合常染色体显性遗传模式的疾病，ADCA 更多被称为脊髓小脑共济失调（spinocerebellar ataxia，SCA），尽管有些亚型、有些家系表现单纯的共济失调，并不伴有明确的脊髓损害表现。基于人群基础的研究显示在日本人中脊髓小脑变性达 4.53/10 万，荷兰的 ADCA 患病率估计为 3/10 万。根据临床表型的不同，ADCA 可分为三类，ADCA I 在共济失调基础上伴有锥体

系、锥体外系等广泛损害，SCA1，SCA2，SCA3 属于此类；ADCA II 是单纯的小脑性共济失调，以 SCA6 为代表；ADCA III 指伴有视神经损害的共济失调，较少见，以 SCA7 为典型。

多数 SCA 在 20～40 岁发病，但也可见于儿童和老年人。在临床表现和遗传学上 SCA 都具有高度的异质性，特征的临床表现是小脑性共济失调，包括步态不稳、肢体笨拙、构音障碍；一些亚型会伴随有锥体系、锥体外系体征、眼肌麻痹和认知障碍。小脑和脑干萎缩是 SCA 突出的特征，也可能有广泛的神经系统损害而出现复杂多样的表型。

SCA 目前命名的已达 30 余种（表 13-2），根据分子遗传机制的不同，可分为以下三类：第一类为多聚谷氨酰胺扩增 SCA，占患者的大多数，SCA1，SCA2，SCA3，SCA6，SCA7，SCA17 和 DRPLA（dentatorubro-pallidoluysian atrophy，齿状核、红核、苍白球、路易体萎缩症）都属于此列；第二类为基因非编码区扩增 SCA，包括 SCA8，SCA10，SCA12，SCA31；第三类为常规突变的 SCA，目前已确定的有 SCA5，SCA11，SCA13，SCA14，SCA15/16，SCA20，SCA27 和 SCA28。此外，相当多的 SCA 亚型已经被命名，在某些家系完成了染色体定位或连锁分析，但致病基因及突变还不清楚，随着研究的进展，这部分亚型的分子遗传机制正逐渐被阐明。

SCA 的诊断主要依据典型的临床表型，包括以小脑性共济失调为核心的症状、体征，可能有多系统受累证据，常染色体显性遗传家族史，影像上可能有小脑、脑干萎缩证据，而生化检查常无阳性发现，最终确诊依赖于基因检测确定突变。神经系统遗传变性疾病常有表型的交叉和重叠，如 SCA3 患者可能表现为痉挛性截瘫或全身性肌张力障碍，SCA2 可能表现突出的轴索性周围神经病，SCA2 可能呈现典型帕金森病表现，SCA17 与 Huntington 病相似，这时候鉴别诊断以决定进行何种基因检测就很重要。这有赖于医师的临床经验，全面细致的查体能提供初步的线索，详尽的实验室检查有助于确认病变的主要部位，对家族内其他患者的问诊和查体或全面的家系调查常能帮助确定家系的临床分类，甚至是明确的临床分型。

文献报道有接近 50% 的共济失调患者没有明确的家族史，在临床工作中我们也发现类似的现象：相当多的患者否认家族史，虽然进行了细致地

表 13-2　导致常染色体显性遗传小脑性共济失调的基因和突变(根据基因的位点和突变类型)

致病基因及定位区间		突变	除小脑性共济失调外的特征症状
多聚谷氨酰胺扩展的脊髓小脑共济失调			
SCA1	ATXN1	CAG 重复	
SCA2	ATXN2	CAG 重复	慢眼动
SCA3	ATXN3	CAG 重复	
SCA6	CACNA1A	CAG 重复	
SCA7	ATXN7	CAG 重复	视力下降
SCA17	TBP	CAG 重复	痴呆
DRPLA	ATN1	CAG 重复	癫痫
非编码区扩展的脊髓小脑共济失调			
SCA8	ATXN8 和 ATXN8OS	CTG 重复	
SCA10	ATXN10	ATTCT	
SCA12	PPP2R2B	CAG 重复	
SCA31=16qlinked	BEAN-TK2	TGGAA 重复	
传统突变形式的脊髓小脑共济失调			
SCA5	SPTBN2	错义突变,框内缺失	
SCA11	TTBK2	移码突变	
SCA13	KCNC3	错义突变	精神发育迟滞
SCA14	PRKCG	错义突变	肌阵挛
SCA15/16	ITPR1	错义突变,缺失突变	
SCA20	11p13-q11	重复	构音障碍
SCA27	FGF14	错义突变,移码突变	
SCA28	AFG3L2	错义突变	眼睑下垂
位点(基因未知)			
SCA4	16q22.1		感觉神经病
SCA18	7q22-q32		感觉神经病
SCA19	1p21-q21		
SCA21			精神发育迟滞
SCA22	与 SCA19 同一等位基因?		精神发育迟滞
SCA23	20p13-p12.3		
SCA25	2p21-p13		感觉神经病
SCA26			
SCA30	4q34.3-q35.1		

问诊和查体以寻找获得性病因,但仍有很多患者病因不明,这部分患者的诊断更加困难。在"散发性共济失调"中,部分患者经基因检测最终证实属于SCA,有如下原因造成这种情况:患者与父母离散(如被收养者);父母在发病年龄以前因故死亡(突出的例子是 SCA6,平均发病年龄大,很多患者报告无亲代患病);父母为轻症患者或中间型患者,不自觉有病(经问诊查体及基因检测可明确);患者为新生突变。所以,对缺乏家族史的共济失调患者进行针对表型的基因检测也是必要的,而在进行遗传咨询时也应慎重,这些患者的致病突变有以显性遗传的方式下传的可能性。

(一)多聚谷氨酰胺扩增 SCA

在已知突变的 SCA 中,相当部分是由基因编码区异常的三核苷酸 CAG 重复扩增导致的,这些突变基因编码出延长的多聚谷氨酰胺链,在细胞内形成包涵体,影响细胞的生理功能,导致神经元丧失,所以这些疾病也被称为多聚谷氨酰胺扩增SCA。当基因内 CAG 重复的次数超过某个阈值时(通常为 37～40 次重复),就会表现出相应的临床疾病。CAG 重复有代间传递不稳定性,当重复较长且未中断时,CAG 链不稳定,在亲代向子代传递时容易导致进一步延长,尤其是父系传递时。在多聚谷氨酰胺扩增 SCA 的表型与基因型相关性研究中发现,CAG 重复长度影响疾病的进展、严重程度,或是某些临床差异(表 13-3)。这种关联在非编码区扩增性 SCA 中也存在,如 SCA10,SCA12 和SCA31。

表 13-3 多聚谷氨酰胺异常重复导致的脊髓小脑共济失调的临床特征(根据 CAG 重复数目)

	短重复	中等重复	长片段重复	极长片段重复
SCA1		小脑性共济失调,锥体束征	类肌萎缩侧索硬化症	发育迟缓
SCA2	姿势性震颤	小脑性共济失调,腱反射减弱	小脑共济失调,舞蹈,痴呆	肌阵挛,肌张力障碍,心力衰竭,视网膜变性
SCA3	轴索神经病,多巴反应性肌张力障碍	小脑性共济失调,复视	肌张力障碍,锥体束征	极少出现,主要症状为肌张力障碍
SCA6	发作性共济失调		病程 10 年后很少出现相关症状	
SCA7	不伴有视力下降的小脑性共济失调	小脑性共济失调,黄斑变性	小脑症状出现前视力下降	心力衰竭
SCA17	亨廷顿舞蹈病表型,帕金森样表现	共济失调,痴呆,舞蹈和肌张力障碍,锥体束征	共济失调,痴呆,强直痉挛,癫痫发作	生长迟缓
DRPLA	手足徐动、共济失调和精神症状		进行性肌阵挛,癫痫发作,发育迟缓,轻度共济失调	肌阵挛样癫痫发作,舞蹈,认知障碍

SCA:脊髓小脑共济失调;DRPLA:齿状核红核苍白球路易小体萎缩

【临床特征】

多聚谷氨酰胺扩增 SCA 是广泛神经系统功能障碍的疾病,最终因脑干衰竭而死亡,平均发病年龄在 20~40 岁,主要受到基因内 CAG 重复次数的影响。CAG 重复次数必须超过某个阈值才会发病,而重复次数在很大程度上与发病年龄呈负相关,即重复次数越大,发病年龄越低。据统计,SCA7 的重复长度导致 88% 的发病年龄变异,在 SCA2 为 57%。而 SCA1,SCA3,SCA6 的正常等位基因内重复次数对发病也有较小但很重要的影响。其他非致病基因内的正常 CAG 重复次数也对疾病有较小的作用,如 SCA6 基因内的 CAG 重复次数对 SCA2 的发病年龄变异有 5.8% 的作用。体细胞镶嵌(somatic mosaicism,指脑内多聚谷氨酰胺链长度的异质性)在 SCA1 和 SCA3 起关键性作用,有报道在外周血 CAG 重复次数相同的两个 Huntington 舞蹈病患者的脑皮质内不同的重复次数导致发病年龄的差异。

步态异常是 2/3 SCA 患者的首发症状,复视、构音障碍、书写困难、发作性眩晕在 4% 的患者早于步态异常。疾病进展期,症状变得复杂,取决于受累及的部位,同发病年龄一样,临床特征依赖于多聚谷氨酰胺链的长度(表 13-3)。例如,DRPLA 较长的重复导致进行性肌阵挛、癫痫和痴呆,而较短的重复导致舞蹈样运动和精神症状。SCA3 患者的锥体束征和振动觉减退相伴于重复次数的增多,

SCA7 患者的视力减退、眼外肌麻痹和 Babinski 征相伴于重复次数增加。

多聚谷氨酰胺扩增 SCA 常有多样化的眼球运动障碍,SCA1 眼球快速扫视幅度加大(眼急动)导致平滑追踪异常和眼辨距过度,SCA2 眼球扫视速度大为减慢(慢眼动)、眼震不明显,SCA3 凝视诱发眼震和扫视时辨距不足常存在,平滑追踪也明显下降,SCA6 常有下降式眼震(downbeat nystagmus),其他特点与 SCA3 相似。

应用多因素逻辑回归分析,腱反射亢进和强直状态可预测 38% 的 SCA1,33% 的 SCA7,26% 的 SCA3,然而,对于其他 SCA 亚型,锥体束征仅是弱预测因子(4% SCA2),或非预测因子(SCA4,SCA5,SCA6,SCA8)。在大样本、多中心研究中,锥体束征(67%)和脑干眼球运动异常(74%)在是 SCA1 最常见,周围神经病最多见于 SCA2(68%),24% 的 SCA3 患者伴肌张力障碍,视力(83%)和听力(24%)下降最多见于 SCA7。没有哪项临床测试能鉴别开多聚谷氨酰胺扩增 SCA,但可以与其他 SCA 亚型鉴别。

【遗传早现】

在显性遗传疾病的连续传代中,后代的发病年龄逐代提前、病情严重程度逐代加重的想象被称为遗传早现(genetic anticipation)。预期发病年龄逐代下降被认为是多聚谷氨酰胺扩增 SCA 的标志,代间传递时 CAG 重复长度的改变——即生殖系镶

嵌(germline mosaicism)是该现象的分子解释,正常的等位基因在传递给子代时没有修饰,而纯粹的 CAG 扩增则不稳定,在传递时倾向于增加长度(如在 SCA3 增加 0.5 CAG/代,在 SCA7 增加 12 CAG/代)。父系的扩增更不稳定,这种父系偏好可能归因于雄性配子形成前经历了更多的有丝分裂,或与 DNA 修复蛋白的浓度及活性有关。

青少年发病相关于更长的 CAG 重复,多数与父系传递有关,这种提示了代间不稳定性和遗传早现的 CAG 重复进一步扩增的频率,在 DRPLA 为 45%,在 SCA7 为 43%,在 SCA2 为 35%,在 SCA17 为 30%,在 SCA1 为 15%,在 SCA3 为 8%,在 SCA6 则没有进一步扩增的报道。

在多聚谷氨酰胺扩增 SCA 中,观察到的遗传早现常常大于通过 CAG 重复数和发病年龄关联曲线获得的预测值,例如,在 26 个 SCA2 亲-子对中,观察到平均增加 3.7 次重复,平均早现 20 年,远大于通过回归曲线斜率计算出的 12 年。遗传早现在 DRPLA 和 SCA7 最突出,在 SCA7,在大的正常等位基因出现新生扩增也有记载。与多聚谷氨酰胺扩增 SCA 不同,非编码区扩增 SCA 亚型之一 SCA10 也特征性表现发病年龄提前,但却是因为重复数减少。因此,遗传早现既与分子不稳定有关,也与不可避免的观察偏倚有关,因为 SCA 病程漫长,在父母与子女估计发病年龄时可能出现较大偏差,由于 CAG 重复的进一步扩增导致的遗传早现可能被高估了,就如同在常规突变 SCA 亚型 SCA5 中观察到的一样。

【SCA 的治疗】

SCA 目前仍缺乏有效的治疗,尤其是没有能够阻止疾病恶化的治疗,受限于多数治疗试验样本小、观察时限短、患者病情的差异、观察药物不针对疾病机制等因素,试验结果的效力不佳、难以被广泛认可和推广。有报道 5-羟色胺、丁螺环酮、坦度螺酮、磺胺甲噁唑/甲氧苄啶、拉莫三嗪治疗 SCA3 有效,乙酰唑胺对 SCA6 有益。虽有转基因或干细胞治疗的尝试,但迄今为止还没有能够稳定或逆转疾病进展的试验报告。多数治疗是对症性的,能一定程度缓解患者的症状,改善患者的生存质量,如 NMDA 调制药或拮抗药、深部脑刺激可改善 SCA2 的震颤,苯海索、左旋多巴、多巴胺能激动药可改善 SCA2/SCA3 的锥体外症状,巴氯芬、替扎尼定(tinazidine)可改善痉挛状态,肌张力障碍可用肉毒毒素治疗,不安宁腿和夜间周期性腿部运动常对多巴胺能治疗起反应,SCA3 的痉挛疼痛可能对镁剂、奎宁或美西律起反应,尿急迫可应用解痉药或肾上腺素 α 受体阻滞药。

1.SCA1　也被称为 Menzel 型橄榄-脑桥-小脑萎缩,分类为 ADCA Ⅰ,占 ADCA 家系的 3%～41%,是意大利人中最常见的遗传性共济失调亚型,在意大利北部可高达 ADCA 的 50%,在印度人和澳大利亚东南部人群中也很常见,分别为 22% 和 30%。国内的研究报道,广东等南方地区 SCA1 占 ADCA 的 4.9%,中南大学湘雅医院的报道为共济失调患者的 7.9%,中日友好医院的报道为 7%。

SCA1 患者常在成年发病(20～40 岁),常染色体显性遗传,表现为进行性的小脑共济失调,断续语言,辨距不良,交替运动障碍,肌张力低下,构音障碍、吞咽困难等延髓性麻痹症状,锥体束征如腱反射亢进、病理反射阳性。眼球运动障碍明显,出现眼震,核上性眼肌麻痹,扫视运动减慢,追踪运动过度,可能伴视神经萎缩。常伴锥体外系表现,有舞蹈样运动、括约肌障碍和轻度认知障碍的报道。后期,脊髓和周围神经损害加重导致腱反射消失、肌肉萎缩,电生理检查符合感觉-运动神经元神经病或轴索神经病。SCA1 家系的遗传早现在很多研究被证实,尤其是在父系传递的家系中,患者(尤其是男性患者)的后代如果受累,则发病年龄提前,病情较重,生存时间缩短。

SCA1 的致病基因为 ATXN1(ataxin-1),定位于 6p24－p23,与 HLA(human leucocyte antigen)基因座位有连锁。正常状态下 ATXN1 内含 6～36 次三核苷酸 CAG 重复,患者则达到 39～83 次,36～39 次重复携带者(所谓的中等突变)则可能表现为正常、轻症者(不完全外显)或典型患者,取决于 CAG 重复链内是否有 CAT 插入。

2.SCA2　是古巴最常见的 SCA,患病率达到人群的 41/10 万,各个国家报道 SCA2 占 SCA 的比例变动较大,为 5%～33%,意大利人和韩国人中 SCA2 较常见,我国较大宗的报道为 6.5%,7.4% 和 8.8%。

在临床表现上,SCA2 与 SCA1 和 SCA3 鉴别困难,都表现小脑性共济失调,合并脑干、锥体系、锥体外系、周围神经损害表现和眼球运动障碍,可能伴有智能的衰退。SCA2 较突出的是眼球运动异常的缓慢,快速眼球扫视运动消失,追踪运动时辨距不足,而眼震可能被掩盖。多位学者发现 SCA2 可以表现为典型帕金森病样表现:不对称性发病,面具脸、瞬目减少、强直、运动迟缓,伴轻度共济失调和眼球运动迟缓,对左旋多巴治疗反应良好,符合常染色体显性模式,SCA2 基因检测发现患者的 CAG 重复数异常。对比以帕金森综合征为主要表现的 SCA2 和以共济失调为主要表现的 SCA2,前者平均发病年龄 45.8 岁,而后者为 26.9 岁,平均 CAG 重复数前者 36.2 次,而后者为 43.1 次。相比于较早发病的帕金森病,SCA2 更可能是晚发型帕金森病(发病年龄＞50 岁)的病因,据估计超过 1/10 的家族性帕金森病属于 SCA2。SCA2 的遗传早现也被广泛地观察到,CAG 重复的代间不稳定性导致子代多聚谷氨酰胺链的迅速延长,引致少见的婴儿和儿童发病。

SCA2 的致病基因 ATXN2 定位于 12q24,CAG 扩增位于基因编码区 5′引发末端,正常等位基因重复数为 17~31 次,患者为 34 次以上,在婴儿发病的患者重复数可达 200 次以上。近来有报道 ATXN2 基因的中间突变(27~33 次)在肌萎缩侧索硬化 ALS 患者中比例显著升高(4.7% 对应于正常对照 1.4%),蛋白水平的研究发现 ATXN2 的多聚谷氨酰胺链可能导致了应激下 ALS 相关蛋白 TDP43 的错误定位。

3. SCA3　也称为马查多-约瑟夫病(Machado-Joseph Disease,MJD),是世界范围内最常见、也是研究得最充分的一种共济失调。1972 年,最初被报道的患者都是来自亚述尔群岛的葡萄牙人 William Machado 的移民后裔,1977 年起源于西班牙犹太人的 Joseph 家系也在同一群岛被发现,该病的名称即来自于这两位"奠基者"。此后,MJD/SCA3 在世界各国、各种族、各民族被广为报道。国内以王国相为首的研究团队对该病有充分的临床、影像、生化、电生理和分子机制研究,开创了国内 SCA 研究的新时代。世界各地的统计资料显示在 ADCA 中 SCA3/MJD 的比例多在 20% 以上,占比最高的是巴西,达到 84%,或全部人群的 3.5/100 000。MJD/SCA3 也是中国人最常见的 AD-CA,在南方汉族人中占 42%,湖南的比例为 54.6%,中日友好医院诊治的 ADCA 患者中 MJD/SCA3 也达到 50% 以上,中国台湾的报道为 32%~47.3%。

MJD/SCA3 是高度表型变异的遗传疾病。起病隐袭,确切起病时间常不明确,多在成年发病,平均发病年龄 36.37 岁,也可早至学龄前儿童发病。主要表现为小脑性共济失调,小脑性语言,肢体辨距不良、意向性震颤,指鼻、跟膝胫试验不稳准,步态异常等。伴锥体系统损害患者表现肌张力增高,腱反射亢进和病理征。伴锥体外系损害患者肌张力异常,呈齿轮样增高或强直,运动迟缓,后期肢体屈曲挛缩,偶可见肌张力障碍样表现。脊髓、后根节及周围神经损害明显患者表现腱反射减低,肌肉萎缩,轻度的浅感觉减退和明显的本体觉障碍。MJD/SCA3 患者的步态特点取决于患者哪些系统受累明显,多有步基宽、摇晃不稳、似酒醉样的小脑性步态特点,在同时伴有锥体系、锥体外系、脊髓和周围神经损害患者中,可能为典型的小脑共济失调步态,也可能混合了帕金森综合征的前冲步态、锥体束损害的痉挛性步态、感觉性共济失调步态或周围神经疾病步态的特点。典型 MJD/SCA3 常伴有睑肌退缩(眼球相对突出,为所谓的"突眼征"),面舌肌肌束颤动,眼球震颤和眼球运动异常。MJD/SCA3 患者有显著的眼外肌运动障碍,表现为自发或凝视诱导的眼球震颤、持续性、眼球追踪分裂和扫视运动振幅增大也常能发现,这与脑桥网状盖核的神经元减少和星形细胞胶质化有关。

感觉、运动神经元神经病和轴索神经病在超过 50% 的 MJD/SCA3 患者可以通过神经电生理检查得到诊断。MJD/SCA3 患者的高级神经功能存在障碍,表现为视、听记忆缺陷、语言流畅度下降、视空间和结构障碍,以及抑郁和焦虑障碍,这被认为与弥漫的大脑皮质功能障碍和(或)小脑皮质回路障碍有关。慢性疼痛是 MJD/SCA3 患者常常抱怨的症状,多为背痛,躯干和肢体肌肉痉挛疼痛,尤其下肢明显,可能与周围运动神经损害和芽生、超兴奋性有关,尤其在疾病早期阶段。严重的全身性肌张力障碍、帕金森病样表现和痉挛性截瘫国内外有报道,提示对有家族史或可疑家族史的类似表现患者进行 ATXN3 基因检测有一定价值。少部分患者也可以出现视网膜变性。

根据主要的临床特征,MJD/SCA3 分为四型:1 型以 Joseph 家系为代表,小脑症状较轻,可有面部、舌肌的肌束震颤以及由于眼睑退缩所致的突眼,多于 45 岁左右死亡。2 型以 Thomas 家系为代表,20~45 岁发病,有明显的小脑、锥体束或锥体外系症状,病情相对较轻,在 60 岁左右死亡。3 型以 Machado 家系为代表,40~65 岁发病,表现为小脑症状,远端肌肉萎缩、无力,感觉减退,深反射低下或消失,病情进展较慢。4 型伴有周围神经病和帕金森综合征。

对大宗病例的统计发现,MJD 的平均寿命为 63.96 岁,远低于未受累亲属(平均 78.61 岁),发病后生存 21.18 年,发病时间提前、CAG 重复次数多预示更短的总生存时间。

MJD/SCA3 的致病基因定位于 14q24.3-q32,由 ATXN3 基因内的三核苷酸 CAG 重复异常扩增导致。正常人的 CAG 重复数低于 44 次,MJD 患者介于 52～86 次,45～51 次重复者出现不完全外显。

4. SCA6　在 SCA 中的比例变化较大,由于发病年龄大,表现相对轻微,不少家系患者被误认为是散发性的,尤其是父母表面看起来正常的患者,例如,在德国 30% 的家系患者被误为散发。SCA6 在 SCA 中的比例在法国仅为 2%,在德国为 22%,在澳大利亚为 30%,韩国为 19%,由于奠基者效应,在某些地区其患病率可能更高,如日本的报道为 5.9%,但在北海道则达到 31%。中国台湾的报道 SCA6 占家系患者的 10.8%,散发患者的 4.1%,大陆地区的比例在 2%～3%,可能与患者病情轻、就诊意愿不高有关。

SCA6 是 SCA 中发病较晚的亚型,文献报道发病年龄 20～65 岁,最高可超过 70 岁发病,由于进展缓慢,很多患者在发病多年以后才意识到自己有平衡、协调运动障碍,20～30 年后患者可能因步态障碍而不能站立行走。初始症状轻微,仅表现短暂的不平衡或在快速转身、运动时头晕,典型表现为轻度的肢体和步态共济失调、构音障碍和眼震,眼震以凝视诱发水平性眼震为多,有垂直性眼震的报道,眼-前庭反射异常,轻度振动觉和本体觉丧失,肌张力低下,腱反射正常或轻度增强,一般缺乏小脑外的症状和体征。神经影像上显示单独的小脑萎缩,但中国台湾宋炳文应用正电子发射断层成像技术研究 SCA6 的代谢时发现,不仅是小脑,脑干、基底节和大脑皮质某些区域代谢都显著下降,尽管这些患者并无相应的脑干、基底节症状和体征,这提示 SCA6 的损害可能并不仅限于小脑。

SCA6 也呈现遗传早现,早期的观察注意到发病年龄与 CAG 重复数呈负相关,但对家系患者的分析发现,CAG 重复在家系内非常稳定,既没有传代时的不稳定性,也没有正常等位基因的不稳定性。对 CAG 重复数为 19 次的中间突变家系的研究发现,纯合的中间突变携带者都表现出共济失调,而杂合的中间突变携带者则完全正常,这提示 SCA6 的中间突变有基因剂量效应。日本对 140 例

患者的分析发现,SCA6 两个等位基因上 CAG 重复的总和是预测发病年龄的更好参数,这种关联对纯合子也适用,非扩增的正常等位基因与发病年龄的关联在 SCA1 也存在。

SCA6 由 CACNA1A 基因(calcium channel voltage-dependent P/Q type alpha-1A subunit,电压依赖性钙通道蛋白 α-1A 亚单位)的 47 号外显子的 CAG 重复异常扩增导致,该基因位于 19p13,正常等位基因含 4～18 次 CAG 重复,而 SCA6 患者含 19～33 次重复。CACNA1A 基因内 CAG 重复致病的阈值在不同的观察有分歧,有报道携带 21/21 重复的纯合子无临床表现者。SCA6 和家族性偏瘫性偏头痛及发作性共济失调 2 型是等位基因疾病,后两者一般是 CACNA1A 基因内的点突变所致,而 SCA6 主要由于 CACNA1A 基因的重复扩增所致。有文献报道,同一家族内不同成员分别出现进行性共济失调、偏瘫性偏头痛或发作性共济失调,检测发现由 CACNA1A 基因的点突变导致。

5. SCA7　是相对较少的共济失调亚型,特征性地表现色素性黄斑变性,分类为 ADCAⅢ。在斯堪的纳维亚地区较常见,占法国 SCA 的 6%,澳大利亚为 3%,国内为 1.4%～3.7%。

SCA7 发病年龄受 CAG 重复数的影响,平均发病年龄在 22 岁左右,可早至婴儿期发病,有导致流产的报道,多以隐袭的双眼视力下降、色觉下降为首发症状,缓慢进展,终至全盲,眼底出现特征性改变:黄斑部位奇特的、反光的苍白区域内散落的细小色素颗粒,这种改变随病情发展可扩展至周边区域。另一早期症状是眼球扫视运动减慢,病情晚期眼外肌可完全麻痹。但眼部症状并不是在所有患者都出现。在视觉症状出现数年后,小脑性共济失调和其他表现逐渐显现,构音障碍突出,多伴有锥体系、锥体外系表现,可伴神经元神经病或轴索神经病,部分病例伴认知功能受损。婴儿期发病的患者更多的表现生长发育延迟,肌张力低下、共济失调,病程较长者被观察到眼底黄斑变性,多在 2～3 岁死亡。

SCA7 的致病基因 ATXN7(ataxin 7)位于 3p21.1-p12,正常等位基因含 4～19 次 CAG 重复,而致病等位基因为 37 次以上,最高可达 200～300 次。ATXN7 具有显著的代间不稳定性,尤其是父系传递时,平均增加 12 次重复,而遗传早现也是多聚谷氨酰胺 SCA 中最突出的,发病年龄提前达到 20 年/代,病情严重程度和预期寿命也与多聚

谷氨酰胺链的长度呈负相关,CAG 重复数少于 49次的患者倾向于神经系统表现少、病程延长。28～35 次的中间突变在正常人群罕见,不导致 SCA7 表型,但在传代时可能进一步扩增成为致病等位基因,对不同家系的单倍型分析证实了 ATXN7 的多点起源,这解释了 SCA7 不因显著的遗传早现被自然淘汰,而是持续稳定地存在于人群中。

6. SCA17 是少见的常染色体显性遗传神经系统疾病,在 SCA 中的比例<1%,在国内仍未有报道。临床以共济失调、锥体系和锥体外系表现、认知障碍和抽搐为特征,其临床表现类似于 Huntington 舞蹈病(HD)。SCA17 的平均发病年龄在 20 余岁,文献报道有 3 岁早发的患者,也有 50 岁以后发病者。临床表现有可变性,主要的表现有小脑共济失调、构音障碍、吞咽困难、眼球运动异常、锥体束征等,锥体外系症状如运动迟缓、肌张力障碍、震颤、舞蹈运动,疾病缓慢发展,可出现痉挛、强直、抽搐发作,疾病后期出现括约肌障碍、尿失禁。SCA17 的精神症状较突出,如抑郁、定向障碍、攻击性、偏执、行为异常等,几乎所有患者发展到痴呆状态,早发的患者伴精神发育迟滞。

脑 MRI 显示患者皮质和小脑萎缩,神经电生理检查提示周围神经和视神经未受累,而锥体束有受累表现,脑干诱发电位多异常,体感诱发电位的异常符合脑干感觉通路受损。正电子发射断层成像(PET)和单光子发射计算机断层成像(SPECT)显示壳核和小脑糖代谢减少,基底节区多巴胺转运活性下降,尤其是壳核明显,壳核的这种代谢下降与在 Huntington 病患者中观察到的十分类似。

神经病理研究发现患者的脑重下降,尾状核、壳核神经元减少、胶质增生,较轻的类似改变也见于丘脑、下橄榄核、额叶皮质、颞叶皮质等区域,小脑浦肯野细胞减少、胶质细胞增生,抗泛素抗体和抗 TBP 抗体染色显示神经元核内包涵体,用识别多聚谷氨酰胺链的 1C2 抗体染色,多数神经元显示弥散的着色。回归分析显示共济失调和小脑萎缩相关,痉挛状态/锥体外系体征与基底节萎缩相关,神经精神评分下降与伏隔核受损有关,人格改变与额叶皮质和边缘系统损害有关。

位于 6q27 的 TBP(TATA box-binding protein,TBP)基因三核苷酸 CAG/CAA 扩增(都编码谷氨酰胺)是导致 SCA17 的分子病因,正常人群的重复数是 25～44 次,而患者达到 47～66 次,45 次和 46 次重复者部分外显。SCA17 的遗传早现在某些家系内可观察到,但不普遍,可能与重复等位基因内有 CAA 插入有关。有学者分析了体细胞的三核苷酸不稳定性,将三核苷酸编码链分成两组:(CAG)3(CAA)3(CAG)n1 CAA-CAG-CAA(CAG)n2 CAA-CAG(重复次数 n1＝7～11,重复数 n2＝9～21),该组为有中断的复杂型;(CAG)3(CAA)3(CAG)n1 CAA-CAG(重复数 n1＝42～47)为无中断的单纯型。发现突变频率与 CAG/CAA 的比值相关,但无统计学差异;而 CAG/CAA 构象与不稳定性强相关:有更多 CAA 中断的形式有更高稳定性,没有或少 CAA 中断的显示更高的不稳定性,这种变化与代间不稳定性和遗传早现也相关。值得注意的是,纯 CAG 重复既可能进一步扩增,也可以缩短,而中断的重复多数显示低频率的缩短。因此,重复结构可能是不稳定性的关键,CAA 的中断可能在 SCA17 基因座位 CAG 重复进一步扩展中起限制性元件作用。

7. DRPLA 齿状核、红核、苍白球、路易体萎缩症(dentatorubral-pallidoluysian atrophy,DRPLA)是一种日本较多、而世界各地罕见的神经系统遗传病,占日本各种类型共济失调的 2.5%,在某些地区(本州中部)占三核苷酸重复共济失调的比例接近 20%,而欧洲、北美少见,中国迄今未有报道,这可能与这些地区人群中相应致病基因中等突变的比例极低有关。

DRPLA 临床变异很大,常在 20 余岁发病,也有 6 个月婴儿和成年后期发病的报道,主要表现是肌阵挛癫痫、痴呆、共济失调和舞蹈手足徐动,而某些患者(所谓的 Haw River 综合征)则表现为 15～30 岁发病的共济失调、抽搐、舞蹈样运动、进行性痴呆,在发病 15～25 年死亡,这些患者缺乏肌阵挛性发作,却有一些典型 DRPLA 所没有的特点:皮质下白质广泛脱髓鞘、基底节钙化、轴索营养不良。DRPLA 常需与 Huntington 舞蹈病相鉴别。

DRPLA 由位于 12p13.31 的 ATN1 基因(atrophin 1)CAG 重复扩增导致,正常人群的重复次数为 7～23 次,而致病等位基因含 49 次以上重复,最高可达 90 次以上。但也有携带 57 次重复的杂合子不发病的例子,提示 DRPLA 可能有与 SCA3 相似的基因剂量效应。DRPLA 有遗传早现,后代的发病年龄提前、病情程度加重,与 CAG 重复次数逐代增多相关,在父系传递时,重复次数增加 4.2～5 次,而母系传递时重复减少或略有增加。

（二）非编码区扩增 SCA（non-coding expansion SCA）

在 CAG 重复扩增疾病以外，非编码区的重复扩增也可能导致疾病，这些扩增通过获得额外功能的机制而起作用，含有扩增的 CUG 或 CCUG 的产物集聚激发了 RNA 获得额外的作用，其他的机制也可能起作用。

SCA8 是第一个被描述的非翻译 CTG 扩增导致的 ADCA，患者表现小脑共济失调，轻度痉挛步态，全小脑萎缩。双向表达的 CUG 和 CAG 引起了疾病，在浦肯野细胞和脑桥神经元发现了和多聚谷氨酰胺 SCA 一样的核内包涵体。CTG 重复和外显没有关联，在正常人和其他疾病患者中也发现有重复扩增，所以，基于重复扩增的诊断还有争议，对有风险的家系成员进行遗传咨询时应该考虑到这种不确定性。

SCA10 表现不伴脑干损害的缓慢进展共济失调，由位于 22q13.3 的 ATXN10 基因的第 9 个内含子内的 ATTCT 五核苷酸重复导致，致病重复数为 28～4500 次。体细胞杂交细胞系的实验显示重复扩增没有干扰转录或 RNA 加工，这一发现不支持简单的功能获得或丧失的机制，近来的实验聚焦于突变的基因组效应，扩增的五核苷酸重复导致在酵母和人类细胞系 DNA 复制时产生异位复制起点、导致基因组不稳定，引起 DNA"不配对"。因此，SCA10 应该是与重复扩增导致的染色质结构异常有关，而非异常的 ATXN10 基因或单倍体不足（haploinsuffiency，指对于 2 倍体生物而言，一个等位基因突变而失活，只有单一拷贝的功能基因，不能产生足够的基因产物，从而导致异常或疾病状态）。

SCA12 由 PPP2R2B 基因非编码区的 CAG 重复扩增导致，PPP2R2B 基因编码 Bβ2-a 神经元特异性蛋白磷酸化酶 2A PP2A 调节亚单位。线粒体形态发生调节障碍是潜在的致病机制。患者的发病年龄 8～55 岁，多数在 40 岁后起病，上肢震颤多年后出现头部震颤，步态共济失调，辨距不良，快速轮替运动笨拙，腱反射亢进，运动迟缓，眼球运动异常，老年患者出现痴呆。SCA12 仅见于印度人。

SCA31 以前被称为 16q22.1 连锁的 ADCA，胸苷激酶基因上的插入组成了含有长 TGGAA 链的复杂五核苷酸重复，不含 TGGAA 重复的较短插入（1.5～2.0kb）也被观察到。SCA31 表现晚发（平均 60 岁）的小脑共济失调，伴听力障碍，小脑浦肯野细胞显著受累。

（三）常规突变 SCA

近年在 SCA 研究方面进步最明显的是常规突变 SCA 的研究。筛选这些基因耗时耗钱，而解释所发现的基因变异、证明其致病意义也很困难，完成了突变鉴定的只有少数家系，基因型和表型的关联还难以建立起来。

对美国的一个大家系（美国总统林肯祖父的后裔，对于林肯总统是否患病有争议）的研究认为 SCA5 与 11 号染色体的着丝粒区相关，欧洲有报道经遗传分析证实的 SCA5 家系。该家系发病年龄在 10～68 岁，表现缓慢进展的小脑共济失调，在发病 20 年后仍能行走，小脑半球和蚓部都萎缩，但无脑干和大脑受累。编码 β-Ⅲ血影蛋白的 SPTBN2 基因的三种突变被证实导致 SCA5：39bp 的 Glu532－Met544del 缺失导致血影蛋白一个重复结构域的读码框结构内的缺失，15bp 的 Leu629－Arg634delinsTrp 缺失位于同一结构域 14 号外显子，外显子 7 的 758T→C 错义突变位于钙调蛋白同源结构域。

一个英国 SCA11 家系被报道携带 TTBK2 基因突变，该家系患者小脑浦肯野细胞几乎完全丧失，基底节、中脑和延髓呈现 tau 病理改变，患者在 15～70 岁发病，在超过 20 年病程的患者中无人有痴呆或行走困难，主要表现良性小脑症状，轻度腱反射增强和垂直性眼震，在无关的两个家系内发现了 1306～1307delGA 移码突变。

SCA13 由电压门控钾通道 KCNC3 的突变导致，在两个大家系分别鉴定了两种突变，10767T→C（Phe448Leu）在法国的早发性共济失调家系被确认，突变蛋白位于细胞质的通道孔的末端，增加了孔开放构象的稳定性从而影响通道门控。KCNC3 突变的表型多变：从发育障碍到成年发病的神经系统变性，有基于通道动力学的基因型和表型相关性，儿童发病的共济失调和轻度精神发育迟滞（IQ62－76）、抽搐及面部畸形有关。

SCA14 发病年龄变动大，表现进行性小脑共济失调，可变地伴有腱反射亢进，轴性或周围性肌阵挛，局灶肌张力障碍，认知衰退。SCA14 的座位为染色体 19q 的 PRKCG 基因，编码属于丝氨酸、苏氨酸激酶亚组的蛋白激酶 Cγ（protein kinase Cγ，PKCγ），后者在小脑浦肯野细胞高表达，在信号转导、细胞增殖和突触传递中起重要作用。错义突变、缺失和剪接位点突变都有报道。

SCA15 和 SCA16 是同一疾病,表现慢性进展的纯小脑共济失调,编码 1 型 inositoltriphosphate 受体的基因 ITPR1 的缺失突变导致该病。该缺失首先在 3 个 SCA15 家系被报道,此后在以前被认为是 SCA16 的日本家系被发现,基因内的错义突变在另一日本家系被鉴定。

SCA18 表现 20～40 岁发病的小脑共济失调和感觉运动神经病,与染色体 7q22-q32 连锁,对该区域基因组的完整分析发现 IFRD1 基因(interferon-related developmental regulator gene-1,IFRD1)的错义突变可能是导致 SCA18 的病因。

SCA20 在 19～64 岁,特征性表型为发声困难和上腭肌阵挛,类似于 Alexander 病,齿状核钙化是该病的特点,在与该病连锁的染色体 11q12 发现了 260kb 重复的致病突变。

SCA27 表现儿童发病的姿势性震颤、成年早期的缓慢发展的共济失调,小脑中度萎缩、智商低于正常,记忆缺陷和执行功能障碍是特征性表现。位于染色体 13q34 的 FGF14 基因突变导致 SCA27,无义突变和错义突变都有报道。

SCA28 在成年早期至中期发病,表现小脑共济失调、下肢腱反射亢进、眼外肌麻痹和上睑下垂。与染色体 18p11.22－q11.2 连锁,AFG3L2 被鉴定为 SCA28 的致病基因,该基因编码线粒体金属蛋白酶,与 paraplegin 同源蛋白一起组装成 m-AAA 六聚体复合物。

目前有多种常染色体显现遗传的共济失调仅仅通过在特定家系进行连锁分析而予以命名为一个 SCA 亚型,迄今,寻找致病基因和致病突变的工作仍在进行中。鉴于重复扩增检测技术的发展,这些亚型应该都属于常规突变 SCA,表中简要列出了这些 SCA 亚型的特征性表型和相应的染色体位置(表 13-2)。

(四)发作性共济失调

遗传性发作性共济失调(episodic ataxia,EA)是一组以反复发作性眩晕和共济失调为特征的单基因病,可伴进行性共济失调,EA 的表型和基因型的数量仍在增加(表 13-4),所涉及的基因主要为离子通道基因,到目前为止,几乎所有突变被确认的 EA 都是早期发病。

EA1 患者在儿童晚期到青春期早期发病,表现为短暂的发作性共济失调、持续的肌纤维颤搐。共济失调发作常为突然的活动、情绪应激等诱发,持续 1～2min。肌纤维颤搐在随后数年发生,头面部、手、臂、腿都可受累,可伴疼痛,神经电生理检查提示持续的自发电活动,部分患者可仅表现肌纤维颤搐而无共济失调,苯妥英钠治疗可能有效。

EA2 是最常见的发作性共济失调,是家族性偏瘫性偏头痛 1 型和 SCA6 的等位基因肌病。精神紧张、运动、疲劳、胃肠道刺激、应激状态、酒精、咖啡等因素可触发,多与惊吓无关。发作期主要特征包括:发作性共济失调、平衡障碍、构音障碍,50% 以上的患者伴有眩晕和恶心,约有 50% 的患者出现偏头痛、约 1/3 的患者出现特征性的自发性眼震,此外可有复视、耳鸣、眼睑下垂。少数患者可伴精神发育迟滞、癫痫发作、感觉异常、肌强直。通常不伴有肌纤维颤搐。发作间期出现特征性的凝视诱发性眼震,下视、外视时明显。某些病例在发作间期出现全身性无力,或者在发作开始之前的数年之内有过发作性无力,部分患者后期可出现进行性小脑性共济失调,伴小脑萎缩。EA1 的发作持续时间更短(数秒至数分钟),EA2 和 EA7 则持续时间延长到数小时至数天。

表 13-4　主要的发作性共济失调

发作性共济失调	表型	发病时间	诱发因素	基因突变/基因座位
EA1	发作间肌纤维颤搐	儿童早期	运动、情绪应激、惊恐	KCNA1(12q13)
EA2	发作间眼震	儿童期或青春期,极少出现在成年期	运动、精神紧张	CACNA1A(19p13)
EA3	发作性眩晕、耳鸣和共济失调,无基线缺陷			与 1q42 关联
EA4	发作性眩晕、发作间眼震、对乙酰唑胺无反应	晚发		
EA6	偏瘫、偏头痛发作			SLC1A3(5p13)
EA7	癫痫发作、眩晕、无力及言语不清	20 岁之前	运动、兴奋	19q13

EA3 表现为发作性前庭性共济失调、眩晕和耳鸣，发作间期有肌纤维颤搐发作，发病年龄可变。

EA4 的 2 个家系都在美国北卡罗来纳被报道，20～60 岁发病，表现反复发作性的眩晕、复视和共济失调，某些患者共济失调进行性发展，眼球运动异常（水平跟踪缺陷、凝视诱发眼震）是 EA4 的特征。

EA6 发病在 20 岁以前，表现为发作性躯干、步态共济失调，伴偏头痛样发作，有恶心、呕吐、畏声、畏光、复视、语言含糊等症状，可伴轻偏瘫，疲劳、情绪应激、摄入酒精或咖啡因可能诱发。

EA7 在 20 岁前发病，症状持续数小时至数天，伴无力和构音障碍，可伴眩晕，运动和兴奋可诱发，发作频率较低，每月或每年发作，且随年龄增长而减少，发作间期无阳性体征。

发作性共济失调主要使用乙酰唑胺进行治疗，剂量为 125～500mg，每日 2 次，或可达到负荷剂量，也可选用 4-氨基吡啶 15mg/d。

（五）共济失调的发病机制概述

基因突变通过什么途径导致了临床上可观察到的共济失调，这一直是神经科学研究的难点和热点，近 10 年的研究大为增进了我们对于小脑神经元生存所需关键途径的理解。小脑神经元对多种导致 DNA/RNA 缺陷的因素易感，常见的机制如：DNA 修复或转录失调、毒性蛋白的集聚或清除异常蛋白能力的下降、氧化应激、NMDA（N-methyl-D-aspartate，N-甲基-D-天冬氨酸）介导的兴奋毒性、半胱天冬酶激活、凋亡等。例如，扩增的谷氨酰胺链与蛋白错折叠、异常构象形成有关，导致核内不可溶物质的聚集，进一步导致神经元功能障碍和最终死亡。核内不可溶包涵体含有分子伴侣和泛素-蛋白酶系统的组分，这提示错折叠的蛋白可能激发了减少突变蛋白数量的应激反应。各种突变基因常通过多种途径干扰神经元的正常功能，从不同路径共同作用导致神经元功能障碍。

二、常染色体隐性共济失调

常染色体隐性小脑共济失调（autosomal recessive cerebellar ataxias，ARCA；或 autosomal recessive ataxias，ARA）是一组由不同原因导致的神经系统疾病，既累及小脑、脑干、小脑脊髓束等中枢神经系统，也累及周围神经系统，有时伴有其他系统和器官损害。通常在 20～25 岁以前发病，表现平衡异常，不协调，动作性或姿势性震颤，构音障碍。ARCA 有多种分类法，从病理生理改变的角度，缺陷基因产物主要在以下环节致病：小脑和脑干的发育、线粒体能量生成、中间代谢、DNA 修复和小脑完整性保持，由此，将 ARCA 分为五组：先天性共济失调、线粒体能量代谢相关性共济失调、代谢性共济失调、共济失调伴 DNA 修复缺陷及变性性共济失调（表 13-5）。目前认识的 ARCA 超过 20 种。

隐性遗传共济失调的诊断是相当复杂的，主要依据准确的临床病史、家族史和体征收集，在此基础上针对性地进行神经影像、生化检查（图 13-1），最终确诊也依赖于基因检测发现相应的致病突变。需要注意的是，有些未报告家族史的患者并不属于隐性遗传共济失调，而是特殊的显性遗传共济失调（参见 SCA 部分）。

（一）小脑和（或）脑干畸形导致的共济失调

此类疾病表现非进行性的共济失调，神经影像检查能确定小脑和（或）脑干的畸形。主要有三种疾病。

1. Cayman 共济失调　Cayman 共济失调（Cayman ataxia，CA）的特点是发育延迟，早发的肌张力低下，非进展性轴性共济失调，伴眼震、意向性震颤和构音障碍，MRI 提示小脑发育不全，CA 仅见于 Grand Cayman 岛，由 ATCAY 基因突变导致，所编码的蛋白 caytaxin 涉及谷氨酸的合成、小脑颗粒细胞和浦肯野细胞突触生成，该岛上 ATCAY 杂合频率达 18%。ATCAY 含一个 CRAL-TRIO 结构域，结合小的脂肪族分子，相似于导致共济失调伴维生素 E 缺乏的 α-生育酚转运蛋白。

2. Joubert 综合征　Joubert 综合征（Joubert syndrome，JS）是一种少见的基因异质性的遗传疾病，在美国患病率估计为 1/10 万。JS 特点是先天性共济失调、肌张力低下、发育延迟，并伴有以下特征之一：新生儿呼吸失调、异常眼球运动（眼震或眼球运动失用）。在部分患者可伴 Leber 先天性黑矇、色素性视网膜病、肾脏和肝脏异常。由于小脑中线蚓部发育不全、脚间窝加深、小脑上脚延长，使 MRI 中脑水平轴位相呈特殊的"臼齿征"。将"臼齿征"作为必要诊断标准，JS 可分为 6 种临床亚型：①纯 JS；②JS 伴视网膜异常；③JS 伴肾脏异常；④CORS（cerebello-oculo-renal syndrome，小脑-眼-肾综合征）；⑤COACH（cerebellar vermis hypoplasia/aplasia，oligophrenia，ataxia，ocular coloboma，and hepatic fibrosis，小脑蚓部发育不全/不发育，智力障碍，共济失调，眼残缺和肝纤维化）；⑥口-面-指综合征Ⅵ型（oro-facio-digital syndrome type Ⅵ）或 JS

伴口面异常和多指（趾）畸形。到目前，7 个基因座位和 5 个基因已经被确认，但发现突变的患者仅占一小部分，未来必将有更多的基因和突变被发现。

AHII 突变更多与纯 JS 相关，而近 50％ 的 CORS 发现 CEP290 突变，在大样本研究中，AHII 突变占 10％～15％，CEP290 突变占 10％。

表 13-5　常染色体隐性遗传小脑性共济失调

	基因（位点）	蛋　白	蛋白功能
先天性			
Cayman 共济失调	ATCAY (19p13.3)	Caytaxin	颗粒细胞和浦肯野细胞之间的突触
Joubert 综合征（家族性小脑蚓部发育不全）	AHI1 (16q23.3) NPHP1 (2q13) CEP290 (12q21.34) TMEM67 (8q21.1-q22.1) RPGRIP1L (16q12.2)	Jouberin Nefrocistin-1 Nefrocistin-6 Meckelin Protein phantom	小脑发育缺陷；纤毛缺陷和纤毛运动障碍
与 VLDL 受体相关的小脑发育不全	VLDLR (9p24.2-3)	VLDL 受体	成神经细胞迁移的信号传导
线粒体能量生成缺陷性			
弗来德里希共济失调（FRDA）	FRDA (9q13)	Frataxin	线粒体铁离子代谢
CoQ10 缺乏导致的小脑性共济失调	PDSS1 (10p12.1) 和 PDSS2 (6q21)	聚十异戊烯焦磷酸合成酶 1e2 亚基	CoQ10 生物合成
	COQ2 (4q21-q22)	OH-benzoate polyiprenyl 转移酶	CoQ10 生物合成
	ADCK3 (CABC1)(1q42.2)	ADCK3（线粒体蛋白）	CoQ10 生物合成
聚合酶 γ 基因突变导致的共济失调	POLG (15q22-26)	DNA 聚合酶 γ	保护线粒体 DNA
婴儿期起病的脊髓小脑共济失调	C10orf2 (10q24)	Twinkle	修护线粒体 DNA
代谢性			
共济失调伴维生素 E 缺乏症	a-TTP (8q13.1-13.3)	α-生育酚转运蛋白	VLDL 上 α-生育酚合成
血 β-脂蛋白缺乏症	MTP (4q22-24)	微粒甘油三酯转运蛋白	脂蛋白代谢
雷夫叙姆病	PHYH (10pter-11.2)	植烷酸辅酶 A 羟化酶	脂肪酸的 α 氧化
	PEX7 (6q21-22.2)	过氧化物酶体生物合成因子 7	过氧化物酶体蛋白质运输
脑腱性黄瘤症	CYP27 (2q33-ter)	固醇 27-羟化酶	胆汁酸合成
DNA 修复缺陷			
共济失调毛细血管扩张	ATM (11q22.3)	Ataxia telangiectasia mutated	DNA 双链断裂修复
类共济失调毛细血管扩张	MRE11A (11q21)	减数分裂重组 11	DNA 双链断裂修复
共济失调伴眼动失用 1 型	APTX (9p13)	Aprataxin	DNA 单链断裂修复
共济失调伴眼动失用 2 型	SETX (9q34)	Senataxin	DNA 和 RNA 修复
脊髓小脑共济失调伴轴索神经病	TDP1 (14q31-32)	氨基酰 DNA 磷酸二酯酶 1	DNA 修复
变性病			
痉挛性截瘫 CS 型	SACS (13q11)	Sacsin	分子伴侣介导的蛋白折叠
Marinesco-Sjögren 综合征	SIL1 (5q31)	BiP 相关蛋白	新合成多肽链的稳定和折叠

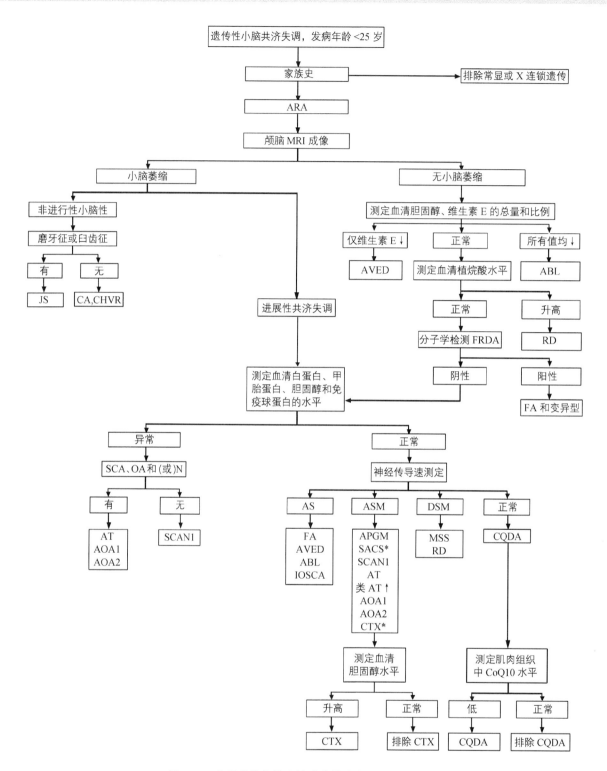

图 13-1 主要常染色体隐性遗传共济失调的诊断流程

*.痉挛腿;ABL:无 β 脂蛋白血症;ACQD:共济失调伴 CoQ10 缺乏症;AD:常染色体显性遗传;AVED:共济失调伴选择性维生素 E 缺乏;AOA1:共济失调眼动失用症 1 型;AOA2:共济失调眼动失用症 2 型;APGM:聚合酶 γ 突变共济失调;ARA:常染色体隐性遗传共济失调;AS:轴索感觉神经病;ASM:轴索感觉运动神经病;AT:共济失调毛细血管扩张症;类 AT:类共济失调毛细血管扩张症;CA:Cayman 共济失调;CHVR:与 VLDL 受体相关的小脑发育不全;CTX:脑腱性黄瘤症;DSM:脱髓鞘性感觉运动神经病;FA:弗来德里希共济失调;JS:Joubert 综合征;MSS:Marinesco-Sjögren 综合征;N:眼震;OS:眼动失用;RD:雷夫叙姆病;SA:扫视障碍;SACS:痉挛性共济失调 CS 型;SCAN1:脊髓小脑共济失调伴轴索神经病 1 型

3. 相关于 VLDL 受体的小脑发育不全　相关于 VLDL 受体的小脑发育不全[cerebellar hypoplasia associated with very low density lipoprotein(VLDL)receptor,CHVR],临床特征为严重的发育延迟,非进展性的全小脑共济失调,平足,斜视,中度到重度的精神发育迟滞,癫痫和短身长偶见。MRI 显示对称的小脑发育不全,尤其是下部,可伴脑干和胼胝体发育不全、皮质脑回平坦。CHVR 由编码 VLDL 受体的基因突变所致,这种跨膜蛋白是络丝信号通路的成分,在小脑和大脑皮质发育中起引导成神经细胞迁移的作用。

(二)线粒体能量生成缺陷导致的共济失调

1. 弗里德赖希共济失调　弗里德赖希共济失调(Friedreich ataxia,FA)是世界范围内最常见的隐性遗传共济失调,在高加索人群中的患病率为1/3 万~1/5 万,携带者频率为 1/85,但在我国,迄今没有经基因检测证实的 FA。FA 常于 10~20 岁发病,可变动于 2~25 岁,临床以感觉和小脑症状的结合为特征,步态不稳定通常是初始症状,病情无情地进展,于发病 10~15 年后,病人常需坐轮椅,构音障碍是另一个早期失能的症状,导致完全不可理解的发音,振动觉和位置觉受影响,昂伯征阳性,腱反射消失同时存在病理反射,可观察到眼球运动异常、凝视缺陷,认知功能保留,但交流能力受损,系统性异常包括肥厚型心肌病、心脏传导异常和糖尿病可伴发,随疾病进展,弓形足和脊柱侧弯常出现。尽管发病年龄和进展速度有差异,平均死亡年龄据报道为 38 岁,变动于 5~70 岁,死亡常因进行性心肌病。脑 MRI 常正常,应用多梯度回声序列有时可发现小脑齿状核铁沉积,脊髓 MRI 提示颈段轻度萎缩,反映了病程早期背根节初级感觉神经元大量丧失。神经传导研究特异性提示感觉轴索神经病。不典型的 FA,如晚发型或腱反射保留型,目前明确是由同一基因突变导致的。

FA 由编码 frataxin 的 FRDA 基因突变导致,基因产物涉及线粒体铁离子的调节,当 frataxin 缺乏时,线粒体铁-硫中心减少,线粒体呼吸链功能受损、线粒体铁增加、氧化损伤加重。几乎全部患者都是 FRDA 基因内含子 1 的 GAA 三核苷酸扩增纯合子,长而不中断的 GAA 链形成螺旋结构,抑制了转录过程。正常个体含不超过 40 次 GAA 重复,患者的重复数为 70~90 次,可高达 1 700 次重复。存在两等位基因扩增可确定诊断,将近 2% 的患者是复合杂合突变:一个等位基因 GAA 重复扩增,另一个等位基因点突变。

辅酶 Q10(Coenzyme Q10,CoQ10)及其人工合成类似物艾地苯醌(idebenone)、维生素 E 和铁离子螯合剂去铁酮(deferiprone)已被用于治疗 FA,显示出有希望、但还很初级的效果。艾地苯醌起保护心肌病的作用,但不能改善成年人的神经系统功能。去铁酮作为非典型的铁离子螯合剂,可以减少毒性铁离子在患者线粒体的集聚,避免铁超载,但推荐剂量和治疗效果仍未确定。高剂量 β 受体阻滞药对有心脏病的患者有益。重组型人促红素(EPO)治疗 FA 是基于 EPO 增加 frataxin 蛋白的表达。

2. 共济失调伴辅酶 Q10 缺乏　原发性辅酶 Q10 缺乏是遗传异质性疾病,具有高度的临床变异性,涉及包括中枢神经系统在内的多系统表现,目前有 5 种临床亚型:①脑肌病 Encephalomyophatic,伴线粒体肌病、复发性肌红蛋白尿和中枢神经系统症状和体征;②小婴儿多系统,伴严重内脏和脑表现;③Leigh 综合征;④纯肌病;⑤共济失调。共济失调亚型是辅酶 Q10 缺乏最常见的表现,特征是进行性共济失调、小脑萎缩和肌肉辅酶 Q10 减少,早期的症状可能包括发育延迟、肌张力低下和频繁的跌倒,全小脑的进行性共济失调和构音障碍在青春期前出现,痫样发作、近端或远端肌无力、吞咽困难、眼外肌麻痹、眼震、轴索神经病、锥体束征和脊柱侧弯都可能存在,有时也伴精神发育迟滞或认知衰退。成年人发病的共济失调伴辅酶 Q10 缺乏常伴高促性腺激素的性腺功能减退。

辅酶 Q10(也称为泛醌)是一种脂肪族化合物,参与线粒体呼吸链复合体Ⅰ、Ⅱ到复合体Ⅲ的电子转移,辅酶 Q10 缺乏导致质子穿越线粒体内膜的转运不足,继而导致 ATP 生成减少。辅酶 Q10 主要为内生合成,涉及迄今未阐明的复杂机制,已知 4 个基因参与辅酶 Q10 的合成:PDSS1 和 PDSS2(subunits 1 and 2 of prenyldiphosphate synthase),COQ2(OH-benzoate polyprenyltransferase)和 ADCK3(起分子伴侣作用)。

辅酶 Q10 缺乏的诊断依据肌肉内辅酶 Q10 含量的下降,而血浆内辅酶 Q10 水平常正常,肌肉组织病理学正常,脑 MRI 提示全小脑萎缩。口服辅酶 Q10 的治疗剂量应根据治疗反应来调整,可能介于 300~3 000mg/d,治疗效果差异很大,有些患者病情稳定,而另一些可能持续进展。治疗反应可能取决于潜在的生化缺陷和疾病发展的阶段。

3. 线粒体隐性共济失调综合征(聚合酶 γ 突变导致的共济失调)　聚合酶 γ(polymerase gamma,POLG)是核编码基因,其产物在线粒体 DNA 复制中起聚合酶作用,负责保持线粒体 DNA 的完整性。POLG 的突变导致多种表型,如 Alpers 病、帕金森病和进行性眼外肌麻痹。两种相似的常染色体隐性共济失调与 POLG 突变有关:线粒体隐性共济失调综合征(mithocondrial recessive ataxic Syndrome,MIRAS)和 SANDO(sensory ataxia, neuropathy, dysarthria, and ophthalmoplegia, SANDO)。MIRAS 是芬兰患病率最高的隐性遗传共济失调。发病于 5～40 岁,表现小脑性共济失调、眼震、构音障碍、眼外肌麻痹、震颤、认知衰退和肌阵挛,振动觉和位置本体觉丧失是共同的特征,癫痫在 MIRAS 常见,在 SANDO 少见,部分性和全面性发作都可出现,有时对抗癫痫药物抵抗而发展为癫痫连续状态。脑 MRI 提示小脑萎缩,丘脑、齿状核和下橄榄核 T_2 高信号。肌肉活检不具有诊断价值,但 Southern 杂交可发现线粒体 DNA 多重缺失。诊断依据 POLG 的序列分析,2 种突变(p. A467T 和 p. W748S)是多数高加索人种患者的致病突变。

4. 婴儿发病的脊髓小脑共济失调　婴儿发病的脊髓小脑共济失调(infantile-onset spinocerebellar ataxia,IOSCA)目前仅在芬兰被确认,其特征为 1 岁左右发生的、非特异感染触发的急性或亚急性小脑病变,临床表现和 MIRAS 类似,张力低下,手、面徐动,共济失调和腱反射消失是该病早期症状,到学龄前,眼外肌麻痹和感音神经性耳聋出现,不伴痛温觉异常的触觉、本体觉和振动觉障碍见于 10 岁以后,同时出现严重的远端肌萎缩、弓形足、轻中度的认知障碍和无明显视力下降的视神经萎缩,患者常需坐轮椅。难治性癫痫和癫痫连续状态可能对神经功能快速恶化以至于死亡起作用。其他异常包括自主神经可能障碍和女性原发性性腺功能减退。

IOSCA 没有生化标记,神经传导研究和神经活检显示严重的、感觉为主的轴索神经病,感觉神经节较运动神经元受累严重。疾病早期,神经影像提示小脑半球缩小,疾病进展,广泛的橄榄、脑桥、小脑萎缩可见。肌肉活检是非诊断性的,但可观察到线粒体耗竭。病理研究发现脊髓萎缩(后索显著)、小脑和脑干萎缩,周围神经有髓纤维显著减少。

IOSCA 由 C10ORF2 基因突变导致,该基因编码 twinkle,一种特异的线粒体 DNA 解旋酶,twinkle 对于复制和保持线粒体 DNA 十分重要,一种"奠基者"突变(p. Y508C)在多数典型芬兰患者被发现。C10ORF2 的突变也和其他表型相关,如 Alpers 病(早发的脑病、难治性癫痫、mtDNA 耗竭伴肝衰竭)和常染色体显性进行性眼外肌麻痹(autosomal dominant progressive external ophthalmoplegia AdPEO)。

(三)代谢性共济失调

代谢性共济失调是可治疗的疾病,所以,提高对这些疾病的认识,做到早诊断、早治疗十分重要。主要包括的疾病有共济失调伴维生素 E 缺乏症,无 β 脂蛋白血症或低 β 脂蛋白血症,Refusm 病和脑腱性黄瘤病。

1. 共济失调伴维生素 E 缺乏症　共济失调伴维生素 E 缺乏症(Ataxia with vitamin E deficiency,AVED)的表现与 FA 相似,发病年龄介于 4～20 岁,但可变动于 2～52 岁,临床表现进行性躯干和肢体共济失调、构音障碍,下肢振动觉和定位觉障碍,腱反射消失,病理征存在,脊柱侧弯和弓形足常见,视网膜病变少见,张力障碍(13%)和头部颤动(28%)在 AVED 比 FA 更常见,心肌病和急性心脏事件与 AVED 患者过早死亡有关。

AVED 由 α-生育酚转运蛋白(a-tocopherol transfer protein gene,TTPA)基因突变导致,基因产物负责将 α-生育酚从乳糜微粒转运到 VLDL(very low-density lipoprotein),TTPA 功能障碍导致循环 α-生育酚低浓度、组织缺乏 α-生育酚。一些致病突变已经被报道,两种突变(c.744delA 和 c.486delT24,25)被认为与严重表型有关,在欧洲、北非和北美多见,突变 p. H101G 则仅见于日本人,其特点是晚发和伴色素性视网膜病。患者的发病年龄、临床表现和进展速度变异很大,通常认为导致 TTPA 蛋白耗竭的突变(即无义突变或读码框架突变)导致更严重的表型,而导致氨基酸取代的突变(即错义突变)与较轻的表型相关。

对症状性个体的诊断依据血清维生素 E 的浓度始终低于 2.5mg/ml(参考值:5～15mg/ml)。脑 MRI 常正常,可看到轻度小脑萎缩,感觉轴索神经病在神经传导研究中常被证实。

AVED 的治疗为口服维生素 E 600～2 400mg/d。血清维生素 E 水平可作为剂量调整的根据。α-生育酚原发缺乏应与小肠脂肪吸收不良和无 β 脂蛋白血症相鉴别。一般而言,血清维生素 E 水平应该在所有临床表现类似 FA、未确定突变基因的患者中进行检测。

2. 无β脂蛋白血症、低β脂蛋白血症 无β脂蛋白血症(abetalipoproteinemia,ABL)是脂蛋白代谢缺陷导致的多系统疾病,特征性表现棘红细胞增多症、非典型色素性视网膜病和脊髓小脑变性。从出生 1 年始,患者表现慢性腹泻和生长延迟,在 10 岁以后神经系统表现包括腱反射消失、深浅感觉障碍、肌无力和共济失调显现,随疾病进展,非典型色素性视网膜病出现,表现为视网膜不规则的、小白斑或小白点,夜盲和色盲。ABL 的临床表现继发于脂溶性维生素 A、维生素 D、维生素 E、维生素 K 的吸收缺陷。

脂蛋白 B(apolipoprotein B,ApoB)是 VLDL 和 LDL 的主要蛋白,它们的组装依赖于微粒体三酰甘油转运蛋白(microsomal triglyceride transfer protein,MTP),MTP 基因内编码大亚基(88kD)的突变导致 LDL 和 VLDL 胆固醇极低水平,从而出现 ABL。实验室检测可发现血清维生素 A、维生素 K、维生素 E 低水平,贫血,红细胞沉降率增快,纤溶酶原时间延长,肌酸激酶升高;MTP 缺陷也导致脂质渗入小肠黏膜和肝脏脂肪变性;神经传导研究提示感觉轴索性神经病。

ABL 的治疗主要是及时补充维生素:维生素 A 100~400U/(kg·d),维生素 E 2 400~14 400 U/(kg·d),维生素 K 5mg/d,同时,建议进低脂饮食,同时补充必需脂肪酸。血凝试验用于监测维生素 K,血清维生素 A 和维生素 E 水平应经常监测,以此确认维生素是否补充充足。

低β脂蛋白血症(hypobetalipoproteinemia,HBL)表现相似于 ABL,由编码脂蛋白 B 的 APOB 基因突变导致,APOB 基因杂合突变导致血清 ApoB、VLDL 和 LDL-胆固醇水平低下,而 MTP 的杂合突变不导致这些成分减少,只有纯合 MTP 突变才导致血液脂蛋白成分显著下降。

3. Refsum 病 Refsum 病(refsum disease,RD)是一种过氧化物酶疾病,临床特征是色素性视网膜病、小脑共济失调、混合性感觉——运动神经病和脑脊液蛋白升高,通常在 20 岁前发病,夜盲、继以视野缩窄、视神经萎缩、白内障、玻璃体混浊和眼震,其他临床表现有嗅觉缺失、耳蜗性耳聋、鱼鳞癣、骨发育异常和心脏异常,而精神疾病少见。如不予以恰当治疗,RD 可因心脏疾病早亡。

血清植烷酸水平升高(>200mmol/L,参考值 <30mmol/L)提示 RD,但不是特异性的。植烷酸是一种长链分枝脂肪酸,不能内在合成,存在于乳制品和红肉中,是叶绿素分解代谢的副产品。确诊依据成纤维细胞中植烷酸-CoA 羟化酶活性检测或发现致病基因突变。

RD 是一种遗传异质性疾病,多数病例由 PHYH 基因(编码植烷酸-CoA 羟化酶,phytanoyl-CoA hydroxylase)突变导致,其产物是一种过氧化物基质酶,催化分枝脂肪酸的氧化。PEX7(编码 peroxin-7,参与输入某些酶,如植烷酸-CoA 羟化酶)的缺陷也导致 RD 表型。PEX7 突变也导致严重的过氧化物生物合成疾病如斑点状软骨发育异常。

RD 的治疗主要是限制植烷酸的摄入,必要时血浆交换可降低血清植烷酸水平。通过治疗,RD 症状可以稳定,共济失调和鱼鳞癣可以改善,但对视网膜病的效果不确定。

4. 脑腱性黄瘤病 脑腱性黄瘤病(cerebrotendinous xanthomatosis,CTX)是一种少见的胆汁酸合成疾病,其主要临床表现是青少年白内障、慢性腹泻和腱黄瘤,在新生儿期,潜在致死的胆汁淤积综合征已经被报道,在 20 岁以后,进行性神经系统变性发生,认知衰退、精神症状、小脑共济失调、进行性痉挛性截瘫、吞咽困难常出现,痉挛和周围神经病发生较少。特殊的是,某些患者神经系统表现仅限于脊髓。CTX 家系内、家系间临床变异度大。不伴胆固醇升高的冠心病在成年人发病率高,是重要的死亡原因。脑 MRI 有与众不同的异常发现,在 T_2 和 FLAIR 相显示双侧齿状核和邻近小脑白质不均一的高信号,此外,小脑、脑干和大脑萎缩、大脑白质的弥散高信号病灶可能被发现。MRS(磁共振波谱成像)显示 N-乙酰天冬氨酸减少,而乳酸增多。

CTX 由 CYP27A1 基因突变导致,该基因编码甾醇 27-羟化酶,主要在肝脏表达,是胆汁酸(包括鹅去氧胆酸)合成必不可少的。当甾醇 27-羟化酶缺乏时,酶的底物在 7α-羟化酶作用下转化为胆甾烷醇,升高的血清胆甾烷醇是 CTX 的生物化学标记,尿排泄胆乙醇葡糖苷酸也可发现。通过口服鹅脱氧胆酸,CTX 可以得到治疗,鹅脱氧胆酸抑制了 7α-羟化酶,从而减少了胆甾烷醇的生成,口服他汀类药物如普伐他汀可抑制 HMG-CoA 还原酶,对 CTX 也有效。肝移植是可选择的治疗。推荐对患者的无症状同胞进行胆甾烷醇检测。

(四)共济失调伴 DNA 修复缺陷

本组疾病具有共同的发病机制:DNA 单链或双链修复缺陷,眼外肌运动和共济运动经常受累。共济失调——毛细血管扩张症、类共济失调——毛细血管扩张症、共济失调伴眼肌运动失用和脊髓小脑共济失调伴轴索神经病 1 型属于该组疾病。

1. **共济失调——毛细血管扩张症**　共济失调——毛细血管扩张症(ataxia-telangiectasia,AT)估计在美国患病率为 1/4 万,在英国携带一个 ATM 突变基因(ataxia telangiectasia mutated gene)的比例为 0.5%。进行性共济失调于 3 岁前发病,作为该病标志的毛细血管扩张在 2～8 岁出现,至少 90% 患者出现,常见于眼结合膜、耳、面和颈部。各种眼球运动异常易于发现:视动性眼震(81% 患者)、凝视诱发眼震(29%)、眼球辨距不足或扫视延迟(76%)、追踪运动延迟(63%)、斜视(38%)、眼球失用(30%)。在 5 岁以后,构音障碍、吞咽困难、面部表情缺乏、全身性肌张力障碍、周围神经病、运动障碍如震颤或舞蹈手足徐动可能显现。而认知水平通常正常,尽管严重的构音障碍和不协调会给人留下精神发育迟滞的印象。独立行走能力在 10 岁以前丧失。免疫缺陷(主要是体液免疫缺陷)所导致的慢性窦肺炎和升高的肿瘤易感性是 AT 的另一重要特征,淋巴增殖性疾病在 AT 显著增高。因为 AT 患者的高放射敏感性和对化疗药物的明显不良反应,治疗 AT 的癌症是极其困难的事。与一般人群比较,携带突变基因的女性患乳腺癌风险增高 3～4 倍。

ATM 基因编码的 ATM 丝氨酸/苏氨酸激酶是一个有 3056 个氨基酸的大蛋白,这种蛋白是磷脂酰-肌醇-3-激酶(P13-K)复合体的一部分,在细胞周期中负责 DNA 修复,以避免有害突变整合到染色体。ATM 含 66 个外显子,十分庞大,应用目前的技术虽可完成序列分析,但显得吃力、烦琐。多数患者是 ATM 基因复合杂合突变,大量的序列变异已经被发现,因此,对结果作出解释也是很困难的。所以,虽然 AT 患者在国内并不罕见,有关 AT 遗传分析的报道在国内却罕见。致病性突变大多是无义突变(85%),少数(15%)是错义突变。

一些实验室检测有助于诊断 AT:血清甲胎蛋白(AFP)在 95% 患者升高,IgA,IgE 低水平,外周血淋巴细胞计数减少、B 淋巴细胞正常或升高。染色体组型分析显示 7 号染色体和 14 号染色体易位,放射敏感性测试可证明染色体断裂倾向。因为增高的放射敏感性,AT 患者应避免接受 X 线检查,X 线平片和 CT 扫描都要避免。头部 MRI 显示小脑萎缩,从小脑半球和上蚓部开始,发展到广泛小脑萎缩,大脑形态、结构一般正常。

偶有报道成年人 AT,多在儿童期出现锥体外系表现,以后出现小脑共济失调,血清甲胎蛋白升高,染色体 7/14 重排,伴肿瘤易感性,表型决定于基因型所导致的酶蛋白活性丧失程度。

2. **类共济失调——毛细血管扩张症**　类共济失调——毛细血管扩张症(ataxia-telangiectasia like,ATL)是一种罕见的、以 1～7 岁发病的慢性进展性共济失调、眼球失用和构音障碍为特征的疾病,认知能力保留。与 AT 不同,ATL 不伴眼、面部毛细血管扩张。初期,腱反射活跃,但随后减退。在疾病进展期,舌、面运动迟缓,舞蹈手足徐动、肌张力障碍等症状提示基底节受累。ATL 进展到青春期,此后稳定不再进展。不同于 AT,ATL 没有增高的感染或肿瘤风险,但偶有小头畸形。

脑 MRI 显示小脑萎缩,而实验室检查没有指示性结果,放射敏感性通常存在,但比 AT 程度要轻。

ATL 由位于 11q21 的 MRE11 基因(与 ATM 相邻)突变导致,基因产物是 MRN 复合体的组成部分,该复合体起识别 DNA 双链断点的作用,错义突变和无义突变都有报道,疾病严重程度取决于分子缺陷的类型,多数被报道的病例来自于沙特阿拉伯。

3. **共济失调伴眼动失用 1 型**　共济失调伴眼动失用 1 型(ataxia with oculomotor apraxia type 1,AOA1)以不自主运动(舞蹈、肌张力障碍)和(或)进行性小脑共济失调、构音障碍、头部和手震颤为特征,症状在 1～20 岁初发,发育延迟可在神经症状前出现。随疾病进展,运动障碍逐渐减退,而周围神经病的表现如远端肌萎缩、弓形足、深浅感觉障碍、腱反射低或消失变得明显。AOA1 最与众不同的体征是眼外肌运动的异常:凝视诱发眼震(见于所有患者)、眼球运动失用(86% 患者)、扫视性追踪运动、辨距不足的扫视运动、凝视不稳定和过度的瞬目。疾病晚期,眼球运动失用可能被进行性眼外肌麻痹掩盖(以上视麻痹起始)。视神经萎缩和视网膜渗出性病变偶有报道,不同程度认知功能损害可出现,精神发育迟滞不常见。

实验室发现有低白蛋白血症和高胆固醇血症,

肌酸激酶偶升高。神经传导速度眼肌显示感觉运动轴索神经病。MRI 显示显著的小脑萎缩、轻度脑干萎缩,晚期患者大脑皮质萎缩。腓神经活检提示有髓纤维减少,而无髓纤维保留。

AOA1 由编码 APTX 基因(编码 aprataxin)突变导致,基因产物是一种在单链 DNA 修复中起作用的核蛋白,其作用途径与 ATM 蛋白相同。一些突变已经被报道,主要位于外显子 5、6、7 内。AOA1 最早在日本被报道,是日本最常见的隐性遗传共济失调类型,在世界各地也都有发现,是葡萄牙第二常见的隐性遗传共济失调。

4. 共济失调伴眼动失用 2 型　共济失调伴眼动失用 2 型(ataxia with oculomotor apraxia type 2,AOA2)发病于 8~25 岁,以进行性共济失调为特征,构音障碍、运动轴索神经病和眼球运动失用至少见于 50% 的患者,扫视性追踪见于所有患者,凝视诱发眼震见于 89% 患者,双侧外周受限伴斜视见于 61% 患者。肌张力障碍、头部和姿势性震颤、舞蹈、弓形足和脊柱侧弯偶见。认知功能通常保留,但执行功能障碍有时可观察到。卵巢功能早衰在部分患者中发现。疾病进展缓慢,多数患者发病 10 年后需要坐轮椅。

实验室检查显示几乎所有患者甲胎蛋白增高,部分患者肌酸激酶、胆固醇和免疫球蛋白 IgG 和 IgA 升高、白蛋白降低。脑 MRI 显示小脑弥散性萎缩,蚓部更突出,偶伴脑桥萎缩。神经传导研究显示感觉-运动轴索神经病,神经活检显示大的有髓鞘纤维比薄髓纤维受损严重。

AOA2 由 SETX 基因(编码 senataxin)突变导致,基因产物具有 DNA 和 RNA 解旋酶活性,在 RNA 加工和 DNA 修复中起作用。肌萎缩侧索硬化 4 型(ALS4)有 senataxin 的显性突变导致。

5. 共济失调伴眼球运动失用 3 型　共济失调伴眼动失用 3 型(AOA3)在最近被报道,临床表现相似于共济失调——毛细血管扩张症,但发病在 8 岁以后,临床表现包括共济失调步态、构音障碍、眼球运动失用和大脑萎缩,但没有毛细血管扩张、生化异常或神经传导异常。成纤维细胞的研究证实 DNA 修复缺陷,细胞对于导致单链 DNA 断裂的试剂敏感。分子分析排除了 AOA1 和 AOA2,但基因座位仍不清楚。

6. 脊髓小脑共济失调伴轴索神经病 1 型　脊髓小脑共济失调伴轴索神经病 1 型(spinocerebellar ataxia with axonal neuropathy type 1,SCAN1)

是一种罕见疾病,2002 年在一个沙特阿拉伯大的近亲结婚家系中发现,发病年龄在 14 岁左右,以中度共济失调、构音障碍、肌无力、远端肌萎缩、弓形足、振动觉和位置觉减退为特征,癫痫可发生,但无认知衰退或眼球运动异常,神经传导研究提示感觉-运动轴索神经病,低白蛋白和胆固醇升高偶可见,但实验室检测结果没有诊断价值。在 MRI 上可发现轻度小脑和大脑萎缩。SCAN1 由 TDP1 基因突变导致,编码酪氨酰 DNA 磷酸二酯酶(TDP1),这种蛋白参与单链 DNA 修复。

(五)变性性共济失调

变性性共济失调的共同特征是所涉及的蛋白作为分子伴侣在蛋白折叠中起作用。包括以下两种疾病。

1. Charlevoix-Saguenay 痉挛性共济失调(Spastic ataxia of Charlevoix-Saguenay,SACS)　最早在加拿大魁北克省 Charlevoix-Saguenay 地区被发现,该地区新生儿的 SACS 发病率估计为 1/1 932,每 22 个居民中就有一个是突变携带者。SACS 在世界各地已陆续被报道,最多的仍在加拿大。

临床上,SACS 以幼儿走路延迟、频繁摔倒和步态不稳为特征,疾病缓慢进展,步态共济失调、构音障碍和痉挛性截瘫是 20 岁前的主要表现,稍后,下肢周围神经病显现,锥体束征可能被周围神经病所掩盖,但病理征在疾病后期持续存在,有些患者的眼底出现纤维的过度髓鞘化,由视盘放射植入到视网膜血管,这是 SACS 独特的表现。水平眼震、平滑眼球追踪时出现快速眼动、尿急迫可以出现,轻度精神发育迟滞和认知衰退间有报道。在患者 30、40 岁时常需坐轮椅,预期寿命因卧床而缩短,女性患者怀孕期间病情进展显著加快。

神经传导速度研究通常显示轴索神经病伴轻度脱髓鞘,感觉纤维较运动纤维受损严重,神经影像的一致发现是小脑蚓部萎缩,尤其是上蚓部,颈、胸脊髓变细或有报道。

疾病早期,SACS 常被误诊为脑性瘫痪,诊断依据临床特征和位于 13q11 SACS 基因突变分析,基因产物被称为 sacsin,作为分子伴侣以帮助蛋白折叠,但 sacsin 缺陷究竟通过什么机制导致神经系统变性还不清楚,已有报道发现 sacsin 与 ataxin-1 相互作用,后者是常染色体显性遗传 SCA1 的病因。

2. Marinesco-Sjögren 综合征　Marinesco-Sjögren 综合征(Marinesco-Sjögren syndrome,

MSS)是一种罕见的多系统疾病,特征是先天或早发的白内障、发育延迟、小脑共济失调和轻到中度精神发育迟滞。小头畸形、眼震、短身长、脊柱侧弯、高促性腺激素性性腺功能减退和肌病是常见的表现,周围神经病、耳聋、视神经萎缩、斜视、痉挛状态和抽搐可出现,疾病进展缓慢,可长期生存。脑MRI常显示小脑萎缩或发育不良,其他不常见的发现包括皮质萎缩和白质脑病,血清肌酸激酶常升高,肌活检显示慢性肌病、镶边的肌膜下液泡。

MSS 由 SIL1 基因突变导致,SIL1 为热休克蛋白 70 家系成员 HSPA5 编码一个核苷酸交换因子,热休克蛋白 70 家系成员是高度保守的分子伴侣,辅助稳定和折叠新合成多肽,SIL1 基因产物的减少导致内质网蛋白合成减少。

三、性连锁共济失调

脆性 X-震颤共济失调综合征(fragile-X tremor ataxia syndrome,FXTAS)是该类疾病的代表,常在 50 岁以后发病,表现意向性或动作性震颤、步态或肢体共济失调、认知衰退(以额叶皮质下痴呆为特点),以及帕金森综合征、自主神经障碍(尿失禁、阳萎等)、多发性周围神经病,而女性患者痴呆少见,可能有卵巢早衰。MRI 显示小脑中脚 T_2 像高信号,可有小脑白质病变。有限的神经病理研究发现神经元和星形细胞核内包涵体。FXTAS 由 Xq27.3 的 FMR1 基因(编码 fragile X mental retardation 蛋白)内 CGG 三核苷酸重复扩增导致,正常人群的重复数为 5～40 次,200 次以上重复导致脆性 X 综合征,55～200 次重复被称为前突变(premutation)导致 FXTAS,40～60 次重复被称为"灰色地带"(gray zone)也有可能导致 FXTAS 或导致子代 CGG 重复扩展,但有分歧。FXTAS 导致 FMR1 的 RNA 获得了一种毒性功能,而脆性 X 综合征导致 FMR1 功能丧失(表现为 X-连锁显性的精神发育迟滞)。50 岁以上 FXTAS 携带者的外显率在男性为 33%,女性为 5%～10%。FXTAS 的发病年龄与重复长度呈负相关。

在某些单独的家系内发现了一些以 X-连锁隐性模式遗传的共济失调,以早发的共济失调和系统性表现为特征,被命名为 SCAX(X-linked spinoc-erebellar ataxia),这些疾病多未能确定基因座位和致病基因,此处从略。

四、线粒体综合征伴共济失调

线粒体是机体能力代谢的中心,线粒体的数量和(或)功能出现异常时 ATP 的供应不足、有害物质堆积,细胞凋亡、损失,出现多系统、多器官功能障碍,共济失调是其中常见表现之一。线粒体数量/功能的异常可由核基因突变导致,如前述,也可由线粒体 DNA(mtDNA)的突变导致,通常所说的"线粒体病"指后者。常见的线粒体综合征如 Kearns-Sayre 综合征、Leigh 综合征、MEERF(myoclonus epilepsy with ragged-red fibres)、MELAS(mitochondrial encephalopathy,lactic acidosis and stroke-like episodes)、MNGIE(mitochondrial neurogastrointestinal encephalomyopathy)、NARP(neuropathy,ataxia and retinitis pigmentosa)等都可伴小脑共济失调,但这些综合征都有其他特征性表现,有助于诊断和鉴别(请参考第 14 章第六节)。

线粒体 DNA 不同于核基因,在诊断线粒体病时应考虑到这些重要的特殊性:mtDNA 顺序只能通过母亲传递给子代,从而呈现特殊的"母系遗传";mtDNA 在体内以"混合物"的形式存在,每个细胞内有多种 mtDNA 存在,因此,外周血的 mtDNA 序列不一定反映受累器官的真实情况;线粒体突变具有显著的"量效关系",细胞内突变 DNA 的比例只有高于某一阈值时才出现功能异常。

线粒体病患者可能报告有母系遗传家族史,但多数患者为"散发"。血液和脑脊液乳酸、丙酮酸水平异常可以提示能量代谢障碍,但非诊断依据,肌肉活检发现不整红毛纤维(raged red fiber,RRF)具有较高诊断价值,在 MELAS、MERRF 和 Kearns-Sayre 综合征阳性率较高,SDH 和 COX 染色异常也有诊断意义,但在 Leigh 综合征、MNGIE 等患者肌肉病理诊断价值较低。电子显微镜下线粒体内可发现晶格状包涵体。确诊依赖于呼吸链酶活性检测和 mtDNA 突变分析。mtDNA 的突变以点突变为多,大片段的 mtDNA 重排(即缺失或重复)是 Kearns-Sayre 综合征的主要机制。

(王 康 王国相)

■参考文献

[1] 王新德,梁秀龄.神经病学:神经系统遗传性疾病.北京:人民军医出版社,2001:8-23

[2] 刘焯霖,梁秀龄,张成.神经遗传病学(第七版).北京:人民卫生出版社,2002:1-99

[3] 吴希如,林庆.小儿神经系统疾病(第二版).北京:人民卫生出版社,2009:610-738

[4] 王国相,周永兴,李玉芬,等.Machado-Joseph 病中国家系的临床和病理研究.中华神经科杂志,1996,29:293-297

[5] Zhou YX,Takiyama Y,et al. Machado-Joseph disease from Chinese pedigrees. Neurology,1997,48:482-485

[6] Zhou YX, Wang GX. Spinocerebellar ataxia type 2 in China:Molecular analysis and genotype phenotype correlation in nine families. Neurology, 1998, 51:595-598

[7] Gu WH, Wang YQ. Molecular and clinical study of spinocerebellar ataxia type 7 in Chinese kindreds. Archives of Neurology,57:1513-1518

[8] Zhou YX,Qiao WH,Gu WH,et al. Spinocerebellar Ataxia Type 1 in China. Archives of Neurology,2001,58:789-794

[9] Bei ST,Liu CY,Shen L,et al. Frequency of SCA1,SCA2,SCA3/MJD,SCA6,SCA7,and DRPLA CAG Trinucleotide Repeat Expansion in Patients With Hereditary Spinocerebellar Ataxia From Chinese Kindreds. Archives of Neurology,2000,57:540-544

[10] Jennifer Q,et al. The role of mitochondria in inherited neurodegenerative diseases, Journal of Neurochemistry, 97(6):1659-1675

[11] 王国相,段晓慧,顾卫红.腓骨肌萎缩症的遗传异质性和临床变异性.中华神经科杂志,2010,43(10):677-680

[12] Lupski JR,Reid JG,Gonzaga-Jauregui C,et al. Whole-genome sequencing in a patient with Charcot-Marie-Tooth neuropathy. New England Journal of Medicine,2010,362:1181-1191

[13] Mendell JR, Campbell K, Rodino-Klapac L, et al. Dystrophin immunity in Duchenne′s Muscular Dystrophy. New England Journal of Medicine,2010,14 363:1429-1437

[14] Gandhi S, Wood NW. Genome-wide association studie:the key to unlocking neurodegeneration? Nat Neurosci,2010,13:789-794

[15] 王柠,林毅.正确理解神经系统复杂疾病的全基因组关联研究.中华神经科杂志,2010,43(10):673-676

[16] 周永兴,王国相,范慕贞,等.Machado–Joseph 病基因 CAG 重复数目与临床相关性.中华神经科杂志,1996,29:357-360

[17] Zhou YX, Takiyama Y, Igarashi S, Li YF, Zhou BY, Gui DC, Endo K, Tanaka H, Chen ZH, Zhou LS, Fan MZ, Yang BX, Weissenbach J, Wang GX, Tsuji S. Machado-Joseph disease in four Chinese pedigrees:molecular analysis of 15 patients including two juvenile cases and clinical correlations. Neurology. 1997,48(2):482-485

[18] Soong B W,Lu Y C,Choo K B,Lee H Y. Frequency analysis of autosomal dominant cerebellar ataxias in Taiwanese patients and clinical and molecular characterization of spinocerebellar ataxia type 6. Arch Neurol. 2001,58(7):1105-1109

[19] 谢秋幼,梁秀龄,李洵桦.我国南方汉族人脊髓小脑性共济失调不同基因亚型的频率分布.中华检验医学杂志,2004,27:555–557

[20] Tsai HF,Liu CS,Leu TM,Wen FC,Lin SJ,Liu CC,Yang DK,Li C,Hsieh M. Analysis of trinucleotide repeats in different SCA loci in spinocerebellar ataxia patients and in normal population of Taiwan. Acta Neurol Scand. 2004,109(5):355-360

[21] 宋兴旺,唐北沙,江泓,等.湖南汉族人群遗传性脊髓小脑型共济失调患者三核苷酸突变频率分布.中南大学学报(医学版),2006,31:702-705

[22] 王俊岭,徐倩,雷立芳,等.脊髓小脑共济失调患者 CAG 病理重复次数检测.中华医学遗传学杂志,2009,26:620–625

[23] Embiruçu EK,Martyn ML,Schlesinger D,et al. Autosomal recessive ataxias. Arq Neuropsiquiatr 2009, 67 (4):1143-1156

[24] Manto M,Marmolino D. Cerebellar ataxias. Current Opinion in Neurology 2009,22:419-429

[25] Paulson HL. The Spinocerebellar Ataxias. J Neuroophthalmol. 2009,29:227-237

[26] Durr A. Autosomal dominant cerebellar ataxias:polyglutamine expansions and beyond. Lancet Neurol 2010, 9:885-894

第 14 章

神经-肌肉接头和肌肉疾病

第一节 概 述

骨骼肌疾病的诊断和治疗需要掌握相关的基础知识,特别是疾病的临床表现、电生理和病理改变特点。最近几年,随着分子技术的发展,加深了我们对肌肉病的临床、病理以及发病机制的认识,在遗传性肌肉病基于蛋白分子的改变提出了大量新的类型,在获得性炎性肌肉病按照抗体或炎细胞亚型的改变也增加了许多疾病分类,更有利于疾病的治疗。学科间的交融使肌肉病的诊断和治疗不仅和神经科医师的工作相关,而且和其他临床学科有密切的关系,新知识的增加也是医师考试的主要内容之一。

【肌肉病发展历史】

肌学自从 19 世纪下半叶开始形成,肌肉病的形态学研究基本依靠标本的甲醛固定和石蜡包埋,由于肌纤维结构显示不清以及存在大量假象,主要用于诊断炎性肌肉病等少数肌肉疾病。肌肉电生理的发展虽然加深了人们对肌肉病的认识,延伸了定位诊断范围,只能把骨骼肌病变区别为肌源性和神经源性损害。

在 20 世纪 50~60 年代随着电镜和酶组织化学引入到肌肉病理学的研究中,出现第一次肌肉病研究的飞速发展,依据形态学改变发现了一大批新的神经肌肉病,在 20 世纪 60~70 年代生化检查开始应用于肌肉病的研究,为大量代谢性肌肉病的诊断提供了帮助,逐渐发现了多种代谢性肌肉病的酶学改变。

在 20 世纪 80 年代中期随着抗肌萎缩蛋白和抗肌萎缩蛋白基因的发现,导致了免疫组织化学和基因技术的广泛开展,形成了肌肉病的电生理、病理、蛋白和基因综合检查方法,免疫组织化学染色

对蛋白聚集性肌肉病的不同蛋白、肌营养不良不同类型以及炎性肌肉病的不同炎性细胞加以分析。代谢性肌肉病在研究基因改变的同时,对不同疾病酶学的阐述更加精确。致病基因的确定并不是研究工作的终结,对不同基因编码蛋白的分析是目前遗传性肌肉病研究的中心并成为疾病分类的依据。分子生物学和免疫学的应用改变了我们对疾病临床症状的认识,不同的生化和基因改变可以出现类似临床表现,相同生化和基因改变可以出现不同的临床表现,这些都改变了我们对肌肉病临床表现的传统认识,基于基因和蛋白的分子诊断扩大了疾病的临床表现范畴。

分子学和免疫学的研究成果加深了我们对肌肉疾病的认识,促进了肌肉病治疗的发展,遗传病不再是只能诊断,不能治疗的疾病,在一些代谢性疾病已经可以采取替代疗法,完全使患者康复。在炎性肌肉病依据不同抗体和细胞亚型选择不同药物也明显提高了患者治疗效果,而对皮肌炎微血管病变的认识不再和多发性肌炎混为一团,许多结缔组织病可以伴随出现骨骼肌炎性损害,一些肌营养不良也可以出现炎细胞浸润,目前看来特发性多发性肌炎并不是常见疾病。而疾病治疗观念的改变,特别是向提高生存质量为目标的转换,使康复措施在肌肉病治疗中获得快速发展,增加了新的治疗手段。

【肌肉病的形态学基础】

人类肌纤维的正常直径,在新生儿为 $7.5\,\mu m$,青少年和成年人为 $30\sim80\,\mu m$。人类骨骼肌根据肌纤维的功能进行了不同的分化,区别为缓慢收缩而且耐受疲劳的 I 型肌纤维和快速收缩的 II 型肌纤

维，Ⅱ型肌纤维又分为耐疲劳的Ⅱa肌纤维和易疲劳的Ⅱb肌纤维。在电镜下肌纤维由肌膜、肌浆网系统、肌原纤维、细胞骨架和亚细胞器以及细胞核组成。

在病理状态下肌肉表现为肌纤维直径变异加大、肌型分布异常、肌纤维变性坏死和再生，肌纤维的结构出现分裂、环状、涡旋状、靶样和虫噬样改变，可以看到肌纤维出现核内移或空泡形成以及异常蛋白聚集，特殊病理改变包括中央轴空、杆状体、胞质体、指纹体、降解体、管聚集和线粒体改变，出现脂肪和糖原的堆积。肌纤维之间出现间质增生、炎细胞浸润、血管和肌间神经末梢改变以及存在异常沉积物。尽管肌肉病的种类非常繁多，基本可以把相似肌肉的病理形态学改变归为五大类。

1. 肌营养不良组织综合征或肌营养不良样病理改变：肌营养不良主要指遗传因素导致的肌纤维蛋白缺乏性骨骼肌疾病，共同的病理改变特点是肌纤维直径变异明显加大、间质结缔组织明显增生，可以出现肌纤维坏死和再生，一般没有炎细胞浸润。免疫组织化学检查可以发现不同类型肌营养不良的肌纤维存在特殊的蛋白缺乏。

2. 肌病组织综合征或肌病样病理改变：包括存在显著病理改变或没有特殊病理改变的两大类肌病。有形态学改变的肌病是由于遗传因素导致的骨骼肌蛋白过剩而出现的骨骼肌疾病，为蛋白聚集性肌肉病，也可以是存在特殊结构改变的肌病。病理改变特点是肌纤维内出现特征性的改变，包括出现蛋白聚集或各种特殊结构，前者主要是肌原纤维肌病，免疫组织化学染色可以发现多种蛋白的聚集；后者包括中央核肌病、中央轴空病和杆状体肌病等，一般肌纤维直径变异小，肌纤维直径出现单峰分布，没有间质的增生和炎细胞浸润。

3. 肌炎组织综合征或肌炎样病理改变：肌肉炎性损害可以由于肌纤维本身的炎性坏死导致，也可以是间质的血管炎性损害导致。主要病理改变为为肌纤维坏死、再生以及炎细胞浸润，可以看到炎细胞浸润非坏死肌纤维，肌纤维的直径变异不明显，间质增生一般也不明显。免疫组织化学染色可以发现不同的炎细胞亚型出现在肌纤维内或周围。

4. 神经源性组织综合征或神经源性骨骼肌损害：由于脊髓前角细胞或轴索损害导致，肌纤维的直径呈现双峰分布特点，部分肌纤维出现小角状萎缩，萎缩肌纤维成组分布并累及两型，可以出现群组化改变。部分肌纤维正常大小或肥大，一般没有

肌纤维坏死、再生、间质增生和炎细胞浸润。

5. 间质损害导致的骨骼肌病变，主要是间质内的血管存在炎性损害导致肌纤维的缺血病变，如微血管病变导致的皮肌炎，各种类型的结缔组织病伴随的血管改变导致骨骼肌的损害，也可以是间质成纤维细胞损害导致骨骼肌的病变。

【临床表现特点】

首先应当了解家族遗传史，在既往病史的询问中有过疫苗接种应当考虑患者的局灶性肌肉损害可能为单核细胞性肌筋膜炎，而长期给予丙戊酸钠可能导致骨骼肌的肉碱缺乏而出现肢体的无力，饮酒、毒品注射以及他汀类的降脂药等毒素可以导致骨骼肌急性或慢性的损害；而以前存在血管炎或系统性结缔组织病可以导致伴随或重叠出现骨骼肌炎性损害。此外骨骼肌损害叠加其他系统的损害，常常提示代谢性或细胞骨架疾病。

肌无力：首先确定不是肌肉疲劳，应当注意肌肉无力的分布和发展的规律，近端肌无力指骨盆带肌、肩带肌、大腿肌和上臂肌的无力，常出现在肌肉病和肌炎，也见于近端型的进行性脊髓性肌萎缩。远端肌无力指累及小腿、前臂以及手和足部肌肉，多见于神经源性肌萎缩，一般双侧对称出现，也可以出现在各种类型的远端性肌肉病。中轴肌无力指躯干肌肉的无力，导致屈颈无力、弯腰费力和呼吸肌的瘫痪。单肢体肌无力常出现在神经源性肌肉损害。肌无力发病迅速提示存在骨骼肌溶解或周期性瘫痪，亚急性发病提示多发性肌炎或皮肌炎，也可以出现在代谢性肌肉病，慢性发病是包涵体肌炎和肌营养不良的特点。肌无力出现周期性变化或出现波动见于周期性瘫痪和重症肌无力等离子通道病以及代谢性的肌肉病。肌疲劳指活动后肌肉的疲乏无力，一般在清晨或休息后肌无力恢复，常见于重症肌无力和肌无力综合征，也出现在慢性疲劳现象以及各种代谢性肌肉病。应当和下肢血管疾病以及椎管狭窄导致的下肢间歇性跛行进行鉴别。

肌萎缩和肥大：神经源性肌萎缩出现严重肌萎缩，而肌无力不明显，萎缩早于肌无力，多出现在四肢远端。内分泌性肌肉病、重症肌无力或肌炎出现的肌无力非常严重，肌萎缩相对不明显，儿童发病的肌营养不良由于间质大量增生也常常没有明显肌萎缩，但发病比较晚的肌营养不良常常出现四肢近端的肌萎缩。全身性的肌肥大见于先天性肌强直和家族性周期性瘫痪，局限性肌肥大出现在

Duchenne 型或 Duchenne 型样的肌营养不良,也出现在儿童型进行性脊髓性肌萎缩、高钾性周期性瘫痪以及局灶增生性肌炎,假性肌肥大硬度大,而真性肌肥大的硬度和正常骨骼肌相同,肌肉超声和MRI 有助于鉴别两者。

肌肉不自主运动:肌束颤动是一个运动单位的肌纤维自发性短暂性快速的收缩,常常无规律反复出现在身体许多部位,表现为肌肉表面细小的肌肉跳动,出现在运动性前角细胞的变性病变以及运动神经的周围部分,通过注射胆碱酯酶抑制药可以诱发出来,健康人也可以在腓肠肌和手部肌肉出现功能性的肌束颤。对肌束颤的观察,肌肉超声检查优于肌电图和肉眼观察。肌肉颤徐表现为肌肉比较大范围的缓慢蠕动样运动。肌强直是肌肉活动后不能及时而迅速放松,常持续几秒到一分钟,一般在寒冷状态下易出现,叩击肌腹可以诱发出来。肌肉痉挛指单个肌肉不自主的疼痛性收缩,是神经兴奋性过高所致,见于周围神经、神经根和前角细胞病变,中枢运动神经系统病变也可以导致肌肉痉挛。

肌张力:肌肉病后者的肌张力正常或下降,肌张力的观察对于新生儿肌肉病诊断非常有帮助,肌张力低下提示存在神经肌肉病。肌张力增高或肌张力障碍一般不出现在肌肉病患者。

肌肉疼痛:肌肉疼痛通过脑、脊髓、周围神经、肌间神经和精神因素而引起,肌肉疼痛分为安静和活动状态下出现,结缔组织病和恶性肿瘤可以出现肌肉疼痛,严重的肌肉疼痛出现在风湿性多肌痛、病毒性肌炎和肌筋膜炎,肾性和血管炎导致的缺血性肌肉病可以伴有肌肉疼痛,进行性肌营养不良和进行性脊髓性肌萎缩也可以出现肌肉疼痛,代谢性肌肉病和肌病伴管聚集常出现活动后肌肉疼痛。甲状旁腺功能亢进症导致的肌肉和骨骼疼痛在站立状态更显著。

关节畸形和肌肉挛缩:关节畸形常常和肌肉无力以及肌张力低的发生有关,可以出现在任何慢性周围神经和骨骼肌病,多出现在先天性肌营养不良、先天性肌病以及传性运动感觉性周围神经病,关节畸形一般和脊柱侧弯畸形同时存在。脊柱强直可以伴随肌营养不良。肌肉挛缩是肌肉间质内结缔组织增生而致,不同于肌强直,一般没有肌纤维膜除极,见于不同神经肌肉病的晚期。

骨骼肌钙化:应当注意是否存在骨骼肌的钙化,弥漫性的骨骼肌钙化可以出现进行性骨化性纤维发育不良,也出现在没有正规治疗的皮肌炎患者。

其他系统:肌肉病可以伴随心脏、肺、皮肤、眼的异常以及中枢神经系统损害的症状和体征。先天性肌营养不良可以出现智力发育的异常以及严重的周围神经病;肌原纤维肌病可以伴随严重的心脏病;而在代谢性肌肉病可以出现心血管以及中枢神经系统的损害。皮肌炎或结缔组织病伴随的骨骼肌损害有可能存在肺间质纤维化以及关节和皮肤的损害。

【辅助检查】

1. 常规实验室检查　对于肌肉病应当检查血清肌酸激酶,确定是否存在肌纤维损害,一般超过正常的 10 倍基本都是肌肉病,但肌酸激酶的升高多和骨骼肌的损害程度不平行。考虑到自身免疫性肌肉病的可能性,应当检查血沉、免疫球蛋白以及其他的自身免疫指标,肌炎患者应当检查各种肌炎相关抗体,而考虑到嗜酸性肌筋膜炎应当查全血嗜酸性细胞计数。如果考虑到代谢性肌肉病,应当检查血乳酸丙酮酸,在脂肪代谢性肌肉病应当进行血肉碱测定。

2. 电生理检查　肌电图检查在多数情况下协助判断是否存在肌肉的损害,通过电生理检查确定病变的范围,以鉴别不同疾病。在肌酸激酶增加 10 倍以上的患者没有必要进行肌电图检查,一般都是肌源性损害。对于肌肉活检没有明显病理改变的神经肌肉接头病和以骨骼肌兴奋异常为主要表现的肌肉病,电生理检查具有重要的诊断价值,低频重频刺激出现递减现象见于重症肌无力,而在癌性肌无力综合征在高频刺激出现递增现象,骨骼肌离子通道病可以通过各种诱发试验协助诊断。

3. 肌肉活检　肌肉活检适应证是先天性肌病、肌炎和线粒体肌病,某些特定的代谢性肌肉病也可以采取肌肉活检方法进行诊断。肌营养不良和神经源性肌萎缩在临床诊断不清楚的情况下,也可以选择进行。骨骼肌兴奋性异常为主的肌肉病、内分泌肌肉病和中毒性肌肉病不能发现具有病理诊断价值的形态学改变,一般不进行肌肉活检。肌肉活检首先是选择肌肉受到中度累及的部位。不应当在进行过肌电图检查或外伤的部位进行,这两种情况都可以导致假象的出现。活检方法是在局部麻醉下进行,小孩一般需要用镇静药或全身麻醉。标本可用于电镜检查、组织化学、酶组织化学、免疫组织化学检查,在特殊情况下进行肌肉生化、基因和体外电生理检查。所取的标本应尽快送到附近的神经病理实验室,一般不要超过 2h。为了预防并发症的出现患者应当在活检后休息 1～2d。

4. 最小运动量试验　通过乳酸丙酮酸的最小运动量检查确定肌病是否存在能量代谢的异常,糖原贮积症一般存在糖的无氧酵解异常,在无氧运动时存在乳酸明显的增加,而线粒体病存在有氧代谢异常,在有氧状态下出现明显异常。

5. 生化检查　需要采取活检的新鲜肌肉标本,标本需要冷冻保存或马上处理。目前采取血液也可以进行酶学检查。目前采用酶生化检查用于线粒体细胞病、糖原沉积病和脂肪代谢性肌肉病的研究,在脂肪代谢性肌肉病可以确定是否存在肉碱缺乏或戊二酸尿症。

6. 基因检测　多数肌营养不良、强直性肌营养不良和周期性瘫痪、线粒体细胞病、先天性肌无力综合征可以通过基因检查加以确定诊断,对这些疾病电生理和分子遗传技术结合可以代替肌肉活检进行诊断。需要的标本是新鲜的抗凝血和骨骼肌,其他组织也可以被采用。由于目前许多疾病的致病基因改变还没有完全阐明,常规检查一般只检查几个热点突变,一些已知的致病基因出现的阳性率不高还有一些基因突变可能没有明确的病理意义,所以阳性的结果可以帮助确定诊断,而阴性的结果不能除外疾病的诊断。

7. 医学影像学　计算机断层扫描、磁共振和肌肉超声检查作为非创伤性检查方法目前已经开始广泛应用于肌肉病的辅助诊断,可以确定不同肌肉病的骨骼肌损害在全身的宏观分布规律以及代谢的异常改变,指导肌电图和肌肉活检部位的确定,也指导进一步的基因检查。

【诊断和鉴别诊断】

诊断疾病的基础还是病史、家族史以及对患者的详细查体,临床资料和家族史在肌肉病的诊断中发挥不可替代的重要的作用,各种不同的辅助检查手段为最终的病理或分子诊断提供依据。不同的检查均具有其长处和局限性,其中肌肉活检、基因检查和酶学检查对肌肉病的诊断具有更为重要的价值。

通常首先需要依靠临床症状和体征确定下列几个问题。

依据肌肉无力和萎缩的分布、肌酶的增加以及肌电图的肌源性改变特点判断是否为肌营养不良、肌病、炎性肌肉病。

依据肌无力的波动性和血乳酸的增加确定是否为代谢性肌肉病,依据症状的周期性改变或肌强直现象,结合肌酶和肌电图改变确定疾病是否为离子通道病;依据肌肉无力的疲劳性和肌电图重频刺激的显著递减现象确定是否为神经肌肉接头疾病。

确定患者为非离子通道病后,进行病理检查,确定肌肉病的病理改变性质。

在遗传性肌肉病,首先确定患者的临床和病理表型,而后进一步做生化和基因检查,最后在诊断不清楚的情况下进行肌肉病理检查。

【治疗】

应当尽可能在诊断清楚的基础上进行相应的治疗,多数炎性肌肉病和部分代谢性肌肉病可以得到很好控制。炎性肌肉病可以给予调节免疫治疗,脂肪代谢性肌肉病可以进行左旋肉碱和维生素 B_2 的替代治疗。糖原累积病 2 型可以给予酶替代治疗。所有肌肉病在手术中应防止恶性高热发生。其他肌肉病缺乏有效的药物治疗方法,治疗重点放在物理治疗、矫形和心理治疗方面,通过医生、护士、患者和社会的配合来提高病人的生存质量。

骨骼肌疾病的干细胞治疗以及基因治疗是充满希望的治疗方法,但明确还没有获得满意的疗效。

第二节　重症肌无力

【概述】

重症肌无力(myasthenia gravis,MG)是一种获得性自身免疫性神经肌肉接头疾病,患病率为 4～7/10 万,发病率为 0.2～0.5/10 万。其病理改变主要为神经肌肉接头的突触后膜的 AchR 受到抗 AchR 抗体的破坏,导致突触后膜破坏和 AchR 减少。主要临床特点为肌无力和活动后的肌疲劳现象,通过休息和给予胆碱酯酶抑制药可以使症状改善。

【病因与发病机制】

MG 病人的终板在突触后膜存在 IgG 和补体的沉积,在血清中发现 80%～90% 的病人存在抗

AchR抗体,由于体内产生了抗AchR抗体而破坏了神经肌肉接头突触后膜的AchR,导致突触后膜受体减少和后膜破坏,造成神经肌肉接头处的信息传递障碍,在临床上产生骨骼肌收缩易疲劳。抗AchR抗体由IgG的不同亚型构成,仅几种抗体可以结合到突触后膜α银环蛇毒素的结合点,所以MG的抗AchR抗体为多克隆抗体。在抗AchR抗体阴性的全身型MG患者中,15%～20%可检测到抗肌肉特异性酪氨酸激酶(MuSK)抗体,后者也可以导致AchR的减少。

MG的发生推测和病毒感染有关,病毒感染胸腺上皮细胞后,通过"分子模拟"机制诱发了针对"肌样细胞"表面AchR的局部炎症反应,打破了正常状态下AchR的自身耐受,进而在辅助性T细胞的协助下刺激外周淋巴器官的浆细胞,产生针对AchR的多克隆IgG抗体,与AchR抗原决定簇结合,直接阻断AchR或通过补体破坏AchR而导致MG发病。MG患者的调节性T细胞也存在异常,促进免疫耐受的丧失。

许多MG病人和HLA型相关,提示遗传因素也在发病中具有一定的作用,在病人健康的家族成员也发现存在电生理和免疫的异常。此外MG病人的睡眠受到干扰,经过糖皮质激素治疗后好转提示中枢神经系统的乙酰胆碱突触也受到部分抑制。不同的临床资料显示胸腺在MG发病中具有一定的作用,胸腺含有肌源性细胞,其表面AchR,作为抗原刺激单核细胞和T-淋巴细胞导致此病发病。

【病理改变】

少部分MG病人的骨骼肌出现淋巴溢现象和个别肌纤维变性改变,此外可见肌病改变、神经源性肌萎缩,神经末梢出现萎缩和终板加大。电镜检查和神经肌肉接头的形态计量分析显示神经末梢和突触后膜萎缩,突触后膜变短,AchR抗体脱失,出现免疫复合物沉积,此外肌间神经和毛细血管也出现异常改变。在增生的胸腺可以发现淋巴生发中心增生,内有B淋巴细胞。在胸腺瘤可见肿瘤细胞取代整个胸腺。

【临床表现】

1. 临床症状 可以出现在从显示儿童到老年的任何年龄组,女性病人的多数发病年龄在15～35岁,男性发病年龄比较晚,我国儿童期(<15岁)起病者可达30%～40%,且多为眼肌型,男女比例接近。男性在60～70岁达到发病高峰,女性发病多于男性(3∶2)。

①肌肉无力:多数病人表现为骨骼肌的病理性易疲劳现象或持续性的肌无力在活动后加重,精神负担、高热、月经、感染、刺眼的光线可以诱发肌无力反应或加重病情,开始病人常表现为眼睑下垂、复视、讲话弱带鼻音和肢体无力,症状在夜间睡眠后或长时间休息后消失或明显改善,活动后症状出现或加重。偶尔病人在早晨睡眠后症状最明显,有时面肌、舌肌、咽喉肌和咀嚼肌群单独或与其他骨骼肌一起受累及,鼓膜张肌受累导致低频范围出现听觉减退,镫骨肌受累导致听觉过敏,讲话很快出现疲劳、变弱和鼻音,长时间讲话出现完全失语。在MG晚期也是一定的肌群受累,常出现不同肌群交替出现症状或从一处扩展到另一处肌群。四肢肌肉的肌疲劳现象常常近端肌群重于远端肌群,双侧同时受累及多于一侧受累及,肢带肌和颈部肌肉受累及单纯从临床上很难和其他肌肉病区别,在没有眼咽部症状时很难作出正确诊断,这些患者应当特别注意病人的呼吸功能,观察最大呼气和吸气时的胸廓活动情况、随意的咳出力量,以及呼吸和心跳频率。咽喉部肌肉无力可以导致吞咽危险和窒息。吞咽困难可以通过吃凉的食品如冰激凌而得到改善。

②其他症状:腱反射一般存在或比较活跃,个别病人出现面手麻木感或二便失禁。个别病人出现肌肉疼痛,肌肉萎缩一般不出现在肌疲劳前,仅出现在晚期,在发病后6个月和1年后14%的病人出现肌肉萎缩。

③合并其他疾病:70%的MG病人存在胸腺的异常,包括淋巴细胞和浆细胞增多伴随出现大量的生发中心高,提示存在慢性炎症。胸腺肿瘤出现在10%～40%的MG病人中,但很少出现在儿童患者,在这些胸腺中也可以找到胸腺肿瘤的组织学改变,小部分胸腺瘤如果不马上进行手术可以浸润胸膜、心包膜和其他的纵隔结构。10%～15%的MG病人合并甲状腺疾病,5%伴有甲状腺功能亢进症、5%伴有甲状腺功能减退(尸体解剖发现19%的MG合并出现甲状腺炎)。其他合并的疾病包括红斑性狼疮、多发性肌炎和皮肌炎、肌病伴管聚集、Sjogren综合征、天疱疮、溃疡性结肠炎、Lambert-Eaton综合征、Sneddon综合征、结节病和急慢性的周围神经病。

2. 临床分型 MG分4个亚型,一般Ⅰ型和Ⅱa型占病人的55%,Ⅱb型为21%,24%为Ⅲ～Ⅳ型。死亡率在Ⅲ型最高,其次为Ⅳ和Ⅱ型。

Ⅰ型,眼型,典型临床表现为一侧或双侧眼睑下垂,有时伴有眼外肌无力和复视,预后良好。轻度的骨骼肌无力和疲劳现象以及肌电图显示肌无力的递减现象不能除外眼肌型 MG,但可能发展为全身型,约 40％的眼肌型 MG 可以发展成全身型 MG,但如果在发病后 2 年内没有进行性加重,多数病人不会继续发展成全身型。可分为以下两型:①Ⅱa 型,轻度全身型,缓慢进展,伴随眼外肌和球部肌肉的肌无力和肌疲劳现象,死亡率极低;②Ⅱb型,中度全身型,开始进行性发展,常常伴有眼部症状,从其他肌肉和球部肌肉的中度扩展到重度 MG,常常出现构音障碍、吞咽困难和咀嚼困难,呼吸肌一般不受到累及,病人的生活受到限制,死亡率低。

Ⅲ型,急性快速进展型,在几周和几个月内急性开始迅速发展的球部肌肉、全身骨骼肌和呼吸肌的无力,常合并胸腺瘤,出现胆碱能危象和肌无力危象,死亡率高。

Ⅳ型,慢性严重型,开始为眼肌型或轻度全身型,2 年后或更长时间后病情突然恶化,常合并胸腺瘤,预后不好。

3. 特殊类型

①一过性新生儿型 MG:大约 12％患 MG 的母亲生的新生儿出现一过性新生儿型 MG,临床症状在出生后 3～6 周自发消失,患病的新生儿表现为面具样面容,吸奶和吞咽无力(87％)、出现全身性肌无力(69％)、呼吸功能不全(65％)、哭泣无力(60％)、肌病面容(54％)和眼睑下垂(15％),这些症状在生后几小时到 3 天出现,在 1 周内有很高的死亡率。

②MG 危象:患者发生呼吸无力和(或)吞咽困难,不能维持通气功能和保护气道时,称为危象。尽管采取各种治疗,20％的 MG 患者可以出现危象。主要包括两个类型:a. MG 危象,是 MG 患者死亡的主要原因。呼吸肌和咽喉肌无力急性加重,通气不足且气道分泌物增加阻塞气道,AchEI 的剂量可改善症状。b. 胆碱能危象,由 AchEI 过量所致,多见于 MG 症状加重增加抗胆碱酯酶的药物时[溴吡斯的明 6～8mg/(kg·d)以上],出现药物中毒表现,在呼吸困难加重的同时,分泌物明显增加且伴有胆碱能亢进的其他症状(瞳孔缩小、多汗、腹痛、肌肉震颤等)。

③抗生素和药物引起的神经肌肉接头传导阻滞:不同药物通过抑制突触前膜乙酰胆碱的释放和阻滞突触后膜乙酰胆碱的作用从而导致神经肌肉接头信息传导受阻,在临床上使无症状的 MG 表现出来严重者出现肌无力危象,此类药物也可以使明确诊断的 MG 临床症状突然恶化。

④其他类型的 MG:肢带型 MG 患者仅出现四肢的无力,没有眼睑下垂表现。颈臂炎性肌肉病也是 MG 的一个亚型,肌无力主要出现在上肢的近端和颈部肌肉。

【辅助检查】

1. 疲劳试验 反复活动受累肌可诱发症状加重。疲劳试验还有助于观察病情改变,尽可能在没有给予抗胆碱酯酶药物的情况进行。一般哪块肌肉无力明显就检查哪块肌肉。

2. 药物试验 先停用抗胆碱酯酶药物 6～8h,而后进行药物试验。国内常用的方法是新斯的明 0.02～0.03mg/kg 体重肌内注射,注射 20min 后开始观察主要被累及肌群的无力改善程度。至少 2 个肌群改善 50％以上或 1 个肌群改善 70％以上才可以确定有意义,注射 1.5～2h 后改善的肌无力又恢复到注射前水平可判定为阳性。为防止因饥饿或过度劳累对结果判断的干扰,应在检查前让患者吃饭且适当休息。为预防抗胆碱酯酶药物的不良反应,可先肌内注射阿托品 0.5～1mg。肌疲劳试验阳性没有绝对特异性,阳性反应可以出现在肌萎缩侧索硬化、脊髓灰质炎、先天性肌无力综合征和 Lambert-Eaton 综合征。

3. 神经电生理检查 以 2～5Hz 的频率进行神经刺激在正常人的波幅没有改变或轻度升高,在 MG 病人 10Hz 以上频率刺激没有改变,在 2～5Hz 重复刺激的开始阶段出现波幅递减现象,递减的幅度至少在 10％以上,肌内注射新斯的明后递减现象改善为阳性。一般对 MG 的检查采取 3/s 刺激 5～6 次的方法,常用检查部位为三角肌和斜方肌,眼轮匝肌、口轮匝肌、额肌和大小鱼际肌也可以应用于检查,活动后、加热和缺血情况下可以增加阳性率。肌电图结果对 MG 无无特异性。严重的 MG 病人通过给予胆碱酯酶药物也不能改善临床症状,肌电图可以显示肌源性改变,在该情况下应当应用单纤维肌电图进行检查,单纤维肌电图是最敏感的 MG 检查方法,主要表现为颤抖增宽和(或)传导阻滞,阳性率可达 95％～99％,但特异性差,阴性时可排除 MG。

4. 血清抗体检查 80％～90％的病人出现抗 AchR 抗体阳性,在缓解期仅 24％的病人阳性,眼肌型约 50％阳性,轻度全身型阳性率为 80％,中度严重和急性全身型 100％阳性,慢性严重型 89％阳性。血清抗体滴度下降 50％并持续 1 年以上多数病人的临床症状可以缓解,而且在糖皮质激素、免疫抑制药、血清置换和胸腺切除后临床症状的改善和血清抗体滴度的下降相关。不同的试验方法和抗原的不同其检查结果也不同。AchR 抗体见于少数自身免疫性甲状腺疾病、服青霉胺者、胸腺瘤患者及家族性患者的无症状同胞。常规方法不能检测到抗 AchR 抗体的 MG 患者,可能有针对神经肌肉接头处低亲和力抗 AchR 或 MuSK 抗体,但日本的报道阳性率只有 2％～3％。部分 MG 患者有胸腺瘤,特别是成年患者,可以出现有抗连接素抗体和抗里阿诺碱受体抗体等针对骨骼肌抗原的抗体。30％～40％的 MG 患者存在甲状腺球蛋白抗体。

5. 胸部 CT 检查　25％的胸腺瘤在前后位和侧位 X 线检查阴性,CT 检查有助于胸腺瘤的诊断。胸腺瘤 CT 检查的阳性率可达 90％左右。10％～15％的 MG 患者伴胸腺瘤,60％伴胸腺增生,在 50 岁以后发病的患者的胸腺通常正常或萎缩。

6. 其他检查　全身型 MG 有必要测定病人的肺活量和进行血气分析。一般 MG 患者不需要进行该检查,但在颈臂炎性肌肉病的肌肉病理检查可以发现肌纤维的坏死和炎性细胞浸润。

【诊断和鉴别诊断】

MG 的诊断主要依靠患者的病史,患者出现特殊的肌肉无力,而且活动可以加重。有这些临床特点的患者应当进行肌电图、新斯的明药物试验和血清抗 AchR 抗体测定,根据病人出现肌无力和肌疲劳、药物试验阳性、肌电图的递减现象可以诊断 MG,出现抗 AchR 抗体可以进一步证实此病的存在,但没有一项实验室检查是 100％阳性,肌电图正常和抗体阴性不能否定 MG 的诊断。为了除外其他出现肌疲劳现象的疾病和 MG 伴随疾病,需要进行其他免疫学检查、甲状腺检查和胸腺检查。肌无力症状复发时,如果原来有效的疗法没有效果,需考虑是否合并其他疾病。

除临床表现和肌电图改变象提示 MG 外,如果还有其他的肌肉病、肌炎和周围神经病的依据,应当进行肌肉活检和血清酶学检查,如果没有眼外肌受累或仅眼外肌受累及、临床症状没有晨轻暮重现象,同时出现不典型的神经系统损害的症状,在没

有肌疲劳现象和抗 AchR 抗体阳性的情况下,即使肌电图显示有递减现象和依酚氯铵试验阳性,MG 的诊断不能确定。这种情况下为了诊断或除外 MG 应当进行详细的电生理和形态学检查。

眼睑下垂和眼外肌瘫痪为主要表现的患者,应当排除慢性进行性眼外肌瘫痪、Meige 综合征、动眼神经麻痹、Horner 综合征、先天性睑下垂、眼咽型肌营养不良、甲状腺眼病、眼眶内占位病变、眶肌炎和 Miller Fisher 综合征。咽喉肌无力为主要表现者应当排除脑干梗死、后组脑神经麻痹和进行性延髓性麻痹。四肢肌肉无力为主要表现的患者需要排除 Lambert-Eaton 综合征、线粒体肌病、脂肪累积肌病、多发性肌炎、运动神经元病和肉毒中毒等,还需要要与慢性疲劳现象鉴别,后者多伴随焦虑抑郁症状,一般无眼睑下垂。呼吸困难的鉴别包括运动神经元病、心功能不全等。儿童或青少年起病者还要与先天性肌无力综合征鉴别,后者没有抗体,此外药物治疗效果也不好。

【治疗】

所有患者均首先给予抗胆碱酯酶抑制药。其次是考虑病人是否适合进行胸腺切除治疗、糖皮质激素、免疫抑制药和血浆置换。通常要先达到诱导缓解,再维持这种缓解,缓解 1～2 年后可逐渐减量。胸腺瘤患者行胸腺切除。年轻的全身型 MG 患者如果 AchEI 疗效不佳,也可以进行胸腺切除,最好在发病后 1 年内完成。进展性加重的所有类型 MG 患者均要给予免疫治疗,同时给予药物预防药物的不良反应。此外,应当关注病人的精神状态。

(一)对症治疗

最常用的对症治疗药物是溴比斯的明,对球部和四肢骨骼肌无力效果好,新斯的明起效快,对四肢肌无力效果好,阿奴斯的明对四肢肌无力效果好。3,4-二氨基吡啶可促进突触前膜释放 Ach,在先天性肌无力综合征患者有效。首先应当单一用药,个别情况下联合用药。在病人躯体和精神负担加大、感染和月经期间应当加大用药剂量,怀孕时用药剂量可以升高也可以降低,此外应当根据病人的临床症状加重和缓解而调节用药的剂量,由于每个病人对胆碱酯酶抑制药的反应不同,必须对每个病人进行详细观察,而后选择最佳剂量和作用最充分的药物,应当经常对病人对药物的反应进行检查控制。

溴比斯的明,片剂为 10mg、60mg 和 180mg 三

种。此药起效慢,不良反应比新斯的明小,开始从小剂量开始,一日 3 次,每次 10mg,而后逐渐加大剂量到稳定在身体可以耐受的剂量,由于此药的作用持续 3～6h,有必要一天服用 4 次和多次,并且和病人的生活习惯相适应。轻中度的 MG 每天药物总量为 120～360mg。新斯的明的片剂为 15mg,针剂为 5mg/2ml,此药发挥作用快,口服后 15～30min 显效,可以迅速扭转 MG 反应,清晨服用一次可以使病人迅速穿衣和吃早饭,如果作为常规用药应当每 2～3 小时应用一次,新斯的明引起的肌肉方面的不良反应比溴比斯的明常见。阿伯农斯的明的剂量为 10mg 片剂,作用持续 6～8h 每 6 小时服药一次。

由于胆碱酯酶抑制药抑制乙酰胆碱的水解,导致乙酰胆碱在副交感神经末梢、神经节前突触、终板和中枢神经系统堆积,出现不良反应(表 14-1)。毒蕈碱(毒蘑菇的毒素)作用在神经节后副交感神经受体,不作用在烟碱神经节和运动终板,为了描述乙酰胆碱的不同作用,习惯称作用于神经节后副交感神经受体的作用为毒蕈碱样作用,作用于神经节和运动终板称烟碱样作用。毒蕈碱样不良反应一般出现在开始应用胆碱酯酶抑制药达到治疗剂量时,应采取抗副交感神经药物进行治疗。不良反应比较轻,可以给予 L-莨菪碱一日 3 次,一次一片,严重不良反应可以给予阿托品 0.5mg 肌内注射或 L-莨菪碱肌内或静脉注射,根据经验胆碱酯酶抑制药的毒蕈碱样不良反应随着时间的延长而逐渐减轻。烟碱样不良反应和中枢神经系统的中毒表现一般出现在长期用药的病人,该不良反应常被抗副交感神经药物所掩盖,只有当出现胆碱能危象伴随呼吸肌瘫痪或中枢性呼吸麻痹时才被诊断出,可能是病人突然死亡的原因。

(二)针对免疫异常的治疗

1. 糖皮质激素　作为首选药物,适于小到中等剂量的胆碱酯酶抑制药不能获得满意疗效、胸腺切除术前或术后恶化者以及不能手术者。以较大剂量开始时,MG 病情可短暂加重或诱发危象,通常发生在给药后的 4～10d。对Ⅱb、Ⅲ和Ⅳ型患者从小剂量 20mg/d 开始逐渐增加,而后每 6 天增加 12.5mg,最后增加到每 2 天 100mg 或 60～80mg/d 或 1mg/(kg·d),有时在剂量达到每 2 天 100mg 以前临床症状已经明显好转,就没有必要继续增加剂量。如果患者病情较重需要更大剂量激素,可以合用血浆置换或静脉滴注免疫球蛋白(IVIg)以减少短暂加重的风险。Ⅰ和Ⅱa 型患者可从 60～80mg/d 或 1mg/(kg·d)开始或大剂量甲泼尼龙冲击疗法。通常在 4～6 周出现改善,在此期间剂量维持在 50～80mg/2d,多数病人在临床症状改善后 3 个月抗体水平下降,为了维持好转后的状态,糖皮质激素必须缓慢减量至维持量,一般降至每 2 天 15～30mg,维持治疗 1 年后再经过数月逐渐减量停药,维持在 0.2mg/kg 一般没有任何不良反应。1 年不能减少到该剂量以下者要联合使用免疫抑制药。糖皮质激素的不良反应包括体重增加、体液潴留、电解质紊乱、高血压、糖尿病、焦虑、失眠、神经质、青光眼、白内障、胃肠道出血和穿孔、类固醇肌病、机会性感染和股骨头坏死。对此在治疗以前一定要明确告诉病人,同时应当告诉病人有 80%～90%的病人可以获得满意的疗效。骨质疏松可用碳酸钙 1 500mg/d 和维生素 D 400～800U/d。胃肠道并发症可以用制酸药物和胃黏膜保护药预防。大剂量冲击时有猝死可能,故冲击治疗期间应进行

表 14-1　胆碱酯酶抑制药的不良反应

毒蕈碱样	烟碱样	中枢神经系统
瞳孔缩小	肌无力	不安静
分泌过多(唾液过多、大汗、气管内分泌物增多)	呼吸肌无力	恐惧
	肌疲劳现象	头晕
消化道症状(腹泻、腹部痉挛、恶心、呕吐、厌食、大小便失禁)	肌束颤	失眠
	肌肉痉挛	头痛
呼吸困难	震颤	意识障碍
心动过缓和低血压	构音障碍	或昏迷
	吞咽困难	癫痫

心电监护。此外病人应当低盐和高蛋白饮食,补充钾。使用糖皮质激素前应先进性肝炎病毒学相关检查,如果存在病毒肝炎,应该请传染科给予抗病毒治疗后再进行免疫抑制药治疗。

2. 免疫抑制药 适于糖皮质激素疗效差及糖皮质激素依赖患者的长期治疗。骨髓抑制是此类药物常见的不良反应,白细胞低于 4×10^9/L、血小板低于 100×10^9/L 时应该减药并使用药物提升血细胞数量。如果白细胞低于 2 500/L 应当停药。其次是肝肾功能的异常,应定期复查(开始每周一次,其后改为 2~4 周一次)。肝功能>正常高限的 2 倍和肾功能>正常高限时要立即停药并给予相应治疗,肝功能异常未增高到上述水平时可用药同时联合保肝治疗,肝肾功能恢复正常后可尝试从小剂量重新开始原来的免疫抑制药。使用免疫抑制药前也应先检查是否存在病毒性肝炎,对于肝炎请传染科给予抗病毒治疗后,肝炎稳定后再进行免疫抑制药治疗。由于此类药有潜在致畸作用,所以对男女均应当避孕。所有免疫抑制药均存在致癌性的潜在风险。

硫唑嘌呤主要抑制 T 细胞的功能。硫唑嘌呤与糖皮质激素合用者的功能恢复优于单用糖皮质激素者,用于全身型 MG。一般合用两者时,先逐渐减少糖皮质激素的用量,而保持硫唑嘌呤的用量。硫唑嘌呤一般 50mg/d 开始,逐渐增加剂量到 2~4mg/(kg·d),分 2~3 次给药,起效时间为 2~6 个月,治疗应当维持至少 1~2 年。不良反应有流感样症状、胃肠道不适和胰腺炎,通常在开始治疗后的数周内出现。还有患者出现肝功能异常、白细胞减少、贫血、血小板减少或全血细胞减少,通常在减量后改善。环孢素用于硫唑嘌呤无效或不能耐受者,主要通过抑制钙神经素信号通路而抑制 T 细胞的功能,可显著改善肌力且降低 AchR 抗体的滴度。50mg,bid 开始,逐渐增加到 4~6mg/(kg·d)。不良反应主要为肾脏毒性和高血压,震颤、牙龈增生和多毛也较常见。他克莫司在其他药物疗效不佳的患者尝试,主要是在 RyR 抗体阳性患者。与环孢素一样属于大环内酯类,抑制激活的 T 细胞的增殖。他克莫司亦可作用于 RyR 受体介导的钙离子释放过程,还有加强兴奋-收缩耦联的作用。3mg/d,开始 tid,不良反应与环孢素相似但明显较环孢素轻。麦考酚酸莫酯用于不能耐受硫唑嘌呤无效或不能耐受者,其代谢产物霉酚酸可以抑制嘌呤合成,从而选择性影响淋巴细胞增殖。一般

500mg,bid 开始,逐渐增加到 2 000~3 000mg/d。主要不良反应是腹泻,骨髓抑制作用较弱。环磷酰胺用于糖皮质激素加硫唑嘌呤、环孢素或麦考酚酸莫酯无效或不能耐受这些药物者。能够抑制 B 细胞活性和抗体的产生,在大剂量还能够抑制 T 细胞,显著改善肌力和减少糖皮质激素用量。0.2g/次,每周静脉注射 3 次;或 0.8~1.0g/次,每月一次,总剂量为 8~10g。其不良反应包括胃肠道反应、骨髓抑制、机会性感染、膀胱刺激、引起不育以及诱发恶性肿瘤的潜在可能性。甲氨蝶呤疗效不佳,每周给予 10~15mg。在上述药物治疗无效的患者可试用。

3. 血浆置换和静脉滴注免疫球蛋白(IVIg) 主要用于非常严重的全身型和暴发型 MG 以及合并危象时,上述方法不能很快获得治疗效果,由于作用短暂,仅在特别危重的病人应用,协助诱导缓解和准备手术。一般血浆置换的第一周病情好转,治疗方法通常为成年人每次置换 3~5L 血浆,隔日或每日一次,共 4~6 次。作用持续 1~3 个月,经过几次置换后疗效可以得到巩固。不良反应包括低血压、血浆成分过敏、低钙血症、低蛋白血症、心功能不全、置管处感染以及传播病毒感染的潜在风险等。IVIg 的适应证与血浆置换相同,不良反应较少,因此常常被首选,在危象时血浆置换起效更快。IVIg 的有效性与血浆置换无显著性差异,与口服甲泼尼龙的疗效也没有差异,1g/kg 和 2g/kg 剂量的疗效无显著性差异。

MG 的早期治疗策略是在疾病的早期给予血浆置换或 IVLg,而后给予糖皮质激素可以获得更好的效果,糖皮质激素的不良反应史小。

4. 胸腺切除 一般在Ⅱb、Ⅲ和Ⅳ型 MG 病人如果在 6 个月内症状没有缓解应当进行手术治疗,Ⅰ和Ⅱa 型一般不进行手术治疗。60 岁以上的病人胸腺出现退休性改变,没有必要进行手术治疗。AchR 抗体阴性的患者胸腺切除术的疗效尚未确定,MuSK 抗体阳性患者不需要胸腺切除术治疗。对严重的 MG 通过重症监护和辅助呼吸以及泼尼松治疗,预后也比较好,手术和非手术组症状改善没有明显差别,胸腺手术只在极严重的 MG 进行。76% 的病人在手术后症状消失或改善,病理检查显示许多生发中心,临床症状缓解比较缓慢,生发中心少,缓解迅速,在手术前进行放疗预后更好,单独放疗只应用于病人不能耐受手术治疗。

伴有胸腺瘤的患者均需要胸腺切除。应该在

MG 稳定后行胸腺瘤切除术。手术前调整胆碱酯酶抑制药的最小有效剂量,在手术前留有充足的时间是病人达到最佳的营养和健康状态,手术当天不给予胆碱酯酶抑制药。手术期间应当有一名有治疗 MG 经验的医生对病人进行不断的观察,手术后由于病人呼吸功能不全和分泌物阻塞应当进行气管插管,手术后在密切观察病情变化状态下可以给予胆碱酯酶抑制药,开始给予足量,几天后逐渐减量,许多病人在手术后 24h 临床症状明显改善并维持几天,在这期间胆碱能反应的危险比较高,所以病人离开手术观察室后还要密切观察病情变化,手术后效果开始出现,胆碱酯酶抑制药的剂量应当及时减量。手术后如果必须应用抗生素,一般选择合成青霉素。镇静药应用也应当小心。

5.MG 危象和胆碱能危象　无论何种危象,均要及时进行气管插管、人工辅助呼吸和停用抗胆碱酯酶药物。只有在进行了气管插管并清除了气管内分泌物后,才能开始寻找导致危象发生的原因及进行其他治疗措施。在危急状态下有时很难根据临床和药理学经验来区别是肌无力危象还是胆碱能危象,因为两种危象可以出现在同一个病人的不同肌肉,在此情况下应当停止胆碱酯酶抑制药数天。长时间应用胆碱酯酶抑制药可以引起运动终板对乙酰胆碱暂时的不敏感,在进行持续监护情况下停止所有药物 14d 会再次敏感。危象不能被马上控制,气管切开必须进行。新的治疗在应用胆碱酯酶抑制药的同时,要早期给予血浆置换或 IVIg,及时控制感染,亦可使用大剂量甲泼尼龙冲击治疗。待患者力量恢复达到一定程度,可逐渐增加胆碱酯酶抑制药的剂量,尝试脱离人工通气,应尽早常规给予口服糖皮质激素和其他免疫抑制药。

肌无力危象可以出现在 MG 病人,也可以出现在健康人感染或麻醉期间应用抗生素和肌松药的情况下,肌无力危象确诊后首先静脉注射新斯的明

0.25mg 或溴比斯的明 1mg,而后非常小心地增加剂量,从静脉注射到肌内注射剂量应当增加 1.5 倍到 2 倍,如果出现生命危险应当进行血浆置换。胆碱能危象是通过胆碱酯酶抑制药过量产生烟碱样运动终板阻断作用而引起,常常和出现严重的肌无力相关,当抗副交感神经药物治疗毒蕈碱样表现过量时,没有及时发现胆碱能危象发展的危险很大,一般先给予阿托品 1mg 静脉注射,5min 后如果有必要可以再静脉注射 0.5mg,而后的剂量必须符合毒蕈碱样表现,烟碱样表现可以通过应用双复磷(胆碱酯酶激活药)而改善。

6.避免使用的药物　有些药物通过抑制突触前膜 Ach 的释放和阻滞突触后膜 Ach 的结合而导致神经-肌肉接头传导阻滞加重,引起 MG 症状突然恶化或诱发 MG,这些药物包括:糖皮质激素、抗生素(四环素、链霉素、新霉素、庆大霉素、卡那霉素、紫霉素、妥布霉素、氨苄西林、杆菌肽、多黏菌素等)、抗心律失常药物(奎尼丁、普鲁卡因胺、利多卡因、普罗帕酮)、β 受体阻滞药(普萘洛尔)、神经精神类药物(巴比妥类、苯二氮䓬类)、镇痛药(吗啡、哌替啶等)以及青霉胺、奎宁和氯喹等。

【预后】

在眼肌型 MG 患者中 10%~20% 可以自愈,20%~30% 始终局限于眼外肌,80% 的患者在发病后 3 年内逐渐发展成为全身型 MG。眼肌型 MG 给予糖皮质激素和免疫抑制药能够改善眼外肌症状,防止向全身型 MG 发展的疗效尚不肯定。患者的生活质量由于抑郁和运动的障碍而出现下降。70% 的 MG 患者在发病 1 年内达到最严重,发生危象的患者中 20%~30% 在发病 1 年内出现首次危象。随着机械通气、重症监护技术以及免疫抑制药的广泛应用,MG 死亡率至 3% 以下,预后差的主要原因是伴随恶性胸腺瘤。

(袁　云)

第三节　炎性肌肉病

肌炎或炎性肌肉病分为自身免疫性肌炎和感染性肌炎。自身免疫性肌炎比感染性肌炎常见,年发病率为 2.18~7.7/100 万,免疫性肌炎包括皮肌炎、包涵体肌炎、多发性肌炎、免疫性坏死性肌肉病和多发性肌炎合并其他结缔组织病,少见类型包括嗜酸性肌炎、结节性肌炎、风湿性多肌痛及其他。感染性肌炎包括病毒性肌炎、细菌性肌炎、真菌性肌炎、寄生虫肌炎、病毒感染后疲劳综合征,相对少见。

一、皮　肌　炎

皮肌炎(dermatomyositis,DM)是一种主要累及皮肤和骨骼肌的炎性微血管病,属于特发性炎性肌肉病范畴。包括成年人皮肌炎、青少年皮肌炎、

皮肌炎伴恶性肿瘤、皮肌炎叠加其他胶原血管病、无肌病皮肌炎、药物相关的皮肌炎和 Wong 型皮肌炎。皮肌炎占炎性肌肉病的 90%，儿童期发病率高峰在 5～14 岁，成人期发病高峰为 30～50 岁。本病女性患者多于男性，男女之比为 1:1.9。

【病因和发病机制】

皮肌炎的发病主要和体液免疫异常激活有关，因补体激活和膜攻击复合物形成，导致毛细血管内皮细胞破坏和微栓塞形成，出现以骨骼肌和皮肤为主的多系统损害。在皮肌炎的肌肉组织中可检测到白细胞介素-1α、IL-1β、转化生长因子 β、巨噬细胞炎症蛋白 1d，说明促炎症细胞因子在 DM 发病中也有一定作用。遗传因素在 DM 的发病机制中也起重要作用。

【病理改变】

主要病理改变是炎细胞浸润、毛细血管坏死和肌纤维变性，束周肌纤维病变是皮肌炎的典型病理改变，其特征是 2～10 层的纤维萎缩在肌束周围。而血管内皮细胞坏死是此病的特征病理改变，导致大量的毛细血管闭塞消失，在部分残存的血管内皮细胞内可以看到管网包涵体，肌纤维的改变是由于血管闭塞导致的缺血损害，儿童皮肌炎还可以看到骨骼肌和皮肤的钙化。皮肤的表皮基底细胞层空泡变性，角质形成细胞坏死，血管扩张，出现活化的 $CD4^+$ 辅助淋巴细胞和中性粒细胞浸润。

【临床表现】

急性或亚急性发病。常呈对称性损害四肢近端肌肉，四肢远端肌肉力量相对较好，但晚期也受累及，可以发生吞咽困难和呼吸肌无力。腱反射存在，但在一些严重的肌无力或肌萎缩患者，腱反射消失。肌痛不常见，发生率不超过 30%。

皮肌炎存在特征性的皮疹，25% 的病人最先的主诉是皮疹。包括：①睑淡紫色皮疹，一侧或双侧眼睑出现，常伴发眼睑或面部水肿；②Gottron 征，位于关节伸面，多见于肘、掌指、近端指间关节处，慢性期表现为伴有鳞屑的红斑，皮肤萎缩，色素减退；③暴露部位皮疹，面、颈、前胸（V 字区）、或背、肩（披肩征）红斑，暴露在太阳下红斑加重，伴随瘙痒；④技工手，手指的侧面、掌面皮肤过度角化、变厚、脱屑、粗糙伴皲裂，类似技术工人的手；⑤甲周毛细血管扩张和甲周红斑，常见于成年人皮肌炎；⑥皮肤异色病样改变，可能是淡紫色红斑区皮肤慢性活动性的结果，导致花斑状的低色素、高色素、毛细血管扩张和萎缩，伴或不伴鳞屑。

罕见的皮肤改变包括获得性鱼鳞病，手掌黏蛋白样丘疹和斑块、手指掌面的皱褶、全身性水肿。不常见的皮肤损害表现包括萎缩性头皮的皮肤病伴非瘢痕性脱发、脂膜炎和网状青斑。38% 的儿童存在瘙痒。瘙痒有助于鉴别皮肌炎和系统性红斑狼疮，后者罕见瘙痒。皮下钙化出现在长期没有治疗的患者，一些病例出现皮肤溃疡形成、感染和疼痛，特别在受压部位。

皮肌炎可以伴发血管炎，出现消化道出血、胃肠黏膜坏死、胃肠穿孔或视网膜血管炎等。部分皮肌炎患者可出现关节挛缩。由于累及到口咽部骨骼肌和食管上部可出现吞咽困难。心脏损害出现房室传导阻滞、快速性心律失常、心肌炎。肺脏间质损害导致间质性肺炎、肺纤维化、弥漫性肺泡损伤。当皮肌炎伴发其他结缔组织病时，出现发热、不适、体重减轻、关节疼痛、雷诺现象。

特殊类型皮肌炎如下。

①无肌病皮肌炎，具有特征性的皮肌炎的皮损，持续 6 个月以上，不包括最初的 6 个月经过系统的免疫抑制药治疗连续 2 个月以上者以及使用能导致皮肌炎样皮肤损害的药物如羟基脲、他汀类降脂药。无肌无力的临床证据，肌电图、肌活检、磁共振结果正常。

②叠加综合征：女性明显高于男性，比例为 9:1。重叠的其他结缔组织病依次为系统性硬化症、类风湿关节炎、系统性红斑狼疮、干燥综合征、结节性多动脉炎。

③药物性皮肌炎：D-青霉胺、青霉素、磺胺、异烟肼、他莫昔芬、氯丙嗪、安他唑啉、克立咪唑、保泰松、干扰素-α2B 均可以导致皮肌炎样综合征。

④Wong 型皮肌炎：特点是红斑、过度角化、滤泡丘疹，有一些报道滤泡丘疹仅出现在膝关节和肘关节的伸侧面皮肤。

【辅助检查】

1. 血清肌酶　肌酸肌酶在活动期可升高到 50 倍。虽然肌酸肌酶浓度常与疾病活动性相平行，但在某些活动性皮肌炎患者可以正常。

2. 肌电图　针极肌电图显示自发电活动增多伴纤颤电位，复合重复放电，正锐波。运动单位电位为低波幅、短时限、多相电位。

3. 肌肉活检　肌活检对诊断最重要，浸润的炎细胞主要在血管周围或肌束衣，此外可见束周肌纤维变性，伴随毛细血管密度明显下降。电镜检查可见血管内皮细胞内管网包涵体。

4. 影像学研究　MRI 在 T_2 加权像和短 T_1 翻转复原像显示活动性病变为高信号,其信号强度与疾病活动性呈正相关。MRI 的 T_2 弛豫时间可作为检测肌肉炎症的定量指标,与疾病活动性相关。

5. 肌炎特异性抗体　①抗合成酶抗体是最常见的肌炎特异性抗体,依据氨基酸的不同,抗合成酶抗体分成若干亚型,出现在 25%~30% 的特发性炎性肌肉病的患者;②抗 Mi-2 抗体,出现在 15%~20% 的皮肌炎患者;③抗信号识别颗粒抗体,在皮肌炎患者中阳性率为 2% 左右;④其他少见的肌炎特异性抗体,抗 CADM-140 抗体主要在非肌炎性皮肌炎患者表达。抗 p155/140 抗体出现在 13%~21% 的皮肌炎患者。抗 p140 抗体主要在青少年肌炎患者。抗 SAE 抗体出现在 8.4% 的皮肌炎患者表达,在多发性肌炎或重叠综合征的不表达。

【诊断和鉴别诊断】

结合患者的临床表现,即出现皮肤和骨骼肌的联合损害,皮肤改变具有 DM 的典型皮疹,在临床上就可以提出诊断。诊断按照下列标准,如果为男性,大于 45 岁,伴随恶性肿瘤的可能性加大。此外抗体的检查不仅可以进一步协助诊断,而且还可以指导进一步的治疗药物选择。

其鉴别诊断主要排除多发性肌炎、其他结缔组织病合并的多发性肌炎以及肌营养不良,这些患者的皮肤损害一般不出现 DM 的典型皮疹,此外骨骼肌病理改变一般没有典型 DM 的束周肌纤维损害特点。2003 年,Dalakas 等提出的诊断标准(表 14-2)。

【治疗】

1. 皮质类固醇激素　是治疗皮肌炎的一线用药。大剂量泼尼松能改善肌力和功能,短期静脉用甲泼尼龙也有效。58%~100% 的皮肌炎患者至少

有部分反应;单独应用泼尼松治疗 30%~66% 的病人恢复正常,开始治疗 3~6 个月症状改善。初始泼尼松 0.75~1.5mg/(kg·d),最高到 100mg/d,维持 3~4 周。对于重症患者或有威胁生命的系统并发症患者,可选择甲泼尼龙冲击 1.0g/d,连续 3d。在大剂量泼尼松治疗 3~4 周后,开始递减剂量,10 周可递减到隔日用药 1mg/kg,如果有效,且无严重不良反应,再进一步将隔日剂量以每 3~4 周减 5~10mg 的速度递减,当泼尼松减至 20mg 隔日 1 次以后,递减速度不超过每 2~3 周减 2.5mg。一般在治疗后 3~6 个月患者肌力和活动能力开始明显恢复。如果泼尼松治疗 4~6 个月后病情客观上无改善或者再减量期间病情恶化,则需要加二线药物。泼尼松剂量加倍,每日给药,至少 2 周,才能减量到隔日一次。一旦病人恢复肌力,再开始缓慢减量。泼尼松和其他免疫抑制药的剂量调整应该根据客观的临床检查,而不是 CK 水平或病人的主观反应。如果没有肌力恶化,不要轻易增加免疫抑制药的用量。

在应用糖皮质激素过程中要补钙 1g/d 和维生素 D 400~800U/d,必要时补钾。监测血压、血糖和电解质。建议低钠、低糖类和高蛋白饮食,控制体重增长。对有基础间质性肺病或应用糖皮质激素联合其他免疫抑制药治疗的患者,可以用复方新诺明预防肺包子虫病的机会感染。如果在糖皮质激素减量过程中患者出现肌无力加重,并且 CK 升高,EMG 显示自发电位增多,需要考虑肌炎活动。当大剂量泼尼松治疗无反应时,应当考虑诊断是否正确。在活动性肌炎病人,皮质类固醇很少能引起近端肌无力。病人 CK 和肌电图正常,出现皮质类固醇中毒的其他表现如库欣面容,则应考虑可能是类固醇肌病。物理治疗、保持体力活动、小

表 14-2　Dalakas 等提出 DM 诊断标准(2003 年)

	典型皮肌炎		非肌炎性皮肌炎
	确诊	可能	确诊
肌无力	存在	存在	无,易疲劳、肌痛
肌电图	肌源性损害	肌源性损害	肌源性损害或无特异性
肌酸激酶	可达正常的 50 倍	升高	可达正常的 10 倍或正常
肌肉病理	束周、肌束衣及血管周围炎细胞浸润,束周萎缩	束周、肌束衣或血管周围炎细胞浸润,束周萎缩	无特异性
皮损或钙化	存在	不存在	存在

剂量应用皮质类固醇将有助于防止肌肉失用。

2. 免疫抑制药　为治疗皮肌炎的二线用药。应用免疫抑制药的指征包括:对糖皮质激素治疗反应差、在糖皮质激素减量过程中病情复发、重症患者和有系统性威胁生命的并发症的患者,可以在开始就联合应用糖皮质激素和二线治疗;绝经后妇女和 50 岁以上男性、X 线片提示骨质疏松明显、有可能需要停用糖皮质激素的患者,也可以选择免疫抑制药。①甲氨蝶呤:对 71%～80% 的患者有效,而且起效较快。推荐方案为从 7.5mg/周开始,渐递增 2.5mg/1～4 周,最高可达 20mg/周,依据耐受性和病情需要决定剂量。如果口服剂量无效或病情严重,可以采用肌内或静脉用药。大剂量用药需要注意监测药物的不良反应,应注意甲氨蝶呤可以导致间质性肺病,所以伴有间质性肺病的患者不宜使用。②硫唑嘌呤,回顾性研究显示硫唑嘌呤对部分皮肌炎和多发性肌炎病人有效。推荐方案为开始 50mg/d,逐渐递增剂量,达到 2～3mg/(kg·d)。同样需要监测药物反应和不良反应。

3. 静脉滴注入丙种球蛋白　大剂量 IVIg 对治疗皮肌炎有效,起效快,用于合并危及生命的系统并发症的重症患者,可与糖皮质激素和免疫抑制药联合应用。静脉注射连用 5d,尔后 1 个月一次,共 6 个月。不良反应包括流感样症状、无菌脑膜炎和肾功能受损等。

4. 康复治疗　在急性期只能进行被动性的肢体康复训练,后期可以进行物理治疗和有规律地进行游泳,这些治疗必须在病人的稳定期逐渐进行,部分病人出现营养缺乏、体重下降、弛缓性便秘和吞咽困难,对这些病人应当进行特殊的饮食治疗。

【预后】

急性期经过治疗肌力恢复正常并处于稳定状态,可恢复正常工作的 50%,经过 2 年没有复发,可全天工作,一般 60%～70% 的病人可达标。约 2/3 的病人在病程 3 年后还有轻度的肢体活动障碍;约 10% 的病人病程超过 10 年病变还处于活动状态;25% 的病人在病后 2～3 年症状再次恶化;20%～30% 的病人在病后几年内死亡,死因多为心肌梗死、吞咽和呼吸麻痹以及恶性肿瘤,4% 死亡病人由糖皮质激素的不良反应引起。

二、多发性肌炎

多发性肌炎是一种散发性的骨骼肌免疫性炎性变性疾病,是免疫介导的炎性肌病的罕见类型,多数情况下是其他自身免疫性疾病伴随骨骼肌炎性损害。

【病因和发病机制】

多发性肌炎由 T 细胞介导,CD8$^+$ T 细胞介导的抗原定向和 MHC-I 限制性的细胞毒性反应。多种炎性趋化因子和前炎性因子参与了肌纤维局部炎性环境的形成,从而能促使 T 细胞的浸润。T 细胞浸润以肌内衣为主,可以突破肌纤维的基底膜进入肌纤维内部并释放多种可以导致肌纤维坏死的物质。而多发性肌炎患者的肌纤维不仅参与了 T 细胞的募集、抗原呈递和共刺激过程,并且可以通过释放刺激细胞因子活化 T 细胞,还可以分泌前炎性因子,促进活化的 T 细胞向肌纤维募集,维持肌内衣的炎性环境。肌纤维不仅是受到 T 细胞浸润攻击的靶单位,也可以通过分泌细胞因子来形成前炎性微环境,促使炎性反应的形成。病毒感染可以导致肌肉组织自身免疫反应。此外肌炎表型与相应的单倍型相关有研究提示多发性肌炎可能与 HLA-B7 和 HLA-DRw6 有关。

【病理改变】

肌肉的主要病理改变是炎细胞浸润和肌纤维坏死。炎细胞浸润以肌内衣和血管周围为主,浸润的炎细胞以 CD8$^+$ T 细胞为主,也可以见到巨噬细胞。肌纤维的坏死一般分散出现,伴随淋巴细胞和单核细胞的浸润,可见炎细胞侵入非坏死性肌纤维。肌纤维膜表达 MHC-I。肌纤维的肥大一般不明显,少数患者的骨骼肌存在线粒体异常,出现破碎红纤维。间质结缔组织增生也不显著。

【临床表现】

多发性肌炎多为成年人发病,发病年龄通常大于 20 岁,儿童罕见。

急性或亚急性发病,临床表现为在几周和几个月内迅速发展的肌无力,肌无力双侧对称,近端重于远端,如骨盆带、肩带肌、上肢或前臂肌肉。此外肌肉无力还可以累及躯干肌颈部肌肉和吞咽肌,极个别的病人累及面肌眼外肌。在疾病晚期,有时也在早期出现呼吸肌受累及表现,个别患者呼吸肌受累可以作为首发症状。少数病人出现面肩肱型分布,大约 1/3 的病人开始表现为远端肌肉受累及。20%～30% 的病人出现肌肉持续性钝痛和一过性肌肉疼痛,极个别病人肌肉疼痛作为首发症状出现。合并结缔组织病患者更容易出现肌痛。

多发性肌炎患者可以合并其他系统性损害,心肌受累可以出现心律失常、心肌炎;呼吸系统表现为呼吸肌力弱或肺间质纤维化,消化系统损害导致胃肠道症状和食管运动下降以及吞咽困难。

多发性肌炎可以合并红斑性狼疮、干燥综合征、抗磷脂抗体综合征和自身免疫性甲状腺炎等免疫性疾病,也可以合并恶性肿瘤,但较皮肌炎少见。对于拟诊多发性肌炎的患者还需要做必要的筛查和随诊观察。

【辅助检查】

1. 血清肌酶　最敏感的肌酶化验是肌酸磷酸肌酶(CK),在活动期可升高到 50 倍。天冬氨酸转氨酶、丙氨酸转氨酶、乳酸脱氢酶也升高。

2. 肌炎特异性抗体　①Jo-1 抗体出现在 25%～30% 的特发性炎性肌肉病的患者;②抗 Mi-2 抗体出现在 9% 的特发性肌炎患者表达该抗体;③抗信号识别颗粒抗体在多发性肌炎患者中阳性率为 7%～9%。

3. 肌电图　出现多相电位增加、小活动电位、插入活动增多、纤颤电位、正相波、假肌强直放电,肌源性损害合并失神经现象也是肌炎的特点。

4. 影像学　可以发现骨骼肌出现水肿改变,一般没有骨骼肌的钙化。

5. 肌肉活检　肌活检对是诊断多发性肌炎最重要的方法,MHC-I/CD8$^+$ T 复合物是诊断多发性肌炎的重要病理表现。其中抗颗粒信号识别抗体阳性的肌炎以坏死性肌肉病为特点,可以没有炎细胞浸润。

【诊断和鉴别诊断】

首先根据患者急性或亚急性发病的特点、伴随出现四肢近端无力、血清 CK 升高和肌源性肌电图损害规律,在临床上提出多发性肌炎的诊断。肌肉活检可以进一步明确诊断。在此基础上应注意是否合并其他结缔组织病和恶性肿瘤,通过抗体检查进一步确定不同炎性肌肉病的亚型。2003 年 Dalakas 等提出的诊断标准见表 14-3。

在临床工作中不是多发性肌炎被漏诊,而是许多其他肌肉病被误诊为多发性肌炎。鉴别诊断包括下列疾病。

1. 包涵体肌炎　一般在成年晚期缓慢发病,早期出现手指屈肌和股四头肌的无力,CK 轻度增加。病理检查可以发现肌纤维内出现镶边空泡、肌内衣为主的炎细胞浸润以及肌纤维内的类淀粉蛋白沉积,电镜检查可以发现肌纤维内管丝包涵体。MHC-I 在部分肌纤维表达。对糖皮质激素治疗没有效果。

2. 肢带型肌营养不良 2B　青少年慢性发病,出现进行性加重的肢带肌肉无力,CK 存在不同程度的增加,一般肌炎的免疫学检查不能发现抗体的显著增加。病理检查可以发现肌纤维肥大、萎缩和间质增生和炎细胞浸润,MHC-I 在肌纤维不表达。对糖皮质激素治疗没有效果。

3. 脂肪累积性肌病　亚急性发病,出现四肢无力和恶心表现以及 CK 的增加,症状在休息后可以自行缓解,给予糖皮质激素治疗后症状迅速改善,肌肉活检可以发现肌纤维内大量的脂肪滴沉积,缺乏炎细胞浸润。

【治疗】

目前主要应用皮质激素、硫唑嘌呤及其他免疫抑制药治疗,比较科学的治疗方法是根据抗体的类型选择治疗措施,多数抗体类型的多发性肌炎可用大剂量甲泼尼龙冲击治疗,而后改为长期口服,并逐渐减少药物剂量,递减速度可视病情及血清 CK 水平而定。待减至 20mg/d 时,应稳定一段时间再逐渐减量直至停药,总疗程至少需要 2 年。

对于抗信号识别颗粒抗体阳性的坏死性肌炎,因对糖皮质激素耐药,需要采取其他免疫抑制药或丙种球蛋白静脉滴注。给予硫唑嘌呤或其他免疫抑制药治疗时应定期监测周围血象,尤其是白细胞计数和肝功能,如出现白细胞低于正常或肝功能异常时应停用。

表 14-3　Dalakas 等提出的多发性肌炎诊断标准(2003)

	确诊的多发性肌炎	可能的多发性肌炎
肌无力	有	有
肌电图	肌源性损害	肌源性损害
肌酸肌酶	升高(高于正常 50 倍以上)	升高(高于正常 50 倍以上)
肌肉病理	原发性炎症,伴有 CD8/MHC-I 复合体,无空泡	广泛 MHC-I 表达,无 CD8$^+$ 细胞浸润或空泡
皮损或钙化	无	无

【预后】

多发性肌炎一般没有皮肌炎合并恶性肿瘤那样常见。不同类型的多发性肌炎的预后存在差异,抗信号识别颗粒抗体阳性的多发性肌炎预后相对差。

三、包涵体肌炎

【概论】

散发性包涵体肌炎(Sporadic inclusion body myositis,s-IBM)是一组50岁以上人群最常见的慢性、进行性骨骼肌炎性疾病。韩国、南美洲、中东和南地中海地区的发病率较北欧、北美白种人和澳洲白种人人口低。已经报道的发病率在4.9~13/100万,而50岁人群的发病率在39.5/100万。s-IBM占特发性炎性肌肉病的30%。

【病因和发病机制】

包涵体肌炎是一种原发的炎性肌病还是一种变性性肌病继发炎性反应还不清楚。浸润的炎细胞具有同源限制性,提示该病的发病和细胞毒性T细胞原发介导有关。另外有观点认为包涵体肌炎是一组肌纤维变性疾病,患者的肌纤维存在"Alzheimer特征样蛋白",包括β-类淀粉蛋白、β-类淀粉前体蛋白、异常磷酸化的tau蛋白、α-1抗凝乳蛋白酶、载脂蛋白E、泛素和细胞朊蛋白,推测肌纤维产生过多的β-类淀粉前体蛋白,其被切割后所产生得异常β-类淀粉蛋白在肌纤维聚积并对肌纤维产生毒性作用。空泡肌纤维出现硝基酪氨酸增加,提示一氧化氮诱导的氧化应激也在疾病发生中起到了一定作用。反转录病毒感染和小儿麻痹症后期综合征的患者其肌肉活检的改变可以和包涵体肌炎十分相似,也有推测此病和病毒感染有关。遗传因素也可能在疾病的发生中起到一定作用,包涵体肌炎与HLA-DR3、8·1MHC祖先单倍型高度相关。

【病理改变】

骨骼肌的病理改变特点是出现肌内衣为主的炎细胞浸润,以CD8$^+$T细胞和单核细胞为主,可见成组分布的小角状萎缩肌纤维以及肌纤维内出现镶边空泡,在空泡肌纤维和细胞核内发现"Alzheimer特征样蛋白"。电镜下观察到管丝样包涵体是该病主要病理特点,包括含有Aβ蛋白的斑片状包涵体和包含p-Tau蛋白的弯曲线形包涵体,前者为6~10nm的淀粉样原纤维及非结晶物质,后者为15~21 nm的双股螺旋丝。

【临床表现】

发病年龄在十几岁至80岁,最大发病年龄可

达87岁,绝大多数患者的发病年龄超过50岁。老年男性更易罹患此病,男女性别比例为3:1。多数患者起病隐袭,进展缓慢,出现四肢的近端和远端力弱。股四头肌和前臂屈肌(腕屈肌、指屈肌)力弱和萎缩是包涵体肌炎的特征性临床表现。踝背屈力弱也可以在疾病早期出现。80%以上的患者肌无力为非对称性分布,以非优势侧受累为主。至少40%的患者因口咽部骨骼肌及食管肌肉受累出现吞咽困难。30%的患者可以出现轻度面肌无力。此外30%左右的患者存在四肢感觉障碍。除膝腱反射可能因股四头肌力弱而减低外,其他腱反射很少出现异常。

5%左右的患者存在潜在的自身免疫疾病,例如红斑性狼疮、干燥综合征、硬皮病、结节病和血小板减少症等。但与皮肌炎、多发性肌炎不同,很少出现心肌炎、肺部病变和恶性肿瘤。

【辅助检查】

1. 肌酸激酶 多数患者的血肌酸肌酶水平正常或轻度升高,特别在老年病人,升高的幅度一般不超过正常的10倍。

2. 电生理检查 肌电图检查可见自发电位和插入电活动增加,出现短小的多相运动单位动作电位和早期募集现象。在30%的患者也可以出现宽大的多相运动单位动作电位。30%的患者进行神经传导速度检查可以发现轻度的轴索性感觉神经病。

3. 影像学 MRI可以显示受累肌肉由于炎性或水肿改变而出现的异常信号,也可以显示肌肉组织的纤维化改变。MRI检查可以帮助选择进行活检的部位。

4. 肌肉活检 发现包涵体肌炎典型炎性损害,许多肌纤维出现MHC-1的表达。发现镶边空泡和其内出现管丝包涵体为疾病诊断的金标准。

【诊断和鉴别诊断】

包涵体肌炎的诊断是在临床表现的基础上进行骨骼肌病理检查,一般在30岁以后发病,多数年龄>50岁,缓慢发病,肌酸激酶升高,一般不超过12倍。其诊断标准见表14-4。

鉴别诊断:肢体出现无力的患者不是常被误诊为包涵体肌炎,而是包涵体肌炎常被误诊为其他疾病,特别是运动神经元病、慢性炎性脱髓鞘神经病、糖尿病性肌萎缩、伴随线粒体异常的多发性肌炎,其次是酸性麦芽糖酶缺乏、遗传性包涵体肌肉病、眼咽型肌营养不良、多种远端型肌肉病和慢性萎缩性结节病肌肉病。

表 14-4　包涵体肌炎的诊断标准

确定诊断	典型临床表现,年龄>30 岁,股四头肌和前臂屈肌力弱。典型病理,出现 MHC-I/CD8$^+$ T 复合物、镶边空泡、COX 阴性肌纤维、淀粉样蛋白沉积或管丝包涵体
	不典型力弱和肌萎缩,病理改变典型
可能诊断	典型临床表现和实验室检查,但病理改变特点不全
可疑诊断	不典型临床表现和不全的病理改变特点

对激素治疗无反应的多发性肌炎提示散发性包涵体肌炎,需要重新做肌肉活检,以明确诊断。家族性包涵体肌病是一个疾病综合征,发病年龄早,具有家族性,其肌肉病理改变和包涵体肌炎类似,其不同仅在于没有炎细胞浸润。13％ 的包涵体肌炎患者常被误诊为运动神经元病,出现不对称性的肢体无力和肢体远端的无力以及吞咽困难和肌肉束颤,常规肌电图检查发现纤颤电位和正锐波,但没有锥体束的体征,疾病进展缓慢和出现严重的屈指无力,肌肉活检可以帮助诊断。

【治疗】

目前尚无研究表明皮质类固醇激素或其他免疫抑制药可以显著改善包涵体肌炎患者的临床症状。但皮质类固醇激素可疑轻度或短暂改善患者症状,只有存在骨骼肌特异性抗体的患者,可以获得良好的治疗效果。

包涵体肌炎的双盲安慰剂对照试验研究证实部分患者对 IVIG 有效。

康复治疗:有报道显示家庭锻炼可以有助于肌力的恢复,但仍需进一步证实。

【预后】

包涵体肌炎患者的预期寿命不会受到影响。但不幸的是其对免疫抑制药和免疫调节药治疗均不敏感。部分患者在病程 10～15 年需要轮椅辅助。

（袁　云）

第四节　离子通道病

周期性瘫痪是一组以发作性的肢体肌无力为临床特点的离子通道病。分为原发性和继发性(表 14-5),瘫痪发作可以是局限性的,也可以是全身性的,常伴随血清钾的异常。周期性瘫痪中以低钾性最多见,出现率为 1/10 万。我国散发患者居多,合并甲状腺功能亢进症的周期性瘫痪主要出现在亚洲的男性,出现率达 2％。

表 14-5　周期性瘫痪类型

原发性周期性瘫痪	继发性周期性瘫痪
家族性低钾性周期性瘫痪	低钾性周期性瘫痪
家族性高钾性周期性瘫痪	甲状腺功能亢进症
先天性副肌强直	醛固酮增多症
Andersen-Tawil 综合征	肾小管酸中毒
	钾耗竭综合征
	高血钾性周期性瘫痪
	尿毒症
	饮钾过多
	肾上腺皮质功能不全

一、低钾性周期性瘫痪

低血钾性周期性瘫痪包括家族性和散发性,在周期性瘫痪中属于比较多见,我国患者还和甲状腺功能亢进症有关,属于亚洲患者的特点之一。

【病因和发病机制】

家族性低血钾性周期性瘫痪包括 3 个亚型,1 型的致病基因位于 1 号常染色体长臂 q31-32 的 L-型钙通道蛋白的 α1 亚单位。2 型的致病基因位于 17 号常染色体长臂 q13 的钠通道 α1 亚单位,3 型致病基因位于 11 号常染色体长臂 q13-q14 区。散发性低钾性周期性瘫痪和肾小管酸中毒、钾耗竭综合征、醛固酮增多症以及甲状腺功能亢进症有关。

【病理改变】

一般无明显病理改变,部分病人在肌纤维出现空泡或管聚集,也可见个别肌纤维变性、再生和分裂现象。电镜检查显示肌浆网扩张和少量线粒体和糖原堆积,部分肌浆网扩张形成的空泡内充满细颗粒物质,此外可见吞噬空泡和肌纤维变性产物。

【临床表现】

此病是一种显性遗传性疾病,在女性为不全外显,散发型病人比较常见,男性多于女性,而且男性的发作频率和严重程度均大于女性,多数第一次发病在 10～20 岁。家族性患者多在儿童期发病。

一般发病在夜间或早晨,强体力劳动、兴奋、多糖类及多盐饮食、寒冷均可以诱发此病。临床表现为双侧对称性的软瘫,首先累及肢带肌和肢体近端肌,后累及远端肌、颈肌和躯干肌,面肌和膈肌不受累及。严重病人出现呼吸容量减少,腱反射消失,可以合并少尿、多汗和便秘,但意识清楚,每次发作瘫痪的程度可以不同,每次发作持续几小时,偶尔达 2～3 天,肌力恢复正常需要几小时到几天,先受累的肌肉最先恢复。发作次数和严重程度一般随年龄的增长逐渐降低。病人在一生中可以只发作一次,也可以天天发作。多数病人在发作间歇期完全正常,少数发作频繁而严重者出现持续性的肢体近端无力、萎缩和腓肠肌疼痛,有些家族性患者出现缓慢进展的肌肉病表现。约 10％的病人死于麻痹发作。

【辅助检查】

1. 一般检查　低钾性周期性瘫痪患者在发作开始阶段血清钾低于 3.5mmol/L,间歇期正常。肌酸激酶一般正常或轻度升高。个别散发性低钾性周期性瘫痪患者可以存在甲状腺功能亢进症、醛固酮增多症、肾小管性酸中毒和严重消耗性疾病。

2. 心电图检查　低钾性周期性瘫痪出现 U 波、T 波低平或倒置、P-R 间期和 P-T 间期延长、ST 段下降和 QRS 波增宽。

3. 肌电图检查　发作间期正常,在完全瘫痪期间肌肉无动作电位反应。少数患者出现肌源性损害。有诊断价值的肌电图检查是运动诱发实验,阳性率超过 80％。

4. 基因检查　1 型最常见,在低钾周期性瘫痪应当先检查 L-型钙通道蛋白 α1 亚单位基因,其次是其他类型的基因。

【诊断和鉴别诊断】

诊断此病主要依靠临床症状和发作时血清钾低于正常,心电图显示窦性心动过缓和低钾改变。鉴别诊断包括癔症性瘫痪、急性感染性多发性神经根炎合并低血钾、原发性醛固酮增多症和地方性流行性低血钾软病。

【治疗】

应当避免导致发作的一些不良生活习惯和情况,防止高糖类和高盐饮食,不要剧烈活动和精神紧张,要保暖,进行低盐(2.3g/d)和低糖类(60～80g/d)饮食。轻度发作一般没有必要进行预防药物处理。氯化钾口服不能防止发作,可以预防发作的药物是乙酰唑胺 250～1 000mg/d 或螺内酯

100mg bid。应当经常测量血清电解质,血清钾正常时应当减少药量。个别病人可以应用二氯苯磺胺每日 3 次每次 250mg,也可以达到满意的疗效。

诊断确定后在病人发作时尽快给予 2～10g 氯化钾溶于不含糖的液体中(10％～25％)口服,在充分休息 3～4h 后根据肌力恢复情况、血清钾水平和心电图改变再重复一次。特别严重的病人可给予 35～50 毫当量的氯化钾加入 5％的甘露醇静脉给予,由于存在危险的心脏不良反应,此方法仅在严格监护下进行,在伴随肾脏疾病者要非常小心。应当准备呼吸机预防呼吸肌瘫痪的产生。

【预后】

个别低钾性周期性瘫痪患者死于瘫痪的发作期,呼吸肌瘫痪是最常见死因。

二、高钾性周期性瘫痪

高血钾性周期性瘫痪包括家族性和散发性,发生率低于低钾性周期性瘫痪。

【病因和发病机制】

家族性高钾性周期性瘫痪的发病主要和位于第 17 对染色体长臂 q23 的骨骼肌钠通道蛋白 α-亚单位基因突变有关。Andersen-Tawil 综合征和钾离子通道基因突变有关。正常钾性周期性瘫痪多是高钾和低钾性周期性瘫痪的特殊表现。获得性高钾性周期性瘫痪常和尿毒症、饮钾过多以及肾上腺皮质功能不全有关。

【病理改变】

骨骼肌病理检查一般没有明显的病理改变。偶尔可以发现个别肌纤维的萎缩,一般没有肌纤维内的管聚集现象。

【临床表现】

发病年龄在 5 岁前,极个别病人在青春期后发病。发作常出现在早餐前,每次发作持续几分钟到 1h,而后自发缓解。剧烈活动、禁食、紧张、寒冷、怀孕、应用糖皮质激素或过量补充钾后可以诱发和加重病情,轻度运动可以抑制发作。瘫痪从下肢开始向近端发展,在 10～15min 达到高峰,瘫痪的程度因人而异,语言和吞咽肌常受到影响,呼吸肌一般不受累及。瘫痪可以首先局限在承重肌群,在发作时腱反射消失或降低,个别病人在发作前出现口唇周围和四肢远端麻木和肌束颤动。发作间歇期没有症状。不同病人的发作频率差别很大,开始发作少,尔后发作次数增多,一般在 60 岁后停止发作,但频繁发作之后出现持续性的近端肌病。

高钾性周期性麻痹可见一些少见症状，可以伴肌强直、副肌强直和心律失常，个别病人合并脊髓性肌萎缩或恶性高热，也可以出现共济失调、高弓足。此外在性联锁遗传性脊髓性肌萎缩可以出现高钾性周期性瘫痪。部分患者存在持续性的近端肌病。

【辅助检查】

1. 一般检查 高钾周期性瘫痪患者的血钾在发作开始时轻度升高或正常，个别病人在发作间歇期也出现轻度升高。肌酸激酶一般正常或轻度升高。此外需要检查肾功能和肾上腺皮质功能。

2. 心电图检查 高钾患者的心电图出现 T 波高尖改变。

3. 肌电图检查 发作间期常规肌电图正常，在完全瘫痪期间肌肉无动作电位反应。少数患者出现肌源性损害。

4. 冷水诱发试验 将前臂浸入 11～13℃水中 20～30min，出现肢体肌无力，停止浸冷水 10min 后可恢复为阳性，提示高钾性周期性瘫痪，该试验结合肌电图的运动诱发试验检查阳性率更高。

5. 基因检查 高钾周期性瘫痪应当检查钠通道蛋白 α-亚单位基因，如果正常再检查 L-型钙通道基因。

【诊断和鉴别诊断】

诊断主要依靠临床症状和发作时血清钾高于正常。高血钾一般出现在发作开始时，在恢复期血清钾正常或低于正常。个别病人在发作间歇期的早晨出现轻度血钾升高。心电图显示高血钾改变即 T 波高大。鉴别诊断主要和低钾性周期性瘫痪加以区别，此外还需要排除 Andersen-Tawil 综合征，后者是家族性周期性瘫痪的一个罕见类型，出现周期性肢体无力、严重的心律失常以及骨骼畸形是该病的三大特点。

【治疗】

由于发作常出现在周末长时间卧床休息之后，预防发作应当早起和早晨吃足，一般应当一日多餐，高糖类和低钾饮食，不要进行快速紧张的工作和在寒冷状态下暴露时间太长。许多病人通过轻微活动肢体和口服（或按葡萄糖溶液 2g/kg 静脉注射）糖类能阻止和缩短发作。

一些病人可以口服噻嗪类利尿药和 β-肾上腺素能药物缩短发作，利尿药可以降低血钾，β-肾上腺素能药物可以刺激钠-钾泵而促进排钾。沙丁胺醇 0.1mg 喷 2 次或口服氢氯噻嗪 25mg 可以缩短发作，静脉注射 0.5～2mg 葡萄糖酸钙对部分病人有效。

在发作频繁的病人口服二氯苯磺胺每天 250～750mg 或氢氯噻嗪每天 25mg 可以很好预防发作，尽可能采用最小剂量，氢氯噻嗪每天或隔日 25mg，一般血清钾不低于 3.3 毫当量/升，钠不低于 133 毫当量/升。发作频繁的病人可以每天清晨服氢氯噻嗪 50mg 或 75mg。

【预后】

高钾性周期性瘫痪患者预后良好，一般不导致死亡。多数患者随年龄的增长而发作减少，少数周期性瘫痪的患者在长期发作后出现持续性肢体无力。

三、非肌营养不良性肌强直

非肌营养不良性肌强直是一组以出现肌强直为主要表现的离子通道病，是最常见的骨骼肌离子通道病，包括：①氯离子通道病，即显性和隐性遗传性先天性肌强直；②SCN4A 钠通道病，先天性反常肌强直，常常和高钾性周期性瘫痪合并出现；③非 SCN4A 钠离子通道病。

【病因和发病机制】

骨骼肌的氯离子通道基因（CLCN-1）突变导致显性遗传（Thomsen 病）和隐性遗传（Becker 病）两种亚型的先天性肌强直。CLCN-1 位于第 7 对常染色体短臂 35 位点，目前已经发现氯离子通道基因存在超过 100 个突变，导致氯离子通道功能障碍。编码电压门控钠离子通道 α 亚单位的 SCN4A 基因错义突变导致先天性反常肌强直，基因突变引起钠离子通道温度相关的通透力下降，目前在钠通道蛋白基因已经发现 16 个突变点，其中 6 个和先天性反常性肌强直有关。非 SCN4A 钠通道肌强直和钠通道蛋白基因突变有关。

【临床表现】

1. 氯离子通道病 ① Thomsen 病，多在婴儿期发病，少数病人发病年龄在 10～20 岁，男女同样被累及，男性病人临床表现比较严重。表现为全身广泛性肌强直，一般休息后快速主动运动会诱发肌肉强直，而重复活动后症状减轻，在寒冷、饥饿、疲劳和紧张状态下短期内加重。在怀孕和甲状腺功能低下时肌强直也可以加重。一般下肢受累最明显，头、面、上肢和手指也明显受累及，病人由于肌肉收缩明显延长，精细运动和行走受到干扰，用力咀嚼时口不能迅速张开，手和足不能充分背伸。可以出现肌肉肥大,肌力正常或比正常大。②Becker病,男性比女性常见,发病年龄在 4～12 岁,临床症状和 Thomsen 病相似,更常见,肌强直更严重,常伴有骨骼肌肥大以及跟腱反射减低。症状从下肢发展,几年后累及上肢和咀嚼肌,最后累及所有的骨骼肌,肌强直反应也随病情的发展而加强,一般在 20～30 岁后不加重,少数病人出现肌萎缩和肌无力。有时病人会出现一过性的上肢和手肌的无力,表现为用力抓重物时突然松手。

2. SCN4A 钠通道病 出生后发病,用冷水洗面时通过肌强直反应眼睑关闭而后缓慢睁开,后期在寒冷、湿冷及有风的冬天出现手指处于僵直状态,面肌、咀嚼肌和舌肌也出现僵直现象,在温暖状态下上述症状快速消失。下肢一般不受累及。不同于强直性肌营养不良和显性遗传性先天性肌强直,迅速活动受累及的肌肉加重临床症状。家族中不同病人的临床表现各异,一些病人在温暖状态下也存在肌强直。一些病人仅出现寒冷状态下的肌强直。一些病人在寒冷状态下马上出现麻痹现象。一些病人即有肌强直症状,也出现温度相关的肌无力,肌无力常在早晨发作,持续几小时,口服钾可以引起发作。肌无力发作或合并高钾性周期性瘫痪一般出现在青少年期,多数病人除寒冷相关的肌强直和周期性瘫痪外没有其他异常。个别病人出现上肢远端性肌萎缩、肌肥大或者在温暖环境工作出现反常肌强直性无力。

3. 非 SCN4A 钠通道病 出生后发病,寒冷对强直没有影响,包括以前报道的波动性肌强直、持续性肌强直以及乙酰唑胺敏感先天性肌强直。波动性肌强直的临床特点为肌强直每天出现明显的波动,通常会延迟出现在活动后 10～30min。肌强直持续 0.5～2h,尔后几天或几星期没有肌强直,钾离子摄入可加重强直。持续性肌强直临床表现为颈肩骨骼肌肥大和肌强直,由于胸肌出现肌强直而导致呼吸困难,在儿童可以出现换气过低从而出现低氧血症和意识不清,没有持续性的治疗病人一般不会存活。乙酰唑胺敏感先天性肌强直是指与寒冷无关的肌强直,钾离子摄入可加重强直,而乙酰唑胺可明显改善症状。

【辅助检查】

1. 肌酶常正常

2. 肌电图 可见肌强直发作。长时运动诱发试验运动后肌肉动作电位波幅下降略超过正常范围,短时运动诱发试验运动后肌肉动作电位波幅下

降,活动结束 20～40s 恢复正常。先天性反常肌强直的肌强直反应通过寒冷和活动肌电图针可以加强反应。运动诱发实验可见运动后即刻肌肉动作电位波幅下降,运动后 30s 至 5min 波幅进一步下降,持续 30～90min 或更长时间后逐渐恢复。寒冷降低肌肉动作电位波幅,肌肉松弛缓慢最大收缩时肌力下降,冷水试验为 15℃ 30min。一些病人肌肉收缩力量下降 50%,放松时间延长 0.5～50s,另一个试验为最大肌肉收缩 1～2min 后肌肉放松明显减慢。

3. 肌肉活检 一般不需要。可见肌纤维肥大和核内移,偶尔可见肌浆块形成,没有线粒体堆积以及肌纤维坏死再生改变,可见Ⅰ型肌纤维占优势。

4. 遗传学检查 先天性肌强直可以针对CLCN-1 进行基因突变检查。先天性反常肌强直主要是 SCN4A 基因突变检查。

【诊断和鉴别诊断】

先天性肌强直以肌强直为主要表现,或具有阳性家族史,可以帮助诊断。先天性反常肌强直发病常在 10 岁前,在一些家族可以出现类似高钾性周期性瘫痪的自发性肌无力。约 30% 的患者可以出现肌肉肥大。电生理检查结合基因检查可以最后确诊。

鉴别需除外强直性肌营养不良,一般先天性肌强直为全身性,症状比较严重,而强直性肌营养不良以远端肌肉为主,肌强直比较轻,可伴有早发性白内障、内分泌障碍等多系统改变,由于肌肉活检在强直性肌营养不良早期改变不明显,最好的鉴别方法是进行强直性肌营养不良的基因检查。

【治疗】

β₂ 受体激动药、一羧氨基酸以及除极化肌松药可以加重肌强直。在该病的患者应禁止使用。

目前尚无临床证据提示那种药物有效。临床经验提示可选用稳定细胞膜的药物,包括:奎宁(200～1 200mg/d);苯妥英钠(300～400mg/d);治疗药物浓度为 10～20μl/ml;乙酰唑胺(125～750mg/d)。先天性反常肌强直可以通过温水洗浴诱发发作,如果病人必须在寒冷状态下工作,可以口服 2～3 片美西律。

【预后】

肌强直的严重程度在病人一生中保持稳定,病人保持工作能力,寿命不受限。

(袁 云)

第五节　肌营养不良

【概述】

肌营养不良（muscular dystrophies，MD）是一类由遗传基因突变导致的原发性进行性骨骼肌疾病。不同类型的 MD 出现特定肌群的肌力进行性丧失，肌酸激酶呈不同程度升高。发病年龄可从新生儿至成年晚期。根据主要受累肌群的不同以及发病年龄，肌营养不良分为多个类型，比较常见的类型包括抗肌萎缩蛋白病、强直性肌营养不良、面肩肱型肌营养不良和肢带型肌营养不良，其他少见的类型还有 Emery-Dreifuss 型肌营养不良、远端型肌营养不良、眼咽型肌营养不良、先天性肌营养不良。

一、抗肌萎缩蛋白病

【概述】

抗肌萎缩蛋白病（dystrophinopathy）是一种性连锁隐性遗传性肌病，主要包括 Duchenne 型肌营养不良（duchenne muscular dystrophy，DMD）和 Becker 型肌营养不良（becker muscular dystrophy，BMD）。DMD 是我国最常见的 X 连锁隐性遗传性肌病，发病率约为 1/3 500 活产男婴。BMD 相对少见，预期患病率约 1/17 500 活产男婴。

【病因和发病机制】

DMD 是已知最大的基因，全长 2.4～3.0 Mb，占整个基因组 DNA 的 0.1%，含 79 个外显子，转录成 14kb 的 mRNA，编码 3 685 个氨基酸，产生 427kD 的抗肌萎缩蛋白。抗肌萎缩蛋白是肌膜下肌浆内的细胞骨架蛋白，它与肌膜上抗肌萎缩相关糖蛋白结合，形成紧密连接的抗肌萎缩蛋白-糖蛋白复合体，后者在细胞外与基质中层粘连蛋白 2 结合，在细胞内与肌动蛋白等连接，对维持细胞膜的完整性以及力量的传递具有重要作用。人类有 4 种全长的和 4 种截断的抗肌萎缩蛋白剪切体。抗肌萎缩蛋白有 4 个结构域，即 N 端肌动蛋白结合区、杆状区、半胱氨酸富集区和 C 端区。半胱氨酸富集区含钙结合部位，其 N 端和杆状区的 C 端共同参与连接膜蛋白 β-抗肌萎缩相关糖蛋白。C 端区有很多磷酸化位点，与多种膜蛋白结合。DMD 基因突变主要导致 DMD 和 BMD。90% DMD 是由框外突变所致，这些突变产生提前终止密码，导致过早停止转录信使 RNA，产生了可以被迅速降解的不稳定的 RNA，最终导致不能合成抗肌萎缩蛋白。如果突变保持翻译阅读，出现框内缺失，则产生质和量均降低的抗肌萎缩蛋白，导致 BMD。尽管最常见的遗传模式为 X 连锁隐性遗传，但该病有较高的散发突变率，占近 30%。这与 DMD 基因太大，容易发生随机突变事件有关。非家族性 DMD 患者还可能由生殖细胞的 X 染色体嵌合引起。

抗肌萎缩蛋白缺陷后引起一系列继发改变（如机械性膜损伤，钙离子通透性异常和慢性细胞内钙超载，异常免疫反应，信号转导功能异常等）而导致进行性肌纤维坏死，另外慢性炎症和肌纤维变性后出现异常纤维化，丧失再生能力，从而使临床症状恶化。在不同肌纤维中及不同年龄阶段时死亡肌纤维（凋亡和坏死）有所不同，相邻肌群中可出现完全正常和成片坏死的肌纤维。

【病理改变】

主要病理改变是肌纤维出现肥大、发育不良、坏死、再生和嗜酸性改变，伴随出现慢性炎症和结缔组织增生。其中 DMD 的肌纤维坏死和再生多为灶性分布，而 BMD 的肌纤维再生和坏死多轻微或分散出现。肌纤维的抗肌萎缩蛋白缺乏或减少。

【临床表现】

DMD 起病于儿童早期（3～5 岁），多数病人在出生后有运动发育延迟，在 3 岁前可以站立和行走，但随后出现运动发育停止并倒退，多不能正常跑步，或跑步时易跌倒。6～11 岁出现对称性持续性肌力下降，肌无力在躯干和四肢近端为主，下肢重于上肢。由于髂腰肌和股四头肌无力而登楼梯及蹲位站立困难，行走时腰椎前突，身体向两侧摇摆，形似鸭步；由仰卧站立时须先转为俯卧位，然后屈曲膝关节及髋关节，同时用手支撑躯干呈俯跪位，接着双手顺次支撑双足背、双小腿、双膝和双大腿，方能直立（Gower 征阳性）。肩胛带肌肉受累，出现举臂无力，因前锯肌和斜方肌无力，不能固定肩胛内缘，使肩胛游离呈翼状支于背部，出现翼状肩胛。腓肠肌假性肥大见于 90% 以上患儿。膝腱反射常在病程早期即减弱或消失，跟腱反射可存在多年。疾病早期肌萎缩多不明显，随病情发展伴随出现四肢近端肌萎缩和大关节挛缩。多在 12 岁前发展至不能独立行走。10 余岁时出现心肌病变，18 岁后均有心肌病表现。所有患者存在一定程度非进展性认知障碍。因活动减少，故骨密度减低，容易骨折。

BMD 发病在 5～19 岁，病情进展较慢，肌无力开始出现在盆带肌和下肢肌。5～10 年后发展到肩带肌和上肢肌，晚期躯干肌、胸锁乳突肌和肢体远端肌也受到累及。屈颈肌力保存。常伴腓肠肌肥大，可出现运动诱发的肌痉挛。病程晚期可出现肘关节挛缩，常合并有弓形足、心脏和智能异常。

其他少见类型：肌肉痉挛疼痛综合征，早期出现肌肉疼痛和痉挛，没有肌肉力量下降。DMD 相关扩张型心肌病，以左心室扩张和充血性心力衰竭为特点，男性患儿在 10 余岁时病情迅速进展，诊断后 1～2 年死于心力衰竭。平均死亡年龄为 30～40 岁。早期因平滑肌受累出现胃动力障碍，也可以出现巨结肠、肠扭转、肠痉挛和吸收障碍等。大部分女性携带者无症状，但由于逃避 X 染色体失活，肌纤维中超过 50% 的 X 染色体表达突变基因，可表现出不同程度的肌无力。少数女性可有典型 DMD 表型，可能是包含 Xp21.2 在内的 X 染色体的重组或缺失，X 染色体完全缺失如 Turner 综合征，或 X 染色体单亲二倍体。DMD 突变的女性携带者发生扩张型心肌病的概率较高。邻近基因缺失综合征伴其他 X 连锁疾病包括色素性视网膜炎、慢性肉芽肿病、McLeod 表型、甘油激酶缺乏症及肾上腺发育不良。

【辅助检查】

1. 血生化　早期 CK 水平可达正常人的 50 倍以上，出生后即可不正常，疾病晚期逐渐下降。CK 升高的程度与病情严重性无关。

2. 电生理检查　肌电图出现肌源性损害的表现，如果 CK 升高达数千，没有必要进行该检查。心电图但可以发现窦性心动过速等异常。

3. 肌肉活检　骨骼肌呈肌营养不良样病理改变，抗 Dystrophin 抗体进行免疫组化染色可见 DMD 的肌纤维缺乏抗肌萎缩蛋白，在 BMD 只有部分肌纤维膜缺乏该蛋白。

4. 基因检查　65%～70% 的患者基因检查阳性。DMD 基因突变包括整个基因缺失、1 个或多个外显子缺失或重复、小片段缺失、插入及单个碱基改变。在 DMD/BMD，部分缺失或重复集中在 2 个重组热点，1 个接近 5′端，包含 2～20 外显子

(30%)，另一个包含 44～53 外显子(70%)。多重 PCR，Southern 杂交和 FISH 可被用于检测缺失；Southern 杂交和定量 PCR 可用于检测重复；基因测序用于检测小的缺失或插入，单个碱基变化或剪切突变。

【诊断及鉴别诊断】

一般根据，5 岁前发病、缓慢发展的四肢无力、腓肠肌肥大、血清 CK 显著增高可以初步考虑 DMD，如果在 5 岁后发病，疾病发展相对缓慢和 CK 升高不显著，可以初步考虑为 BMD。在此基础上首先进行 DMD 基因检查，所有的 DMD 以及 85% 的 BMD 可以通过基因检查而明确诊断。

鉴别诊断应当除外：① 肢带型肌营养不良，也出现四肢近端的肌无力，部分类型可以出现腓肠肌肥大，CK 不同程度的增加，肌肉的病理检查可以发现部分类型出现少数肌纤维的抗肌萎缩蛋白丢失。② 先天性肌营养不良，出生后就出现四肢的无力，多无腓肠肌肥大，CK 轻至中度增加，肌肉的病理检查不会出现显著的抗肌萎缩蛋白丢失。DMD 基因检查正常。③ 近端型脊髓性肌萎缩，出现四肢近端的无力，个别患者出现腓肠肌肥大，CK 不高，肌电图为神经源性损害。

【治疗】

治疗前应行各种检查对肌肉、心脏、脑进行评估，适宜的治疗可延长生命，改善生活质量。

1. 低脂肪、低糖饮食，多吃蔬菜、水果，摄取丰富的维生素，少量多餐，避免肥胖，加重运动困难。保证维生素 D 和钙剂的摄入，防止骨折。

2. 物理康复　尽可能保持肌肉功能，防止肌肉萎缩和关节挛缩。热疗有助于改善局部血液循环，按摩对于防止关节挛缩有帮助。水下运动有助于克服阻力进行运动锻炼。支具的应用对防止畸形和挛缩有重要价值。严重的脊柱侧弯应行手术矫形，以改善呼吸功能，跟腱松解术有助于维持运动功能，在一定时间内可提高生活质量。呼吸肌瘫痪者早期应用呼吸机辅助呼吸可以有效延长患者的生存时间。

3. 药物治疗　糖皮质激素对延缓疾病发展的作用已得到肯定，可改善肌肉力量和功能，延长行走能力 2～3 年，将 DMD 患儿的平均死亡年龄从 16 岁延长到 25 岁。一般可于 5 岁后应用，具体用法为每周用 5～10mg/(kg·周)，在周五和周六两天用 2.5～5mg/(kg·d)，不良反应比每天用要少，也不影响生长。也可以按照 0.75mg/(kg·d)

用 10d,停 10d 的方法用。更多的主张是连续用药,效果更好,在 BMD 患儿应用疗效有限。促蛋白质合成同化激素如氧甲氢龙也获得了暂时性疗效。

4. 用药禁忌　DMD 患者易患恶性高热,因此在给予全身麻醉前应进行适宜的评估和准备。心脏毒性药物如氟烷禁用。抗胆碱能药物和神经节阻滞药等可降低肌张力,应禁止使用。

【预后】

DMD 多在 9～13 岁不能独立行走。在15～25岁死亡,常死于呼吸和心力衰竭,30% 的患者死于心脏病。应用呼吸机可使寿命延长 6～25 年。BMD 一般在 16 岁以后不能独立行走,病程可达 25 年以上,平均死亡年龄为 45 岁,50% 的患者多死于心脏病。

二、强直性肌营养不良

【概论】

强直性肌营养不良(myotonic dystrophy,DM)是一种常染色体显性遗传性骨骼肌疾病,为第二常见的肌营养不良,属于 RNA 介导的疾病范畴。主要包括 DM1 和 DM2 两种类型。DM1 的患病率大约是 1:7 400,而 DM2 相对罕见。

【病因和发病机制】

DM1 和 DM2 都由三核苷酸重复扩展引起。DM1 由 19 号染色体长臂上一个基因的 3′ 端非翻译区出现 CTG 重复扩展造成,在正常状态下该基因 CTG 的重复次数为 4～40 次,重复增加到 50 次以上就可以导致疾病发生。DM2 则是 3 号染色体长臂上的锌指蛋白 9 基因的第一个内含子中 CCTG 重复扩展引起,正常人 CCTG 的重复扩展次数从 10～30 次,扩展次数超出该范围就可以导致疾病发生。重复扩展产生的"有毒 RNA"可以干扰其他蛋白的合成,导致骨骼肌出现特征性的多个核内移现象和肌浆块形成,伴随肌纤维的肥大和萎缩,伴随结缔组织增生。其中先天性强直性肌营养不良类似中央核肌肉病。

【病理改变】

可见肌病组织综合征出现肌纤维直径病理性变化,如肥大和萎缩,核内移和核链形成,肌浆块和环状肌纤维。此外可见肌纤维坏死和再生、吞噬胞质体,间质出现脂肪和结缔组织增生,以及炎细胞浸润。所有改变没有特异性,在个别病人可见梭内肌纤维明显增多和出现神经源性组织综合征样的

小灶状肌纤维萎缩。酶组织化学检查发现肌纤维不成熟和Ⅰ型肌纤维发育不良。

【临床表现】

1. 先天性强直性肌营养不良　出生时即表现严重的全身肌张力低下和肌无力,2/3 的母亲在分娩时没有临床表现,虽然有高 CTG 重复,但重复的程度和临床严重程度无关,因为双侧面肌瘫痪,可出现上唇呈倒置的"V"形,又称"鱼形嘴",常伴呼吸功能不全而早期死亡。腱反射通常存在。存活者运动功能逐渐改善,可独走,但最终还是发生进行性肌病,6 岁以后肌强直明显,成年期出现典型的强直性肌营养不良表现。50%～60% 患儿可有智力低下。

2. DM1 型　多为 20～40 岁起病,多有家族史,起病隐袭,缓慢进展。最常见的临床表现为肌强直、全身肌无力和肌萎缩。

肌强直是随意收缩或电刺激后肌肉延迟放松,主要累及面和颈肌,肢体肌肉以远端受累及为主,面肌、前臂肌和手部肌肉受累不如先天性肌强直明显,肌肉僵直常常在寒冷状态下明显,个别病人可能一次检查表现不出来,体检发现用力闭眼后睁眼延迟,双眼上视后突然下视眼睑处于收缩状态,握拳后不能迅速松开,反复活动出现肌强直的肌肉,肌强直反应会逐渐减轻,用叩诊锤叩击肌肉可以诱发出肌强直现象。在严重肌无力的肌肉一般无肌强直。

肌无力和萎缩:主要累及面肌、口咽肌、颞肌、胸锁乳突肌和四肢远端肌,面肌无力和萎缩出现睡眠松弛表情和张口,闭眼时睫毛外露。颞肌萎缩,瘦长脸型,称为"斧型脸"。胸锁乳突肌萎缩出现细颈,头前倾,由于相应肌肉受累及可以有构音障碍如鼻音和吞咽困难,四肢远端肌肉无力,出现前臂和手部小肌肉萎缩,导致伸指无力和足下垂,行走时有跨阈步态。多数病人远端肌肉萎缩非常明显,肌肉肥大罕见。呼吸肌也可受累,出现肺泡通气下降和睡眠过度。疾病后期累及四肢近端肌肉,多数病人保留行走能力。

其他症状:伴随中枢神经系统、内分泌系统、眼、骨骼、皮肤、呼吸器官、免疫和造血系统异常。出现白内障,应用裂隙灯检查 98% 的病人出现白内障,瞳孔紧张反应通过瞳孔照相可以发现,常常存在眼压下降,此外可见视网膜变性、角膜溶解和睑炎。心脏异常,表现为心脏传导阻滞、心肌病。内分泌异常,出现秃顶、糖尿病。50%～80% 的男

性患者睾丸萎缩和性功能减退。50%的女性出现月经紊乱,妊娠期可出现羊水过多、胎动减少、臀位、宫缩乏力致产程延长、早产及流产。胃肠道症状出现便秘和肛门括约肌松弛。骨骼改变出现胸部脊柱后突畸形。神经系统损害导致听力下降和周围神经病,少数患者出现智力下降。83%的男性和16%的女性病人出现宽额头。常可见心脏功能异常,58%~87%的病人出现心电图改变,除心脏传导异常外偶尔可见心肌病和二尖瓣脱垂。

3. DM2 型 DM2 通常也有肌强直,早期近端肌肉受累,面肌无力在 DM2 很罕见,白内障也有发生,出现前额秃顶、性腺萎缩和心脏受累。心脏功能障碍和中枢神经系统受累也不如 DM1 常见。常常合并自身免疫性疾病。

【辅助检查】

1. 血生化 CK 正常或轻度升高。

2. 内分泌检查 促卵泡释放激素、绒毛膜促性腺激素升高,35%的患者糖耐量异常或胰岛素升高。

3. 肌电图 肌源性损害和短电位高频放电,动作电位出现波幅大小、频率和短促爆炸样杂音的典型转换。

4. 肌肉活检 肱二头肌的病理改变最明显,可见肌纤维出现肥大和萎缩,大量多核内移现象,肌浆块和环状肌纤维。

5. 基因检测 发现 DM1 和 DM2 相关基因突变。

【诊断和鉴别诊断】

主要诊断标准依据包括:①DNA 检查发现异常的[CTG]n 重复扩增;②临床检查发现肌肉及其他系统损害表现;③肌电图证实肌强直;④裂隙灯下检查发现特征性白内障。次要的诊断标准依据包括:①血清 CK 水平轻度增高;②肌活检显示,中央核增加、Ⅰ型肌纤维萎缩以及环形纤维出现。可见肌浆块。

鉴别诊断首先排除:①先天性肌强直性,肌萎缩和无力不明显,CK 正常,肌电图主要为肌强直放电,没有肌源性损害。肌肉病理检查一般不会发现大量的肌纤维核内移现象。②面肩肱型肌营养不良,出现面部和肢体近端的肌肉无力,少有肌强直现象和白内障。肌肉活检没有明显的肌纤维核内移现象。

【治疗】

肌强直影响日常生活及工作可服用卡马西平

及苯妥英钠;肌痛可服用加巴喷丁或三环抗抑郁药;肌无力可试用改善脂肪线粒体代谢药物。白内障影响视力可手术治疗。若男性患者睾酮下降出现症状可行替代治疗。每年查空腹血糖及糖化血红蛋白,若确诊糖尿病可服控制血糖药;合并甲状腺功能低下会使部分患者肌无力加重,甲状腺功能减退症纠正后能部分恢复肌力。女性患者需定期做好产前检查;女性患者较男性患者生育出先天性强直性肌营养不良的患儿可能性大,必要时做产前诊断。麻醉问题:强直性肌营养不良患者全麻时出现肺不张、肺部感染等肺部并发症的概率较正常人增加;且需慎用新斯的明、维库溴铵、氟烷等。

【预后】

DM1 患者的寿命缩短,尤其是发病早及近端肌受累者。多数病人在 40~60 岁时出现行动和工作困难,而且由于心力衰竭、心律失常、呼吸无力、肺部感染而过早死亡。老年起病者症状较轻微,有的仅表现为白内障。

三、面肩肱型肌营养不良

【概述】

面肩肱型肌营养不良(facioscapulohumeral muscular dystrophy,FSHD)是第三常见的肌营养不良类型,而且有着很高的散发概率。仅次于强直性肌营养不良和抗肌萎缩蛋白病,其发病率是 1~5/10 万。在英国北部达 3.95/10 万。

【病因和发病机制】

面肩肱型肌营养不良的分子缺陷是在 4 号染色体长臂的亚端粒区 3.3kb 的 DNA 重复片断的复制缺失(D4Z4)。通过影响邻近基因的表达而发病。

【病理改变】

肌肉活检可以发现病理改变变异非常大,有的患者出现明显的肌营养不良改变,也可以表现为非常小的肌纤维分散出现在大肌纤维之间,部分患者伴随炎细胞浸润。少数患者的肌纤维出现镶边空泡或嗜酸性的沉积物。

【临床表现】

临床表现的外显率具有年龄依赖性,发病年龄在 10~50 岁,多在 20 岁以前出现临床症状。在一些家系中可以看到在 10 岁以前发病的婴儿病例。疾病进展快慢不一,有些人可能缓慢和轻微,而另一些人进行性加重。男性多见,具有遗传早显现象,即在连续几代的病例中发病年龄提前。

面部和肩带肌无力是该病标志性症状。症状的发展规律多从面肌到上肢肌肉,再到盆带肌肉,95%的患者在 30 岁出现面肌无力,特别是眼眶周围的肌肉,睡眠的时候睁着眼,导致角膜得损害。查体发现睫毛征阳性、不能吹哨、皱嘴和鼓腮,伴随构音障碍,试图笑的时候,稍稍撅起的嘴角会出现特征性肌病面容。肩带肌肉无力会导致手臂上抬困难,出现翼状肩胛。累及躯干和骨盆的肌肉,造成严重的脊椎前弯和无法步行,特别是上下楼困难。腹部肌无力常出现在疾病的晚期。该病可以单独影响脊柱旁肌肉,导致中轴肌病和弯腰综合征。

个别患者出现心肌病。个别患者会有听力丧失、视网膜微血管病变,智力下降以及癫痫发生。

【辅助检查】

1. 血生化　血 CK 正常或升高于正常高限的 5 倍。

2. 肌电图　多为肌源性损害,个别患者神经源性损害。

3. MRI　可以证实该病的骨骼肌分布特点,出现中轴肌肉损害的患者可以表现为脊柱旁肌肉的显著萎缩。

4. 肌肉活检　肌肉活检可以发现病理改变异非常大,有的患者出现明显的肌营养不良改变。也有的患者仅出现个别小的肌纤维。

5. 基因检查　是目前的主要确诊手段,EcoR1/BlnI 双酶切＋p13E-11 杂交已成为常规检测方法。可以诊断 95% 的病例,其中 70%～90% 遗传自父母,10%～30% 为自发新突变。少数家系与 4q 染色体没有连锁,但现在没有发现其位点。发病的患者有 50% 的可能遗传给下一代。

【诊断】

根据典型的面部和肩带肌无力表现、血清 CK 轻度升高和肌源性肌电图改变可以初步考虑到 FSHD 的可能性,通过基因检查可以确定诊断。鉴别诊断需要排除其他青少年或成年发病以累及面肌为特点的骨骼肌疾病。强直性肌营养不良也出现面肌瘫痪,但四肢远端肌肉存在显著的肌强直现象和肌无力,此外伴随秃头和内分泌异常。基因检查可以发现 DM1 和 DM2 相关基因突变。眼咽型肌营养不良以眼球运动障碍为主,伴随出现吞咽困难,但面肌无力不显著,四肢近端的无力仅出现在部分患者。基因检查可以发现多聚腺苷酸结合蛋白核 1 基因第一外显子(GCG)的异常扩增或(GCA)插入。眼咽型远端型肌营养不良以眼球运动障碍、吞咽困难和四肢远端无力为主要表现。

【治疗】

重点进行康复治疗,目前没有任何药物证明可以延缓疾病的发展,包括糖皮质激素。对于患者的闭眼困难,应当防止干燥性眼炎的发生,可以在患者睡眠时用胶纸把眼睛暂时封起来,防止角膜干燥。

对于翼状肩胛采取手术治疗,把肩胛骨固定在胸壁上可以改善上肢的活动。

此病可以进行产前诊断。

【预后】

有些患者累及躯干和骨盆带肌肉,造成严重的脊椎前弯和无法步行。腹部肌无力常出现在疾病的晚期。患者寿命一般不缩短。极个别病人发展迅速,在 20 岁即不能行走。

四、肢带型肌营养不良

【概论】

肢带型肌营养不良(limb-girdle muscular dystrophy,LGMD)是一组以累及盆带和肩带肌为主要临床特点的遗传性肌肉病。显性遗传型被归为 LGMD1,隐性遗传型则被归为 LGMD2。每个位点按字母顺序加以后缀而命名。现在已经确定了由不同基因突变所致的 7 个显性(LGMD1A～1G)和 14 个隐性遗传类型(LGMD2A～2N)。LGMD 属于第四常见的肌营养不良类型,发病率较面肩肱型肌营养不良低。发病率在英国北部为 2.27/10 万,不同类型的 LGMDs 其发病率具有很大的差异,不同地区存在某种特定亚型的高发病率。LGMD2A 和 LGMD2B 在欧洲以及我国都是最多见类型,LGMD2I 在欧洲个别国家常见,但 LGMD2I 在我国罕见。

【病因和发病机制】

LGMD 不同亚型存在各自的突变基因(表 14-6),其中部分类型的编码蛋白不清楚。不同的基因突变导致各种肌纤维细胞外基质蛋白、肌膜蛋白、肌节相关蛋白、核膜蛋白及酶等缺陷,出现不同的肌纤维的发育障碍。

表 14-6　各类型肢带肌营养不良相关的基因与蛋白

类型	基因位点	缺陷蛋白
LGMD1A	5q31	肌缩素
LGMD1B	1q11-q21	核纤层蛋白 A/C
LGMD1C	3p25	小窝蛋白-3
LGMD1D	6q23	?
LGMD1E	7q	?
LGMD1F	7q32.1-q32.2	?
LGMD1G	4q21	?
LGMD1H	3p23-25	?
LGMD2A	15q15.1	钙蛋白酶-3
LGMD2B	2p13	奇异不良素
LGMD2C	13q12	γ-肌聚糖蛋白
LGMD2D	17q12-q21.33	α-肌聚糖蛋白
LGMD2E	4q12	β-肌聚糖蛋白
LGMD2F	5q33-q34	δ-肌聚糖蛋白
LGMD2G	17q11-q12	肌动蛋白链接素
LGMD2H	9q31-q34	TRIM 32 蛋白
LGMD2I	19q13.3	福山素相关蛋白
LGMD2J	2q31	肌联蛋白
LGMD2K	9q34	蛋白 O-甘露糖基转移酶 I
LGMD2L	11p14.3	Anoctamin 5
LGMD2M	9q31	福山素
LGMD2N	14q24.3	蛋白 O-甘露糖基转移酶 I 2

【病理改变】

肌纤维出现发育不良、肥大,伴随间质增生。可以存在肌纤维的坏死和再生改变,LGMD2A 存在分叶样肌纤维,LGMD2B 可以发现大量的炎细胞浸润,LGMD2I 的肌纤维可以发现许多空泡。在部分类型免疫组织化学或蛋白定量分析可以发现蛋白的缺乏,LGMD2A 的骨骼肌成长 Calpain-3 蛋白缺失,LGMD2B 存在 Dysferlin 缺乏,LGMD1C 出现 Caveilin-3 在肌膜上缺如或部分减少。但许多膜蛋白可以出现继发性脱失。

【临床表现】

所有 LGMDs 类似均起病隐匿,可以儿童或成年人发病,共同临床特征是骨盆和肩胛带肌肉的不同程度的进行性无力,表现为行走、跑步及爬楼梯困难,部分患者可见肌肉肥大,跟腱挛缩出现用脚尖走路。在 LGMD2B/Miyoshi 肌病中患者不能用脚尖行走,在 LGMD2A 和 LGMD2C-2F 中翼状肩胛最明显,在 LGMD1A、LGMD2A 和/Miyoshi 肌病中可有腓肠肌萎缩。面部肌肉通常不受累。部分亚型可以出现多系统受累,包括心脏、呼吸系统。各种亚型的临床表现略有差异(表 14-7)。LGMD2C-F 统称为 Sarcoglycan 肌病,部分患者的临床表现和 DMD 类似,起病于 1～15 岁,表现为不同程度的躯干以及四肢近端无力,可有腓肠肌肥大、翼状肩胛以及脊柱前突,多数病人在发病 10 年后不能行走,心脏受累常见。LGMD2N 和 LGMD2B/Miyoshi 肌病的临床表现以及病理改变类似。

表 14-7　肢带型肌营养不良的分类及临床表现

疾病	发病(岁)	临床表现	CK
LGMD1A	18-40	四肢无力,50%患者有心肌病,10 年后不能行走	<15×
LGMD1B	4～38	近端肌无力。2/3 患者有心肌病	<20×
LGMD1C	5～40	远端无力,肌痉挛,腓肠肌肥大	<40×
LGMD1D	<25	近端无力,少数有吞咽困难	<3×
LGMD1E	9～49	近端无力,心律失常和扩张型心肌病	<4×
LGMD1F	1～58	近端无力,晚期远端无力,发病早进展快	<15×
LGMD1G	30～47	轻度近端无力,晚期指(趾)屈受限	<10×
LGMD1H	16～50	近端无力,腓肠肌肥大,COX 阴性肌纤维	<15×
LGMD2A	2～40	四肢无力,腓肠肌萎缩,部分晚期不能行走	<80×
LGMD2B	17～23	轻度下肢远端无力,30 岁后不能行走	<70×
LGMD2C-F	3～15	类似 DMD,严重近端无力,腓肠肌肥大,16 岁不能行走,2C 和 2F 型 20 岁前死亡	<50×
LGMD2G	9～15	轻度四肢无力,腓肠肌肥大,心脏损害	<30×
LGMD2H	15～30	四肢近端无力,颈无力,晚期不能行走	<20×
LGMD2I	10～40	四肢近端无力,腓肠肌肥大,晚期不能行走	<100×
LGMD2J	5～25	四肢近端无力,晚期远端受累	<2×
LGMD2K	1～3	认知障碍,轻度无力,腓肠肌肥大	<40×
LGMD2L	11～50	股四头肌无力,肌痛,腓肠肌肥大	<30×
LGMD2M	<0.5	四肢无力,腓肠肌肥大,不能行走	<40×
LGMD2N	<1	运动发育延迟,腓肠肌肥大	<18×

【辅助检查】

1. 血清 CK 呈不同程度升高。

2. 肌电图 肌源性损害的特点。个别类型 LGMD 患者中呈神经源性损害。

3. 肌肉 MRI 可以协助确定肌肉病变的分布特点,并对诊断加以提示。

4. 肌肉活检 可以发现肌纤维出现肌营养不良改变。不同类型的 LGMD 可以通过免疫组织化学染色以及 Western blot 检测明确缺陷蛋白。

5. 基因检查 可以协助 LGMD 的诊断。但是存在相同基因缺陷因等位基因的变异而出现极端不同的临床表型。

【诊断和鉴别诊断】

患者出现缓慢进展的四肢近端无力、CK 升高和肌电图呈肌源性损害,首先应当进行肌肉活检,确定是否为肌营养不良,而后首先排除性连锁的抗肌萎缩蛋白病,再确定是 LGMD。不同 LGMD 亚型的诊断主要依靠骨骼肌的免疫组织化学或免疫荧光染色确定是那种蛋白的脱失,部分类型可以进行基因检查,肌肉活检加基因检查基本可以使 76% 的 LGMD 明确类型。不同类型的 LGMD 应当在基因检查后进行病理检查,以确定蛋白丢失的程度。

鉴别诊断包括:① 抗肌萎缩蛋白病,患者发病后出现四肢近端无力,其中 DMD 存在腓肠肌肥大,基因检查可以发现 DMD 基因突变。肌肉活检发现肌纤维膜出现抗肌萎缩蛋白脱失可以明确诊断。② 先天性肌病,出生后发病,出现肢带型的肌肉无力,但进展缓慢或不进展,肌电图为肌源性损害,但肌肉活检可以发现疾病特征性的病理改变。③ 多发性肌炎,一般发病比较急,出现四肢近端的无力。肌肉活检可以发现肌纤维坏死和炎细胞浸润,肌纤维的肥大不明显,也没有明显的间质增生。④ 肌原纤维肌病,出现四肢近端或远端的无力,多伴随心脏损害或周围神经病,CK 轻度增加,肌肉病理检查可以发现肌纤维内出现异常蛋白沉积,肌纤维膜没有蛋白的脱失。

【治疗】

主要在于延长寿命,改善生活质量。

一般治疗包括控制饮食防止肥胖。物理康复和伸展训练提高关节活动性和维持肌肉力量,防止挛缩。应用机械辅助装置协助行走和活动。此外还需要进行呼吸机辅助呼吸、亚临床心肌病的监测以及社会和心理支持和鼓励。关节挛缩可以进行整形外科治疗。

药物治疗,丙种球蛋白在个别患者可以增加肌肉力量和延缓疾病的发展,可能和药物的抗炎和减轻纤维化的作用有关。一水肌酸口服可以提高肌肉的力量。

【预后】

根据疾病不同的亚型其预后也有很大的差异,心肌、呼吸肌受累可能会影响寿命。LGMD2C 型和 LGMD 2F 型 20 岁前死亡。

(袁 云)

第六节 代谢性肌肉病

代谢性肌肉病主要是指和能量代谢相关的肌肉病,包括线粒体病、糖代谢性肌肉病和脂肪代谢性肌肉病,这些疾病的临床特点除骨骼肌损害外,还常常存在其他系统的损害,特别是心脏。

一、线 粒 体 病

【概论】

线粒体病是由于遗传因素导致的线粒体呼吸链功能障碍性疾病,也称为线粒体细胞病。临床上一般都出现多系统损害的特点,出现不同的临床综合征,其中比较常见的临床综合征是线粒体脑肌病伴随乳酸血征和卒中样发作(MELAS)、亚急性坏死性脑脊髓病(Leigh′disease)和慢性进行性眼外肌瘫痪(CPO)。线粒体基因突变相关疾病的发病率在 6~17/100 000 人。

【病因和发病机制】

线粒体作为一个重要的细胞器,除承担许多代谢功能外,还产生 ATP、产生 95% 的活性氧、调节细胞内的氧化还原平衡以及调控细胞凋亡。线粒体的功能因基因突变出现异常均可以出现细胞代谢的紊乱。其发生和线粒体基因以及核基因突变有关,其中线粒体基因的遗传具有母系遗传特点。线粒体 DNA 突变导致的呼吸链功能缺陷和氧化磷酸化酶异常具有极限效应,即突变线粒体基因的比例必须超过临界极限才能产生临床症状。一个细胞或一个组织的突变型和野生型 mtDNA 比例不同,导致患者之间各个器官的损害程度也存在差异,这种情况称为遗传异质性。当突变型 mtDNA

比例增高达到一定的阈值时,才表现出临床症状和体征。一般代谢高的组织如脑和心脏通常对 mtDNA 突变有较低的耐受性,是线粒体疾病易受累的组织和器官。

【病理改变】

骨骼肌出现线粒体增生,可以看到和破碎红纤维和细胞色素氧化酶阴性肌纤维。电镜下可以发现巨大线粒体,线粒体内出现类结晶包涵体。脑损害表现为皮质或基底节的海绵样坏死伴随毛细血管的显著增生。脑组织出现灰质区域的海绵样改变。

【临床表现】

线粒体基因突变导致不同的临床综合征。有的患者出现多系统损害,有的患者仅出现内分泌异常、心肌损害、听神经和视神经损害。

线粒体脑肌肉病伴随乳酸血征和卒中样发作(MELAS):遗传特点是母系遗传。发病年龄平均 10 岁,一般在 2~40 岁。首发症状表现为偏头痛样发作和呕吐、癫痫、遍身无力或偏盲。主要临床表现包括:①脑病,表现为发作性头痛或呕吐、意识丧失和癫痫,类似卒中的脑局部症状表现为皮质盲或偏盲、偏瘫。部分病人有听力丧失、痴呆或智能发育迟缓。②其他系统损害,出现色素视网膜病、心肌病、身材矮小和糖尿病。可以孤立或联合表现。③肌肉病,多数患者的肌肉损害为亚临床改变或被突出的脑病症状所掩盖,表现为运动不耐受或近端对称性无力。死亡原因是心力衰竭和癫痫持续状态。

慢性进行性眼外肌瘫痪(CPO):多数患者散发出现,也可以表现为常染色体遗传或母系遗传。可以在不同年龄发病,主要表现是出现进行性发展的眼睑下垂和眼球活动障碍。在少数患者伴随出现感觉共济失调神经病,少数患者在晚期出现四肢无力、神经性耳聋、构音障碍和轻度面无力。一些病人出现白内障、酮症酸中毒、甲状腺肿。

Leigh 病多在婴儿期发病,出现呼吸异常、眼球运动障碍、呕吐以及四肢无力表现。部分患者存在癫痫发作。

线粒体肌病,发病年龄可从儿童到成年,性别无差别。最主要的临床症状为轻度活动后即感到极度疲乏,例如行走数百米或上楼时感到极度困难,休息一段时间才能继续活动,而且常常伴有肌肉酸痛。有少数病人肌无力的症状呈周期性发作。部分病人肌肉有压痛,仅少数病人出现肌萎缩,有

时伴有深层感觉减退。

【辅助检查】

1. 生化检查　高乳酸/丙酮酸(>50:1)提示呼吸链阻断,正常不除外线粒体疾病。脑肌病者 CSF 中乳酸含量也增高。血清 CK 正常或轻度升高,线粒体 DNA 丢失可以非常高。

2. 电生理检查　肌电图检查在部分病人出现肌源性损害。心电图检查在部分病人异常。脑电图也可以发现癫痫波。

3. 基因检查　临床表现为典型的母系遗传的线粒体病,应当首先进行相关的线粒体基因检查。如果临床表现提示核基因异常,也应当进行基因检查。

4. MRI 检查　大脑半球后部卒中样损害提示 MELAS。

5. 肌肉活检　出现骨骼肌损害者可以通过肌肉活检进行协助诊断,发现破碎红纤维可以明确诊断,但阴性不能排除诊断。

【诊断和鉴别诊断】

当患者出现骨骼肌、心脏或脑损害,辅助检查发现血乳酸异常增高,临床、MRI 以及电生理检查提示疾病累及多个毫不相关的器官,并难以解释相互联系,应当考虑到线粒体病的可能性。要确定诊断需要结合患者可能的临床分类进行基因热点突变的检查,当伴随骨骼肌损害表现,也可以通过肌肉活检加以确诊。

MELAS 需要和病毒性脑炎加以区别,枕叶皮质损害为主以及临床表现的波动性是 MELAS 的特点,尽管该病出现卒中样发作,但从不出现真正的脑梗死改变。慢性进行性眼外肌瘫痪需要和重症肌无力加以区别,但眼外肌瘫痪症状没有晨轻暮重特点而不同,后者需要进行 AChR 抗体或肌电图的重频刺激加以确定。Leigh 病主要和儿童发病的脑炎鉴别,后者发病更急,前者眼球活动障碍更突出。线粒体肌病需要和进行性肌营养不良鉴别,后者的无力表现多持续存在。

【治疗】

应当防止感染和精神刺激的发生。药物可以导致线粒体或能量代谢的异常,如丙戊酸类药物应当尽可能不要采用。有氧耐力锻炼可以提高组织毛细血管的密度、增加血管的通透性及线粒体氧化磷酸化相关酶的活性水平,提高患者的肌力。饮食成分中糖类降低,脂肪含量升高。癫痫、血糖、酸中毒、心脏损害、胃肠症状和肺部感染的控制对于患

者均可能是挽救生命的治疗。眼外肌瘫痪可以做整形手术,听力丧失可以做耳蜗植入术等。

给予辅酶 Q10、烟酸、肉碱、维生素 C、维生素 B_1、维生素 B_2、维生素 E、维生素 K 等药物治疗。辅酶 Q10 能抑制脂质的过氧化、抗自由基和直接传递电子给复合酶Ⅲ,维持线粒体内腺苷酸浓度,增加 ATP 的合成和减少细胞的钙超载。一般 50～200mg tid,重度患者可达 1 000mg/d,可以提高患者运动耐力,降低血乳酸,使卒中样发作和癫痫停止。维生素 C 和维生素 E 为氧化还原剂,一般给予维生素 C 10mg/(kg·d)或 100～400mg/d。维生素 E 为 200～1 200U/d。维生素 K 是 NADH 向辅酶 Q 和细胞色素 C 传递电子的重要载体,维生素 K_1 为 10mg/(kg·d),治疗酶复合体Ⅰ或Ⅲ缺陷型的线粒体病,维生素 K_3 为 5～80mg/d。左旋肉碱 300～1 000mg tid,维生素 B_1 为 20～50mg tid,维生素 B_2 为 50～200mg/d。

【预后】

单纯的线粒体肌病和慢性进行性眼外肌瘫痪一般预后相对良好,而线粒体脑肌病和脑病预后相对差。可以因为癫痫持续状态或心脏病而死亡。

二、脂肪代谢性肌病

【概述】

脂质沉积性肌病(Lipid Storage Myopathy)是由于肌肉中长链脂肪酸代谢障碍,导致大量脂质沉积在肌纤维中而引起的一组骨骼肌疾病。

【病因和发病机制】

骨骼肌的脂肪酸代谢包括三个过程:①肌纤维摄取和激活脂肪酸;②脂肪酸在肌纤维内进入线粒体;③脂肪酸在线粒体内参加 β 氧化,其终产物乙酰辅酶 A 进入三羧酸循环生成 ATP。该过程的任何异常都可以导致脂肪代谢的异常。在众多脂肪代谢性肌病中最多见的类型是多种酰基辅酶 A 脱氢酶缺乏,致病基因包括电子转移黄素蛋白的电子黄素蛋白 A、电子转移黄素蛋白的电子黄素蛋白 B 基因和电子转移黄素蛋白脱氢酶基因(ET-FDH)。

【病理改变】

主要病理表现为肌纤维中过多的脂肪颗粒沉积,肌纤维大小正常或略小于正常,没有间质结缔组织增生和炎细胞浸润。电镜下可见脂肪滴存在于肌原纤维之间。肌膜及肌纤维间成堆无膜空泡呈簇状排列。脂肪空泡周围肌纤维受挤压使肌节

间距长短不等。肝细胞、肾脏上皮细胞、心肌纤维和外周血白细胞中也有脂肪聚集。

【临床表现】

1. 肉毒碱缺乏综合征　原发性肉毒碱缺乏:①肌肉的肉毒碱缺乏,典型表现为儿童后期或青年期开始出现的进行性四肢近端肌无力,面肌和呼吸肌可受累,可以出现肌肉痉挛和不能耐受疲劳,偶见新生儿和婴儿期出现肌张力低下和运动迟缓。②系统性肉毒碱缺乏,多在婴儿期或儿童期起病,反复发作性肝性脑病、肝增大和肾衰竭,心肌受累较少见。肌肉病表现为非特异性,面肌和近端肌肉可受累,但多被急性脑病的症状所掩盖。婴儿患者无明显肌病表现,仅表现为轻度力弱和肌张力减低。

继发性肉毒碱缺乏:包括戊二酸尿症 1 型、线粒体呼吸链缺陷,长期使丙戊酸或其他药物、肾 Fanconi 综合征和透析、肝硬化营养不良,妊娠和免疫抑制药治疗。这类患者也可以出现肢体无力,但常常被原发病所掩盖。

2. β 氧化酶的缺陷　β 氧化酶的缺陷出现在多种疾病:①短链酰基辅酶 A 脱氢酶缺乏,分为新生儿型和成人型。新生儿型在出生后几天内出现进食减少、呕吐和代谢性酸中毒。6 个月内出现较明显进行性肌无力和肌张力减低。成人型主要表现为近端型肌无力和显著的肌肉疼痛。②中链酰基辅酶 A 脱氢酶缺乏,是最常见的脂肪酸氧化代谢异常的疾病。典型症状包括不能耐受饥饿,恶心,呕吐,低酮低血糖,疲劳和昏迷。肝增大伴肝细胞内脂肪沉积为其特征性表现。③长链酰基辅酶 A 脱氢酶缺乏,发病年龄更早、症状更为严重。患儿不能耐受饥饿,脂肪酸代谢缺陷,肝、心脏增大。疾病早期非酮症性低血糖发作更常见,可有发育迟滞,后期出现近端性肌肉病,肌痛、肌痉挛和反复肌红蛋白尿,肌无力和肌张力减低可以很显著。静脉注射葡萄糖可以缓解部分患者急性期肌肉症状。④极长链酰基辅酶 A 脱氢酶缺乏:患者多在 2 岁左右发病,主要分为两种类型,轻型表现为非酮症性低血糖,不伴有心肌病。严重早发型表现为非酮症性低血糖,伴有扩张型心肌病,死亡率较高。⑤多个酰基辅酶 A 脱氢酶缺乏,青少年或成年发病的患者不易与其他脂肪酸代谢障碍导致的肌肉病相区分。主要症状为肌肉疼痛,不耐受疲劳,可伴有进行性肌无力。维生素 B_2 可以部分或完全恢复酶的活性。⑥ 3-羟酰基辅酶 A 脱氢酶缺乏,发病年龄多在 2 岁以下,临床表现包括低酮低血糖,肌肉病和

(或)心肌病以及猝死。

3. 肉毒碱酰基肉毒碱易位酶缺陷 肉毒碱酰基肉毒碱易位酶协助酰基肉毒碱转运通过线粒体内膜与肉毒碱交换。患者多为新生儿和婴儿，出现严重的低酮低血糖症，伴心肌病。脂肪沉积累及多系统，包括肝、心脏、骨骼肌和心肌。

4. Chanarin 病和多系统三酰甘油沉积病 常染色体隐性遗传。主要表现是：①肌纤维、肝细胞、胃肠道上皮、子宫内膜、表皮基底细胞和颗粒细胞、骨髓细胞和培养的肌细胞和成纤维细胞中中性脂肪沉积；②鱼鳞病；③不同神经系统症状包括儿童期精神运动发育迟滞，眼震，共济失调，神经感觉性耳聋，小头和肌病。近端肌肉缓慢进行性力弱，颈部和轴部肌肉多不受累。

5. 肉毒碱棕榈转移酶（CPT）缺乏 有两个临床表型：晚发型 20 岁以后发病，出现饥饿和持续运动诱发的反复肌肉疼痛和肌红蛋白尿并导致肾衰竭，可伴有肌痉挛；婴儿型特征为发作性肝衰竭伴有非酮症性低血糖和昏迷。

【辅助检查】

1. 肌酸激酶 出现不同程度的增加。

2. 肌电图 肌电图多为肌源性损害，有时可伴有神经源性损害。

3. 肉碱测定 在肉碱缺乏患者出现下降。

4. 肌肉活检 多数患者可以发现肌纤维内脂肪滴增加。

5. 基因检查 可以发现不同类型患者的基因突变。

【诊断和鉴别诊断】

本病目前的诊断多在临床表现的基础上，结合肌肉活检结果即可考虑到此病。进一步分型有待血清和肌肉中肉毒碱测定和基因检查。诊断本病时应该注意到影响脂肪酸转运和代谢的疾病均有可能导致肌纤维内脂肪滴沉积。

鉴别诊断包括：① 多发性肌炎，临床特点是对称性近端肌无力，伴或不伴吞咽困难和呼吸肌无力，糖皮质激素治疗效果慢，肌肉病理改变为炎性细胞浸润，肌纤维破坏坏死、萎缩，没有大量脂肪滴沉积。②肢带型肌营养不良，临床上以肩胛带和骨盆带肌不同程度的持续性无力或萎缩为主要特点，没有症状的波动性。肌肉病理表现为肌纤维的坏死、再生、直径变异增大，肌纤维内脂肪滴增多不明显。③糖原贮积症，在高强度运动等葡萄糖需求较大时发病，运动诱发的肌无力、痛性痉挛或骨骼肌

溶解。可合并脑、心脏、肝等多系统受累。肌肉病理可见大量糖原沉积，脂肪滴不多。④线粒体肌病，表现为肌无力以及运动不耐受，常累及眼外肌，多伴有糖尿病、卒中样发作、视神经萎缩、听力下降、胃肠道症状等多系统受累表现。肌肉病理以 MGT 染色出现破碎红纤维为特点。

【治疗】

一般不要进食太多的动物脂肪，不要在饥饿状态下进行剧烈活动。长期进行低长链脂肪酸饮食可控制疾病发展，减少脂肪在肌肉的沉积，从而控制疾病发展。

肉毒碱缺乏补充肉毒碱、中链脂肪酸饮食或给予泼尼松治疗。左旋肉毒碱推荐治疗剂量为成年人 1～4g/d，儿童 100mg/(kg·d)，需要终身治疗。部分患者肌无力症状可以显著缓解，但不能减少脑病的反复发作。糖皮质激素可以增加线粒体膜对脂肪酸的通透性，也可激活肌肉内三酰甘油脂肪酶，加速脂肪酸的分解，可能对本病有疗效。多种酰基辅酶 A 脱氢酶缺乏症对维生素 B_2 有明显的效果。

【预后】

部分类型可以有良好的治疗效果，但中性脂肪沉积病没有好的治疗效果。因伴随的心脏病而死亡。

三、糖原累积病

糖原累积病是因先天性糖原代谢障碍而引起的一组疾病，是罕见病。多数病例由于缺乏糖原分解酶而导致糖原在溶酶体内贮积，造成细胞代谢功能缺陷。根据不同类型的酶缺陷，目前本组疾病的分类已达 10 余种。据报道，以肝、心肌和骨骼肌最常受累，约 50％的病人以慢性进行性疾病为主要临床表现。

（一）糖原累积病第Ⅱ型

糖原累积病第Ⅱ型，也称为 Pompe 病，由酸性麦芽糖酶缺陷造成。

【病因和发病机制】

麦芽糖酶分为酸性和中型两种，能分解 α-1,4-糖苷键和 α-1,6-糖苷键而使葡萄糖分子游离。致病基因定位于染色体 17q2 上，编码蛋白为酸性麦芽糖酶，基因突变后导致溶酶体缺乏酸性麦芽糖酶，不能分解糖原而使糖原沉积于溶酶体内，使溶酶体增生、破坏，造成细胞功能缺陷。

【病理改变】

病理改变以婴儿型最严重,肌纤维出现大量空泡,PAS 染色显示空泡内糖原增多,肌纤维直径变异小,没有明显的间质结缔组织增生。电镜下可见溶酶体中充满糖原颗粒,溶酶体增生破坏,糖原沉积以 I 型纤维严重。心肌、肝、脊髓和脑神经细胞内大量糖原贮积。

【临床表现】

为常染色体隐性遗传,也可散发。临床上可分婴儿型、儿童性和成年型。

1. 婴儿型,最严重。起病于出生后 1～6 个月。首发症状为呼吸困难和发绀,骨骼肌张力低下、无力。体检可见巨舌、肝大,存在心肌病。本病进展迅速,常于数月内死亡。

2. 儿童型,常在 1 岁以后发病,开始行走的时间晚于正常儿童。肩带和盆带肌和躯干肌缓慢进行性力弱,走路姿势呈鸭步,常伴腓肠肌肥大。舌肌、心、肝受累,均轻于婴儿型。存活时间可达 20 年以上,多死于呼吸衰竭。

3. 成年型,成年发病,以四肢近端及躯干肌受累为主,即无力呈缓慢进行性加重,心肌和肝多不受累。存活时间较长。个别患者也可以出现严重的呼吸肌功能障碍。

【辅助检查】

1. 血生化检查　血清 CK 正常或轻度升高。剧烈运动后部分病人可出现肌红蛋白尿。前臂缺血运动试验在运动前和运动后血乳酸水平不增高,正常人在运动后血乳酸水平升高 3～5 倍。

2. 肌电图　肌原性损害,可见纤颤电位及肌强直电位。

3. 肌肉活检　肌纤维内糖原沉积,糖原沉积在肌纤维内形成镶边空泡,Ⅲ型表现为肌纤维内团块样沉积。

4. 骨骼肌生化检查　肌肉、血液和成纤维细胞内酸性麦芽糖酶减少或缺乏,10% 的患者可以发现酶活性正常。

5. 基因检查　在糖原累积病Ⅱ型可以发现酸性麦芽糖酶基因突变。

【诊断和鉴别诊断】

本病诊断以临床表现、肌活检缩减以及肌肉中酸性麦芽糖酶减少为依据。婴儿型患者的白细胞、成纤维细胞和尿内酸性麦芽糖酶均缺乏,中性麦芽糖酶也缺乏。儿童性在肌肉、心、肝和白细胞内,酸性麦芽糖酶下降。成年型患者只在肌肉、肝内酸性麦芽糖酶下降,而中性麦芽糖酶活性存在,可据此来鉴别本病的不同类型。

鉴别诊断主要排除其他类型的空泡肌肉病,Danon 病的临床表现为肌肉无力、心脏病以及部分患者出现周围神经病,病理检查也是出现肌纤维内空泡形成,但酸性麦芽糖酶正常。脂肪代谢性肌肉病可以出现波动性四肢无力,肌肉病理可以发现大量脂肪滴沉积。此外肢带型肌营养不良的个别类型也存在含有大量空泡的肌纤维,但没有膜性包裹的糖原。

本病可见大量糖原堆积及溶酶体增生和破坏。

【治疗】

可以给予 α-酸性麦芽糖酶进行酶替代治疗,对所有类型的患者都有效,可以改善心肌的病理改变,大幅度延长婴儿型患者的寿命,但对于骨骼肌无力症状效果不好。有氧训练增加循环能力,给予一水肌酸可以改善症状增加缺血耐受,对抗运动诱发的骨骼肌溶解,但大剂量可以诱发肌痛。防止肌肉等容积运动以及最大有氧运动。给予高糖类食物对患者有利。

预防此病的继续遗传首先要做产前检查,一般在妊娠 14～16 周做宫内羊水穿刺和羊水细胞培养,测定其酸性麦芽糖酶活性,若发现活性降低则应终止妊娠。

【预后】

婴儿型在不进行酶替代治疗的情况下多在 1 岁死亡,儿童型一般可以维持生存 20 年,成年型更长,最后多因为呼吸衰竭而死亡。

(二)糖原累积病第 V 型

糖原累积病第 V 型,也称为 McArdle 病。由磷酸化酶缺陷造成。

【病因和发病机制】

本病系常染色体隐性遗传病,基因定位于 11q13。磷酸化酶是糖原在水解过程中最重要的酶,它分解 X-1,4-糖苷键,生成自由基葡萄糖分子。磷酸化酶分布于骨骼肌、肝、肾等其他组织,但本病仅限于骨骼肌内磷酸化酶缺乏,造成糖原在肌细胞内堆积而发病。一般继续活动后身体为调整肌肉代谢而心搏出量增加,动员体内自由脂肪酸氧化提供肌肉能量,因而症状减轻,为临床"二阵风"现象的产生原因。

【病理改变】

特征性骨骼肌病理改变为肌纤维膜下出现空泡形成,空泡内贮积大量糖原颗粒。肌纤维的直径变异不大,没有间质结缔组织增生。电镜下大量糖原颗粒堆积于肌膜下及肌原纤维间。

【临床表现】

起病年龄不一,可有儿童至成年人发病。首发症状为活动后四肢肌力弱、僵硬和疼痛。在休息状态下,肌肉的收缩和放松正常,但在剧烈活动后,尤其在缺血条件下,发生肌痉挛。以上现象往往持续数分钟至数小时不等。偶尔可累及咀嚼肌和吞咽肌。如继续进行四肢轻度活动数分钟后,四肢无力症状减轻或消失,称为继减现象或"二阵风"现象。部分病例可出现肌肉假性肥大,触之坚硬,晚期可见肌萎缩。部分病人有心动过速、呼吸困难。

【辅助检查】

1. 血生化检查 血清 CK 正常或轻度升高。剧烈运动后部分病人可出现肌红蛋白尿,该现象出现在 50% 的患者。前臂缺血运动试验在运动前和运动后血乳酸水平不增高。

2. 肌电图 在肌肉放松势呈正常电位,前臂缺血运动试验室肌电图呈电静息,重复神经电刺激显示诱发电位波幅递减。

3. 肌肉活检 糖原主要集中在肌纤维膜下。

4. 骨骼肌生化检查 在 V 型可以发现磷酸化酶缺乏。

5. 基因检查 存在磷酸化酶的基因缺陷。

【诊断与鉴别诊断】

本病诊断主要是根据临床表现,即剧烈运动后肌痉挛及疼痛,继续运动后出现继减现象,生化检查发现肌肉磷酸化酶缺陷。

鉴别诊断需要排除:① Tarui 病,后者为常染色体隐性遗传,由于磷酸果糖及酶缺陷引起。临床症状和 McArdle 病相同,但肌肉的组织化学染色可显示磷酸果糖及酶缺乏。② 神经性肌强直,该病常有肌纤维颤搐,出汗过多,甚至在休息时已出现肌纤维颤动和肌痉挛,服用苯妥英钠、卡马西平和普鲁卡因胺等可使症状缓解,肌活检组化染色正常。③脂肪代谢性肌肉病,可以出现四肢无力,无力症状有波动性,肌无力没有"二阵风"现象,肌肉的痉挛症状不明显,肌肉病理可以发现大量脂肪滴沉积。

【治疗】

迄今为止尚无根本治疗方法。在运动前可试服葡萄糖和乳糖,可防止症状发生,运动前即刻吃蔗糖增加运动的耐力,过多吃可以导致体重增加。有氧训练增加循环能力,给予一水肌酸可以改善症状增加缺血耐受,对抗运动诱发的骨骼肌溶解。防止肌肉等容积运动以及最大有氧运动。给予高糖类食物对患者有利。

【预后】

糖原累积病Ⅲ型和Ⅴ型的预后比Ⅱ型好,很少死亡。

(袁 云)

■ **参考文献**

[1] 袁云.代谢性肌病的诊断和鉴别诊断.中国现代神经病学杂志,2007,7:116-119

[2] Chandrasekharan K,Martin PT. Genetic defects in muscular dystrophy. Methods Enzymol. 2010,479:291-322

[3] Spillane J,Kullmann D. History central to diagnosing myasthenia gravis. Practitioner,2010,254(1732):15-18, 2

[4] McFarland R,Taylor RW,Turnbull DM. A neurological perspective on mitochondrial disease. Lancet Neurol, 2010,9(8):829-840

[5] Palmieri B,Tremblay JP,Daniele L. Past, present and future of myoblast transplantation in the treatment of Duchenne muscular dystrophy. Pediatr Transplant,2010,14(7):813-819

[6] Dalakas MC. Inflammatory muscle diseases:a critical review on pathogenesis and therapies. Curr Opin Pharmacol,2010,10(3):346-352

[7] Raja Rayan DL,Hanna MG. Skeletal muscle channelopathies:nondystrophic myotonias and periodic paralysis. Curr Opin Neurol, 2010, 23(5): 466-476

[8] DiMauro S,Garone C,Naini A. Metabolic myopathies. Curr Rheumatol Rep,2010,12(5):386-393

[9] 李海峰.难治性重症肌无力的处理.中国神经免疫学和神经病学杂志,2009,16:61-64

[10] 周爱红,毕建忠,袁云.重症肌无力并发多发性肌炎两例报告.中国免疫学与神经病学杂志,2004:11

[11] 陈彬,王朝霞,栾兴华,等.眼咽型肌营养不良汉族六家系的临床和遗传学特点 中华神经科杂志,2010:43

[12] Meyer DM,Herbert MA,Sobhani NC,et al. Comparative clinical outcomes of thymectomy for myasthenia gravis performed by extended transsternal and minimally invasive approaches. Ann Thorac Surg, 2009,87:385-390

[13] Pompeo E,Tacconi F,Massa R,et al. Long-term outcome of thoracoscopic extended thymectomy for nonthymomatous myasthenia gravis. Eur J Cardiothorac Surg, 2009,36:164-169

[14] Sathasivam S. Steroids and immunosuppressant drugs in myasthenia gravis. Nat Clin Pract Neurol, 2008, 4:

317-327

[15] Spillane J,Kullmann D. History central to diagnosing myasthenia gravis. Practitioner,2010,254(1732):15-18, 2

[16] Nagane Y,Suzuki S,Suzuki N,et al. Early Aggressive Treatment Strategy against Myasthenia Gravis. Eur Neurol,2010 Nov 30,65(1):16-22

[17] Twork S,Wiesmeth S,Klewer J,ewt al Quality of life and life circumstances in German myasthenia gravis patients. Health Qual Life Outcomes, 2010,8:129

[18] Abbott SA. Diagnostic challenge:Myasthenia gravis in the emergency department. J Am Acad Nurse Pract, 2010,22(9):468-473

[19] Jani-Acsadi A, Lisak RP. Myasthenia gravis. Curr Treat Options Neurol. 2010,12(3):231-243

[20] 吕鹤,袁云.青少年型皮肌炎.中风与神经疾病杂志,2003,20:345-348

[21] 沈光莉,吕鹤,毕鸿雁,等.皮肌炎的微血管免疫病理改变.中华医学杂志,2006,86:1912-1915

[22] 周爱红,毕建忠,袁云.重症肌无力并发多发性肌炎两例报告.中国免疫学与神经病学杂志,2004,11:59

[23] 郑日亮,焉传柱,吕海东,等.散发性包涵体肌炎七例临床及病理特点.中华神经科杂志,2007,7:796-799

[24] 郑日亮,袁云.散发性包涵体肌炎的研究现状.中国现代神经疾病杂志, 2007,7:540-542

[25] 郑日亮,焉传柱,吕海东,等.散发性包涵体肌炎七例临床及病理特点.中华神经科杂志,2007,7:796-799

[26] Amato AA,Barohn RJ. Inclusion body myositis:old and new concepts. J Neurol Neurosurg Psychiatry, 2009, 80:1186-1193

[27] Mann HF,Vencovsky J,Lundberg IE. Treatment-resistant inflammatory myopathy. Best Pract Res Clin Rheumatol,2010,24(3):427-440

[28] Dalakas MC. Inflammatory muscle diseases:a critical review on pathogenesis and therapies. Curr Opin Pharmacol,2010,10(3):346-352

[29] Antiochos BB, Brown LA, Li Z,et al. Malignancy is associated with derma-

tomyositis but not polymyositis in Northern New England, USA. J Rheumatol,2009,36(12):2704-2710

[30] Huber AM,Giannini EH,Bowyer SL,et al. Protocols for the initial treatment of moderately severe juvenile dermatomyositis:results of a Children's Arthritis and Rheumatology Research Alliance Consensus Conference. Arthritis Care Res (Hoboken), 2010, 62 (2): 219-225

[31] Huber AM. Juvenile dermatomyositis: advances in pathogenesis,evaluation, and treatment. Paediatr Drugs, 2009, 11(6):361-374

[32] Fendler C,Braun J. Use of methotrexate in inflammatory myopathies. Clin Exp Rheumatol, 2010, 28 (5 Suppl 61):S164-167

[33] Varadhachary AS,Weihl CC,Pestronk A. Mitochondrial pathology in immune and inflammatory myopathies. Curr Opin Rheumatol, 2010, 22 (6): 651-657

[34] Dalakas MC. Inflammatory muscle diseases:a critical review on pathogenesis and therapies. Curr Opin Pharmacol,2010,10(3):346-352

[35] 栾兴华,陈彬,刘旸,等.常染色体显性遗传性微管聚集性肌病存在SCN4A 基因突变(附1家系报告).中国神经精神疾病杂志,2008,34:193-197

[36] 郭秀海,吴卫平,丁素菊,等.家族性高钾型周期性麻痹的 SCN4A 基因突变.中华神经科杂志,2005,38:228-231

[37] 丁则昱,崔丽英.肌电图运动诱发实验对周期性麻痹的诊断价值.中国免疫学和神经病学杂志,2008,15:69-71

[38] E. Matthew D. Fialho SV. Tan 1,et al. The non-dystrophic myotonias:molecular pathogenesis, diagnosis and treatment. Brain,2010,133(pt1):9-22

[39] Cleland JC, Griggs RC. Treatment of neuromuscular channelopathies:current concepts and future prospects. Neurotherapeutics,2008,5:607-612

[40] Fournier E, Arzel M, Sternberg D, et al. Electromyography guides toward subgroups of mutations in muscle

channelopathies. Ann Neurol, 2004, 56:650-661

[41] Walsh R, Wang Y, Statland J, et al. The nondystrophic myotonias: genotype-phenotype correlation and longitudinal study. Clinical phenotype characterization. Neurology, 2007, 68 (Suppl 1):A297

[42] Vicart S,Sternberg D,Fontaine B, et al. Human skeletal muscle sodium channelopathies. Neurol Sci,2005,26: 194-202

[43] Hong D,Luan X,Chen B,et al. Both hypokalaemic and normokalaemic periodic paralysis in different members of a single family with novel R1129Q mutation in SCN4A gene. J Neurol Neurosurg Psychiatry,2010,81(6):703-704

[44] Luan XH,Chen B,Liu Y,et al. Tubular aggregates in paralysis periodica paramyotonica with T704M mutation of SCN4A. Neuropathology, 2009, 29 (5):579-584

[45] Finsterer J. Primary periodic paralyses. Acta Neurol Scand, 2008, 117: 145-158

[46] Venance SL,Cannon SC,Fialho D, et al. The primary periodic paralyses:diagnosis, pathogenesis and treatment. Brain,2006,129:8-17

[47] Matthews E, Hanna MG. Muscle channelopathies:does the predicted channel gating pore offer new treatment insights for hypokalaemic periodic paralysis? J Physiol,2010,588(Pt 11): 1879-1886

[48] Platt D, Griggs R. Skeletal muscle channelopathies:new insights into the periodic paralyses and nondystrophic myotonias. Curr Opin Neurol,2009,22 (5):524-531

[49] Raja Rayan DL, Hanna MG. Skeletal muscle channelopathies:nondystrophic myotonias and periodic paralysis. Curr Opin Neurol, 2010, 23 (5): 466-476

[50] 洪道俊,张巍,王朝霞.第66例,进行性四肢力弱伴肌肉酸痛.中华神经科杂志,2010,43:375-377

[51] 李翔,张巍,吕鹤,等.强直性肌营养不良骨骼肌 AKT 通路活性增加.北京医科大学学报,2010,42:542-545

[52] Manzur AY, Muntoni F. Diagnosis and new treatments in muscular dystrophies. J Neurol Neurosurg Psychiatry, 2009,80(7):706-714

[53] Bushby K, Finkel R, Birnkrant DJ, et al. Diagnosis and management of Duchenne muscular dystrophy, part 1: diagnosis, and pharmacological and psychosocial management. The Lancet Neurology, 2010,9(1):77-93

[54] Golla S, Agadi S, Burns DK, et al. Dystrophinopathy in girls with limb girdle muscular dystrophy phenotype. J Clin Neuromuscul Dis, 2010, 11(4):203-208

[55] Guglieri M, Bushby K. Molecular treatments in Duchenne muscular dystrophy. Curr Opin Pharmacol, 2010, 10(3):331-337

[56] Davidson ZE, Truby H. A review of nutrition in Duchenne muscular dystrophy. J Hum Nutr Diet, 2009, 22(5):383-393

[57] Fanin M, Nascimbeni AC, Aurino S, et al. Frequency of LGMD gene mutations in Italian patients with distinct clinical phenotypes. Neurology, 2009, 72(16):1432-1435

[58] Norwood F, de Visser M, Eymard B, et al. EFNS guideline on diagnosis and management of lim girdle muscular dystrophies. Eur J Neurol, 2007, 14(12):1302-1312

[59] Bushby K, Norwood F, Straub V. The limb-girdle muscular dystrophies-Diagnostic strategies. Biochimica et Biophysica Acta, 2007, 1772:238-242

[60] Wheeler TM. Myotonic dystrophy: therapeutic strategies for the future. Neurotherapeutics, 2008,5(4):592-600

[61] Miller TM. Differential diagnosis of myotonic disorders. Muscle Nerve. 2008, 37(3):293-299

[62] Tieleman AA, den Broeder AA, van de Logt AE, van Engelen BG Strong association between myotonic dystrophy type 2 and autoimmune diseases. J Neurol Neurosurg Psychiatry, 2009, 80(11):1293-1295

[63] Turner C, Hilton-Jones D. The myotonic dystrophies: diagnosis and management. J Neurol Neurosurg Psychiatry, 2010,81(4):358-367

[64] Manzur AY, Muntoni F. Diagnosis and new treatments in muscular dystrophies. J Neurol Neurosurg Psychiatry, 2009,80(7):706-714

[65] Tawil R, Van Der Maarel SM. Facioscapulohumeral muscular dystrophy. Muscle Nerve, 2006,34(1):1-15

[66] Kottlors M, Kress W, Meng G, Glocker FX. Facioscapulohumeral muscular dystrophy presenting with isolated axial myopathy and bent spine syndrome. Muscle Nerve, 2010, 42(2):273-275

[67] Norwood FL, Harling C, Chinnery PF, Eagle M, Bushby K, Straub V. Prevalence of genetic muscle disease in Northern England: in-depth analysis of a muscle clinic population. Brain, 2009,132(Pt 11):3175-3186

[68] Trevisan CP, Pastorello E, Tomelleri G, et al. Facioscapulohumeral muscular dystrophy: hearing loss and other atypical features of patients with large 4q35 deletions. Eur J Neurol, 2008, 15(12):1353-1358

[69] 陈涓涓,洪道俊,张巍,等. 中性脂肪贮积症合并肌病一家系. 中华神经科杂志,2009,42:591-595

[70] 洪道俊,石志鸿,张巍,等. LAMP2基因9号外显子点突变导致良性Danon病,1例报告伴随文献综述. 中华神经科杂志,2010:43

[71] 洪道俊,袁云. 线粒体病的临床治疗现状. 中华神经科杂志, 2007, 40:280-281

[72] 袁云. 代谢性肌病的诊断和鉴别诊断. 中国现代神经病学杂志,2007,7:116-119

[73] 袁云. 线粒体脑肌病伴高乳酸血症和卒中样发作的临床研究进展. 中华神经科杂志,2007,40:775-776

[74] 姚生,毕鸿雁,郑日亮,等. 线粒体DNA A3243G点突变在成年患者中的临床特点. 中华神经科杂志,2007,40:220-224

[75] McFarland R, Taylor RW, Turnbull DM. A neurological perspective on mitochondrial disease. Lancet Neurol, 2010,9(8):829-840

[76] Koga Y, Povalko N, Nishioka J, MELAS and L-arginine therapy: pathophysiology of stroke-like episodes. Ann N Y Acad Sci,2010,1201:104-110

[77] Bembi B, Cerini E, Danesino C, et al. Diagnosis of glycogenosis type II. Neurology,2008,71(23 Suppl 2):S4-11

[78] Schoser B, Hill V, Raben N. Therapeutic approaches in glycogen storage disease type II/Pompe Disease. Neurotherapeutics,2008,5(4):569-578

[79] Winkel LP, Hagemans ML, van Doorn PA, The natural course of non-classic Pompe's disease, a review of 225 published cases. J Neurol, 2005, 252(8):875-884

[80] Lucia A, Nogales-Gadea G, Pérez M, McArdle disease: what do neurologists need to know? Nat Clin Pract Neurol,2008,4(10):568-577

[81] Bruno C, Dimauro S. Lipid storage myopathies. Curr Opin Neurol, 2008, 21:601-606

[82] Law LK, Tang NL, Hui J, et al. Novel mutations in ETFDH gene in Chinese patients with riboflavin-responsive multiple acyl-CoA dehydrogenase deficiency. Clin Chim Acta, 2009, 404:95-99

[83] Ohkuma A, Noguohi S, Sugio H, et al. Clinical and genetic analysis of lipid storage myopathies. Muscle Nerve, 2009,39:333-342

[84] Schweiger M, Lass A, Zimmermann R, et al. Neutral lipid storage disease: genetic disorders caused by mutations in adipose triglyceride lipase/PNPLA2 or CGI-58/ABHD5. Am J Physiol Endocrinol Metab, 2009, 297(2):E289-296

[85] DiMauro S, Garone C, Naini A. Metabolic myopathies. Curr Rheumatol Rep,2010t,12(5):386-393

第 15 章

副肿瘤综合征

第一节 概 述

神经系统副肿瘤综合征(paraneoplastic neurologic syndromes,PNS)是指机体各系统的恶性肿瘤或潜在的恶性肿瘤所产生的间接或远隔效应所致的中枢神经系统、周围神经、神经-肌肉接头处或肌肉的病变。它们并非由肿瘤转移或浸润、恶性肿瘤放疗、化疗或抗癌药物治疗所引起,其病程及严重程度与癌肿的大小及生长速度并不一定平行。

早在 1888 年,Oppenheim 描述了 1 例恶性肿瘤合并周围神经病的病例。次年他又描述了 1 例淋巴肉瘤合并延髓性麻痹,认为是第一例中枢神经系统的远隔效应。1948 年 Denny-Brown 和 Wyburn-Masson 各报道了 1 例燕麦细胞癌患者合并感觉性周围神经病和肌肉萎缩,1956 年 Guichard 提出了副肿瘤综合征这一名称。从此后在国内、外陆续有许多文献报道副肿瘤的各种不同的临床类型。

【流行病学】

副肿瘤综合征发病率很低,一项连续观察 60 000 例恶性肿瘤患者 4 年的研究发现 553 (0.9%)例患者血清副肿瘤相关抗体阳性。Croft 报道1 465例肿瘤患者,6.6%的患者有肢体远端无力或轻微周围神经病等 PNS 相关症状,结合电生理学检查发病率更高。小细胞肺癌及卵巢肿瘤患者 PNS 病变的发病率较高,2%～5%的小细胞肺癌患者发生 Lambert-Eaton 肌无力综合征,约 2/3 的 Lambert-Eaton 综合征病人患小细胞肺癌,1/3 的亚急性小脑变性患者患有潜在的肺癌。95%的副肿瘤性小脑变性伴抗-Yo 抗体阳性者患胸腺或卵巢癌,50%以上副肿瘤性斜视眼阵挛-肌阵挛者患妇科肿瘤。由副肿瘤综合征所造成的损害而出现的临床表现,要较肿瘤本身更早,并更为严重。

因而在临床上需要对此综合征有高度的重视,这对恶性肿瘤的早期诊断也具有重要的意义。

【发病机制】

目前有关 PNS 的发病机制有以下假说。

1. 体液免疫学说 目前认为大多数 PNS 是抗体介导的。最有力的证据是在患者脑脊液和血清中同时检测到抗神经元抗体;用副肿瘤抗原免疫动物或被动输入肿瘤抗体,可复制出与人类副肿瘤病变及临床表现相同的动物模型。一些在正常情况下仅在神经系统表达的抗原在肿瘤中表达,免疫系统认为是异己而发起攻击。部分抗体通过被动扩散可穿过血-脑屏障,攻击表达类似肿瘤抗原的神经元,导致神经元功能异常或神经元凋亡。凋亡的神经元被中枢神经系统的吞噬细胞吞噬,诱发更多的抗原特异性 T 细胞穿过血-脑屏障引起更广泛神经元死亡,从而导致神经系统功能障碍。

PNS 抗体介导体液免疫的机制有两种:①抗原-抗体复合物直接接触神经细胞致病。②抗体作用于细胞离子通道,例如抗体作用于突出前膜电压门控钙通道导致 Lambert-Eaton 综合征;抗体结合电压门控钙/钾通道所致部分小脑变性及边缘叶脑炎;抗体结合神经末梢的电压门控性钾通道可致肌阵挛。

2. 细胞免疫机制 患者的肿瘤组织和中枢神经系统病理切片可发现,血管周围 CD4[+] T 细胞和 CD19/20[+] B 细胞炎性浸润,细胞间质中 CD8[+] T 细胞、单核细胞及巨噬细胞浸润;抗-Hu 抗体阳性的 PNS 患者的外周血淋巴细胞表型,与抗-Hu 抗体阴性的患者及正常对照组比较,CD4[+]、CD45[+]、RO[+]辅助 T 淋巴细胞显著增多,这些细胞可分泌

IFN-γ,提示发生特异性 Th1 辅助细胞亚型反应,Th2 亚型增生不明显。

3.遗传因素 特异性 HLA-Ⅰ类或Ⅱ类基因产物可递呈肿瘤抗原,但特异性 HLA 单倍型可否引起副肿瘤综合征还不清楚。人类 HLA-B8、HLA-DQ 及 HLA-DR 等与自身免疫病的关系密切,但迄今在抗-Hu 自身抗体携带者中未发现特异性 HLA 血清型。PNS 与遗传因素的相关性尚需研究证实。

【临床表现】

1.副肿瘤综合征共同的临床特点

(1)多数患者的 PNS 症状出现于肿瘤之前,可在数年后才发现原发性肿瘤。

(2)亚急性起病,数天至数周症状发展至高峰,而后症状、体征可固定不变,患者就诊时多存在严重的功能障碍或劳动能力丧失。

(3)PNS 的特征性症状包括小脑变性、边缘叶脑炎等,均提示副肿瘤性。小脑变性患者除眩晕、复视及共济失调,可出现轻度跖反射伸性。

(4)脑脊液细胞数增多,蛋白和 IgG 水平升高,电生理检查可见相应的周围神经或肌肉病变。

2.PNS 神经系统症状和体征是多种多样的 主要取决于受损的部位,一般为亚急性起病,渐进性发展,数日至数周发展至高峰,包括原发肿瘤的表现及受累神经系统损害的症状表现。副肿瘤病变可累及神经系统的任何部位,如脑、脊髓、周围神经、神经-肌肉接头和肌肉等。根据受损部位不同表现为不同的临床症状、体征(表 15-1)。

3.患者血清和 CSF 中可检出多种与副肿瘤综合征有关的主要抗体 常见及最新发现的抗神经元抗体及相应临床综合征见表 15-2。

【诊断】

Graus 等在 2004 年提出 PNS 新的诊断标准如下。

1.PNS 的确诊标准

(1)具有典型神经系统副肿瘤综合征体征且在其后 5 年内发生肿瘤,无论肿瘤抗神经元抗体是不是阳性。典型神经系统副肿瘤综合征包括脑脊髓炎、边缘叶脑炎、亚急性小脑变性、斜视眼阵挛-肌阵挛、亚急性感觉神经元病、慢性假性肠梗阻、Lambert-Eaton 肌无力综合征、皮肌炎等。

(2)非典型神经系统副肿瘤综合征临床体征在对肿瘤行非免疫治疗后明显改善,而不是自发缓解。临床症状的改善应用相应的客观标准来评定。

(3)非典型神经系统副肿瘤综合征临床体征伴肿瘤抗神经元抗体,并且在其后 5 年内发生肿瘤。

(4)神经系统副肿瘤综合征临床体征(典型或非典型)伴特征性肿瘤抗神经元抗体阳性(抗-Hu、Yo、CV2、Ri、Ma2 或 amphiphysin),但未发现肿瘤。

表 15-1 神经系统不同部位副肿瘤综合征分类

受累部位	常见临床综合征	少见临床综合征
大脑、脑神经及视网膜	小脑变性(Cerebellar degeneration)	脑干脑炎(brain stem encephalitis)
	边缘叶脑炎(limbic encephalitis)	视神经炎(optic neuritis)
	脑脊髓炎(encephalomyelitis)	肿瘤相关性视网膜病(cancer-associated retinopathy)
	副肿瘤性斜视眼阵挛-肌阵挛(POM)	黑色素瘤相关视网膜病(melanoma-associated retinopathy)
脊髓前角		僵人综合征(stiff-man syndrome)
		坏死性脊髓病(necrotizing myelopathy)
		运动神经元病(MND)
神经-肌肉接头	Lambert-Eaton 肌无力综合征	重症肌无力(Myasthenia gravis)
周围神经及肌肉	亚急性感觉神经元病(subacute sensory neuronopathy)	急性感觉运动神经病(acute sensorimotor neuropathy)
		neuropathy and paraproteinaemia
	假性肠梗阻(intestinal pseudo-obstruction)	血管炎性神经病(neuropathy with asculitis)
		获得性神经性肌强直(acquired neuromyotonia)
	皮肌炎(dermatomyositis)	自主神经病(autonomic neuropathies)
		多发性肌炎(Polymyositis)
		急性坏死性肌病(Acute necrotising myopathy)

表 15-2　不同抗体、副肿瘤综合征表现及相关肿瘤

抗体	临床综合征	相关肿瘤
副肿瘤特征性抗神经元抗体		
抗-Hu(ANNA-1)	副肿瘤性脑脊髓炎 PEM,皮质、边缘叶及脑干脑炎,副肿瘤性小脑变性 PCD,脊髓炎,亚急性感觉神经元病 PSN,自主神经病	小细胞肺癌及其他肿瘤
抗-Yo(PCA-1)	副肿瘤性小脑变性 PCD	妇科肿瘤及乳腺癌
抗-Ri(ANNA-2)	副肿瘤性小脑变性 PCD,脑干脑炎,副肿瘤性斜视眼阵挛-肌阵挛 POM	妇科肿瘤、乳腺癌、小细胞肺癌
抗-CV2/CRMP5	副肿瘤性脑脊髓炎 PEM,副肿瘤性小脑变性 PCD,舞蹈病,眼色素层炎,视神经炎,周围神经病	小细胞肺癌,胸腺瘤,其他肿瘤
抗-Ma 蛋白	边缘脑叶、丘脑及脑干脑炎,副肿瘤性小脑变性 PCD 很少见	睾丸生殖细胞肿瘤,非小细胞肺癌及其他实体瘤
抗-两性蛋白	僵人综合征,副肿瘤性脑脊髓炎 PEM,边缘叶脑炎,脊髓病	小细胞肺癌,乳腺癌
副肿瘤部分特征性的抗神经元抗体		
抗-Tr	副肿瘤性小脑变性 PCD	霍奇金淋巴瘤
抗-Zic4	副肿瘤性小脑变性 PCD	小细胞肺癌
mGluR1	副肿瘤性小脑变性 PCD	霍奇金淋巴瘤
ANNA3	各种中枢神经系统副肿瘤综合征	小细胞肺癌
PCA2	各种中枢神经系统副肿瘤综合征	小细胞肺癌
与肿瘤相关或不相关的抗神经元抗体		
抗-NR1/NR2 NMDA 受体	特征性脑炎:明显的精神症状,记忆缺失,因频繁出现肺通气功能障碍导致意识水平改变,自主神经症状及运动障碍	畸胎瘤(通常为卵巢畸胎瘤)
抗-VGKC(电压门控性钾通道)	边缘叶性脑炎,神经性肌强直,其他	胸腺瘤,小细胞肺癌及其他肿瘤
抗-VGCC(电压门控性钙通道)	Lambert-Eaton 肌无力综合征,副肿瘤性小脑变性	小细胞肺癌
抗-AChR(乙酰胆碱受体)	重症肌无力	胸腺瘤
抗-nAChR	亚急性感觉神经元病 PSN	小细胞肺癌及其他肿瘤
抗-GAD	僵人综合征,小脑性共济失调,边缘叶性脑炎及其他	胸腺瘤及其他肿瘤

2. 可疑 PNS 的诊断标准

(1)具有典型的神经系统副肿瘤综合征临床体征,未发现抗神经元抗体及肿瘤,但为易患肿瘤的高危人群。

(2)具有典型或非典型的神经系统副肿瘤综合征临床体征,具有部分特征性的抗神经元抗体,但未发现肿瘤。

(3)具有典型或非典型的神经系统副肿瘤综合征临床体征,没有抗神经元抗体,并且在症状出现后 2 年内发现肿瘤。

【诊断流程】

见图 15-1。

【鉴别诊断】

注意与神经系统原发性疾病的鉴别(表 15-3)。

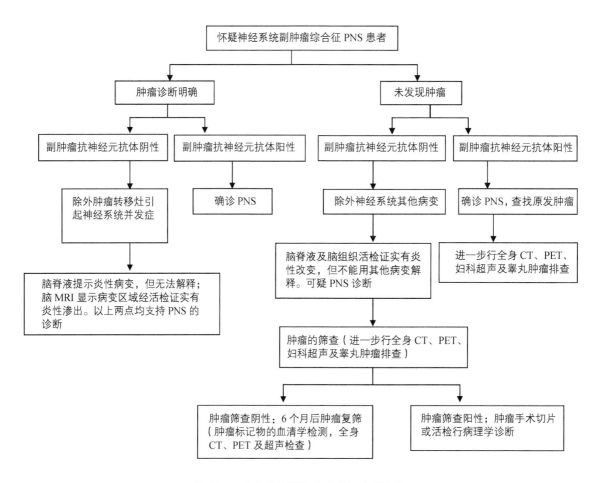

图 15-1　神经系统副肿瘤综合征诊断流程

表 15-3　可疑 PNS 与神经系统原发性疾病的鉴别诊断

	需鉴别疾病	肿瘤相关疾病
副肿瘤性小脑变性 PCD	酒精相关性小脑病变 维生素缺乏（维生素 B、维生素 E 缺乏） 中毒（抗癫痫药物等） 感染或感染后小脑炎 Miller-Fisher 综合征 GAD 相关性小脑共济失调 Gliadin 相关性小脑共济失调 Creutzfeldt-Jacob 病	小脑转移癌 肿瘤化疗不良反应
副肿瘤性斜视眼阵挛-肌阵挛 POM	感染、感染后脑病 高渗昏迷 药物不良反应（阿米替林、碳酸锂、苯妥英 　钠、地西泮等） 颅内出血 系统性疾病（AIDS、结节病、病毒性肝炎、 　乳糜泻）	颅内肿瘤或转移瘤 脑水肿

（续　表）

	需鉴别疾病	肿瘤相关疾病
边缘叶性脑炎	带状疱疹病毒性脑炎 Sjögren's 综合征 桥本甲状腺炎脑病 系统性狼疮脑病 中毒代谢性脑病 Korsakoff's 综合征 梅毒 中枢神经系统原发性脉管炎	脑转移瘤 疱疹病毒 6 累及边缘叶所致脑炎（骨髓移植术后） 低分化胶质瘤 脑胶质瘤病

【治疗】

目前 PNS 尚无特效疗法，可试用血浆置换、维生素类药物、皮质类固醇及免疫抑制药等，疗效未证实。有些患者治疗原发肿瘤后 PNS 症状明显缓解。该综合征早期诊治可使部分患者的症状缓解，及早发现潜在的肿瘤早期治疗，可以提高患者的生命质量和延长寿命。

（魏东宁）

第二节　Lambert-Eaton 肌无力综合征

【概述】

Lambert-Eaton 肌无力综合征（Lambert-Eaton myasthenia syndrome，LEMS）是一种累及神经-肌肉连接突触前膜电压门控式 Ca^{2+} 通道，进而影响兴奋-收缩耦联过程的罕见自身免疫性疾病。该疾病对电压门控式 Ca^{2+} 通道的抑制使得突触前膜释放的乙酰胆碱减少，进而影响到终板电位的产生以及肌肉的收缩过程。Anderson 于 1953 年首次阐述了 Lambert-Eaton 肌无力综合征的临床表现，而 Edward Lambert、Lee Eaton 与 Rooke 则于 1966 年首次完整地从电生理学与临床角度阐述了本病的机制。

尽管作为一个独立的疾病，但约有 50% 的 Lambert-Eaton 肌无力综合征发生于肿瘤相关患者人群中。可合并 Lambert-Eaton 肌无力综合征的常见肿瘤疾病包括小细胞肺癌，霍奇金淋巴瘤，非霍奇金淋巴瘤，T 细胞淋巴瘤，非小细胞肺癌，前列腺癌以及膀胱移形细胞癌。与胸腺相关的肌无力综合征包括重症肌无力，通常会因活动时无力，而 Lambert-Eaton 肌无力综合征在频繁活动时常会得到缓解。

无论是独立发病或是肿瘤相关疾病，Lambert-Eaton 肌无力综合征已被确定是免疫原性疾病。1989 年，突触前膜电压门控式 Ca^{2+} 通道的抗体已被证明可导致前膜的乙酰胆碱释放减少，导致神经-肌肉接头传递功能障碍。但有一些病人的血清中并没有相关抗体，这类病人的确切发病机制仍有待认定。目前认为，Lambert-Eaton 肌无力综合征与小细胞肺癌合并发生的病因是因为针对肿瘤细胞的抗体对神经-肌肉接头处的离子通道蛋白产生了交叉反应。

【临床表现】

Lambert-Eaton 肌无力综合征的主要临床表现是进展性肌无力，通常不累及呼吸肌及面部表情肌。其肌无力的临床特点为：四肢近端肌无力（特别是下肢为主）、腱反射减弱及由于胆碱能神经末梢释放乙酰胆碱受损而造成的自主神经功能紊乱，Lambert-Eaton 肌无力综合征通常在晨起较严重，活动后即疲乏，但短暂用力收缩后肌力反增强，而持续收缩后又呈疲劳状态。与重症肌无力鉴别见表 15-4。

【辅助检查】

肌电图重复电刺激高频（20～50Hz）刺激试验可见复合肌肉动作电位（CMAP）波幅增加 100% 以上，而低频（3～5Hz）刺激试验 CMAP 波幅递减。有 60% 以上的 LEMS 患者血清中可测到抗电压门控的钙通道抗体。

表 15-4　Lambert-Eaton 肌无力综合征与重症肌无力鉴别

	重症肌无力	Lambert-Eaton 综合征
初诊年龄	20～30 岁多见	40～50 岁多见
男女比	1:2	9:1
伴随肿瘤	胸腺肿瘤占约 30%	肺、支气管癌
骨骼肌麻痹		
外眼肌	+++	±～-
球肌	++	±～-
面肌	++	±～-
上肢近端肌	++	+
下肢近端肌	+	++
肌痛(自发痛、压痛)	-	+
肌电图	低频衰减为主	高频递增
深部反射	+～++	±
抗胆碱药效果	++	-
预后	Osserman Ⅲ、Ⅳ、Ⅴ 型不良	不良、短期死亡

【诊断与鉴别诊断】

对称性近段肌无力，活动后减轻伴腱反射减低或消失，肌电图高频重复刺激波幅递增及胆碱酯酶抑制药疗效不佳等应考虑本病诊断。

【治疗】

糖皮质激素，硫唑嘌呤，3,4-二氨基吡啶可缓解 Lambert-Eaton 肌无力综合征的一定症状，在一些严重病例中，血清交换与免疫球蛋白可以考虑应用。原发肿瘤的治疗也可改善 LEMS 的临床症状。

【案例分析】

患者，男性，56 岁。因"四肢活动不稳、多动、力弱 7 个月"入院。患者入院前 7 个月无诱因连续数天失眠后出现焦虑、易怒，伴心悸、食欲差、记忆力减退、阳萎和便秘。考虑"焦虑状态"，口服"阿米替林 25mg,1/d"，1 周后失眠及心悸减轻，但出现四肢麻木、肢体动作协调不准。考虑药物不良反应，但停药后肢体症状仍进行性加重，行走易摔。并出现四肢不自主活动，表现为双上肢舞蹈样动作，双下肢不自主抖动，症状紧张时加重，睡眠时消失。自患病以来体重减轻 20kg，近 3 周出现间断低热，无咳嗽、咳痰，无头痛、头晕。既往无特殊病史。吸烟 40 年，20 支/d，少量饮酒。其父故于肺癌。入院查体：体温 36.6℃，脉搏 90/min，呼吸 18/min，血压：卧位 125/95mmHg，坐位 75/50mmHg。贫血貌。神经系统检查：神清，吟诗状语言，近记忆力差，定向力、计算力、情感及脑神经检查未见异常。四肢均匀肌萎缩，肌力 Ⅴ 级，肌张力明显减低。四

肢针刺痛觉减弱，音叉振动觉差，双足关节位置觉消失。双侧指鼻、轮替不准，反击征阳性，跟膝胫试验不能完成。双手指"蠕动样"徐动，双上肢舞蹈动作偶伴肌阵挛，双下肢不自主蹬踏样动作，躯干多向左侧扭转。四肢肌腱反射对称低弱，病理反射未引出。大小便可自控。门诊检查头颅 MRI 示脑桥可见片状模糊区，弥漫加权成像(DWI)稍高、T_1 稍低、T_2 和 FLAIR 高信号。颈胸椎 MRI 未见异常。X 线片示左股骨颈骨折。血肿瘤标志物阴性。

入院后辅助检查：血常规示轻度贫血，血清叶酸及维生素 B_{12} 浓度正常。骨髓象示贫血性增生样改变。血钾 3.47mmol/L、钠 124.0mmol/L、氯 85.0mmol/L、铁 8.7μmol/L、白蛋白 28.3g/L，其他血液生化检查正常。血液多肿瘤标志物蛋白芯片检测阴性。脑脊液无色透明，颅压 120cmH₂O，蛋白 0.84g/L、氯化物 6.17mmol/L、糖 4.0mmol/L、白细胞及红细胞各 $1×10^6$/L，未见异型细胞。肌电图示双上下肢周围神经源性损害。心电图正常。X 线胸片：两肺纹理粗乱，左下肺小斑片影。心脏超声：心包少量积液。消化系统超声：胆囊多发结石，肝胰脾未见异常。

初步诊断：①多系统变性；②脑桥髓鞘溶解症；③药物性迟发运动障碍；④低钾、低钠、低氯血症；⑤低蛋白血症。

治疗及诊断：入院后给予氯硝西泮(2mg/次)睡前口服，以控制不自主运动；口服补液盐纠正电解质紊乱；静脉滴注人血白蛋白、铁蔗糖复合物溶液纠正低蛋白血症和缺铁性贫血。入院第 3 周，血

清钾、钠、氯离子及血白蛋白纠正到正常范围。入院第 10 天，肢体不自主运动症状消失。复查头颅 MRI 示脑桥异常信号好转，增强扫描未见异常强化。复查脑脊液正常。进一步检查：血液神经元自身抗体检测示 1 型抗神经元核抗体（ANNA21，又称抗 Hu 抗体）阳性。胸部 CT 见右肺中下叶呈片状密实改变，右中间段支气管阻塞。支气管镜检查右肺中间段支气管开口可见灰白色菜花状肿块，活检病理学示小细胞肺癌（SCLC）。

最后诊断：①神经系统副肿瘤综合征（包括边缘性脑炎、亚急性小脑变性综合征、多发性周围神经病、自主神经功能障碍）；②右下肺中心型 SCLC；③脑桥髓鞘溶解症；④低钾、低钠、低氯血症；⑤低蛋白血症。

预后：患者放弃治疗出院，2 个月后因肺部感染、呼吸衰竭死亡。

分析：患者中年男性，慢性病程，呈进行性加重。主要表现为四肢不自主活动，舞蹈样动作，肌张力降低，定位与锥体外系；出现吟诗状语言，双侧指鼻、轮替不准，反击征阳性，跟膝胫试验不稳不准，提示小脑受累；表现为四肢均匀肌萎缩，四肢针刺痛觉减弱，音叉振动觉差，双足关节位置觉消失，四肢肌腱反射对称低弱，定位于周围神经病变。同时出现记忆力减退、阳萎、便秘及直立低血压，病变累及皮质、自主神经系统。可见病变累及多个系统，头颅 MRI 脑干病变无法解释所有临床表现，且纠正电解质紊乱后，脑桥异常信号好转，提示该病灶为低钠低氯、低蛋白所致脑桥髓鞘溶解症。头颅影像学及脑脊液检查除外中枢神经系统感染、脱髓鞘病变及颅内原发肿瘤或转移灶，入院首先考虑多系统变性。但患者出现贫血、低蛋白血症及体重减轻应考虑肿瘤，神经系统症状为副肿瘤综合征表现。进一步查血清肿瘤相关抗神经元抗体，抗-Hu 抗体阳性，常见于小细胞肺癌。进一步查胸部 CT 及提示肺活检证实右下肺中心型小细胞肺癌。最终诊断为神经系统副肿瘤综合征（边缘性脑炎、亚急性小脑变性综合征、多发性周围神经病、自主神经功能障碍）。

（魏东宁）

第三节　副肿瘤性边缘叶脑炎

【概述】

副肿瘤性边缘叶脑炎（paraneoplastic limbic encephalitis，PLE）是一种罕见的副肿瘤综合征。有关边缘叶脑炎（LE）的首次描述，是 1960 年 Brierley 等报道了 3 例"主要累及边缘叶区域的中老年亚急性脑炎"，其中 2 例可找到患有肿瘤的证据（1 例尸检确诊）。1968 年，Corsellis 等描述了 1 例短时记忆严重丧失和 2 例记忆丧失、痴呆伴支气管肿瘤患者。随后确定了 LE 与全身性肿瘤的关系。20 世纪 90 年代后，直到人们确定了几种临床-免疫学的关联，如抗-Hu 与小细胞肺癌（small-cell lung cancer，SCLC）、抗-Ma2 与睾丸生殖细胞瘤，才识别出一些有相似症候群但没有副肿瘤抗体或肿瘤的患者。近年相关免疫学的研究进展，尤其是与在 LE 患者体内发现电压门控钾通道（voltage-gated potassium channels，VGKC）及 N-甲基-D-天冬氨酸受体（N-methyl-D-aspartate receptors，NMDAR）抗体的存在，使得人们对 LE 的认识发生了很大的改变。此类 LE 患者并不伴发恶性肿瘤，为一类自身免疫性疾病，免疫抑制药治疗有效，预后相对好。因此最新提出关于边缘叶脑炎的分类不应依据肿瘤的来源，而是依据相关抗体作用部位进行，分为作用于细胞内抗原的抗体相关的 LE（包括抗 Hu、CV2/CRMP5、Ma2、amphiphysin 和 Ri 抗体）和细胞膜或细胞外抗原的抗体相关的 LE（包括抗 VGKC、NMDAR 抗体）。但副肿瘤相关抗体在 PLE 发病机制中的作用尚不明确，细胞和体液免疫可能共同参与致病过程。

【病理改变】

其主要病理特征是边缘叶深部（海马区、杏仁核及颞叶内侧等）灰质结构广泛的神经元缺失伴小胶质细胞反应性增生以及血管周围淋巴细胞袖套状浸润，至今尚未发现病毒感染的直接证据。

【临床表现及辅助检查】

PLE 最常并发于肺癌（50%～80%），尤其是小细胞肺癌，其次为睾丸生殖细胞瘤，其他少见的肿瘤包括：乳腺癌、霍奇金病、恶性畸胎瘤、胸腺瘤、结肠腺癌、食管癌、卵巢癌、前列腺癌等。

典型 PLE 的临床表现包括近记忆力减退、急性精神错乱状态、癫痫发作（76%）、睡眠障碍、认知障碍、及精神异常（情感障碍、幻觉、性格改变）等。短时记忆缺失，并在数天或数周内亚急性进展为本病的特征性表现。癫痫以精神运动性或颞叶性发作较多,全面性发作较少见。60%PLE患者神经精神症状出现在肿瘤发现之前。一项针对200例抗-Hu抗体阳性的PLE患者回顾性分析发现,71%患者神经系统症状先于肿瘤出现,平均6.5±7个月。

血清学检测可见副肿瘤相关抗体阳性,包括抗-Hu、抗-amphiphysin、抗-Ma2、抗-CV2、抗-Ri、抗-VGKC及抗NMDAR等。

脑电图(EEG)表现为单侧或双侧颞叶的痫性活动病灶,或出现局灶性或广泛性的慢波。

脑脊液(CSF)检查80%患者淋巴细胞轻到中度增多,但白细胞总数通常不超过100个/μl,蛋白含量升高(常<150mg/dl),糖含量正常,常有免疫球蛋白(IgG)指数的升高和寡克隆带的出现。部分患者CSF可以正常,或仅出现寡克隆带而总蛋白正常。

在典型PLE病例中,MRI T_2像上显示单侧或双侧颞叶内侧有高信号异常病灶,常不对称,很少强化。目前以报道的PLE病例的脑PET均提示病灶在急性期出现FDG代谢增强。

【诊断标准】

现多采用Gultekin等于2000年提出的诊断标准:

1. 经病理学证实的PLE。

2. 具备以下四点:①有近记忆力减退、痫性发作或有精神异常等边缘系统受累的症状;②首发神经系统症状与肿瘤确诊间的时间间隔<4年;③排外其他与肿瘤相关的可引起边缘系统损害症状的并发症,如转移、感染、代谢和营养障碍、脑血管病以及化疗药物不良反应等;④至少具备以下1项异常,脑脊液呈炎性改变;MRI示单侧或双侧颞叶在T_2加权像有高信号或在T_1加权像上有萎缩表现;脑电图显示单侧或双侧颞叶慢波或快波。

2004年神经系统副肿瘤综合征欧洲工作网将上述标准进行修改,形成神经系统副肿瘤综合征欧洲工作网诊断标准:①亚急性(数天或最长达12周)起病的痫性发作、短时记忆丧失、意识混乱和精神症状;②边缘系统受累的神经病理学证据或放射学证据,如MRI、SPECT、PECT;③排外其他病因所致的边缘叶功能障碍;④出现神经系统症状5年内证实肿瘤的诊断或出现边缘叶功能障碍的典型症状时伴极具特征性的肿瘤抗体,如抗-Hu、Ma2、CV2、amphiphysin、Ri。

【鉴别诊断】

对于确诊肿瘤的PLE患者,表现为认知障碍或精神异常等体征时,往往会被认为是肿瘤脑转移、化疗的不良反应或代谢性脑病所致,需要相鉴别。

此外病毒性脑炎(单纯疱疹病毒或人类疱疹病毒6)和自身免疫性疾病(系统性红斑狼疮性脑炎、抗磷脂抗体综合征)也会出现相似的症状。

一旦怀疑PLE应积极排查恶性肿瘤,血及脑脊液副肿瘤相关抗体、脑脊液炎性改变、脑电图及头颅MRI等检查均有助于PLE的诊断。

【治疗及预后】

治疗:PLE目前尚无自发缓解的报道,原发肿瘤的治疗及免疫抑制药的应用大大降低其致残率和死亡率。肿瘤的化疗、放疗及手术治疗能有效改善患者神经精神症状及促进记忆力恢复。研究发现PLE患者应用血浆置换及静脉注射免疫球蛋白并未取得满意的疗效。利妥昔单在治疗细胞内自身抗原相关性副肿瘤综合征的疗效有限。目前尚无使用他克莫司、环孢素A或麦考酚酸莫酯治疗自身免疫性PLE的经验。

预后:一般来说,副肿瘤相关抗体阳性PLE患者预后差。一项研究发现:64%抗体阴性的PLE患者治疗后症状改善,相应的,仅38%抗-Hu抗体阳性及30%抗-Ma2抗体阳性患者能改善。此外免疫治疗对于抗细胞膜抗原抗体阳性患者(抗-NMDAR及VGKC)疗效显著。

(魏东宁　陈玉萍)

■ 参考文献

[1] Darnell RB, Posner JB. Paraneoplastic syndromes involving the nervous system. N Engl J Med 2003, 349: 1543-1554

[2] Antoine JC, Camdessanche JP. Peripheral nervous system involvement in patients with cancer. Lancet Neurol 2007, 6: 75-86

[3] Dalmau J, Rosenfeld MR. Paraneoplastic syndromes of the CNS. Lancet Neurol. 2008, 7(4): 327-340

[4] Rudnicki SA, Dalmau J. Paraneoplastic syndromes of the spinal cord, nerve, and muscle. Muscle Nerve 2000, 23: 1800-1818

[5] Rudnicki SA, Dalmau J. Paraneoplastic syndromes of the peripheral nerves. Curr Opin Neurol 2005, 18: 598-603

[6]　吴江主编.神经病学.2 版.北京:人民卫生出版社,2010

[7]　王国强,张微微,尹维民,黄勇华,李莹.以多个神经系统副肿瘤综合征为特征的小细胞肺癌 1 例.解放军医学杂志,2009,34(6):108

[8]　Alison R, Foster BS, Jason P, Caplan MD. Paraneoplastic limbic encephalitis. Psychosomatics 2009,50:108-113

[9]　Vedeler CA, Storstein A. Autoimmune limbic encephalitis. Acta Neurol Scand 2009,120(Suppl. 189):63-67

[10]　戴淑娟,艾清龙.边缘叶脑炎的临床研究进展.国际神经病学神经外科学杂志,2008,35(5):441-444

第 16 章

营养缺乏和代谢性疾病

从广义上讲,神经系统代谢性和营养不良性疾病主要是三类状况。一是先天性代谢缺陷,主要是酶蛋白缺乏及膜转运机制缺陷所导致的遗传代谢疾病。二是后天获得性的代谢性障碍所致,主要是机体器官出现器质性病变所产生的代谢异常,包括缺血、缺氧、血糖代谢异常、肝、肾、胰腺及甲状腺和甲状旁腺、肾上腺及性腺等功能异常所引起的神经系统症候群。三是摄入不足和吸收障碍所出现营养不良性疾病,主要是蛋白质、维生素及糖类的缺乏,特别是 B 族维生素缺乏所产生的神经系统损害症状在临床表现尤为突出。本章节将就后两种状况进行阐述,并且围绕容易忽视的主要病因和临床证候进行较深入的讨论。

第一节 酒 精 中 毒

各种资料表明,酒精中毒所致的神经精神障碍均已成为目前各国的较为棘手的问题,它给社会、家庭和个人往往带来极大的损害和痛苦。一次大量饮酒时可以出现急性神经精神症状,由于其对神经系统的直接的、立即的抑制作用,皮质功能首先受累而出现思维及行为抑制释放的表现。言语多、易争辩、欣快、缺乏判断及抑制、易冲动等。继而言语呐吃。步态蹒跚、共济失调,呕吐、心律改变,复试、嗜睡等。有时可突发暴怒及攻击行为。皮肤苍白湿冷、结膜充血、瞳孔扩大。进一步则意识障碍加深,进入昏迷,呼吸慢而呈鼾声,体温下降,周围循环障碍。由于皮质受损害,有时可出现抽搐发作,最后可因延髓呼吸中枢受抑制而致死亡。

长期酗酒可产生慢性中毒症状,广泛损伤机体各器官及神经系统,并可带来严重的功能缺损,甚至出现不可逆的损害。在慢性酒精中毒性疾病中,酒精中毒性神经病最为常见。

酒精是亲神经物质,它是中枢神经系统抑制剂。酒精中毒时神经系统的损害严重而且广泛,这是由于中毒时可使血-脑屏障通透性增高的缘故。因此,所产生的躯体和神经精神症状和体征都比较严重。

以往认为我国酒精中毒的发生率远比国外为低,但是实际上并非如此。目前我国酒的生产量和消费量与日俱增,各种资料调查表明酒精中毒的发生率已较 20 世纪明显上升,故应对酒精中毒的危害性给予高度的重视。

一、酒精中毒的机制

人类对酒精的耐受性个体差异很大,不耐酒者即使少量饮酒也可出现明显反应。一般情况下血中浓度达 $0.03\%\sim0.05\%$ 即可出现欣快感和动作增多;$0.06\%\sim0.1\%$ 时兴奋加重,为轻度醉酒;达 2% 时即为中度醉酒,此时步行困难,言语含糊;达 $3\%\sim5\%$ 时可出现共济失调,知觉障碍并进入昏睡,超此浓度时即进入昏迷,甚至死亡。一般在饮酒后 $1\sim2h$ 血中浓度最高,其中大部分由肺,小部分经肾排出。吸收入组织内的酒精排出较慢,所以酗酒者经常处于中毒状态。长期饮酒者特别是酗酒者往往会产生胃肠道损害症状,损伤胃黏膜后产生胃肠道营养吸收障碍,致使 B 族维生素大量丢失,特别是维生素 B_1。通过实验室的观察:慢性酒精中毒患者血中丙酮酸脱羧酶和红细胞转酮醇酶的活性降低,而这种酶都是以焦磷酸硫胺素为辅酶。焦磷酸硫胺素缺乏可以导致酶的活性降低,而焦磷酸硫胺素缺乏是由于维生素 B_1 缺乏以及在体内的磷酸化障碍。慢性酒精中毒患者由于摄食量减少,酒精对维生素 B_1 的吸收产生抑制作用,维生素 B_1 在肝储存量减少,其他的营养素如叶酸、维生素 B_6、维生素 B_{12} 和烟酸等缺乏,也可抑制维生素 B_1 的吸收,所以慢性酒精中毒患者体内维生素 B_1 的水平明显低于正常人。

慢性酒精中毒产生的原因有两个方面:一是营养代谢障碍;二是酒精及其代谢产物对神经系统的直接毒害作用。营养代谢障碍方面维生素 B_1 缺乏是一个重要因素。在维生素 B_1 缺乏时,焦磷酸硫胺素减少,酶活性降低,丙酮酸在体内堆积,造成糖代谢障碍,神经组织主要的能量来源于糖代谢,当维生素 B_1 缺乏时,神经组织功能减少,故出现神经组织功能和结构的异常,并产生磷酸戊糖代谢途径障碍,影响磷脂类的合成,使中枢神经和周围神经组织表现出脱髓鞘和轴索变性样改变。另外,维生素 B_1 缺乏时胆碱酯酶活性增高,加速了乙酰胆碱的水解,干扰了神经组织的正常传导功能。

实验研究表明:如果每天只摄入不超过 0.2mg 维生素 B_1 的饮食,那么 3～4 个月后便可出现多发性神经病。另外,这种病人血转酮醇酶活性仅仅是正常值的 30%～50%,通过上述实验观察所发生的变化进一步证明了维生素 B_1 缺乏可引起神经系统损害。

二、酒精中毒的病理变化

通过大量的病理材料证实:酒精中毒对神经系统的损害是广泛的,主要包括大脑、脑干、小脑、脊髓及周围神经。主要的病理改变有:大脑硬膜下可有出血性脑膜炎,软膜不规则增厚,有陈旧性出血和渗出。大脑皮质可有局部萎缩,脑沟明显,脑室扩张。急性期时可见脑水肿和多数小出血点。纹状体和脑干出血比较显著,脑室周围、导水管周围和乳头体均可见点状出血。显微镜下可见到脑细胞中有较多的脂色素堆积,细胞排列紊乱,有染色质溶解,胞质内有空泡变性,中央尼氏小体溶解。脊髓可见到前角、后角和交感神经结内的神经细胞萎缩变性,神经元纤维呈变性和脱髓鞘改变,血管周围有泡沫状的吞噬细胞和淀粉小体,另外尚可在慢性酒精中毒病人见到胼胝体和大脑白质变性。在周围神经损害中可见到运动神经和感觉神经都受到损害,以神经远端明显,表现有神经脱髓鞘,神经纤维肿胀、断裂,神经外膜和内膜变厚,甚至包括肌肉组织亦可发现神经源性增生和胞质变性。由

此可见酒精中毒对于神经系统的损害危害极大。下面将介绍酒精中毒对神经系统各部分损害的表现。

(一)皮质及皮下质

酒精中毒对于大脑皮质及皮质下损害较严重,首先造成脑细胞损害,产生萎缩变性,其至于大脑皮质呈弥散性萎缩。临床主要症状:①智能衰退;理解力、记忆力、计算力、判断力及定向力均有不同程度的障碍。还有虚构、遗忘等。②人格障碍,表现为自私、缺乏责任感,自由散漫,情绪不稳定,易激惹,工作效率低。③少数患者可有震颤、谵妄、幻觉等表现。另外还有癫痫发作。头颅 CT 扫描示:脑室系统扩大,脑沟增宽,脑回缩小,呈脑萎缩表现。头颅 CT 扫描所示萎缩程度与酒精中毒的时间及酒量均有较密切的关系。

(二)脑干

脑干是人体生命中枢,它支配人的觉醒状态,存在网状激活系统,并分布有许多脑神经核及传导束。当酒精中毒影响脑干时,可有脑神经损害,多为眼球运动障碍,还可见到患者出现嗜睡,当脑干运动功能传导纤维及传导束受损时可以产生髓鞘脱失而出现双下肢或四肢的瘫痪。通过影像学可以观察到,脑干本身萎缩并出现脑池扩大。

(三)小脑

酒精中毒患者常可见共济障碍,这主要由于酒精中毒后出现小脑皮质萎缩变性所致。主要表现为行走时步基增宽,躯干性共济失调和肢体性共济失调。一般来讲下肢较上肢受累明显,还常常可以见到眼球震颤,肢体不自主抖动,持物不能,构音障碍。男性较女性多。影像学显示小脑半球与蚓部的脑沟曾多增宽,四叠体池、上下蚓池、第Ⅳ脑室池及枕大池增大,小脑纹清晰,呈小脑萎缩改变。

(四)脊髓

脊髓受累最常见的是自主神经功能损害及运动功能和感觉功能出现障碍。

主要表现有胃肠道功能失调,如出现便秘、腹泻等,另外亦可有心力衰竭。运动障碍有行走困难及肌肉萎缩。感觉功能障碍有深浅感觉减退或丧失,出现深感觉障碍,常为暗处行走时如同踩棉花感,称为感觉性共济失调。另外还可见到直立性低血压、阳萎、无汗、二便障碍等。

(五)周围神经

周围神经受损是酒精中毒最为常见的症状,多表现为末梢神经炎。由于维生素 B_1 缺乏,故常可

出现神经根型和神经末梢型的感觉障碍，或出现疼痛及麻木。还可有皮肤营养代谢障碍，几乎所有的酒精中毒患者临床上都叙述这类情况。所以，有肢体远端麻木病史的患者在临床上不可忽视酒精中毒可能。

（六）皮肤及肌肉

有些患者的皮肤特别是在早期，暴露在外面的皮肤发红，色素增多，皮肤自浅褐色变深褐色。皮肤表面粗糙，有鳞屑和裂纹，甚至可以有溃疡。最常见的部位是手背、手腕、前臂下部、面部、颈部、小腿和足部，这也是长期酗酒烟草酸缺乏所致。另外可常常看到患者出现肌肉疼痛、肌无力及萎缩，肌肉发硬，甚至有肌肉触痛。

三、酒精中毒的神经系统疾病和综合征

（一）脑血管病

酒精与脑血管病有密切关系。Hillbom 和 Kaste 等认为酒精中毒是青壮年缺血性脑血管病的危险因素。43％的脑梗死患者发病前 24min 有慢性酒精中毒史。在大量的临床资料调查中表明：发现近期饮酒者脑血管病的发生率为 65.39％。关于酒精中毒诱发缺血性脑血管病目前在我国还没有确切统计数字，但据资料表明，酒精中毒是发生脑血管病的又一危险因素，尤其对青年人的危害不容忽视。酒精饮用过量或长期酗酒对于血管和心脏易产并发症，而这些并发症则又是脑血管病的危险因素。长期酗酒酒精中毒可引起高血压，从而加快动脉硬化的发生和发展，这也是导致脑血管病发生的病理基础。

有学者认为大量饮酒或长期酗酒可导致收缩压和舒张压都明显升高，酒后血浆皮质醇、肾素和醛固酮浓度增加，加压素和肾上腺素能活性增强，从而血压升高，心理失常往往易发生在酒精中毒消退期，容易引起心脏内的栓子形成，另外可引起严重的心血管并发症，当房颤及心肌病变引起栓子脱落并且随血循环至脑部时即可引起脑梗死。另外当血压升高时，使本来因动脉硬化已经出现病理改变的血管壁破裂而形成颅内出血。

也有报道，酒精引起跳跃性血小板增多是血栓形成的重要因素。有证据说明过量饮酒可导致局部脑血流量降低，酒精可直接作用于脑血管平滑肌而引起血管痉挛，这种作用在软脑膜和颅内动脉最为显著，并且随着酒精浓度增加而局部脑血流量逐渐下降。另外酒精中毒可增加血细胞比容和纤维

蛋白原浓度，降低红细胞的柔韧性，上述各种因素又是脑血管病发生及发展的必要条件和病理基础，因此，酒精中毒是发生脑血管病的重要危险因素之一。

（二）Wernicke 脑病和 Korsakoff 综合征

由于长期饮酒导致营养不良，特别是 B 族维生素缺乏产生一系列的脑部损害表现称之为本病。主要表现有：突然发作性眼球运动障碍，小脑性共济失调和精神障碍三大主症。而眼球运动障碍和共济失调可先发于精神症状。眼的功能异常多种多样：多为眼球震颤，双眼外肌麻痹，各种类型的凝视麻痹，到全眼肌麻痹。也可偶发上睑下垂、瞳孔异常和视网膜轻度出血。可能以不同的结合症状出现。眼球震颤亦可能是在凝视麻痹经治疗改善以后才明显。最常见的类型是一种"三向"凝视引起的眼球震颤（双侧水平凝视和向上凝视引起的眼球震颤）。共济失调是小脑性的，并突出影响躯干和下肢。产生躯干不自主地摆动及下肢站立不稳、定向力、注意力不集中，反应迟钝或嗜睡，近事遗忘、虚构、夸大妄想，上述表现均构成 Wernicke 脑病和 Korsakoff 综合征所见的神经精神异常状态。Victor 等曾研究了 245 例此种病人并详细地描述了此病的上述一系列表现。此病患者腰穿脑脊液有较少的的红细胞，白细胞可增高，以中性粒细胞占优势，蛋白增高，可高达 100mg％，糖、氯化物可正常。

关于治疗方面有证明显示：早期使用大量 B 族维生素对于本病还是很有一定疗效的。凝视麻痹通常在 1 周内恢复，绝大多数病者在 1 个月内能恢复完全，但有些病者则在 2～3 个月或更长一些时间得以恢复。关于共济失调大多数病者治疗 1 个月后仍有不同程度的症状，治疗 3 个月后开始有明显转归，但 4 个月后还可能有残余症状或者时间还要长一些。只有 40％的患者能够恢复到较满意的程度。

（三）癫痫

酒精中毒所致癫痫发作，临床上可分为一个亚型。观察表明酒精中毒可伴发癫痫发作，但对引起癫痫发作的看法不一致，有些学者把酒精中毒的抽搐与潜隐性癫痫或高度抽搐准备状态联系起来。另一些则认为酒精本身就可以引起癫痫发作并具有本身的特点，即酒精中毒性癫痫。按不同学者的资料为 2％～30％。有人将酒精中毒性癫痫的病因归纳为几种：①酒精过量引起的癫痫发作；②酒

诱发的潜隐性抽搐准备状态;③酒精中毒和癫痫偶然巧合;④戒断性谵妄的前驱症状;⑤既无潜隐性抽搐倾向,又无大脑失调,而抽搐发作与戒断或酒精过量有关,属显性酒精中毒性癫痫。

慢性酒精中毒的病人首次癫痫发作,一般发生在严重的急性酒精中毒之后。慢性酒精中毒症状明显后,癫痫发作失去了与酗酒的外在联系。慢性酒精中毒不但可以导致间断的痫样发作,而且还可以作为癫痫发生的条件。有学者认为酒精中毒性癫痫病人,酒精中毒持续时间不应少于 8 年,病人年龄在 25 岁以上,每天饮酒不少于 350g。

癫痫发作的类型是多样的,但以小发作或精神运动性发作占多数,作者认为这可能与脑局部组织的功能与结构发生异常所致,当然其中存在着许多因素,如局部浅层血管病变,局部脑组织的氧和葡萄糖代谢问题等均有可能。

对于癫痫的治疗主要是药物,以控制发作为目的。最根本的是要戒酒,以改善和恢复脑部的正常功能。

(四)脑桥中央髓鞘溶解症

本病与 1959 年有 Adams 等最先报道,其主要临床表现为迅速的发生双下肢轻瘫或四肢瘫,伴有明显的假性延髓性麻痹症状,如构音障碍,吞咽困难。有些患者伴有严重的水电解质代谢紊乱及低血压。酒精中毒是产生本病的一个危险因素。有学者统计 50% 以上患者在慢性酒精中毒的晚期发病,还有一部分患者同时伴有 Wernicke 脑病及多发性周围神经病变。

本病呈散发性发病,以 35～60 岁发病率较高,男性居多数。早在 1967 年,Mclormick 和 Danncel 就提出本病脑桥损害症状及体征:①反射的变化;②病理反射的出现;③四肢瘫或四肢轻瘫;④眼外肌麻痹及瞳孔改变;⑤抽搐;⑥震颤;⑦构音障碍;⑧吞咽困难;⑨小便失禁;⑩缄默症。本病最显著的病理特征为病变呈局限性及对称性地分布在脑桥基底部,病变范围仅限于从中脑的下缘至脑桥的下部。少数病例侵犯脑桥被盖部,而脑桥的周缘部组织则不受侵犯。在病变部位所有神经纤维包括皮质脑干束、皮质脊髓束、小脑脑桥束及三叉神经脊束核等均有明显的髓鞘脱失,并出现巨噬细胞,但轴索、神经元以及血管都无变化,亦无炎症征象等特征。病灶内常缺乏少突胶质细胞,或可见到变性及固缩的少突胶质细胞。在病灶的边缘可见有少突胶质细胞,但其细胞核变小,而且染色亦变得较深。

关于本病的病因问题,多数学者认为酒精中毒和营养不良是本病的发病原因。临床诊断的依据是:①有酒精中毒史或营养不良史;②有呕吐、电解质紊乱及伴有低钠血症;③抽搐及意识障碍;④反射的变化、出现锥体束征;⑤有四肢瘫或四肢轻瘫;⑥眼外肌麻痹及瞳孔变化;⑦构音障碍及吞咽困难;⑧小便失禁;⑨闭锁综合征;⑩感觉系统功能无异常。实验室检查:脑脊液压力轻度升高,蛋白也可升高,少数患者有细胞数增多。影像学特别是磁共振检查可见脑干部位在 T_2 加权像呈高信号变化。电生理检查脑干听诱发电位,听觉传导速度减慢。

本病常合并肺部感染、败血症及泌尿系感染,还可有伴发肿瘤。多数病人病情不断发展,常于发病 3～4 周后死亡。

本病无特殊治疗,目前临床主要采用补充 B 族维生素、减轻水肿及纠正电解质紊乱,另外控制本病的感染并发症也是一个重要的措施。

(五)酒精中毒性肌病

酒精中毒可累及肌肉组织,发生各种不同的肌肉损害,称为酒精中毒性肌病。本病男性多见,主要发生于 20 岁以上的成年人,患者多有数年至数十年的长期嗜酒史。临床主要类型有三种。

(1)急性型:多为长期酗酒者于一次大量饮酒后发生。主要表现为急性起病的肌肉疼痛、触痛和肿胀及继而产生的运动障碍。严重者出现痛性痉挛、发热、酱油色尿及急性肾功能障碍。

(2)慢性型:多为慢性酒精中毒者,也可由急性型演变而来。主要表现:①肌无力,早期多为弥散性肌无力,病情进行性发展到具有特征性的近端肌无力。尤以骨盆带肌为显著,其次是肩胛带肌,偶可累及面肌。常使患者行走困难,重者不能站立及坐起,直至完全瘫痪。②肌萎缩,最为常见,萎缩程度一般与肌无力程度相一致。③肌触痛,较急性型为轻,有的病例可无肌触痛,少数患者可有痛性痉挛。④腱反射减弱或消失,与肌萎缩程度基本相符。此外慢性型患者常伴有中枢及周围神经系统病变。

(3)低钾型:此型与低钾性周期性麻痹临床表现极为相似。常为急性起病,亦有亚急性或慢性起病者。主要表现为四肢弥散性肌无力,一般近端重于远端,下肢重于上肢,颈肌也可受累。患者一般无明显的肌触痛,减反射常常减弱或消失。

实验室检查可见血清酶特别是磷酸肌酸激酶升高尤为明显,而且有重要的诊断价值。肌电图检查可表现为运动单位减少,有短程低幅的多相电位,偶见肌纤维震颤及正性尖波。有的还可出现运动神经传导速度减慢。肌肉活检:急性型患者肌肉组织显示节段性纤维坏死与空泡性变,严重的细胞内肿胀、线粒体及肌丝破坏,并有巨噬细胞、多形核细胞、大单核细胞与淋巴细胞浸润。慢性型患者则表现为小区域的陈旧性坏死与萎缩,小纤维排列不整,并有主动性再生过程。低钾型患者钾含量呈中度或重度减少,有的伴血钙、镁、氯、钠含量减少,心电图出现 P-R 间期延长,T 波低平与明显的 U 波等低钾血症的改变。

关于发病机制,有些学者提出:酒精中毒所造成的营养不良及各种维生素缺乏是肌病的发病原因。急性型患者出现肌肉疼痛,触痛甚至痛性痉挛是由于血中乳酸对局部缺血性运动反应减低,导致乳酸堆积而产生上述症状。肌无力的原因主要是肌肉低钾导致肌坏死伴空泡性变所致。

本病的治疗均为对症性,急性型及低血钾型预后较良好。低血钾型患者经补钾后肌力迅速恢复,肌活检显示肌组织可恢复正常。慢性型预后较差,多为进行性加重,最后死于瘫痪及并发症,可加用激素治疗肌无力及疼痛,但远期效果不佳。

(六)小脑变性

长期超量饮酒者常可发生小脑皮质变性,尤其是前蚓部、上蚓部及邻近小脑半球。病理检查约占27%的长期酗酒者显示小脑变性,男性较女性为多。此病临床特征是宽基底步态和躯干性共济失调,下肢受累较上肢为多,可伴有眼球震颤,发音障碍和肢体震颤。通常经数月或数年缓慢地进展。一旦由于蚓部浦肯野纤维及细胞丧失或戒酒,病变则平稳,典型症状可数年不变。有些急性病例可表现出体重下降并且可发生在出现共济失调之前,还有些病例可出现急性共济失调。停止饮酒或增加营养,症状便可改善甚至有些可以消失。另外在Wernicke 脑病和 Korsakoff 综合征中亦常常出现小脑性共济失调。

(七)酒精中毒性周围神经病

此病是慢性酒精中毒者累及神经系统最常见的疾病之一,也是临床工作中最易遇到的周围神经病中,病因最为明确的一种神经系统疾病。早期症状表现如同一般的多发性神经病,可表现为肢体远端麻木、疼痛及无力,病症呈逐渐缓慢进展,如不问

及病史,往往误认为是一般的周围神经病,甚至对症治疗后还能够有所好转。一旦停止治疗或病情严重者,可出现对称性远端运动功能障碍,肌肉萎缩。如出现自主神经功能障碍,可有直立性低血压,大小便功能障碍、阳萎等。临床检查中可有肢体深反射消失或减弱,还可有根性刺激症状,存在末梢性感觉障碍或手套袜套型感觉障碍,少数病例可伴有脑神经损害症状,如眼球运动障碍或吞咽功能障碍。

实验室检查:脑脊液中蛋白质可增高,免疫球蛋白可有不同程度的改变,但主要是 IgG 改变明显。肌电图检查可出现感觉及运动神经波幅和传导速度减慢甚至消失。神经活检可见远端神经轴索变性,呈继发性节段性脱髓鞘改变。本病的治疗基本原则是补充 B 族维生素,改善患者的营养状态,并要坚持戒酒。

(八)烟酸缺乏症

烟酸缺乏症(糙皮病,又称 Pellagra 病)分布较广,见于世界各地,我国也偶见发病者。根据我们的观察,此类患者多见于长期酗酒者,长期缺乏维生素类,主要是维生素 B_2,其中最主要是烟草酸缺乏所引起。它所表现的临床症状一般来讲可分为三大类。①皮肤症状:在早期暴露在外面的皮肤发红,以后逐渐出现皮炎样改变,色素增多,皮肤颜色自浅褐色慢慢变为深褐色。皮肤表面粗糙,有鳞屑和裂纹。有时也可形成水疱甚至溃疡。皮肤的病变最常见于手背、手腕、前臂的下面、面部、颈部等处,但也可见于膝部、小腿和足部。②消化道症状:常常出现于神经系统症状之前,可见舌红肿,舌体上有小红点,呈舌炎样改变。口腔烧灼痛、牙龈出血、口角有裂纹,常表现口腔炎、食欲缺乏,呕吐,多有胃炎表现。腹泻、大便中常有黏液或血液,多类似肠炎。③神经症状:有周围神经炎的症状,肢体常有针刺、麻木和灼痛的感觉。肌肉软弱甚至萎缩,下肢较为显著。偶有感觉丧失。脊髓病变可表现反射亢进。脑部症状可表现为视神经萎缩、复视、眼球震颤、面肌无力、肌肉震颤、舞蹈样运动及手足徐动症。还可有抑郁、躁狂、痴呆等精神症状。

神经病理学观察到:周围神经有脱髓鞘、神经纤维肿胀、断裂,神经外膜和内膜变厚。脊神经节中的神经细胞变性,色素沉积。脊髓后索变化也较显著,有散在的脱髓鞘。脑部可见到细胞肿胀、中央尼氏小体溶解,细胞萎缩甚至消失,细胞内色素增多。这些变化可见于脑神经核、大脑皮质的锥体

细胞和小脑的浦肯野细胞。

关于治疗问题主要是补充维生素,特别是维生素 B_2 及烟酸,并给予早期大量服用,可使临床症状明显改善,使许多的器官功能得到很好的恢复。

(九)胼胝体变性

此病尚属神经系统疾病中的一种罕见病,欧美国家有些报道。在 20 世纪被 Marchia-fava-Big-namins 所发现,他们是在长期饮酒者的尸检中得到启示。后来在 20 世纪 50 年代中期又被另外两名学者证实,我国在 20 世纪 90 年代中期也曾报道此种病的临床、影像和病理改变。此病仅见于长期酗酒的慢性酒精中毒患者,早期可出现智能减退、记忆力下降、肢体不自主抖动,甚至出现癫痫发作。往往病程发展较慢,许多为进行性发展。后期呈完全痴呆,四肢强直,肌肉萎缩,以致不能行走,完全卧床,最后死于并发症,如肺部感染、电解质紊乱、低蛋白血症。如果护理得当,注意饮食供给,大量补充高营养食物和维生素,患者存活的时间也可能较长些。由于胼胝体出现萎缩变性甚至坏死,那么作为联系两侧大脑半球的神经纤维也就失去功能,致使皮质功能也大幅度的减退,故临床上可见到患者呈去皮质状态,以上肢屈曲,下肢强直或屈曲状,接受刺激后呈强哭强笑表现。

有学者将此病分为不同程度损害期。

急性期:可以出现突然昏迷,常发生剧烈的变化。可出现单独发作或复杂发作并持续数月,通常昏迷得到恢复后可出现肌张力高。有些病人出现昏迷时就伴随肌张力增高,锥体束征,强握反射和吞咽困难,患者通常有缄默,但有时可以讲极少数的词,并伴有严重的发音困难,有时甚至在数天内死亡。

亚急性期:此期是最为常见的,往往在痴呆的基础上,病情进展较快,有时在急性期出现短暂昏迷后发展到此期。这种严重的痴呆往往在发展过程中临床上有时出现短暂的混乱状态。

临床常可有严重的发音困难,有时病人莫名其妙地叽噜几句,但很难听明白。四肢肌张力高,包括颈部僵硬,基本上在每个患者都具有这种特点,可以严重影响肢体的伸缩运动。值得注意的是不存在眼运动麻痹。

慢性期:此期病人占本病的比例不少于 10%,类似上述表现如痴呆、强直、起立及行走不能,但病情的发展是缓慢进行的并且可持续数年。理解能力和情感反应的退变是由于胼胝体坏死所致,但是此病与慢性酒精中毒患者的比例目前还是未知数,对于这种慢性期的疾病还在进一步研究。有学者观察到强直和短暂的混乱状态,当强直状态消失后,持久的痴呆和发音困难最长可维持 10 年。

本病的神经电生理检查主要是脑电图和脑干诱发电位均有不同程度的改变,出现弥散性的损害。有时甚至出现周期性三相波,潜伏期延长或电位传导消失。CT 扫描可见双侧脑室扩大,两额角间呈萎缩低密度改变,半球也表现明显的萎缩。MRI 检查可明显地观察到胼胝体变窄,变薄,有局限性萎缩,在胼胝体的体部可见低信号片状影。从病理学观察到胼胝体呈脱髓鞘及坏死的改变。

关于治疗方面,除症状治疗外,要给予维生素和高营养摄入,积极治疗合并症,对于胼胝体的坏死没有特殊的治疗。

附病例 1

患者,张某,男性,43 岁,步态不稳 5 年,间断幻视 1 年,进行性加重伴无力、肌萎缩 3 个月。患者 5 年前无明显诱因开始出现步态不稳、摇晃,有时摔倒,同时间断出现视物成双,四肢远端麻木,未在意。走路不稳进行性加重。1 年前开始出现间断幻觉(看到墙上有东西、有贼进家),同时脾气暴躁、有暴力倾向,于精神病医院治疗后不见好转,渐加重。间断出现活动时手抖,饮酒后减轻,走路不稳进行性加重,自觉双下肢无力。3 个月前,家属发现患者双下肢明显肌肉萎缩,无力进行性加重,肢体僵硬,渐渐不能行走,于当地行 B 族维生素口服,并开始戒酒,戒酒期间曾出现烦躁、幻觉,不认识家里人,大小便失禁及胡言乱语现象,后逐渐好转,但无力肢体僵硬仍加重,近 2 个月来长期卧床,双下肢僵硬屈曲状态,经口服维生素 B_1 无好转。

既往:长期大量饮酒史 25 年,250～500ml/d,饮酒时食量小。

查体:120/90mmHg,神清、构音欠清,定向力和理解力正常,计算力和记忆力下降,有幻觉和虚构,双侧瞳孔等大 3.0mm,对光反射稍迟钝,辐辏反射消失,双眼活动不受限,可见水平眼震,面部针刺觉对称,面纹对称、伸舌居中,颈软。双上肢肌力 5 级,双下肢肌力 3 级,双下肢及右上肢肌张力增高,四肢腱反射亢进,病理征(+),双下肢膝关节以下针刺觉减退,双侧髋关节以下音叉振动觉、关节位置觉消失,双侧指鼻轮替试验欠协调。

入院后根据诊断和需要鉴别诊断疾病进行主

要的辅助检查结果:头颅MRI(图16-1)可见皮质、小脑及乳头体萎缩,生化全项基本正常,维生素B$_{12}$和叶酸正常(入院前补充治疗过),甲状腺功能全项(-)、肿瘤全项(-)胸部CT(-),EMG示广泛神经源性损害(轴索+髓鞘)以轴索为主。

定位诊断:根据患者记忆力、计算力下降定位大脑皮质功能受损,水平眼震、共济失调考虑小脑功能受损,双下肢肌力下降、肌萎缩定位于下运动神经元受损,双侧腱反射活跃、肌张力增高、病理征阳性定位于双侧锥体束受损,双侧下肢音叉振动觉、关节位置觉消失定位于脊髓后索或周围神经可能。综合定位于大脑皮质、脊髓和周围神经弥漫性

受损。

定性诊断:患者有长期大量饮酒、进食主食和蔬菜少,有机体B族维生素缺乏的基础。①患者出现复视、眼震、共济失调及精神症状、记忆力减退考虑诊断为wernicke脑病-korsakoff综合征,影像学小脑、乳头体萎缩支持该诊断。②患者双下肢深感觉减退、肌张力增高,腱反射亢进,双侧病理征阳性,考虑为维生素B$_{12}$缺乏引起的亚急性联合变性;患者双下肢肌无力、萎缩,针刺觉减退,结合肌电图显示轴索髓鞘损害,考虑为营养缺乏及酒精中毒性周围神经病。

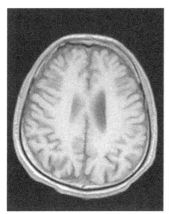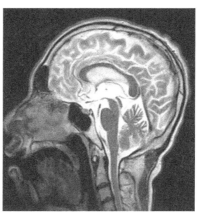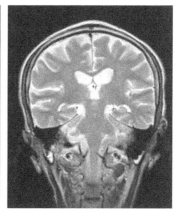

图16-1 患者张某头颅MRI

附病例2

患者,李某,女,38岁,主因"消瘦、四肢无力伴精神异常3个月余"于2010年2月12日收入院。患者于入院前3个月无明显诱因缓慢出现双下肢无力,逐渐进展为四肢无力,并伴有表情淡漠、记忆力减退,偶有言语错乱。入院前2个月因上述症状加重而于当地医院住院,诊断为炎性脱髓鞘病,给予丙种球蛋白静脉滴注治疗,并给予补充B族维生素及叶酸治疗,双上肢症状无力稍有好转,为进一步诊治而来我院。患者发病以来无饮水呛咳、二便障碍及肢体抽搐。

既往史:患者于入院前6个月因胆囊结石伴胰腺炎行胆囊切除术,术后一直进食欠佳,恶心、呕吐明显,并未予特殊营养支持治疗。无烟酒嗜好,否高血压、糖尿病史。入院查体:BP115/70mmHg,嗜睡,表情淡漠,偶有言语错乱,记忆力减退,计算力及定向力尚可。脑神经(-),四肢肌容积明显减小,双上肢近端肌力2级、远端3级,双下肢肌力2

级,四肢肌张力减低,腱反射消失,病理征(-),感觉系统查体不可靠,共济运动检查无法完成。骶部可见大约6cm×2cm皮肤破溃。外院辅助检查:2010年2月1日腰穿白细胞2个、蛋白106mg/dl、OB(+),2010年1月27日血清叶酸1.7ng/ml、维生素B$_{12}$>1 500pg/ml。

定位诊断:根据患者嗜睡、表情淡漠、记忆力下降,偶有言语错乱,定位于广泛大脑皮质,四肢肌力减退、腱反射消失、没有病理征定位于周围神经。

定性诊断:根据患者病前有明确的手术后营养不良病史,逐渐出现的四肢无力、消瘦及大脑皮质功能、周围神经损害,结合血清叶酸水平、白蛋白水平减低首先考虑营养代谢性疾病,需排除胰腺性脑病、中枢神经系统炎症(包括感染性或免疫介导性)及中毒。需进一步检查肝肾功能、腰穿、头颅MRI、四肢EMG、毒物筛查及脑电图。脑电图回报广泛轻度异常;肌电图示MCV:左腓神经

波幅未引出,双尺神经、右侧正中神经、右侧腓神经波幅不同程度减低。SCV:除右侧胫神经未引出波幅外,其他波幅均偏低,右侧正中神经、左腓肠神经不同程度减慢;生化检查肝功能 ALT 55U/L,AST 72U/L,肌酐正常;腰穿 CSF 白细胞 0 个,糖及氯化物正常,蛋白 151mg/dl,OB(+);毒物筛查(-);头颅 MRI(图 16-2)提示 Flair 相上中脑导水管周围、双侧丘脑内侧高信号、小脑上蚓部萎缩。综合患者上述病史、临床表现及辅助检查结果考虑为营养不良性周围神经病及 Korsakoff-wernike 脑病。予以维生素 B₁ 100mg im 1/d,腺苷钴胺 1mg im 1/d,并行胃肠及静脉营养支持治疗。患者入院治疗 20d 后病情好转,神志清楚,无幻觉,记忆力有所好转,双上肢 3⁺ 级,双下肢 3 级。发病 6 个月回访,患者除双下肢远端肌力 5⁻ 级、双下肢远端袜套样针刺觉减退及膝腱反射减低外,无其他明确神经系统体征。

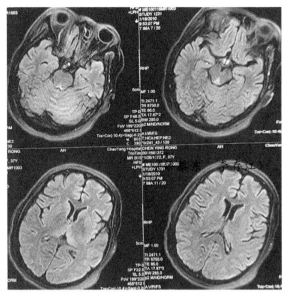

图 16-2 患者李某头颅 MRI

第二节 药物中毒

药物在临床应用中产生的不良反应可引起多种神经系统症状,甚至严重到危及生命,有时易误诊为其他神经系统疾病。药物引起神经系统疾病的特点是停药后大部分损害是可逆的,因此认识药物引起的神经系统损害在临床上非常必要的。药物可通过多种机制引起神经系统损害:药物可干扰神经系统能量代谢和产生;药物作为一种外源性物质引起自身免疫系统的改变;影响神经递质系统;影响神经系统营养物质的传输;改变电解质和离子代谢平衡等。

本文中主要将药物引起的神经系统损害分为中枢神经系统损害和周围神经系统损害。

1.中枢神经系统损害

(1)头痛:许多药物可引起血管扩张,导致血管性头痛。也有一些药物可引起良性颅内压增高和无菌性脑膜炎导致头痛。

(2)卒中:女性服用口服避孕药增加了颅内静脉系统血栓和缺血性卒中的风险。口服抗凝血药和抗血小板药物可增加颅内出血的风险。

(3)癫痫:对于既往健康人群,有癫痫病史或致癫痫阈值较低的病人药物均可能诱发癫痫发作。可诱发癫痫发作的药物种类较多。常见的药物如青霉素类大剂量应用或病人有肾功能不全导致药物排泄障碍时可诱发癫痫发作;异烟肼、茶碱类药

物、抗抑郁药物(阿米替林、多虑平)和 SSRI 类均可诱发癫痫发作;头孢菌素、亚胺培南、喹诺酮类抗生素可引起癫痫发作;其他药物包括利多卡因等局麻药静脉注射时,哌替啶,可卡因等药物滥用等;一些药物如苯二氮䓬类、苯巴比妥、三环类抗抑郁药、酒精或巴氯芬等减量过快或突然停药时可诱发癫痫发作。

(4)脑病及意识障碍:药物是引起意识障碍的主要原因之一。对于糖尿病病人,过量应用胰岛素或降糖药可导致低血糖昏迷。过量服用安定类药物可导致意识障碍。抗精神病药与抗抑郁症药物过量时均可引起昏迷。阿片类麻醉性镇痛药如吗啡、可待因、海洛因等过量可引起急性中毒,临床上此类药物与安定类药物过量中毒的特点包括昏迷、呼吸抑制及瞳孔缩小。详细询问药物接触史或血及尿的毒物筛查可明确诊断。

(5)认知障碍:多种药物可引起认知障碍。多种抗癫痫药和抗抑郁药可引起认知障碍。抗胆碱能药物如苯海索长期服用可引起认知障碍。

(6)精神异常:酒精戒断,长期大量服用苯二氮䓬类药物突然停药后及毒品戒断时可出现戒断综合征,表现为焦虑不安、激越、颤抖,严重者可出现精神错乱、幻觉、谵妄和惊厥。

(7)运动障碍:抗精神病药物如吩噻嗪类和丁

酰苯类(氯丙嗪、奋乃静、氟哌啶醇)等可引起急性肌张力障碍:如局部和全身肌痉挛,以口面部,颈部多见;迟发性肌张力障碍:用药数月或数年后发生,表现为口、面、舌多动和舞蹈样动作、手足徐动等;静坐不能:表现为坐卧不宁,不能控制地走来走去;部分病人表现为帕金森综合征。

(8)视觉障碍:抗肿瘤药物(如顺铂)可出现眼毒性,表现为视物模糊,视神经炎和视盘水肿。

(9)听力损害:氨基糖苷类抗生素(如链霉素)可引起前庭和耳蜗神经损害。抗肿瘤药物如顺铂,氮芥等可导致不可逆感音性耳聋。另外,大剂量阿司匹林可引起感音性耳聋,但停药后可缓解。其他药物如利尿药呋塞米、奎宁,重金属,抗生素(如万古霉素、多黏菌素 B 等)均可引起耳蜗神经损害。

(10)脊髓损害:鞘内注射一些抗肿瘤药物(如甲氨蝶呤和阿糖胞苷等)可出现脊髓病,甚至可引起截瘫。

2.周围神经系统损害

(1)周围神经病:多种药物可导致多发性周围神经病,多为剂量依赖,多在大剂量或长时间应用后出现。临床上以感觉症状为突出表现,如麻木,感觉过敏,手足烧灼感,四肢末梢对称分布,查体可见腱反射降低,严重时可有肌萎缩和运动障碍。治疗肿瘤的多种化疗药物可引起周围神经损害,常见的药物如长春新碱、长春碱、顺铂、卡铂、5-氟尿嘧啶、甲氨蝶呤等。抗感染药物(呋喃唑酮和异烟肼等),心血管药物(如胺碘酮、洋地黄等药物)可引起周围神经病。一些重金属如砷、锰、汞及铊等中毒可引起周围神经损害的表现。所以对于临床上出现周围神经损害的病人,应详细询问服药史和毒物接触史。

(2)自主神经症状:抗肿瘤药物如长春新碱,可引起直立性低血压,胃肠功能障碍。抗精神病药吩噻嗪类(如氯丙嗪)可引起口干,直立性低血压,便秘,甚至肠麻痹等自主神经症状。抗抑郁药物(如单胺氧化酶抑制药、三环类抗抑郁药)可引起直立性低血压,胃肠功能障碍和性功能障碍。

(3)神经-肌肉接头:氨基糖苷类抗生素,安定类药物可影响神经-肌肉接头神经递质传递,对于患有重症肌无力等神经-肌肉接头病变的病人禁用以上药物。

(4)肌肉病变:目前已知大约 100 余种药物可引起肌肉损害。这些药物可通过多种机制引起肌肉损害:①对肌肉组织的直接毒性作用;②间接损害:电解质紊乱,肾功能损害,或肌肉能量的过度消耗:如癫痫和恶性高热;③引起肌肉组织营养和氧的运输异常。目前认识的引起肌肉损害的常用药物包括:他汀类降脂药、酒精和皮质激素等。肌肉损害分为:坏死性肌病(横纹肌溶解症);类固醇肌病;低钾性肌病;炎症性肌病;线粒体肌病等多种。其中横纹肌溶解症是临床上较危重的情况,下面以其为例,对药物引起的神经系统损害进行详细论述。

横纹肌溶解症

【概述】

横纹肌溶解症(rhabdomyolysis,RML)是指任何原因引起的广泛横纹肌细胞坏死,导致肌肉无力、疼痛,肌细胞内容物外漏至细胞外液及血液循环中,可引起急性肾衰竭、电解质紊乱等一系列并发症,病情较重。

【病因与发病机制】

多种病因可引起横纹肌溶解症。外伤性横纹肌溶解症很常见,但结合外伤史,往往诊断很容易。但对于非外伤性横纹肌溶解症,往往病因不明,诊断相对困难。对于非外伤性横纹肌溶解症,除早期诊断外,积极寻找病因非常重要。非外伤性横纹肌溶解症的病因常见有以下:药物性,昏迷,重症感染,代谢性,急性中毒,遗传因素等。

药物是引起横纹肌溶解的常见原因,多种药物均可引起横纹肌溶解症,常见的药物包括他汀类调脂药、其他苯氧酸衍生物、蛇毒等生物或化学毒物,抗生素等。

药物通过多种机制引起横纹肌溶解,主要分为两大类,一种是药物对横纹肌的直接毒性作用,如他汀类降脂药等。另外是非直接毒性作用,如药物或毒物引起的昏迷导致局部肌肉的压迫,持续癫痫发作,以及代谢的异常。药物引起血清钾降低,是导致横纹肌溶解的另一个机制。过量服用或药物间相互作用,高龄,肝肾功能异常或个体对药物的敏感性不同等是药物引起横纹肌溶解症的常见危险因素。

降脂药物引起横纹肌溶解报道较多。他汀类降脂药可对横纹肌产生直接的毒性作用。尤其高龄病人中更常见,与肝肾对药物的代谢差有关。所以在高龄病人应用他汀类降脂药等容易引起横纹肌溶解症的药物时要减量应用,并监测肌酶和肾功能的变化。他汀类降脂药引起横纹肌溶解的机制尚不十分明确,目前认为与他汀类降脂药抑制辅酶Q10的产生,后者在肌肉线粒体代谢生产ATP发挥重要作用。因此,他汀类降脂药可能减少线粒体能量合成,导致横纹肌溶解。另一个机制是他汀类降脂药抑制胆固醇合成,可能会影响细胞膜的流动性,导致细胞完整性的破坏。

可导致血钾显著降低的药物包括两性霉素、某些利尿药、轻泻药和甘草类药物也可引起横纹肌溶解症的发生。因此在临床应用此类药物的过程中应监测血钾的变化,出现低钾血症时及时补钾治疗,预防横纹肌溶解的发生。一旦发生肌肉疼痛和无力,要及时检测肌酶的变化,及时发现和治疗。

除药物外,代谢异常也是引起横纹肌溶解症的常见原因。糖尿病酮症酸中毒,糖尿病高渗性昏迷,电解质紊乱(低钾、低磷),严重水肿,甲状腺功能减退症等代谢性疾病均可导致横纹肌溶解症。

遗传因素是引起的横纹肌溶解的少见原因。多种肌肉遗传疾病可引起横纹肌溶解症的发生。其中常见疾病包括糖原贮积症、脂肪酸代谢异常等。糖原贮积症为磷酸化酶缺乏或磷酸果糖激酶缺乏,均可引起反复发作的横纹肌溶解,肌红蛋白尿,剧烈运动诱发。确诊有赖于肌活检或组织生化染色。脂肪酸代谢异常表现为青少年发病,持续体力活动或禁食可诱发,临床特点是反复发作的横纹肌溶解,伴肌红蛋白尿。

【临床表现】

横纹肌溶解症临床上常表现为:肌肉疼痛和无力,体检时可发现肌力下降,肌肉压痛及肌肉肿胀,患者常合并肌红蛋白尿,表现为尿液为酱油样或浓茶样。部分患者合并急性肾衰竭、电解质紊乱(低血钾或高血钾和低血钙)、血清CK显著升高,还可导致心脏、中枢神经系统症状;严重的患者可以出现代谢性酸中毒、低血容量休克、弥散性血管内凝血、呼吸窘迫综合征等多器官功能障碍,甚至死亡。

【辅助检查】

血液检查可见电解质紊乱:低钾血症或高钾血症、低钙血症、肾功能异常;血清CK显著升高、血/尿肌红蛋白阳性。

肌电图可见不同程度的肌源性损害;肌肉活检可见横纹肌组织部分肌纤维消失,部分肌纤维再生。

肌肉MRI可以明确显示横纹肌损伤的大小范围,受累肌肉可以见到弥散的肿胀,T_1WI信号减低,T_2WI信号增高,T_2WI压脂像仍为高信号。

【诊断】

根据横纹肌溶解症的肌痛、肌无力等临床症状,结合血清肌酸激酶(CK)明显升高,较特征性的表现如肌红蛋白尿,肌电图,肌肉MRI,肌肉活检等检查可明确诊断。

【鉴别诊断】

横纹肌溶解症的鉴别诊断要注意与多发性肌炎,肌营养不良等疾病鉴别。

多发性肌炎,通常亚急性起病,亚急性至慢性进展,近端肌无力和肌萎缩,常伴有肌肉自发疼痛和触痛,肌电图示显著的肌源性损害。临床上很容易和横纹肌溶解症混淆。但多发性肌炎病前有发热或感染史,引起肌红蛋白尿少见,病程中可有低热,与横纹肌溶解症不同。而横纹肌溶解症,在发病前有明确的药物服用史或外伤史,无发热等感染证据,起病急,进展快,多合并肌红蛋白尿,并且横纹肌溶解症的肌电图往往不如肌炎改变的那么显著,多为正常或轻度异常的肌源性改变。如临床上鉴别困难时,可行肌肉活检,即可明确诊断。

【治疗】

横纹肌溶解症治疗包括病因治疗、其并发症的防治。病因治疗主要为仔细询问病史,寻找横纹肌溶解症的病因,去除进一步肌肉损害的因素,并同时给予改善肌肉能量代谢治疗。并发症的治疗主要是及时、积极地补液,维持生命体征和维持水电解质代谢和酸碱平衡,保护肾功能治疗,必要时肾脏透析治疗。

【预后】

在临床上,如能够早期诊断,去除病因,积极治疗,大多数横纹肌溶解症,甚至并发急性肾衰竭的患者均可预后良好。

附病例

男性,80岁,主因"双下肢无力8天,四肢疼痛6天"入院。

既往史:否认肌肉病史。高血压,脑梗死病史多年(遗留言语不利),长期服用美托洛尔,福辛普利等降压治疗。4年前行冠状动脉旁路移植术,术后一直口服普伐他汀20mg,qn降脂治疗,20d前改用辛伐他汀20mg,qn。

现病史:入院前8d前无明显诱因出现双下肢力弱,最初在家人扶持下可行走,无力症状逐渐加重,至不能行走及站立,6天前出现四肢肌肉疼痛,以近端为主,发病过程中出现深色尿。发病前无感染史。病程中无发热及肢体抽搐。外院检查示肌酶明显升高,以"肌无力原因待查"收入院。

入院查体:血压 180/90mmHg,神清,言语欠流利(考虑脑梗死遗留),眼球运动充分,双侧面纹对称,颈软,转颈时双侧胸锁乳突肌力弱,双上肢肌力五级弱,双下肢肌力二级,四肢腱反射减退,四肢肌肉压痛明显,双侧病理征未引出,感觉及共济检查未见异常。入院后肌酶明显升高,CK 36 320U/L (24~195),CK-MB1 649U/L(0~25),肾功能异常:血肌酐 229μmol/L,尿素氮 29.42mmol/L,血钾 5.45mmol/L(3.5~5.5)。肌电图示肌源性损害。

治疗与预后:入院后给予停用降脂药物,卧床休息,能量支持,排钾,保护肾功能等治疗,并给予肾脏透析治疗。血清肌酶逐渐降低,肾功能逐渐好转,病人肌肉疼痛、无力等症状明显缓解后出院。

(王宪玲　李存江)

第三节　维生素 B$_{12}$ 缺乏

【概述】

维生素 B$_{12}$ 又称钴胺素,自然界中的维生素 B$_{12}$ 都是微生物合成的,维生素 B$_{12}$ 主要存在于肉类中,植物中的大豆以及一些草药也含有 B$_{12}$。维生素 B$_{12}$ 主要贮存于肝,贮存量很丰富,为 3 000~5 000μg,正常人维生素 B$_{12}$ 日需求量仅 1~2μg。

维生素 B$_{12}$ 是正常血细胞生成、核酸及核糖体合成与髓鞘形成等生化代谢中必需的辅酶,维生素 B$_{12}$ 摄取、吸收、结合及转运任一环节出现障碍均可致病。

维生素 B$_{12}$ 缺乏引起核糖核酸合成障碍,影响神经系统代谢及髓鞘合成,神经轴索代谢障碍可导致神经变性,产生的中间代谢产物毒性作用也可造成神经纤维脱髓鞘。维生素 B$_{12}$ 缺乏可使 DNA 合成不足,直接影响骨髓及胃黏膜细胞分裂,产生贫血及胃肠道症状。DNA 是神经胞质中重要核蛋白,不断供应轴突,DNA 不足导致神经轴突变性,尤易累及脊髓后索及侧索长轴突。维生素 B$_{12}$ 也影响脂质代谢,类脂质代谢障碍是髓鞘肿胀及断裂原因,引起轴突变性。除此之外,维生素 B$_{12}$ 缺乏还可导致诸多神经精神症状,影响患者的正常生活和工作,甚或致残。

如能及时诊断、及早给予补充维生素 B$_{12}$ 治疗,则可阻止病情进展,甚或逆转病情。由于多种原因,当今社会维生素 B$_{12}$ 缺乏者越来越多。因此,我们要充分认识维生素 B$_{12}$ 缺乏的危害,应引起足够的重视。

【流行病学】

维生素 B$_{12}$ 缺乏是全球性的营养素缺乏病之一,虽然不同的研究应用的诊断标准有所差异,但是研究表明其患病率与年龄、性别、地区、经济等因素相关。美国 1999－2002 年的统计数据表明,儿童和青少年维生素 B$_{12}$ 缺乏的发病率不到 1%,20~39 岁人群患病率不到 3%,40~59 岁人群约为 4%,70 岁以上约为 6%,。英国的三项研究显示在 69 岁以后维生素 B$_{12}$ 缺乏明显增加(总样本量达到 3 511),65~74 岁每 20 人中有 1 人维生素 B$_{12}$ 缺乏,而 75 岁以上每 10 人中至少 1 人维生素 B$_{12}$ 缺乏。在对委内瑞拉 179 名农村人口和 287 名城市人口进行血清维生素 B$_{12}$ 检测发现,农村人口维生素 B$_{12}$ 缺乏检出率为 64%,明显高于城市。在拉丁美洲地区,约 40% 的儿童及成年人存在维生素 B$_{12}$ 缺乏或者临界状态。在非洲和亚洲国家,相关报道维生素 B$_{12}$ 缺乏或者临界状态的发生率要高得多,比如,在肯尼亚学校儿童中达 70%,在印度学龄前儿童中达 80%,印度成年人为 70%。在发展中国家,非洲、印度、南美洲和中美洲维生素 B$_{12}$ 缺乏症广泛存在,经济条件和文化背景对食物选择的偏向也是重要的影响因素。中国有关人群维生素 B$_{12}$ 营养状况的研究较少。2004 年,郝玲等首次对 2459 名 35~64 岁人群进行维生素 B$_{12}$ 营养状况调查,发现我国成年人群血浆维生素 B$_{12}$ 检出率为 5.5%,南方人群后血浆维生素 B$_{12}$ 平均水平为 260pmol/L,显著高于北方人群(189pmol/L);南北方人群血浆维生素 B$_{12}$ 水平随季节变化规律不同,南方人群夏秋季节(269pmol/L)血浆维生素 B$_{12}$ 水平高于冬春季节(252pmol/L),北方人群则夏秋季节(177pmol/L)明显低于冬春季节(200pmol/L);女性血浆维生素 B$_{12}$ 水平高于男性,差异具有统计学意义。

【维生素 B$_{12}$ 代谢与作用机制】

维生素 B$_{12}$ 是化学结构最为复杂的维生素,人体自身不能合成,故其来源完全依靠食物(主要是动物蛋白)供应。从食物摄取游离维生素 B$_{12}$ 必须与胃底腺壁细胞中内质网微粒体分泌的内因子(intrinsic factor)结合成稳定复合物,才不被肠道细菌利用,在回肠远端与黏膜受体结合,吸收入黏膜细胞。维生素 B₁₂进入血液循环后通过一个复杂的过程,使游离出的维生素 B₁₂在线粒体和胞质内经酶促反应分别转化为其活性形式腺苷钴胺和甲钴胺,后两者作为辅因子分别使甲基丙二酰辅酶 A(CoA)转化为琥珀酰 CoA,使同型半胱氨酸(Hcy)转化为甲硫氨酸。一旦维生素 B₁₂缺乏,则使以上反应受阻,从而导致甲基丙二酰 CoA 及其水解产物甲基丙二酸(MMA)以及 Hcy 水平增加。

维生素 B₁₂缺乏通过多种机制损害神经功能(图 16-3)。第一,维生素 B₁₂在 Hcy 转化为甲硫氨酸这一反应中,甲钴胺作为甲硫氨酸合酶的辅因子,将 5-甲基四氢叶酸的甲基转给 Hcy 使形成甲硫氨酸。腺苷基化的蛋氨酸(S-腺苷甲硫氨酸,SAM)作为甲基的供体,参与诸多重要物质的甲基化过程,包括 DNA、RNA、蛋白质、髓磷脂和诸多神经递质等。一旦体内维生素 B₁₂缺乏,则 SAM 生成受阻,导致严重的代谢障碍,引起神经髓鞘形成障碍和脱失等神经病变。第二,因转化受阻而积聚的 Hcy 通过刺激 N-甲基-D-天冬氨酸(NMDA)受体和激活凋亡相关蛋白 Bax 和 p53 等机制产生内皮毒性作用、刺激血管平滑肌细胞增生、致血栓作用以及脂肪、糖、蛋白代谢紊乱等,损害神经功能。第三,甲硫氨酸合成障碍使甲基四氢叶酸不能转化为四氢叶酸,从而导致亚甲基四氢叶酸生成减少。后者是 RNA 前体脱氧尿苷酸(d-UMP)转化为 DNA

前体脱氧胸苷酸(d-TMP)的重要辅因子,其减少造成 DNA 合成受阻,使神经功能障碍。

【病因】

维生素 B₁₂吸收过程中任何环节发生障碍均可引起维生素 B₁₂缺乏,大致上有以下诸原因(表 16-1)。

1. 食物中维生素 B₁₂吸收不良　食物中维生素 B₁₂吸收不良是老年人维生素 B₁₂缺乏的首要原因,占 60%～70%。其主要病因为萎缩性胃炎。其他导致维生素 B₁₂吸收不良的因素均少见,包括胃次全切除术、胰腺炎、肠内微生物繁殖或绦虫感染、长期应用双胍类降糖药物或 H₂受体拮抗药和质子泵抑制类制酸药等。

2. 恶性贫血　恶性贫血是维生素 B₁₂缺乏的经典原因,占老年人维生素 B₁₂缺乏的 15%～20%。该病是一种自身免疫性疾病,造成胃黏膜病变,导致内因子缺乏而致病。在我国恶性贫血比较少见。值得一提的是,恶性贫血常与其他自身免疫性疾病共存,如甲状腺疾病、Addison 病和干燥综合征等,肿瘤的发生率也很高。因此,对恶性贫血患者应定期进行内镜检查,以及早发现恶性肿瘤。

3. 肠道吸收障碍　小肠末端黏膜病变,可使维生素 B₁₂吸收障碍。

4. 食物中维生素 B₁₂不足　成年人维生素 B₁₂的日需求量为 2～5μg,而通常每日能从食物中摄取维生素 B₁₂ 5～15μg,并且体内维生素 B₁₂的储藏

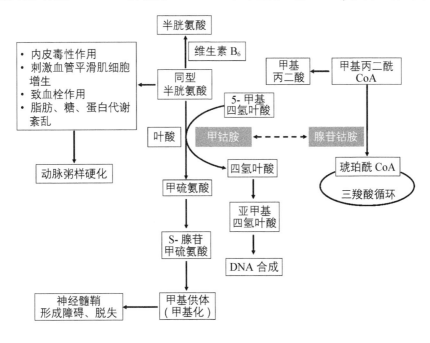

图 16-3　维生素 B₁₂代谢

表 16-1　维生素 B_{12} 缺乏的主要原因

食物中维生素 B_{12} 吸收不良 　萎缩性胃炎所致的胃酸缺乏(慢性幽门螺杆菌感染) 　肠内微生物繁殖或绦虫感染(使维生素 B_{12} 消耗) 　长期抑酸(H_2R、PPI)、二甲双胍(影响维生素 B_{12} 从食物中解离) 　胃次全切除术(使胃酸缺乏) 　胰腺炎(使维生素 B_{12}-R 蛋白复合物在小肠内不能被溶解)	饮食中维生素 B_{12} 不缺乏,问题在于不能从食物中或转运蛋白中解离
恶性贫血	是一种自身免疫性疾病,造成胃黏膜病变,导致 IF 缺乏
肠道吸收障碍 　Crohn 病 　Whipple 病 　淋巴瘤 　结核 　淀粉样变性 　胶原沉积病 　AIDS 　无丙球蛋白血症 　乳糜泻等	
食物中维生素 B_{12} 缺乏	素食者并伴有吸收不良(如酗酒)者
遗传性维生素 B_{12} 代谢性疾病	
甲基丙二酸尿症	

量高达 $2\sim5mg$,这就意味着对于健康者而言,如果饮食中维生素 B_{12} 完全缺如,也要经过多年后才会出现维生素 B_{12} 缺乏。因此,临床上因营养不良所致维生素 B_{12} 缺乏者甚少,即使在老年人群也不足 5%。通常仅见于长期素食,并伴有吸收不良(如酗酒)者。这就意味着在临床工作中,如果遇到维生素 B_{12} 缺乏的患者,不应仅满足于维生素 B_{12} 缺乏的诊断,更重要的是寻找造成维生素 B_{12} 缺乏的原因。

5. 遗传性维生素 B_{12} 代谢障碍　某些遗传病或因体内缺乏运钴胺蛋白,使维生素 B_{12} 吸收障碍,或因细胞内缺乏维生素 B_{12} 代谢必需的酶,引起维生素 B_{12} 缺乏。较为常见的有甲基丙二酸尿症,一般多见于儿童,但是对于成年晚发型也可在临床工作中见到。

【临床表现】

维生素 B_{12} 缺乏可以造成身体多个系统的损害,包括血液系统、神经系统、消化系统、泌尿生殖系统等(表 16-2)。在神经系统方面,其表现繁杂,轻重不一,将近 50% 的病例缺乏贫血等“经典”症状。并且神经病变涉及面非常广泛,包括:①中枢神经系统,如脑血管病、亚急性脊髓联合变性、痴呆、帕金森综合征等;②精神症状,如抑郁等;③周围神经系统,如多发神经病,以及自主神经病(影响大小便功能);④对于新生儿会造成神经管畸形等。可见,维生素 B_{12} 缺乏的神经系统损害范围,是从大脑皮质到神经末梢的整个神经系统,而并非传统所提到的亚急性脊髓联合变性。

【实验室检查】

1. 血常规检查中红细胞计数和血红蛋白检测　表现为不同程度的巨幼细胞性贫血。但是应指出的是,维生素 B_{12} 缺乏并不一定有贫血,即使因恶性贫血所致者也有 $19\%\sim28\%$ 无贫血表现。我国的研究表明典型的亚急性联合变性患者中伴有贫血的比例为 $24\%\sim80.6\%$。SCD 治疗前的神经损害程度与贫血程度之间无直线相关关系,治疗后贫血的恢复与神经功能恢复程度之间无直线相关关系。注射维生素 $B_{12}1mg/d$,10d 后网织红细胞增多有助于诊断。

2. 血清维生素 B_{12} 浓度测定　血清维生素 B_{12} 浓度测定低于正常范围,为诊断血清维生素 B_{12} 的有力证据,但正常者并不能完全排除之,应结合临床症状综合考虑。因为血清维生素 B_{12} 水平不能反映组织中维生素 B_{12} 的储备,并且肠道内细菌过度繁殖可产生无生物学活性的维生素 B_{12} 类似物,可

表 16-2　维生素 B_{12} 缺乏的临床表现

系统	表现	备注
血液系统	巨幼细胞性贫血,中性粒细胞核分叶过多,再生障碍性贫血	常见
	血小板减少和中性粒细胞减少,全血细胞减少	少见
	溶血性贫血,血栓性微血管病	罕见
神经系统	亚急性联合变性	经典
	多神经炎(尤其是末端感觉),共济失调,Babinski 征(＋)	常见
	新生儿神经管畸形	常见
	脑神经受累,二便障碍	少见
	高级皮质功能异常,卒中,动脉粥样硬化,PDS,抑郁	研究中
消化系统	Hunter 舌炎(舌乳头萎缩,镜面舌),黄疸,乳酸脱氢酶及胆红素升高	经典
	反复黏膜溃疡	少见
	腹痛,消化不良,恶心,呕吐,腹泻,胃肠功能紊乱	有争议
生殖系统	阴道黏膜萎缩,慢性泌尿生殖系统感染(真菌),不孕及反复流产,精子和精液缺乏	研究中
肿瘤	导致尿嘧啶代替其他碱基插入,染色体断裂	研究中
其他	静脉血栓栓塞,心绞痛,调节睡眠	研究中

能造成血清维生素 B_{12} 水平正常的假象。研究表明,维生素 B_{12} 缺乏者中有 5% ～ 10% 血清维生素 B_{12} 水平在正常范围内,因此对有典型的临床特征者,即使维生素 B_{12} 在正常范围内,只要对维生素 B_{12} 治疗反应良好,仍应视为有维生素 B_{12} 缺乏。

3. 甲基丙二酸(MMA)和同型半胱氨酸(Hcy)水平测定　细胞内维生素 B_{12} 浓度能确切反映组织利用维生素 B_{12} 水平,是判断是否存在维生素 B_{12} 缺乏的金标准。我国目前尚不能常规检测细胞内维生素 B_{12} 水平。血清甲基丙二酸(MMA)和同型半胱氨酸(Hcy)水平是敏感的指标,其增高能间接反映细胞内维生素 B_{12} 即功能性维生素水平不足。通常认为维生素 B_{12} 缺乏时 MMA 和 tHcy 均升高。两者的敏感性均很高,而特异性以 MMA 为优。据报道维生素 B_{12} 缺乏患者 MMA 和 tHcy 增高的阳性率分别为 98.4% 和 95.9%,如同时检测两者,阳性率达 99.8%。

应注意的是,约有 1/3 的叶酸缺乏者可出现维生素 B_{12} 缺乏,并伴有 tHcy 增高。因而,对维生素 B_{12} 水平降低或 tHcy 增高患者,应检测叶酸水平。不仅如此,肾功能障碍或维生素 B_6 缺乏也可继发 tHcy 增高。基于上述情况,在诊断维生素 B_{12} 缺乏时,要在除外了肾功能不全及叶酸或维生素 B_6 缺乏的基础上,血清维生素 B_{12} 水平<150pmol/L,而且血清 MMA 水平>0.4μmol/L,或 tHcy 水平>13μmol/L。

4. 胃液分析　注射组胺后做胃液分析,可发现是否存在抗组胺性胃酸缺乏。部分患者血中可检测到抗胃壁细胞抗体或 IF 抗体,有助于胃酸缺乏的诊断。

5. 电生理特点　神经电生理检查对本病的诊断、病变部位的判断、治疗前后病情变化的观察有一定的价值。当神经系统受到损害时诱发电位、肌电图可以出现异常,但是并没有特异性。

6. 影像学特点　当维生素 B_{12} 缺乏造成脊髓损害时,磁共振成像(MRI)可以显示出病灶部位,一般位于脊髓的颈胸段,在髓内的分布主要见于脊髓后索或后、侧索同时受累,亦可见于脊髓前索、大脑白质、脑干及视神经等。病灶形状多呈条形。病灶在 T_1 加权像为等信号,T_2 加权像为高信号。当给予维生素 B_{12} 替代治疗后,脊髓异常信号范围减少或是消失,并且 MRI 改善早于临床症状的缓解。

【诊断标准】

由于实验室的不同,维生素 B_{12} 缺乏的诊断标准也有一定的差异,文献报道在老年人群中,满足以下两条中的任何一条就可以诊断为维生素 B_{12} 缺乏:①在不同时间内,两次血清维生素 B_{12} 水平<150pmol/L;②在除外了肾功能不全及叶酸或维生素 B_6 缺乏的基础上,有一次血清维生素 B_{12} 水平<150pmol/L,同时血同型半胱氨酸水平>13μmol/L 或者甲基丙二酸>0.4μmol/L。

同样值得一提的是,明确了维生素 B_{12} 缺乏并不意味着诊断的结束,恰恰相反,正是一系列诊断的开始,接下来要做的就是要寻找维生素 B_{12} 缺乏的原因。只有明确了病因才能有效地治疗和预防。维生素 B_{12} 缺乏的诊断流程见图 16-4。

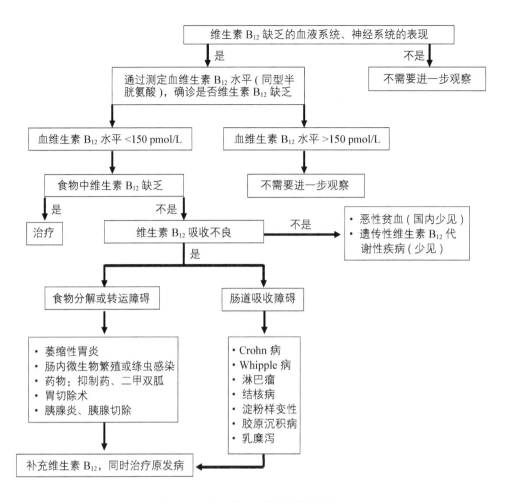

图 16-4　维生素 B$_{12}$缺乏的诊断流程

【治疗】

　　及早的诊断并且有效的治疗维生素 B$_{12}$缺乏，可及时防止其造成的损害。由于维生素 B$_{12}$缺乏与年龄、性别、地区、经济等因素相关，因此对亚临床维生素 B$_{12}$缺乏的治疗上有分歧，我们认为①对所有维生素 B$_{12}$血浓度降低的人均进行治疗；②对所有老年人，无论其维生素 B$_{12}$水平如何，均补充维生素 B$_{12}$；③对有维生素 B$_{12}$缺乏因素的患者，均补充维生素 B$_{12}$。对有症状的维生素 B$_{12}$缺乏患者应及时进行治疗。由于造成维生素 B$_{12}$缺乏的病因难以完全去除，故理论上应终生治疗。以往由于考虑患者中不乏胃肠道吸收障碍者，故经典的治疗方法是通过肠外途径补充维生素 B$_{12}$，通常为肌内注射维生素 B$_{12}$ 1mg，每日 1 次；持续 1～2 周后，改为1mg，每周 1 次；1 个月后改为每月注射 1 次，直至终身。现在也有一些观点认为少量的维生素 B$_{12}$能在小肠通过被动弥散进入血液循环而被吸收，故口服足够剂量（每日 1～2mg）的维生素 B$_{12}$也能达到

补充维生素 B$_{12}$的目的。由于叶酸水平低下也可使维生素 B$_{12}$水平降低，故对伴有叶酸水平降低者，应先补充叶酸；治疗后复查维生素 B$_{12}$水平，根据情况再予以补充维生素 B$_{12}$。

　　从病因方面，纠正导致维生素 B$_{12}$缺乏的原因和疾病，如纠正营养不良、改善膳食结构、戒酒、治疗胃肠道疾病导致的吸收障碍等。

【预后】

　　造血系统的改善优于神经系统，中枢神经系统的改善优于周围神经系统，临床表现以步态不稳、共济失调改善最快，深感觉障碍及双下肢无力改善次之，浅感觉改善慢，病程＞6 个月、高龄、有肌萎缩以及电生理检查周围神经损害重的患者改善慢，电生理检查显示 SEP 及 VEP 的改善快于 SCV 和 MCV 及周围神经损害重者需要较大的甲钴胺剂量和较长的疗程。早期诊断并及时治疗是改善神经系统损害的关键，如能在起病 3 个月内积极治疗，神经症状可绝大程度的恢复，若充分治疗 6 个月至

1 年仍有神经功能障碍,则难以恢复。不经治疗的神经系统症状会持续加重,甚至死亡。

附病例

颜某,女,60 岁,主因"双下肢麻木 3 个月,加重伴步态不稳 1 个月"于 2010 年 5 月 26 日入院。

现病史:患者于入院前 3 个月无明显诱因地出现有足背部麻痛,2d 后波及右足底部,且以后逐渐上升,病后 1 周麻木感上升至膝关节,同时左足背部也感麻木。病后 40d 麻木感上升至颈部,之后停止升降。1 个月前上述症状加重,并出现步态不稳,尤以夜间为甚。曾在北京某医院就医,检查头颅 MRI 未见异常,脊髓 MRI 显示颈 3 至胸 1 后索可见长 T_1 信号,无明显强化。行腰穿压颈试验通畅,脑脊液常规和生化检查均正常,脑脊液寡克隆区带阴性,脑脊液 24h IgG 合成率正常,为进一步诊疗转至我院。门诊以"脊髓病变性质待定"收住院。发病后患者无发热、视物不清及大小便障碍,发病前后食欲差,进食少。睡眠正常。

既往史:有"慢性胃炎"和"贫血"(血红蛋白 70～100g/L)史 20 余年。

家族史:家族中无类似疾病。

入院体检:T 36.8℃,Bp16.00/10.67kPa(120/80mmHg),R18/min,P70/min,一般情况好,营养中等,轻度贫血面容;心、肺、腹未见明显异常;意识清楚,言语流利;痉挛性步态;脑膜刺激征阴性;脑神经未见异常;四肢肌肉无萎缩;双下肢肌力 5 级弱;无不自主运动;双侧跟膝胫试验均不稳;Romberg 征、闭目均阳性;双侧颈 3 以下痛、温、触觉、实体觉、图形觉、关节位置觉及两点分辨觉均减退,尤以关节位置觉减退为明显,并有音叉振动觉消失;双膝以下痛觉过敏;腹壁反射和足跖反射均消失;双上肢腱反射正常,双下肢腱反射亢进。双侧踝阵挛阴性;双侧 Babinski 和 Rossolimo 征均阳性;双侧 Hoffmann 征阴性;自主神经系统未见异常。

辅助检查:

①5 月 27 日血象检查:血蛋白 83g/L,白细胞 $4.7×10^9$/L,中性粒细胞 81%,淋巴细胞 16%,嗜酸性粒细胞 2%,网织红细胞 0.5%,血小板 96×10^9/L。

②5 月 19 日头颅未见异常。

③5 月 22 日脊髓 MRI 显示颈 3 至胸 1 后索可见长 T_1 信号,无明显强化(图 16-5)。

④5 月 31 日胃镜检查示慢性浅表性胃炎,食管

裂孔疝。

⑤6 月 15 日骨髓象检查大致正常。

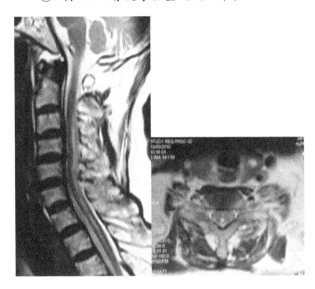

图 16-5　脊髓 MRI 显示颈 3 至胸 1 后索可见长 T_1 信号

经治医师诊疗经过。

①定位诊断:根据患者主要表现为高颈段以下的浅深感觉减退,尤以深感觉障碍较突出;双下肢无力、腱反射亢进、双侧锥体束征阳性,故考虑病变在颈段的脊髓,累及了脊髓的后索和侧索。因有脚的麻痛及膝以下痛觉过敏,周围神经有可能亦受累,主要表现为刺激症状。

②定性诊断:患者病前有 10 数年的慢性胃炎及贫血史,本次发病呈亚急性,主要表现为脊髓的后索和侧索以及周围神经等受累的症状和体征,脊髓 MRI 可见后索长 T_2 信号,考虑亚急性脊髓联合变性的可能。可以适用维生素 B_{12}、维生素 B_1 和叶酸治疗,如果病情在较短的时间内明显好转,更加支持脊髓亚急性联合变性。

③鉴别诊断:经脊髓 MRI 检查排除了椎管内的占位性病变,多发性硬化虽可有类似的表现,但患者年龄较大,而且脑脊液寡克隆区带阴性,IgG 合成率正常,故多发性硬化的可能性很小。

入院后查血液呈巨幼细胞性贫血,白细胞中度减少,血小板减少。胃液分析:胃酸减少,无游离酸,呈抗组胺性胃酸特征。骨髓穿刺呈巨幼红细胞性改变。维生素 B_{12} 测定,低于正常。经用维生素 B_1、维生素 B_{12} 和叶酸等治疗 2 周后,患者的麻木和双下肢无力、步态不稳等症状明显好转。

[附]脊髓亚急性联合变性(subacute combined degeneration of the spinal cord)简称亚急性联合变

性(subacute combined degeneration, SCD),是维生素 B_{12} 缺乏引起的一种神经系统变性病,主要累及脊髓后索、锥体束及周围神经等。本病又称维生素 B_{12} 神经病(vitamine B_{12} neuropathy)或维生素 B_{12} 缺乏症。SCD 在国外通常与恶性贫血(pernicious anemia)伴发,我国多为散发病例。

SCD 多在中老年发病,国外钴胺素缺乏的流行病学调查男女比例为 1:1.5,65 岁以后为发病高峰期,可能与老年人随年龄增长胃酸和促胃液素分泌减少,影响食物中维生素 B_{12} 吸收有关。国内文献报道的发病年龄为 47.2~51.8 岁。研究表明我国 SCD 的发病率男女比例为 1.8:1~4.3:1,男性明显多于女性。

SCD 起病为渐进性,早期常有足趾及手指麻木感,不久双下肢即开始无力、走路不稳、双手动作笨拙。体征常以后索损害表现较突出,双下肢除有锥体束征外,如周围神经损害较重,可出现腱反射,主要是跟反射减弱或消失;大小便障碍出现较晚。可有胸段水平以下的浅感觉障碍;严重病例可出现神经症状与智能减退;患者有容易激惹、健忘、抑郁、类偏执狂等表现。

脊髓 MRI 扫描有助于 SCD 的诊断,也可以监测维生素 B_{12} 的疗效。SCD 时脊髓 MRI 检查提示脊髓后索、侧索出现等 T_1 长 T_2 信号,阳性率各家报道不一(42.8%~100%),原因较多。脊髓后部长 T_2 信号虽不是 SCD 的特异性表现,但如果这种长条状等 T_1、长 T_2 异常信号仅限于后、侧索,尤其是后索对称性长 T_2 信号,结合患者的临床表现,支持脊髓亚急性联合变性的诊断。若 T_2WI 像上高信号随维生素 B_{12} 针对性治疗后,病灶明显缩小,则更加支持脊髓亚急性联合变性的诊断。

本病诊断相对比较容易,应注意与脊髓压迫症、多发性硬化、多发性神经炎、神经梅毒、遗传性共济失调等疾病鉴别。最重要的是要寻找维生素 B_{12} 缺乏的原因。给予相应的处理与治疗。

(丁　岩　李存江)

■ 参考文献

[1] Frank L. Mastaglia. Drug-induced disorders of the nervous system. Neurology and General Medicine(Fourth Edition),2008,Pages 695-719

[2] Yiannis S. Chatzizisis, Gesthimani Misirli, Apostolos I, et al. The syndrome of rhabdomyolysis: Complications and treatment. European Journal of Internal Medicine. 2008, 19:568-574

[3] George D. Giannoglou, Yiannis S. Chatzizisis, et al. The syndrome ot rhabdomyolysis: Pathophysiology and diagnosis. European Journal of Internal Medicine. 2007, 18:90-100

[4] 聂莹雪,崔丽颖,吴晓黎.老年脊髓亚急性联合变性的临床诊断经验(附 56 例分析).中国老年学杂志,2007,4(27):698-699

[5] Clarke R, Sherliker P, Hin H, et al. Detection of vitamin B12 deficiency in older people by measuring vitamin B12 or the active fraction of vitamin B12, holotranscobalamin. Clin Chem. 2007, 53(5):963-970

[6] Hvas AM, Nexo E. Diagnosis and treatment of vitamin B12 deficiency-an update. Haematologica. 2006, 91(11):1506-1512

[7] McLean ED, Allen LH, Neumann CG, et al. Low plasma vitamin B-12 in Kenyan school children is highly prevalent and improved by supplemental animal source foods. J Nutr. 2007, 137(3):676-682

[8] Ryan-Harshman M, Aldoori W. Vitamin B12 and health. Can Fam Physician 2008;54(4):536-541

[9] Dali-Youcef N, Andres E. An update on cobalamin deficiency in adults. QJM. 2009, 102(1):17-28

[10] C. Poitou Bernert, C. Ciangura, M. Coupaye, et al. Nutritional deficiency after gastric bypass: diagnosis, prevention and treatment. Diabetes and Metabolism,2007,33:13-24

[11] Malik B, Stillman M. Chemotherapy-induced peripheral neuropathy. Curr Neurol Neurosci Rep. 2008,8:56-65

第 17 章

心 身 疾 病

第一节　心境障碍

【概述】

心境障碍(mood disorder)又称情感性精神障碍(affective disorder),是各种原因引起的以显著而持久的心境或情感改变为主要临床特征的一组疾病。主要表现为情感高涨或低落,伴有相应的认知和行为改变,可有幻觉、妄想等精神病性症状。多数患者有反复发作倾向,每次发作多可缓解,部分可有残留症状或转为慢性。基于临床现象学,心境障碍包括抑郁障碍与双相障碍两个诊断类别。

抑郁障碍以显著而持久的心境低落为主要临床特征,且心境低落与处境不相称,临床表现可从闷闷不乐到悲痛欲绝,甚至发生木僵;部分病例有明显的焦虑和运动性激越;严重者可出现幻觉、妄想等精神病性症状。多数病例有反复发作的倾向,每次发作大多数可以缓解,部分可有残留症状或转为慢性。常见的抑郁障碍临床类型主要包括:抑郁症、恶劣心境、心因性抑郁症、脑部或躯体疾病伴发抑郁、精神活性物质或非成瘾物质使用所致抑郁、精神病后抑郁等。抑郁症至少有 10% 的患者可出现躁狂发作,此时应诊断为双相障碍。

双相障碍一般是指既有躁狂或轻躁狂发作,又有抑郁发作的一类心境障碍。躁狂发作时,表现为情感高涨、言语增多、活动增多;而抑郁发作时则出现情绪低落、思维缓慢、活动减少等症状。病情严重者在发作高峰期还可出现幻觉、妄想或紧张性症状等精神病性症状。双相障碍一般呈发作性病程,躁狂和抑郁常反复循环或交替出现,但也可以混合方式存在,每次发作症状往往持续相当时间(通常确定为:躁狂发作持续 1 周以上,抑郁发作持续 2 周以上),并对患者的日常生活及社会功能等产生不良影响。与抑郁障碍相比,双相障碍的临床表现更为复杂,治疗更困难,预后更差,自杀风险更大。因而,长期以来,本病一直受到高度重视。

【流行病学】

1998 年,世界精神卫生调查委员会(World Mental Health Survey Consortium,WMH)对多种精神疾病的年患病率、疾病严重程度、功能损害程度和接受治疗情况等进行了调查。2004 年报道了已完成 14 个国家的 15 项调查结果,各国心境障碍的年患病率为 0.8%~9.6%,其中美国最高,尼日利亚最低;我国北京和上海分别为 2.5% 和 1.7%。为了了解躯体疾病共患抑郁障碍的相关情况,WHO(1993 年)通过组织 15 个国家和地区参加的以 15 个城市为中心的全球性合作研究,调查综合性医院就诊患者中的心理障碍,发现患抑郁症和恶劣心境者达 12.5%。上海某综合医院 457 例内科住院患者中 17.4% 伴抑郁;有人发现帕金森病患者中抑郁发生率为 25.5%~70%,且抑郁可能为其首发症状;卒中后患者中为 30%~64%,且抑郁者较无抑郁者病死率高 3~4 倍;心肌梗死者 45% 伴有抑郁,有抑郁者比无抑郁者死亡率高 4 倍;癌症患者中为 25%~47% 有抑郁;透析患者中 18%~79% 有抑郁;其他疾病如阿尔茨海默病,多发性梗死性痴呆、糖尿病、甲状腺功能减退症、红斑狼疮、慢性感染性疾病、慢性疼痛综合征等也可伴有抑郁,另外,一些药物如利舍平、抗肿瘤药等也可引起抑郁。

20 世纪 70~80 年代的流行病学调查显示,西方发达国家双相障碍终身患病率为 3.0%~3.4%,90 年代则上升至 5.5%~7.8%。目前,国际最新报道且较公认的双相障碍患病率为 3.7%。

【病因和发病机制】

心境障碍病因仍不清楚。家系调查和双生子、寄养子研究提示遗传因素在心境障碍病因学中占有重要地位。以往分子遗传学、神经生化学及精神药理学等大量研究发现,传统假说中认为生物胺包括去甲肾上腺素/5-羟色胺/多巴胺与心境障碍的关系较为密切;其次,神经内分泌、神经免疫和大脑发育与结构等方面紊乱与心境障碍发病之间孰因孰果尚不清楚,有待进一步验证。心理社会因素(应激性生活事件)在心境障碍(尤其是抑郁症)发病中有时也发挥重要作用。

1. 遗传因素

(1)家系研究:中、重度心境障碍在人群中患病率为 1%~2%,而心境障碍先证者亲属患病的概率高出一般人群 10~30 倍,血缘关系越近,患病概率越高,一级亲属患病率远高于其他亲属,并且有早发遗传现象,即发病年龄逐代提早,疾病严重性逐代增加。

(2)双生子、寄养子研究:双生子研究显示,单卵双生子(MZ)心境障碍的同病率比异卵双生子(DZ)高。寄养子研究发现,寄养于正常家庭的心境障碍患者的生物学父母心境障碍的患病率明显高于寄养父母;寄养于心境障碍父母的正常寄养子患病率低于患病父母的亲生子女。心境障碍的遗传方式尚不确定,大多数认为是多基因遗传病,是遗传易感性和环境因素共同作用的结果。

(3)分子遗传学:Egeland 等(1987 年)对 Old Order Amish 家系进行限制片段长度多态性(RFLPs)分析,定位双相障碍基因于 11p15.5。同年,有人报道双相障碍与 X 染色体上的遗传标记连锁,但他们的研究结果未能被众多学者重复而证实。其后有人采用酪氨酸羟化酶基因(TH)、DA 受体基因(D2、D3、D4)、多巴胺转运体基因(DAT1)、多巴胺 β 羟化酶基因(DBH)、5-HT 受体基因、MAO 基因及 Xp 基因等作为候选基因,并进行连锁分析,均未得到确切结果。基因组扫描也排除了第 2、3、4、7、9、10、11、22 及 X 染色体上的遗传标记与本病连锁。

2. 生化研究

(1)5-羟色胺(5-HT)假说:自 20 世纪 80 年代以来,心境障碍的 5-HT 假说越来越受到重视。认为 5-HT 直接或间接参与调节人的心境。5-HT 功能活动降低与抑郁症有关,而 5-HT 功能升高与躁狂症有关。精神药理学研究发现,对氯苯丙氨酸、利舍平因为耗竭 5-HT,可导致抑郁;三环类抗抑郁药物(TCAs)、选择性 5-羟色胺再摄取抑制药(SSRIs)可阻滞 5-HT 的回收,起抗抑郁作用;5-HT 的前体 5-羟色氨酸能治疗抑郁症;单胺氧化酶抑制药(MAOIs)抑制 5-HT 的降解,具有抗抑郁作用。

(2)去甲肾上腺素(NE)假说:研究发现双相抑郁症患者尿中 NE 代谢产物 3-甲氧-4-羟苯乙二醇(MHPG)较对照组明显降低,转为躁狂症时 MHPG 含量升高;酪氨酸羟化酶(TH)是 NE 生物合成的限速酶,而 TH 抑制药 α-甲基酪氨酸可以控制躁狂症,导致轻度的抑郁,可使经地昔帕明治疗好转的抑郁症患者出现病情恶化;三环类抗抑郁药抑制 NE 的回收,可以治疗抑郁症;利舍平可以耗竭突触间隙的 NE,而导致抑郁。

(3)多巴胺(DA)假说:研究发现某些抑郁症患者脑内 DA 功能降低,躁狂发作时 DA 功能增高。其主要依据:多巴胺前体 L-DOPA 可以改善部分单相抑郁症患者的抑郁症状,可以使双相抑郁转为躁狂,多巴胺激动药,如溴隐亭等有抗抑郁作用,可使部分双相患者转为躁狂;新型非典型抗抑郁药,如布普品(bupropion)主要阻断多巴胺的再摄取。研究发现抑郁发作时,尿中多巴胺的降解产物 HVA 水平降低。另有报道,能阻断多巴胺受体的抗精神病药物,可治疗躁狂发作,亦说明心境障碍患者存在 DA 受体的变化。

(4)胆碱能假说:乙酰胆碱能与肾上腺素能神经元之间张力平衡可能与心境障碍有关,脑内乙酰胆碱能神经元过度活动可能引起抑郁,肾上腺素能神经元过度活动可能导致躁狂。

(5)氨基酸与神经肽假说:相关研究显示,谷氨酸、γ-氨基丁酸(gamma-aminobutyric,GABA)以及神经活性肽类(血管紧张素、内源性阿片样物质等)在心境障碍发病中也有一定作用。有研究发现心境障碍患者血浆和脑脊液中 GABA 水平下降,抗抑郁药及电抽搐治疗(ECT)可以提高 GABA-β 受体数目,抗惊厥药物,如丙戊酸盐、卡马西平,所具有抗躁狂和抗抑郁作用与其调控脑内 GABA 含量有关。中枢谷氨酸系统作为主要的兴奋性氨基酸与 GABA 功能具有相互制约作用。谷氨酸受体分为离子型和代谢型,依据受体拮抗药不同又可分为 NMDA(N-methy-D-aspartic acid)受体、AMPA(amino-3-hydroxy-5-methyl-4-isoxazolepropionic acid)受体和 KA(kainate)受体三类。动物模型和临床研究均支持谷氨酸能系统功能紊乱与抑郁症发病有关,作用于 NMDA 受体的药物具有抗抑郁作用。最新研究发现,儿童与青少年双相障碍未治疗患者的脑内谷氨酸盐水平明显低于已治疗患者和健康患者。

(6)第二信使失衡假说:该假说认为,心境障碍发病的关键是环腺苷酸(cAMP)和磷酸肌醇(IP)系统不平衡,两者均是与 G 蛋白耦联的第二信使,cAMP 系统功能减退导致抑郁,反之则导致躁狂。研究表明,在突触前膜锂盐能阻碍 Gi 蛋白解离,使腺苷酸环化酶(AC)系统脱抑制性兴奋和 cAMP 功能增强,从而促进单胺递质的合成和释放,该效应可能与抗抑郁有关。锂盐也影响 IP 系统,通过抑制肌醇-磷酸酶阻断磷酸肌醇循环,导致 IP 第二信使功能改变,进而达到治疗躁狂发作的目的。

(7)神经可塑性与神经营养失衡假说:神经可塑性(neuro plasticity)或脑可塑性是指中枢神经系统(central nervous system,CNS)在形态结构和功能活动上的可塑性,即在一定条件下 CNS 的结构和功能可以形成一些有别于正常模式或特殊性的能力。脑影像学和尸检研究的资料表明,抑郁症患者边缘系统部分脑区结构改变、功能受损,尤其是海马 CA3 区锥体神经萎缩,为神经可塑性机制参与抑郁症病理改变提供了临床证据。长期抗抑郁药物或电抽搐治疗可以促进新生神经元的增殖和存活,从而逆转神经元萎缩和增强神经元可塑性。神经营养失衡假说与神经可塑性密切相关。脑源性神经营养因子(brain-derived neurotrophic factor,BDNF)属神经营养素家族,BDNF 与酪氨酸激酶 B(Trk B)结合,激活参与神经营养因子作用的信号传导途径,对发育过程中神经元的存活、分化以及成年神经元的存活、功能起重要作用。研究表明,抑郁症与突触受体后信号传导、基因转录调控及下游靶基因表达改变有关,以 cAMP 反应元件结合蛋白(CREB)-BDNF-TrkB 通路为核心。抗抑郁药治疗能选择性上调关键脑区 BDNF 基因表达水平,从而调控神经元的生长、发育、轴突生长及新神经连接的形成,增强中枢可塑性。同样,电抽搐治疗可使大鼠额叶皮质及海马至少 120 条基因表达发生改变,从而逆转或阻断神经元萎缩及细胞凋亡。

(8)神经元活性类固醇假说:神经元活性类固醇(neuroactive steroids,NASs)是指可以修饰神经元活性的神经类固醇,NASs 结合和调节膜受体的不同类型,其主要作用靶受体是 GABA 和 sigama 受体复合体,乙酰胆碱烟碱受体、氨基乙酸激活氯离子通道、电压门控钙离子通道以及谷氨酸受体家族也被证实是类固醇调节的目标。神经元活性类固醇亦可能通过拟 GABA 能神经元作用和削弱应激状态下 HPA 轴活动异常,发挥神经元保护作用。抑郁症患者脑脊液中异孕(甾)烷醇酮(ALLO)水平明显低于正常,经抗抑郁药治疗后脑脊液可恢复正常,抑郁症状亦随之改善。动物研究提示,在不足以抑制 5-HT 再摄取剂量时,氟西汀引起的情绪行为改变可能是由于氟西汀及其代谢产物(去甲氟西汀)升高中枢神经活性类固醇水平,易化 GABA-A 受体正性变构调节作用,并非通过选择性抑制 5-HT 再摄取起作用。

3. 神经内分泌功能失调

(1)下丘脑-垂体-肾上腺轴(HPA):通过监测血浆皮质醇含量及 24h 尿 17-羟皮质醇的水平发现,抑郁症患者血浆皮质醇分泌过多,且分泌昼夜节律也有改变,无晚间自发性皮质醇分泌抑制,提示患者可能有 HPA 功能障碍。其次,约 40% 的抑郁症患者地塞米松抑制试验(DST)为阳性。新近研究发现单相精神病性抑郁症和老年抑郁症患者,DST 阳性率高于非精神病性抑郁症年轻者。抑郁症患者 DST 异常比较稳定,往往随临床症状缓解而恢复正常。有研究发现,重症抑郁症患者脑脊液中促皮质激素释放激素(CRH)含量增加,认为 HPA 异常的基础是 CRH 分泌过多。

(2)下丘脑-垂体-甲状腺轴(HPT):研究发现抑郁症患者血浆甲状腺释放激素(TSH)显著降低,游离 T_4 显著增加,患者对抗抑郁药反应可能与游离 T_4 下降有关。25%~70% 抑郁症患者 TSH 对促甲状腺释放激素(TRH)的反应迟钝,TSH 反应随抑郁症状缓解而趋于正常。TSH 反应迟钝的患者预示对抗抑郁药治疗效应好。

(3)下丘脑-垂体-生长素轴(HPGH):新近研究发现抑郁症患者生长素(GH)系统对可乐定刺激反应存在异常,明显低于正常对照。有人还发现抑郁症患者 GH 对地昔帕明的反应降低,部分抑郁症患者 GH 对胰岛素的反应降低,在双相抑郁精神病性抑郁患者中更为明显。但抑郁患者 GH 调节异常的机制尚未阐明。

4. 神经影像学研究 多数 CT 研究发现心境障碍患者脑室较正常人大,发生率为 12.5%~42%。单相抑郁与双相抑郁 CT 异常率无明显差异。

有研究发现抑郁症患者左额叶局部脑血流量（rCBF）降低，降低程度与抑郁的严重程度呈正相关。也有研究发现左前扣带回 rCBF 下降。在伴有认知功能缺损的抑郁症患者中，rCBF 的下降比不伴认知缺损的患者更严重。

5. 心理社会因素　应激生活事件与心境障碍，尤其与抑郁症的关系更为密切。Paykel（1978）发现人们在经历一些可能危及生命的生活事件后 6 个月内，抑郁症发病危险系数增加 6 倍，提出生活事件在抑郁症发生中起促发作用；负性生活事件，如丧偶、离婚、婚姻不和谐、失业、严重躯体疾病、家庭成员患重病或突然病故均可导致抑郁症，并指出丧偶是与抑郁症关系最密切的应激源。经济状况差、社会阶层低下者也易患本病。女性应付应激能力低于男性，更易患本病。长期的不良处境，如家庭关系破裂、失业、贫困、慢性躯体疾病持续 2 年以上，也与抑郁发生有关，如同时存在其他严重不良的生活事件，这些不良因素可以引起叠加致病作用。

综上所述，心境障碍的发病存在较突出的遗传易感性，其中双相障碍是具有最高遗传度的精神疾病之一。遗传易感性与早年的负性生活事件造成了个体素质的"缺陷"，这种"缺陷"构成了具体个体的易损性表型。进入成年期以后，当个体遭遇应激时，就会导致其神经递（调）质系统、神经内分泌系统以及神经免疫系统等发生失衡性改变，并最终出现临床抑郁或躁狂发作。

【临床表现】

心境障碍的临床表现可有情感高涨、低落，以及与此相关的其他精神症状的反复发作、交替发作，或混合发作。因而其临床特征可按不同的发作方式分别叙述。

1. 抑郁发作　抑郁发作通常以典型的心境低落、思维迟缓、意志活动减退"三低症状"，以及认知功能损害和躯体症状为主要临床表现，但多数患者共患焦虑，个别可存在精神病性症状。

（1）心境低落：主要表现为显著而持久的情感低落，抑郁悲观。患者终日忧心忡忡，郁郁寡欢、愁眉苦脸、长吁短叹。程度轻的患者感到闷闷不乐，无愉快感，凡是缺乏兴趣，任何事都提不起劲，感到"心里有压抑感""高兴不起来"；程度重的可痛不欲生，悲观绝望，有度日如年、生不如死之感，患者常诉说"活着没意思""心里难受"等。部分患者可伴

有焦虑、激越症状，特别是更年期和老年抑郁症患者更明显。典型病例其抑郁心境具有晨重夜轻节律改变的特点，及情绪低落在早晨较为严重，而傍晚时可有所减轻，如出现则有助于诊断。

在心境低落的影响下，患者自我评价低，自感一切都不如人，并将所有的过错归咎于自己，常产生无用感、无希望感、无助感和无价值感。感到自己无能力、无作为，觉得自己连累了家庭和社会；回想过去，一事无成，并对过去不重要的、不诚实的行为有犯罪感，想到将来，感到前途渺茫，预见自己的工作要失败，财政要崩溃，家庭要出现不幸，自己的健康必然会恶化。在悲观失望的基础上，常产生孤立无援的感觉，伴有自责自罪，严重时可出现罪恶妄想；亦可在躯体不适的基础上产生疑病观念，怀疑自己身患癌症等；还可能出现关系、贫穷、被害妄想等。部分患者亦可出现幻觉，以听幻觉较常见。

（2）思维迟缓：患者思维联想速度缓慢，反应迟钝，思路闭塞，自觉"脑子好像是生了锈的机器""脑子像涂了一层糨糊一样"。临床上可见言语减少，语速明显缓慢，声音低沉，对答困难，严重者交流无法顺利进行。

（3）意志活动减退：患者意志活动呈显著持久的抑制。临床表现行为迟缓，生活被动、疏懒，不想做事，不愿和周围人接触交往，常独坐一旁，或整日卧床，不想去上班，不愿外出，不愿参加平常喜欢的活动和业余爱好，常闭门独居、疏远亲友、回避社交。严重时蓬头垢面、不修边幅，甚至发展为不语、不动、不食，可达木僵状态，称为"抑郁性木僵"，但精神检查时患者流露痛苦抑郁情绪。伴有焦虑的患者，可有坐立不安、手指抓握、搓手顿足或踱来踱去等症状。严重的患者常伴有消极自杀的观念和行为。消极悲观的思想及自责自罪可萌发绝望的念头，认为"结束自己的生命是一种解脱""自己活在世上是多余的人"，并会使自杀企图发展成自杀行为。这是抑郁症最危险的症状，应提高警惕。约 15% 的抑郁症患者最终死于自杀。

（4）认知功能损害：研究认为抑郁症患者存在认知功能损害。主要表现为近事记忆力下降，注意力障碍（反应时间延长），警觉性增高，抽象思维能力差，学习困难，语言流畅性差，空间知觉、眼手协调及思维灵活性等能力减退。认知功能损害导致社会功能障碍，而影响远期预后。

（5）躯体症状：在抑郁发作时很常见。主要有睡眠障碍、乏力、食欲缺乏、体重减轻、便秘、身体任

何部位的疼痛、性欲减退、阳萎、闭经等。躯体不适的主诉可涉及各脏器,如恶性、呕吐、心慌、胸闷、出汗等。自主神经功能失调的症状也较常见。病前躯体疾病的主诉通常加重。睡眠障碍主要表现为早醒,一般比平时早醒 2~3h,醒后不能再入睡,这对抑郁发作具有特征性意义。有的表现为入睡困难,睡眠不深;少数患者表现为睡眠过多。体重减轻与食欲减退不一定成比例,少数患者可出现食欲增强、体重增加。

一般认为躯体不适主诉可能与文化背景、受教育程度和经济状况等有关,主诉较多的患者,社会阶层、收教育程度及经济状况均较低。有的抑郁症患者其抑郁症状为躯体症状所掩盖,而使用抗抑郁药物有效。有人称之为"隐匿性抑郁症"。这类患者长期在综合医院各科就诊,虽大多数无阳性发现,但容易造成误诊。

(6)其他症状与特殊类型:抑郁发作时也可以出现人格解体、现实解体及强迫症状。

抑郁发作临床表现较轻者称之为轻度抑郁,主要表现为心境低落,兴趣和愉快感的丧失,易疲劳,自觉日常工作能力及社交能力有所下降,不会出现幻觉和妄想等精神病性症状,但临床症状较环性心境障碍和恶劣心境重。

老年患者除有抑郁心境外,多有突出的焦虑烦躁情绪,有时也可表现为易激惹和敌意。精神运动性抑制和躯体不适主诉较年轻患者更明显。因思维联想明显迟缓以及记忆力减退,可出现较明显的认知功能损害症状,类似痴呆表现,如计算力、记忆力、理解和判断能力下降,国内外学者将此种表现称之为抑郁性假性痴呆(depressive pseudo-dementia)。躯体不适主诉以消化道症状较为常见,如食欲缺乏、腹胀、便秘等。常常纠缠于某一躯体主诉,并容易产生疑病观念,进而发展为疑病、虚无和罪恶妄想。病程较冗长,易发展成为慢性。

儿童抑郁症较少见,发病除遗传易感因素外,儿童心理上的"丧失",如丧失亲人、与父母分离、母爱丧失及家庭欢乐的丧失等,对发病具有重要影响。临床主要表现为心境抑郁、兴趣减少;自我评价低,认为自己是坏孩子,有自责、自罪及无价值感;精神运动性抑制,言语和动作减少,反应迟钝;不愿意和小朋友玩,较孤独;乏力、食欲缺乏和睡眠障碍等。

2.躁狂发作 临床上,躁狂发作的典型症状是心境高涨、思维奔逸和活动增多。

(1)心境高涨:患者主观体验特别愉快,自我感觉良好,整天兴高采烈,得意洋洋,笑逐颜开,洋溢着欢乐的风趣和神态,甚至感到天空格外晴朗,周围事物的色彩格外绚丽,自己亦感到无比快乐和幸福。患者这种高涨的心境具有一定的感染力,常引起周围人的共鸣,引起阵阵的欢笑。有的患者尽管心境高涨,但情绪不稳,变幻莫测,时而欢乐愉悦,时而激动暴怒。部分患者则以愤怒、易激怒、敌意为特征,甚至可出现破坏及攻击行为,但常常很快转怒为喜或赔礼道歉。

(2)思维奔逸:表现为联想过程明显加速,自觉思维非常敏捷,思维内容丰富多变,思潮犹如大海中的汹涌波涛,有时感到自己舌头在和思想赛跑,言语跟不上思维的速度,常表现为言语增多、滔滔不绝、口若悬河、手舞足蹈、眉飞色舞,即使口干舌燥、声音嘶哑,仍要讲个不停。但讲话内容较肤浅,且凌乱不切实际,常给人以信口开河之感。由于患者注意力随境转移,思维活动常受周围环境变化的影响致使话题突然改变,讲话的内容常常从一个主题很快转移到另一个主题,即表现为意念飘忽(fight of ideas),有时患者可出现音联和意联。

患者的思维内容多与心境高涨一致,自我评价过高,表现为高傲自大,目空一切,自命不凡,盛气凌人,不可一世。可出现夸大观念,认为自己是最伟大的,能力是最强的,是世界上最富有的。甚至可达到夸大或富贵妄想的程度,但内容并不荒谬。有时可出现关系妄想,被害妄想等,多继发于心境高涨,且持续时间不长。

(3)活动增多:表现为精力旺盛,兴趣范围广,动作快速敏捷,活动明显增多,且忍耐不住,爱管闲事,整天忙忙碌碌,但做事常常虎头蛇尾,一事无成。对自己行为缺乏正确判断,常常随心所欲,不考虑后果,如任意挥霍钱财,有时十分慷慨,将高级烟酒赠送同事或路人。注重打扮修饰,但并不得体,招引周围人的注意,甚至当众表演,乱开玩笑。自认为有过人的才智,可解决所有的问题,乱指挥别人,训斥同事,专横跋扈,狂妄自大,自鸣得意,但毫无收获。社交活动多,随便请客,经常去娱乐场所,行为轻浮,且好接近异性。自觉精力充沛,有使不完的劲,不知疲倦,睡眠需要明显减少。病情严重时,自我控制能力下降,举止粗鲁,甚至有冲动毁物行为。

(4)躯体症状:由于患者自我感觉良好,故很少有躯体不适主诉,常表现为面色红润,两眼有神。

体格检查可发现瞳孔轻度放大,心率加快,且有交感神经亢进的症状如便秘。因患者极度兴奋,体力过度消耗,容易引起失水、体重减轻等。

(5)其他症状与特殊类型:患者的主动和被动注意力均增强,但不能持久,易为周围事物所吸引,急性期这种随境转移的症状最明显。部分患者有记忆力增强,且无法抑制,多变动,常常充满许多细节琐事,对记忆的时间常失去正确的分界,以至与过去的记忆混为一谈而无法连贯。在发作极为严重时,患者极度的兴奋躁动,可有短暂、片断的幻听,行为紊乱而毫无目的地指向,伴有冲动行为;也可出现意识障碍,有错觉、幻觉及思维不连贯等症状,称为谵妄性躁狂(delirious mania)。多数患者在疾病早期及丧失自知力。

躁狂发作临床表现较轻者称为轻躁狂,患者可存在持续少数天的心境高涨、精力充沛、活动增多,有显著的自我感觉良好,注意力不集中,也不能持久,轻度挥霍,社交活动增多,性欲增强,睡眠需要减少。有时表现为易激惹,自负自傲,行为较莽撞,但不伴有幻觉、妄想等精神病性症状。对患者社会功能有轻度的影响。部分患者有时达不到影响社会功能的程度,一般人常不易觉察。

老年患者临床上主要表现易激惹,狂妄自大,有夸大妄想,言语增多,但常较啰嗦,可有攻击行为。意念飘忽和性欲亢进等症状也较少见。病程较为迁延。

3. 混合发作 指躁狂症状和抑郁症状在一次发作中同时出现,临床上较为少见。通常是在躁狂与抑郁快速转相时发生,例如一个躁狂发作的患者突然转为抑郁,几小时后又再发躁狂,使人得到"混合"的印象,但这种混合状态一般持续时间较短,多数较快转入躁狂相或抑郁相。混合发作时临床上躁狂症状和抑郁症状均不典型,容易误诊为分裂情感性精神障碍或精神分裂症。

4. 环性心境障碍 环性心境障碍是指心境高涨与低落反复交替出现,但程度均较轻,不符合躁狂或抑郁发作时的诊断标准。轻度躁狂发作时表现为十分愉悦、活跃和积极,且在社会生活中会作出一些承诺;但转变为抑郁时,不再乐观自信,而成为痛苦的"失败者"。随后,可能回到情绪相对正常的时期,或又转变为轻度的情绪高涨。一般心境相对正常的间歇期可长达数月,其主要特征是持续性心境不稳定。这种心境的波动与生活应激无明显关系,与患者的人格特征有密切关系,过去有人称为"环性人格"。

5. 恶劣心境 恶劣心境指一种以持久的心境低落为主的轻度抑郁,而从不出现躁狂。常伴有焦虑、躯体不适和睡眠障碍,患者有求治要求,但无明显的精神运动性抑制或精神病性症状,生活不受严重影响。患者抑郁常持续2年以上,期间无长时间的完全缓解,如有缓解,一般不超过2个月。此类抑郁发作与生活事件和性格都有较大关系,也有人称为"神经症性抑郁"。焦虑情绪常伴强迫症状。躯体症状诉说也较常见。睡眠障碍以入睡困难、噩梦、睡眠较浅为特点。可有头痛、背痛、四肢痛等慢性疼痛症状,尚有自主神经功能失调症状,如胃部不适、腹泻或便秘等。但无明显早醒、昼夜节律改变及体重减轻等生物学方面改变的症状。

【诊断】

1. 抑郁发作 在ICD-10中,抑郁发作时首次发作的抑郁症和复发的抑郁症,不包括双相抑郁。患者通常具有心境低落、兴趣和愉快感丧失、精力不济或疲乏感等典型症状。其他常见症状有:①集中注意和注意的能力下降;②自我评价降低;③自罪观念和无价值感(即使在轻度发作中也有);④认为前途暗淡悲观;⑤自伤或自杀的观念或行为;⑥睡眠障碍;⑦食欲缺乏。病程至少持续2周。

根据抑郁发作的严重程度,将其分为轻度、中度和重度三种类型。

(1)轻度抑郁:指具有至少2条典型症状,再加上至少2条其他症状,且患者的日常工作和社交活动有一定困难,患者的社会功能受到影响。

(2)中度抑郁:指具有至少2条典型症状,再加上至少3条(最好4条其他症状),且患者工作、社交或家务劳动有相当困难。

(3)重度抑郁:是指3条典型症状都应存在,并加上至少4条其他症状,其中某些症状应达到严重的程度;症状极为严重或起病非常急骤时,依据不足2周的病程作出诊断也是合理的。除了在极有限的范围内,几乎不可能继续进行社交、工作或家务活动。

作出诊断前,应明确排除器质性精神障碍,或精神活性物质和非成瘾物质所致的继发性抑郁障碍。

2. 躁狂发作 ICD-10对轻躁狂发作和躁狂发作分别进行了描述。

(1)轻躁狂:心境高涨或易激惹,对于个体来讲已达到肯定异常程度,且至少持续4d 必须具备以下 3 条,且对个人日常的工作及生活有一定的影响:①活动增加或坐卧不宁;②语量增多;③注意集中困难或随境转移;④睡眠需要减少;⑤性功能增强;⑥轻度挥霍或行为草率、不负责任;⑦社交活动增多或过分亲昵。

(2)躁狂发作:心境明显高涨,易激惹,与个体所处环境不协调。至少具有以下 3 条(若仅为易激惹,需 4 条):①活动增加,丧失社会约束力以及行为出格;②言语增多;③意念飘忽或思维奔逸(语速增快、言语迫促)的主观体验;④注意力不集中或随境转移;⑤自我评价过高或夸大;⑥睡眠需要减少;⑦鲁莽行为(如挥霍、不负责任或不计后果的行为等);⑧性欲亢进。严重者可出现幻觉、妄想等精神病性症状。

严重损害社会功能,或给别人造成危险或不良后果。病程至少已持续 1 周。排除器质性精神障碍或精神活性物质和非成瘾物质所致的类躁狂发作。

3. 环性心境　环性心境障碍是指反复出现轻度心境高涨或低落,但不符合躁狂或抑郁发作症状标准。心境不稳定至少 2 年,其间有轻度躁狂或轻度抑郁的周期,可伴有或不伴有心境正常间歇期,社会功能受损较轻。需排除:①心境变化并非躯体疾病或精神活性物质的直接后果,也非精神分裂症及其他精神病性障碍的附加症状;②排除躁狂或抑郁发作,一旦符合相应标准即诊断为其他类型心境障碍。

4. 恶劣心境　恶劣心境是慢性的心境低落,无论从严重程度还是一次发作的持续时间,目前均不符合轻度或中度复发性抑郁标准,同时无躁狂症状。至少 2 年内抑郁心境持续存在或反复出现,其间的正常心境很少持续几周。社会功能受损较轻,自知力完整或较完整。排除:①心境变化并非躯体疾病(如甲状腺功能亢进症),或精神活性物质导致的直接后果,也非精神分裂症及其他精神病性障碍的附加症状;②排除各型抑郁(包括慢性抑郁或环性心境障碍),一旦符合相应的其他类型心境障碍标准,则作出相应的其他类型诊断。

【鉴别诊断】

1. 继发性心境障碍　脑器质性疾病、躯体疾病、某些药物和精神活性物质等均可引起继发性心境障碍,与原发性心境障碍的鉴别要点:①前者有明确的器质性疾病、有服用某种药物或使用精神活性物质史,体格检查有阳性体征,实验室及其他辅助检查有相应指标的改变。②前者可出现意识障碍、遗忘综合征及智能障碍。③器质性和药源性心境障碍的症状随原发疾病的病情消长而波动,原发疾病好转,或在有关药物停用后,情感症状相应好转或消失。④前者既往无心境障碍的发作史,而后者可有类似的发作史。

2. 精神分裂症　精神分裂症的早期常可出现精神运动性兴奋,或出现抑郁症状,或在精神分裂症恢复期出现抑郁,类似于躁狂或抑郁发作。其鉴别要点为:①精神分裂症出现的精神运动性兴奋或抑郁症状,其情感症状并非是原发症状,而是以思维障碍和情感淡漠为原发症状。②精神分裂症患者的思维、情感和意志行为等精神活动是不协调的,常表现言语凌乱、思维不连贯、情感不协调,行为怪异;急性躁狂发作科表现为易激惹,亦可出现不协调的精神运动性兴奋,若患者过去有类似的发作而缓解良好,或用心境稳定剂治疗有效,应考虑诊断为躁狂发作。③精神分裂症的病程多数为发作进展或持续进展,缓解期常残留精神症状或人格的缺损;而心境障碍时间歇发作性病程,间歇期基本正常。④病前性格、家庭遗传史、预后和药物治疗的反应等均有助于鉴别。

3. 创伤后应激障碍　创伤后应激障碍常伴有抑郁,与抑郁症的鉴别要点是:①前者常在严重的、灾难性的、对生命有威胁的创伤性事件如强奸、地震、被虐待后出现,以焦虑、痛苦、易激惹为主的情感改变,情绪波动性大,无晨重夜轻的节律改变;后者可有促发的生活事件,临床上以情感抑郁为主要表现,且有晨重夜轻的节律改变。②前者精神运动性迟缓不明显,睡眠障碍多为入睡困难,有与创伤有关的噩梦、梦魇,特别是从睡梦中醒来尖叫;而抑郁症有明显的精神运动性迟缓,睡眠障碍多为早醒。③前者常出现重新体验到创伤事件,有反复的闯入性记忆,易惊醒。

4. 抑郁症和恶劣心境　国内外随访研究表明两者之间无本质的区别,同一患者在不同的发作中可一次表现为典型的抑郁发作,而另一次为恶劣心境,只是症状的严重程度不同或病期的差异。但有人认为两者之间仍有区别,主要鉴别点:①前者因内因为主,家族遗传史较明显,血清 DST、T_3 和 T_4 有改变;后者发病以心因为主,家族遗传史不明显,血清 DST、T_3、T_4 改变不明显。②前者临床上精神运动性迟缓症状明显,有明显的生物学特征性症状,如食欲缺乏、体重减轻、性欲降低、早醒及晨重夜轻的节律改变;后者均不明显。③前者可伴有精神病性症状,后者无。④前者多为自限性病程,后者病期较长,至少持续2年,且间歇期短。⑤前者病前可为循环性格或不一定,后者多为多愁善感,郁郁寡欢、较内向。

5. 躁狂症、抑郁症与环性心境障碍 主要区别在于后者心境障碍的严重程度较轻,均未达到躁狂或抑郁发作的诊断标准,且不出现精神病性症状。

【治疗】

(一)抑郁症的治疗

1. 治疗目标 抑郁症的治疗要达到三个目标:①减轻并最终消除抑郁障碍的各种症状和体征,提高临床治疗的显效率和治愈率,最大限度降低病残率和自杀率。②恢复抑郁障碍患者的心理社会功能和职业功能,提高生存质量。③尽可能减少抑郁障碍的复发。

抑郁障碍的三种主要的治疗方法是药物治疗、电抽搐治疗和心理治疗。

2. 药物治疗

(1)治疗原则:抗抑郁药物是当前治疗各种抑郁障碍的主要方式,能有效解除抑郁心境及伴随的焦虑、紧张和躯体症状,有效率60%～80%。

抗抑郁药物的治疗原则是:①诊断要确切,强调正确识别抑郁综合征,只要存在抑郁综合征,就应给予抗抑郁药物治疗。②全面考虑患者的症状特点、年龄、躯体情况、药物耐受性、有无合并症等而个体化合理用药。③剂量逐步递增,尽可能使用最低有效剂量,减少不良反应,提高服药依从性;在停药时应逐渐缓慢减量,不要骤停,避免出现"撤药综合征"。④小剂量疗效不佳时,根据不良反应和耐受情况逐渐增至足量(有效药物上限)和足够的疗程(4～6周以上)。如仍无效,可考虑换用同类另一种药或作用机制不同的另一类药。应注意氟西汀需停药5周后才能换用MAOIs,其他SSRIs需2周。MAOIs停用2周后才能换用SSRIs。⑤尽可能单一用药,应足量、足疗程治疗。当换药治疗无效时,可考虑两种抗抑郁药物联合使用,一般不主张联用两种以上抗抑郁药物。⑥治疗前向患者及家人阐明药物性质、作用和可能发生的不良反应及对策,争取患者遵嘱按时按量服药。治疗期间密切观察病情变化和不良反应并及时处理。⑦倡导全程治疗,即急性期、巩固期和维持期治疗。⑧积极治疗抑郁共病的其他躯体疾病、物质依赖和焦虑障碍等。⑨根据心理应激因素在抑郁障碍发生发展中的作用,在药物治疗的基础上辅以心理治疗,可望取得更佳效果。⑩抗抑郁药物治疗过程中应密切关注诱发躁狂或快速循环的可能,对双相障碍抑郁发作,应联合使用心境稳定剂。

(2)抗抑郁药物的选择:各种抗抑郁药物的疗效大体相当,有各有特点,药物选择主要取决于以下因素。①既往用药史:如有效仍可用原药,除非有禁忌证;②药物遗传史:近亲中使用某种抗抑郁药有效,该患者也可能有效;③药物的药理学特征:如镇静作用较强的药物对明显焦虑激越的患者可能较好;④抑郁的临床特征:伴有明显激越者可优先选用有镇静作用的抗抑郁药,如帕罗西汀、氟伏沙明、米氮平、曲唑酮、文拉法辛、阿米替林与氯米帕明;伴有强迫症状者可优先选用SSRIs和氯米帕明;伴有精神病性症状者可优先选用阿莫沙平,不宜使用安非他酮;伴有躯体疾病者可优先选用安全性高、不良反应少和药物相互作用少的抗抑郁药,如SSRIs(但氟伏沙明药物相互作用较多)和SNRIs类药物;非典型抑郁者可选用MAOIs或SSRIs;⑤可能的药物间相互作用:有无药效学或药动学配伍禁忌;⑥患者躯体状况的耐受性;⑦治疗获益及药物的价格。

根据国外抑郁障碍药物治疗规则,一般推荐SSRIs、SNRIs、NaSSAs作为一线药物选用。

(3)抗抑郁药物的全程治疗:抑郁发作为高复发性疾病,目前倡导全程治疗。抑郁发作的全程治疗可分为:急性治疗,巩固治疗和维持治疗三个阶段。单次发作的抑郁症,50%～85%会有第二次发作,因此常需维持治疗以防止复发。

急性治疗期:控制症状,尽量达到临床痊愈。治疗严重抑郁症时,一般抗抑郁药物治疗2～4周开始起效,治疗有效率与时间呈线性关系。"症状改善的半减期"为10～20d。如果用药治疗6～8周无效,改用其他作用机制不同的药物可能有效。

巩固治疗期:目的是防止症状复燃。在急性期治疗达到症状缓解后,应继续巩固治疗4～6个月。因为一次抑郁发作的病程平均6个月,此时病程尚未结束。在此期间患者病情不稳定,症状复燃的风险大,巩固治疗可,并保持至一次抑郁发作的病程结束。药物剂量一般同急性期治疗剂量。

维持治疗期:目的是防止抑郁症状反复发作。维持治疗结束后,病情稳定,可缓慢减药直至终止治疗,但应密切监测复发的早期征象,一旦发现又复发的早期征象,迅速恢复原治疗。有关维持治疗的时间意见不一。多数意见认为首次抑郁发作者维持治疗期应为 3～4 个月;有 2 次以上的复发,特别是起病于青少年、伴有精神病性症状、病情严重、自杀风险大、并有家族史的患者,应维持治疗至少 2～3 年;多次复发者主张长期维持治疗。以急性期治疗剂量作为维持治疗剂量,能更有效的防止复发。新型抗抑郁药不良反应少,耐受性好,服用简便,为维持治疗提供了方便。如需终止维持治疗,应缓慢(数周)减量,以便观察有无复发迹象,亦可减轻撤药综合征。

(4)常用抗抑郁药

①三环类及四环类抗抑郁药物:米帕明(丙米嗪)、氯米帕明(氯丙米嗪)、阿米替林及多塞平(多虑平)是常用的三环类抗抑郁药物(TCAs),主要用于治疗抑郁发作,总有效率为 70%。对环性心境障碍和恶劣心境障碍疗效较差。有效治疗剂量为 150～300mg/d,分 2 次口服,也可以每晚睡前一次服用。

三环类抗抑郁药物的不良反应较多,均有抗胆碱能、心血管和镇静等不良反应,常见的有口干、便秘、视物模糊、排尿困难、心动过速、直立位低血压、心律改变和嗜睡等。老年和体弱的患者用药剂量要减少,必要时应注意监护。原有心血管疾病的患者不宜使用。

马普替林为四环抗抑郁药(tetrecyclics antidepressants),其抗抑郁作用与米帕明相同。有效治疗剂量为 150～250mg/d,不良反应少,主要有口干、嗜睡、视物模糊、皮疹、体重增加等,偶可引起癫痫发作。

②单胺氧化酶抑制药:单胺氧化酶抑制药(MAOIs)主要有异丙肼、苯乙肼等药,过去曾用来治疗非典型抑郁症,由于会引起对肝实质损害的严重不良反应,目前已极少使用,与富含酪胺的食物如奶酪、酵母、鸡肝、酒类等合用时可发生高血压危象,一般不应与三环类抗抑郁药合用。

新型的 MAOIs 吗氯贝胺(moclobemide)是一种可逆性、选择性单胺氧化酶 A 抑制药,它克服了非选择性、非可逆性 MAOIs 的高血压危象、肝毒性及直立性低血压等不良反应的缺点,抗抑郁作用与米帕明相当。有效治疗剂量 300～600mg/d,主要不良反应有恶心、口干、便秘、视物模糊及震颤。

③选择性 5-羟色胺再摄取抑制药(SSRIs):目前临床常用的有氟西汀、帕罗西汀、舍曲林、氟伏沙明、西酞普兰。临床的随机双盲研究表明,上述 5 种 SSRIs 对抑郁症的疗效相当,而不良反应显著少于三环类抗抑郁药,患者耐受性好,使用方便和安全。有效治疗剂量氟西汀 20mg/d、帕罗西汀 20mg/d、舍曲林 50～100mg/d、氟伏沙明 100mg/d、西酞普兰 20～40mg/d。少数疗效欠佳者剂量可加倍或更大。但见效减慢,需 2~4 周。常见的不良反应有恶心、呕吐、厌食、便秘、腹泻、口干、震颤、失眠、焦虑及性功能障碍。偶尔出现皮疹。少数患者能诱发轻躁狂。不能与 MAOIs 合用。

④5-羟色胺和去甲肾上腺素再摄取抑制药(SNRIs):SNRIs 的主要品种有文拉法辛和度洛西汀。文拉法辛常用剂量为 75～300mg/d,有普通制药和缓释制药两种,普通制剂分 2～3 次服用,缓释剂 1/d。常见的不良反应为恶心、盗汗、嗜睡、失眠和头晕等。个别患者可出现肝脏转氨酶和血清胆固醇升高,且日剂量＞200mg 时,可使血压轻度升高。不能与 MAOI 合用。度洛西汀常用治疗剂量为 60mg/d。

⑤去甲肾上腺素和特异性 5-羟色胺能抗抑郁药(NaSSA):米氮平是 NaSSA 对代表性药物。研究表明,其抗抑郁作用与阿米替林相当。常用治疗剂量 15～45mg/d,分 1～2 次服用。常见不良反应有嗜睡、口干、食欲增强和体重增加。心悸、低血压、皮疹少见。粒细胞减少及血小板减少偶见。

⑥其他抗抑郁药

a.曲唑酮:是一种 5-HT 受体拮抗药。临床试用结果表明对抗抑郁症的疗效与三环类抗抑郁药相当。常用治疗剂量为 200～500mg/d,分 2～3 次服用。不良反应为口干、便秘、静坐不能、嗜睡、直立性低血压、阴茎异常勃起等。

b.噻奈普汀:是一种 5-羟色胺受体激动药,其疗效与丙米嗪相当,常用剂量 37.5mg/d,分 2～3 次服用。常见不良反应有口干、便秘、头晕、恶心等,有肾功能损害者及老年人应适当减少剂量。

3.电抽搐治疗 有严重消极自杀企图的患者及使用抗抑郁药治疗无效的抑郁症患者可采用电抽搐治疗。且见效快,疗效好。6～10 次为 1 个疗程。电抽搐治疗后仍需用药物维持治疗。

4.心理治疗 对于有明显心理社会因素作用的抑郁症患者,在药物治疗的同时常需合并心理治疗。支持性心理治疗,通过倾听、解释、指导、鼓励和安慰等帮助患者正确认识和对待自身疾病,主动配合治疗。认知疗法、行为治疗、人际心理治疗、婚姻及家庭治疗等一系列的心理治疗技术,可帮助患者识别和改变认知曲解,矫正患者适应不良性行为,改善患者人际交往能力和心理适应功能,提高患者的家庭和婚姻生活的满意度,从而能减轻或缓解患者的抑郁症状,调动患者的积极性,纠正其不良人格,提高患者解决问题的能力和应付处理应激的能力,节省患者的医疗费用,促进其康复,预防复发。

(二)双相障碍的治疗

1. 治疗原则

(1)综合治疗原则:应采取精神药物治疗、物理治疗、心理治疗(包括家庭治疗)和危机干预等措施治疗,其目的在于提高疗效、改善依从性、预防复发和自杀、改善生活功能及更好提高患者生活质量。

(2)个体化治疗原则:个体对精神药物治疗的反应存在很大差异,制订治疗方案时需要考虑患者性别、年龄、主要症状、躯体情况、是否合并使用药物、首发或复发、既往治疗史等多方面因素,选择合适的药物,从较低剂量开始,其后根据病人反应而定。治疗过程中需要密切观察治疗反应、不良反应以及可能出现的药物相互作用等,并及时调整,提高患者的耐受性和依从性。

(3)长期治疗原则:由于双相障碍几乎终身以循环方式反复发作,其发作的频率较抑郁障碍高,尤以快速循环型患者为甚。因此双相障碍常是慢性过程障碍,应坚持长期治疗原则以阻断反复发作。

①急性期治疗:目的是控制症状、缩短病程。注意治疗应充分,并达到完全缓解,以免症状复燃或恶化。如非难治性病例,一般情况下6~8周可达到此目的。

②巩固期治疗:目的是防止症状复燃、促使社会功能的恢复。药物(如心境稳定剂)剂量应与急性期相同。一般抑郁发作的巩固治疗时间为4~6个月,躁狂或混合性发作为2~3个月。如无复燃,即可转入维持期治疗。此期间应配合心理治疗,以防止患者自行减药或停药。

③维持期治疗:目的在于防止复发,维持良好社会功能,提高患者生活质量。在维持期治疗中,在密切观察下可适当调整巩固期的治疗措施进行,如逐渐减少或停用联合治疗中的非心境稳定药。使用接近治疗剂量心境稳定剂者预防复发相关比低于治疗剂量者好。以锂盐为例,一般血锂浓度应在 $0.6\sim0.8$ mmol/L。

维持治疗的时间一般是首次发作维持治疗6~12个月,第2次发作维持治疗2~3年,3次以上的发作维持治疗终身。

应教育患者和家属了解复发的早期表现,以便他们自行监控,及时复诊。导致复发的诱因可能是:躯体情况,明显的社会心理因素,服药依从性不良或药物剂量不足。因此,在维持治疗期间应密切监测血药浓度并定期随访。如病情复发,则应及时调整原维持治疗药物的种类和剂量,尽快控制发作。

2. 双相躁狂发作治疗 躁狂发作主要使用心境稳定药及抗精神病药物治疗。单一用药能有效治疗急性躁狂发作,有效率接近50%,但只有不到1/4患者获得临床痊愈。因此,临床上通常采用药物联合治疗以增加疗效和提高临床治愈率,第二代抗精神病药联合锂盐或丙戊酸钠治疗较单一药物治疗有着更好的急性期疗效。

(1)心境稳定药

①锂盐(lithium):临床上常用碳酸锂,是治疗躁狂发作的首选药,既可用于躁狂的急性发作,也可用于缓解期的维持治疗,有效率80%。急性躁狂发作时碳酸锂的剂量为600~2 000mg/d,维持治疗剂量为500~1 500mg/d。老年及体弱者剂量适当减少,一般起效时间为7~10d。由于锂盐的治疗剂量与中毒剂量比较接近,在治疗中除密切观察病情变化和治疗反应外,应对血锂浓度急性监测,并根据病情、治疗反应和血锂浓度调整剂量。急性期治疗血锂浓度应维持在 $0.8\sim1.2$ mmol/L,维持治疗时为 $0.6\sim0.8$ mmol/L。

锂盐不良反应主要有:恶心、呕吐、腹泻、多尿、多饮、手抖、乏力、心电图的改变等。锂盐中毒则可有意识障碍、共济失调、高热、昏迷、反射亢进、心律失常、血压下降、少尿或无尿等,必须立即停药,并及时抢救。

②抗惊厥药:主要有丙戊酸盐和卡马西平。丙戊酸盐对急性躁狂发作、混合发作和快速循环发作的疗效与锂盐相同,在用药第5天后开始起效。丙戊酸盐的治疗剂量为400~1 200mg/d,有效血药浓度为45~110μg/ml。可与碳酸锂联用,但剂量应适当减小。丙戊酸盐常见不良反应为胃肠道症状、震颤、体重增加等。卡马西平适用于锂盐治疗无效、快速循环发作或混合发作的患者。该药也可

和锂盐联用，但要适当减少剂量，一般治疗剂量为 600～1 200mg/d。常见不良反应有镇静、恶心、视物模糊、皮疹、再生障碍性贫血、肝功能异常等。拉莫三嗪治疗双相Ⅰ型躁狂发作的疗效与锂盐相当，拉莫三嗪和锂盐合用治疗双相障碍也值得推荐，但要注意 Stevens-Johnson 综合征等不良反应。需严格按照剂量逐渐递增的原则，以避免严重不良反应的发生。

（2）抗精神病药：最多的研究结果表明奥氮平治疗躁狂及混合发作的疗效优于安慰剂，与锂盐、氟哌啶醇、丙戊酸钠疗效相当，而奥氮平联合锂盐或丙戊酸盐的疗效更佳，起始剂量 15mg/d 较 10mg/d 起效更快。奥氮平的耐受性较好，但要注意过度镇静、直立性低血压、体重增加和糖脂代谢异常等问题。其他抗精神病药物均能有效地控制躁狂发作的兴奋症状，治疗急性躁狂发作的疗效均优于安慰剂。第二代抗精神病药与锂盐合并使用，能有效控制躁狂发作，且起效较快。

3. 双相抑郁发作治疗　双相障碍的抑郁发作较为突出，多数患者明显抑郁的持续时间多于躁狂，而且双相抑郁的自杀风险非常高，并导致严重的社会功能损害。因此，双相抑郁发作的治疗目标是达到临床痊愈。双相抑郁发作应将心境稳定剂作为基本治疗，其中锂盐和拉莫三嗪是一线药物，第二代（非典型）抗精神病药物也被广泛应用。仅在抑郁症状严重其心境稳定药不能缓解时才考虑联用某些抗抑郁药，不过这种治疗方式会增加转躁或使循环周期加快的风险。表 17-1 列出了双相抑郁发作的参考治疗方案。

4. 电抽搐治疗和心理治疗　对那些躁狂发作严重、伴有精神病症状或紧张症状的躁狂患者，电抽搐治疗（ECT，目前多使用改良电抽搐治疗，MECT）是一种重要的治疗手段。电抽搐治疗可单独应用或合并药物治疗，一般隔日 1 次，4～10 次为 1 个疗程。合并药物治疗的患者应适当减少药物剂量。电抽搐治疗后仍需用药物维持治疗。针对急性躁狂发作的心理治疗主要是医患之间建立和维持治疗性同盟关系，改善患者自知力、监督治疗反应，并为患者及家属提供有关双相障碍的基础理论知识和临床表现。当症状缓解后，此时心理治疗将着重于进一步的教育，提高患者及其家属对压力和睡眠卫生的认识，帮助他们识别复发的先兆，并评估他们对康复设施的需求。

5. 混合发作与快速循环发作的治疗　丙戊酸盐和卡马西平是混合性发作和快速循环发作的一线治疗药物。伴有精神病性症状的混合性发作可选用第二代（非典型）抗精神病药物，如奥氮平或利培酮，单用或与其他抗躁狂药物联合应用。快速循环发作可为甲状腺功能减退、物质滥用、抗抑郁药物或抗精神病药物（特别是传统药物）不合理应用等因素所促发，在处理之前应澄清并予以纠正，应尽量避免使用抗抑郁药。一项治疗难治性快速循环双相Ⅰ型、Ⅱ型双盲交叉研究发现拉莫三嗪改善抑郁的效果优于安慰剂。锂盐与拉莫三嗪联合治疗对快速循环发作也有效。严重病例或单剂治疗不佳时，可选择二种或三种药物联合治疗，如丙戊酸盐/卡马西平加用锂盐或奥氮平，在药物治疗基础上加 ECT 同样值得推荐。

6. 双相障碍的维持治疗　双相障碍属于复发性和终身性疾病，致残率非常高，因此预防复发是

表 17-1　双相抑郁发作的治疗方案

症状表现	治疗
轻至中度	心境稳定药单一治疗：锂盐、奥氮平、拉莫三嗪
中至重度	联合治疗：心境稳定药（锂盐、丙戊酸钠、奥氮平、卡马西平、拉莫三嗪）+抗抑郁药（SSRI、SNRI、安非他酮、MAOI） 电抽搐治疗
伴精神病性症状	联合治疗：心境稳定药+抗抑郁药+第二代抗精神病药 二代抗精神病药+抗抑郁药 电抽搐治疗
快速循环型	联合治疗：心境稳定药+另一种心境稳定药
难治性	氯氮平、电抽搐治疗

治疗关键。采取有效药物干预是长程治疗的核心，同时加强健康教育、及时识别和处理应激与复发先兆症状也是必要的。心理干预是药物干预的有效补充。过去数十年间，双相障碍复发的预防并未引起国内外临床医生的足够重视，然而越来越多的基于随机对照研究显示出药物预防复发的有效性，但这些药物对预防躁狂或抑郁发作的有效程度存在差异，掌握这些信息对于实施个体化治疗非常重要。同时，需在药物维持治疗过程中进行必要的实验室指标检测。

[附]抑郁症规范化治疗疗程(图 17-1)，双相躁狂/轻躁狂/混合性发作治疗规范化流程(图 17-2)，双相抑郁发作规范化治疗流程(图 17-3)。

【预后】

研究发现，双相障碍和单相抑郁发作均有较高的复发率，分别为 40％和 30％，若在过去的 2 年中，双相患者每年均有 1 次以上的发作，主张应长期服用锂盐预防性治疗。服用锂盐预防性治疗，可有效防止躁狂或双相抑郁的复发，且预防躁狂发作更有效，有效率达 80％以上。预防性治疗时锂盐的剂量因人而异，一般维持血药浓度在 0.5～0.8mmol/L。抑郁症患者有 75％～80％的患者多次复发。因此，若第一次发作且经药物治疗临床缓解的患者，药物的维持治疗时间多数学者认为需要 6 个月到 1 年；若为第二次发作，主张维持治疗时间 3～5 年；若为第三次发作，应长期维持治疗，甚至终身服药。

心理治疗和社会支持系统对预防本病复发也有非常重要的作用，应尽可能解除或减轻患者过重的心理负担和压力，帮助患者解决生活和工作中的实际困难及问题，提高患者的应对能力，并积极为其创造良好的环境，以防复发。

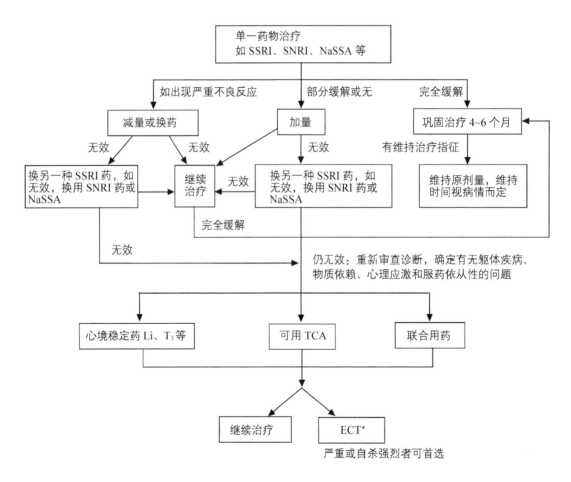

图 17-1　抑郁症规范化治疗流程

* 伴有严重消极自杀言行或木僵的患者可立即行 ECT；难治性抑郁症患者在抗抑郁药基础上合并 ECT

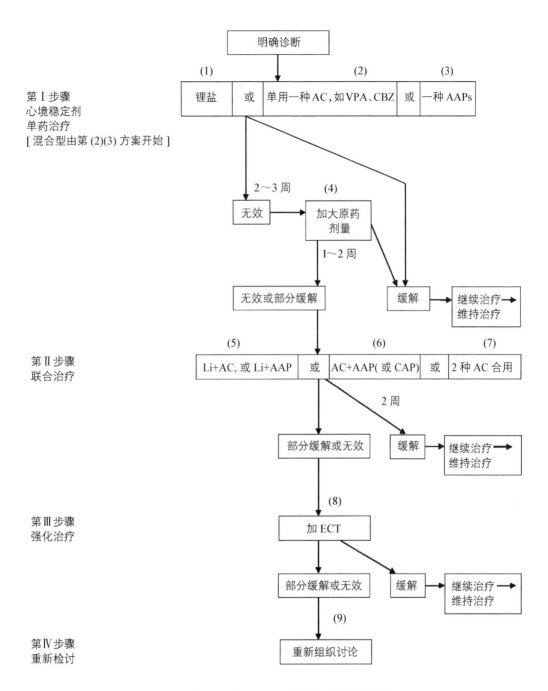

图 17-2 双相躁狂/轻躁狂/混合性发作治疗规范化流程

Li. 碳酸锂；AC. 抗抽搐药；CBZ. 卡马西平；VPA. 丙戊酸盐；BDZs. 苯二氮䓬类；CAPs. 传统抗精神病药；AAPs. 非典型抗精神病药

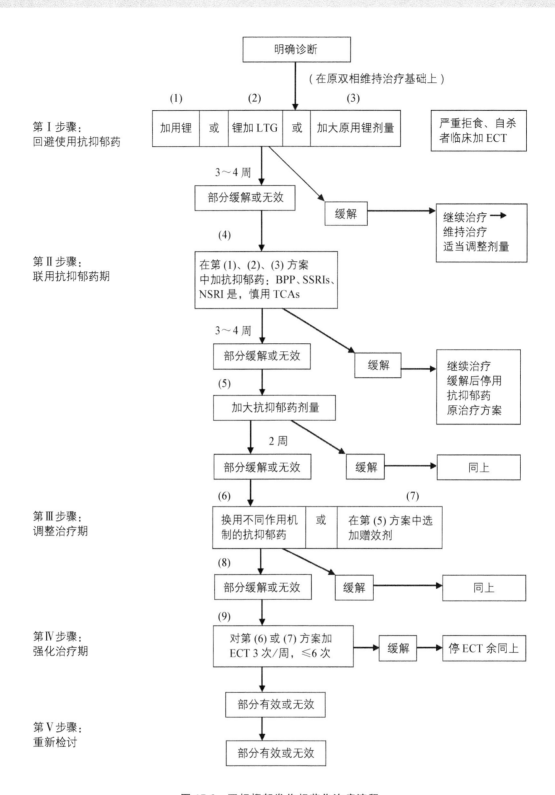

图 17-3 双相抑郁发作规范化治疗流程

LTG. 拉莫三嗪;BPP. 安非他酮

（张志珺）

第二节 焦 虑 障 碍

焦虑障碍是社区人群中在所有精神障碍中最常见的一种。美国辖治地区流行病学研究发现焦虑障碍的年患病率为 12.6%。国立共病率调查研究发现,其终生患病率为 24.9%,年患病率为 17.2%。我国近年在上海和北京的世界精神卫生资源调查数据表明,焦虑障碍的年患病率分别是 2.4% 和 3.2%。浙江和河北进行的大规模流行病学调查显示焦虑障碍的时点患病率在 4% 以上。有学者应用 DSM-Ⅳ 结构式临床调查(SCID)发现初级卫生保健机构中焦虑障碍的终生患病率为 23.9%,目前 1 个月内患病率为 14.6%。国内有学者在上海某区中心医院和一街道医院进行调查,连续就诊者($n=1\,673$)中惊恐障碍、广泛性焦虑的检出率分别为:0.2% 和 1.9%。运用中文版患者健康问卷(PHQ)对三级医院门诊患者的调查发现,存在任一类焦虑症状群的检出率为 11%。

焦虑障碍中尤其是广泛性焦虑和惊恐障碍(焦虑症),可出现多种躯体症状和体征,成为躯体疾病的"模仿师",患者反复就诊综合医院多个临床科室却不能找到一个满意的医学诊断来解释其症状。在基层医院,焦虑症通常不能被及时诊断,在发病初期常常被忽视或误诊。即使被识别后,临床医师也经常不能运用有效的治疗方法。因此,对于焦虑的诊断和治疗是非常富有挑战性的,我们需要识别正常焦虑和病态焦虑,鉴别躯体病因与原发的精神疾病,以及选择有效的治疗方法等。除了对躯体疾病和精神疾病进行鉴别外,临床医师必须依靠一系列的策略和干预措施,包括药物、心理动力学、人际关系、行为和认知的多种技巧。焦虑情绪的普遍存在和焦虑症状的非特异本质可能影响对具有病理焦虑状态患者的照料。本篇主要介绍广泛性焦虑和惊恐障碍。

一、广泛性焦虑

【概述】

广泛性焦虑是以慢性的,弥散性的对一些生活情景的不现实的过度担心紧张为特征。常表现为持续性精神紧张伴有头晕、胸闷、心悸、呼吸困难、口干、尿频、尿急、出汗、震颤及运动性不安等。但并非由实际的威胁或危险所引起,其紧张的程度与现实事件不相称。

绝大多数广泛性焦虑障碍患者并不能意识到自己得了一种精神疾病,哪怕症状可能造成较大功能缺损。患者更有可能到通科医疗机构而不是到精神科就诊。因此,初级医疗机构中的医生应特别注意患者的情感体验。

典型的广泛性焦虑障碍开始于成年早期,女性更常见,通常为慢性病程。虽然这种疾病相当普遍,但在通科医疗部门比在精神科医疗部门见到的患者更多。广泛性焦虑障碍患者典型的表现为任何时候均体验到一种对各种各样情况的持续担心,这种担心通常使他们到基层医疗机构就诊。此外,广泛性焦虑障碍患者共患抑郁症的比率很高。

【病因和发病机制】

1. 神经生物学理论

(1)遗传因素:遗传研究发现,约 25% 的先证者一级亲属患本病,其中女性患者高于男性。单卵双生子的同病率为 50%,双卵双生子的同病率为 15%。

(2)神经化学因素

①自主神经系统:对自主神经系统的刺激导致心血管、肌肉、胃肠道和呼吸系统的症状,焦虑症状的躯体表现既不是焦虑状态所特有的也不与焦虑的主观体验相平行。以前认为焦虑的主观体验是对焦虑的躯体症状的反应,而现在普遍认为中枢神经系统的焦虑体验在焦虑的躯体表现之前。除非有特殊的躯体原因,如嗜铬细胞瘤,自主神经系统症状为焦虑的临床症状的一部分。

②神经递质:与焦虑关系密切的神经递质系统主要包括去甲肾上腺素、γ-氨基丁酸(GABA)、血清素。脑干脑桥背侧的蓝斑核含有大部分(90%)的去甲肾上腺素的神经元,这些神经元的纤维投射到大脑皮质、边缘系统、脑干。蓝斑核接受具有潜在危险的刺激并投射到各个脑区,导致在应激和诱发焦虑的情景中的逃跑反应,在猴的动物实验中,刺激蓝斑核可产生害怕反应。去甲肾上腺素虽然与人类的焦虑反应有关,但在人类的病理性焦虑中的作用观点不完全一致。影响去甲肾上腺素能神经的药在治疗焦虑中有效(如三环类及单胺氧化酶抑制药)。如育亨槟为 α_2 肾上腺素能受体拮抗药可导致人类的焦虑,而可乐定 α_2 肾上腺素受体激动药可减轻焦虑。

GABA 是中枢神经系统主要的抑制性神经递质，GABA 受体由一个 GABA 结合位点，一个苯二氮䓬类结合位点及一个氯离子通道构成。刺激 GABA$_A$ 受体导致氯离子内流，使神经元超级化而抑制神经元兴奋，当苯二氮䓬类与 GABA 受体复合体结合导致 GABA 受体对 GABA 的亲和力进一步增加，使氯离子更多流向细胞内产生抑制作用。苯二氮䓬类的抗焦虑作用提示 GABA 在焦虑的病理生理中起了重要的作用，苯二氮䓬类药结合位点于各个脑区的 GABA 神经元，特别是在海马结构、额前皮质、杏仁核、下丘脑及丘脑，推测人类存在苯二氮䓬类结合位点的内源性配体。

2. 精神动力学理论　精神动力学观点认为焦虑是无意识的不能被意识接受的冲动自我发出的信号，使自我通过防御机制对抗来自内在的本能冲动。如果焦虑信号超过了它所表现的程度，就会以惊恐发作的强烈形式发生。一般正常状态，压抑作为一种防御机制可以防止无意识的本能冲动进入意识而保持心理平衡而不导致症状形成，如果压抑这种防御机制不成功，可产生典型的焦虑障碍（如恐惧症、惊恐障碍、强迫症等）。按照精神分析理论，焦虑可分为四种形式，超我焦虑、阉割焦虑、分离焦虑、本我焦虑。这些焦虑发生在早期的成长到发育成熟的连续过程的不同阶段。本我焦虑是婴儿因需要未获得满足时出现的原始的、不明确的普遍不适和无助状态。分离焦虑是奥斯帕迪情结之前的幼儿，如果他们不能控制或让他们的冲动符合父母的要求时，出现的害怕失去父母或被父母抛弃的焦虑。阉割的幻想是奥斯怕迪情结阶段儿童的特征，与儿童性冲动的发育有关。超我焦虑是超我发展到最后阶段的结果。精神分析家关于焦虑的起源和性质有不同的观点，在这种模式下，焦虑障碍的治疗通常涉及长期的精神分析性心理治疗，通过移情作用，使发育中的问题得到重新认知、体验，消除神经症症状。

3. 行为主义理论　行为主义理论认为，焦虑是对特定的环境刺激的条件反射。例如一个并无食物过敏的人，可能在餐馆时吃了鱼而感到不适，通过泛化的作用，患者可能对更多的鱼产生恐惧而回避进食鱼。社会学习理论认为，焦虑的另一病因是个体通过模仿父母的焦虑反应而产生内在的焦虑体验。不论哪种理论，治疗强调反复暴露于导致焦虑的刺激而脱敏，并与认知心理治疗结合起来。近年来，行为主义治疗家表现出了对认知疗法的极大兴趣，提出了认知的途径与行为治疗结合的方法治疗焦虑症，改变了过去传统的焦虑的学习理论病因，认知学派观点认为，错误的歪曲的思维方式常常伴随着适应不良行为和情绪障碍，焦虑障碍者易过分估计危险的严重程度，以及低估他们对那些已知的对躯体和心理造成威胁的事件应付能力。

【临床表现】

可起病于任何年龄，40 岁以前多见，常有心理、躯体方面诱因，临床表现主要有三组症状：精神性焦虑、躯体性焦虑和运动性不安。

1. 精神性焦虑　表现为对日常琐事的过度的持久的不安、担心，焦虑的痛苦在精神上体验为对一些指向未来的或不确定的事件过度的担心、害怕，怕有不洁或灾难、意外或不可控的事件发生，如担心家人患病，小孩发生意外，工作上的失误，很小的经济问题，人际关系等。内容可以变化不定，精神焦虑可同时伴有睡眠的改变、失眠、多梦、注意力集中困难、工作效率下降、易激惹等。

2. 躯体性焦虑　躯体性焦虑主要表现为自主神经功能异常，病人可表现手心出汗、恶心、心慌、心率加快、口干、咽部不适、异物感、腹泻、多汗等；泌尿生殖系统症状有尿频、尿急、勃起不能、性欲冷淡；神经系统症状有耳鸣、视物模糊、周身不适、刺痛感、头晕及"晕厥"感。

3. 神经、肌肉及运动性不安症状　运动方面的症状表现为烦躁不安、肌肉震颤、身体发抖、坐立不安、无目的活动增多、易激惹、发怒、行为的控制力减弱等。焦虑病人的外观可见到表情紧张、痛苦、双眉紧锁、姿势僵硬不自然，可伴有震颤。皮肤苍白，多汗。小动作增多，不能静坐，往复徘徊。个别病人有口吃，或原有口吃加重。肌肉紧张症状表现头挤压性疼痛、以额枕为主，肩腰背疼痛、僵硬感、动作困难、睡眠障碍常以入睡困难为主，上床后忧虑重重辗转反侧，无法入睡，可有噩梦，大汗，恐惧，次晨感头昏沉。

【诊断和鉴别诊断】

1. 诊断　根据 ICD-10 诊断标准，广泛性焦虑的诊断要点有以下几种。

一次发作中，患者必须在至少数周（通常为数月）内的大多数存在的焦虑原发症状，这些症状通常应包括以下要素：①恐慌（为将来的不幸烦恼，感到"上下不安"，注意困难等）；②运动性紧张（坐卧不宁、紧张性头痛、颤抖、无法放松）；③自主神经活动亢进（头重脚轻、出汗、心动过速或呼吸急促、上腹不适、头晕、口干等)。

2.鉴别诊断

(1)躯体疾病引起的焦虑:焦虑症状可以是一些疾病的直接后果,如嗜铬细胞瘤,甲状腺功能亢进症等。病史、体验及实验室检查有助于鉴别诊断。

(2)精神活性物质依赖伴发的焦虑障碍:一方面精神活性物质依赖者可以有原发性的精神障碍,如焦虑障碍、抑郁障碍,也可以出现继发于精神活性物质使用伴发的焦虑障碍。各种精神活性物质在戒断或突然减量都可以出现焦虑症状,精神活性药物使用史及心理或躯体依赖的其他症状有助于鉴别诊断。

(3)伴发于其他精神疾病的焦虑障碍:广泛性焦虑可以合并各种其他的焦虑障碍,如惊恐障碍、恐惧症、强迫症,只有当患者的慢性焦虑的内容与惊恐发作,各种恐惧及强迫症状无关时才考虑为广泛性焦虑障碍。

(4)焦虑性抑郁:临床上焦虑和抑郁症状都很突出,当存在明显的抑郁症状时,应作抑郁症的诊断,不另作焦虑症的诊断。焦虑性抑郁的各种抑郁症状可以与本病鉴别。但临床上,焦虑和抑郁有着十分密切的联系,从病因上、临床过程和治疗上都有十分复杂的关系,两者的相互关系可参看焦虑、抑郁混合状态部分。

【病程和预后】

对广泛性焦虑性障碍者的随访研究发现,大部分患者有相对慢性的波动的病程,47.3%的患者有一定程度的社会功能残疾,38.9%~42.4%的患者长期接受精神科的治疗。25.4%的单纯广泛性焦虑患者、59.7%的单纯抑郁及64.0%合并抑郁的广泛性焦虑障碍者报道有频繁的自杀念头。

二、惊 恐 障 碍

【概述】

惊恐障碍(又称为急性焦虑发作)是一种突然发作的、不可预测的强烈的焦虑、躯体不适和痛苦,症状在发病后约10min达到高峰,大部分患者体验到明显的躯体症状而情绪症状不突出,所以绝大多数患者首次就诊于急诊室。惊恐障碍多数为自发的发作,但不少患者在发病前1年内经历过应激性生活事件,50%的患者有儿童或青少年时期的焦虑,提示儿童期的经历与成年期的焦虑有联系。惊恐发作是指单次的急性焦虑发作,当惊恐发作反复发生,持续至少1个月以上并达到惊恐障碍的诊断标准时就称为惊恐障碍。

惊恐障碍发病以后常常伴随与发作有关的行为改变,治疗不及时可导致反复的发作或慢性的持续的病程。惊恐障碍患者较其他精神疾病更多的寻求非精神科专科的治疗,因为不仅病人包括不少医生都不能认识惊恐障碍而当成躯体疾病治疗。过多的、不恰当的医学检查可能会增加病人的焦虑,同时增加患者的疾病负担。惊恐样发作也可见于多种躯体疾病及其他精神疾病,只有在排除这些原因有关的惊恐发作时才能诊断本病。

【病因】

1.神经生物学

(1)遗传因素:有研究发现,惊恐障碍患者一级亲属中抑郁症的患病率高于正常对照组,惊恐障碍患病率高于其他精神疾病患者一级亲属的4~8倍,对单卵双生子的研究发现,本病的同病率也高于双卵双生子,提示遗传因素与本病的发病有关。

(2)神经化学因素

①去甲肾上腺素理论:位于脑干的去甲肾上腺素神经元在个体受到天敌的威胁时释放去甲肾上腺素,导致人类的害怕反应。Remond(1981年)对约束在椅子上的猴子的研究发现,直接电刺激蓝斑核可引起焦虑反应。α_2去甲肾上腺素受体拮抗药育亨槟可产生类似直接刺激蓝斑核引起的害怕反应,而α_2去甲肾上腺素受体激动药可乐定有抑制去甲肾上腺素释放的作用,因此,具有一定的抗焦虑作用。惊恐障碍者有去甲肾上腺素调节障碍。

②5-羟色胺(5-HT)对惊恐障碍的生物化学研究发现,5-羟色胺有近15种受体亚型,$5-HT_{1A}$受体在肺通气调节方面的作用与惊恐障碍有直接的关系,有学者提出惊恐障碍者对二氧化碳的集聚有病理性的敏感,因而产生窒息的警报。

③乳酸滴注在正常人可诱发相似于自然状态下的惊恐发作,因为窒息的生理指标是血CO_2分压和脑乳酸的增加。无论是乳酸分解成CO_2还是直接吸入CO_2均可诱发惊恐发作,因此认为惊恐障碍者存在中枢血清素功能的异常,使其发出错误的窒息警报,这与惊恐障碍的濒死体验有关。

2.心理学理论 最主要的心理学理论之一是认知行为理论,即认为惊恐发作是不正常的一种害怕。有惊恐发作倾向的人对一般性的或突然的躯体症状有面临灾难处境的态度。在正常生活中,可能发生一些无关紧要的刺激,这些刺激能引起病人的注意并对这些刺激产生一种如临灾难似的错误解释,从而导致自主神经症状,这些症状使病人进一步感到害怕,最后体验到突然的、不能控制的惊恐发作。另一心理学理论认为,恐惧本身是原发的,惊恐是对恐惧的继发反应,但实际上临床上有不伴有恐惧的自发的惊恐发作。

【临床表现】

惊恐障碍的症状特点是反复发生的,自发出现的,难以预料的急性焦虑发作。典型的惊恐发作的临床症状如下。

1. 惊恐发作的精神体验　首次发作常常是突然地、自发地出现。典型的惊恐发作的精神体验有三种表现。

(1)濒死感:患者突然产生胸闷、胸部压迫感、窒息感,不能自主呼吸的恐惧紧张感,甚至感死亡将至而呼喊,常常不由自主地奔向窗户,推开门窗,让空气进入胸腔。

(2)失去控制感:有的表现为极度的精神紧张,有即将失去控制的焦虑或将变得疯狂的恐惧。

(3)精神崩溃感:部分患者体验到无法控制的精神崩溃的来临。无论是哪一种体验,有过这种发作的患者都对再次发作有极度的恐惧和焦虑。

2. 典型的惊恐发作的躯体发作　表现在以下方面:①心跳加快、心悸;②出汗;③震颤;④气短、胸部压迫感;⑤胸痛不适;⑥喉部堵塞感;⑦恶心、腹部不适;⑧头晕、身体漂浮、眩晕;⑨发热或发冷感;⑩人格解体或现实解体的感觉;⑪麻木、皮肤刺痛感。

本病常突然发作,10～30min 症状迅速到高峰,持续时间短暂,发作极少超过 1h。由于发作时的精神痛苦及躯体症状,绝大多数患者会担心他们再次发作,不少患者对有过的发作视为灾难性体验,并将这种症状归因于躯体的严重疾病。经常会到医院的急诊室就诊,或认为是心脏病发作。虽然多次的心电图及其他检查未能发现器质性疾病的证据,不少患者仍不放心。

如未经治疗,惊恐发作可持续出现,反复就医(各种专科)或者急诊成了家常便饭。患者会经常向许多专家、咨询者、治疗家和其他人员寻求帮助。如果未能得出诊断并且未开始治疗,这种障碍会继续发展。患者会回避处在既往曾有惊恐发作的环境中,特别是首次惊恐发作的环境,如剧院、大厅、百货市场、教堂以及其他一些患者感到难以迅速离开或让其尴尬的场合。这种广泛的对特定场所、情

景的回避行为称之为广场恐怖。

【诊断和鉴别诊断】

1. 诊断　根据 ICD-10,惊恐障碍(急性焦虑发作)的诊断要点如下。

在 1 个月之内存在几次严重的植物性焦虑:①发作出现在没有客观危险的环境;②不局限于已知的或可预测的情境;③发作间期基本没有焦虑症状(尽管预期性焦虑常见)。包括惊恐发作、惊恐状态。

2. 鉴别诊断

(1)广场恐惧:广场恐怖与合并广场恐怖的惊恐障碍尤其难以鉴别。然而,广场恐怖通常缺乏自发的焦虑发作,焦虑发作只出现在特定的情景伴有典型的回避行为。当暴露在诱发焦虑的情景时也极少有典型的惊恐发作的主观体验和躯体症状。

(2)癔症:癔症发作有时可出现类似惊恐发作的症状,如突然发病,多种躯体不适感,缓解较快,发作间期可无症状。惊恐发作与癔症的最大的差异是癔症患者缺乏惊恐发作的极度焦虑、痛苦的精神体验,也没有对再次发作有预期的焦虑、恐惧。相反,癔症患者更多的是表现为对症状缺乏足够的关注和痛苦的情感反应。发病前的心理社会因素,病前的人格特征有助于鉴别诊断。

(3)社交恐怖障碍:惊恐障碍患者常常伴有明显的社交回避,须与社交恐怖鉴别。社交恐怖患者通常是在与人接触的社交情景时出现焦虑,少数严重的患者达到惊恐发作的程度。缺乏自发的惊恐发作及典型的惊恐发作的精神和躯体症状时不难鉴别。预期性焦虑、对发作的濒死体验及其他伴随症状可以与社交恐怖鉴别。

(4)伴有惊恐发作的其他精神障碍:多种精神障碍都可有惊恐发作,如强迫症、广泛性焦虑、社交恐怖、创伤后应激障碍、重性抑郁、精神分裂症、精神活性物质滥用。在这些障碍的病程中可有惊恐发作,甚至出现典型的惊恐的临床表现,但病史及精神检查可发现原发疾病的依据,惊恐发作只是疾病的一个症状。但如果惊恐发作在前并达到本病的临床诊断标准,可作为共病诊断。社交恐怖患者可有情景发作性的惊恐发作,但却没有难以预料的反复惊恐发作。

(5)伴有惊恐发作的躯体疾病:虽然诊断惊恐障碍通常较容易,但许多患者仍需与惊恐发作的躯体疾病鉴别。包括阵发性室上性心动过速、肺栓塞、短暂性脑缺血发作、库欣病、甲状腺功能亢进

症、真性低血糖和嗜铬细胞瘤。详细的病史、仔细的体格检查、必要的实验室检查有助于明确诊断。不少患者在没有充分的临床依据时接受过多的医学检查,结果可能增加患者的疑病倾向,只有其他证据显示其症状可能为这些疾病的症状表现时,才需要对这些疾病的患病可能进行详细的检查。

【病程和预后】

惊恐障碍如未能得到及时而充分的治疗,常产生多种并发症:疑病、广场恐怖、社会功能明显受损、预期焦虑。

惊恐发作可与多种精神疾病共病,最常见的有抑郁症、精神活性物质依赖、双相情感障碍、社交恐怖障碍、躯体形式障碍。惊恐障碍与上述疾病共病之间的关系尚无定论。生物、心理、社会因素在不同程度上起到一定作用。

本病初期多为发作性病程,随着病情的发展及共病的出现,常常变的慢性化。后期,典型发作可能不明显了,但并发症、共病及伴随的社会功能损害成为突出的问题。缺乏充分的治疗,对疾病歪曲的认知及因回避而导致的对疾病行为的强化都可能使本病慢性化,使患者的治疗变得困难。

惊恐障碍者大部分具有慢性的病程,症状时轻时重,在慢性的病程中可伴有广场恐怖和其他焦虑、抑郁障碍。有研究发现约75%的惊恐障碍者经治疗而获得中到明显的改善,只有15%完全恢复,20%的或者症状持续存在。另一个治疗后6~10年的随访发现,30%的患者获痊愈,40%~50%症状或改善但仍有症状,20%~30%症状持续不变或程度加重。病前社会功能良好,病程短的患者预后较好,合并广场恐怖,重性抑郁,物质滥用和人格障碍者预后较差。

【治疗】

1. 焦虑障碍的治疗原则 在综合医疗机构中,由于住院、手术的时间限制等,首先采用快速有效的干预措施如药物治疗来解除急性的焦虑十分必要,但是全面的评估(包括精神动力学和心理社会因素的系统检查)可以指导短期心理治疗的实施。全面评估包括:以往有精神疾病病史者,需要考虑慢性或残余症状的影响及治疗。以往无精神疾病病史者,有多个诊断可供选择,如适应障碍、广泛性焦虑、恶劣心境、人格障碍和共病情况。一旦焦虑障碍诊断成立,首先要建立良好的治疗关系,以便今后规律随访、治疗,观察这些患者的最终转归;获得以往治疗及其疗效的信息;开始阶段可用

咨询或认知行为治疗技巧或药物治疗。若单一咨询,认知行为治疗或药物治疗不能奏效或功能缺损依旧,建议联合治疗以 SSRIs 和 SNRIs 为首选。规范治疗或联合治疗能有效缓解症状,减少复发。

2. 药物治疗

(1)选择性 5-羟色胺再摄取抑制药(SSRI):这类药物已成为目前治疗心境障碍和焦虑障碍的主要药物。研究证明其疗效优于丙米嗪及阿普唑仑。SSRIs 类药中,氟西汀、帕罗西汀、舍曲林、西酞普兰是有效的抗惊恐药。起始剂量应低,逐渐加量。SSRI 具有疗效好,不良反应少的优点而被作为一线用药。此类药物没有过度的镇静作用、无明显的抗胆碱能和心血管不良反应,较少诱发癫痫发作,且在剂量过量时也明显比三环类药安全,毒性低,亦不易引起体重增加。其用法宜从小剂量开始,帕罗西汀可从 10~20mg/d 开始 1 周后加到 20mg/d,氟西汀 10mg/d 开始,逐渐加量,大多数患者需用到抗抑郁剂量。有部分患者在用药的初期会有恶心、呕吐,腹泻,食欲下降等胃肠反应,个别病人可能有紧张激越,因而开始用量需因人而异。SSRIs 类药主要不良反应有轻度恶心、腹痛、腹泻。

(2)三环类抗抑郁药(TCAs):疗效肯定的有丙米嗪和氯丙米嗪。此类药物中,氯丙米嗪和丙米嗪是最能有效的控制惊恐障碍的药物,一般每日 25mg 开始,逐渐加量,在 2~3 周达到 250mg/d。一般需用药 6~12 周可获得充分的控制,若使用 6 周毫无改善,可考虑换用其他药物。其他三环类药物也可使症状得到部分缓解。此类药物治疗症状通常在 2~4 周开始减轻。症状得到控制后,病人需要继续维持治疗 6~12 个月,维持治疗期间应缓慢减量,维持治疗期如症状复发,应恢复原有的治疗剂量。病程长,反复发作者,可考虑维持治疗 2~3 年。TCAs 对广泛性焦虑也有治疗作用,特别是对有明显睡眠障碍者,如阿米替林、氯丙米嗪、多塞平。此类药物治疗的初期,有些患者可有暂时的焦虑加重。此外,三环类药物较强的抗胆碱不良反应可致中枢精神运动的短时抑制,可致少数病人吐词不灵活,反应慢或记忆暂时减退,外周的抗胆碱作用可出现口干、便秘、腹胀、视物模糊、出汗、直立性低血压、心率加快和心电图的改变等,氯丙米嗪和丙米嗪用到 250mg 以上时有明显的诱发癫痫发作的倾向,由于这些不良反应此类药已不作为焦虑障碍的一线用药,即使用也要缓慢加量,并向病人交代可能的药物反应,使病人有一定的心理准备,增

加依从性。

（3）苯二氮䓬类药治疗：临床研究发现，这类药物控制惊恐发作具有疗效好、显效快、无抗胆碱不良反应的优点，常常是迅速控制惊恐发作的有效措施，一般治疗剂量阿普唑仑为 2～6mg/d，从小剂量开始逐渐加量，每日用药 2～3 次，阿普唑仑0.4mg，3/d 开始，最大到 6mg/d，地西泮 2.5mg，3mg/d 起，缓慢加到 30mg/d，氯硝西泮可从 1mg、3/d 开始，逐渐加到 6mg/d。1～2 周到充分治疗剂量，症状控制后应继续治疗 6 个月，6 个月后适当减量维持治疗 12 个月。此类药物的缺点是镇静过度，记忆的轻度改变，精神运动功能的改变，如动作的协调性下降，特别是在服药期间不应从事驾驶等危险的操作。

（4）β受体阻断药：β受体阻断药如普萘洛尔能阻断焦虑的自主神经反应，减轻症状，常与其他药物合并使用，一般以 10mg，3/d 至 20mg，3/d，使用的时间和剂量因人而异。除了抗焦虑作用外，与抗抑郁药物合用可减轻抗抑郁药引起的心动过速的副作用，增加治疗的依从性。β受体阻滞药禁用于有支气管哮喘症状的患者，有充血性心力衰竭和神经肌肉功能不全者禁用。

（5）丁螺环酮（buspirone）：丁螺环酮是一种选择性的 5-HT1A 激动拮抗药，具有弱的多巴胺受体阻断作用，没有明显的镇静作用因而对共济运动和复杂的操作性运动没有影响。丁螺环酮是非苯二氮䓬类抗焦虑药。服用此药的患者可使焦虑明显缓解，但丁螺环酮主要对广泛性焦虑有效，对惊恐障碍和恐怖障碍无明显疗效。丁螺环酮的缺点是产生疗效的时间在 1 周或更长些，因此医生和病人都需要有耐心等待起效的时间。丁螺环酮的起始剂量为 5mg，3/d，为第一周用量，以后每 2～4 天增加 2.5mg 到 5mg，逐渐达到治疗剂量。不良反应主要是轻微头痛头晕，口干，恶心，食欲下降，胃肠不适，烦躁等。最大日剂量为 60mg，分次服用。

（6）惊恐障碍的增强治疗策略。对于不能充分控制的惊恐障碍，可考虑采用以下治疗策略之一：①合并卡马西平 400～1 200mg/d；②合并丙戊酸钠 500～2 000mg/d；③合并丁螺环酮 20～60mg/d。适用于有较明显的预期焦虑者。单独丁螺环酮对惊恐发作并无作用。这些增强治疗策略只适用于标准治疗无效的难治性患者。

（7）惊恐障碍治疗的时间：一旦治疗有效，应用药 8～12 个月，有研究表明惊恐障碍是一种慢性的，可能持续终身的障碍，中断治疗易复发。药物治疗有效者停药后 30％～90％会复发，长期使用苯二氮䓬类药停药不仅可有撤药反应也可导致复发，宜在治疗初期使用。

3. 非药物治疗

（1）心理治疗：多采用支持性心理治疗，劝慰、解释和保证对焦虑症患者十分重要。患者的心情处于十分紧张的状态，对自己疾病估计严重。医师须以耐心、热情的态度倾听。医师要把患者焦虑症状的性质讲清楚，使患者对疾病性质具有全面了解。认知疗法结合行为干预是较为常用的有效方法。最好向患者解释焦虑症的发病和延续是一种"恶性循环"，是陷自身于"对害怕的害怕"之中，但这种状态是暂时的，经过正规治疗会逐步得以好转。

（2）认知行为治疗（cognitive behavioral therapy，CBT）：是一组治疗方法的总称，它强调认知活动在心理或行为问题的发生和转归起着非常重要的作用，在治疗过程中既采用各种认知校正技术，又采用行为治疗技术，故称认知行为治疗。CBT 具有积极性、指导性、整体性和时间短等特点，被广泛应用于焦虑障碍的治疗。认知疗法（cognitive therapy）是 CBT 的一种，它是帮助当事人找出并修正不合理的信念、假设和自动化思维，进而采取更实际的想法和行动来平衡情绪。引导患者采取行动，从而可减少或消除焦虑症状。行为治疗，主要是松弛疗法，包括有生物反馈疗法、音乐疗法、瑜伽功、静气功。有综述研究发现认知疗法结合行为干预，诸如焦虑处理训练、暴露治疗、放松、CBT 社交技巧训练（social skills training）等，要比单纯焦虑处理训练、非指向性治疗更为有效。

但心理治疗往往要花费较长的时间，需要患者和临床医师共同努力来完成，家庭治疗的设计需要时间，暴露疗法练习可使患者感到不舒服且费力，需长期进行，需要医师有较好的技巧。

4. 个体化综合治疗　在正确的诊断基础上，评估共病、自杀风险、失眠、物质滥用、治疗非依从性、女性以及生育问题、老年患者及文化因素对患者的影响，针对患者的特点制订个性化治疗方案，运用综合疗法使患者在最短时间内康复。

（张志珺）

■ 参考文献

[1] 沈渔邨.精神病学.4版.北京:人民卫生出版社,2003

[2] 徐韬园.现代精神病学.上海:上海医科大学出版社,2000

[3] 江开达.精神病学.北京:人民卫生出版社,2009

[4] 江开达.抑郁障碍防治指南.北京:北京大学医学出版社,2007

[5] 沈其杰.双相障碍防治指南.北京:北京大学医学出版社,2007

[6] Bandelow B,Zohar J,Hollander E,et al.世界生物精神病学会联合会(WFSBP)关于焦虑障碍、强迫症和创伤后应激障碍的药物治疗指南.中国心理卫生杂志,2003,7:485-507

[7] 粟克清,崔泽,崔利君,等.河北省精神障碍的现况调查.中华精神科杂志,2007,40:36-41

[8] 于德华,吴文源,张明园,上海市综合医院精神卫生服务现状调查.中华精神科杂志,2004,37:176-178

[9] V Hunot,R Churchill,V Teixeira,et al. Psychological therapies for generalized anxiety disorder. Cochrane Database of Systematic Reviews, 2007, Article No.:CD00184

第 18 章

系统疾病的神经系统损害

第一节　概　　述

神经系统整合调节着其他各系统、各器官的功能,从而保持机体内在环境的相对稳定,统一整体活动,机体其他各系统对于神经系统亦有密切的影响。各种代谢紊乱、中毒、心血管病变、营养障碍等,对于神经系统均有一定的影响,如糖尿病周围神经病变,心瓣膜病并发脑栓塞,肺部病变引起的肺性脑病,肝脏病变引起的肝性脑病等。

【发病机制】

由于各系统的疾病种类繁多,所致神经系统并发症的发病机制极为复杂,归纳起来大致可有如下几种。

1. 中毒性　为各类生物毒素、代谢毒素等对神经系统的损害,例如白喉杆菌及破伤风杆菌的外毒素(嗜神经生物毒素)可直接使神经系统受损,肝脏病损时的氨中毒可产生肝性脑病,肾衰竭时体内氮质代谢产物潴留可引起神经损害。

2. 血管性　血管的阻塞或出血均可导致神经系统病变。例如糖尿病的微血管病变,血管管腔狭窄,小血管管壁脂肪及多糖物质的沉积,使血流减少或受阻;神经滋养血管发生病变,导致周围神经受损。糖尿病也可使动脉粥样硬化及小动脉硬化提前发生,从而可继发中枢神经系统的血管性病变。白血病病人由于血小板减少、纤维蛋白溶解、肝素样抗凝物质的作用,常可产生脑或蛛网膜下腔出血。真性红细胞增多症则由于红细胞的增加导致血液黏度的增加、血流缓慢、血栓形成(脑血管或脊髓血管均可累积)而出现有关的临床表现;亦有继血栓形成后小血管的扩张而产生弥漫性点状出血。钩端螺旋体病的远期神经系统受累是由于感染后引起过敏性血管内膜炎和血管阻塞所致。流行性出血热的弥漫性出血(包括脑脊髓的弥漫性出血)可引起出血性脑炎和脑水肿。

3. 代谢性　由于胰岛素不足产生的糖尿病,血糖增高,机体内有一种酶系统可使葡萄糖转化为山梨醇及果糖,但是神经系统内不含果糖激酶,不能使果糖进一步分解,于是果糖含量日益增多,引起细胞内渗透压增高,导致神经纤维变性。糖尿病病人亦常伴有脂肪代谢紊乱,血脂增高。高血糖能抑制神经递质乙酰胆碱的合成,这些与神经系统并发症均有关。糖尿病酮症酸中毒时可引起意识障碍、嗜睡甚至昏迷。肾衰竭时由于氮质等代谢产物潴留,水盐代谢紊乱(水、钠、钾、钙、磷),均可引起神经系统的受损。肾衰竭病人做腹膜透析(或血液透析),可出现尿素逆转综合征(因脑水肿的加重)。原发性醛固酮增多症病人由于血钾过低引起发作性肌肉瘫痪;血钙减少可发生手足抽搐症。恶性贫血出现的亚急性联合变性及营养不良性巨幼红细胞性贫血的神经系统并发症是由于缺乏维生素 B_{12} 所致。

4. 迁入性或浸润压迫性　见于多发性骨髓瘤引起脊髓、脊神经、脑神经的受累;来自眶内或眶周结构的骨髓瘤可引起眼球突出、眼球活动障碍、复视、视力减退。白血病可直接浸润、压迫脑神经而引起受累脑神经的麻痹症状;亦可浸润至脑膜、脊膜而引起相应结构的压迫。淋巴瘤常引起脊髓压迫,系椎旁淋巴结病变经椎间孔侵入硬膜外腔所致;周围神经或脑神经亦可因附近的肿大淋巴结压迫、浸润而受累。

5. 病原体直接侵入　如神经梅毒、神经艾滋病、化脓性脑膜炎、病毒性脑炎、流感脑炎、布氏杆菌性脑炎等均为病原体直接对于中枢神经系统的侵犯。

6. 变态反应　由于病原体侵入机体后引起变态反应,例如链球菌感染所引起的猩红热,亦可因变态反应引起小舞蹈病或过敏性出血性脑炎等神经系统并发症;钩端螺旋体病中出现的脑血栓形成是由于过敏性血管内膜炎所致。

上述各种发病原理在同一疾病中可同时有数种因素一起作用。

【临床表现】

各系统性疾病引起神经系统并发症的临床共同特点,大致有以下几方面。

1. 脑部症状

(1)一般功能性症状:如头痛、头晕、失眠、焦虑、耳鸣、眼花、记忆力减退,注意力不集中等,可见于贫血、甲状腺功能亢进症、糖尿病等疾病中。

(2)精神症状:表现为兴奋骚动、谵妄、淡漠、忧郁状态或定向障碍、智能减退、嗜睡、意识模糊、昏迷,可见于各种病毒性脑炎(脑膜脑炎)、肝性脑病、肾衰竭、糖尿病等神经系统并发症。

(3)惊厥:各种脑膜脑炎及脑血管病变所引起的脑部缺血、缺氧均可导致这类发作;惊厥亦可为肾衰竭的临床表现之一。幼年糖尿病病人常有癫痫发作,严重心律失常(完全性房室传导阻滞),若由于心室率突然减慢,脑血供受障,可引起急性心源性脑缺血综合征(阿-斯综合征)的发作。

(4)局灶性脑损害症状:可出现肢体的单瘫、偏瘫、失语,甚至三偏征,常由于脑血管受累而引起,例如心源性的脑栓塞,白血病、真性红细胞增多症及糖尿病引起的脑血栓形成等。

2. 脊髓症状

(1)急性横贯性损害:类似急性脊髓炎的临床表现,例如各种病毒性感染引起脑炎的同时可引起脊髓炎。

(2)慢性压迫性损害:表现为脊髓压迫症的临床征象,可逐步出现根痛、传导束型的感觉障碍、截瘫。腰椎穿刺可见椎管内有阻塞现象。常见于白血病、淋巴瘤、骨髓瘤的脊椎椎管内浸润压迫。

(3)慢性脊髓变性:如糖尿病引起的脊髓后索变性,表现为步态不稳、深感觉障碍、肌张力及腱反射降低,行走时往往感觉双足犹如踩在棉花毯上。恶性贫血引起的亚急性联合变性,主要为脊髓的后索与侧索变性。

3. 周围神经(包括脑神经)损害　表现为多神经或单神经的受损。例如细菌毒血症或外毒素可引起感染性多发性神经炎、单神经炎、多脑神经炎(如白喉、布氏杆菌病)。糖尿病可并发多发性末梢神经炎或非对称性的单神经病变,乃由于神经干滋养血管供血不足所致。坐骨神经及股神经最易受累,臂丛次之,腓神经及正中神经、尺神经亦可受累。慢性肾衰竭时常有多发性周围神经病变,以下肢尤为明显,为肢体远端感觉异常、灼痛、肌力减退。白血病、淋巴瘤的颅内浸润可引起多脑神经受损,以第Ⅵ、Ⅶ对脑神经最易受累。

4. 自主神经功能紊乱　脊髓横贯性受损后除出现运动感觉障碍外,亦常有膀胱、直肠功能障碍,出现大小便潴留或失禁。多发性周围神经炎除有四肢远端对称性的肌力、感觉减退外,亦常有皮肤指(趾)甲的营养变化(菲薄、脱屑),少汗或多汗,血管舒缩功能失调(苍白或发绀),皮肤温度改变。糖尿病性的自主神经功能紊乱并不少见,可表现在肢体血管舒缩功能失调,肠胃道蠕动收缩幅度降低(便秘),阳萎早泄,汗液分泌障碍,有时因血管张力不全而出现直立性低血压。

5. 肌肉及运动系统障碍　例如甲状腺功能亢进可出现慢性甲状腺中毒性肌病、周期性麻痹、重症肌无力、眼肌瘫痪型突眼;甲状腺功能减退则可出现假性肌强直症;肝性脑病可出现扑翼样震颤;尿毒症是可出现肌肉痉挛、肌强直、肌束颤动、扑翼样震颤,以及肌阵挛发作,少数病人还可出现尿毒症性肌病;破伤风病人由于外毒素作用于运动神经细胞(突触)引起肌强直性痉挛与抽搐;癌肿性肌病则可出现类似重症肌无力及皮肌炎。

【诊断】

由各系统性疾病引起的神经系统并发症的诊断应首先根据所出现的神经系统的临床特点进行分析研究,其次对于有关的内科疾病做进一步的检查。

神经系统并发症在不同的系统性疾病中所出现的时间不同,多数在系统性疾病出现的同时或在它们的病程晚期出现。若已有系统性疾病的典型临床表现,则对于神经系统并发症的诊断可能并不困难。

【治疗】

由系统性疾病引起神经系统并发症的治疗原则应该是病因与对症治疗互相结合,原发疾病的治疗与神经系统并发症的治疗两者兼顾。

1. 病因治疗　原发疾病的治疗,对于预防及治疗神经系统并发症是重要的。例如对于某些传染病(如破伤风)引起的神经系统并发症,需抗感染治疗;肝性脑病应给予保肝治疗;糖尿病伴发多发性末梢神经炎时的血糖控制;先天性心脏病的手术治疗及白血病的化疗等。

2. 对症治疗　在病因治疗的同时,对于已出现的神经系统并发症应给予各种对症治疗,以促进神经组织的恢复及症状的减轻。

第二节　肺性脑病

肺性脑病(pulmonary encephalopathy),是指临床表现为呼吸功能不全伴有神经精神症状,实验室检查发现动脉血中含有高 CO_2 血症与低 O_2 血症以及 pH 下降的一组综合征。由于肺部疾病大都有导致肺源性心脏病及不同程度心力衰竭的可能,因而临床上又称之为肺-心-脑综合征。

【发病机制与病理生理】

肺性脑病发生的机制较为复杂,目前尚未阐明,但大多数认为:①由于慢性肺部疾病引起脑缺氧,动脉处于低氧血症,由此而产生高 CO_2 血症,使血管扩张、毛细血管通透性增加而产生脑水肿,引起神经精神症状;②由于脑缺 O_2,亦可导致红细胞的渗出,引起周围血管病变而出现神经症状;③由于伴发氮质血症、心力衰竭而加重神经精神症状。引起肺性脑病的几个重要因素如下。

1. 动脉血的 $PaCO_2$ 和 pH 与肺性脑病的关系

肺性脑病的发生及其程度的轻重,与动脉血中 $PaCO_2$ 和 pH 关系极为密切。正常 $PaCO_2$ 为 35～45mmHg,pH 为 7.35～7.45。当 $PaCO_2$ >70mmHg 时,即出现呼吸性酸中毒;$PaCO_2$ >90mmHg 而 pH<7.25 时,则出现神经症状,表现为精神障碍、烦躁及兴奋不安甚至嗜睡;$PaCO_2$ >130mmHg 而 pH<7.15 时,神经症状加重,如昏迷和明显的高颅压症状,甚至瞳孔扩大,光反射(直接、间接)迟缓或消失,腱反射减弱或消失。神经症状的出现与 $PaCO_2$ 及 pH 有一定关系,但两者并不一定平行。

2. 脑内的 $PaCO_2$ 及 pH 与肺性脑病的关系两者间的关系密切,脑内 pH 的下降,又取决于 H^+ 和 $PaCO_2$ 通过血-脑屏障的速度以及脑组织代谢产物的积蓄程度,尤其是酸性代谢产物的贮积程度。正常脑脊液的缓冲能力较血液为低,因此其 pH 亦较低(为 7.33～7.40);但脑内 $PaCO_2$ 却较血内高 8mmHg。所以当 $PaCO_2$ 变化后,脑脊液的 pH 变化亦大。

3. 氮质血症　肺性脑病病人由于缺 O_2 和 CO_2 潴留可能影响全身机体,故出现非蛋白氮的增加;相反,非蛋白氮的增高亦易导致肺性脑病的发生。

4. 其他　心力衰竭、电解质紊乱、血氨增高和继发感染等对肺性脑病的发生亦均有一定的影响。

总之,大多数人认为肺性脑病的发生是由于 CO_2 潴留引起的脑细胞内酸中毒及脑循环障碍。细胞内酸中毒及 CO_2 潴留后,由于碳酸酐酶的作用产生氢离子,使脑组织内 pH 下降,并进一步使钠、氢离子移入细胞内,形成酸中毒。更由于缺氧、酸中毒导致线粒体破坏,释放出各种水解酶,造成细胞坏死和自溶,加上钠离子内移而产生脑水肿。另一方面 pH 下降使血管舒缩功能麻痹,失去自动调节的作用,而影响被动的心排血量。所以 $PaCO_2$ 每增加 10mmHg,则脑的血流量相应增加 50%,形成反应性充血,加之缺氧致使毛细血管通透性增加,引起脑水肿而出现神经症状。

【临床表现】

1. 前驱症状　精神委靡、失眠、头痛及多汗和睡眠时间颠倒;性格改变、突然多语或沉默、易怒或易笑,嗜好改变;定向力、计算力障碍;球结膜充血水肿。

2. 临床类型　①兴奋型,多由烦躁不安开始,呕吐腹胀,幻听幻视,言语杂乱,甚至狂叫乱动,抽搐、肌颤、瞳孔改变和视盘水肿,严重时可发生痫样抽搐及偏瘫和病理反射征的出现,然后进入深昏迷。②抑制型,先为表情淡漠,思睡,精神委靡等,逐渐进入嗜睡,浅昏迷,呼吸不规则。当瞳孔改变时,随之进入深昏迷。③不定型,兴奋和抑制症状交替出现,最后进入深昏迷。

3. 临床分级　①轻型:神志恍惚、淡漠、嗜睡和精神异常或兴奋、多语,无神经系统阳性体征。②中型:出现浅昏迷、谵妄、躁动和肌肉轻度抽搐或语无伦次、结膜充血、水肿、多汗和腹胀,对各种刺激反应迟钝,瞳孔对光反应迟钝,无上消化道出血或 DIC 等并发症。③重型:结膜充血、水肿、多汗或有眼底视盘水肿,对各种刺激无反应,反射消失或出现病理反射征,瞳孔扩大或缩小,昏迷或出现痫样抽搐。可合并有上消化道出血、休克或DIC。

【诊断】

诊断标准如下。

1.慢性肺胸疾病伴有呼吸衰竭,出现缺氧及二氧化碳潴留。

2.具有意识障碍,精神神经症状或体征,且不能由其他原因所引起。

3.血气分析 $PaO_2 < 8kPa(60mmHg)$、$PaCO_2 > 6.67kPa(50mmHg)$,并可伴有 pH 异常和(或)者电解质紊乱等。

【鉴别诊断】

1.低钠血症　多见于老年肺心病病人,可出现神经精神症状,但肺心病并发低钠血症者,血清钠常明显降低,补充钠盐后,症状可迅速改善,而且血氧分压无明显降低,发绀也不显著。

2.药物反应　肺心病病人应用激素、氯霉素、尼可刹米和阿托品药物时,由于病人的敏感或剂量较大,常可引起神经精神症状,但药物反应病人在停药后神经精神症状可逐渐消失。血气分析无明显缺氧。

3.老年性精神障碍　由脑萎缩、血管性痴呆、慢性酒精中毒等所致精神障碍病人伴有呼吸衰竭时,应分清神经精神障碍的原因。

4.其他疾病　如脑血管意外、一氧化碳中毒、肝性脑病以及尿毒症和低血糖等亦应注意鉴别。

【治疗】

治疗原则如下。

1.去除诱因　如应用抗菌药物及祛痰药,保持呼吸道通畅。

2.处理呼吸衰竭

(1)纠正缺氧:宜用低流量持续吸氧,氧浓度保持在 $25\% \sim 30\%$,氧流量为 $1 \sim 1.5L/min$。

(2)使用呼吸中枢兴奋药:在保持呼吸道通畅的前提下,可用洛贝林持续静脉滴注。

3.纠正电解质紊乱与酸碱平衡失调

4.防治脑水肿,促进脑细胞功能恢复

(1)脱水药:目前多主张甘露醇快速静脉滴注,重者可联用利尿药或人血白蛋白。

(2)肾上腺皮质激素:地塞米松每日 $10 \sim 20mg$,分 $2 \sim 4$ 次静脉注射或稀释于液体中静脉滴注。

(3)脑保护治疗:如亚低温疗法和钙拮抗药的应用,或纳洛酮 2mg 加入 10% 葡萄糖溶液 500ml 静脉滴注,每日 1 次。

5.镇静药的应用问题　肺性脑病禁用呼吸中枢抑制药(如吗啡、哌替啶等)。一般尽可能不用镇静药。对烦躁严重、抽搐者,应首先找出原因(特别注意有否碱中毒与呼吸道阻塞)予以正确处理,必要时用水合氯醛 15ml 灌肠或小剂量地西泮肌注,但必须严密观察神志和呼吸变化,若呼吸衰竭加重或痰液阻塞不能解除,应立即气管插管、吸痰与人工机械通气。

第三节　肝性脑病

肝性脑病(hepatic encephalopathy)是由严重的急性或慢性肝病引起的中枢神经系统功能紊乱,以代谢紊乱为基础,意识行为改变或昏迷为其主要临床表现的一种综合征。

【病因与诱因】

根据肝性脑病发病的缓急轻重可分为急性型和慢性型:急性肝性脑病是暴发性肝衰竭(fulminant hepatic failure)的重要临床表现之一。其常见病因有感染、药物与化学物品中毒、缺血缺氧和代谢缺陷。慢性肝性脑病主要见于严重慢性肝病病人,如肝硬化、原发性肝癌及门-体分流术后等。其中肝硬化是最常见的病因,如肝炎病毒性肝硬化、酒精性肝硬化、心源性肝硬化、晚期血吸虫病、慢性药物性肝病、肝豆状核变性及血色病晚期等。

急性肝性脑病常无明确的诱因。慢性肝性脑病大多数有诱因可寻。常见的诱因有进食高蛋白饮食、上消化道出血、过量利尿药或镇静药的应用、大量放腹水、电解质紊乱、手术及各种感染等。

【病理】

急性病例的脑部病变主要为弥漫性神经细胞变性坏死,胞体肿胀,尼氏小体消失,核浓缩或溶解。这种病变以大脑皮质、基底节、中脑黑质、脑桥、小脑等部位较严重。胶质细胞增生(特别是星形胶质细胞),核圆而大,空而透亮,染色质极细,形成所谓 Alzheimer Ⅱ 型细胞,有些学者认为此型细胞为肝功能损害时脑部病理的特殊表现。慢性病例则为弥漫性片状大脑皮质坏死,皮质、髓质交界处出现腔隙状态。镜检有神经细胞及髓鞘变性,弥漫性原浆型星形细胞增生,有些细胞核内可见到包涵体。

【发病机制】

肝性脑病的发病机制较为复杂,目前多数学者认为本病的发生是由多种综合因素所致,较为重要的学说如下。

1.氨中毒学说 氨代谢紊乱引起的氨中毒,是肝性脑病特别是门-体分流性脑病的重要发病机制。肝衰竭时,肝脏将氨合成尿素的能力减退。门-体分流存在时,肠道氨未经肝脏解毒而直接进入体循环,使血氨升高。氨对大脑的毒性作用是:①干扰脑的能量代谢,引起高能磷酸化合物降低;②血氨过高可干扰脑中三羧酸循环。

2.氨、硫醇和短链脂肪酸的协同毒性作用 严重肝病病人的血中甲基硫醇浓度升高,伴脑病者增高更为明显。短链脂肪酸主要是戊酸、己酸和辛酸,能诱发实验性肝性脑病,在肝性脑病病人的血浆和脑脊液中也明显升高。单独用甲氨、硫醇和短链脂肪酸这三种物质的任何一种,如用量较少,都不足以诱发肝性脑病,如果联合使用,即使剂量不多也能引起脑部症状。为此有学者提出氨、硫醇和短链脂肪酸对中枢神经系统的协同毒性作用,可能在肝性脑病的发病机制中具有重要地位。

3.假性神经递质学说 肝衰竭时肝对食物中芳香族氨基酸(AAA)的清除发生障碍,过多的进入脑组织经 13 羟化酶的作用分别形成 p 多巴胺和苯乙醇胺,两者的化学结构与正常神经递质去甲肾上腺素相似,但不能传导神经冲动或作用很弱,因此称为假性神经递质(false neruochemical transmitter,FNT)。当 FNT 被脑细胞摄取并取代了突触中的正常递质,则神经传导发生障碍,兴奋冲动不能正常地传至大脑皮质而产生异常的抑制,出现意识障碍。

4.氨基酸代谢失衡学说 肝衰竭时胰岛素在肝内灭活作用降低,血浓度升高,促使支链氨基酸(BCAA)大量进入肌肉组织而被清除,致 BCAA/AAA 比值由正常 3~3.5 降至 1 或更低。BCAA 减少,进入脑中的 AAA 增多。纠正氨基酸失衡能使肝脏对蛋白的耐受性增加,应用精氨酸、谷氨酸与门冬氨酸或其衍生物对实验性肝性脑病具有逆转作用。

5.神经信息物质及受体改变学说 近年来,肝性脑病的实验研究多集中在神经生物学领域,包括血-脑屏障的通透性改变,神经信息物质和受体研究等。研究表明,急性肝衰竭导致的血-脑屏障通透性增加是非特异性的;肝性脑病动物或人血浆、脑脊液、脑组织内存在 5-羟色胺升高,氨基酸失衡,假性神经递质出现,脑肠肽改变等异常现象;肝性脑病动物或人存在脑 GABA 受体,中枢型和外周型苯二氮䓬受体,血管活性肠肽、生长抑素等受体改变。

【临床表现】

肝性脑病的临床表现多种多样,发病与原发肝病有关。

1.临床类型 可分为急性型和慢性型两种。

(1)急性型。见于两种情况:一种见于暴发性肝炎,发病急骤,病人经短期兴奋、躁动等谵妄状态后很快进入昏迷;另一种见于较为严重的肝炎或肝硬化末期,受到某些诱因后,迅速发生昏迷。

(2)慢性型。常表现为间歇性的波动性意识与运动障碍,病程可长达数月至数年,多表现为定向力障碍,进而发生昏迷,发病往往与摄食高蛋白食物有关。本型常见于门静脉型肝硬化合并广泛的侧支循环或门-体静脉分流术后。

近年来有人认为存在亚临床型肝性脑病,占肝硬化病例的 60%~70%,与过去是否有过临床的肝性脑病无关。临床表现无脑病证据,但做特殊的精神方面检查或智力测验可发现某些异常。强调亚临床型肝性脑病将有助于早期诊断和治疗。

2.临床分期 慢性肝性脑病的分期见表 18-1。

另肝性脑病均有肝衰竭的表现,除肝性脑病外,尚有黄疸、腹水等有关临房表现,且有各种感染和肾衰竭,其直接死因常与感染和呼吸衰竭有关。

【诊断】

诊断条件:①原发性肝病的存在;②有肝性脑病的诱因;③有明显肝功能损害现象;④神经精神改变;⑤扑翼样震颤和肝臭;⑥血氨增高;⑦Ⅱ期及以上肝性脑病的脑电图均有明显异常。

上述①~④是主要的诊断条件,⑤~⑥则有重要的参考价值。亚临床型肝性脑病Ⅰ期的诊断如前述。

表 18-1　慢性肝性脑病的分期

分期	主要神经精神表现	神经系统体征	脑电图
Ⅰ期(前驱期)	轻度性格、行为改变	多无扑翼样震颤	无明显异常
Ⅱ期(昏迷前期)	精神错乱,行为失常	常出现扑翼样震颤,腱反射亢进,肌张力增高,锥体束征(一)	常出现异常的慢波(θ波)
Ⅲ期(木僵期)	木呆状态,尚能唤醒	如病人合作,可引出扑翼样震颤	出现明显异常的θ波和三相慢波
Ⅳ(昏迷期)	意识丧失,不能唤醒	深昏迷时不能引出扑翼样震颤,反射消失	出现δ波

【鉴别诊断】

主要应与中枢神经系统疾病(感染、脑血管意外、肿瘤和外伤等)进行鉴别。亦应注意与尿毒症、糖尿病昏迷、中毒(包括药物及酒精)等进行鉴别。精神或行为异常突出者应注意与精神病相鉴别。

【治疗】

肝性脑病是严重的内科急症,病死率极高,目前对其发病机制的认识虽有所提高,但治疗上仍存在不少困难。基于对上述肝性脑病发病机制的认识,治疗原则应是积极治疗原发病,维持机体的功能,消除各种可能诱发肝性脑病的因素,纠正各种代谢障碍和防治各种并发症。

1.一般治疗

(1)食物与营养:出现肝性脑病症状时,即应停止进食含蛋白质食物,尤其是动物蛋白,以减少氨在肠道内产生,在神志恢复后,可逐渐增加蛋白质的摄入,自每日 20g 开始,以后可增至每日 50～60g。无蛋白或低蛋白饮食期间,每日应保持足够的热量。一般每日热量应维持在 5 857.6～6 694.45J(1 400～1 600cal),并以糖类为主。

(2)加强保肝治疗:应用各种维生素,并酌情使用护肝药物及能量合剂等。

(3)注意水、电解质及酸碱平衡。

2.减少体内氨的产生

(1)停止摄入蛋白质食物。

(2)清洁灌肠:清除结肠内的积血或积粪,以减少氨的吸收。

(3)应用抗菌药物:抑制肠内细菌繁殖以减少氨的产生。常可选用:氨苄西林 1g 口服,每日 4次;小檗碱 0.2～0.3g 口服,每日 3 次;甲硝唑 0.2g口服,每日 4 次;乳酶生 0.5～1g 口服,每日 3～4次。

(4)改变肠内环境减少氨吸收:常可选用乳果糖可使肠道内 pH 降低,氨形成及吸收减少,用法为乳果糖浆,每次 30ml,每日 3 次,口服或鼻饲。

3.去氨药物治疗　常用的去氨药物有谷氨酸、精氨酸、乙酰谷氨酰胺和门冬氨酸钾镁等。通常为谷氨酸与乙酰谷氨酰胺的联合应用,后者具有神经传递体和载体的作用,容易透过血-脑屏障,至脑内后变成谷氨酸以降低脑内高氨现象。常用谷氨酸钾、谷氨酸钠各 20ml,乙酰谷氨酰胺 1g 加入 10%葡萄糖溶液 500ml,每日静脉滴注 1 次。对有呼吸性或代谢性碱中毒的肝性脑病病人,不宜用谷氨酸治疗,因本品为碱性溶液,用后会加重碱中毒的发生。精氨酸为酸性,对肝性脑病碱中毒有一定的治疗作用。门冬氨酸与氨结合可形成门冬酰胺,有解氨毒作用;另外,钾、镁两种离子也对治疗肝性脑病有益。用门冬氨酸钾镁 20ml,加入 10%葡萄糖溶液 500ml,每日静脉滴注 1 次。

4.改善和恢复脑细胞功能

(1)支链氨基酸的应用:常用制剂有 14 氨基酸(14AA-800),6 合氨基酸。上述药物配方主要含L-亮氨酸、L-异亮氨酸、L-缬氨酸、L-门冬氨酸、精氨酸和谷氨酸等支链氨基酸。每日静脉滴注250ml,7～10d 为 1 个疗程。

(2)左旋多巴及卡比多巴的应用:左旋多巴能通过血-脑屏障进入脑内转化为多巴胺,代替假性神经递质——羟苯乙醇胺的作用,使肝性脑病病人的意识转清。250mg 每日 1～2 次,5～7d 为 1 个疗程。卡比多巴为一种多巴脱羧酶抑制药,可减少左旋多巴在周围血液内的分解和增加进入脑内的量,故两者的联合应用可减少后者的剂量,并能提高疗效。

(3)细胞活性药物:如 ATP、细胞色素 C 与乙酰辅酶 A 等,目前已常规用于治疗肝性脑病。

5.其他措施

(1)肾上腺皮质激素:有人报道应用大剂量肾上腺皮质激素治疗急性重型肝炎所致的肝性脑病有效,但多数人持不同意见,且认为大剂量使用肾上腺皮质激素有一定危险性,如并发感染及消化性溃疡出血等,故非一般常规用药。

(2)镇静药的应用:病人烦躁不安为昏迷的前奏,故使用镇静药应慎重。目前多主张应用少量地西泮、东莨菪碱或异丙嗪、苯海拉明等,而禁用氯丙嗪、水合氯醛及哌替啶等。

(3)换血疗法:可治疗由各种原因引起的急性肝性脑病,但本疗法用血量多、技术操作复杂,且易引发感染,故只能在条件较好的医院内进行。

(4)透析或灌注疗法:包括血液透析、腹膜透析、血浆吸附和"人工肝"等方法,对肝性脑病有暂时苏醒作用。

(5)肝脏移植:对晚期肝硬化和原发性肝癌病例,国内亦曾试行过原位肝脏移植,但结果不佳。

6.并发症的治疗

(1)低血糖症:低血糖的发生常提示严重的肝脏损害。有人认为低血糖是由肝内糖原分解及糖原异生作用缺陷所致,故对肝性脑病病人应定期测定血糖,以防低血糖的发生。

(2)脑水肿:临床观察证明,不少急性肝性脑病并发脑水肿(发生率为38%~50%),甚至发生脑疝。故一旦出现脑水肿征象时,应及早使用脱水药。急性肝性脑病,昏迷发生2~3d后,即使无明显脑水肿表现,亦常需脱水治疗。可选用20%甘露醇,每次1g/kg,每6~12h1次,较快的静脉滴注(一般在30min左右滴完)。甘露醇长期大量应用,可损害肾小管而发生血尿,此时可改用其他脱水药。应用脱水药后如症状好转,可延长给药时间或减少给药次数,并逐渐停药。

(3)出血:重症肝功能不全时,在肝内制造的多种凝血因子缺乏或不足,再加上脾功能亢进所致的血小板减少,而常易出现出血倾向。在急性肝衰竭时还可出现DIC,故应注意监测凝血项目和及时对症处理。

(4)电解质紊乱:定期测定血清钾的浓度,若低于正常,应及时纠正。

(5)继发感染:常见的感染有肺炎和泌尿道、肠道、腹膜感染或败血症等。并发感染可加重昏迷,应早期使用足量的抗菌药物以打断其恶性循环。在药物选择方面,应尽量选用对肝肾损害较少的抗生素。

第四节　肾性脑病

肾性脑病(renal encephalopathy)为肾衰竭的严重并发症。因脑部受损而引起一系列神经精神症状,主要表现为精神症状、意识障碍、抽搐和不自主动作。临床症状具有显著的波动性,且个体差异甚大。

【发病机制】

急性肾衰竭的少尿期、无尿期或多尿期均可出现神经精神症状,更可在尿毒症阶段出现。慢性肾衰竭的病人约有65%出现神经系统损害,经间断血液透析治疗者的神经系统并发症发病率明显降低(约为20%)。

肾性脑病的发病机制至今尚未完全明确,可能与多种因素有关,包括各种代谢产物的积聚,水、电解质紊乱,酸碱平衡失调,渗透压改变以及高血压和贫血,这些因素均可导致神经系统病变。各种不同的因素在致病作用上存在不同的差异,目前认为肾衰竭时神经系统并发症是由多种因素综合作用的结果。

1.中分子物质的积聚　实验表明,将透析后的透析液注入动物体内可引起中毒,去除其中的中分子物质后则不引起毒性反应;腹膜透析时神经系统并发症的发病率较血液透析时为低,而前者更能使中分子物质通过,证实中分子物质(相对分子质量300~5 000)可导致肾衰竭时的神经系统并发症,但其作用机制尚未明了。

2.尿素　可引起肌阵挛发作,同时伴有脑干某些神经元的电位发放。但Lascelle发现只有在尿素浓度高达500mg/ml时才会抑制脑细胞的摄氧能力,说明尿素不是引起神经系统并发症的主要因素。

3.甲状旁腺素　肾衰竭时甲状旁腺功能亢进,甲状旁腺素水平升高,促进钙离子内流,使细胞内钙超载导致神经元损伤;甲状旁腺素还可通过抑制线粒体的氧化磷酸化过程来影响组织的能量代谢,是引起肾性脑病的一个重要因素。

4.能量代谢异常　肾衰竭病人的血-脑屏障通透性增高,核苷酸代谢异常,氢离子潴留,pH降低,ATP酶受抑制,氧的摄取和利用障碍,这一系列的能量代谢异常均可导致神经系统的损害。

除以上因素外,肾衰竭病人常出现持续性高血压而发生高血压性脑病,其原因可能与高血压、铝中毒和甲状旁腺功能亢进引起的血管钙化有关。

【病理】

肾性脑病的病理变化缺乏特异性,与一般代谢性疾病的脑部改变相同。外观可见脑膜轻度增厚,脑表面苍白,弥漫性脑水肿和白质瘢痕形成。神经元损害可见于大脑皮质、皮质下核团、脑干、小脑甚至脊髓的神经核团,有报道指出尤以脑干的迷走神经核和蓝斑核受损最严重。受损神经元可出现染色质溶解、色素沉着、空泡形成和树突串珠样肿胀等改变,在亚急性和慢性病例中还可见到神经元固缩、破裂,神经元消失以及局限性血管周围坏死。白质中可有小片脱髓鞘区,胶质细胞增生并形成小胶质细胞结节。脑膜有轻度炎性反应。脉络丛有上皮脱落和空泡样变。

【临床表现】

1. 精神症状　系由肾衰竭导致的弥散性大脑功能障碍所引起。多隐袭起病,早期常出现心理活动和认知过程的轻度障碍,表现为淡漠、困倦、易疲劳、易激惹、对环境的注意力和感知力降低以及记忆力减退等。随肾功能逐渐恶化,精神症状进一步加重,欣快和抑郁、焦虑可交替出现,并有定向力障碍或出现谵妄、幻觉和强迫状态,有时出现人格分离或梦样状态。精神症状随肾功能恶化而加重,可发展至意识障碍,病程中常有周期性短暂的精神活动正常期,但此时仍可出现病态行为。精神症状的特点是症状多变、内容丰富、情感障碍突出,随心理、环境和治疗等多种因素而急剧变化,经适当透析可获部分改善。精神症状的程度及内容与肾功能、血液中电解质、非蛋白氮和肌酐等的变化无平行关系,但非蛋白氮上升到500mg/L以上才出现精神症状。

2. 意识障碍　随着肾功能不全的加重,病人可由定向力障碍和精神异常发展至各种意识障碍。其程度深浅不一,由嗜睡、昏睡以至昏迷,甚至呈去大脑强直状态。通常在尿毒症病人中所见到的精神症状也大都有意识障碍的背景。此外,继发于肾功能不全的水、电解质紊乱和代谢性酸中毒可加速和加重意识障碍的发生。脑电图的异常与意识障碍和脑损害的程度相一致。

3. 肌阵挛、抽搐和癫痫发作　肾功能不全时脑的兴奋性增高,约1/3的病人出现肌阵挛和癫痫发作。临床上表现为反射亢进、肌阵挛性肌肉抽动,以及局限性或全身性癫痫发作。肾衰竭伴发的高血压性脑病,非蛋白氮的突然升高和突然降低,水、盐代谢紊乱和血液pH的急剧变化等常为其诱发

因素。

肌阵挛常见于面肌和肢体近端,可发生于肌束、肌群或肢体,表现为突然、急速、不规则的肌肉粗大颤搐,起始于一处,而后扩大至其他肌肉,有时可过渡到抽搐发作,为重度代谢紊乱的指征。

急性肾衰竭病人的抽搐多发生在无尿期的第8～11天,可伴有严重脑病,为临终前的表现。若无尿期持续4～6d而可望恢复者,抽搐常发生在利尿期前或之后的数天内,这种发作常与水、尿素氮和其他电解质的急剧变化有关。

癫痫发作多在尿毒症后期出现,有时可持续到尿毒症恢复。发作前常先有运动性不安或肌阵挛发作。癫痫可表现为强直性痉挛、精神运动性发作、猝倒样发作等,有时还合并有内脏-自主神经功能障碍及情感失调等。在尿毒症的高峰期还可合并有颞叶癫痫样发作,表现为知觉障碍,情感失调,发作性味觉、视觉和触觉障碍以及各种幻觉,有时伴有自主神经和内脏功能障碍。

4. 不自主运动　几乎所有出现意识障碍的肾衰竭病人均可伴发扑翼样震颤,两侧肢体可受到不同程度的侵犯,表现为掌指关节和腕关节的快速、无节律的伸屈运动,背伸慢而掌屈快,类似鸟的飞翔动作,为代谢性脑病具有的特征性症状。其他尚可见到四肢投掷样运动、震颤麻痹综合征、手足徐动症和面部表情肌的不自主运动等,提示预后不良。

5. 头痛及脑膜刺激征　慢性肾衰竭出现尿毒症时可发生头痛,头痛与尿毒症与并发的高血压无关。有1/3～1/4的病人可出现脑膜刺激症状,表现为颈项强直、凯尔尼格征阳性。脑脊液压力可升高,有时可呈现淡黄色,淋巴细胞增多,蛋白轻度增加,这可能与肾衰竭存在有出血素质有关。

6. 脑神经及脑干症状　脑神经的损害呈轻微、短暂和易波动的特点。视神经的损害最为常见,表现为视力减退,视野缺损,出现暗点或偏盲,最后视力可完全丧失,发生所谓“尿毒症性黑矇”。此外还可出现眼球震颤,瞳孔缩小,复视,嗅觉减退,面肌力弱,眩晕,听力减退,吞咽乏力等其他多组脑神经受损的表现。伴有颅内压增高者还可出现视盘水肿及眼底出血,也可能出现继发性的视神经萎缩。

7. 自主神经功能障碍　急性肾衰竭可合并持久性的皮肤划纹症,足部皮肤干燥,膀胱和直肠括约肌功能障碍等。慢性肾衰竭晚期可出现唾液分泌减少,心动过速或徐缓,进食后呕吐或腹泻,皮肤

苍白,体温过低等症状。

8.其他神经症状 尿毒症时还可出现其他一些神经症状,如单瘫、偏瘫、中枢性面瘫和舌瘫以及感觉过敏、感觉异常、失语、失用和共济失调等。

【诊断】

急性或慢性肾功能不全的病人,在肾功能不全期间出现神经精神症状,其脑功能抑制与兴奋性症状混合出现,且过去无神经精神病史,应考虑肾性脑病的可能。

【鉴别诊断】

1.高血压性脑病 肾衰竭常合并高血压,当血压急剧上升时,脑小动脉痉挛并产生脑水肿,出现颅压增高症状。检查时可见血压极度升高,视网膜动脉痉挛,脑脊液压力增高或呈血性。如未继发脑出血,脑部症状可随血压的降低而迅速恢复,不留任何后遗症。

2.透析治疗的神经系统合并症 如平衡障碍综合征和透析性脑病。平衡障碍综合征系因透析后血液和脑组织间形成渗透压差,导致水向脑组织转移而出现急性脑水肿,表现为头痛,呕吐,意识障碍等高颅压症状。长期透析病人的脑内铝含量明显增加,从而影响体内一些重要的酶系统,并干扰钙、磷的正常代谢,从而引起透析性脑病,表现为进行性语言障碍、肌阵挛、抑郁和痴呆等精神神经症状。

3.肝性脑病或门脉性脑病 病人有肝病或门腔静脉吻合术史,常在进食动物蛋白或服用含氨类

药物及消化道出血后出现症状,实验室检查发现肾功能正常而肝功能异常,血氨增高。

4.颅脑损伤时的肾衰竭 脑外伤、癫痫和颅内肿瘤等重度颅脑损伤可继发急性肾小管坏死,并导致肾衰竭,在病史上神经系统的病变先于肾衰竭,易于鉴别。

【治疗】

1.透析疗法 由于肾衰竭后出现的水、电解质紊乱,代谢性产物积聚以及能量代谢障碍是引起肾性脑病的主要原因,因此采用透析疗法是治疗肾性脑病的有效措施。慢性肾功能不全病人在接受透析疗法后,多数病人的神经精神症状可渐趋稳定或逐步改善,轻者可以完全恢复。但对昏迷病人来说,因透析可以引起脑水肿或心血管功能不全,故必须慎用。另外长期透析易于发生透析性脑病,此时透析应缓慢进行或在透析液中加入适量尿素。

2.肾移植 有时肾性脑病虽经充分透析治疗仍难以恢复或恢复缓慢,此时进行肾移植常能收到良好效果,尤其是合并恶性高血压的病人,成功的肾移植还可使血压降低。

3.神经症状的治疗 对抽搐发作者可应用地西泮静脉注射,并同时使用长效抗癫痫药以防止复发;可以应用谷维素和 B 族维生素治疗自主神经功能障碍。

4.一般治疗 注意纠正肾衰竭伴发的内环境紊乱,纠正低血压、低血容量和水电解质平衡失调,积极控制感染,改善中毒症状等。

第五节　低血糖性脑病

低血糖性脑病(hypoglycemic encephalopathy)是指血糖低于 2.8 mmol/L 时出现的一系列神经精神症状,包括头痛、烦躁、抽搐、嗜睡和昏迷。血糖降至 0.56 mmol/L 时可出现深昏迷。低血糖性脑病是临床昏迷的重要原因之一,必须迅速诊断,紧急处理,否则将造成脑的不可逆损伤。

【病因】

1.器质性低血糖

(1)胰岛素分泌功能亢进:如胰岛素瘤和胰岛 B 细胞增生,造成自主分泌过多的胰岛素而引起低血糖症。

(2)胰外肿瘤:多为较大的胸、腹腔恶性肿瘤。它们能分泌胰岛素样物质,或者消耗过多的糖类,进而引起低血糖症。

(3)严重肝脏疾病:可因肝糖原分解及糖异生障碍而造成低血糖症。

(4)内分泌疾病:主要见于肾上腺糖皮质激素不足的病人。

(5)先天性糖代谢障碍:由于与糖代谢有关的酶缺乏,糖原分解或者葡萄糖生成障碍而引起低血糖症。主要包括:①糖原累积病,如 I、II、VI、IX 型可有低血糖症,儿童多见;②果糖不耐受性或半乳糖血症;③果糖 1,6 一二磷酸酶缺乏症。

(6)自身免疫相关性低血糖症:包括自身免疫性胰岛素综合征及抗胰岛素受体抗体性低血糖症等。

(7)其他:包括严重感染,如肺炎、脓毒血。瘤渗症等情况所伴有的低血糖症;肾性糖尿以及严重

营养不良等。

2.功能性低血糖　病人无直接引起本症的器质性疾病,多为进食后胰岛 B 细胞受刺激分泌胰岛素过多而引起的低血糖症。

(1)反应性低血糖症:由自主神经功能紊乱、迷走神经兴奋性增强,使胰岛素分泌过多所致。

(2)胃切除后摄食性低血糖症:即所谓的倾倒综合征。

(3)早期非胰岛素依赖型糖尿病引起的低血糖。

3.外源性低血糖　如口服降糖药与胰岛素使用过量等原因,尤其是由磺脲类降糖药和胰岛素引起低血糖的可能性较大。

【病理】

葡萄糖是脑部,尤其是大脑的主要能量来源,但脑细胞储存葡萄糖的能力十分有限,仅能维持数分钟脑部活动对能量的需求。所以,脑部的主要能量来源是血糖,较长时间的重度低血糖可严重损害脑组织。脑组织缺糖的早期可出现充血,多发出血性瘀斑;而后则由于脑细胞膜 Na^+-K^+ 泵受损,Na^+ 大量进入脑细胞,继而出现脑水肿和脑组织点状坏死。晚期则发生神经细胞坏死、消失,形成脑组织软化。神经系统的各个部位对低血糖的敏感性不同,大脑皮质、海马、小脑、尾状核及苍白球最为敏感,其次是脑神经核、丘脑、丘脑下部和脑干,脊髓的敏感性较低。低血糖对大脑的损害与脑部缺血性损害相似,但又不完全相同。但重度低血糖常伴有脑组织对氧的摄取率下降,而脑对缺氧的耐受性更差,这就更加重了低血糖对脑部的损害。

【临床表现】

1.交感神经兴奋症状　主要包括大汗、颤抖、视物模糊、饥饿、软弱无力以及紧张、面色苍白、心悸、恶心呕吐和四肢发冷等。

2.脑部缺氧、缺糖症状　主要表现为头痛、头晕、健忘。精神失常,定向力及记忆力逐渐丧失,恐惧、慌乱、幻觉和躁狂等。可有阵挛性、舞蹈性或幼稚性动作,心动过速,瞳孔散大,锥体束征阳性等。病人可出现癫痫症状。意识朦胧,嗜睡甚至昏迷跌倒。也可出现深度昏迷,去大脑性强直,各种反射消失,呼吸浅弱,血压下降,瞳孔缩小。如果脑组织长期处于比较严重的低血糖病态下,则病人不易恢复。病人常遗留记忆力下降,智力减退,精神失常或性格变异等表现。原因不明的特发性(功能性)低血糖症,常发生在 10 岁左右儿童。

【辅助检查】

1.血糖　由于低血糖症可能为发作性的,故不能根据一两次血糖正常即排除本病,而应多次检查。空腹血糖及发作时血糖常更有价值。空腹血糖正常为 3.3~6.1mmol/L。

2.血胰岛素　正常人的血胰岛素/血糖比值不应低于 0.3。血糖低于 2.8mmol/L 时,可计算此比值,血糖不高而此比值高于 0.3 则无临床意义。

3.糖耐量试验(GTT)　空腹时于 5min 内口服葡萄糖粉 1.8 59/kg,总量不超过 8 5g,测服糖前以及服糖后 30min 和 1h、2h、3h、4h、5h 的血糖及血胰岛素水平,整个试验用时 5h,采血 7 次。

4.脑电图　呈弥漫性慢波,癫痫发作者出现棘-慢波或尖-慢波。

5.其他　包括血电解质测定、血气分析、肝功能、肾功能以及垂体、肾上腺皮质、甲状腺及甲状旁腺功能检查等,这些指标对了解病情的程度和引起本症的原因常很有帮助。

【诊断】

根据脑损害的临床表现、血糖检查的降低和补充葡萄糖疗效显著等特点,常可作出诊断。同时应根据既往病史、临床表现和查体以及有关的实验室检查作出病因诊断。

【鉴别诊断】

注意与眩晕、晕厥、脑血管病及癫痫和癔症等病进行鉴别。

【治疗】

1.急症处理

(1)升糖药:可选用①葡萄糖。快速有效,为急症处理的首选制剂。轻者可口服适量葡萄糖水,重者需静脉注射 50% 葡萄糖溶液 40~100ml,需要时可重复应用至病人清醒,且常需继续静脉点滴 10% 葡萄糖溶液,将其血糖维持在较高水平(如 11mmol/L),并密切观察数小时甚至一天,以免再度陷入低血糖状态。②胰升糖素。常用剂量为 0.5~1.0mg 皮下、肌内或静脉注射。用药后病人多于数分钟内清醒,否则可重复给药。胰升糖素作用快速,但维持时间较短(一般为 1~1.5h),用药后必须让病人进食或静脉给予葡萄糖,以防低血糖症的复发。③糖皮质激素。如果病人的血糖已维持在 11mmol/L 的水平一段时间但神志仍不清者,可考虑静脉输入氢化可的松 100mg,每 4 小时 1 次,共 12h,以利病人神志的恢复。

(2)脑水肿的处理:经上述处理反应仍不佳者

或昏迷状态持续时间较长者,很可能伴有较重的脑水肿,可使用20%的甘露醇治疗。

2.病因治疗 及时确定病因或诱因,对有效解除低血糖状态并防止病情反复极为重要。方法包括饮食调理,避免可能引起低血糖症的食物或药物,治疗原发的肝、肾、胃肠道及内分泌疾病,切除引起低血糖症的肿瘤等。

3.饮食调理 低血糖症病人应少量多餐,多进低糖、高蛋白和高脂饮食,以减少对胰岛素分泌的刺激作用,避免低血糖的发生。有时为了避免清晨低血糖昏迷,病人夜间亦需加餐。

第六节　糖尿病性神经系统并发症

糖尿病性神经系统病变是糖尿病的常见并发症之一,与糖尿病肾病、糖尿病视网膜病变并称为"三联病症",糖尿病的神经病变可以累及人体神经系统的每个部分,如中枢神经系统的脑和脊髓;周围神经系统的脑神经,感觉、运动周围神经和自主神经等。糖尿病病程越长,血糖控制越差,神经系统病变发生率越高。随着医疗条件的改善,某些糖尿病急性并发症如酮症酸中毒、非酮症高渗性昏迷以及严重感染等有所减少,现患者生存期明显延长,人们对神经系统损害认识的不断提高和新的检查手段(如 CT、MRI、SPECT、PET、肌电图及神经肌肉活检等)的普遍应用,糖尿病神经系统并发症检出率明显提高.随之而来的慢性糖尿病神经系统损害等逐步增多。过去糖尿病神经系统并发症仅为5%,,现可达50%以上,成为糖尿病最常见的并发症。许多糖尿病患者可缺少"三多一少"的典型临床症状,而以神经系统病变为主诉,例如先以脑血管病、多发性周围神经病等就诊,在检查中才发现患有糖尿病。

糖尿病神经系统并发症可分为:糖尿病性脑血管病、糖尿病性脊髓病、脊前动脉综合征、糖尿病性肌萎缩、糖尿病性假性脊髓痨、糖尿病性周围神经病、糖尿病性脑神经病(包括单脑神经病或多脑神经病)、糖尿病性脊神经病、感觉运动神经病、对称性多发末梢神经病、局灶性神经病、糖尿病性单神经病、糖尿病性多发单神经病、糖尿病性自主神经病、低血糖性意识障碍、瞳孔异常、心血管自主神经病、血管运动神经病、汗腺运动神经病、胃肠自主神经病、胃张力缺乏、糖尿病性腹泻或便秘、排空时间延长、泌尿生殖自主神经病、膀胱功能障碍、性功能障碍等数十种疾病。

归纳起来,糖尿病神经病变患病率有以下特点。

①性别差异不明显,男女几乎相等;②患病年龄为7~80岁,随年龄增长而上升,高峰见于50~60岁组;③患病率与病程关系不明显,对于2型糖尿病病人有20%;④患病率与糖尿病病情严重程度无明确关系;⑤糖尿病高血糖状态控制不良者患病率明显增高。

【发病机制和病理改变】

糖尿病引起的神经系统损伤复杂多样,可侵及脑、脊髓和周围神经及肌肉,其机制也较复杂。目前认为主要有以下学说。

1.糖代谢异常包括非酶促蛋白质糖基化和多元醇、肌醇代谢异常。蛋白质的非酶糖基化,神经髓鞘蛋白和微管蛋白糖基化明显增加,破坏髓鞘.甚至导致轴索结构和功能异常。非酶蛋白的糖基化还可影响一些基质蛋白对周围神经纤维的营养作用。肌醇是合成磷酸肌醇的底物,而磷酸肌醇不仅能影响 Na^+-K^+-ATP 酶活性,而且还是细胞跨膜信息传递的重要物质。葡萄糖与肌醇结构非常相似,可竞争抑制神经组织摄取肌醇,导致神经组织内肌醇减少,使磷酸肌醇合成减少,同时伴有 Na^+-K^+-ATP 酶活性下降,破坏神经纤维结构和功能。

2.脑血管病变。糖尿病引起的脑血管病变,主要包括大血管和微血管病变。大血管病变可促进动脉硬化,是脑卒中主要危险因素。微血管病变主要是毛细血管基底膜增厚、血管内皮细胞增生、透明样变性、糖蛋白沉积、管腔狭窄等。

3.神经营养因子(nerve growth factor,NGF)。主要存在于交感神经元和部分感觉神经元分布的区域内,对这些神经起营养支持作用。糖尿病神经病变时皮肤和肌肉组织内 NGF 减少。另外,NGF 与胰岛素在结构和功能上相似,有些糖尿病患者体内出现的胰岛素抗体可以与 NGF 发生交叉反应,使 NGF 减少,这也提示了糖尿病神经病变可能与自身免疫因素有关。

4.自身免疫因素。在部分糖尿病神经病患者血清中可以查到抗磷脂抗体,此种抗体可以与神经组织的磷脂发生免疫反应。不仅直接损伤神经组织，也影响到供应神经的血管，导致神经组织的血液循环障碍。对糖尿病性神经病变患者的腓肠神经活检发现，在神经束膜和神经内膜处均有 IgG、IgM 和补体 C3 沉积，其发生机制可能与高血糖引起的神经血管屏障破坏有关，而胰岛素抗体对 NGF 作用也属于自身免疫反应。

5.炎症反应因素。研究发现，糖尿病神经病变患者比无神经病变的糖尿病患者的 P2 选择素和细胞间黏附分子-1 基础值高，导致周围神经传导速度减慢，提示这些炎症因子可能参与了神经病变的发生和发展。

6.遗传因素。有些糖尿病性神经病变与糖尿病的严重程度不一定平行，有些患者糖尿病很轻，或糖尿病早期，甚至是亚临床糖尿病或仅有糖耐量下降即有糖尿病性神经病变，这可能与个体的遗传易感性有关。目前发现有几种基因，其中醛糖还原酶基因多态性与糖尿病微血管病变密切相关，但遗传在糖尿病神经病变中的作用尚待进一步研究。

7.其他因素蛋白激酶 C、必需脂肪酸、前列腺素等代谢失调均可引起神经膜结构和微血管改变。氨基己糖代谢异常、脂代谢异常、维生素缺乏、亚麻酸的转化、N-乙酰基-L-肉毒素减少、Na 泵失调等均可能与糖尿病性神经病变有关。

【诊断】

根据目前疾病分类和相应的临床表现，结合血糖升高或糖耐量异常以及对糖尿病并发症的逐步认识，对合并脑血管病者进行头部 CT、MRI 检查；合并脊髓血管病多数可通过 MRI 检出；有周围神经病或肌病样表现的需进行神经电生理检查及必要的神经或肌肉活检确定诊断。

【治疗】

首要的是控制血糖在理想范围内，包括控制饮食、口服降糖药、使用胰岛素等，但一定注意避免治疗中低血糖的发生。其次，由于糖尿病性神经病变多以髓鞘改变为主，故 B 族维生素的使用非常重要。同时可以应用一些改善循环的药物和神经营养药物。如合并脑血管病，应该按照脑血管病的治疗原则处理。治疗同时应注意血脂的控制，一般应将低密度脂蛋白胆固醇（LDH-C）控制在 1.03mmol/L 以下。其他治疗见相关章节。

下面将常见的糖尿病神经系统并发症按照急性和慢性两类分别加以详述。

一、糖尿病合并急性神经系统并发症

糖尿病合并急性神经系统并发症包括指的是发病突然、需尽早处理的合并症，包括急性出血性和缺血性脑血管病、急性糖尿病酮症酸中毒、急性低血糖症、高渗性非酮症性综合征等几种急性合并症。

（一）糖尿病性脑血管病

【发病机制和病理改变】

糖尿病涉及人体各个系统，可累及各器官，乃至发生许多致命性并发症，严重影响人类的健康。在糖尿病众多的慢性并发症中，糖尿病性脑血管病变的致残、致死率居首位。糖尿病性脑血管病变，以糖尿病性脑梗死为主，其占糖尿病性脑血管病变的 85% 以上。所以糖尿病性脑梗死的防治对降低糖尿病死亡率，减少糖尿病致残率至为重要。糖尿病性脑梗死的主要病理变化为动脉粥样硬化，其发病机制较为复杂，目前尚未完全阐明。一般认为本病的发病机制与血管内皮功能紊乱、血小板功能失常、激素调节失常、脂肪和脂蛋白代谢异常、高血糖与蛋白质的非酶糖化、糖尿病微血管病变等密切相关。

由于糖尿病患者胰岛 B 细胞分泌胰岛素绝对或相对不足，导致糖、脂肪和蛋白质代谢紊乱，其中以糖代谢紊乱为主。胰岛素不足，可以使葡萄糖转化为脂肪，大量脂肪被分解为游离脂肪酸，造成高脂血症，使葡萄糖的储存减少，加速糖尿病患者动脉硬化的进程。此外，由于糖尿病的血液呈高凝状态，血小板凝聚功能增强，血液有不同程度的凝固现象。而且糖尿病患者常合并高血压，这些因素均可以导致血栓形成，促进脑血管病的发生。

【预防和治疗】

糖尿病患者并发或伴发的心脑血管病是糖尿病病人致死、致残的主要原因，因此掌握其发病特点，提前做好预防工作，无疑是延长病人生命和提高生存质量的首要任务。治疗包括如下几点。

1.积极控制原发病

（1）控制血糖：由于糖尿病并发或伴发的心脑血管病是长期高血糖，尤其是餐后高血糖造成的结果，因此最首要的任务是控制好血糖，但控制血糖并非越低越好，血糖过低更易导致心脑细胞的损害，加重病情，一般应掌握在空腹血糖 7mmol/L 以下，餐后 2h 血糖在 10mmol/L 以下即可。控制血糖的药物选择最好选择胰岛素，但要严防低血糖。

（2）控制血脂：脂代谢异常是糖尿病最常见的病理结果，血脂异常更易促使动脉硬化，尤其是低密度脂蛋白升高危害更大，除饮食宜清淡外，可用他汀及贝特类药物。

（3）控制血压：高血压是心脑血管病的独立诱发因素，控制好血压，可降低心脏后负荷，减轻动脉硬化，改善脑供血，防止心脑血管病的发生，多选用钙离子拮抗药和血管紧张素转化酶抑制药，使血压稳定在 130/80mmHg 左右。

（4）抗栓治疗：糖尿病人由于高血糖、高血脂、高血压等因素增加了心脑血管病的危险性，可服用阿司匹林 75～150mg，每晚 1 次。

2. 重视各种先兆症状　如发作性头晕、肢体麻木、性格反常、一侧肢体功能障碍等脑梗死的先兆症状，一旦出现应积极进行干预治疗。

3. 定期监测各项指标　如血糖、血压、血脂、体重指数、心电图、颈部血管 B 超等。

4. 调整生活习惯　戒除烟酒、科学饮食，合理运动，避免呼吸道感染。

（二）急性糖尿病酮症酸中毒

原有糖尿病症状加重或首次出现糖尿病症状：口渴、多尿；恶心、呕吐，食欲缺乏或厌食、腹痛；呼吸促，呼吸深大，有酮味；皮肤弹性差呈失水状等应考虑急性糖尿病酮症酸中毒可能；尿糖、尿酮体明显升高可确诊。应尽快纠正酸中毒、稳定血糖、电解质，预防并发症。

（三）高血糖性高渗性非酮症性综合征

为另一常见的神经系统并发症，多见于 1 型糖尿病或 2 型糖尿病未正规治疗者，发病急剧、突然，表现为口渴、多尿、倦怠、乏力，并有严重的脱水症状：皮肤、黏膜干燥，眼球下陷；低血压，甚至烦躁、休克或嗜睡、昏迷，偏瘫、失语、局限性癫痫样抽搐等神经精神症状。应及时检查电解质、血糖、血气分析，如表现为血钠、血糖高，血浆渗透压超过 320mmol/L，积极补液、纠正水电失衡、预防心脑肾脏系统并发症。

（四）急性低血糖症

交感神经过度兴奋而致饥饿感、恶心呕吐、心悸、出冷汗、手足震颤，严重者可出现神经精神症状：头痛、头晕、反应迟钝、精神异常、抽搐、大小便失禁、昏迷。注意及时血糖检测、调整饮食及用药剂量，保持生活的规律是很有必要的。

二、糖尿病合并神经系统慢性并发症

（一）糖尿病性多发性周围神经病

周围神经主要是指管理四肢、皮肤的运动及感觉的神经。任何周围神经均可被累及，但症状较多的是下肢和足部，常呈对称性疼痛和（或）感觉异常。疼痛像针刺样、灼痛、钻凿痛，痛感位于深处。有时出现痛觉过敏，疼痛剧烈时，患者难以忍受，其程度与牙痛相似，夜间更为显著，使患者不能入睡，清晨时疼痛减轻。患者常有麻木、蚁走、虫爬、发热和触电样感觉异常，往往从远端脚趾上行达膝上。感觉减退，如对压力、疼痛、冷热等反应迟钝，故极易造成下肢和足部损伤。运动神经受累时，肌力常有不同程度的减退，晚期可出现肌肉营养不良性萎缩。

糖尿病性多发性周围神经病（diabetic polyneuropathy）是最常见的糖尿病神经系统并发症，25 岁以上的糖尿病患者中患病率为 40%。病变主要累及双侧末梢神经，以感觉神经和自主神经症状为主，而运动神经症状较轻。

【临床表现】

1. 慢性起病，逐渐进展。

2. 感觉症状通常自下肢远端开始，主要表现为肢体远端疼痛、烧灼感、针刺感及寒冷感，夜间重。有时疼痛剧烈难以忍受而影响睡眠。还可以出现对称性麻木、蚁行、烧灼感等感觉障碍，活动后可好转，可有手套-袜套状感觉减退或过敏。

3. 自主神经症状较为突出。由于交感缩血管功能减退，易发生直立性低血压、晕厥。同时由于神经营养障碍出现皮肤粗糙、菲薄、干燥、皲裂，指（趾）甲脆弱、不平。严重者出现顽固性趾端溃疡、坏疽难以愈合，而且容易感染。其他自主神经症状还有瞳孔反射异常和汗液分泌障碍，表现为瞳孔缩小，对光反射迟钝，四肢少汗或无汗等。

4. 肢体无力较轻或无，但查体时可见腱反射减弱或消失，一般无肌萎缩。

5. 不典型的多发性神经病症状可以从一侧开始发展到另一侧，主观感觉明显而客观体征不明显；有些患者神经症状明显但无明显糖尿病症状，甚至空腹血糖正常，只有在做糖耐量实验后才发现糖尿病，这些患者需要通过神经传导速度检测才能明确诊断。

【诊断与鉴别诊断】

诊断主要依靠以感觉和自主神经症状为主的

多发性周围神经病的症状和体征,加上血糖增高、糖化血红蛋白增高或有糖耐量异常。肌电图显示神经传导速度减慢为主,也可以出现轴索改变。虽然目前农药、一些易引起周围神经病的药品、重金属和一些有机化合物中毒引起的多发性周围神经病已经减少,但仍然需要询问在发病的近期内是否使用过这些药物或接触过上述毒性物质,特别要注意一些长期服用中药的患者也易患此病。此外还应注意与癌性周围神经病、亚急性联合变性、慢性炎症性脱髓鞘性多发性周围神经病及遗传性周围神经病鉴别。值得一提的是,有些年轻的糖尿病周围神经病患者应与晚发的遗传性周围神经病,特别是遗传性运动感觉性神经病的Ⅰ型和Ⅱ型鉴别。后者发病年龄较晚,而且有些患者合并糖尿病,其运动神经也同样受累并可以出现肌肉萎缩,检查有周围神经粗大,家族遗传史、神经活检、基因检测等可资鉴别。

糖尿病性神经病变的临床表现多种多样,缺少特征性,但有以下特点:①病变出现的部位多在下肢;②多出现肢端感觉异常,伴麻木、针刺、灼热等;③多为双侧肢体同时出现病变;④可出现自主神经功能紊乱,表现为皮肤排汗异常或脏器功能异常;⑤早期病变呈相对可逆性,积极治疗后症状能减轻或消失;晚期只能控制症状,但病变不可逆转。

【治疗】

以控制血糖、改善微循环、加强神经营养治疗为主,给予维生素 B_1、维生素 B_6、维生素 B_{12}、ATP 等药物。自发性疼痛可给予卡马西平、苯妥英钠,情绪不稳可用抗焦虑和抗抑郁药物。自主神经症状可对症治疗。但也有些患者经治疗后症状毫无改善。

(二)糖尿病性单神经病

指的是糖尿病基础上单个脑神经或周围神经受损,主要累及脑神经(Ⅲ动眼神经、Ⅳ滑车神经、Ⅵ展神经),以第Ⅲ、Ⅵ对脑神经多见;也可累及股神经、腓神经、尺神经、正中神经。糖尿病性单神经病不像多发性神经病那样发病缓慢,由于单神经病的原因主要是血液循环障碍所致,髓鞘的损害较轴索病变严重,故往往急性或亚急性发病居多,感觉、运动神经均受侵犯。临床表现为受损神经相应区域的感觉、运动障碍,肌电图检查感觉、运动神经均有改变,以传导速度减慢为主。治疗与多发性周围神经病相同。单一神经病变常急性起病,呈自限性,多于2个月内痊愈。个别病程可持续数周到数

月,直到侧支循环建立才得以痊愈,但也有些患者经治疗毫无改善。

(三)糖尿病性自主神经病

可广泛累及心血管、胃肠、泌尿和生殖等人体多个系统,具有起病隐匿,病情逐渐进展,表现复杂的特点,个体表现差异较大。病变早期往往仅累及迷走神经,但随着病情发展,交感神经亦相继受累,导致心血管、胃肠、泌尿系等功能紊乱。有80%的糖尿病患者有不同程度的自主神经受损,可以发生在糖尿病的任何时期,但最易发生在病程20年以上和血糖控制不良的患者中。交感神经和副交感神经,有髓纤维和无髓纤维均可受累。影响到心脏、血管及汗腺自主神经时出现汗腺分泌异常、血管舒缩功能不稳定,表现为四肢发冷、多汗或少汗、皮肤干燥。有15%的糖尿病患者合并有直立性低血压,表现为头晕、站立不稳,甚至发生晕厥,特别是体位突然变化时症状更加明显,站立和卧位的收缩压相差 30mmHg 以上,并伴有心动过速。影响到瞳孔导致瞳孔对光反应迟钝称为糖尿病性异常瞳孔,也可有低血糖性意识障碍。

较常见的糖尿病性自主神经病如下。

1. 糖尿病性胃肠自主神经病 糖尿病常引起胃、肠自主神经损害,导致胃、肠功能紊乱,包括食管蠕动减慢、胃张力降低、排空时间延长、胃酸减少、胆囊功能障碍、腹泻、脂肪泻、便秘等。所以糖尿病患者常常主诉腹胀、消化不良、不明原因腹泻等,也可出现"五更泻"和便秘。

2. 糖尿病性膀胱功能障碍 约13%的糖尿病患者合并有膀胱功能障碍,出现排尿困难,膀胱容量增大,称为低张力性大容量膀胱。由于膀胱内长时间有残余尿,因此常发生尿路感染,经检查证实为神经源性膀胱。

3. 糖尿病性性功能障碍 男性糖尿病患者有近50%出现阳萎,其原因可能是由于骶部副交感神经受损所致,阳萎可以是糖尿病自主神经障碍的唯一表现。40岁以下的女性患者38%出现月经紊乱,此外还可以出现性冷淡和会阴部瘙痒。

4. 糖尿病心脏自主神经病变 作为常见的糖尿病慢性并发症,严重影响糖尿病患者的生活质量,可使糖尿病患者出现心动过速、直立性低血压等不适症状。同时对糖尿病合并冠心病的临床过程和预后有重要影响,其发生猝死、无痛性心肌梗死及心律失常的概率显著增加。可采用心率变异性测定(HRV)、深呼吸 RR 间期测定、蹲踞试验和

心率变异性频谱分析等检测方法,大大提高了对糖尿病心脏自主神经病变的早期诊断和准确率。

（四）糖尿病性脊髓病

糖尿病性脊髓病是糖尿病少见的并发症,主要包括:脊前动脉综合征、糖尿病性肌萎缩和糖尿病性假性脊髓痨。

1. 脊前动脉综合征　比较少见,表现为脊髓前动脉闭塞所致的脊髓前 2/3 损害综合征。

2. 糖尿病性肌萎缩　比较少见,约占糖尿病的 0.18％,主要见于 2 型糖尿病。发病机制主要有代谢紊乱学说、血液循环障碍及免疫学说。病理改变主要是运动神经节段性脱髓鞘,较重者可有轴索变性。多见于中、老年患者,年轻患者较少。多为亚急性起病,也可以急性起病或隐匿起病。主要累及骨盆带肌,特别是股四头肌,可以单侧,也可以双侧或不对称,肩胛带肌很少累及,延髓支配的肌肉一般不受累,故以典型的骨盆带肌肉萎缩、无力起病。但肌萎缩与肌无力不平行,往往肌萎缩明显,而肌无力非常轻微。重者起立、行走、上楼梯困难,可有肌肉束颤,无感觉障碍。常常是膝反射减弱或消失,而踝反射相对正常。肌电图显示以支配近端肌肉和脊旁肌为主的神经源性损害。

3. 糖尿病性假性脊髓痨　脊髓的后根和后索受累,临床表现为深感觉障碍、感觉性共济失调,患者步态不稳、步态蹒跚、夜间行走困难、走路踩棉花感,闭目难立征阳性。

以上治疗均以治疗糖尿病为主,辅以 B 族维生素治疗。

第七节　桥本脑病

桥本脑病（Hashimotos′encephalopathy,HE）于 1966 年首先由 Lord Brain 报道。HE 是伴有甲状腺抗体增高的脑病。在桥本甲状腺炎自身免疫形成抗甲状腺抗体,以甲状腺肿大或不同程度的甲状腺功能失调为特征。甲状腺炎的诊断须有抗甲状腺抗体的存在,其机制已清楚,但此抗体对脑病的致病机制尚不清楚。

HE 是桥本甲状腺炎发生的脑症状。它与甲状腺功能低下的黏液水肿所出现的精神神经症状不同。HE 的甲状腺功能可为正常、亢进或低下,血中抗甲状腺抗体增高为特征,给予类固醇可使病情明显好转。

【发病机制】

本病机制尚不清楚,可能有以下几种机制参与其发生:①自身免疫机制介导的血管炎引起微血管破坏导致脑水肿或者脑部血流低灌注;②抗神经元抗体或抗 α-烯醇化酶（NAE）抗体与甲状腺组织和中枢神经系统共有的抗原发生自身免疫反应而致病,抗甲状腺抗体在桥本脑病中所起的作用目前尚存在很多争议,多数学者认为其可能仅仅是自身免疫反应的一个标志物;③促甲状腺激素释放激素（TRH）的毒性效应致病;④与遗传因素有关;⑤为急性播散性脑脊髓膜炎（ADEM）的复发形式。

【组织病理】

有关 HE 的病理资料较少,病理上可有:脑实质内动静脉、毛细血管周围、脑膜血管周围尤其是静脉为中心的淋巴细胞浸润,因为考虑 HE 的病态为血管炎（Vesculitis）。病灶主要在脑干部的脑膜血管。但亦有报道 HE 无组织学改变的病例。有关 HE 的病因目前尚不清楚,考虑为对原抗原的自身抗体以抗神经抗体引起神经症状。

【临床表现】

Kothbauer-Margreiter 将其大致分为两个类型,一为伴有局部症状的卒中样发作型,一为进行性痴呆及精神症状型。临床上常常见到的表现有震颤、肌震挛、癫痫发作、锥体外系症状以及小脑失调等。

1. 意识障碍　发生频率最多,有意识水平的改变及意识内容的变化,意识水平的改变从轻度到重症,多数呈意识模糊。

2. 智能改变　可有智能低下、认知低下、记忆力低下、定向力低下。上述改变呈进行性加重或呈波动性。对于亚急性进行性痴呆患者,鉴别诊断上尤应注意。

3. 锥体外系改变　出现不随意运动多见,如肌震挛、震颤样运动等。少数出现斜视眼震挛、舞蹈病样运动、节律性肌震挛、软腭震颤和眼睑痉挛。少数病人可出现 Parkinson 样锥体外系症状。

4. 癫痫发作　出现全身痉挛较多。多数呈强直性、阵挛性发作,类似癫痫大发作,亦有呈复杂性癫痫发作。初为癫痫发作以癫痫持续状态而来急诊者亦不少见。

5. 锥体束损害　呈偏瘫或四肢瘫。少数患者还可有睡眠障碍、听觉过敏、神经痛性肌萎缩症以及脱髓鞘性周围神经病。

【诊断】

1.脑电图　HE 脑电图呈轻度、重度广泛慢波,脑电图改变与病灶一致。除广泛慢波外,还可见三相波、癫痫波等。应用类固醇治疗后脑电图改变及临床症状均可获改善。临床症状复发时,脑电图亦出现相应的异常。Henchey 指出脑电图异常的改善较临床症状的改善为晚,大约晚 2 周。

2.影像学

(1)CT 及 MRI:出现异常为 46%,可见有皮质和(或)皮质下改变,但为非特异性。少数报道于两侧海马、颞叶内侧呈缘系脑炎样改变、小脑病变。HE 的 MRI 改变与脑梗死、多发性脑肿瘤或肉芽肿甚至与变形病相似,有时鉴别困难。

(2)SPECT:可出现脑灌流低下及低代谢改变。

3.脑脊液　可有蛋白轻度增加,多为 100mg/dl 以下,但亦有 300mg/dl 以上者,细胞增加占7.4%,其他成分正常。其他全身性炎症性标记物,如血沉、C-反应蛋白、全身免疫指标如 ANA 均为正常。

4.甲状腺功能　抗甲状腺抗体值的测定对 HE的诊断是必不可少的检查。甲状腺功能检查多为低下或正常,少数亢进。抗甲状腺抗体以抗甲状腺过氧化酶抗体(antithyroid peroxidase,ATPO)阳性居多,其高值可由几倍到几百倍,抗甲状腺球蛋白抗体(anti-thyroid globulin,ATG)亦增高,以ATPO 抗体增高明显。即使两者都为阳性时,AT-PO 抗体值增高明显。但亦有相反的情况,即 ATG抗体增高值较 ATPO 抗体值明显,亦有 ATPO 抗体阴性(正常)仅仅 ATG 抗体阳性者。在临床上有些病人仅做甲状腺功能的 T_3、T_4、TSH 检查,而不进行抗甲状腺抗体检查,结果会将 HE 漏掉,失去治疗的机会。

【鉴别诊断】

HE 须与较多的疾病进行鉴别。HE 发病可为急性或亚急性亦可为慢性。临床上以意识障碍、抽搐发作、肌阵挛、震颤、认知障碍为多见。对于原因不明的癫痫或癫痫状态,脑电图上弥漫性慢波为主

时要想到 HE 的可能性。要与各种中毒、代谢性疾病、感染性疾病鉴别。当脑电图上出现三相波时要与肝疾病、肾疾病鉴别。如出现缓解复发的病程要与多发性硬化症鉴别。MRI 出现两侧海马、颞叶内侧改变时,要与非疱疹性边缘叶脑炎鉴别。临床上怀疑为边缘叶脑炎时,要警惕 HE 的可能性。最为重要的鉴别疾病是与 Creutfeldt-Jakob 病(CJD)的鉴别。因为 CJD 的临床症状(痴呆、肌阵挛、精神症状、小脑失调),有时与 HE 极为相似,须认真区别。曾有报道 HE 病人的脑活检可见有 CJD 时的海绵状白质改变,其而亦可出现 CSF 中 14-3-3 蛋白阳性者,但大多数 HE 为阴性。应该强调的是 CJD 是无法医治的预后不良疾病,而 HE 是可以治疗并能康复的疾病,因此两者的鉴别关系到病人的预后命运问题,临床医生要充分注意。

HE 亦可发生在儿童,十几岁的儿童为高发期,故儿科医师亦应有充分认识的必要。此时要与线粒体脑肌病特别是呈卒中样发病的 MELAS 进行鉴别。甲状腺功能检查多数只查 T_3、T_4、TSH,看来这是不够的,当怀疑为 HE 时一定要查抗甲状腺抗体,尤其是 ATPO 的检查。

对甲状腺的超声波检查观察是否有甲状腺低回声改变可作为参考。

【治疗】

HE 经过类固醇治疗后,临床症状在几天或几周内迅速好转,但多数(55%)停用类固醇后又复发,再用类固醇症状又可缓解。亦有自然缓解的病例。亦可应用其他免疫抑制药如环磷酰胺、硫唑嘌呤等,亦可应用免疫球蛋白、血浆交换疗法。常用的治疗方案为:急性或亚急性发作时,可采用大剂量糖皮质激素的冲击疗法,如口服泼尼松 50～150mg/d,连用 10～15d 或静脉应用甲泼尼龙 1g/d,连用 3～7d,之后根据临床反应情况在 6 个月至2 年内逐渐减少泼尼松用量直至维持量或停用,以预防复发。对于反复复发、单用泼尼松无效及为避免不良反应需减少泼尼松用量的患者,可联合应用免疫抑制药、周期性静脉输注免疫球蛋白或血浆置换疗法。

第八节　系统性红斑狼疮神经系统并发症

系统性红斑狼疮(systemic lupus erythematosus,SLE)是一种自身免疫性疾病,本病主要侵犯血

管、皮肤、浆膜、肾脏等脏器,90% 的患者为女性,10～41 岁发病多见。本病早期有神经系统损害症

状者占 25.5%，而在晚期可高达 60%。在神经系统症状中以精神症状和癫痫发作最为常见，此外可出现周围神经病变、舞蹈病以及肌肉病变等表现。当出现中枢神经系统症状时称为中枢神经系统狼疮，是狼疮危象的主要死亡原因之一。

【发病机制】

中枢神经系统狼疮的发病机制尚不完全清楚，目前普遍认为，中枢神经系统不同部位（皮质、脑干、脊髓）的小血管病变，包括血管结构的破坏，出现类纤维素性或透明变性伴有坏死，以及小血管增殖性改变伴有闭塞，与神经症状的发生有密切关系。

1. 免疫复合物沉积性血管炎，患者体内多种自身抗体（抗核抗体、抗脑细胞抗体等）与相应的抗原结合，在补体参与下形成免疫复合物，沉积于血管壁引起脑血管炎，可表现为小血管炎、血管闭塞，引起病变部位缺血坏死。

2. 抗神经原抗体及脑组蛋白（BIMP）抗体。SLE 患者血液中存在抗神经原抗体及 BIMP 抗体，当 BIMP 抗体与脑细胞表面抗原结合时，血-脑屏障功能受损，抗神经原抗体易于通过血-脑屏障而与脑神经表面靶抗原结合，产生抗原-抗体反应，引起中枢神经系统功能异常，产生一系列自身免疫性神经精神表现。

3. 抗心磷脂抗体直接作用于血管内皮细胞和血小板的磷脂成分，使内皮细胞和血小板遭受损伤，导致小血栓形成，造成微小梗死灶、出血、水肿和脑组织软化。

4. 抗核糖体 P 蛋白抗体，抗核糖体 P 蛋白抗体可能通过直接与神经细胞的表面受体结合而致病，还可能是通过神经细胞膜，在细胞内抑制蛋白合成。也有研究认为 T 细胞参与抗核糖体 P 蛋白抗体对神经系统的致病过程。

5. 低蛋白血症可能是发病原因之一。有学者观察 34 例患者，显示 11 例（32%）合并低蛋白血症及脑水肿；还有观察 19 例患者中有 12 例出现血浆白蛋白降低。

6. 细胞因子致病，日本学者研究发现狼疮脑病的脑脊液中，TNF-α 及 IFN-γ 水平很高，推测可能与狼疮致病有关。由此可见狼疮脑病的发生发展，是在 SLE 基础上，在多种因素共同作用下导致的免疫损伤。临床表现的异质性和程度差异可能与不同的发病机制或多种致病机制共同作用有关。

【组织病理】

病理表现为弥漫性血管炎或局灶性血栓形成、血管闭塞。主要病理变化包括斑片状出血灶、坏死灶、血管壁增厚、玻璃样变、细胞样变、大单核细胞或多核细胞浸润、淀粉样变、脑内有颗粒状物质沉积。

【临床表现】

中枢神经系统狼疮的临床表现多种多样，包括神经症状和精神症状，神经系统损害以癫痫最常见，其次是脑血管病、脑神经麻痹、颅内高压、无菌性脑膜炎及横贯性脊髓炎等。目前认为，在诸多的临床表现中，对本病诊断最有价值的表现为癫痫、精神症状、横贯性脊髓炎、脑卒中、短暂性脑缺血发作和无菌性脑膜炎。

1. 癫痫　可在早期发生，甚至皮肤症状出现前多年即可发生，但多见于本病晚期。可表现为大发作、局限性发作、精神运动性发作或小发作，部分病人可出现癫痫持续状态，甚至导致死亡。

2. 精神症状　可在本病其他症状出现前多年发生，但多在本病恶化期及晚期出现。主要表现为头痛、头胀、头晕，情绪不稳、易激动、失眠、多梦、注意力不集中、思维迟钝、记忆力减退等，也可出现听、视幻觉及妄想、定向力障碍、精神运动性兴奋等严重的精神症状，以及明显的焦虑、抑郁、欣快等情绪变化，部分病人合并智能缺陷，少数病人可发生严重痴呆。激素治疗的患者精神症状的发生率较高。

3. 脊髓炎　较少见。常发生于本病的活动期，为脊髓血管炎导致脊髓缺血、坏死、软化，或亚急性脊髓白质变性或脱髓鞘改变等。临床上脊髓损害常位于胸段，表现为双下肢无力，受损平面以下感觉减退或消失，大小便功能障碍。横贯性脊髓炎者预后较差，常因继发性感染而致死。

4. 脑卒中　系统性红斑狼疮性所致脑血管炎可造成血管闭塞、破裂出血。而系统性红斑狼疮合并的高血压、尿毒症增加了脑血管闭塞或出血的可能性。脑血管病主要表现为偏瘫、失语、偏深感觉减退、偏盲等。

5. 脑干损害　表现为黑矇、同侧偏盲、耳鸣、眩晕、复视、眼球震颤，或延髓背外侧综合征、前庭-小脑综合征、内耳性眩晕等，也可出现视神经炎、视神经萎缩等表现。脑神经损害以第Ⅲ、Ⅳ、Ⅵ、Ⅶ、Ⅸ、Ⅹ、Ⅻ对脑神经多见。

6. 无菌性脑膜炎　表现为高颅压、头痛，视盘

水肿。平滑肌及毛细血管通透性增加也可导致高
颅压。

7. 周围神经病变　可表现为多发周围神经炎
或单神经炎，如侵犯臂丛神经、尺神经、桡神经、坐
骨神经、腓神经等单神经炎或多发性神经炎，出现
肢体远端的感觉及运动障碍。主要是营养神经的
血管发生闭塞性小动脉炎以及周围神经、神经根髓
鞘脱失、轴突变性所致。

8. 肌肉损害　可出现肌肉疼痛无力等症状，
部分出现肌电图异常但无临床症状。

9. 舞蹈症　较少见。主要表现为舞蹈样动
作，青少年多见。可合并精神障碍。本病预后欠
佳，尸检证实出现舞蹈症的患者皮质与豆状核可有
梗死，血管有纤维蛋白变性。

【诊断】

目前中枢神经系统狼疮的诊断尚无统一的分
类和诊断标准。系统性红斑狼疮确诊后，当患者出
现其他病因难以解释的神经系统症状、体征或肌肉
症状应考虑并发神经肌肉损害，影像学显示脑实质
损害，并排除其他疾病，便可诊断。

1. 实验室检查

(1) 脑脊液检查：脑脊液压力升高；白细胞增
高，以淋巴细胞增高为主；蛋白定量轻度增高，一般
很少超过 1g/L，糖及氯化物正常，脑脊液白蛋白/
血清白蛋白比率上升。

(2) 脑脊液抗体测定：抗双链 DNA 抗体、抗磷
脂抗体、IgG 及免疫复合物水平升高，抗淋巴细胞
抗体、抗神经原抗体与器质性脑病直接相关。抗磷
脂抗体出现提示狼疮活动的可能。

(3) 脑脊液细胞因子浓度测定：有报道狼疮脑
病患者脑脊液 TNF-α、IFN-γ 水平很高，SIL-2R 轻
微升高，症状缓解后水平明显下降，与中枢神经系
统感染不同，后者脑脊液及血液 IL-1、TNF-α 升
高，IFN-γ 不高。

(4) 血清抗体测定：有报道抗核糖体 P 蛋白抗
体在狼疮脑病合并精神症状时，阳性率较高，抗核
糖体 P 蛋白抗体的 IgA、IgM 水平与精神症状严重
程度相关，故测定抗 P 蛋白抗体的 IgA、IgM 可作
为狼疮脑病精神异常诊断及随访的一个有用的辅
助方法。抗磷脂抗体与血栓形成、血管闭塞有关。
1996 年中枢神经系统狼疮调查结果表明，抗磷脂
抗体是狼疮脑病最有意义的实验室检查。

(5) 脑电图：主要反映脑细胞功能变化，尤其
是大脑皮质细胞功能，有时在狼疮脑病早期可出现
非特异性的异常改变。合并癫痫发作或局灶性病
变时，患者会出现异常放电的脑电波，如局灶性棘
波、尖波和慢波；合并脑膜炎时，可表现弥漫性慢
波。

2. 影像学

(1) 头颅 CT：CT 扫描适合于鉴别脑出血、脑
室扩张、大面积梗死、肿瘤或脓肿。对局灶性病变
较可靠，但对脑的弥漫性病变通常不可靠。

(2) 头颅 MRI：无特征性的 MR 图形，主要表
现为脑梗死或多发性梗死(60%)、脑出血(20%)
等。在多动脉区域表现为局部 T_2 时像增强，对中
枢血管炎的判断有帮助。在狼疮合并有脊髓症状
时，MRI 是较理想的选择，一般来讲，MRI 对中枢
神经系统狼疮局灶性病变的诊断较癫痫或弥漫性
病变意义大。

(3) 脑血管造影：主要适合于血管病变如中枢
系统血管炎。

【治疗】

1. 免疫抑制疗法

(1) 糖皮质激素：目前激素是治疗本病的主要
药物。急性神经系统狼疮一般采用泼尼松每日
1mg/kg 进行治疗。当临床和实验室指标(血沉、C
反应蛋白、蛋白尿等)得到良好控制后(3 周左右)应
考虑减量。大多数患者经 6～12 个月可减至
15mg/d 以下，然后以小剂量 5～7.5mg/d 维持。
对一般口服剂量治疗无效者可应用甲泼尼龙静脉
冲击治疗，每日 1 000mg 静脉滴注，连续 3d 为 1 个
疗程。

(2) 免疫抑制药：免疫抑制药对症状的控制不
如激素快，且不良反应较大，一般不做首选。环磷
酰胺(CTX)是常用的免疫抑制药。

(3) 联合冲击疗法：近年来普遍认为大剂量激
素和环磷酰胺(CTX)冲击治疗 SLE 是较为有效的
方法，CTX 或甲泼尼龙(MP)在单冲击治疗及 CTX
与 MP 联合冲击法治疗狼疮脑病的疗效优于标准
激素治疗法。且近年来认为联合冲击疗法优于单
冲击疗法。对 CTX、MP 的用量目前仍有争议，有
学者通过对小剂量与大剂量 CTX 和 MP 冲击治疗
的对比研究，发现小剂量组不良反应发生率明显低
于大剂量组，长期疗效两组间差异无显著性，因而
主张以小剂量为好。CTX 和 MP 联合应用可发挥
协同作用，前者主要通过作用于淋巴细胞而抑制特
异性抗体，使抗双链-DNA 抗体下降，血清补体上
升，后者则通过作用于淋巴细胞活性而影响抗体生

成,同时还能抑制网状内皮系统和细胞因子,从而控制各种脏器血管炎。故两药联合冲击治疗既可抑制抗感染反应,迅速控制 SLE 活动期的血管炎,改善临床症状,又可减少激素用量,缩短用药时间,减少不良反应,改善预后。

(4)鞘内注射疗法:鉴于联合冲击疗法对一些患者的效果不佳,MTX 等免疫抑制药不能有效地透过血-脑屏障。Valesini 等(1994 年)引用中枢白血病鞘内注射疗法取得满意疗效,国内也有较多报道甲氨蝶呤(MTX)和地塞米松(DXM)鞘内注射治疗狼疮脑病获得较好疗效。鞘内注射 MTX 和 DXM 疗法的不良反应轻微,药力集中,疗效好,是当前治疗中枢神经系统狼疮有效和安全的方法。

目前认为,该疗法主要适用于全身激素治疗效果不佳,合并有全身感染的结核或真菌感染而不易使用大剂量激素冲击的狼疮脑病患者。

2. 对症治疗

(1)癫痫的治疗:出现癫痫发作应尽早行脑电图检查,并使用抗癫痫药物治疗。

(2)精神症状:根据不同精神症状类型可加用抗精神症状药物。

(3)脑卒中:因其主要为自体免疫性脑血管炎所致,除按一般性脑卒中治疗外,要合并使用激素。

(4)舞蹈症:可应用氟哌啶醇,1～2mg/次,每日 2 次控制舞蹈症状。

（赵　钢）

学习培训及学分申请办法

一、《国家级继续医学教育项目教材》经国家卫生和计划生育委员会（现更名为国家卫生健康委员会）科教司、全国继续医学教育委员会批准，由全国继续医学教育委员会、中华医学会联合主办，中华医学电子音像出版社编辑出版，面向全国医学领域不同学科、不同专业的临床医生，专门用于继续医学教育培训。

二、学员学习教材后，在规定时间（自出版日期起1年）内可向本教材编委会申请继续医学教育Ⅱ类学分证书，具体办法如下：

方法一：PC 激活

1. 访问"中华医学教育在线"网站 cmeonline. cma-cmc. com. cn，注册、登录。

2. 点击首页右侧"图书答题"按钮，或个人中心"线下图书"按钮。

3. 刮开本书封底防伪标涂层，输入序号激活图书。

4. 在个人中心"我的课程"栏目下，找到本书，按步骤进行考核，成绩必须合格才能申请证书。

5. 在"我的课程"–"已经完成"，或"申请证书"栏目下，申请证书。

方法二：手机激活

1. 微信扫描二维码 关注"中华医学教育在线"官方微信并注册。

2. 点开个人中心"图书激活"，刮开本书封底防伪标涂层，输入序号激活图书。

3. 在个人中心"我的课程"栏目下，找到本书，按步骤进行考核，成绩必须合格才能申请证书。

4. 登录 PC 端网站，在"我的课程"–"已经完成"，或"申请证书"栏目下，申请证书。

三、证书查询

在 PC 端首页右上方帮助中心"查询证书"中输入姓名和课程名称进行查询。

《国家级继续医学教育项目教材》编委会